眼科住院医师规范化培训教材

顾　　问　王文吉　褚仁远

主　　编　孙兴怀　卢　奕

副 主 编　徐格致　钱　江　徐建江　周行涛

编　　委（以姓氏笔画为序）

干德康　于志强　王　玲　王　艳　王　曼

王　敏　王文吉　王晓瑛　王嘉健　孔祥梅

卢　奕　乐琦骅　刘　卫　刘　红　江　睿

孙兴怀　余晓波　张　锐　张勇进　张艳琼

张朝然　陈　玲　陈　倩　陈君毅　罗　怡

罗晓刚　周　浩　周　鹏　周行涛　姜春晖

钱　江　钱韶红　徐建江　徐格致　凌志红

黄　欣　龚　岚　常　青　蒋永祥　黎　蕾

戴　毅　戴锦晖　瞿小妹

编写秘书　戴　毅　余晓波

复旦大学 出版社

前　言

　　住院医师规范化培训是医学生毕业后继续教育的重要组成部分,直接关系到未来医师队伍的成长、医疗水平的不断提高和医师素质的不断提升。这项工作在新医改中再度被政府部门重视,遗憾的是,国内已经有众多的眼科学专著和大学生教材,却乏有密切联系眼科临床的住院医师规范化培训教材。为适应这一需求及上海市新医改亮点之一的住院医师规范化培训工作,我们决定尝试编写这样一部教材。

　　复旦大学附属眼耳鼻喉科医院眼科为国家教育部重点学科和卫生部临床重点学科,也是卫生部和上海市的首批眼科医师培训基地,不仅具有丰富的临床诊疗资源和经验,还具有热爱临床教学的一大批眼科医师。我们集全眼科的力量,以在临床一线工作的副高职称以上的医师为骨干,对本书的编写形式、内容进行了广泛深入的讨论。以中国医师协会的"全国眼科住院医师培训细则"为指导,以美国眼科学会编写的经典教材 *Basic and Clinical Science Course* 为主要参考,以眼科住院医师工作需要掌握的内容为主线,结合我们医院几代医学专家积累的经验和医疗常规,以及我们的住院医师培养体会,注重临床实践并体现一定的学术水平,配以精选图片,编写了这本教材。

　　各位编委在繁忙的临床医疗、教学和科研工作之余夜以继日完成繁重的编写任务,眼科两位德高望重的老前辈王文吉和褚仁远教授对本书的编写提出了宝贵建议并认真负责地对本书进行了审阅。尽管如此,在短短1年的时间里完成这本眼科住院医师培训教材,加之系首次在国内以一个医院为组织编写,我们不能保证每个章节的完美,但肯定有不少精彩的章节值得一读。不足或者局限之处在所难免,敬请读者提出宝贵意见,以供再版时修正。

孙兴怀　卢　奕
2017 年 3 月

目 录

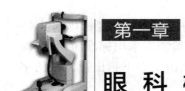

第一章

眼科检查

第一节 视功能检查

视功能检查是每位来眼科就诊患者的必检项目,包括以视力为首的基本视功能检查,以及敏感度越来越高的多种现代视功能检查方法。

一、基本视功能检查

1. 视力 广义的视力分为中心视力与周边视力,周边视力又称视野。一般所指的视力检查即中心视力检查(本章所指为中心视力,视野检查详见其他相关章节),是形觉的主要检查方法,反映视网膜黄斑中心凹处的视觉敏感度。视力是分辨二维物体形状大小的能力,主要依靠视力表进行检测。

(1)视力检查原理:外界物体两端点在眼结点形成的夹角称为视角。视网膜黄斑部有感觉影像的锥体细胞,每个锥体细胞的直径为 0.004 5 mm。眼要分辨外界物体距离最小的 2 个点必须刺激 2 个不同的锥体细胞兴奋,且 2 个兴奋的锥体细胞必须间隔 1 个未受刺激的锥体细胞。以眼的后焦距为 33.78 mm 计算,在结点处所夹角定为 1 分($1'$)视角,故人类最小视角的单位是 1 分视角(图 1-1-1)。

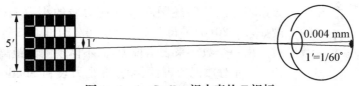

图 1-1-1 Snellen 视力表的 E 视标

测量视力是用视力表上的字形(即视标)作为标准,每个字形的构造都是根据视角来设计的。各种视力表的基本视标都是将 $1'$ 视角作为视标中笔画或线条的宽度、缺口的大小等,而以 5 倍($5'$ 视角)作为整体高度。如国际标准视力表及标准对数视力表上"E"形的线条宽度和线条间距、Landolt 视力表上"C"形字的线条与缺口大小都是 $1'$ 视角,视标高度为 $5'$ 视角。视力表上视标的大小是根据不同的标准检测距离制定的,如国际标准视力表上端最大视标高度(0.1 视力行)对应 50 m 距离下的 $5'$ 视角,第 10 行视标高度(1.0 视力行)对应 5 m 距离下的 $5'$ 视角,其他各行视标的大小也都对应不同距离下的 $5'$ 视角。

(2)常用视力表的种类和记录方法:常用视力表有国际标准视力表、Snellen 视力表、标准对数视力表等。从功能上分有远视力表、近视力表。

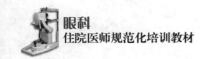
(3)国际标准视力表:国际标准视力表是国内应用最广泛的视力表。其视标排列共12行,视标的递增率为几何级数,视力值以小数记录(0.1～1.0)。检测时采用标准照明,受检者距视力表5 m,并且视力表安置高度应使视标与受检眼等高。由上而下指出视力表的字符,受检者能够正确认清最小视标行的视力值为受检者视力。

若最大视标(0.1视力行)仍不能辨别,嘱受检者逐步向视力表走近,直到认清最大视标为止。按照实际测试距离与标准测试距离(5 m)之间的比例计算视力值,若此时的实际距离为4 m,则测算出视力为0.1×4/5=0.08。如走到距视力表1 m处仍不能分辨最大视标,则查数指。嘱受检者背光而立,检查者每次伸出不同数目的手指,记录距离,如"数指/15 cm"。如距眼5 cm仍不能正确数指,则查手动。在受检眼的眼前摆动检查者的手,记录能正确判断手动的距离,如"手动/10 cm"。受检者如不能判断手动,则检查光感。于暗室内用检眼镜或手电照射受检眼,请受检者判断眼前是否有光亮。如判断正确,则记录"光感/距离";否则,为"无光感"。

若患者视力较差或存在影响局部视野的因素,需进一步检查光源定位能力。受检眼注视前方,将光源放在受检眼前1 m处的上、下、左、右、左上、左下、右上、右下8个方位。检测受检眼能否判定光源方向,记录各个方位光定位能力。

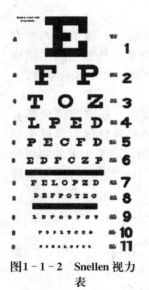

图1-1-2　Snellen视力表

(4) Snellen视力表(图1-1-2):在欧美国家应用较为广泛。视力表设计原理与我国常用的国际标准视力表一致,但视力值采用分数表达法。分数表达公式如下:

$$视力 = 实际测试距离 / 对应视标的标准测试距离$$

分子为被检者实际测试距离,分母为被检者能够读出的最小视标所对应的"标准测试距离",即该视标可被正常眼识别的最远距离。例如,20/200[在美国,距离以英尺(ft)为单位(1 ft=0.304 8 m),临床测试距离为20 ft],表示实际测试距离为20 ft。在这一距离,被检查者能够读出的最小字母可被正常眼在200 ft距离读出。在欧洲多数国家以6 m为测试距离,分数记录方法为6/6、6/60等。

分数表达法与前述国际标准视力表的小数表达法是等值转换的。例如,20/20(6/6)即1.0,20/40(6/12)即0.5等。区别在于,小数形式只用一个数字来表示视力,而不体现测试距离。

(5)标准对数视力表:国际标准视力表和Snellen视力表存在的主要缺陷为视标的行间增进率不均,如0.1行比0.2行大1倍,而0.9行比1.0行仅大1/9,因此视力增减不能以视力差数表示。这一方面造成了检测的精确度下降,另一方面其视力值不能简单应用数学平均的方法进行统计分析。

为解决这一问题,1965年缪天荣创制对数视力表和5分记录法,并被定为国家标准(GB11533—89),重新命名为《标准对数视力表》(图1-1-3)和《标准对数近视力表》。标准对数视力表的行间增进率一致,较好地反映了视力增减的情况。与国际标准视力表和Snellen视力表相比,其准确性更高,检查结果也便于统计。

其视力值表达公式为$VA = 5 - LogMAR$。MAR表示最小分辨角(minimum angle resolution, MAR),以弧分为单位,它提供了恰能分辨视标的临界视角大小,即最小分辨视标笔画宽度的视角大小。最小分辨角为分数(或小数)视力值的倒数。最小分辨角的对数表达(LogMAR)(Bailey & Lovie,1976)是对 MAR 取常用对数。缪天荣等认为 LogMAR 具有视力反常现象,即视力越好,LogMAR 值越低,不易被人群理解和接受,故将 LogMAR 理顺为 5－LogMAR 的表达方式。

但是,该视力表对手动和光感的记录方法仍存在争议。标准对数视力表将手动记为 2.0 分,光感记为 1.0 分。但有学者认为,数值、手动和光感三者与视力表上的视标存在质的差别而不能等同。缪天荣等学者从数学角度加以论证,仍认为 2 分、1 分比原来的非计数方式更为科学。由于存在一定争议,标准对数视力表在国内未得到普遍推广。

(6) ETDRS 视力记录法:美国糖尿病视网膜病变早期治疗研究组(Early Treatment Diabetic Retinopathy Study,ETDRS)采用的视力检查法是目前国外临床研究的标准方法(图 1-1-4),其原理也是固定增进率的对数视力表。ETDRS 视力表的视标增率为 1.26,每隔 3 行视角增加 1 倍。该视力表共 14 行,每行 5 个字母,检查距离 4 m,从最大的字母第 1 行逐字识别,识别 1 字为 1 分。全部识别为满分 100 分,相当于视力 2.0。如能正确读出≥20 个字母(>0.2 视力时),记分时在读出的字母个数＋30 分;当视力<0.2 时,继续在 1 m 处检查。记分为 4 m 时正确读出的字母数＋在 1 m 处正确读出的字母数。如在 1 m 处不能正确读出字母,则记录光感或无光感。

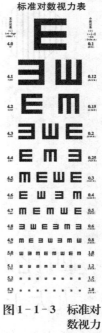

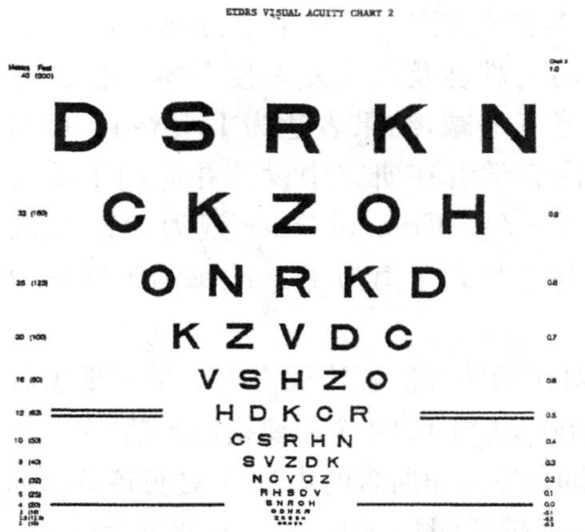

图 1-1-3　标准对数视力表

图 1-1-4　ETDRS 视力表

(7) 近视力表:近视力表包括与远视力表相似的标准近视力表、对数近视力表,还有耶格(Jager)表等。检查时光源照在表上,但应避免反光,让被检者手持近视力表放在眼前,随便前后移动,直到找出自己能看到的最小号字。记录视力,同时表明实测距离。

同远视力一样,近视力也是必须完成的基本视功能检查。通过远、近视力分析,一般可初步估计屈光不正的性质。如远视力差,近视力好多为近视眼。若远、近视力均差可能有较高的远视或散光,或其他眼部器质性疾病。当然,初步评估结果需经过进一步的检查和诊断证实。

(8) 儿童视力检查:婴幼儿难以合作,视力检查应与行为判断相结合。例如,检查新生儿是否追随光源,浏览周围目标;3 个月双眼集合注视手指,遮健眼时患儿试图躲避。此外,可采用"优选注视法"。检查方法为一个均匀灰色图像和一个黑白相间的条纹图像同时出现,观察婴幼儿是否有优先注视条纹图像的反应(图 1-1-5)。

学龄前儿童视力的检查尽可能在教导儿童后采用成人视力表检查,其准确性较高。不能学会和配合成人视力表检查的儿童可采用 Cardiff 视力检测卡、Lea Symbols 视力表等进行视力筛查(图 1-1-6)。

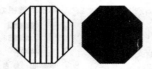 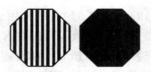 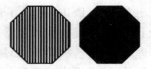

图 1-1-5　婴幼儿优选注视法检查图

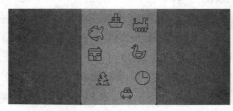

图 1-1-6　Cardiff 视力检测卡

图 1-1-7　Radner 视力表标准中文版

（9）阅读视力检查：阅读视力表和普通字母视力表比较，前者意义更广，除了眼睛光学结构，还包括视网膜功能、大脑认知及眼球运动功能等。在日常生活中，患者要求能够阅读书刊，而非单纯的字母。因此，阅读检查属功能检查。用于检查患者阅读视力和阅读速度的视力表主要有 Radner 和 Colenbrander 视力表。Radner 视力表由奥地利维也纳的 Wolfgang Radner 眼科医生发明，包括德语和英语等多种语言版本（图 1-1-7）。每段包括 3 行 60 个字母，14 个单词，其中单词长度和位置、词汇难度及语法复杂度基本类似。行与行之间以 0.10 Log 增率递减，结果表达为 LogRad。目前尚无正规的中文版，国内有学者在研究中设计并应用了该视力表的汉化版（图 1-1-7）。Colenbrander 视力表同样以 LogMAR 视力为基础，标准检查距离为 40 cm，每句为同样的长度和难度。

2. 对比敏感度　对比敏感度能够比视力表更早发现患者的视功能下降。对比敏感度函数（contrast sensitivity function，CSF）的几个主要指标包括：空间频率（space frequency，SF）、对比度、对比敏感度。空间频率即每度视角所含的周数（1 对明暗条纹称为 1 周），表示条纹的粗细：条纹越粗，频率越低，反之则频率越高（图 1-1-8）。对比度＝$(L_{max}-L_{min})/(L_{max}+L_{min})$，其中 L_{max}、L_{min} 分别为最大和最小亮度。对比敏感度＝1/对比度。

 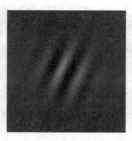 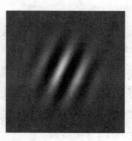

图 1-1-8　相同的 SF(6 cpd)时不同的对比度

注：左、中、右对比度分别为 10%、50% 和 100%

将不同空间频率作为横坐标,将对比度作为纵坐标,测定不同条件下的分辨能力,可标记为不同的点,连接成对比敏感度曲线。图 1-1-9 显示正常人的对比敏感度曲线图。

某些眼病虽然中心视力正常,但对比敏感度已出现异常,有助于解释视力正常患者视觉困难的原因,也有助于疾病的诊断和鉴别诊断。例如,早期白内障眼视力表检测基本正常,但视功能在低对比度时下降较大,主要原因是混浊晶状体的广角散射引起低对比度视力下降。

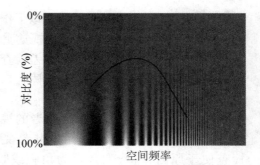

图 1-1-9 正常人的对比敏感度曲线

3. 色觉 色觉是对不同波长光线成分的感知检查功能。色觉正常对从事交通运输、美术、医学、化工等工作十分重要。色觉检查是就业、入学、服兵役等体检的必需项目。色觉检查通常用下述方法。

(1)假同色图:假同色图又称色盲本。在同一色彩图中既有相同亮度、不同颜色的斑点组成的图形,也有相同颜色、不同亮度的斑点组成的图形。正常人根据颜色分辨图形,色盲者只能以明暗来分辨图形,故而做出错误的回答。检查在自然白色光线下进行,取 0.5 m 距离,在 5 s 内辨认正确者为正常,时间延长者为色弱,完全不能分辨者为色盲。

(2)色向排列法:在固定照明条件下,令受检者将许多形状与大小一致但不同颜色的有色物品依次排列,将颜色最接近的物体排列在一起。根据其排列是否正确判断色觉障碍程度与类型。通常应用 FM-100 色彩试验或 DY5 色盘试验。

(3)色觉镜:Nagel I 色觉镜被认为是诊断先天性红-绿色觉异常的"金标准",它是根据红光与绿光混合成黄光的原理设计的一种光谱仪器。从色觉镜观察孔所见视野分为两部分:一部分为波长固定的黄色光;另一部分为红光和绿光的混色光。黄色光仅有亮度变化,混合光的红绿比例是可变的。通过调整混合光中红绿光的比例及黄光的亮度即可达到两侧颜色的匹配。根据达到匹配时红光与绿光入射光量的差异,可以判断色觉障碍的类型与程度。Nagel II 色觉镜则为蓝光和绿光匹配蓝绿光,检测蓝色觉异常。

二、现代视功能检查

1. 连续性功能性视力 连续性功能性视力反映了凝视状态下的视功能。检查方法为保持睁眼 10 s、连续测定视力,用来模拟日常生活状态下的动态视力变化过程。目前可用功能性视力检查系统(SSC-350,Nidek,Gamagori,Japan)检测。

连续性功能性视力检查可检测干眼患者的动态视力变化、反映泪膜稳定性,近来也被认为是精细的视功能检查的重要方面。研究表明,其测定可以提示阅读、驾驶及终端工作下视功能,可以评价潜在的视功能损伤。例如,功能性视力可用于检测有较好常规视力的轻度白内障患者的视功能下降。

2. 波前像差 是指实际波阵面和理想波阵面之间的偏差。波前像差在 Zernike 多项式中表现为 7 阶 35 项,其中 3 阶以下为低阶像差,主要是离焦和散光;3 阶及以上为高阶像差,

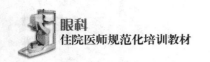

如球差、慧差等。波前像差检查有以下作用。

（1）解释早期、轻度眼病患者视觉质量下降的原因。对于有些常规视力检查 0.8 以上，但有视觉干扰症状的患者，波前像差检查可发现眼内像差的异常，如皮质性白内障存在不对称的混浊导致慧差增加，核性白内障存在中心对称性混浊导致球差增加，两者都会导致四叶草像差的增加。

（2）定量分析眼科手术后患者的视觉质量，特别是术后视力普遍较好的术式如白内障手术等。白内障手术后有些患者视力较好，而主观视觉质量较差。此时波前像差检查便于原因分析，如是否为角膜或眼内的高阶像差增大，包括个性化非球面人工晶体（intraocular lens，IOL）植入造成球差改变和（或）手术切口引起的慧差的改变等。

（3）角膜球面像差（Z4，0）测定可指导 IOL，为较大瞳孔和夜间工作的患者改善视觉质量，目前已在临床上得到广泛认可。

像差仪包括主观和客观像差仪两种，各有优缺点。主观像差仪准确性好，可测大像差，不受人工晶体和瞳孔的影响，但需要被检查者配合，耗时较长。客观像差仪检查快、重复性好，但由于系统需分析视网膜的反射信息，参考焦点平面不太准确，而且在检查小瞳孔和人工晶体眼会遇到困难。需要注意：由于不同仪器的设计原理不同，测量结果不能互换使用，在临床上必须采用同一种像差仪器对患者进行术前评估、手术引导及术后评估。

3. 散射光检测　是一项新兴的视觉功能检查。由于人眼屈光介质的非均质性，光线通过后会造成散射，散射光在眼内形成光幕，叠加于视网膜的物像上，造成光幕性视网膜照明，使视网膜物像的对比度下降，这种现象称为失能眩光。眼内散射光是失能性眩光的主要原因，可解释常规眼科检查无法检测的主观视觉质量的损失，是一项独立、客观的视觉评估指标。晶状体来源的散射光约占 40%，而晶状体的混浊会使散射光大大增高，其程度与晶状体混浊程度成正比。散射光检查可为早期白内障患者眩光、光晕、夜间视力差等主观症状提供眼内散射光变化的客观检查依据；也可作为白内障术后视觉质量评价及人工晶体性能评估，以及后囊膜混浊 Nd：YAG 激光后囊膜切开术的定量指标。

C-Quant 散射光计量仪（德国 Oculus 公司）是目前可重复性及有效性较好的散射光测量方法。

4. 调制传递函数和点扩散函数　由于视力和对比敏感度的测量都需要被测者的主观参与，不能完全真实地反映人眼视觉的光学质量，因此需要采用更准确的客观评价方法。目前，国际上已经开始应用现代光学理论进行视觉质量研究，并证实可以对人眼的光学功能做出更科学的评价，指标主要包括调制传递函数（modulation transfer function，MTF）与点扩散函数（point spread function，PSF）。

MTF 描述的是光学系统传递对比度的能力，通过测量不同空间频率上的调制值绘制 MTF 曲线。OPD Scan 仪器的 MTF 图是根据 0～60 cpd 范围内 12 个空间频率上所测得的调制值所绘制的曲线（图 1-1-10A）。同一空间频率上的调制值越高则视功能越好，最高值为 1。而 MTF 面积比 A/D 代表的是患眼 MTF 曲线下的横纵轴面积与最佳 MTF 曲线下横纵轴面积的比值，该值越大，说明患眼视功能越好。

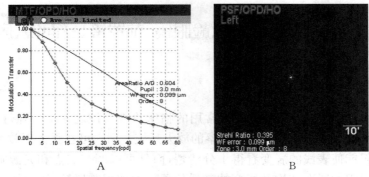

A   B

图 1－1－10　OPD Scan 仪器测量的 PSF 及 MTF

　　另一个指标是 PSF,其定义是一个点光源在像面上的像。对于一个理想的完全不存在像差的几何光学系统,一个点光源在所成的像还是一个几何点。PSF 反映的是一个光点投射到视网膜上后发生的光强度和位置的偏差,它的值决定于投射过程中发生的衍射、像差和散射。如图 1－1－10B 和图 1－1－11 所示,它以一个点光源作为基点进行测量,形成的光斑面积越小,说明人眼光学系统折射造成的弥散作用越小;光斑的光强越大,说明人眼光学系统折射造成的光能量损失越少。OPD scan 仪器可测量 PSF Strehl 比值,代表了测量的 PSF 值与理论值的比值,一般为 0～1(图 1－1－10B)。

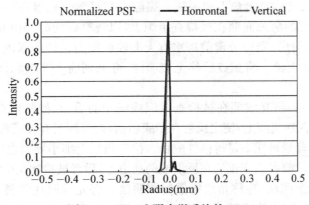

图 1－1－11　人眼光学系统的 PSF

三、结语

　　无论有无视力下降的主诉,视力检查都是每位眼科就诊患者的必须检查项目,是一切眼科诊断和治疗的基础,不可疏忽遗漏,每位眼科医生都应掌握最基本的远、近视力检查方法。视功能检查已经从过去单纯的视力检查发展为形式多样的现代检查方法,从而能反映视功能的各个方面,所以除了常规的视力检查外,眼科医生应该根据病情的需要,选择适合的视功能检查,为诊疗和科研提供更有效的依据。

（卢　奕　郑天玉）

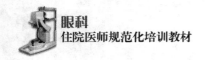
第二节 裂隙灯显微镜、检眼镜、前置镜、三面镜、房角镜

一、裂隙灯显微镜检查

1. **检查方法** 裂隙灯显微镜是眼科常用的临床检查器械之一。裂隙灯显微镜由两部分组成,即供照明的光源投射系统及供观察的放大系统。用它可在强光下放大 10～16 倍检查眼部病变,不仅能使表浅的病变看得十分清楚,而且可以调节焦点和光源宽窄,形成光学切面,辨明深部组织的层次结构及病变的前后位置。如加用前置镜、接触镜,还可检查前房角、玻璃体和眼底。再配备前房深度计、压平眼压计、照相机等,其用途更加广泛。

裂隙灯显微镜检查前最好不要滴用眼表麻醉药,以免导致角膜上皮干燥、脱落;也不要用眼膏,以免形成膜状物,遮盖眼球表面,影响观察。检查者应在暗室内进行,患者取坐位,下颌搁在支架上,前额紧贴支架横档。调节支架高低,使被观察的目标与支架上的标记处于同一水平。双眼自然睁开,向正前方注视。

检查方法有以下 6 种。

(1) 弥散光线照明法:将裂隙调宽,使光线弥散照射在被检眼前部组织,以了解这些组织的大致情况,发现病变后,再用其他方法检查。

(2) 直接照明法:又称直接焦点照明法。裂隙灯与显微镜焦点在一起时,将裂隙灯放在不同角度,用不同宽度的裂隙光照在被检查组织上,以观察病变的部位和深度。如将裂隙调节成细小的光带照在前房,则可分辨前房水有无混浊或细胞。如房水内有过量蛋白质,即房水闪辉,又称 Tyndall 现象。将焦点后移至玻璃体,可见到前 1/3 玻璃体的结构。这是最常用的检查方法。

(3) 后部照明法:即将光线照在被检查组织或病变的后面,如要检查有无角膜后沉着物(KP),则先将光线照在虹膜面上,使之反射在角膜后面,则可探明有无沉着物。如有沉着物,则沉着物在明亮的虹膜背景衬托下显得格外醒目。检查角膜上细小异物也应用此法。后照法又分为直接和间接两种。前者病变正位在反射光的通道上,后者被检物在反射光线的一侧。

(4) 角膜缘分光照明法:也称角膜缘散射照明法。将光线照在角膜缘上,利用角膜透明性,光线在角膜缘内部作弥散反射,在对侧角膜缘部形成明亮光环,从而容易发现不明显的异物、云翳等。

(5) 镜面反光照明法:角膜和晶状体前后表面均很光滑,类似一反射镜,照在其上的光线会产生规则性反光。如在反射镜上有不光滑的部位,则该处呈不规则光反射。仔细观察角膜、晶状体前后表面即应用此原理。角膜内皮显微镜的设计也是以此为依据的。

(6) 间接照明法:即将光线照射在被检查目标的一侧,主要用于检查角膜的病变。

2. **眼各部分的检查**

(1) 结膜:结膜组织虽可用聚光电筒照射配合放大镜检查,但裂隙灯显微镜检查可更清晰而详尽,如结膜上皮的改变,结膜上的色素、异物、新生物;结膜下的血管形态、房水静脉;有无乳头增生和滤泡形成等。同时尚可通过透明的球结膜观察巩膜组织的某些病变,如巩膜炎后局部的巩膜萎缩变薄、葡萄膜色素透露等。

(2) 角膜:当裂隙光线通过透明的角膜时,即形成一个角膜的光学切面,显出角膜的上皮、基质和内皮各层次,用窄光带照射可更明显。"光学切面"呈均匀一致的半透明灰白色光带,前表面呈凸弧形,后表面呈凹弧形,弧度均匀一致。

绝大多数的角膜病变,可使角膜发生混浊,或厚度发生改变,并可引起血管新生。圆锥角膜可使光学切面呈特殊的圆形或椭圆形圆锥。越向锥顶,角膜越薄。在肝豆状核变性,可看到后弹力层的色素沉着。高眼压、外伤或手术可引起前弹力层或后弹力层破裂;低眼压可引起前弹力层或后弹力层皱褶,均呈线条状混浊。角膜炎症时,由于组织水肿、细胞浸润,病变区域厚度可增加。如形成溃疡,可见表层组织缺损;如是瘢痕、变性等病变,则边界清楚,病变区域变薄。角膜异物,炎症病灶是位于浅层或深层。角膜的损伤是伤及层间或贯穿全层等,均可在裂隙灯显微镜观察下,利用光学切面来加以确定。

角膜后沉着物是指角膜内皮层黏附着的点状混浊物。因病变的性质不同,沉着物可以是细胞性的或色素性的。细胞性沉着物最多见于葡萄膜炎的活动阶段,呈灰白色,大小不一。色素性沉着物则见于炎症的后期或是炎症的遗迹,也可见于闭角型青光眼急性发作之后,呈棕黄色,边界清楚。沉着物的这些特征,对判断有无活动性炎症具有一定的价值。

(3)前房:正常前房裂隙灯显微镜检查,应对准角膜光带与虹膜晶状体光带之间的透明空间。在病变时,房水内容发生改变,房水蛋白质含量可升高或出现不透明体和炎症细胞,如红细胞、白细胞、纤维素、脂褐素、异物及积血、积脓等,均可在裂隙灯显微镜检查下发现。为了测定房水的混浊程度,通常是用点状光源在前房形成一束强光,在它通过的路径上,观察是否出现一条灰白色的半透明反光,即所谓的 Tyndall 现象。如有阳性发现,则是虹膜睫状体炎的重要体征之一。此外,还能见到漂浮于房水中的不透明颗粒往返游动。通过裂隙灯显微镜检查,还可以对前房的深度做出粗略的估计。特别是对周边部前房的深度测定,可有助于推测前房角的宽窄程度,作为诊断闭角型或开角型青光眼的参考依据。前房深度:裂隙灯与显微镜的夹角呈 30°~45°,于 6 点钟角膜缘处做窄光带光学切面,估计该处最周边前房深度与角膜厚度之比。正常周边前深度为≥1 个角膜厚度(CT),周边前房深度为1/2~1/3 CT者。应警惕闭角型青光眼,≤1/5 CT 者,闭角型青光眼可能性增大。

(4)虹膜:通常是采用宽光带进行观察。正常虹膜呈棕褐色,表面有许多细纹,构成形态不一、大小不同的隐窝,瞳孔缘常有一圈色素上皮。随着照射光带强弱,可见瞳孔缩小和扩大,反应非常灵敏。

虹膜病变的表现常是多种多样,如虹膜色素痣、虹膜萎缩、虹膜前粘连或后粘连、虹膜缺损、虹膜根部离断、永存瞳孔膜,以及虹膜新生血管、囊肿、肿瘤、异物、炎性结节等,均可在裂隙灯显微镜下表现十分清楚。高度萎缩的虹膜可让光线透过,而呈薄纱状。

(5)晶状体:晶状体也和角膜一样在裂隙灯显微镜光束照射下,可形成光学切面。正常晶状体是由许多不连续的光带所构成,大致可分为囊膜、皮质、成年核、婴儿核和胚胎核等部分。在婴儿核的前后表面分别可见"Y"形及"人"字形缝合线。随着年龄的增长,皮质和核心逐渐因脱水而硬化,透明度也日益降低,晶状体的光学切面反光乃由青灰色向灰黄色转化。前囊膜光带为向前的凸弧形,后囊膜光带为向后的凸弧形。前凸弧形应比后凸扁平。

不少晶状体内可以见到少量散在边界清楚的白色或天蓝色混浊的,既不发展,也不影响视力,是属于先天异常,不应轻易诊断为白内障。空泡、水隙和板层分离常是老年前期晶状体的改变,也可发生于其他情况。

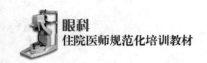
裂隙灯显微镜检查可以准确确定晶状体混浊的部位和混浊的范围。老年皮质性白内障,混浊多数从晶状体边缘部开始,呈白色放射状,逐渐向中央发展。核性白内障的混浊,主要在中央核部呈棕黄或褐黄色,进展缓慢;并发性白内障混浊常从前后囊下皮质开始,呈典型的"锅底"状;外伤性白内障可呈花瓣状;先天性白内障混浊更是多种多样。

晶状体内异物,如晶状体已大部分混浊,用直接照明法往往不易辨认异物的存在;但如用强光束从侧面投射在晶状体表面,利用光线在晶状体内部弥散的反射作用,就比较容易将异物的阴影衬托出来。

当晶状体向一个方向脱位,或做了广泛的虹膜切除术后,都能见到晶状体的悬韧带及其和晶状体赤道部的联系。

(6)玻璃体:在散瞳情况下,一般裂隙灯显微镜只能观察到玻璃体前1/3,玻璃体的后极部及视网膜检查需加前置镜或三面镜。

正常透明的玻璃体为胶冻样组织,可以呈现青灰色假膜或假纤维结构,形似窗帘,可随眼球的转动而稍有摆动。在葡萄膜炎时,玻璃体内可见到灰白色的渗出物或细胞。在玻璃体积血吸收过程中,可见大量棕红色的红细胞中漂浮着。高度近视眼的玻璃体常有液化、混浊、后脱离等变化,表现为玻璃体的流动度增大,有絮状、点状、片状、条状或膜状等不同形状的混浊物,随着眼球的转动而翻滚不定。增殖性玻璃体视网膜病变时,玻璃体可出现不同程度的膜状机化组织。

二、直接检眼镜检查

眼底检查在眼科中占有极其重要的地位。它的意义不仅限于对眼底的诊断,还在于对全身疾病提供有益的线索。临床上采用的检眼镜分为直接和间接两种。这里介绍直接检眼镜的检查。

首先应熟悉检眼镜结构,一般检眼镜(眼底镜)光源包含裂隙光源、小直径光源(适合小瞳状态)、大直径光源(适合散瞳状态)、无赤光光源(适合观察神经纤维层缺损)及含方位刻度光源。转盘上的刻度为屈光度,红色代表负球镜,黑色代表正球镜。在检查过程中,如果检查者及被检者均为正视眼,且都在小瞳状态下存在着正常的调节功能,应用转盘看清被检者的视盘时,由于检查者与被检者都存在约 1.5 D 的调节力,因此刻度表现为 -3 D。如两人都存在屈光不正,裸眼检查时,转盘的刻度应为两者屈光不正的代数和。检查者戴镜检查时,转盘刻度应为被检者的屈光度数。例如,检查者为近视 -4 D,被检者为远视 $+1$ D,检查者裸眼检查时,转盘刻度应为 -6 D,如检查者戴镜检查,则转盘刻度应约为 -2 D。因此,检查者在检查过程中,调整转盘刻度至能清楚观察到被检者眼底时,可根据转盘刻度估计被检者的屈光状态。

通常,在检查眼底前,检查者应持检眼镜在 1 m 远处观察被检者眼睛,无明显屈光间质混浊时,能观察到红光反射。当存在屈光间质混浊时,检查者应嘱被检者转动眼球,如混浊物与转动眼球方向运动相同,则为角膜混浊;如混浊物与眼球运动方向相反,则为玻璃体混浊;如混浊物不随眼球运动而运动,才为晶状体混浊。

检查眼底的顺序通常是先查视盘,然后查黄斑和其他部位。先让患者朝正前略偏内上方注视,以便先查视盘,然后将检眼镜光源稍向颞侧移动(约 2 个多视盘距离),或嘱患者正对光源注视,以便窥视黄斑。最后将光源向眼底各个不同部位移动,逐一检查。同时让患者眼球也朝各相应方向移动,以配合。

眼底病变的描述和记录:通常将眼底分为后极部和周边部;后者又可分为颞上、颞侧、颞下、鼻上、鼻侧、鼻下 6 个不同方位。或用时钟方位表达。此外,也可将病变部位与视盘、黄斑或血管的位置和方向关系记录下来。病变的大小和距离视盘的远近,通常是以视盘的直径(PD)为衡量单位。对于病变的隆起和凹陷程度,一般以屈光度数(D)表示(3 个屈光度约等于 1 mm)。比较简便明了的记录方法是将病变描绘在眼底示意图上。

1. 视盘 要注意其大小、颜色、形状、边缘是否清晰,有否凹陷或隆起。正常视盘边缘整齐、颜色淡橘红色(颞侧常较鼻侧淡些)。视盘呈圆形或椭圆形,直径约 1.5 mm(用 D 表示),中央有一漏斗状凹陷,颜色较淡,为生理凹陷(也称为视杯,用 C 表示),视盘杯盘的比值(C/D),是估测生理凹陷是否增大的常用指标,在青光眼的诊治中尤为重要。在凹陷底部有时可见灰暗斑点,代表视神经纤维通过巩膜筛板的小筛孔。生理凹陷的大小与深度,各人不一;在正常情况下,凹陷范围一般不超过 1/2 视盘直径(C/D=0.5),且两侧相似(两侧差异一般在 0.2 以内),否则存在病理性改变可能。凹陷的扩大与加深常与眼压增高(青光眼)有关。凹陷边缘和视盘边缘间距称盘沿,正常人下方盘沿较上方宽,青光眼者可相反。在视盘颞侧边界有时可见色素或弧形斑。有时尚可在视盘附近的视网膜上见到羽毛状或火焰状的白色不透明组织,将部分视网膜及其血管遮盖,为有髓鞘神经纤维束(在一般情况下,眼底上视神经纤维是无髓鞘的,因此是透明的),是先天异常,一般不影响视力。若视盘边界模糊、隆起,应考虑视神经炎或颅内压增高所致的视盘水肿、缺血性视神经病变;如色泽苍白,为视神经萎缩。

检查视网膜中央血管时,应注意血管的粗细、弯曲度、动静脉管径的比例、动脉管壁的反光程度,以及视盘发出的动脉有否搏动现象。视网膜中央动脉从视盘进入眼底时,分为上下两主支,然后又分为颞上、颞下、鼻上、鼻下四大分支,最后分成很多小支,分布于视网膜各部位,但所有动脉分支间均无吻合,属于终末动脉结构。中央静脉与动脉伴行,命名也相同。有时在视盘黄斑之间,可见一小支视网膜睫状动脉,形如手杖,由视盘颞侧缘穿出,系来自睫状血管系统,不与视网膜中央血管发生联系。在视网膜中央动脉阻塞的情况下,视网膜睫状动脉供血区可不受血流中断的影响。

正常动静脉比例约为 2:3,动脉管径略细,色鲜红;静脉稍粗,色暗红。动脉管壁表面可呈现条状反光。近视盘处有时可见到静脉搏动,一般属生理现象。如有动脉搏动,必然是病理性的,可以是高眼压(青光眼)的表现。

2. 黄斑区 应注意有无水肿、渗出、出血、色素改变及瘢痕等情况。黄斑区是一个圆形区域,约一个视盘大小,位于视盘颞侧略偏下,距离视盘 2~2.5 PD(3~3.5 mm),具有敏锐的中心视力。该处无血管,颜色较其他部位略暗,周围可有一很不明显的反光晕轮(小儿较为明显)。黄斑区中心可见一亮点,为中心凹反光。中心光反射能否汇聚成点状,以及它是否位于黄斑区中央,可作为屈光异常的判断指标参考。

3. 视网膜 应注意有无出血、渗出、隆起等。正常视网膜呈弥漫性橘红色,是脉络膜毛细血管内血流透过色素层和透明的视网膜反射所致。色素上皮层色素的多寡与眼底所显示出的色调有密切关系。色素多者,眼底反光较暗;色素少者,眼底反光比较明亮。所谓豹纹状眼底,是由于脉络膜色素较多,充实于血管间隙内,使红色脉络膜血管受反衬而更清晰可辨,状似豹皮样花纹,故而得名。白化病患者由于色素缺乏,眼底反光呈

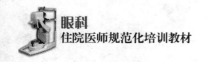

红色。

儿童的眼底,光反射较强,形态上易与视网膜水肿相混淆,应注意鉴别。

三、双目间接检眼镜

双目间接检眼镜(binocular indirect ophthalmoscope,BIO)联合手持式放大镜,放大率为 2～3 倍,视野较直接检眼镜大,且受眼球中间质混浊的影响也较直接检眼镜小。所成像为倒置像。利用它可以观察大部分眼底区域。当病变接近锯齿缘时,需使用巩膜压迫器。常用的手持放大镜片为 20 D、28 D、30 D,视野大小与镜片的屈光度数成反比。BIO 难以评价视网膜、视盘的细微病变或玻璃体病变。

四、前置镜

裂隙灯联合前置镜检查,临床常用+90 D 或 120 D 双凸镜,不与角膜接触能展示广阔的视野,所成像为倒置像。屈光度低的镜片轴向分辨率更高,具有更好的立体视觉。前置镜使用方法简单,能快速地评价视网膜情况。

五、三面镜

裂隙灯联合三面镜检查,具有立体视觉和高分辨率。三面镜为圆锥形接触镜,由 3 个不同角度反射镜组成,它们与前表面所成的角度为 5°、67°和 75°。角度越小,越能看到眼底周边部分和房角结构。与角膜接触部分为碟形凹面镜,透过此镜的正中区可检查后极区域。三面镜检查首先需要充分表面麻醉,在碟状凹面内加入 0.9%氯化钠溶液、抗生素眼药水或透明黏性凝胶,再将三面镜安放在角膜上,勿使镜凹内的液体过早流失而产生气泡。检查时,裂隙灯显微镜光带的投照角度为 15°～30°,先检查正中一面,再逐面检查 360°范围。反射镜中所见的眼底像和实际位置相反(如 9 点钟方位的眼底像反映在 3 点钟方位的镜面上),而且与直接检眼镜(眼底镜)所见的眼底像颠倒(如查上或下方眼底时,反射镜中的眼底像是上下倒置的;查鼻或颞侧眼底时,反射镜中的眼底像是左右倒置的)。

六、前房角镜

裂隙灯联合前房角镜检查,常用 Goldmann 单面、三面镜(半圆形镜),其安放与三面镜相似。用条状裂隙光线与角膜成 10°～20°方向投照,镜面所反映的房角形态与实际位置相反。房角镜旋转 1 周,整个房角的情况可顺次看清。常用的还有 Zeiss 棱形前房角镜,以三棱镜原理形成 4 个镜面,不需旋转即可看清房角全周,其与角膜接触的镜面曲率半径与角膜接近,故放置时不需 0.9%氯化钠溶液。前房角镜观察内容包括房角的结构、宽窄度、开与闭,以及有无粘连、新生血管、异物或肿块等。在评定房角狭窄程度及了解一个窄角是否发生关闭或粘连时,须采用动态检查法,即将眼球转向检查房角的那一侧,并将房角镜向该处稍倾斜加压。

(陈君毅 俞筎 朴明子)

第三节　眼压测量

一、眼压及正常值、目标眼压

1. **眼压的定义**　眼内压(简称眼压)是眼球内容物,包括晶状体、玻璃体、葡萄膜、视网膜和眼球内液体(房水和血液)作用于眼球壁上的压力。眼压是维持眼球正常结构和视觉功能的重要因素之一,也是一些眼病,特别是青光眼诊断和治疗中必不可少的检查手段。

眼压取决于房水生成率、房水流出易度和上巩膜静脉压三大指标,其关系可以用Goldmann公式表示:

$$Po = (F/C) + Pv$$

其中:Po 指眼压(mmHg);F 指房水生成率($\mu l/min$);C 指房水流畅系数[$\mu l/(min \cdot mmHg)$];Pv 指上巩膜静脉压(mmHg)。房水由睫状突上皮通过主动分泌、超滤过和渗透/弥散等机制产生进入后房,经瞳孔进入前房,然后分别通过小梁网-Schlemm 管通路(压力依赖性,占 83%～90%)和葡萄膜-巩膜通路(非压力依赖性,占 10%～15%),极少量经虹膜-涡状静脉通路流出。近年来的研究发现葡萄膜-巩膜通路在房水外流中所占的比例可能更高,特别是在年轻正常眼。上巩膜静脉压相对稳定(8～10 mmHg),可受体位改变和某些眼眶、头面部疾病的影响,如颜面部血管瘤(Sturge-Weber 综合征)、甲状腺相关免疫眼眶病变。一般认为正常人房水生成与流出保持相对稳定,维持了恒定的眼压。

2. **正常眼压**　临床上正常眼压值为 10～21 mmHg。从统计学角度看,它代表 95% 正常人群的生理性眼压范围。正常人群眼压值的分布曲线并不完全符合钟形的高斯分布曲线,而是向右偏移,即眼压高于平均值的人数较低于平均值的人数多。

在青光眼领域,正常眼压可定义为不导致青光眼性视功能和视神经损害的眼压水平。正常眼压性青光眼和高眼压症早已打破了传统的"正常眼压"和"病理性眼压"的界限,病理性眼压可能高于或低于 21 mmHg,与正常眼压间没有明显的分界,两者的分布有一定的重叠。正常眼压性青光眼的眼压在正常范围或临界值,而视神经和视野已出现损害;高眼压症的眼压已超过正常上限,视神经却无损害的证据。

眼压是青光眼发生和发展的最重要危险因素之一,降低眼压是目前唯一经证实有效的青光眼治疗手段。

3. **目标眼压**　正常眼压只是统计学上的定义,有学者提出了目标眼压的概念。目标眼压是一个动态的临床概念,是指足以减少或停止疾病的进展,并避免生存期内失明的眼压水平。目前,目标眼压仍处于概念化的阶段,临床上很难确定具体的数值和界限,一方面是因为患者的个体差异性,很难给出统一的标准,另一方面,对于目标眼压具体数值的确定,不同学者又有不同的看法:①根据公式。目标眼压=最高眼压×(1-最高眼压%)-Z,Z 代表视神经损伤的严重性(Z=0:正常视盘和正常视野;Z=1:异常视盘和正常视野;Z=2:视野丧失未威胁到固视点;Z=3:视野丧失威胁或影响固视点)。②联合初始青光眼治疗研究(Collaborative Initial Glaucoma Treatment Study, CIGTS),建议目标眼压=基线眼压×(1-

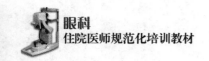
基线眼压％－视野评分％）。③加拿大目标眼压工作小组建议根据青光眼的严重程度设定目标眼压。可疑：＜25 mmHg 且至少从基线眼压下降 20％；轻度：＜21 mmHg 且至少从基线眼压下降 20％；中度：＜18 mmHg 且至少从基线眼压下降 30％；重度：＜15 mmHg 且至少从基线眼压下降 30％。④《亚太地区青光眼指南》建议，对于开角型青光眼中的高眼压型，早、中和晚期患者的目标眼压分别设定为 18 mmHg、15 mmHg 和 12 mmHg。以上各种方法，原则上应尽量取最小值，而且需要注意的是目标眼压并不是一个固定值，每 3～12 个月需要重新评估，如果视野进展，则目标眼压还需下调。因此，将目标眼压称为安全眼压更合适。

二、眼压的影响因素

眼压具有动态变化的特征，受多种因素影响，根据这些因素作用时间的长短，可分为长期影响因素和短期影响因素。长期影响因素被认为在人的一生中都不同程度持续不变地影响眼压，包括遗传、种族、年龄、性别和屈光状态等；而短期影响因素的持续时间从几秒到几个月（表 1－3－1）。近年来，短期因素中的昼夜变化对眼压的影响越来越受到重视。

表 1－3－1　眼压的短期影响因素

项　目	影响因素
可能升高眼压的因素	表层巩膜静脉压升高
	Valsava 动作
	憋气或咳嗽
	吹奏管乐器
	领子或领结太紧
	弯腰或仰卧位
	中央静脉压升高
	眶静脉外流受阻
	插管
	压迫眼球
	眼睑痉挛
	挤压和哭泣，特别是在年幼的儿童
	体温升高：与房水产生增加相关
	激素影响
	甲状腺功能减退
	甲状腺眼炎
	与治疗无关的药物
	麦角酰二乙胺
	氯胺酮
	托吡酯
	皮质激素
	抗胆碱能药物和肾上腺素类药物：可能促发房角关闭

续　表

项　目	影响因素
可能降低眼压的因素	有氧运动
	麻醉药物
	去极化肌松药,如琥珀酰胆碱
	代谢性或呼吸性酸中毒:减少房水的产生
	激素影响
	怀孕
	与治疗无关的药物
	饮酒
	海洛因
	大麻

引自:American Academy of Ophthalmology. Basic and Clinical Science Course. Section 10. 2011－2012.

　　眼压和许多生物参数一样是有昼夜节律性的。正常人昼夜眼压波动为 2～4 mmHg,平均波动为 3.7 mmHg,一般不超过 6 mmHg,约有 84％≤5 mmHg。病理标准为≥8 mmHg,可疑异常为 6～7 mmHg。影响昼夜眼压波动的因素十分复杂,可能与局部房水的生成和流出的昼夜变化,全身的神经和激素的昼夜变化等有关。

　　每个人 24 h 的峰压时间是不同的,但多数的峰压出现在上午,特别是清晨起床前。昼夜眼压变动的时间规律,大致可分为 4 型:①下降型。峰压在清晨 4:00～7:00,以后逐渐下降,夜间最低,午夜以后又逐渐升高,此型最常见。②上升型。早晨眼压最低,起床后逐渐升高,峰压时间在下午 4:00～6:00,以后又逐渐下降,此型较少。③双峰型。上、下午各有 1 个峰压时间,此型为次多见。④平坦型。昼夜眼压变动不明显,曲线平坦,无明显的峰压和谷压,此型最少见。同正常对照组相比,开角型青光眼或高眼压症患者的昼夜眼压波动更大。

　　新近研究显示,较大的昼夜眼压波动是青光眼的一个重要的独立危险因素,是导致视野损害进展的原因之一。对于那些治疗前数次门诊眼压测量值波动大的可疑病例,测量眼压昼夜变化可以明确诊断和指导治疗;对于那些治疗后白天随访眼压似乎已经满意下降,但是视神经视野还在持续恶化的病例,测量眼压昼夜变化可以发现眼压高峰及时间,调整药物类型和用药时间,从而平稳控制眼压,减缓疾病的进展。

　　目前许多临床医生使用改良的昼夜曲线,由同一检测者使用同一眼压计对被测者从清晨 8:00～次日清晨 8:00,每 2～3 h 测量 1 次眼压,即 8:00,10:00,12:00,14:00,16:00,18:00,20:00,22:00,凌晨 0:00,2:00,5:00 和次日清晨 8:00,然后将每次测量的眼压值列表,算出每眼的最大差值,即为眼压的昼夜波动。通过 24 h 眼压测量可以明确正常眼压性青光眼和高眼压性青光眼的诊断,以及眼压高峰时点,对青光眼诊断和指导用药有很大帮助。但目前的测量方法存在局限性:一是非生理状况,夜间唤醒患者会打乱患者的生理节律;二是体位性的影响,坐位与卧位眼压存在差异。新近研究开发的角膜接触镜式或植入式的连续描记眼压装置理论上能更真实地反映出眼压的昼夜变化。

三、眼压测量方法

　　测量眼压的方法可分为直接测量法和间接测量法。直接测量法是将检测头插入眼内直

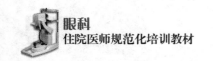

接测量眼压,是唯一精确的方法,但不能用于临床。间接测量法包括指测法和眼压计测量法,眼压计又根据原理的不同进一步分为压陷式眼压计和压平式眼压计。

1. 指测法 通过医生手指的触压感觉来估计眼压,是依据经验判断的最简单方法。测量时嘱被测者放松眼睑,眼球自然向下方注视,检查者将两手的示指并列地放在一眼正对睑板的上睑皮肤上,以一示指向后下方按压眼球,使巩膜产生凹陷,另一示指则可感触眼球的张力大小及眼球波动的软硬程度。如此交替,反复数次,可以大致估计眼球的硬度,即眼压高低程度。一般采用 Bowmans 记录法,极高、很高、略高、正常、略低、很低、极低分别记录为 T+3、T+2、T+1、Tn、T−1、T−2、T−3。初学者最好同时与正常眼做比较以帮助判断,并与眼压计测量反复比较体会。

本方法虽然不是十分精确可靠,但如检查者熟练操作,在临床上仍具有一定的使用意义,特别适用于患有急性结膜炎、角膜溃疡、角膜白斑、角膜葡萄肿、角膜弯曲度有明显改变的圆锥或扁平角膜,或眼球震颤,以及因患者不能配合检查不宜用眼压计检查眼压者。但当患者眼睑充血、水肿、眼睑痉挛或眼睑瘢痕形成时,则会影响检查结果的准确性。

2. 压陷式眼压计

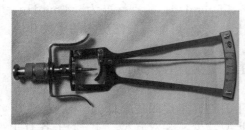

图 1-3-1 Schiötz 眼压计

(1) 基本原理:压陷式眼压计以 Schiötz 眼压计(图 1-3-1)为代表,1905 年引入,主要由持柄、脚板、压针、杠杆和指针等组成。它使用压针通过置于角膜表面的脚板,测量角膜压陷的深度。当压针每移动 0.05 mm 时,眼压计指针移动 1 mm(1 个刻度单位),即放大 20 倍。角膜压陷的深度经杠杆传至指针,指针移动的刻度数经过换算即为眼压的毫米汞柱数值。眼压换算表是根据在尸体眼球直接测量的结果,将指针刻度数与压力的相对数值列表,并制成曲线。眼压换算表经过数次修改,目前通用的是 1955 年 Friedenwald 的换算表。

(2) 使用方法:使用前,先将眼压计的脚板置于测试板上,指针应灵敏地指在零度位上,否则应矫正后使用。用 75%乙醇消毒脚板和压针底部,待乙醇挥发完后才能使用。被测者放松,低枕仰卧位,表面麻醉后,双眼自然睁开,向正上方注视不动,保持被测眼角膜水平正中位。检查者用左手的示指和拇指轻轻分开被测眼的上下睑,并将眼睑固定在上下眶缘,切忌对眼球施压。右手持消毒过的眼压计垂直向下使眼压计轻轻地放在角膜中央,并避免对眼压计施加任何力量,使眼球仅承受眼压计自身重量,待指针稳定时迅速记录指针刻度数,立即撤去眼压计。一般先用 5.5 g 砝码测量,指针所指刻度在 3~7 范围内的结果较为准确。如读数<3,则需更换用 7.5 g 砝码再次测量,如读数仍<3,则需更换用 10 g 砝码再次测量,必要时还可用 15 g 砝码检测。每眼测量 2~3 次,记录指针所指的刻度数,并根据砝码的重量,在眼压换算表上查出对应的眼压值。测量次数不宜太多,放置在角膜上的时间不宜过久,以免损伤角膜上皮。测量完毕,被测眼预防性滴抗生素眼液 1 次,并将眼压计清洁消毒后,放入盒内的固定位置。对初次检查者最好进行双砝码法检查,以排除因眼球壁硬度指数 E 值和角膜形状的变异产生的测量误差。应在 0.5 min 内用不同重量的两组砝码(即 5.5 g 与 10 g 或 7.5 g 与 15 g)测量同一眼的眼压,查对专用的简化表,便可得到 E 值和校正眼压值。当 E 值明显偏离 0.021 5 时,最好用压平眼压计测量。

(3) 应用和评价:压陷式眼压计是指利用重量压迫使角膜下陷来得到读数的,所测数值受到球壁硬度的影响。用双砝码法校正,在一定程度上可消除球壁硬度对眼压的误差。对角膜表面特别不平整的眼球,如明显水肿混浊、斑翳、白斑、角膜移植术后等,压陷式眼压计比压平式眼压计准确。

3. **压平式眼压计** 压平式眼压计是指通过对眼球施加外力将角膜表面压平来测量眼压。其设计原理系根据 Imbert-Fick 定律,假定眼球是一个圆球,球内的压力 Pt 等于压平其表面的外力大小 F 除以该外力压平的面积 A,即 $Pt = F/A$。压平式眼压计可分为两类:一类是测量压平恒定面积的角膜所需的外力(变力压平眼压计),如目前常用的 Goldmann 压平眼压计、非接触式眼压计、Tono-Pen 眼压计、Perkins 压平眼压计和气动眼压计等;另一类是测量某个恒定外力所压平的角膜面积(恒力压平眼压计),如 Maklakov 压平眼压计。

(1) Goldmann 压平眼压计:Goldmann 压平眼压计是 1954 年由瑞士 Hans Goldmann 发明,现为国际上所公认测量眼压的"金标准",包括测压头、测压装置和重力平衡杆 3 个部分。

1) 基本原理:Goldmann 压平眼压计遵循修改后的 Imbert-Fick 定律。Imbert-Fick 定律的准确性要求完美的球体、表面干燥、完美的变形性及无限的薄,但角膜是非球面的、湿的,不符合完美的变形性,且有一定的厚度。泪膜的存在产生了一个表面张力(S),缺少变形性需要一个压角膜的力(B)。此外,角膜中央厚度是 $520 \sim 550$ μm,因此压平的外部面积(A)与内部面积(A_1)不完全相同。针对角膜的这些特点,修改后的 Imbert-Fick 定律就变成:

$$F + S = Pt\,A_1 + B$$

当 $A_1 = 7.35$ mm^2(此时角膜压平的外部区域直径是 3.06 mm)时,S 与 B 平衡。因此,3.06 mm 被用于标准的仪器。

2) 使用方法(图 1 - 3 - 2):表面麻醉后,用消毒的荧光素纸条置于结膜囊下方,使角膜表面泪液染色,便于观察。嘱患者眨眼 $1 \sim 2$ 次,使荧光素在泪膜中均匀分布。被检查者坐位,头部置于裂隙灯架上,双眼睁大注视正前方或对侧眼注视指示灯。检查者将裂隙灯调入钴蓝光滤光片,眼压计测压螺旋旋至读数"1"刻度,慢而稳定地前移裂隙灯,使测压头接触角膜中央。观察测压头是否接触角膜,可用肉眼观察裂隙灯光对侧的角膜缘。当角膜缘出现蓝光,表示测压头与角膜已经接触,此时切勿将裂隙灯再前移。将裂隙灯推向一侧,使裂隙灯光照在测压头前部的黑线上,用低倍镜观察所见的角膜荧光素环较清晰,此时通过目镜可以看到两个荧光素半环,随心律而搏动,调节裂隙灯的方向使两个荧光素半

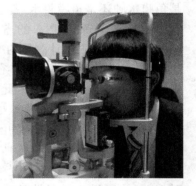

图 1 - 3 - 2 Goldmann 压平眼压计测量眼压

环上下、左右对称。慢慢地转动眼压计测压螺旋,直至两个荧光素半环内缘正好互相接触,但不重叠和分开。此时读取旋钮旁边的刻度,并将此读数乘以 10,即为眼压的毫米汞柱数。一般每眼测量 3 次后,取其平均值。凡连续数次测量读数相差 ±0.5 mmHg,说明测压操作无误。如眼压过高,即使加压至 8 g 仍不能使两个半圆的内环相切,说明该眼眼压超过 80 mmHg,则需借助使用重力平衡杆再进行测量。测量完毕,被测眼预防性滴抗生素眼液 1 次。必要时用示指和拇指将上下眼睑拉开检测,注意切勿压迫眼球。Goldmann 压平眼压计

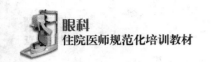

有必要进行周期性的校准,至少 1 个月进行 1 次。如果眼压计不能达到校验的标准,应当送回厂家或校准分销商校准。

3)应用和评价:由于压平直径 3.06 mm 时的容积改变仅为 0.50 mm³ 左右,P_t 非常接近原始眼压 P_0,而且眼球硬度对测量没有明显影响。因此,Goldmann 压平眼压计是公认的测量眼压的"金标准"。但 Goldmann 压平眼压计的测量准确度仍受很多因素的影响,特别是被测者的角膜厚度可显著影响眼压测量的准确度。

A. 中央角膜厚度(central corneal thickness,CCT):Goldmann 设计其眼压计时假定 CCT 为恒定值 520 μm,随着超声角膜测厚仪的广泛应用,学者们发现,CCT 差异很大。高眼压群体,其 CCT 平均值较高,为 570~606 μm,而正常眼压性青光眼的平均 CCT 较薄,为 514~521 μm。高眼压症治疗研究(Ocular Hypertension Treatment Study,OHTS)发现,薄角膜是高眼压症患者发展为青光眼的预兆因素之一。过厚或过薄的 CCT 完全可以影响到角膜抵抗力,进而影响到眼压测量值,使其与真实值产生偏差。

对于 CCT 和眼压之间的量化关系,不同学者的研究分别得出了不同的结论:①偏离 520 μm 的平均厚度每 10 μm,眼压平均偏离 0.7 mmHg。②Goldmann 眼压计在 CCT 为 520 μm 时最准确,如 CCT 每偏离 70 μm,将使 Goldmann 眼压值升高或降低 5 mmHg,即矫正后眼压＝矫正前眼压＋(520－中央角膜厚度)/70×5。③国内研究显示 50 μm 的 CCT 值可以改变大约 2 mmHg 的眼压读数。因此,临床上可以粗略地认为,当 CCT 值在 (520±50) μm 范围内时,眼压测量值相对准确;而当 CCT 值远远小于或大于此界值时,临床上应该引起足够的重视,需考虑到由于 CCT 差异引起的眼压测量值的改变,结合其他临床检查进行正确的诊断及鉴别诊断。临床上,已有按实际测出的眼压与 CCT 值进行换算成 520 μm 平均厚度的眼压值表出现,供医生参考。

需要指出的是,对佩戴接触镜的患者测量眼压时,应充分考虑角膜的"含水状态",不论是角膜水肿还是角膜脱水,都会影响角膜厚度测量的准确性,进而干扰对眼压真实值的估计。随着屈光矫正手术的普及和流行,很多行屈光矫正术后的患者角膜偏薄,这对 Goldmann 压平眼压计测量的准确性提出了挑战。而屈光手术后眼压的影响因素错综复杂,除了 CCT 变薄和角膜曲率半径增加外,角膜结构、角膜硬度、激素的应用、泪膜的变化和不规则散光等也参与其中。因此,不能仅仅通过角膜厚度和眼压之间的简单换算来评价屈光手术后眼压的测量值,而应该尽量多地考虑各种因素的影响,才能得出准确而全面的分析和判断。另外,某些青光眼药物的使用也会引起 CCT 的改变。文献报道,前列腺素类药物可能会引起 CCT 变薄,从而低估眼压值。

由于压平式眼压计都受 CCT 的影响,因此,应该在高眼压症和青光眼患者就诊时对 CCT 的测量给予足够的重视,一方面用以校正眼压测量值,另一方面可以在青光眼的早期对那些 CCT 较薄的患者给予更加谨慎的治疗方案或者更加密切地观察其病情变化。

B. 角膜曲率:一般角膜曲率每增加 3 D,眼压将升高 1 mmHg。

C. 泪液膜的厚薄:泪液膜的厚薄与压平面边缘的宽度呈正比。一般如泪液膜较薄时,半圆的边缘变窄,对测量值影响不大;反之,如角膜表面染色的泪液过多,荧光素半环太宽,则测出的眼压比实际数偏高,应将测压头擦干后再行测量。若半圆的边缘太窄时,表示泪液膜已干或荧光素浓度太淡,应嘱被测者闭目数秒钟,或再加入荧光素后,再行测量。

D. 散光:若被测眼的角膜有明显的散光,则角膜压平面变为椭圆形。如仍按照上述方法测量,则所测得的眼压值可能偏高或偏低。大约每 4 D 的散光,产生 1 mmHg 的偏差。可将测压头旋转,使半圆分界线与椭圆主轴成 43°角测量,即将眼压计顶端的红线置于被测眼的负柱镜轴向即可,统计学报道这样可将测量误差降到最低。或者分别测量出水平和垂直时的眼压,然后取其平均值。

E. 调节:测量时应嘱被测者向远处注视,以减少因调节所造成对眼压的影响。

当被测眼用力睁大时,眼压值将升高 1.88 mmHg;但当被测眼被动睁开时,却未发现此现象。

F. 血液循环造成的影响:血液循环的改变如 Valsava 动作使静脉压升高,从而导致眼压升高;同理,屏气可使眼压升高 4~5 mmHg。而这种现象多见于肥胖者,故造成了他们的眼压值被高估。

G. 被测眼的睑缘及睫毛触及测压头:被测眼的睑缘和睫毛不能触及测压头,否则将导致读数偏高,如触及,应将测压头向后退移。

H. 测压头与角膜接触时间:如测压头与角膜接触时间过久,可引起测量值降低,或上皮损伤着色,使测量不准。多次测量也可使眼压稍偏低。

I. 检查者造成的误差:重复性不是很可靠,即便是训练有素,同一检查者在间隔数分钟或两个检查者之间的测量结果可以不一致。有时甚至变化差异很大,可达 −10~+8 mmHg。

(2) 非接触式眼压计:

1) 基本原理:利用一种可控制的空气脉冲,压平角膜中央直径为 3.06 mm 的面积,通过监测系统接受角膜表面反射的光线,记录角膜压平到某种程度的时间,将其换算成眼压值。

2) 使用方法(图 1-3-3):打开电源开关,设定测量方式,初始的测量方式为自动,也可操作手柄按钮,触发测量过程,作手动测量。被测者取坐位,不需要表面麻醉,将下颌置于颌托架上,前额仅靠头带。移动聚焦手柄使被测眼位于监视器中央,测压头与角膜中央达规定的距离,空气自动喷出,眼压测量值立即显示在屏幕上。通常设定为每眼连续测量 3次,并取其平均值。有自动判断结果准确程度的提示,如打印 3 次的数值中有标注"＊"或"()"的,提示可能测量欠准确,供参考。用同法测量对侧眼的眼压。测量完毕,按控制板上的打印键,两眼的眼压数值便自动打印出来,可长期保存。更先进的非接触式压平眼压计完全自动化调整眼别和聚焦,吹气并打印数值。

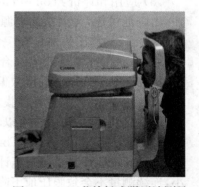

图 1-3-3 非接触式眼压计测量眼压

3) 应用和评价:不接触眼球,为无创检查,避免了交叉感染,即使反复多次测量也不会引起眼压下降。不需要表面麻醉,不存在麻药过敏或损伤角膜及引起交叉感染等问题。在正常眼压范围内的测量值是可靠的,但在高眼压时其测量值可能出现偏差。特别是对注视困难和角膜异常的患者,以及长睫毛的眼睛,误差较大。对角膜有病变的患者,还可引起角膜上皮下气泡,故应慎用。

(3) Tono-Pen 眼压计(图 1-3-4):

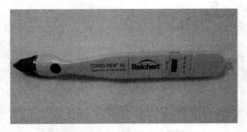

图 1-3-4 Tono-Pen 眼压计

1) 基本原理:压平面直径为 1.02 mm。当眼压计与角膜接触,换能器激活,眼内压及角膜抵抗变形的力作用于铁芯后,通过张力换能器转换,形成典型的电压波形改变。每次测量需将仪器与角膜接触几次,这些电压波形被放大并传递到其内部的一个由单集成电路块构成的微型信息处理仪,然后由微型信息处理仪去掉不正确的波形,将正确的波形转换成数字并储存。每次正确的测量即可获得一个数据,经过 3~6 次测量后,微型信息处理仪将获得的 3~6 个数据的平均值;然后将其平均值显示在液晶屏上,即眼压的毫米汞柱值。同时在液晶屏的底部有 4 根斜线,分别指向不同的数字,即<5%、10%、20%、>20%,分别代表所测数次眼压测量的变异系数。当变异系数显示为 20%或>20%时,说明眼压测量不可靠,需重复测量。一般采用变异系数为 5%的眼压值。Tono-Pen 眼压计的取值和读数方式在一定程度上减少了测量误差及主观因素的影响。

2) 使用方法:取出仪器,更换乳胶套。每天首次使用前或液晶屏提示需要校正时必须校正,当液晶屏出现[GOOD]时,提示校正成功。用 1%丁卡因或其他表麻药滴眼表面麻醉,一般双眼同时麻醉以减少瞬目运动。被测者坐位或卧位,嘱其注视固定目标或参照物以减少眼球运动。检查者以握笔姿势手持仪器,手掌根部搁在被测者的面颊,垂直固定仪器测压头距离被测者的角膜 1~1.5 mm。按操作钮 1 次,液晶屏出现[8.8.8.8],接着出现[————],然后出现[====],提示仪器已准备好测眼压了。此时将有乳胶套的测压头快速轻触角膜,离开,重复数次,平均值和变异系数就显示在液晶屏上。

3) 应用和评价:Tono-Pen 眼压计是一种新型电子压平眼压计,体积小,重量轻,携带方便,由电池供能,无须额外电源及附件,不需裂隙灯和荧光素,多种体位下均可使用。Tono-Pen 眼压计的测压头外套有一个可更换的乳胶套,故可用于感染眼或是有全身感染性疾病(如肝炎、获得性免疫缺陷综合征)患者的测量。Tono-Pen 眼压计的读数为数字化直接显示,从而减小了使用者的读数偏倚。由于其压平角膜的面积非常小,对于有角膜瘢痕、不规则角膜、角膜水肿、大泡性角膜病变的患者,用 Tono-Pen 眼压计可获得较准确的眼压值,对于戴角膜接触镜的患者也可以较准确地估计眼压值。对不合作的小儿、有眼睑痉挛者,或有头部震颤及眼部震颤者,用 Tono-Pen 眼压计测量可以给我们提供一个有用的眼压近似值。Tono-Pen 眼压计与直接眼压计、Goldmann 压平眼压计的相关性密切,重复性好,测量误差小,连续测量不会致眼压值下降。Tono-Pen 眼压计的一个较大的缺点是当它接触到眼球时眼压值将有显著升高。因此,只有将眼压计轻巧短暂地刚触及角膜,才能获得准确的测量值。

(4) 其他压平眼压计:

1) Perkins 压平眼压计:Perkins 压平眼压计于 1965 年问世,构造原理与 Goldmann 压平眼压计相同。该装置由电池供电,手动改变施加的外力。由于有平衡装置,坐位和卧位均可检查,且携带方便,特别适用于手术室、床边、小儿及不能在裂隙灯下检查的患者的眼压检查,但不能检测 50 mmHg 以上的眼压。Perkins 压平眼压计所测眼压不受球壁硬度的影响,对玻璃体切割术完全气液交换,角膜表面镜片术后的患者尤为准确。Perkins 压平眼压计在坐位和卧位时所测出的眼压值与 Goldmann 压平眼压计非常接近,受 CCT 的影响很小,与

Tono-Pen 眼压计所测值接近。

2) 气动眼压计：气动眼压计的原理与 Tono-Pen 相同。利用一个有中央气房的感受器喷嘴，喷嘴表面覆盖硅橡胶振动膜，中央气房内有压缩空气，气压取决于排气遇到的阻力。当感受器喷嘴接触角膜时，追踪压力曲线随着接触振动膜在角膜表面区域的增加而升高。当接触面等于中央气房的面积时，追踪压力达到峰值，这代表对抗角膜变形所需要的力，随着角膜接触面的进一步扩大。当角膜组织本身变形的力全部由喷嘴壁承担时，追踪压力达到谷底，气压等于眼压，电子传感器将气压转化为纸带上的记录。这种装置可以连续监测眼压，所测眼压值与 Goldmann 压平眼压计非常接近，而且该装置不需要裂隙灯，适用于坐位或卧位及角膜不规则的患者。消毒的一次性乳胶振动膜的应用避免了交叉污染。但该装置复杂，价格昂贵，不易推广使用。

4. 新型眼压计　虽然 Goldmann 压平眼压计是国际上公认的测量眼压的"金标准"，但其测量准确度受很多因素的影响。为了克服 Goldmann 压平眼压计的不足之处和测量眼压波动的需要，各种新型眼压计应运而生。下面介绍几种比较有代表性的新型眼压计。

(1) Pascal 动态轮廓眼压计(dynamic contour tonometry，DCT)：DCT 是根据帕斯卡原理设计而成的，即对液体内某一点加压时，压力会传到液体中的任意一点，且其强度不变。在此基础上，DCT 结合了轮廓匹配原理和压力传感器来测量眼压。DCT 操作简便易行，安全性能高，测量准确，基本不受 CCT，角膜曲率，屈光度数等生物学特性的影响，因此可以较为广泛地用于多种屈光手术(LASIK，PRK)之后的眼压测量。DCT 不需要荧光染色，但需要表面麻醉，只能用于坐位。由于 DCT 的临床使用不够广泛，对于其性能及精确度的证实还有待进一步研究。

(2) Icare 回弹式眼压计(Icare rebound tonometry，RBT)：RBT 依靠感应回弹或撞击原理，可以快速获得眼压测量值而无须表面麻醉。眼压计可在 0.1 s 内获得测量数据。如果眼压升高，探针撞击后的减速度增加，撞击的持续时间减短。根据对撞击持续时间和(或)最大减速度的测量计算眼压。RBT 在大多数情况下能记录准确读数；接触式，带有统计学的数据显示，可信度高；容易使用，只需要少量训练，便于非专业人士和家庭使用；不需要表面麻醉和荧光素染色，舒适度更好，能很好地被患者，特别是婴幼儿接受；一次性探针，避免交叉感染。可用于儿童，角膜水肿，混浊或角膜表面不平者，坐位和卧位均可使用，特别是可以用在大规模的筛查、住院部和急诊部，以及 Goldmann 压平眼压计的常规和准确应用不可能实现时。但是，RBT 也有一些不可避免的缺点，如结果无法打印，测量值受 CCT 影响，需要探针等耗材。

(3) 无线接触镜式眼压计(图 1 - 3 - 5)：无线接触镜式眼压计由眼内部分的角膜接触镜及眼外的信号记录及处理系统组成。设计的原理是基于眼压的波动可以引起角膜曲率的改变，并且在一定范围内两者成正相关，即眼压每改变 1 mmHg 可以引起约 3 μm 角膜曲率的改变。应变仪感受这一机械信号，并将其转化为电信号经金质环形线路传导至遥感测量微处理器，再无线传输至眶周固定的环形线路，最终到达挂在被测者腹部的记录器，待经过24 h的眼压监测后，取出记录器将结果导出，在显示屏上显示出眼压的大小及波动范围。

无线接触镜式眼压计是目前最小侵入性监测患者 24 h 眼压波动的仪器，不需要滴表

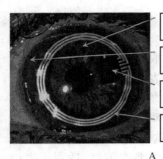

硅胶透氧性角膜接触镜

微型应变仪（厚度 7 μm）

遥感测量微处理器（厚度 100 μm）

金质环形线路（厚度 30 μm）

A

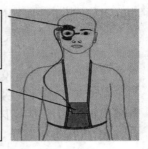

绷带固定于眶周的环形线路

固定于被测者腰上的记录器

B

图 1-3-5　无线接触镜式眼压计

A. 无线接触镜式眼压计眼内的角膜接触镜；B. 其眼外的信号记录和处理系统。引自：De Smedt S, Mermoud A, Schnyder C. 24-hour intraocular pressure fluctuation monitoring using an ocular telemetry Sensor：tolerability and functionality in healthy subjects. J Glaucoma，2012，21(8)：539-44.

麻药，对患者视力影响小，并且不受患者体位及活动的影响，操作携带方便，患者可以在家中对自己的眼压进行监测。但由于接触镜内部有遥感测量微处理器及环形金质线路等结构，患者仍会感到有一定的刺激，少数患者会有角膜上皮擦伤；取下接触镜时会有短暂的视力下降过程；对患者泪膜的质量要求较高；由于瞬目或眼球转动等原因，角膜接触镜在眼内移动也会对测量结果产生一定的影响。另外，角膜厚度及散光度数等因素对此类角膜接触镜式眼压计测量结果的影响目前尚不十分清楚。此外，一次性使用的接触镜成本甚高。因此，无线接触镜式眼压计的临床应用仍需要进一步循证医学证据的支持。

　　5. 各种眼压计间的比较和选择　　目前尚没有一个眼压计可以准确地测量所有眼的眼压，临床上需根据不同的情况有所选择，在可能的范围内准确测量眼压，减小误差。表 1-3-2 列出了一些眼压计的参数和适用范围，供临床参考。

表 1-3-2　各种眼压计的比较

分类	表面麻醉	荧光素染色	接触	裂隙灯	坐位	卧位	球壁硬度	角膜厚度	适用
Schiötz 压陷眼压计	＋	－	＋	－	－	＋	＋	＋	对角膜表面特别不平整者，如明显水肿混浊、斑翳、白斑，角膜移植术后等，压陷式眼压计比压平式眼压计准确
Goldmann 压平眼压计	＋	＋	＋	＋	＋	－	－	＋	"金标准"
非接触式压平眼压计	－	－	－	－	＋	＋	－	＋	大规模的筛查，门诊和急诊
Tono-Pen 压平眼压计	＋	－	＋	－	＋	＋	－	＋	特别适用于角膜瘢痕、不规则角膜、角膜水肿、大泡性角膜病变的患者和不合作的小儿、眼睑痉挛者，或有头部震颤及眼部震颤者
Perkins 压平眼压计	＋	＋	＋	－	＋	＋	－	＋	适用于手术室、床边、小儿及不能在裂隙灯下检查的患者的眼压检查，对玻璃体切除术完全气液交换，角膜表面镜片术后的患者尤为准确
气动眼压计	＋	＋	－	－	＋	＋	－	＋	适用于坐位或卧位及角膜不规则的患者

续 表

分 类	表面麻醉	荧光素染色	接触	裂隙灯	坐位	卧位	球壁硬度	角膜厚度	适 用
Pascal 动态轮廓眼压计	+	—	+	+	+	—	—	—	广泛适用于多种屈光手术(LASIK,PRK)之后的眼压测量
Icare 回弹式眼压计	—	—	+	+	—	—	—	+	大规模的筛查,住院部和急诊部,Goldmann 压平眼压计的常规和准确应用不可能实现时
无线接触镜式眼压计	—	—	+	—	+	+			24 h 眼压监测

(钱韶红)

第四节 视 野 检 查

视功能检查是一个非常复杂的概念,绝不仅仅是视力 1 项,还包括视野、对比敏感度、色觉、立体视觉等。视野是指当眼向前固视某一点时所看到的空间范围,是非常重要的视功能之一。相对于视力的中心视敏度而言,它反映了周边视力。一般来说,将注视点 30°以内的范围称为中心视野,30°以外的范围称为周边视野。青光眼、神经眼科等许多眼部及神经系统疾病都会产生特征性的视野改变。

一、临床常用视野计的种类

视野计的发展分为 3 个阶段:早期为手动的中心平面视野计和周边弧形视野计。第 2个阶段是 Goldmann 于 1954 年设计的半球形视野计,其特点是建立了严格的背景光和刺激光的亮度标准,为以后视野计的定量检查提供了标准。第 3 个阶段为近 40 年来问世的,依靠计算机控制的全自动静态视野计。

目前,在临床广泛使用的视野计主要分为两类:①动态视野(kinetic perimetry)。以 Goldmann 半球形视野计为代表。用不同大小的视标,从周边不同方位向中心移动,记录受试者刚能感受到视标出现或消失的点。这些光敏感度相同的点构成了某一视标检测的等视线。动态视野检查的优点在于检查速度快,适用于周边视野检查和眼病晚期视野检查。但对于较小的、旁中心暗点的发现率较低。②静态视野检查(static perimetry)。目前临床上广泛使用的静态视野计主要有 Humphrey 视野计和 Octopus 视野计。该检查是在白色背景上,使用不同亮度的白色光刺激以检测敏感度阈值。在半球形视野屏的各个设定点上,由弱到强增加视标亮度,受试者刚能感受到的亮度即为该点的视网膜敏感度或者阈值,尤其适合检测眼病早期的视野改变。在较新型号的 Humphrey 或 Octopus 视野计上加上了 Goldmann 周边视野程序,使得静态视野计也可以进行动态视野检查。近 20 年来,全自动静态视野计逐渐成为眼科临床视野检查的标准检查设备(图 1 - 4 - 1)。

为了弥补传统视野检测的不足如敏感性和特异性,临床上也陆续推出了一些特殊的视

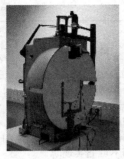

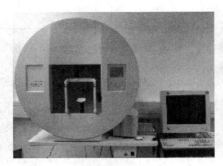

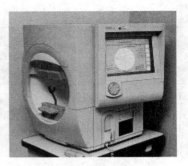

A. Goldmann 视野计　　　　B. Octopus 视野计　　　　C. Humphrey 视野计

图 1-4-1　临床常用的视野计

野计。例如，短波长视野、倍频视野等。短波长视野（short-wavelength automated perimetry，SWAP），也被称为蓝黄视野，在黄色背景照明上使用蓝色刺激光标。该检查在发现早期青光眼性视神经损伤时具有较高敏感性。短波长视野检查程序一般集成在常用的 Humphrey 或 Octopus 视野计中，可以根据需要来选择采用。倍频视野计（frequency-doubling technology perimetry，FDT）：该检查使用不断反转的倍频光栅视标（黑白条闪烁）出现在视野的不同位置，不同空间频率的倍频光栅类似于在白色背景下刺激白光的亮度不同。倍频视野主要反映的是视网膜神经节细胞 M 细胞通路的功能。快速交替的宽条会产生倍频错觉现象。M-y 神经节细胞被认为是在青光眼疾病中第 1 个受到损害的细胞，它的低冗余特性产生了视觉错觉刺激。倍频技术被认为检测青光眼视野缺损的能力要早于标准的白-白视野检测。

二、视野检查中常用的一些术语

1. 阈值（threshold）　也被称为差别光敏感度，是指某个给定大小、呈现时间的光标刺激的可见性为 50% 时，该光标亮度为阈值。实际检查中，通常使用受试者能分辨的最暗光标亮度作为该视野部分的阈值。阈值检测是临床最常使用的检查方式。本章中如无特殊指明，"视野检查"均为阈值检查。

2. 阈上值检测（suprathreshold）　就是使用高于阈值刺激强度的光标来进行检测（一般通过提高视标亮度，当然也可以通过增加视标大小或延长呈现时间）。与阈值检测相比，该检查较为快速，通常在筛查中使用。

3. 分贝（dB）值　Decibel，1 dB＝0.1×对数单位。dB 值是一个相对单位，而非绝对单位。代表在某一特定视野计，从最大刺激强度（0 dB）衰减光线量的对数单位。例如，Goldmann 视野计最大强度 1 000 asb（apostilb，阿熙提），衰减到 100 asb 时的单位是 10 dB；Humphrey 视野计最大强度 10 000 asb，1 000 asb 时的单位也是 10 dB。

4. 短期波动（short-term fluctuation，SF）　它是指一次检查中（20 min）某一固定点光阈值的离散情况；局部光敏感度下降值需大于 SF 才有意义，一般为 1～2 dB。

5. 长期波动（long-term fluctuation，LF）　它是指不同次检查中光阈值的离散情况；是定量视野复查和比较的前提，一般为 1～1.3 dB。

6. 暗点（scotoma）　它是指视野内异常的视觉减退区或消失区。

7. 中心暗点　它是指覆盖注视点的暗点。

8. **旁中心暗点**　它是指中心 5°以外,25°以内的暗点
(Bjerrum 区)。

9. **绝对暗点**　它是指光标至最大亮度仍不可见。

10. **相对暗点**　增加亮度即可见。

11. **弓形暗点**　它是指围绕注视点上方或下方的弧形暗
点(图 1-4-2)。

12. **鼻侧阶梯(nasal step)**　它是指等视线在鼻侧水平径
线上下错位(图 1-4-3,见彩插)。

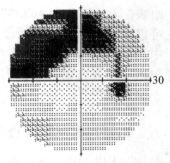

图 1-4-2　上方弓形暗点

三、视野检查具体操作方法要点

对受检者而言,视野计上需要熟悉的部分包括:颏托、额带、矫正镜片架、应答按钮。检查时受检者取坐位,调整视野计及受检者坐凳高低,使其舒适地坐于视野计前,下颏和前额分别固定于颏托和额带上。颏托和额带的位置由电动马达带动,通过视野计上的按钮调整头位,使受检者头位和受检眼眼位至正确位置。此时,视野师可以在监控屏幕上看到受检眼瞳孔正好位于"十"字中心。一次检测一只眼,未检测眼需要遮盖。

检测前,需要根据受检眼的屈光状态和受检者的年龄选用适合的矫正镜,即在受检眼最佳远视力所需矫正镜基础上,根据受检者年龄加用合适的矫正镜。如受检眼同时有散光,一般给镜原则是,柱镜<0.25 D 可忽略不计;柱镜在 0.50~0.75 D 时,可在原球镜基础上加 0.25 D 球镜代替柱镜;如柱镜>1.00 D 则应球镜、柱镜联合使用。一般将球镜置于靠近受检眼的位置。如果受检眼为-3.25 D 以内的近视,可以不用矫正镜。对于>-3.25 D 的近视,则应根据受检者年龄,在原球镜基础上加减年龄所对应凸透镜来确定矫正镜度数。需要注意的是,矫正镜仅用于中心 30°范围以内的视野检查,检查周边视野时应将矫正镜及镜架移开。因不同型号视野计的检测距离不同,不同年龄所对应凸透镜度数可参照不同视野计的使用说明。

在开始检测前,一般需要对受检者给予一定的示教和指导。可以这样告诉受检者:"始终注视正前方的固视点,在视野屏其他位置将出现闪亮光点,这些闪光的点可明可暗,一旦你发现光点出现,请按下手中的按钮。如果需要眨眼最好在按下按钮的一瞬间眨眼。如果检查中觉得疲劳,可以按住按钮不放,此时检查程序将暂停,直到松开按钮。此时,可以进行闭眼等短暂休息。但应注意,保持头位不动。"在检测过程中,视野师也应不断注意患者眼位是否在监控屏幕的"十"字中心,如有偏移及时给予相应调整。对于假阳性或假阴性错误很多的受检者,应及时中断检查程序,充分示教后重新开始检测。

四、青光眼视野缺损的特征

早期青光眼视神经损伤的形态改变是视神经束状神经纤维层缺损。解剖学上,Bjerrum 区域来的神经纤维围绕黄斑区呈弓形从上下方进入视神经,这就形成了对应的从生理盲点发出的上下弓形的视野部分。视网膜神经纤维层缺损的形态一般与视野缺损的形态相对应。因此,青光眼性视野缺损通常出现在 Bjerrum 区的上、下半视野。早期青光眼视野缺损常常以相对暗点或小区域内敏感度下降为主要表现,鼻侧水平线上下敏感度的差异尤其具有诊断价值。青光眼视野缺损很少单独出现在周边视野,因此对早期青光

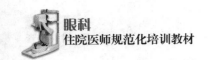

眼病例常规不作中心 30°范围以外的视野检测。在青光眼视野缺损出现之前,重复检测可以发现受损区域视网膜敏感度的较大波动,也称为阈值波动期。青光眼性视野损伤中,局限性视野丢失常伴有全视野普遍敏感度下降。但普遍性敏感度下降从来不会单独出现在青光眼视野损伤中,这种情况常出现在屈光间质混浊的患者或屈光状态未矫正的患者中。

五、如何判读视野检查报告

以下以 Humphrey 视野计 30-2 阈值检测报告来简述如何判读视野检查报告。整张检查报告可以分为 3 部分:报告顶端的一般信息栏、报告中央主体的各项视野统计图、位于报告右侧的视野指数(图 1-4-4)。

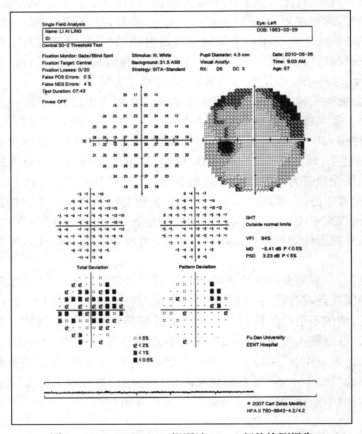

图 1-4-4　Humphrey 视野计 30-2 阈值检测报告

1. 一般信息栏　该部分主要显示受试者姓名、登记号、出生年月日;其次是监测日期、视力、瞳孔大小和被检眼别;该栏的左侧记录了监测程序、测试持续时间、视标大小和背景照明亮度及可靠性指标。其中可靠性指标对于判断本次监测的结果是否可靠至关重要,这些指标包括以下。

(1) 固视丢失率(fixation loss rate,FL):为了精确显示视野敏感度,有必要明确每一个视标呈现在视网膜何处。因此,良好的固视对视野检查结果非常重要。新型全自动电脑视野计使用盲点监测和注视追踪两种方法来监测受试者的固视状况。一次可靠的视野检查，一般要求 $FL<20\%$。

此外，在视野报告图的最下面有一条受检眼的固视检测曲线，如果该曲线上下波动大，说明固视不好；如果波动幅度极小，说明固视良好。同时，还可以知道在整个视野检测过程中各个时段的固视配合状况。

（2）假阳性错误（false positive errors，FP）：评价受试者即使在未看见视标时仍然按下应答按钮的趋势。在监测过程中给出所有正常投射装置的声音而不呈现光标，记录此时受试者是否应答。如果 $FP>15\%$ 即表示检查结果不可靠，多见于紧张、高度敏感的患者。

（3）假阴性错误（false negative errors，FN）：检测时是用一个显而易见的视标呈现，该视标是用高出已测出的阈值敏感度强度更高亮度（高于阈值 9 dB），但受试者仍未能按下应答按钮。一般要求 $FN<15\%$，反映患者注意力不集中。

2. 视野统计图　视野统计图主要包括 6 张不同的统计图，由上至下、由左至右分别为：数字打印图、灰度图、总体偏差分贝图、模式偏差分贝图、总体偏差概率图和模式偏差概率图。

（1）数字打印图：数字打印图显示的是每个检测点位的具体 dB 值。虽然数字打印图不能快速、直观地解释检测结果，但它显示了所有其他分析和打印所依据的全部实际检测数据。

（2）灰度图：灰度图是指将数字打印图中的数值直接转换成灰度显示。可以给临床医生直观易懂的视野检测印象，特别是有中度或严重的视野缺损时。但是，一些有临床意义但较浅的视野缺损从灰度图上很难辨认，而中周部常见的无临床意义的敏感性下降却很突出。因此，分析视野检测结果应该依据概率图而不是灰度图。

（3）总体偏差分贝图：它是指将数字打印图中每一点的分贝数值与受试者年龄、性别、种族等因素相匹配的正常值进行算术相减所得到的与正常值相比的偏差数值。负值表示敏感度低于正常均值敏感度，正值表示高于正常均值敏感度。通过该图可以较为容易地发现区域性敏感度下降。但是在普遍性视网膜敏感度降低（如白内障、小瞳孔等）的情况下，就不容易分辨局部敏感度下降了。

（4）模式偏差分贝图：它是指在排除了普遍性敏感度下降后，与正常数据库相比所得到的偏差分贝图。

（5）总体偏差概率图：每个检测点位的阈值敏感度都通过和同一年龄、性别等因素校正后的正常值进行统计比较，将受试者低于 5%、2%、1% 和 0.5% 正常人群敏感度者用适当的符号标记出来。例如，5% 的符号表示只有不到 5% 的正常人具有与此相同甚至更低的敏感度。这些符号的统计学意义显示在报告的下方。

（6）模式偏差概率图：在视野报告中最有意义的分析是模式偏差概率图。模式偏差概率分析显示出经过调整去除普遍敏感度下降后仍存在的敏感度下降，并使用与总体偏差概率图相同的符号来表示。因此，模式偏差分贝图和概率图主要强调有意义的局部视野缺损。这一点，主要是基于"普遍性敏感度下降从来不会单独出现在青光眼视野损伤中"这一临床特征。此外，将总体偏差图和模式偏差图进行比较也是非常有用的。例如，一个普遍敏感度下降的总体偏差图加上一个看上去正常的模式偏差图可能提示白内障。相反，一个正常的总体偏差图和一个看上去异常的模式偏差图经常提示一个高度敏感的受试者，他在没有看到视标时也会不断地按应答钮。

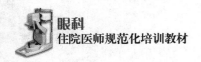

3. 视野指数

（1）青光眼半视野检测（GHT）：这是一个将上、下半视野分为5个相应的区域进行对比检查的方法（图1-4-5）。它将上半视野中出现的局部视野缺损与下半视野中对应镜像区域的缺损进行对比，具有较高的敏感性和特异性。GHT分析结果一般有4种：正常范围以外（outside normal limits）、临界（borderline）、普遍敏感度下降（general depression of sensitivity）和正常范围以内（within normal limits），使得分析结果非常简单易懂。

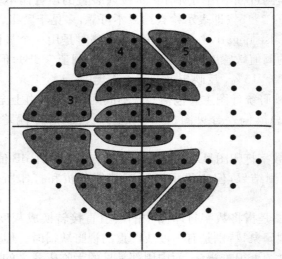

图 1-4-5　青光眼半视野检测（GHT）

（2）平均缺损（mean deviation，MD）：显示整个视野比正常均值偏离多少，它是总体偏差分贝图中显示偏差分贝值的加权平均值。

（3）模式标准差（pattern standard deviation，PSD）：反映诸如由局部视野缺损所引起的视野不规则性。局限性缺损越明显，PSD值越大。当全视野普遍性敏感度下降时，PSD值往往不大。视野指数MD和PSD所提供的附加信息的价值在科学研究中更大。它们可以用来将研究眼分为疾病不同严重程度的组别，也可以用于单个患者的临床随访。

（陈君毅）

第五节　眼部超声检查

眼部超声检查包括A型超声（A超）、B型超声（B超）、超声生物显微镜和彩色多普勒超声，其在眼部疾病诊断方面的重要性已为临床医生所认同，并且随着眼科超声仪器的发展，其临床应用日益广泛，诊断价值也逐步提高。

一、A超检查

眼部A超检查的基本原理是，超声波辐射到组织内，声束向前传播。每遇1个界面发生1次反射，回声按返回时间以波峰形式排列在基线上，以波峰的高度表示回声强度，回声越强,波峰越高。正常眼球A超的波形自左向右依次为角膜波、晶状体前囊波、晶状体后囊波、视网膜波,以及其后逐渐衰减的脂肪组织波(图1-5-1)。A超还可用于测量角膜厚度。目前许多A超仪都输入了人工晶体计算公式,用A超测量眼轴后,输入角膜屈光度测量值,可自动转入人工晶体度数计算模式,得出所需的人工晶体的精确度数。

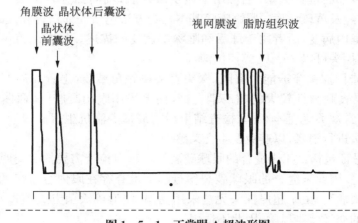

图1-5-1　正常眼A超波形图

(一)直接接触检查法

患者采取仰卧位。在检查前使用模型眼检测探头的准确性,每测量1例患者前用75%乙醇消毒探头。测量前结膜囊内滴用表面麻醉剂1滴。探头与角膜直接接触,将探头垂直置于角膜表面,声波透过角膜顶点的中央,经晶状体中央、玻璃体中央到达黄斑中心凹,即可得到眼轴长度和前房深度、晶状体厚度等相关的生物测量参数。A超仪器上设有自动测量和手动测量两种检查方式,通常选择自动测量方式,仪器根据所选择眼球状态是否符合预设条件自动冻结图像并保存分析。探头顶端有一个红色的注视灯,患者注视红灯,在探头接触角膜的瞬间,测量条件满足仪器预设值时,仪器自动冻结图像显示测量结果。检查完毕,结膜囊内滴1滴抗生素滴眼液。

(二)间接浸润检查法

与直接接触检查法基本相同,只是需要将眼杯置于上下眼睑之间,眼杯内注入耦合剂(平衡盐液、人工泪液等),探头置于耦合剂内,距离角膜5~10 mm。检查时应注意,使用直接接触检查法时,应当避免探头压迫角膜导致测量结果较实际眼轴短。如果探头与角膜之间残留液体(泪液、滴眼液)或眼膏,将导致测量结果较实际眼轴长。

二、B超检查

B超检查,是目前临床最常用的超声诊断方法,适用于多种眼内及眼眶疾病的诊断,包括玻璃体混浊、视网膜脱离及脉络膜脱离的诊断及鉴别诊断;眼内及眼眶肿瘤的探测;球内及球壁异物的诊断与定位,眼外肌的状况等。尤其是在屈光间质混浊、光学仪器检查受到很大限制的情况下,B超更具独特诊断价值。眼科常用B超探头频率为10 mHz。近年来为适应临床需要,高频20 mHz探头也已应用于临床,主要用于探查眼球赤道区域球壁附近的病变。

常规 B 超检查时患者可取平卧位或半卧位,探头接触眼睑,不需表面麻醉剂,只需在眼睑上涂布超声专用耦合剂。探头标志线通常指示屏幕上端,眼内疾病的基本检查方法包括横向扫查、纵向扫查及轴向扫查 3 种。横向扫查时切面显示探头对侧的眼球子午线切面,用于显示各方位中周部眼球的情况;纵向扫查时切面显示探头对侧的眼球径线切面,用于显示周边部病变与后极部的位置关系,也可用于显示眼外肌;轴向扫查时探头垂直入射角膜中央,用于评估视神经及黄斑疾病。眼眶疾病基本检查方法包括局部扫查和经眼球扫查法,前者适用于浅表的眶内病变,后者用于球后和眶深部病变的描述。检查结束仅需以纸巾清除眼睑表面耦合剂,探头可以 75% 乙醇擦拭消毒。

高频 B 超检查因探头穿透能力有限,探头直接接触角结膜,患者需局部点滴表面麻醉剂,不能使用对眼表刺激性较大的超声耦合剂,而多采用眼用凝胶[如西曲溴铵(唯地息)等]。检查方法与常规 B 超基本相同,检查结束后需局部点滴抗生素滴眼液,检查前后需以 75% 乙醇擦拭探头进行消毒,以避免发生交叉感染。

B 超检查禁忌证包括:①未缝合的眼球破裂伤。超声检查需要探头对眼球一定程度施压以保证接触良好,因此未缝合的眼球破裂伤行超声检查存在眼内容脱出的危险。②急性角结膜炎,即“红眼病”。由于超声探头无法采用高温、浸泡等灭菌方式消毒,此类患者行超声检查存在极高的交叉感染风险,因此不适用。

(一) 正常眼声像图

正常眼声像图如图 1-5-2 所示。

图中所示为从角膜中央向眼后极部探测所得到的眼球和眼眶的轴向切面图。自左至右的排列为:强回声区由眼睑、角膜、虹膜等回声组成,因位于超声扫描盲区故分辨不清;半月形强回声带为晶状体后囊;中央无回声区为玻璃体腔;向右弧形弯曲面为眼球壁;其后横“W”形强回声区为球后组织,其中横“V”形低回声区为视神经所在;球后组织强回声区中斜条形低回声区为眼外肌。

(二) 常见眼部疾病声像图

1. 眼内肿瘤

(1) 视网膜母细胞瘤(图 1-5-3):典型视网膜母细胞瘤表现为从视网膜表面向玻璃体腔隆起的单个或多个半球形、球形或不规则形高回声团块,肿块内部回声强弱不均,绝大多数病例可于肿块内探及多少不等的强回声钙化点,典型者呈“沙砾样”外观。广泛钙化和大的钙化斑可致球后组织回声明显衰减。

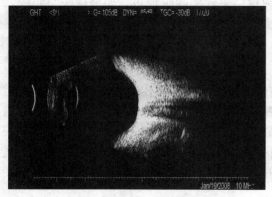

图 1-5-2　正常眼声像图(B 超图)

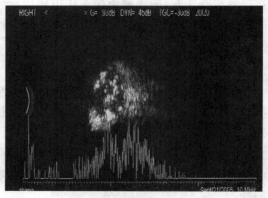

图 1-5-3　视网膜母细胞瘤(A 超、B 超图)

（2）脉络膜恶性黑色素瘤（图1-5-4）：较小的脉络膜黑色素瘤常呈拱形，中低回声，内回声均匀。肿瘤前端生长较快，最终穿破 Bruch 膜并继续生长形成典型"蕈样"外观，这也是最具特征性的表现。由于肿瘤前部血供丰富造成后部明显声衰减形成"挖空"征；部分肿瘤因浸润或压迫脉络膜而形成"脉络膜凹陷"征。此外，常有继发性视网膜脱离回声带存在。

（3）脉络膜血管瘤（图1-5-5）：分为孤立性和弥漫性脉络膜血管瘤。前者多见于后极部，呈拱形隆起，高回声，内回声均匀，表面可有钙化及视网膜囊肿。后者为 Sturge-Weber 综合征的一部分，表现为沿球壁分布的扁平高回声隆起。

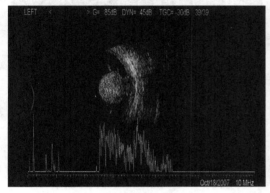

图1-5-4　脉络膜恶性黑色素瘤（A超、B超图）

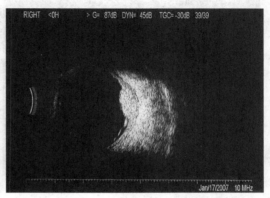

图1-5-5　脉络膜血管瘤（B超图）

（4）脉络膜转移癌（图1-5-6）：常表现为沿球壁匍匐生长的扁平隆起，部分转移癌也可呈拱形隆起。肿瘤内部回声强弱不等，分布不均匀，无明显声衰减，常伴有广泛视网膜脱离。

（5）脉络膜骨瘤（图1-5-7）：表现为单眼或双眼后极部球壁强回声条，表面可高低不平，后方回声明显衰减呈等宽声影。

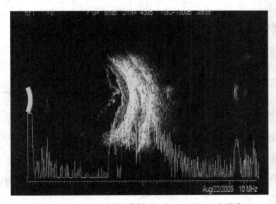

图1-5-6　脉络膜转移癌（A超、B超图）

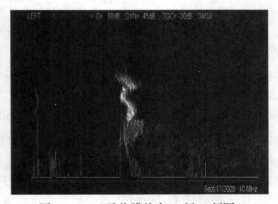

图1-5-7　脉络膜骨瘤（A超、B超图）

2. 眼内其他疾病

（1）视网膜脱离（图1-5-8）：由于视网膜脱离程度不同而形态不一。新鲜的局限性视网膜脱离回声带光滑均匀，凹面向玻璃体腔，两端起自球壁；球形脱离视网膜回声带凸面向玻璃体腔；陈旧性脱离视网膜回声带粗细不均、僵硬皱褶，并可伴视网膜囊肿；全脱离视网膜

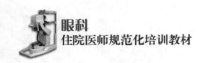

回声呈"V"形,在视盘部位与球壁回声相连,闭漏斗状视网膜脱离呈"Y"形,甚至"T"形。单纯性视网膜脱离带状回声后运动中等,增殖性视网膜脱离带状回声后运动差。

(2)睫状体脉络膜脱离(图1-5-9):睫状体脱离表现为眼球周边部与球壁平行的弧形带状回声,两端不与球壁回声相连,常与周边部脉络膜浅脱离同时存在。球形脉络膜脱离表现多个凸向玻璃体腔的半球形带状回声,横向扫描时呈"花环样"外观,系因涡静脉穿出巩膜使局部脉络膜与球壁相连所致。

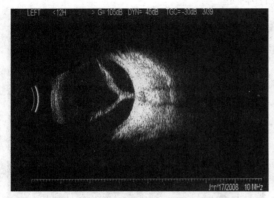
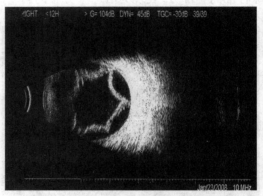

图1-5-8　视网膜脱离(B超图)　　　　　图1-5-9　脉络膜脱离(B超图)

(3)玻璃体混浊:玻璃体混浊由出血、炎症或变性引起,表现为点状、条状或团状回声,可随眼球活动而飘动,星状玻璃体变性时呈特征性粗点状回声。其量的多少代表混浊的程度,分为少量、中量与大量。伴有玻璃体后脱离时呈现伴有后运动的带状回声,而增殖机化可使后脱离回声带增粗、僵硬,后运动减弱(表1-5-1、图1-5-10)。

表1-5-1　玻璃体内膜状像的鉴别

项　目	玻璃体后脱离	视网膜脱离	脉络膜脱离	机　化
形态	纤细带状回声	中粗带状回声	粗弧形或半球形带状回声	僵硬不规则带状回声
回声强弱	弱	强	强	强
后运动	明显,飘动度大	中等或差	无	差或无

(4)眼球异物(图1-5-11):当仪器在正常灵敏度时,异物呈现点状或条状强回声,降低灵敏度至眼内混浊点、球壁与球后组织强回声区均已明显减弱,该点状或条状强回声依然明显存在。玻璃体内异物因超声多次反射,后方可见彗尾征;近球壁的异物由于后方回声衰减导致球后组织强回声区中出现声影。超声可较为准确地判断异物与眼球壁的关系。例如,位于玻璃体内、球内壁、球壁或是位于球外壁。

(5)原始永存玻璃体动脉(图1-5-12):玻璃体腔内呈现粗带状回声,从晶状体后延伸至视盘。

(6)早产儿视网膜病变(图1-5-13):晶状体后及玻璃体前段可探及广泛增殖膜,伴有视网膜脱离时可探及与视盘相连的带状回声,但与成人相比回声较低,易被误认为玻璃体机化。

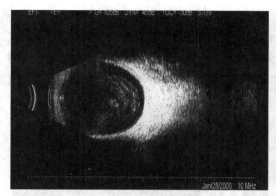

图 1-5-10　玻璃体混浊伴后脱离(B 超图)

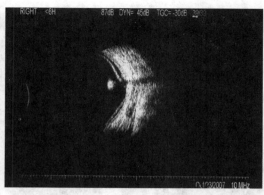

图 1-5-11　眼内异物(B 超图)

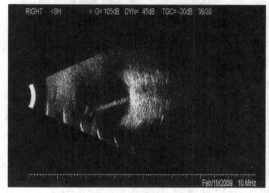

图 1-5-12　原始永存玻璃体动脉(B 超图)

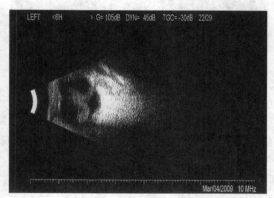

图 1-5-13　早产儿视网膜病变视网膜全脱离(B 超图)

(7)脉络膜缺损(图 1-5-14):常见于下方,表现为球壁回声局限性凹陷,其边缘清晰锐利,部分病例缺损区域内可见薄层带状回声,为脱离的视网膜组织。

(8)后巩膜炎(图 1-5-15):表现为后极区域球壁水肿增厚,球壁外间隙增宽呈无回声区,并与球后视神经暗影一起形成"T"形征。严重者可合并脉络膜增厚及视网膜水肿,甚至脱离。

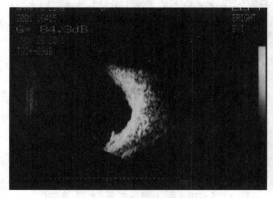

图 1-5-14　脉络膜缺损(B 超图)

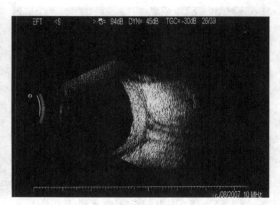

图 1-5-15　后巩膜炎"T"形征(B 超图)

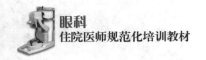

3. 眼眶肿瘤

（1）实质性占位：海绵状血管瘤（图1-5-16）、泪腺多形性腺瘤常表现为眼眶高回声实质性占位，圆形或类圆形，边界清楚，内部回声分布均匀，可有眼球壁受压前移。神经鞘瘤（图1-5-17）、视神经胶质瘤、横纹肌肉瘤、淋巴瘤等常呈低回声，大小形态不一，可以表现为类圆形、不规则形等。

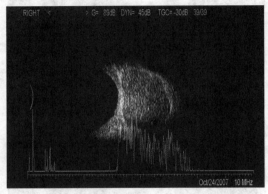
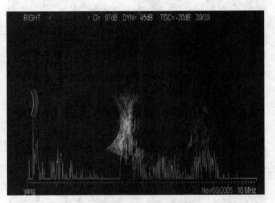

图1-5-16　眼眶海绵状血管瘤（A超、B超图）　　图1-5-17　眼眶神经鞘瘤（A超、B超图）

（2）囊性占位（图1-5-18）：呈圆形或类圆形占位，内回声因内容物不同而不等，黏液囊肿常为无回声暗区，皮样囊肿可为无回声或不均匀高回声。囊肿后壁回声增强，侧壁回声失落。

4. 眼眶其他疾病

（1）颈动脉-海绵窦瘘：轴向位在球后视神经上方探及圆形无回声区，变动探头方位可探及"L"形或长条形的管状无回声区，即扩张的眼上静脉（图1-5-19）。

（2）眶内静脉曲张：低头位见球后组织强回声区中出现不规则低回声区，平卧位后低回声区减小或消失。

（3）甲状腺相关性眼病：眼眶多条眼外肌增粗，回声不均，眶内软组织回声增宽。重症者有视神经鞘膜和Tenon囊水肿，球后低回声区呈"T"形征。

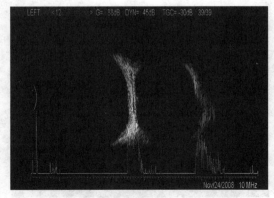
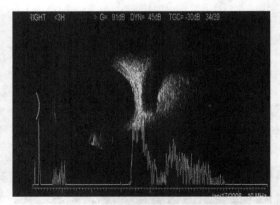

图1-5-18　眼眶黏液囊肿（A超、B超图）　　图1-5-19　眼上静脉扩张（A超、B超图）

三、彩色多普勒超声

彩色多普勒超声根据多普勒效应的原理而设计。声波反射体的移动所导致的回声频率改变称为多普勒频移,即多普勒效应。朝向探头移动回声频率增加,远离探头方向移动则回声频率减低。彩色多普勒成像技术应用于眼及眼眶,主要用于眼球及眼眶血管的评估、视网膜脱离的诊断与鉴别诊断、眼内及眼眶占位性病变的诊断及鉴别诊断、眼眶血管性病变的诊断随访等。检查方法及禁忌证与常规 B 超检查类似,需注意的是血流检测要求患者安静配合检查,对于不能配合的幼儿可给予水合氯醛等镇静剂。

采用彩色多普勒技术可以显示视网膜和脉络膜上的血流信息,朝向换能器的血流以红色表示,背离换能器的血流以蓝色表示。经过视神经的切面是显示血流信息的重要解剖标志,近球壁的视神经暗区中红-蓝相间的血流信号为伴行的视网膜中央动-静脉(图 1-5-20,见彩插),其两侧距离球壁 3~5 mm 的多个血流信号为睫状后动脉,球后 15~25 mm 处横跨视神经的粗大血流信号为眼动脉。

四、超声生物显微镜

超声生物显微镜(UBM)是采用 20~80 MHz 超高频率探头进行检查的二维超声检测仪,临床所用探头频率包括 20 MHz、25 MHz、40 MHz、50 MHz 和 80 MHz,以 50 MHz 为常用。由于高频探头对组织的分辨率高,声能衰减也快,因此穿透力较差。50 mHz 探头穿透力为 5 mm,用于眼前段结构的探查,包括角膜、前房、房角、虹膜、睫状体、周边玻璃体及部分晶状体的评价及精确测量,在青光眼发病机制探讨、眼前节肿瘤评价及眼外伤诊断等方面具有重要临床价值。

检查时患者应取平卧位,局部点滴表面麻醉剂,采用浸入式检查方法,结膜囊内需放置眼杯,耦合剂通常采用等渗溶液(如隐形眼镜护理液)或眼用凝胶。常用检查方法包括中央切面、放射状切面及冠状切面检查法。中央切面用于显示前房深度及晶状体位置,放射状切面是显示房角、虹膜、睫状体等结构的最佳切面,冠状切面通常用于病变的补充描述。检查时需要患者进行眼位转动以尽可能暴露检查部位。检查结束需点滴抗生素滴眼液,探头则需要在 75% 乙醇和蒸馏水中相继摆动以达到消毒和清洗的目的。

检查禁忌证应包括未缝合的眼球破裂伤、内眼手术后 1~2 周内、感染性角结膜炎、角膜上皮缺损等。

1. 青光眼　通过 UBM 对虹膜、房角、睫状体等结构的观察有助于深入了解闭角型青光眼(图 1-5-21)、高褶虹膜综合征、继发性青光眼、恶性青光眼、色素播散综合征等疾病的发病机制,并可用于青光眼手术滤过通道的评价。

2. 眼前节肿瘤　UBM 能够细致了解眼前节肿瘤的内部结构,还可以对肿瘤大小及对周围组织的浸润情况进行精确测量评估,从而有助于肿瘤性质判断及手术方式的选择。眼前节囊肿(图 1-5-22)在 UBM 上表现为境界清楚的类圆形病灶,内部无回声或低回声,可以作为与实体肿瘤相鉴别的确实证据。

3. 眼钝挫伤　眼钝挫伤后产生的前房积血、虹膜根部离断、房角后退、晶状体半脱位、睫状体脱离、玻璃体疝(图 1-5-23)等情况均可通过 UBM 进行诊断评价并指导临床治疗方式的选择。

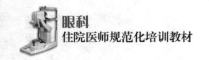

4. 眼前节异物（图1-5-24）　UBM可以发现传统眼B超不能检测到的细小前节异

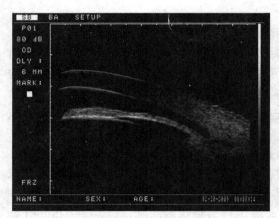

图1-5-21　闭角型青光眼

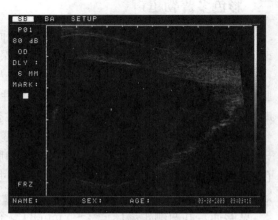

图1-5-22　虹膜基质囊肿

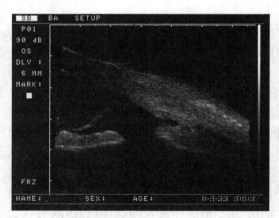

图1-5-23　前房积血、虹膜根部离断、房角后退、
　　　　　睫状体脱离及玻璃体疝

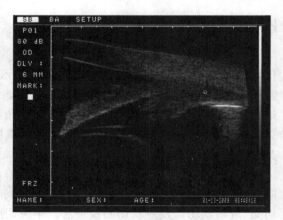

图1-5-24　睫状体金属异物

物,并进行精确定位。对于X线不显示的眼前节异物如玻璃、植物等,UBM更是最佳的检测及定位手段。通常异物在UBM上也表现为伴有彗尾征或声影的强回声条;但植物性异物多不具有明显的彗尾征及声影,而仅表现为条状高回声,检查时需要细致寻找。

（陈　倩　生　晖）

第六节　角膜地形图

角膜地形图的全称是计算机辅助的角膜地形分析系统（computer-assisted corneal topographic analysis system）,是通过计算机图像处理系统将角膜形态进行数码化分析,并将所获得的信息以不同特征的彩色图来显示。因其貌似地理学中地形表面高低起伏的状态,故称角膜地形图。它能够精确测量分析全角膜表面任意点的曲率,检测角膜屈光力,是研究角膜表面形态的一种系统而全面的定量分析手段。

一、以 Placido 盘为基础的角膜地形图仪

根据 Placido 盘原理，Plaido 盘各环发出的光线，经过角膜表面反射后所成的虚像由摄像系统接收；然后用计算机分析并转化为数字信息后重建角膜表面形态，用颜色编码得到角膜地形图，比角膜曲率计测量范围大，更能全面表现角膜形态。

二、Orbscan 角膜地形图仪

Orbscan 分别从左右两边发射 20 条裂隙光以 45°投射于角膜进行水平扫描，计算出全角膜前、后表面的高度、角膜屈光力地形图及全角膜厚度图，测量包括角膜缘范围的全角膜表面形态，还可检测前房深度、晶状体厚度等参数。它根据光线透过角膜组织发生散射的图像，通过测量得出相对于参考平面的角膜前后表面高度值。Orbscan Ⅱ 由 Orbscan 系统加 Placido 盘组成，同时结合了 Placido 盘镜面反射测量的角膜表面坡度，得到角膜曲率。

三、Pentacam 眼前节测量及分析系统

Pentacam 眼前节测量分析系统集 3 D 前房分析、角膜测厚、角膜地形图、白内障分析于一体，是世界上第 1 台根据 Scheimpflug 成像原理进行旋转扫描三维测量的眼科仪器。根据 Scheimpflug 定律：移动 3 个平面，如被摄图像平面、镜头平面和胶片平面彼此相交于一条线或一个点，便可获得更大的焦深。Pentacam 内置 Scheimpflug 摄像机，在 2 s 内通过旋转扫描得到共轴的 50 幅裂隙图像，每张图像包含 500 个点，最终每个层面产生 25 000 个真实的高度点。它的中心还有 1 台摄像机用于监视眼球的运动并进行内部校正，可以测量分析角膜前后表面高度、角膜厚度、角膜曲率、前房角、前房容积、晶状体密度等。

四、角膜地形图在临床的应用

白内障手术前进行角膜地形图检查，帮助分析患眼的角膜散光状态、精确计算人工晶体度数、制订手术方案（图 1 - 6 - 1，见彩插）。白内障手术后进行角膜地形图检查，可以帮助分析术后视力不良的原因，如术后因高度散光导致的视力不良。目前，白内障手术已经进入微小切口时代，手术源性散光很小，因此正确处理手术前的角膜散光十分重要。通过角膜地形图在术前明确角膜散光情况可以确定术中是否使用 Toric 人工晶体及联合角膜散光矫正。

角膜地形图能帮助早期诊断亚临床期圆锥角膜和早期圆锥角膜，还可用于角膜屈光手术的术前检查和术后疗效评价。用角膜地形图能够了解角膜移植术后的角膜散光，指导矫正角膜移植术后的散光。根据角膜地形图还可指导佩戴角膜接触镜。

五、角膜地形图仪的操作方法

（一）操作步骤

（1）开机后将患者的一般资料输入计算机，包括姓名、年龄、性别、诊断等。

（2）向患者说明检查过程，检查时使患者保持舒适。患者取坐位，下颌放在下颌托上，

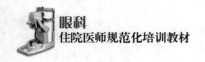

用头带固定头位。

（3）嘱患者受检眼注视中央的固视灯光。

（4）检查者操作角膜地形图仪把手，使显示屏上的交叉点位于瞳孔中心，并调整好焦距，使显示屏上的影像清晰，再压按钮使图像固定。在拍摄前应嘱咐患者眨眼数次使眼表反光均匀。在拍摄时应嘱咐患者双眼同时睁大。每一患者可做多次，选择最佳影像进行分析。

（5）检查者根据需要选择显示角膜图像，同时会显示角膜地形图的各项参数。

（二）操作注意事项

（1）佩戴角膜接触镜的患者在检查时软镜应停戴 2 周，硬镜应停戴 4 周以上。

（2）被检查者头位、眼位要正确，不能倾斜。

（3）双眼睁大，充分暴露角膜。

（4）避免压迫角膜。

（5）保持角膜表面湿润，泪膜不稳定者可先滴入人工泪液再行检查操作，以免角膜干燥而影响检测结果。

六、角膜地形图相关参数

角膜表面非对称性指数（surface asymmetry index，SAI）是角膜表面 128 条经线上对应点的屈光度差值总和。

角膜表面规则指数（surface regularity index，SRI）是对 256 条经线上屈光度的分布频率的评价。角膜表面越规则，其值越小。

模拟角膜镜读数（simulfed kerotoscope reading, Sim K）：第 6、第 7、第 8 环的平均最大屈光力读数和轴向，相当于计算机系统计算的角膜两条主子午线的均值。

1. dK 值   根据 sim K 计算出来的角膜散光，两主子午线角膜屈光度差。潜视力（potential visual acui ty，PVA）是根据角膜地形图反映的角膜表面性状所推测出的预测性角膜视力，表明与 SRI 和 SAI 的关系，在一定程度上反映了角膜形态的优劣。

2. e 值和 Q 值   是描述角膜非球面性的两个参数，e 为离心率，Q 为非球面系数，$Q=-e2$，$Q>0$ 表示角膜中央扁平，越往周边越陡峭；$Q=0$，表明角膜为球面；$Q<0$ 表明角膜中央陡峭，越往周边越扁平。

（生　晖　卢　奕）

第七节　眼部生物测量

眼部生物测量是指应用各种相关的检查技术和方法对眼球的结构参数进行测量，如眼球轴长、前房深度、晶状体厚度、角膜直径等。随着白内障超声乳化手术技术及人工晶体设计的飞速发展，白内障手术已经进入了屈光手术时代，因此对眼部生物测量及人工晶体度数计算精确性的要求也越来越高。

一、眼轴的生物测量

（一）超声生物测量

眼轴的生物测量一般通过 A 超获得。利用 A 超轴向分辨力好的特点，根据不同组织声阻抗差的不同，A 超表现出不同的波形，对欲探测组织进行测量；根据不同界面产生 A 超波形的时间不同，选择声波在不同组织中的最适声速，根据"距离＝速度×时间"获得相关组织的生物测量值。

A 超轴向分辨力高，可显示前房深度、晶状体厚度、玻璃体腔长度和眼轴长度，其中角膜波与晶状体前囊波之间为前房深度，晶状体前、后囊之间为晶状体厚度，晶状体后囊与视网膜波之间为玻璃体腔长度，前房深度、晶状体厚度和玻璃体腔长度的总和即为眼球轴长。A 超检查仪器上有多种眼球状态可供选择，如正常眼、致密白内障眼、无晶状体眼、人工晶体眼［可以根据人工晶体的材料不同，如聚甲基丙烯酸甲酯（PMMA）、水凝胶、丙烯酸酯等进行选择］等，检查前根据患者眼球状态进行选择。当探头沿着眼球的轴线传播，声波垂直传播至视网膜表面，视网膜波峰显示为与基线垂直的高波峰，如果探头没有沿着眼球的轴线传播，视网膜表现为缓慢上升的非垂直波。重复测量 3～5 次，多次测量误差应在 0.1 mm 内（图 1-7-1）。

超声波在眼球玻璃体和前房内的声速为 1 532 m/s，晶状体内约 1 640 m/s。在眼轴测量的过程中，应根据所测量的组织选择相应的声速以获得准确的测量结果。目前仪器一般可以根据测量组织的不同分别设定声速：前房一般设为 1 532 m/s，白内障晶状体的声速设为 1 640 m/s，玻璃体腔的声速一般设为 1 532 m/s，无晶状体眼一般设为 1 532 m/s。这些设定可以通过仪器一次完成。

在一些特殊情况下，A 超检查可能产生测量误差：①对于注视功能不好的患者，A 超可能无法正确判定声波是否沿着视轴的方向传播；②高度近视眼合并后巩膜葡萄肿患者，A 超无法判断声波传播方向是否通过黄斑中心凹，球壁的波形可能形成锯齿状，仪器自动识别更加困难；③在玻璃体变性、玻璃体积血、视网膜脱离、黄斑病变等情况下，A 超难以识别黄斑。

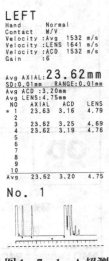

图 1-7-1　A 超测量眼轴长度

（二）光学生物测量

1. IOL-Master 光学生物测量仪　光学相干生物测量仪（IOL-Master）将角膜曲率、前房深度、眼球轴长和角膜白到白直径的测量集中于一体，角膜曲率范围 5～10 mm（用角膜前表面半径表示），前房深度 1.5～6.5 mm，眼球轴长 14～40 mm。所测得的眼轴长度为泪膜前表面到视网膜色素上皮层之间的距离，包括了视网膜的厚度，而超声波测量的是角膜前表面到内界膜的距离。测量眼轴长度时一般的超声结果可精确至 0.10～0.12 mm；而光学生物测量精确到 0.01～0.02 mm。调节会影响晶状体的厚度和前房深度，为消除调节的作用，可以嘱患者尽量向远处注视以放松调节，或使用睫状肌麻痹剂，从而保持前房深度的稳定性。对患者的依从性要求不高，固视能力只需要达到 0.3～0.4 s，高度屈光不正，瞳孔大小和眼球的调节状况不影响眼球轴长的测量。它是一种非接触性的测量方法，患者接受程度明显

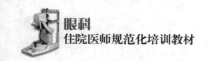

要好于超声测量,不会对患者造成感染,无须表面麻醉,探头不需要接触角膜。患者采取坐位。IOL-Master 能够自动判断眼别。

IOL-Master 内部软件提供计算 IOL 度数的公式包括:SRK Ⅱ、SRK/T、Holladay Ⅰ、Hoffer Q 和 Haigis,同时它还能够从数据库中选择 IOL 的类型(图 1-7-2)。IOL-Master 尤其适合于高度近视伴有后巩膜葡萄肿患者,还可以直接测量硅油眼轴长。

EENT Hospital of Fudan University

姓名: ×,××	公式: SRK(R)/T
ID:	目标屈光度: -1 D
出生日期: 19××-××-××	n: 1.3375
检查日期: 2016-10-25	
手术医生: **EENT**	ZEISS

对AL测量值要检查合理性,因为可能会存在病理性变化。

OD 右

AL: 22.62 mm (SNR = 53.8)
K1: 45.98 D / 7.34 mm @ 93°
K2: 46.42 D / 7.27 mm @ 3°
R / SE: 7.30 mm / 46.20 D
Cyl.: -0.44 D @ 93°

屈光度: 0 D 0 D @ 0°

状态: 有晶状体

OS 左

AL: 22.56 mm (SNR = 66.5)
K1: 45.24 D / 7.46 mm @ 91°
K2: 45.92 D / 7.35 mm @ 1°
R / SE: 7.40 mm / 45.58 D
Cyl.: -0.68 D @ 91°

屈光度: 0 D 0 D @ 0°

状态: 有晶状体

AMO Sensar AR40E		Alcon ReSTOR SN6AD1/3		AMO Sensar AR40E		Alcon ReSTOR SN6AD1/3	
a常数:	118.70	a常数:	119.00	a常数:	118.70	a常数:	119.00
IOL (D)	REF (D)	IOL (D)	REF (D)	IOL (D)	REF (D)	IOL (D)	REF (D)
24.0	-2.11	24.5	-2.15	24.5	-1.89	25.0	-1.93
23.5	-1.75	24.0	-1.80	24.0	-1.54	24.5	-1.58
23.0	-1.41	23.5	-1.45	23.5	-1.18	24.0	-1.23
22.5	**-1.06**	**23.0**	**-1.11**	**23.0**	**-0.83**	**23.5**	**-0.89**
22.0	-0.72	22.5	-0.78	22.5	-0.49	23.0	-0.54
21.5	-0.38	22.0	-0.44	22.0	-0.15	22.5	-0.21
21.0	-0.05	21.5	-0.11	21.5	0.19	22.0	0.12
正视IOL: 20.93		正视IOL: 21.32		正视IOL: 21.78		正视IOL: 22.19	

AMO Tecnis 1 ZCB00		AMO Tecnis ZMB00		AMO Tecnis 1 ZCB00		AMO Tecnis ZMB00	
a常数:	119.30	a常数:	119.50	a常数:	119.30	a常数:	119.50
IOL (D)	REF (D)	IOL (D)	REF (D)	IOL (D)	REF (D)	IOL (D)	REF (D)
25.0	-2.18	25.0	-1.96	25.5	-1.96	26.0	-2.09
24.5	-1.83	24.5	-1.63	25.0	-1.61	25.5	-1.74
24.0	-1.49	24.0	-1.29	24.5	-1.27	25.0	-1.40
23.5	**-1.16**	**23.5**	**-0.96**	**24.0**	**-0.93**	**24.5**	**-1.06**
23.0	-0.83	23.0	-0.64	23.5	-0.59	24.0	-0.73
22.5	-0.50	22.5	-0.31	23.0	-0.26	23.5	-0.40
22.0	-0.17	22.0	0.01	22.5	0.07	23.0	-0.07
正视IOL: 21.73		正视IOL: 22.01		正视IOL: 22.61		正视IOL: 22.89	

(* = 手动更改,! = 值不可靠)

图 1-7-2 IOL-Master 计算 IOL 度数

对于高度混浊的白内障,尤其是后囊下较致密混浊的白内障,有角膜瘢痕、眼球震颤、玻璃体积血、黄斑前膜等患者都无法用 IOL-Master 精确测量或不能测量,要借助 A 超测量来完成。

即使视力好的患者,如果存在眼球震颤、呼吸困难或依从性差的情况也会产生错误的测量。

IOL-Master 测量方法:测量前,输入患者的姓名、出生日期。患者采用坐位,下巴置于仪器的下颌托上,嘱患者测量过程中始终保持注视仪器内的固视灯;调节仪器和患者之间的距离,直到仪器显示屏上 6 个光斑的位置都处于聚焦状态。眼轴长度测量:①模式选择,根据眼部情况,在设置菜单中选择相应的模式,仪器默认为有晶体眼;②对单眼至少进行 5 次测量,如果 5 次测量后仍不能获得眼轴长度结果,需要增加额外的测量次数。一天中每只眼睛最多进行 20 次这样的测量。角膜曲率测量:调整仪器以使 6 个周边的测量点对称地分布在环状"十"字准星周围,并达到最佳的聚焦状态。每只眼睛至少测量 3 次,直到获得测量结果。前房深度测量:在测量前房深度前,应先进行角膜曲率测量;调整仪器以使 6 个周边的测量点对称地分布在环状"十"字准星周围,并达到最佳的聚焦状态。每只眼睛至少测量 3 次,直到获得测量结果。前房深度测量:在测量前房深度前,应先进行角膜曲率测量。精细调节仪器,在影像的方框内定位点的影像处于最锐利的状态,角膜影像和晶状体前表面可清楚观察到。当满足仪器测量条件时,按下操纵杆上的释放按钮,即可获得测量结果。

2. Lenstar LS900 光学生物测量仪　Lenstar LS900 是一种较新的光学生物测量仪,可以同时测量多项参数。Lenstar LS900 为非接触式测量,不需用表麻药,无角膜污染风险。Lenstar LS900 的操作方法与 IOL-Master 基本相同,一次测量即可获得眼轴长度、角膜屈光度、前房深度、角膜厚度、晶状体厚度、视网膜厚度、角膜白到白距离、瞳孔光学参数等参数。

眼轴的测量是人工晶体(intraocular lens,IOL)度数计算测量中最重要的环节,在计算 IOL 度数时,54% 的误差是由于眼轴测量的误差引起的。每 0.1 mm 的眼轴测量差异,在眼轴平均 23.5 mm 的眼,会引起术后屈光 0.25 D 的变化;在眼轴 >26.0 mm 的眼,引起 0.20 D 的变化;在眼轴 <21.0 mm 的眼,引起 0.31 D 的变化。眼轴超声生物测量的精确性在 0.10~0.12 mm,而光学生物测量的精确性在 0.03 mm。

一般说来,多数患者双侧眼轴相差一般不会超过 0.5 mm,远视眼眼轴 <23.0 mm,正视眼眼轴为 23.0~24.0 mm,近视眼眼轴 >24.0 mm,巩膜扣带术后眼轴应较对侧眼增加 0.3 mm。术者应结合自己的临床经验分析数据。

二、角膜屈光力的测量

角膜屈光力的测量是人工晶体度数计算的另一重要影响因素,在计算 IOL 度数时,8% 的误差是由于角膜曲率测量误差引起的。目前测量角膜屈光力的仪器主要有角膜曲率计和角膜地形图。

1. 角膜曲率计　测量距角膜中央 3~4 mm 内垂直相交的 4 点曲率度数。检查时使患者保持舒适坐位,下颌放在下颌托上,嘱患者受检眼注视中央的固视灯光;检查者操作角膜曲率计把手,调整好焦距,使显示屏上的影像清晰,按压按钮获得测量结果。在拍摄前应嘱咐患者眨眼数次使眼表反光均匀。在拍摄时应嘱咐患者双眼同时睁大。对屈光力在正常范围(40.00~46.00 D)的规则角膜,曲率计具有很高的准确性。当自动角膜曲率计测量角膜屈光度结果 <40 D 或 >47 D,或者角膜散光 >1.5 D,或者同一患者双眼相差 >1 D 时,需要复测(图 1-7-3)。

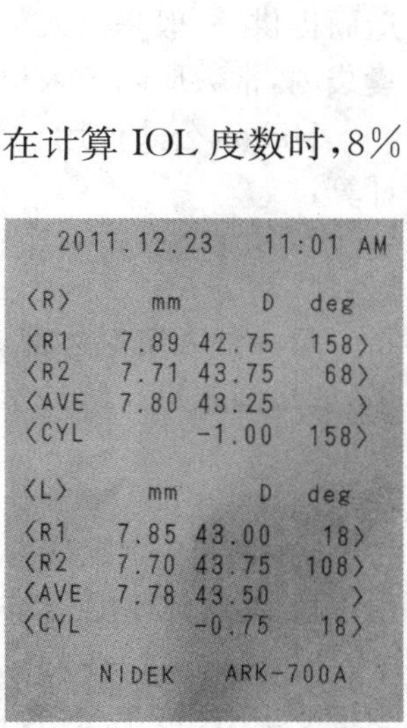

```
2011.12.23    11:01 AM

<R>      mm      D     deg
<R1    7.89  42.75    158)
<R2    7.71  43.75     68)
<AVE   7.80  43.25       )
<CYL         -1.00    158)

<L>      mm      D     deg
<R1    7.85  43.00     18)
<R2    7.70  43.75    108)
<AVE   7.78  43.50       )
<CYL         -0.75     18)

   NIDEK    ARK-700A
```

图 1-7-3　角膜曲率计测量结果

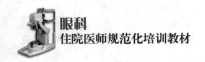
2. 角膜地形图　角膜地形图能够全面反映角膜情况,对角膜不规则散光测量更加准确(详见第六节角膜地形图)。

3. IOL-Master 和 Lenstar LS900　IOL-Master 测量角膜中央直径 2.5 mm 的 6 个参考点的角膜屈光度,Lenstar LS900 测量分布在角膜中央直径为 2.30 mm 和 1.65 mm 的圆形光学区的 32 个参考点的角膜屈光度。检查方法详见眼轴的生物测量。

三、人工晶体度数计算

(一) 人工晶体度数计算公式的发展

1. 回归公式　第 1 代回归公式以 SRK 公式为代表:

$$P = A - BL - CK$$

其中:P 为正视眼人工晶体度数,L 为眼轴长度(mm),K 为角膜屈光度(D),A,B,C 为常数,A 依据不同人工晶体的设计、材料和生产厂家而有所不同,大多在 116~119 之间,B 为 2.5,C 为 0.9。

对于高度近视或远视的眼睛,用 SRK 公式按正视眼计算的度数不准确,从而产生了 SRK Ⅱ 公式,根据眼轴长度不同调整 A 常数。

SRK 和 SRK Ⅱ 公式称为第 1、第 2 代公式,主要考虑了眼轴、角膜曲率的影响,前房深度被假定为是固定不变的,对于高度近视、高度远视患者应用这类公式,术后会产生较大的屈光误差。

2. 理论公式　第 3 代理论计算公式有代表性的是 SRK/T、Holladay Ⅰ 和 Hoffer Q 等。现代眼内人工晶体度数计算公式与原始理论公式和修正公式最大的区别在于公式中包含了很多参数,都考虑了眼内人工晶体的位置。

第 3 代理论公式均使用不同的计算系数,SRK/T 公式使用 A 常数、Hoffer Q 公式应用前房深度系数,与手术后前房深度的预测值有关,Holladay 公式应用 SF(surgeon factor),与角膜前表面和虹膜平坦面之间的距离有关。这些常数可以相互换算,通常由人工晶体制造商提供,一般是以人工晶体植入囊袋内进行计算的,如果人工晶体由于各种原因不能植入囊袋内,常数应随植入位置的改变而改变。

Haigis 公式使用 3 个常数(a_0、a_1、a_2),角膜与人工晶体之间的距离 d 可以通过公式计算:

$$d_{(Haigis)} = a_0 + a_1 ACD + a_2 AL$$

每一种人工晶体都有个性化的 3 个常数,通过患者术后资料的统计学分析获得优化结果,如果尚未进行统计学优化,a_0 可以由 A 常数获得:

$$a_0 = 0.624\,67 \times A\text{-}const - 72.434$$

a_1 和 a_2 分别默认为 0.4 和 0.1。第 4 代理论公式以 Holladay Ⅱ 公式为代表,需要角膜白到白直径、晶状体厚度、术前屈光状态,还与患者的性别、年龄有关,公式内容目前尚未公开。

3. Haigis-L 公式　自 20 世纪 90 年代,准分子激光角膜屈光手术飞速发展,目前已有不少接受 PRK 或 LASIK 的患者已经发生白内障,这类患者如果利用传统人工晶体度数计算公式,术后会发生较大屈光误差。

IOL‑Master 内置由德国 Dr. Haigis 所研发的 Haigis-L 公式,使得曾行 Lasik 或 PRK 的白内障患者,能在手术前直接由 IOL‑Master 测量眼轴长度、角膜曲率和前房深度,并由 IOL‑Master 直接使用 Haigis-L 公式计算所需 IOL 度数。

(二) IOL‑Master 人工晶状体常数的个性化优化

IOL‑Master 应用部分相干干涉测量的原理,沿着视轴方向测量眼轴长度,优于传统的接触法超声生物测量,在准确性和可重复性上达到浸入法超声生物测量标准。A 超接触测量法由于在测量过程中,对角膜存在压陷,使测量的结果低于实际值,而 IOL 厂商提供的 A 常数是根据接触法 A 超测量结果进行优化的,故 IOL‑Master A 常数较厂商提供的 A 常数大。利用 IOL‑Master 测量结果计算人工晶体度数时,必须使用 IOL‑Master 专用的 *IOL* 常数,而不能使用人工晶体厂商的 A 常数。

(三) 正确选用人工晶体度数计算公式

对正常范围眼轴(22.0~24.5 mm),几乎所有的人工晶体度数计算公式均能提供准确的计算结果。但超出此范围时,应根据眼轴长度选择合适的公式。

1. 眼轴<22.0 mm　Hoffer Q、Haigis、Holladay Ⅱ(超短眼轴眼(眼轴<20.0 mm)。Holladay Ⅱ更适合。

2. 眼轴 22.0~24.5 mm　所有公式均能提供较为准确的计算结果,临床上常用 SRK/T、Holladay Ⅰ、Hoffer Q、Haigis 等。

3. 眼轴 24.5~26.0 mm　SRK/T、Holladay Ⅰ、Holladay Ⅱ、Haigis。

4. 眼轴>26.0 mm　SRK/T、Holladay Ⅰ、Haigis。

(四) 几种特殊患者人工晶体度数计算

1. 婴幼儿白内障患者人工晶体度数的选择　出生时眼轴 16.0~17.0 mm,随后眼轴迅速增长,3 岁时眼轴 22.5~23.0 mm。患儿检查不配合时,可以在手术室全麻状态下测量眼轴。对于较大幼儿,可以采用 IOL-Master 测量。

出生时角膜屈光度 51.2 D,此后角膜逐渐扁平,出生后第 1 年(尤其是前半年内)变化大,3 岁时角膜屈光度接近成人 43.5 D。对于婴幼儿角膜屈光度测量可以采用手持式角膜曲率计,或者根据临床经验选择:新生儿 51.2 D;8~9 个月 48.0 D;1 岁 47.0 D;2 岁 45.0 D;2.5 岁 44.0 D;3 岁 43.5 D。

由于生长过程中存在近视漂移现象,建议植入人工晶体度数时欠矫,年龄越小,眼轴越短,欠矫越多。1 岁左右,常规减 6~8 D 或 30%;1~2 岁欠矫 4~6 D 或 10%~20%,3~6 岁欠矫2~4 D或 10%,>6 岁时欠矫 1~2 D,10 岁以上时可以使患儿保持正视状态。

2. 术中后囊膜破裂时人工晶状体度数的选择

(1) 后囊膜破裂不伴有玻璃体脱出:此时可将原型号折叠人工晶体植入睫状沟,如果仍植入原度数的人工晶体,由于人工晶体的位置较囊袋内前移,比预期度数增加约 1.0 D 的近视。因此对于正视眼患者,植入睫状沟的人工晶体应比原来减少约 1.0 D;对于近视患者,应比原来减少0.5 D;对于短眼轴远视眼,应比原来减少 1.5 D。

(2) 后囊膜破裂伴有玻璃体脱出:此时无法植入折叠人工晶体时,选择硬性 PMMA 人工晶体,由于人工晶体的位置前移,而且由于大部分 PMMA 人工晶体光学面是平凸的,其光学中心比双凸的折叠人工晶体更靠前。如果在睫状沟植入原来度数的人工晶体,会比预期度数增加−2.0~−2.5 D 的近视。因此在睫状沟植入 PMMA 人工晶体时,正视眼应比原

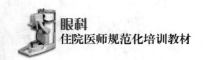

来减少 2.0 D,近视眼应比原来减少 1.5 D,短眼轴远视眼应比原来减少 2.5 D。

（3）前房型人工晶体植入：当囊袋破裂很大，需要植入前房型人工晶体。由于在更靠前的位置植入一平-凸 PMMA 人工晶体，如果植入的度数相同，比预期增加 3.0 D 近视。如当原来预期植入折叠人工晶体，改为植入前房型 PMMA 人工晶体。正视眼应比原来减少 3.0 D,近视眼比原来减少 2.0 D,短眼轴远视眼比原来减少 3.5 D。

（五）术后屈光误差来源分析

1. 近视

（1）眼轴测量值比实际值偏短。

（2）A 超测量眼轴时，采用直接接触法，压迫了角膜。

（3）使用了错误的 A 常数、前房深度值（ACD）或 SF（surgeon factor）。

（4）选用了不合适的计算公式。

（5）晶状体前囊撕囊口过大，造成人工晶体在眼内前移。

（6）可能有黏弹剂残留，造成人工晶体在眼内前移。

（7）人工晶体被植入睫状沟内。

2. 远视

（1）角膜屈光度测量值比实际值偏大。

（2）眼轴测量值比实际值偏长。

（3）使用了错误的 A 常数、ACD 或 SF。

（4）选用了不合适的计算公式。

（5）人工晶体放反了。

（生　晖　卢　奕）

第八节　视觉电生理检查

视觉系统的临床眼电生理检查包括视网膜电图、视觉诱发电位和眼电图。随着多焦视觉电生理技术的发展和应用，除了传统视网膜电图和视觉诱发电位以外，又有了多焦视网膜电图和多焦视觉诱发电位。这些检查不需要患者的认知反应，相对无创，能为临床提供有关视功能的客观有用的信息。

一、视网膜电图

临床常用的视网膜电图（electroretinogram，ERG）检查包括全视野视网膜电图、局部视网膜电图、多焦视网膜电图和图形视网膜电图。

（一）全视野视网膜电图

全视野视网膜电图（full field ERG）记录的是整个视网膜对全视野刺激球内瞬间闪光刺激的总的电反应，它测量的是杆细胞和锥细胞产生的总的反应，也是唯一一个评价杆细胞活动的电生理检查。它对诊断锥细胞营养不良、视网膜劈裂、先天性静止性夜盲、视网膜色素变性、Leber 先天性黑矇、杆细胞全色盲、副肿瘤视网膜病变等有重要意义。在应用 ERG 检查时，应结合全面的眼部检查和其他特殊检查包括视野、眼底荧光血管造影和频域 OCT。

全视野 ERG 不能提供局部损害导致的地形图信息,孤立的黄斑病变不会引起全视野 ERG 的降低,在此情况下需测量局部或多焦 ERG。

ERG 反应是由视网膜上光诱导的离子运动产生,可通过角膜电极间接测量。全视野 ERG 实际上没有视网膜神经节细胞的参与,节细胞对图形 ERG 的刺激反应明显。

暗适应 ERG 由杆细胞驱动,但在强光刺激下,锥细胞也有参与。明适应 ERG 是在白色背景光下记录,明适应时间至少 10 min。明适应反应是由锥细胞驱动。按照国际临床视觉电生理学会(ISCEV)的规定,全视野刺激球表面的标准闪光强度是 $1.5 \sim 4.5$ cd·s·m^{-2}(堪德拉·秒·毫米$^{-2}$),明适应白色背景光亮度是 $17 \sim 34$ cd·s·m^{-2}。记录 ERG 的电极有 Jet 接触镜电极、Burian-Allen 接触镜电极、DTL 电极、金箔电极等。

1. 患者准备

(1)散大瞳孔:按 ERG 国际标准,进行 ERG 检查必须分散大瞳孔。如瞳孔由于某种原因不能充分散大时,应注明其大小。

(2)暗适应或明适应:记录视杆细胞反应,患者需暗适应 20 min,记录视锥细胞反应需明适应 10 min,只要符合适应的要求,先从暗视或明视开始可以由操作者决定。若使用角膜接触镜电极,应在暗适应结束时在弱红光下安放电极。若使用非接触镜电极,可先从记录明视反应开始,以减少暗适应期间安放电极对角膜的刺激,但紧接着明视刺激后的暗适应时间可能需要超过20 min。双眼全视野 ERG 反应通常是同时记录。佩戴角膜接触镜电极前,需给双眼点表面麻醉眼液。

(3)检查前的曝光:做 ERG 检查前应避免进行荧光素眼底血管造影和眼底照相。若已做过这些检查,则至少需要暗适应 1 h。

(4)注视:注视是重要的,但不是主要的。应使患者眼球保持不动,由于应用了 Ganzfeld 刺激器,可不必强调注视。在无注视点时,只要告诉患者向前看,保持眼球稳定不动。

ERG 检查完毕需给患者双眼滴抗生素滴眼液,并嘱患者避免揉眼,以防角膜上皮擦脱。

2. 5 个标准全视野 ERG 反应 根据 2009 年 ISCEV ERG 标准化委员会颁布的最新规定,一个标准全视野 ERG 应包括以下 5 步,每一步的命名依据适应条件和刺激光强度(单位:cd·s·m^{-2})。

(1)暗适应 0.01 ERG(旧称杆细胞反应):暗适应后第 1 个用 0.01 cd·s·m^{-2} 弱白光记录到的反应,最短闪光刺激间隔为 2 s。

(2)暗适应 3.0 ERG(最大反应或杆-锥细胞混合反应):暗适应下用 3.0 cd·s·m^{-2} 白光记录到的反应,最短闪光刺激间隔为 10 s。

(3)暗适应 3.0 震荡电位(震荡电位):暗适应下用 3.0 cd·s·m^{-2} 白光刺激下得到的震荡电位。

(4)明适应 3.0 ERG(单次闪光锥细胞反应):明适应下用 3.0 cd·s·m^{-2} 白光刺激得到的反应,刺激间隔时间至少 0.5 s。

(5)明适应 3.0 闪烁光 ERG(30 Hz 闪烁光反应):明适应下用 3.0 cd·s·m^{-2} 白光以每秒 30 次的闪光刺激(30 Hz)得到的反应。

3. ERG 成分的测量 ERG 反应的评价包括波的形态、波形成分振幅和潜伏期的测量。第 1 个负向波称为 a 波,第 2 个正向波称为 b 波。a 波振幅的测量是从基线量到 a 波波谷。b 波振幅是从 a 波波谷量到 b 波波峰。a 波和 b 波的潜伏期是从刺激开始的时间量到各自波峰的时间。如果把 a 波和 b 波都包括进去,ERG 反应的持续时间应短于 0.25 s。

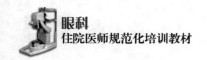

暗适应杆细胞反应没有 a 波,只有 b 波。震荡电位通常由 4 个子波构成。30 Hz 闪烁光反应由一连串的 b 波构成(图 1-8-1)。

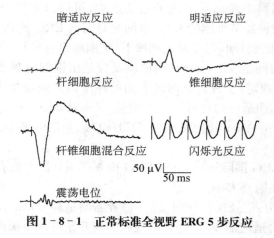

图 1-8-1　正常标准全视野 ERG 5 步反应

4. 全视野 ERG 的生理起源　如表 1-8-1 所示。

表 1-8-1　全视野 ERG 的生理起源

项　目	生理起源
暗适应 0.01 ERG(暗适应杆细胞反应)	杆细胞和开-双极细胞
暗适应 3.0 ERG(杆-锥细胞混合反应)	a 波:杆细胞和锥细胞 b 波:开-双极细胞
暗适应 3.0 震荡电位	无长突细胞和双极细胞
明适应 3.0 ERG(单次闪光锥细胞反应)	a 波:锥细胞和关-双极细胞 b 波:开和关-双极细胞、水平细胞
明适应 3.0 闪烁光 ERG(30 Hz 闪烁光反应)	锥细胞

还有一些特殊 ERG,如早期感受器电位(ERP)、暗适应阈值反应(STR)、明适应负反应(PhNR)等在此不做详述。

(二) 局部视网膜电图(focal ERG)

全视野光刺激诱发的 ERG 是全视网膜弥散光照后的总体反应,只有在大面积视网膜功能受损后,振幅才会出现异常。黄斑中央(约 5 mm 直径范围)的锥细胞总数只代表了全视网膜锥细胞群的 9%,而中心凹(约 1.5 mm 直径范围)的锥细胞总数只是整个锥细胞群的1.5%~2.0%,这就是为什么局部中心凹的病变在全视野锥细胞 ERG 上很少或没有任何反映的原因。基于传统全视野 ERG 对黄斑中央病变诊断的这一缺陷,为了给临床提供有关独立的中心凹锥细胞活动的电生理依据,于是有了专门记录中心凹锥细胞 ERG 的电生理技术(图 1-8-2)。

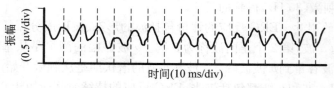

图 1-8-2　正常局部 ERG 波形

局部锥细胞 ERG 的记录需使用带直接检眼镜(眼底镜)的手持刺激器,在直视黄斑区下用白色闪烁光重复刺激,电脑将数据平均后得到信噪比较高的反应波形。记录使用的电极和连接方式和全视野 ERG 相同,检查时患者需散瞳。

(三)多焦视网膜电图

多焦视网膜电图(multi-focal ERG)技术由 Sutter 和 Tran 发明,它通过同步记录和计算多个(61 或 103)视网膜区域的 ERG 信号,得到视网膜不同区域功能改变的地形图信息。使用传统的局部 ERG 顺序记录多个视网膜区域的 ERG 十分耗时,临床上不可行。多焦 ERG 技术克服了这一难题,成为临床上评价明适应下锥细胞驱动的视网膜客观功能地形图改变的有价值的工具,是视觉电生理发展史上的一个里程碑。多焦 ERG 对评价暗适应下视网膜的功能有一定难度,对视力较差和固视不好的患者较难得到质量好的记录,所以多焦 ERG 不能替代全视野 ERG。ISCEV 已建立了多焦 ERG 的标准(2011 年版)供使用者参考。

1. 基本原理　多焦 ERG 的刺激由显示器提供,刺激图形由数目不等的六边形组成(图 1-8-3),刺激直径 45°角。刺激图形从中心到周边六边形逐渐增大,与锥细胞分布密度正好相反,以产生振幅近似相等的局部反应。每个六边形的黑白翻转由伪随机二进制 m 序列控制,每个六边形有 50% 的概率呈现白色或黑色,控制每个六边形的 m 序列是相同的,但每个六边形有不同的起点。每一帧图像变换的频率是 75 Hz,即 13.3 ms 变换 1 次。临床上通常使用 103 个六边形的刺激图形,白色六边形的亮度为 200 cd/m²,黑色六边形的亮度接近 0 cd/m²,刺激区外的背景光亮度为 100 cd/m²。角膜电极记录到信号后经放大器放大输入计算机,再经过快速 m 转换得到刺激反应,交互关联函数提取出各刺激部位的波形,这些波形客观地反映出视网膜各刺激部位的功能。

典型的 mfERG 反应的波形,又称为一级反应或一阶函数核(first order kernel),是由一个负向波和紧随其后的正向波组成,在正向波之后还有一负向波。这 3 个波分别命名为 $N1$、$P1$ 和 $N2$ 波(图 1-8-4)。因多焦 ERG 和传统 ERG 波形有一些同源性,但不完全相同,所以不把多焦 ERG 的波形命名为 a 波和 b 波。

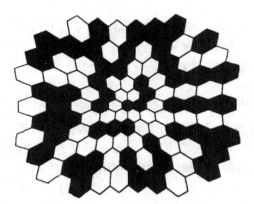

图 1-8-3　mfERG 刺激图形

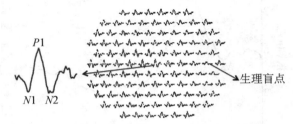

图 1-8-4　正常 mfERG 波形阵列(103 个六边形,右眼)

2. 患者准备
(1) 瞳孔:一般情况下瞳孔应充分散大,可用托吡卡胺(美多丽满)滴眼散瞳。
(2) 适应:患者应在正常室内光线下适应 15 min,无强太阳光或眼底照相的暴露。

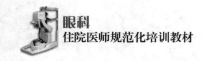
（3）电极：使用 Burian-Allen 角膜接触镜双极电极。放置电极前，结膜囊内滴入表面麻醉剂 1～2 次，电极接触镜内表面及开睑器内表面涂以少量羧甲基纤维素钠（潇莱威）黏稠型人工泪液以保护和润滑角膜结膜囊。地电极可放置在前额正中皮肤面。放置前，先用乙醇擦拭皮肤。地电极上涂上电极膏并固定好电极，将各电极的插头正确插入连接盒。

（4）室内照明：保持室内照明，其亮度和刺激屏幕的亮度接近。

（5）仪器设置（以 VERIS™ 系统为例）：打开应用程序后，出现一"未命名（untitled）"文件，在"受试者（subject）"栏，输入患者信息包括姓名、出生日期、测试眼别、瞳孔大小、视力等。VERIS™ 系统有临床型和科研型两种版本，临床型的许多参数是出产时已设定好的，不能改动。科研型的设置可根据测试和研究的需要改动，并根据需要选择适当的检测程序，一般选择 103 个刺激区记录时间为 4 min 的程序。所有设置完成后，将"未命名"文件取名，保存在相应的文件夹中，点击"记录"，开始记录 mfERG。

（6）患者的配合：检查前向患者简要解释所要看到的图形及如何翻转，要求患者在测试过程中始终注视固视目标，避免瞬目和眼球移动。患者应保持舒适的坐位，枕部有依托，颈、肩部肌肉尽量放松。检查者调整好刺激器和患者受试眼间的距离，并在监视屏幕上看到清晰的虹膜纹理和瞳孔缘后，再让患者调节刺激器上的焦距旋扭，直到患者看到清晰的刺激图像为止。

（7）记录时注意事项：记录时检查者应通过屏幕监视窗口观察患者眼位有无偏移，基线有无漂移，有无市电干扰，眼球有无移动，注意提醒患者始终注视中央固视点。记录不理想的节段需重新记录。

3. 结果分析　多焦 ERG 的基本分析是看它的一级反应（first order kernel）。它的结果显示有波形阵列、环平均和反应密度等。在评价多焦 ERG 记录质量时，最重要的是看其波形阵列。

多焦 ERG 可广泛应用于视网膜疾病的辅助诊断，特别是对黄斑病变、遗传性视网膜病变及糖尿病性视网膜病变等有独特价值。

（四）图形视网膜电图

图形 ERG 测量是视网膜对总平均亮度恒定的相位翻转图形刺激的反应，电脑屏幕上的刺激图形通常是光栅条纹或棋盘格。当图形每秒翻转 2～6 次（1～3 Hz），就得到一个瞬态图形 ERG，记录到一个单独的波形成分。当图形每秒翻转超过 10 次（标准为 16 次，即 8 Hz），得到的图形 ERG 类似一条正弦曲线，称为稳态图形 ERG。临床常用的是瞬态图形 ERG（图 1-8-5）。图形 ERG 的振幅小（2～4 μV），因此需用信号平均技术来增加信噪比。为保证测试的可靠性，应矫正患者的屈光不正，使刺激图形聚焦在视网膜上，检查不需散瞳。记录使用的电极不能影响患者注视图像的清晰度，最好采用不需表面麻醉的纤维电极（如 DTL

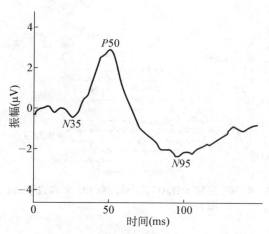

图 1-8-5　正常瞬态图形 ERG 波形

电极)或金箔电极。稳定的中心固视也十分重要。ISCEV已建立了图形ERG的标准。

图形ERG临床上可用于检测黄斑和视网膜神经节细胞的功能。由于神经节细胞远端的视网膜细胞也参与图形ERG的形成,所以在累及光感受器的黄斑变性患者上,可记录到异常图形ERG。

瞬态图形ERG的波形包含潜伏期在35 ms附近的负向$N35$波,50 ms附近正向的$P50$波和95 mm附近负向的$N95$波。临床上常测量$P50$和$N95$的潜伏期和振幅。研究表明,$P50$来源于视网膜神经节细胞和其他视网膜细胞成分,$N95$大部分来源于视网膜神经节细胞。

二、视觉诱发电位

视觉诱发电位(visual evoked potential,VEP)是大脑皮质对视觉刺激产生的总的电信号,和脑电图相比,VEP的反应只针对大脑枕叶视皮质。VEP可通过放置在枕叶区域的皮肤电极记录到。和ERG及EOG(眼电图)不同的是,VEP是唯一一个测量视皮质活动的电生理检测方法。ISCEV已建立了VEP的检测标准。

(一)临床应用

VEP的作用是检测视路的功能,临床上通常用于检测无明显客观阳性眼部体征,即不明原因视力下降的视路损害的患者,它也是检测伪盲的有用工具。VEP的异常可由视路的任何一部分包括视网膜、视神经和大脑所致,所以异常VEP在解剖上没有特异性,必须结合全面眼部检查和其他检测手段包括视野、ERG和神经影像学。正常人由于固视差、偏中心注视或意识抑制也会出现异常VEP。临床上应用的VEP主要有图形翻转VEP、图形给/撤VEP和闪光VEP。

(二)生理学基础

VEP的反应主要来源于大脑枕叶后极部的原始视皮质的活动,原始视皮质是指纹状皮质即解剖学所指的V1,它向内折叠形成距状裂。中央10°视野代表了纹状皮质尾部的大部分区域,这一区域最接近记录VEP的头皮电极的位置,故VEP受中央视野主导。周边视野在纹状皮质代表的区域更靠前且远离VEP的记录电极。

VEP的临床记录不需散瞳,图形VEP要求患者固视刺激区的中心目标,记录图形翻转VEP和图形给/撤VEP的患者需矫正视力,以看清刺激图形。

(三)图形翻转VEP

由于图形翻转VEP反应相对稳定和明显,重复性较高,个体间波形和波峰潜伏期变异较小,临床上最常用。图形翻转VEP的分析时段≥250 ms,图形给/撤VEP≥500 ms,电极放置的位置按照国际10/20系统执行,使用的电极是银-氯化银电极或金杯皮肤电极。图形翻转VEP的白色棋盘格亮度>80 cd·m^{-2},黑白对比度>75%,平均亮度>40 cd·m^{-2},背景光亮度不超过40 cd·m^{-2},翻转频率在1~3次/秒(0.5~1.5 Hz),至少应检测2个不同大小的棋盘格(通常是1°和15′),刺激视野≥15°视角。图形翻转VEP的波形由位于75 ms附近的负向(negative)波$N75$,100 ms附近的正向(positive)波$P100$,和135 ms附近的负向波$N135$构成(图1-8-6),$P100$的振幅是从$N75$的波谷量到$P100$的波峰,潜伏期的测量是从刺激开始量到各成分波峰对应的时间。

(四)图形给/撤VEP

图形给/撤VEP的刺激图形和图形翻转VEP相似,只是在图形刺激中间周期性插入空

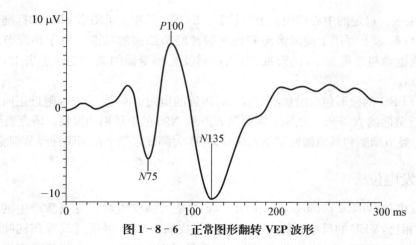

图 1-8-6　正常图形翻转 VEP 波形

白背景。图形给/撤 VEP 的个体间变异比图形翻转 VEP 大,临床较少使用。可用于评估未说话儿童的潜在视力、眼球震颤和固视差的患者的 VEP。

(五) 闪光 VEP

闪光 VEP 由标准闪光刺激引发,标准闪光强度为 $1.5\sim3.0\ cd\cdot s\cdot m^{-2}$,背景光亮度为 $15\sim30\ cd\cdot m^{-2}$,视角≥20°角。闪光 VEP 的个体变异很大,通常用于检测由于视力差、眼球震颤和其他无能力做图形 VEP 的患者。闪光 VEP 由一系列负向和正向波组成,最明显的反应是潜伏期在 $100\sim120\ ms$ 的 $P2$,振幅从 $N2$ 的波谷量到 $P2$ 的波峰(图 1-8-7)。

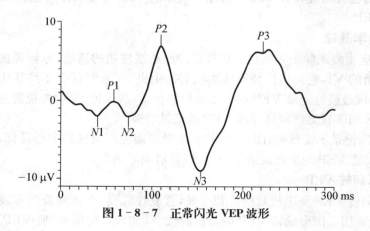

图 1-8-7　正常闪光 VEP 波形

(六) 临床操作规程

1. **患者准备**　VEP 的电极安放需按照国际通用的 10~20 系统(图 1-8-8)执行,佩戴电极前用乙醇或磨砂膏清洁头颅正中线上枕骨粗隆上 $1\sim2\ cm$ 处(O_z 位)和头颅正中线上鼻根部上后 20%额部(F_z 位)小范围头皮,将涂有导电膏的金杯电极固定在以上两处。O_z 位的电极作为作用电极,F_z 位的电极为参考电极。地电极在清洁耳垂后用耳夹电极夹在耳垂上。头皮电极的阻抗应低于 $5\ k\Omega$。

2. **记录程序**　采用大视野(至少 15°)和两种不同大小的方格刺激。小方格应在 $12'\sim20'$ 之间,大方格应在 $48'\sim60'$ 之间。若测试距离为 $1\ m$,$12'$方格有 $3.5\ cm$ 长;$48'$方格有 $14\ cm$ 长。测试小方格和大方格也就是测试黄斑中心凹和旁中心凹的 VEP 反应,能为诊断提

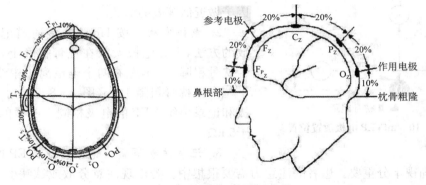

图 1-8-8 10～20 放置系统

供更多的信息。患者瞳孔不应散大。每个检查室应建立自己的潜伏期正常值,潜伏期>2.5
个标准差应视为异常,绝对振幅值只有用于眼间比较时才有用。

(七)多焦视觉诱发电位

传统 VEP 被广泛用于测量视皮质的神经活动。它有较高的时间分辨率和信噪比,但空
间分辨率很差。多焦 VEP(multifocal VEP,mfVEP)技术从另一途径解决了 VEP 空间分
辨率的问题。和多焦 ERG 相似,多焦 VEP 可同时出现许多局部刺激图形,每个刺激图形相
互独立地受伪随机 m 序列调控。每一局部反应由刺激序列和记录间的交互相关函数产生。
每一个局部反应可包含纹状皮质(V1)和纹状外的成分。但多焦 VEP 和传统 VEP 比较,多
焦 VEP 包含相对较小的纹外区的影响。上半视野多焦 VEP 的波形和下半视野的波形相反
(图 1-8-9)。采用多通道记录能提高信噪比和记录质量。

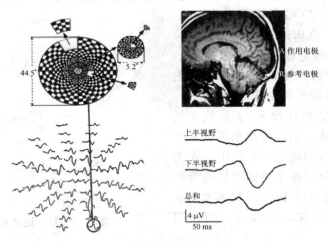

图 1-8-9 mfVEP 刺激图形、波形和电极位置

由于个体间大脑皮质和引导 VEP 电极放置的头骨标志的解剖差异,多焦 VEP 反应在
正常个体间有一定差异,但在同一正常个体两眼的多焦 VEP 反应几乎完全相同。因此,同
一个体的眼间对比有助于发现单眼局部损害。

1. 刺激图形 多焦 VEP 的刺激图形通常使用飞镖盘(图 1-8-9)。它由 60 个刺激单
元(扇形区)组成,每个刺激单元内包含 16 个方格,8 黑 8 白。刺激单元和方格根据皮质放大

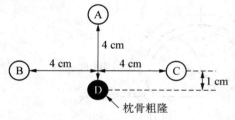

图 1 - 8 - 10   mfVEP 电极放置位置

因子做近似等效的缩放。

2. 电极安放   按 Hood 的多通道记录电极安放的方法,下方电极安放在枕骨粗隆上,上方电极距枕骨粗隆 4 cm,左右两个电极离正中线 4 cm,水平位高出枕骨粗隆 1 cm(图 1 - 8 - 10)。使用的电极和记录传统 VEP 的电极相同。电极的阻抗应低于 5 kΩ。

3. 记录注意事项   记录多焦 VEP 时,不需散瞳。患者固视十分重要。患者的注意力需要很集中。若出现注意分散或欲睡引起的 α 波,应中断记录。

4. 临床应用   多焦 VEP 主要应用于青光眼的辅助诊断,确认视野检查中的可疑暗点。目前的研究主要集中在多焦 VEP 与视野改变的相关性上。同时多焦 VEP 还用于视神经炎随访,压迫性视神经病变的辅助诊断,鉴别功能性疾病如伪盲等。

三、眼电图

眼电图(electro-oculogram, EOG)测量的是持续存在于角膜和眼后极部的约 6 mV 的静息电位。电位的振幅随视网膜的照度而改变。1962 年,Arden 和 Fojas 注意到从 EOG 得到的最有价值的信息不是静息电信振幅的绝对值,而是明适应和暗适应状态下振幅的比值(又称 Arden 比)。EOG 的起源部位是脉络膜和外界膜之间的区域,视网膜色素上皮是电位发生的最重要结构,神经上皮所起的作用也不能完全忽略。EOG 的临床应用没有 ERG 广泛,临床上对 Best 病的诊断特别有用,可见 EOG 振幅明显降低而 ERG 相对正常。ISCEV 已于 1993 年建立了 EOG 的标准。

1. 记录过程   临床记录 EOG 静息电位的电极是银-氯化银电极或金杯皮肤电极,电极涂以导电电极膏,贴附在双眼内外眦附近。类似的电极贴在前额皮肤作为地电极。受试者取坐位,室内灯光照明,下颌放于托架上,注视前方球体。患者视线水平有 3 个小的弱红光注视灯,中间一个在正中央作为固视灯,另外两个分别在中央固视灯的旁开 15°角。当患者以每分钟 16～20 次的速度从右向左扫视时,眼的移动范围是 30°角(图 1 - 8 - 11)。

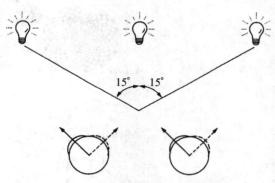

图 1 - 8 - 11   记录 EOG 扫视幅度

按标准程序,瞳孔应散大,但只要瞳孔直径>3 mm,所得到的 EOG 反应与散瞳者几乎没有差别。在 5 min 的开始准备阶段,患者暴露在室内灯光或刺激球背景光下,记录基线。眼球运动时,记录内外眦电极间的电位差。经过一段时间标准化的明适应后,关闭所有灯光,在暗适应下记录眼扫视运动的反应 15 min,之后打开球形刺激器或其他明适应光源,再记录 15 min 明适应下的反应(图 1 - 8 - 12)。

在暗适应时,反应振幅进行性降低,在 8～12 min 达到波谷。在明适应时,振幅进行性

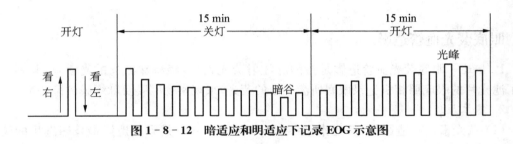

图 1-8-12　暗适应和明适应下记录 EOG 示意图

增高,在 6～9 min 时达到高峰。光峰(Lp)和暗谷(Dt)之比用于评价 EOG 反应是否正常。虽然各实验室间 EOG 的正常值会有差异,但大多数研究者发现正常人的比值为 1.8 或更高。比值在 1.65～1.80 之间可能为临界值,比值低于 1.65 为异常(图 1-8-13)。

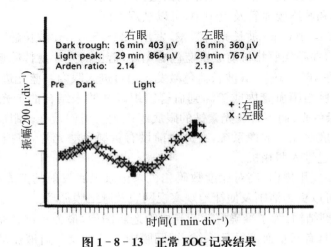

图 1-8-13　正常 EOG 记录结果

2. EOG 异常的视网膜病　Best 黄斑变性(又称卵黄样斑变性)、Stargardt 黄斑变性、显性遗传性玻璃膜疣、蝴蝶样变性、静止性夜盲、脉络膜变性、血液循环障碍、氯喹和羟基氯喹中毒、铁锈沉着症、视神经疾病,视网膜脱离、糖尿病、高度近视、脉络膜恶性黑色素等均可出现 EOG 光峰/暗谷比的异常。

（王　敏）

第九节　眼底血管造影

　　眼底血管造影是眼科临床诊治眼底病的常规检查技术。基本原理是将某种能够发出荧光的物质,如荧光素钠,快速注入被检查静脉内经血液循环进入眼底血管,受到特殊波长的光激发而产生荧光,利用配有特殊滤光片的眼底照相机,观察并及时拍摄眼底血循环的动态过程。眼底血管造影检查能反应活体眼视网膜血管及脉络膜血管的生理及病理异常,对眼底疾病的诊断、鉴别诊断、治疗及判断疾病的预后具有重要作用。目前临床常用的眼底血管造影包括眼底荧光素血管造影和吲哚青绿血管造影。

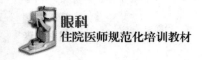

一、眼底荧光血管造影

1. 概述　眼底荧光血管造影是指静脉注射荧光素后,经特殊波长的光激发,并利用配合了滤光片的眼底照相机记录眼底所激发出的荧光,来观察视网膜及脉络膜的循环情况。

2. 基本原理

(1) 荧光素钠及造影仪:荧光素钠(sodium fluorescein)是眼底造影最普遍选用的荧光物质,呈橘红色的结晶,可以分布在人体绝大多数的体液中,相对分子质量为376。其激发光的波长为紫蓝色波段(465~490 nm),激发出的荧光波长为黄绿色波段(520~530 nm)。荧光素钠使用剂量为25% 2~3 ml或10% 5 ml,其注射入体内后经24~36 h由肝、肾代谢后自尿液中排出。80%的荧光素钠与血浆中的白蛋白结合后不能发出荧光。另有20%荧光素钠则游离在视网膜和脉络膜血管及组织中,可以被观察到。

荧光素钠被465~490 nm波长光所激发,发出520~530 nm波长的荧光。为了获得清晰的荧光造影图像,在眼底照相机前放置蓝色滤光片,蓝色滤光片滤掉除蓝色以外的其他颜色的激发光,只允许465~490 nm波长蓝色激发光通过进入眼内。蓝光进入眼内后,激发那些存在于视网膜及脉络膜血管内或渗漏到血管组织以外的未结合的荧光素钠,发出520~530 nm波长的黄绿色光;而不含荧光素钠的眼底组织则反射回蓝光。眼底反射的蓝光和黄绿色的荧光返回眼底照相机成像系统,在此之前设有黄绿色滤光片,阻挡反射的蓝光,仅允许黄绿色的荧光通过进入照相机。

目前,临床上多应用黑白、高对比度数码相机来记录眼底发射的荧光图像,数码造影的分辨率大大提高,可以更为清晰及便捷地观察视网膜及脉络膜循环。

(2) 视网膜解剖结构:为了准确解读荧光血管造影图像,最为关键的是要了解视网膜的解剖结构。视网膜具有双重血液循环系统:视网膜中央动脉及其血液循环系统滋养视网膜内层,视网膜血管内皮细胞的紧密联合形成了血-视网膜内屏障,正常情况下结合或非结合荧光素钠都不能通过这道屏障。脉络膜循环系统则滋养视网膜外层,而视网膜色素上皮细胞(RPE)之间紧密的闭锁小带形成了血-视网膜的外屏障,未结合的荧光素钠将有可能穿透脉络膜毛细血管壁而渗漏出来,但却不能通过RPE细胞间的紧密连接进入视网膜下间隙。因此,从脉络膜血管渗漏出的荧光素钠将不能进入视网膜神经上皮层下,除非存在RPE层的异常。来自于脉络膜的荧光被具有色素的RPE层遮挡,故仅被观察到较弱的弥散的背景荧光。

(3) 造影过程:造影检查前需详细询问患者既往史,包括过敏史,心脑血管疾病史,肝、肾疾病史,并完备血压及心电图检查。对于有过敏性疾病,哮喘病史,肝、肾损害,高血压未控制,心脑血管疾病的患者禁用造影。虽然没有证据显示荧光素钠有致畸作用,但除非十分必须,建议避免对怀孕3个月内妇女进行荧光血管造影检查。荧光素钠会存在于哺乳期妇女乳汁内,故慎用。

造影前给予荧光素钠皮试,即将0.05 ml的荧光素注入皮内,30~60 min后观察结果。无过敏反应则静脉注射10%荧光素钠3.5~5 ml进行检查。造影结束后嘱患者适当多饮水,并观察30 min,无身体不适方可离开。

荧光素钠注射入肘前静脉后经过8~12 s通过眼动脉进入眼内循环,称为臂-视网膜循环时间,其随注射速度、患者年龄及心血管功能等的不同而略有差异。视网膜和脉络膜在10~

15 s间迅速充盈。脉络膜毛细血管呈小叶状分布,故脉络膜的充盈特征表现为斑片状的充盈。由于视网膜循环过程较长,因此视网膜血管充盈时间较晚于脉络膜血管。在脉络膜血管充盈后视网膜动脉开始充盈,为造影过程中的动脉期。动静脉期则是在视网膜动脉充盈后荧光素钠进入视网膜毛细血管,然后循环入静脉的过程,染料沿着管腔边缘充盈,形成层流外观。这个过程一般持续至注射后1 min,荧光达到最强的高峰期,所以可以最为清楚地显示出视网膜循环的细枝末节。在之后的几分钟,荧光素钠再次循环,并逐渐衰减。在造影晚期,脉络膜、Bruch膜及巩膜组织染色。较大的脉络膜血管通常在这种强荧光背景下被显示出低荧形态。

(4)荧光素渗漏原理:当毛细血管内皮细胞受损害时,荧光素钠会从视网膜毛细血管内渗漏至视网膜内,如糖尿病视网膜病变(图1-9-1)。同样的,当视网膜色素上皮连接异常,荧光素钠会通过色素上皮细胞间从脉络膜毛细血管渗漏进入视网膜下间隙,如中心性浆液性视网膜脉络膜病变(图1-9-2)。因此,造影图片显示的异常片状强荧光往往提示存在视网膜血管或视网膜色素上皮异常所致荧光渗漏。

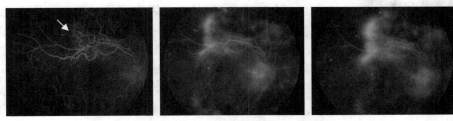

图1-9-1 糖尿病视网膜病变增殖期

注:颞上方后极部见扇状新生血管(白色箭头处)延长,逐渐荧光渗漏

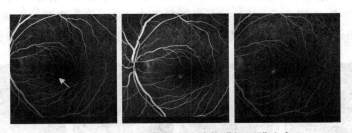

图1-9-2 中心性浆液性脉络膜视网膜病变

注:黄斑中心凹鼻下方见一处荧光渗漏(白色箭头处),随时间延长呈墨渍样扩大

3. **异常荧光** 异常荧光可以划分为3类:自发荧光、弱荧光和强荧光。

(1)自发荧光:自发荧光是指在未注射荧光素时所观察到的视网膜上的荧光,由一些特殊组织所发射而出,如视盘玻璃膜疣。

(2)弱荧光:弱荧光指荧光减弱或消失,通常有以下2种情况:血管不充盈和遮蔽荧光。

血管不充盈发生在视网膜或脉络膜血管,例如视网膜或脉络膜的某支动脉、静脉或毛细血管的非灌注,这些非灌注导致所累及的血管充盈迟缓或不充盈(图1-9-3)。

遮蔽荧光发生在原本已经激发出可见的荧光,被一些纤维组织、色素或出血所遮挡,导

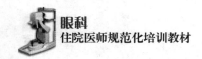
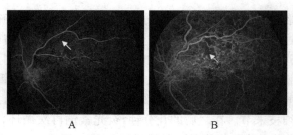

图1-9-3　视网膜颞上分支静脉阻塞

注：A. 颞上支视网膜静脉迂曲扩张，充盈延迟（白色箭头）；B. 颞上象限见大小不一片状非灌注区（白色箭头）

图1-9-4　糖尿病视网膜病变增殖期

注：视网膜出血，遮蔽荧光呈片状弱荧灶（白色箭头处）

致正常的视网膜或脉络膜荧光出现部分区域荧光缺损（图1-9-4）。

遮蔽荧光与非灌注导致的弱荧光较易区分，通过检眼镜观察，遮蔽荧光的病损灶可以被观察到，如果没有发现与低荧灶相应形态大小的病损，就可能是因为充盈缺损而致弱荧光。通过观察遮蔽荧光与视网膜循环的关系，可以判断病损所在的层面。例如，当病损能遮蔽脉络膜循环，但视网膜血管没有被遮挡，则说明病损位于脉络膜之上，在视网膜血管层之下。

（3）强荧光：强荧光发生常有以下几种情况：荧光渗漏、荧光染色、荧光积存、透见荧光或色素上皮窗样缺损及自发荧光。

荧光渗漏是由于荧光素钠分子穿过色素上皮层进入视网膜下间隙或神经上皮层，或从视网膜血管内渗入视网膜层间，或者从视网膜新生血管渗漏入玻璃体内，在造影过程中表现为荧光逐渐增强。观察到的高荧灶的边缘逐渐变得模糊，荧光渐渐增强，在造影晚期达到高峰，直到最后血管外的荧光染料仍然可见。发生渗漏的疾病，如脉络膜新生血管（CNV）（图1-9-5）、糖尿病视网膜病变黄斑水肿时的毛细血管、视盘新生血管等病变。

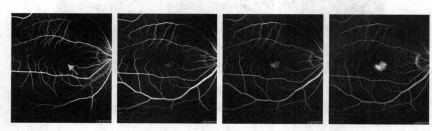

图1-9-5　脉络膜新生血管（CNV）

注：造影早期黄斑区出现异常片状强荧光（白色箭头处），随时间延长逐渐增强扩大，边界模糊

荧光染色是指视网膜上片状强荧光灶，随造影时间延长逐渐增强，但在整个造影过程中其边界始终保持清晰。这种情况是由于荧光素进入固态组织或类似性质的组织，使得荧光素存留，如视网膜瘢痕、玻璃膜疣、视神经组织或巩膜。

荧光积存是指荧光素汇集在充满液体的视网膜或脉络膜组织间隙里。在造影早期，间隙内的液体不含荧光素故未见荧光，当荧光素渗漏进入组织间隙使得其表现为边界清晰的强荧光灶，如中心性脉络膜视网膜病变中的色素上皮脱离。

透见荧光或色素上皮窗样缺损,是指正常的脉络膜荧光透过色素缺失的色素上皮层所表现的强荧光。当透见荧光时,强荧出现在造影早期,与脉络膜循环充盈时间相应,并且在脉络膜充盈的高峰期达到最强荧光。在造影晚期随着脉络膜荧光从血管中逐渐减退而逐渐消退。病灶的大小及形状在造影过程中无明显变化。

自发荧光是指在未注射荧光素之前眼底所表现出的荧光。常见于一些具有荧光特性的组织。例如,视盘玻璃膜疣或脂褐素。

4. 荧光血管造影中可能发生的局部及全身反应　荧光血管造影的副作用:荧光素钠是一种相对安全的注射用药。所有注射了荧光素钠的患者都会有短暂的皮肤及结膜发黄,一般持续至造影后的 6~12 h,伴有尿液呈黄绿色,一般持续 24~36 h。其不良反应包括以下两点。

(1) 迷走神经反应:10% 的患者会出现恶心、呕吐等迷走神经反射反应;更为罕见而严重的反应包括心动过缓、高血压、休克、昏厥。轻度的反应数分钟内会自行缓解,可继续造影检查;严重的反应需即停造影,患者平卧,请急诊科医生协助救治。

(2) 过敏反应:1% 患者出现过敏性荨麻疹;过敏反应所致的心血管性休克发生率为 1/100 000。以往的过敏反应增加了患者再次注射后出现同类反应的风险。出现过敏性荨麻疹,予地塞米松 5 mg 肌内注射。造影中出现过敏性休克抢救:停止造影,让患者安静平卧,避免不必要搬动;呼吸道通畅,吸氧,注意保暖,测血压;肌内注射地塞米松 5 mg;静脉注射地塞米松 5~10 mg;建立静脉给药通路,静脉点滴 0.9% 氯化钠溶液;严密观察病情,通知内科医生协助救治。造影室应备急救用品,包括静脉或肌内注射用的 0.1% 肾上腺素、抗组胺药、皮质类固醇注射液、静脉注射用的氨茶碱及供氧设备,以备注射荧光素钠后发生反应使用。

如果药液在注射过程中渗漏至皮下,局部疼痛会加重,在受影响的部位予冰敷 5~10 min,症状消除后的几小时或几天可再重复检查。药液的血管外渗有报道可致皮下肉芽肿、毒性神经炎或局部组织坏死,但这类情况十分罕见。

(叶晓峰　张勇进)

二、吲哚青绿脉络膜血管造影

吲哚青绿血管造影(indocyanine green angiography,ICGA)是指利用吲哚青绿的大分子结构特点及其显色特点,通过显示脉络膜循环从而对视网膜脉络膜疾病做出诊断的造影检查技术。

(一) 吲哚青绿造影的原理及特点

1. 吲哚青绿的特性　吲哚青绿(ICG)是三羧花菁系中的一种,呈暗绿色结晶状粉末,水溶性,其相对分子质量为 774.96,分子式为 $C_{43}H_{47}N_2NaO_6S_2$。ICG 可与血浆中的高密度脂蛋白和低密度脂蛋白结合,形成较大分子体积,难以通透血管和组织。

2. 原理及设备　当血管内注入 ICG 溶液后,大约 98% 的 ICG 分子迅速与血浆中的脂蛋白结合,限制其透过脉络膜毛细血管内皮"微孔窗",保留在血管腔内,因此可较好地显示脉络膜循环。根据 ICG 的特性,其在血中的吸收光谱最高峰在 805 nm,荧光发射光谱最高峰在 835 nm,用于 ICGA 的眼底照相系统需采用近红外光做激发光源。因此,ICGA 对于视网膜下混浊液体、出血、视网膜色素上皮及黄斑叶黄素穿透力较强,对于脉络膜血管性疾病,如隐匿性脉络膜新生血管、息肉样脉络膜血管病变等具有诊断价值。此外,近红外光不易散

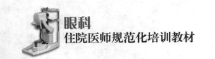

射,也适用于弥漫性屈光间质混浊的眼底检查。

由于 ICG 荧光强度仅为荧光素的 4%,ICGA 的眼底照相系统必须采用特殊的近红外眼底摄像机或激光扫描检眼镜,通过高速摄影获得眼底特别是脉络膜循环的动态图像。基本设备包括眼底照相机、监视器、激发滤光片、光源、照明系统等。此外,辅以计算机图像分析系统、高清晰度录像机、图像打印机等。目前常用的数字成像系统设备包括 Heidelberg® HRA/HRA2,Topcon IMAGEnet®、Zeiss Visupac®,Visucam® NM-FA、Kowa VK2 等。

3. 造影技术　造影前准备:①检查者在血管造影之前必须熟悉及检查眼底照相机的各个部件功能是否正常,注射消毒器具及抢救器械、抢救药物是否齐全。②医生在预约患者时应除外严重心脑血管疾病,肝、肾功能损害,严重哮喘等全身疾病。由于 ICG 对胎儿及婴儿毒副作用尚不明确,对于孕妇及哺乳期患者不应使用。由于 ICG 含有碘成分,对于碘或贝壳类食物过敏患者应慎重。③检查者在血管造影之前还应再次询问病史,确认已除外禁忌或预先妥善处理。④检查荧光造影申请单上所填全身与眼部检查是否齐全;患者是否同意并签字;了解眼底病变中要求造影需重点了解的部位及预约医生的具体要求,以便拍摄时心中有数。⑤向患者简要交代造影过程中及造影后可能出现的反应及意外,解除患者的紧张及顾虑。对于既往造影过程中有过敏或呕吐的患者可酌情给予抗过敏药或止吐药。⑥皮肤过敏试验用稀释的 ICG 静脉注射作为过敏试验,或于前臂内侧皮肤置 1 滴 ICG 溶液,用无菌针头于该处划痕,5 min 后观察皮肤反应。⑦造影前应充分散瞳(应排除闭角型青光眼患者)。

造影过程一般选用肘前静脉或前臂静脉,将 ICG 染料(剂量 0.5~1 mg/kg)经蒸馏水稀释成 2~5 ml 后在 2~5 s 内迅速注入静脉内,注射同时计时,脉络膜血管充盈(一般注射后 10 s)之前开始摄像或拍照,采用计算机图像处理系统对所检结果分析处理图像打印。

4. 适应证　脉络膜新生血管疾病(CNV)、色素上皮脱离、息肉样,脉络膜血管病变(PCV)、视网膜血管瘤样增生(RAP)、中心性浆液性脉络膜视网膜病变、脉络膜肿瘤、脉络膜炎症的诊断及鉴别诊断。

5. 不良反应及处理　ICG 能迅速从肝脏中清除,可在几分钟内从循环中消失,不良反应较少。少数患者可有恶心、呕吐、瘙痒等不适,还可出现皮疹、发热等症状,均较荧光造影发生率低,偶有支气管痉挛、心搏骤停、休克等严重过敏性反应。

不良反应处理:①轻度不良反应。造影室应备有容器能够患者呕吐时使用,以确保工作室清洁,造影时应时刻注意观察患者的神情和反应,发现异常及时与患者交流。恶心、打喷嚏、瘙痒等轻度不良反应通常为一过性,持续时间短,一般不需处理。②中度不良反应。荨麻疹或全身皮疹可用抗过敏药治疗,严重者可考虑异丙嗪肌内注射或地塞米松静脉推注。发生晕厥应让患者平卧,立即测量血压、脉搏,必要时给予吸氧、葡萄糖静脉注射。③重度不良反应。严重心血管系统不良反应包括休克、心肌梗死和心搏骤停,常可危及生命。抢救措施包括:①立即将患者平卧、头侧位;②松紧衣领及裤带,头后仰,清除气道分泌物;③鼻导管吸氧;④皮下注射 0.1% 肾上腺素 0.5 ml;⑤肌内注射异丙嗪 25 mg;⑥地塞米松 10~20 mg 静脉推注或加入 10% 葡萄糖静脉滴注;⑦建立静脉通道,补充血容量;⑧应用升压药如阿拉明或多巴胺;缓解气道痉挛,如氨茶碱;⑨必要时气管插管或气管切开。呼吸系统不良反应包括支气管痉挛、喉痉挛等,处理方法如下:①沙丁胺醇(舒喘灵)5 mg、地塞米松 2 mg+0.9% 氯化钠溶液 5 ml 雾化吸入;②氨茶碱 0.25 g 加入葡萄糖溶液 100 ml 中迅速静脉滴注(30 min 内滴完)。此外,眼科医生在抢救危重患者的同时应尽快联系急诊科和监护室医生或心血管科医生获取帮助。

（二）正常吲哚青绿造影表现

1. 臂-脉络膜循环时间　脉络膜血管充盈略早于视网膜动脉,约为(14.74±4.52)s。

2. 早期　最早见到脉络膜动脉充盈多在黄斑和视盘之间(图1-9-6),动脉充盈后3～5 s脉络膜血管静脉完全充盈,此时荧光最强(图1-9-7)。

3. 中期　大约5 min后荧光开始减弱,10 min后染料开始从脉络膜静脉排空,荧光明显减弱,脉络膜静脉影像模糊,与脉络膜毛细血管融为均匀灰白色背景荧光。视盘与黄斑区均为弱荧光暗区。

4. 晚期　ICG注入20 min后荧光消退,眼底呈现很弱的荧光,可见脉络膜血管和(或)视网膜血管负影(图1-9-8)。

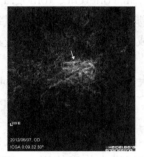

图1-9-6　正常眼底ICG图像

注:ICG早期脉络膜动脉充盈,黄斑乳头之间脉络膜动脉最早充盈(白色箭头处)

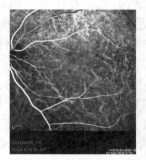

图1-9-7　正常眼底ICG图像

注:ICG早期脉络膜血管完全充盈

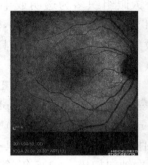

图1-9-8　正常眼底ICG图像

注:ICG后期荧光消退,眼底呈现弥漫均匀的弱荧光,可见脉络膜及视网膜血管负影

（三）异常ICG造影表现

1. 强荧光　强荧光的原因包括:假荧光(如陈旧性出血、脂质沉着等)、透见荧光(常见于视网膜色素上皮缺损)、异常血管(视网膜/脉络膜新生血管、PCV、脉络膜肿瘤血管等)、渗漏(脉络膜新生血管,视网膜、脉络膜炎症,色素上皮屏障破坏等)、自发荧光(玻璃膜疣、Best病等)(图1-9-9、1-9-10)。

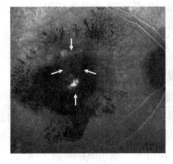

图1-9-9　异常眼底ICG图像

注:ICG后期黄斑区斑状强荧光灶伴渗漏(CNV)(白色箭头处),周围出血遮蔽性弱荧光

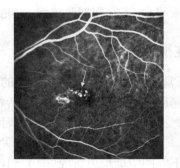

图1-9-10　异常眼底ICG图像

注:ICG中期黄斑区息肉样病灶呈葡萄串样强荧光(白色箭头处)

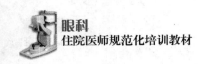

2. 弱荧光　弱荧光主要包括荧光遮蔽和血管充盈缺损。

（1）荧光遮蔽：见于浓密或深层出血、色素上皮增殖、炎症性浸润及其他（包括渗出物、肿瘤组织、瘢痕组织、有髓神经纤维等）。

（2）血管充盈缺损：脉络膜血管阻塞及脉络膜血管萎缩。

（黎　蕾　刘　卫）

第十节　光学相干视网膜断层扫描

人眼组织多为透明或半透明结构，光学相干断层扫描（optical coherence tomography，OCT）正是利用了这一特性，使用近红外光为入射光源，通过干涉的方法获取被生物组织后向散射回来的光子而成像，具有非接触、无创伤、可重复性好，成像速度快和图像质量高的优点。

目前临床所使用的 OCT 设备根据其工作原理可以分为两大类：时域 OCT（time domain optical coherence tomography，TD‐OCT）和傅立叶域 OCT（Fourier domain optical coherence tomography，FD‐OCT）。与传统的 TD‐OCT 相比，新一代的 FD‐OCT 技术在扫描速度和分辨率上都具有巨大优势。2002 年，TD‐OCT（stratus OCT）可以完成每秒 400 次轴向扫描。2006 年，第 1 台 FD‐OCT 技术的视网膜扫描仪进入临床使用，它扫描速度比以往的 TD‐OCT 提高了 65 倍，达到了每秒 26 000 次轴向扫描。此外，还能提供 5 μm 扫描分辨率，比 TD‐OCT 提高了 2 倍。由于国内外绝大部分眼科中心均已开始使用 FD‐OCT 来替代传统 TD‐OCT，因此如无特殊注明，本节中 OCT 一词均指 FD‐OCT。

最初，OCT 主要应用于视网膜断层扫描成像。随着对 OCT 硬件和软件技术研究的不断深入，除了传统的视网膜成像以外，OCT 还被应用于青光眼定量诊断及眼前段角膜、房角成像等多个方面。

临床使用的 OCT 设备，因生产厂家不同，具体操作方法也不尽相同。一般操作方法为：①患者取坐位，调整桌面及 OCT 颌托高度，使患者内外眦连线与标记线等高；②嘱患者患眼注视内视标，或非检测眼注视外视标，尽量避免眨眼；③选择合适扫描程序，逐步对位、聚焦，使得目标组织信号最强，图像居中；④捕获及存储 OCT 图像并打印。

以下将按照 OCT 在视网膜疾病、青光眼和眼前段疾病 3 个方面的应用进行论述。

一、OCT 在视网膜疾病中的应用

（一）正常视网膜及常见病理改变的 OCT 表现

正常视网膜呈中高反射的层次包括神经纤维层（RNFL）、内丛状层（IPL）、外丛状层（OPL）、光感受器内外节连接（IS/OS）、视网膜色素上皮层（RPE）；呈中低反射的层次包括节细胞层（GCL）、内核层（INL）和外核层（ONL）；呈中等反射的层次为外界膜，脉络膜血管层表现为大小不等的中低反射管腔（图 1‐10‐1，见彩插）。常见病理改变有：①浆液性神经上皮脱离。表现为神经上皮与 RPE 间存在低反射暗区（图 1‐10‐2，见彩插）。②视网膜前膜。表现为紧贴神经纤维层内表面的高反射光带，其下的神经上皮水肿增厚（图 1‐10‐3，见彩插）。

（二）眼底 OCT 图像的观察要素

1. **反射性** 常见呈高反射的病变包括：脉络膜新生血管（CNV）、瘢痕、硬性渗出、色素、细胞内水肿、新鲜出血等。常见呈低反射的病变包括：细胞外水肿、神经上皮下积液等。

注意：反射性会受到屈光间质、瞳孔大小的影响，浅层有高反射物质（如新鲜出血、色素等）的时候，其深层组织信号可能会被遮蔽。

2. **形态**

（1）是否存在病理改变及其层次、范围，如囊变、积液、牵引、劈裂、隆起、凹陷等。

（2）神经上皮各层、RPE 的连续性，如连续、欠连续、中断。

注意：频域 OCT 可以显示 IS/OS，其连续性与多种疾病的视力相关，是随访的重要观察目标。

3. **定量分析**

（1）线性测量可得到任意两点间距，可用于随访 CNV、中心性浆液性视网膜脉络膜炎（CSC）等疾病的积液吸收，黄斑裂孔的术后愈合，地图样萎缩病变区域的进展等。

（2）体积测量由 Cube 或 Volume 扫描后软件自动得出，但可能出现描记错误，需参考 B-scan 图像。

（三）常见眼底疾病的 OCT 关注点

（1）玻璃体视网膜交界面疾病（如前膜、玻璃体黄斑牵引等）：主要观察是否累及中心凹及是否引起形态变化。

（2）血视网膜屏障破坏疾病（如视网膜动/静脉阻塞，CNV，CSC 等）：主要观察是否存在水肿、积液、色素上皮脱离（PED）及其性质（浆液性/血性/纤维血管性），同时是否伴有出血、渗出。

（3）萎缩：主要确定范围（黄斑/黄斑外）和层次（神经上皮内/外层/RPE）。

（俞　筎）

二、OCT 在青光眼中的应用

OCT 在青光眼方面的应用目前主要集中于对眼底视盘、视盘旁神经纤维层和黄斑区节细胞的测量和分析。虽然 OCT 也可以进行眼前段成像，但由于检测光线的对于巩膜、睫状体等不透明组织的穿透性有限，眼前段 OCT 在青光眼诊断和治疗中的应用仍处于临床研究阶段。

目前临床上对于青光眼性视神经损伤的检测主要分为功能和结构两部分。功能学检测主要包括视野、视力、视觉电生理等；结构检查主要包括眼底镜检查、眼底照相、OCT、GDx、HRT等。近几年，随着 FD - OCT 逐渐取代传统的时域 TD - OCT，其在青光眼诊断和随访中的重要性正逐年提高。

（一）视盘和神经纤维层成像

使用 OCT 来诊断青光眼，视网膜神经纤维层（RNFL）厚度是最容易检测的指标，同时也是最有力的诊断参数。视盘形态参数同样也具有较大诊断价值。将 OCT 的 RNFL 厚度和视盘形态参数结合使用，将比单一参数具有更大诊断效能。图 1 - 10 - 4 为视盘扫描程序的

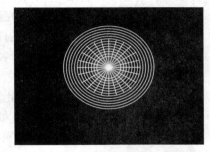

图 1 - 10 - 4　OCT 视盘扫描程序的扫描线

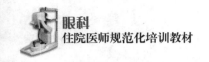
详细扫描方式。视盘扫描程序是综合了 RNFL 厚度分析的环形扫描和视盘形态分析的径向扫描的扫描模式。将环形扫描和径向扫描整合到一个扫描程序中有利于使 RNFL 扫描和视盘扫描的中心点重合。

视盘扫描程序的主要目的是测量 RNFL 厚度及视盘的盘沿和视杯。图像中有 3 条分界线非常重要:视盘表面轮廓、视盘边界及 RNFL 边界。在 OCT 图像上,第 1 条亮带被认为是 RNFL。OCT 使用视盘表面轮廓作为 RNFL 的内边界。在 RNFL 下方有两条较窄的低信号带(暗带),它们分别是 IPL 和 OPL。它们下方是 IS/OS 连接和 RPE,在图像上显示为视网膜底部的两条高亮度条带(图 1-10-5)。在小直径的环形扫描图和径向扫描图的中部可以看到这两条条带融合,RPE 条带消失。随机附带的软件可以自动计算出该终点的位置,并将其作为确认视盘中心的指标。OCT 能够寻找径向扫描图上的 RPE/Bruch 膜终点或者在视频图像上确定视盘边界。图像经过处理后,依据 RNFL 内边界和 IPL 外边界的距离来计算 RNFL 厚度(图 1-10-6,见彩插)。

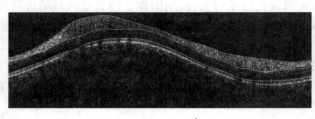

RNFL 内边界
RNFL 外边界
IS/OS 连接

A

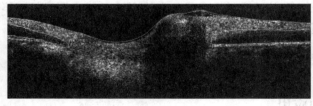

RNFL 内边界
RNFL 外边界
IS/OS 连接

B

图 1-10-5 视盘区扫描断层图像

A. 视盘旁环形扫描的断层图像,显示了 RNFL 内边界、RNFL 外边界和光感受器内节和外节(IS/OS)连接;B. 通过视盘的径向扫描的断层图像,显示了这 3 条边界向视盘靠拢。注意:当到达视盘边缘时,IS/OS 连接就终止了

(二)黄斑区神经节细胞复合体

青光眼引起黄斑区神经节细胞损伤,造成视网膜变薄。这一点首先被 Ran Zeimer 推测并证实。有很多研究者使用 TD-OCT 测量青光眼患者黄斑区视网膜厚度,发现该指标的诊断效能不如 RNFL 厚度。研究证实,青光眼损伤引起神经纤维层、神经节细胞核内丛状层变薄最为明显,中度影响 INL 的厚度,而对外层视网膜厚度没有影响。为了检测青光眼最易受损的内层视网膜区域,OCT 特别设计了神经节细胞扫描程序(如 RTVue OCT 的 GCC 程序和 Cirrus OCT 的 GCA 程序)以利于青光眼诊断(图 1-10-7)。GCC 扫描程序由覆盖 7 mm 见方的 15 条垂直扫描线组成。为了更好地覆盖颞侧视网膜,GCC 扫描程序将扫描中心设置在黄斑中心凹颞侧 1 mm 处。GCC 程序还包含了一条水平扫描线,以便于将垂直扫描图像进行匹配,而且方便寻找黄斑中心凹。

神经节细胞复合体厚度被定义为内界膜(ILM)到内丛状层(IPL)外边界的距离。该复合体由视网膜内层的 3 层结构组成（RNFL、神经节细胞层和 IPL）。青光眼病变对这 3 层结构都会造成损伤（图 1-10-8）。当视网膜神经节细胞死亡后，神经节细胞层变薄。作为神经节细胞一部分的轴突也同样丢失，引起 RNFL 层变薄。神经节细胞的树突位于 IPL，当细胞死亡后，其树突同样丢失，IPL 层也同样变薄。GCC 扫描程序对易被青光眼损伤的这 3 层结构厚度进行定量测量。GCC 扫描分析的另一个优势在于黄斑区包含了全视网膜 50% 以上的神经节细胞，而黄斑区 RNFL 厚度却非常薄。尤其是在黄斑中心凹，由于细胞移位形成凹陷，中心凹处并没有 RNFL。在旁中心凹区域，RNFL 仍然非常薄，而该区域的神

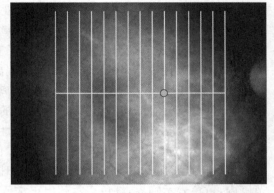

图 1-10-7　GCC 扫描程序线叠加在红外眼底图像上

注：白色线条代表了扫描程序中扫描线的位置；蓝色点表示黄斑中心凹

经节细胞层和 IPL 却厚很多。在该区域中，神经节细胞可能出现 6 个细胞相重叠的现象。借助 GCC 扫描程序能够集中观察视网膜神经节细胞，分析该区域中视网膜神经节细胞的完整性。在旁中心凹区域，无法分析 RNFL 厚度，因为此区域的 RNFL 厚度太薄了。

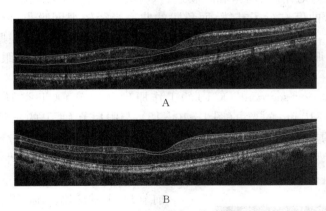

图 1-10-8　视网膜神经节细胞复合体

A. 正常眼的视网膜神经节细胞复合体；B. 青光眼的神经节细胞复合体。白色分界线显示了神经节细胞复合体的内外边界。值得注意的是，在青光眼患眼中图像左侧的神经节细胞复合体明显变薄

（三）OCT 青光眼报告的阅读

　　OCT 设备为 RNFL、节细胞厚度、部分视盘参数测量提供了正常数据库。将测量值与正常数据库相比较得出概率值（P 值），当 P 值介于 0.05～0.95 之间时用绿色显示，表示该测量值在正常范围内。当厚度测量的 P 值<0.05，则使用黄色显示，表示测量值在临界范围。当厚度测量值的 P 值<0.01，则使用红色显示，表示超出正常值范围。

　　RNFL 厚度图被分为 16 个区域，每个区域的平均值被显示在 RNFL 厚度图的外圈。同样的，显著 RNFL 丢失（P<0.01）被显示为红色，临界值（P<0.05）显示为黄色，正常范围内显示为绿色。颜色设置与 RNFL 厚度分析时所用的一致。总体、半侧和象限 RNFL 厚度平均值被显示在左下方的参数表格中（图 1-10-9，见彩插）。视盘形态参数被显示在左侧

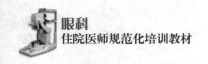
的参数表格中。TRVue 提供了视盘面积、视杯面积、盘沿面积；视盘容积、视杯容积、盘沿容积；视杯/视盘面积比、垂直和水平杯盘比等参数。

在黄斑区神经节细胞扫描报告中，除了 GCC 厚度地形图以外，还有两张地形图被计算并显示在 GCC 扫描结果的报告页面中。偏离图是基于将测量的厚度与正常数据库比较计算得出的(图 1-10-10，见彩插)。不同偏离百分数用不同颜色显示在图像上，颜色越暗表示变薄越明显。此外，将 GCC 厚度地形图的数值与正常数据库进行点对点比较，将比较结果生成了一张新的地形图。这张图为显著性图，本质上是一张概率图。当任何点的测量值低于正常区间的 5% 时，就用黄色显示；测量值<1% 时用红色显示；否则就用绿色显示，表示测量值大于正常区间的 5%。就像 ONH 扫描结果所使用的统计色阶一样，绿色表示在正常范围内，黄色表示临界，红色表示超出正常范围。这张图被称为 GCC 概率图(图 1-10-11，见彩插)。

(陈君毅)

三、前节 OCT

早在 1994 年，Izatt 等就在实验室条件下对正常人眼进行眼前段 OCT 检查，测量其角膜厚度、前房深度、并对角膜、房角和虹膜进行成像。但是由于传统的后节 OCT 在仪器设计时对视网膜的弯曲度进行了补偿，而角膜的曲率半径较视网膜小，所以当后节 OCT 应用于眼前节成像时，所成的角膜图像的弯曲度比实际要大，对周边角膜厚度测量有一定影响。为了对活体人眼的前节组织进行更细致的观察和测量，专门用于眼前节的 OCT 仪应运而生。

前节 OCT(anterior segment OCT)的工作原理和后节 OCT 类似，但大部分眼前节 OCT 采用波长为 1 310 nm 的光束(图 1-10-12)；与眼后节 OCT 的光源波长相比，其波长增加，经巩膜组织的反向散射小、穿透力增加，在眼内的扫描深度为 3~6 mm，纵向分辨率达到 6~25 μm。图像可选择灰阶或伪彩色图，不同组织结构根据光散射性不同而呈现不同的灰度或色彩，并可进行测距，兼顾了定性和定量分析(图 1-10-13)。

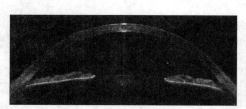

图 1-10-12 时域前节 OCT 图像
注：可显示整个角膜和房角情况，但图像分辨率相对较低

前节 OCT 的应用范围非常广泛。在眼表疾病的诊断和治疗中，可用于观察穿透性角膜移植术和各种成分角膜移植术后，植片植床厚度测量及愈合情况判断，早期诊断术后并发症；圆锥角膜、角膜异物、前黏性角膜白斑、角膜水肿、角膜上皮大泡和角膜基质营养不良等角膜疾病的诊断；干眼症的诊断和治疗随访；翼状胬肉和结膜松弛症等结膜疾病的诊断；角膜接触镜的位置、适配性、不良反应和并发症的诊断。在准分子屈光手术，可用于 LASIK 术的术前评估和术后随访，包括术前测量角膜厚度筛选合格的手术者，术后评估测量角膜瓣和残余角膜基质厚度，观察术后的并发症，如上皮内生、层间积液等；有晶状体眼人工晶体植入术的术前评估和术后随访，包括前房深度和房角开放度测量，以排除青光眼的因素；模拟植入的人工晶体，通过测量距角膜内皮安全距离和距晶状体安全距离来评估和设计手术；手术

之后对植入的人工晶体的位置进行观察和测量。在青光眼的诊疗中,前节 OCT 可用于观察房角情况,因大部分前节 OCT 使用近红外光或远红外光等非可见光作为光源,所以可以在暗室下进行检查,反映房角的真实情况。除此之外,还可观察观察前房、虹膜和 Schlemm 管情况:测量前房深度、前房容积,观察虹膜周切术或激光虹膜打孔后前后房之间的通道是否形成,有无粘连或堵塞;观察减压阀的管口在前房内的位置、是否与角膜内皮或虹膜接触等。在晶状体疾病的诊断中,可用于辅助评估白内障的程度,评估术后透明角膜切口的愈合情况,对严重的并发症如切口局部后弹力层脱离、囊袋阻滞综合征进行早期诊断和治疗后的随访。

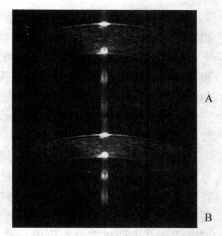

图 1 - 10 - 13　博立叶域前节 OCT 图像
注:图像分辨率高,但是扫描范围窄,一次扫描不能获得整个角膜的图像

　　眼前节 OCT 的操作方法比较简单。将患者头部固定于检查支架,并嘱其注视固视点,而后在监控界面上对患者的头位进行微调,出现满意的图像时予以采集即可。采集后的图像可以在后续的计算机软件内进行各项分析。需要注意的是,由于巩膜对光线会产生一定的折射,所以当需要测量房角宽度时,采集图像时需要嘱咐患者注视与待检方位对侧的方向。例如,需要检查右眼颞侧房角时,需让患者向左侧注视,以保证入射光线垂直于巩膜进入眼内,减少光线折射对于测量结果的影响。

(乐琦骅)

第十一节　角膜的特殊检查

　　角膜内皮细胞的"泵"功能对于维持角膜的相对脱水状态和角膜基质透明有非常重要的作用,内皮细胞的形态和密度是反映内皮细胞功能的重要指标。由于内皮细胞无法再生,在实施白内障等内眼手术之前检查角膜内皮细胞和功能评估是必不可少的。除内皮细胞外,角膜上皮细胞、基质细胞和角膜神经的形态变化也与角膜的各种疾病存在密切关系。因此,对角膜各层组织和细胞的形态学检查对于角膜疾病诊断和疗效随访必不可少。

一、角膜内皮镜

　　角膜内皮镜(specular microscope)是指利用镜面反射的光学原理,观察角膜内皮细胞形态和密度的改变并进行分析处理的一种仪器。由于角膜内皮细胞和房水屈光指数不同,两者之间形成了界面;当一窄光束聚焦在这一界面上时引起反射,内皮细胞各部分反射程度的差异显示出细胞的边界。利用显微镜进行 100 以上的放大,并在此基础上进行图像拍摄、形态观察和密度计算,便可取得内皮细胞大小形态和密度等客观资料。角膜内皮镜是对活体角膜内皮细胞是研究正常和病理情况下角膜内皮细胞的变化及其规律的有力手段。

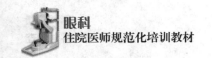
角膜内皮镜的用途是通过观察角膜内皮细胞大小形态、密度（细胞数量）及计算分析，以确定病因及发病机制、了解病情、判断手术和治疗对角膜内皮细胞的影响。

临床用角膜内皮镜分为非接触式和接触式两种。非接触式适用于儿童、心理紧张或角膜有新鲜伤口的患者，此型成像范围较广但放大倍率较低，图像分辨率较差，仅适用于了解角膜内皮细胞密度。接触型角膜内皮镜在检查前需先进行表面麻醉，而后将患者头部置于固定托架上使物镜与患者角膜接触，并调节焦点获得清晰的图像。此型成像范围较小，但是放大倍率较高，图像分辨率好。

下面以 KONAN 非接触型角膜内皮镜为例，简单介绍一下角膜内皮镜的操作方法和注意事项。开机后确认所有外接设备工作正常，而后输入患者的姓名、性别、年龄等资料和检查日期。嘱患者将下颌部固定在支架上，检查右眼时让受检者下颌放在左下颌架上；检查左眼时，让受检者下颌放在右下颌架上。如果下颌没有放好位置，屏幕上的 R/L 键将闪烁。调整支架高度使患者瞳孔出现在监控屏幕中央；嘱患者睁大眼睛并注视固视灯使得整个角膜可以完整暴露，按下记录键即完成检查。注意在记录过程中，受检眼不能移动，在固视灯闪烁期间也不能眨眼，否则记录将无法完成。

根据角膜内皮镜的结果可对内皮细胞的形态进行定性观察。一般情况下，正常的内皮细胞呈六边形，大小相等、均匀规则、边界清晰，细胞边界的交叉角为 120°角，随着年龄增长尤其是在 60 岁以后或某些眼病时，可见细胞形态发生变化，大小不等、形态不规则、细胞平均面积增大等。

对角膜内皮细胞进行定量分析的常用参数有以下：内皮细胞密度（endothelial cellular density，ECD）、平均细胞面积（average cellular area）、细胞面积标准差（standard deviation，SD）、细胞面积变异系数（coefficient variation of cell size，CV）和六角形细胞百分比（图 1-11-1）。角膜内皮细胞没有再生能力，其密度随年龄增长而下降，内皮细胞密度的正常范围在 2 000～3 500 个/mm²，一般认为维持正常角膜内皮屏障功能所需最低临界密度为 700 个/mm²。SD 的理想值应在 140 以下；CV 的理想值应在 30 以下；六边形细胞的百分比的理想值应＞50%。需要注意的是，在对细胞密度进行计算时，所计数的细胞数量范围为 50～200。计数细胞数量过低将影响计算结果的可信度。

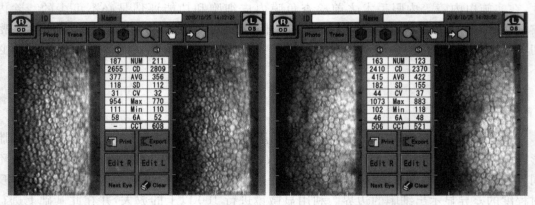

图 1-11-1　角膜内皮镜图像及常用分析参数

目前，角膜内皮镜主要应用于白内障手术前观察内皮细胞形态和密度，也可用于一些角膜内皮营养不良的早期诊断。但是因其原理所限，对于角膜基质混浊、水肿、角膜感染等患者,都无法获得理想的图像。

二、角膜共聚焦显微镜

角膜共焦显微镜(*in vivo* confocal microscopy)是一种新型的高精密度、高放大倍率显微镜,能对活体角膜各层组织进行无创、实时动态和四维(三维＋时间)观察,并可观察各层组织之间的相互关系。角膜共焦显微镜的诞生使得角膜病的活体组织形态学研究和诊断水平向前推进了一大步,被认为是目前临床上对角膜病研究最有价值的工具之一。

目前,临床上的角膜共聚焦显微镜所使用的光源主要是激光或卤素光。以卤素光为光源的共聚焦显微镜放大倍率高、图像分辨率高,但是卤素光穿透力较差,故仅适用于观察透明组织;激光光源对组织的穿透力强,以激光为光源的共聚焦显微镜不仅能用于角膜等透明组织,也能用于半透明组织,如结膜、睑板的观察,但是图像的放大倍率和分辨率不及卤素光显微镜。

角膜共聚焦显微镜是一项接触式或者半接触式的检查。在经过表面麻醉之后,受检者的头部固定于托架上并使受检眼充分暴露,而后在探头上加盖一次性无菌帽(激光光源)(图1-11-2)或者添加凝胶(卤素光光源)(图1-11-3),使之与角膜接触,通过调节焦点使角膜各层依次显像(图1-11-4)。

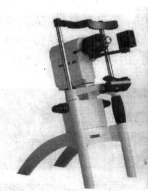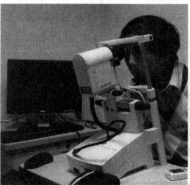

图1-11-2　以激光为光源的 HRT II/RCM 探头上加盖一次性无菌帽

注:检查时无菌帽与角膜直接接触

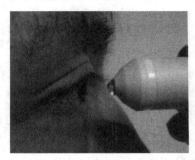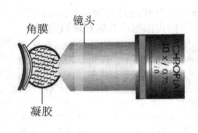

角膜　镜头

凝胶

图1-11-3　以卤素光为光源的 NIDEK CS3 以凝胶作为介质

注:镜头与角膜之间间接接触

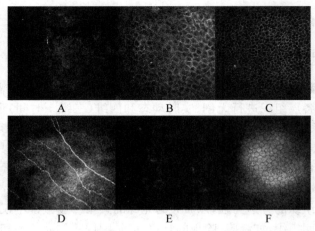

图1-11-4　共焦显微镜下角膜各层组织的图像

A～C.角膜上皮细胞；A.浅表角化层；B.翼状细胞；C.基底细胞；
D.前弹力层；E.角膜基质层；F.角膜内皮层

　　使用角膜共聚焦显微镜观察角膜各层细胞的变化,几乎可用于各种角膜疾病的诊断和随访,包括角膜感染性疾病的无创性快速诊断；角膜移植术和角膜屈光手术的术前、术后定量检测,观察角膜各层细胞、组织结构和神经的创伤愈合(图1-11-5、1-11-6)；各种角膜变性和角膜营养不良的形态学检测；对角、结膜烧伤后患者的角膜、结膜和角膜缘干细胞的形态观察、随访；对接触镜佩戴者的角膜状态、角巩膜缘结构进行随访；对角膜、结膜的朗格汉斯细胞和结膜杯状细胞的形态学观察和数量随访；白内障术前内皮细胞的计数和形态观

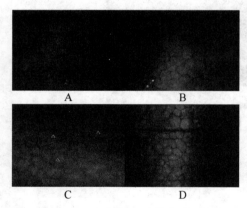

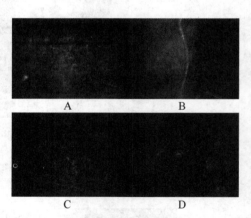

图1-11-5　部分穿透性角膜移植术后角膜
内皮细胞的共聚焦显微镜图像

A.术后6个月,内皮细胞密度2 332个/mm²；B.术后1年,内皮细胞密度为1 861个/mm²,大部分细胞仍为六边形,但有少数细胞形态异常(白色箭头处),且可见1个八边形细胞(黑色箭头处)；C.术后2年,内皮细胞密度为1 292个/mm²,细胞大小差异度明显增加,可见数个八角形内皮细胞,细胞面积明显大于临近细胞(△处)；D.术后3年,内皮细胞密度937个/mm²,细胞内可见高反光的细胞核样结构,细胞大小差异明显,六边形细胞比例明显下降

图1-11-6　部分穿透性角膜移植术后使用
角膜共聚焦显微镜观察角膜神
经的再生情况

注：A、C为角膜上皮下神经丛图像,B、D为角膜基质神经图像。A.术后1年,前弹力层处尚未见典型的神经纤维,但是可见早期处于芽生状态的细小神经纤维；B.术后1年,在角膜基质内可见再生的神经纤维,但与正常角膜基质神经相比,再生的神经纤维纤细且扭曲明显；C.术后30个月,前弹力层处可见再生的神经纤维,形态与正常上皮下神经丛接近,但神经分支较少；D.术后2年,角膜基质内见再生的神经纤维,与正常的神经纤维相比仍较纤细,但已无明显扭曲

察,特别是使用非接触式角膜内皮镜无法获取角膜内皮图像的患者;视网膜手术后角膜内硅油沉积颗粒的观察。因激光的穿透性比普通光源强,对于因角膜水肿或轻度混浊致使常规角膜内皮镜检查无法显示内皮细胞图像的患者,使用激光光源的共聚焦显微镜也可以获得较为理想的图像。

该检查的禁忌人群包括:眼球震颤、无法固视者;对表面麻醉剂(丁卡因、奥布卡因)过敏者;因各种原因造成的睑裂过小(如化学伤后),无法放置开睑器者;结膜囊内有活动性炎症并具有传染性者。

(乐琦骅)

第十二节 眼 部 照 相

一、眼前节照相

眼前节照相系统是指对眼睑、结膜、角膜、前房、虹膜、瞳孔、晶体等进行高清的照相,用于眼前节的检查及患者图像资料储存,有助于病情的随诊观察。

眼前节照相系统(以 Haag-Streit Photo-Slit Lamp BX 900 为例),包括以下 3 个部分:裂隙灯显微镜、照明系统和照片处理附件。

Haag-Streit Photo-Slit Lamp BX 900 眼前节照相系统具有以下特点:配置顶级的数码裂隙灯;最好的影像品质;同步闪光装置;100％光线切换装置,设计便捷的拍照快门;可搭载 Canon EOS 1 500 万以上像素;全方位影像品质控制。

BX900 前节照相系统拥有裂隙灯光源(裂隙/弥散)和背景光两套光路。根据不同的拍摄部位和拍摄要求做相应的调整与整合。裂隙光技术要素如表 1-12-1 所示。

表 1-12-1 裂隙光技术要素

拍摄参数	参数设置
闪光灯亮度	强/中等
闪光灯输出大小	100％/50％/25％/10％/5％/蓝光滤光片
背景光亮度	连续
背景光角度	0～90°
裂隙	0～8 mm
滤片	无/蓝/无赤光(绿)/灰 10％/弥散
弥散片	是/否
裂隙角度	0～90°
倍数	10×/16×/25×/40×
光圈	1～5

进行拍照前首先应用调焦棒及目镜中的"十"字进行目镜屈光补偿对焦,并记录下双眼目镜的屈光补偿度数,确保拍摄前目镜已调整到操作者的补偿刻度处,使裂隙灯观察到的和照片图像相一致。

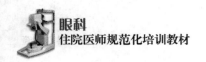

常见疾病的眼前节照片拍摄要点如下。

1. 眼睑　采用弥散光照明,使图像均匀平衡。

2. 结膜

(1) 弥散光照明:弥散光照明均匀平衡。由于增加了反射率,使得曝光控制更加多样化。

(2) 窄隙光束:一个位于中心的窄隙光束透过患处并以 45°角投射到病灶上。背景光照明也打开,用于观察病灶的切面结构。

3. 角膜

(1) 弥散光照明:用于严重的角膜病变中,因为弥散光不能够很好地穿透角膜。

(2) 宽裂隙光:能够提供更多信息,因为倾斜的照明法能通过角膜或任何病理组织反射和折射。

(3) 窄隙光束:以 45°~60°角度切入照射,穿过角膜显示一个光学断面,可以定位出病灶的层次。

(4) 虹膜后照法:适用于观察角膜内皮面病灶。

(5) 巩膜分散照明法。

(6) 荧光素钠染色。

4. 前房、房角

(1) 房水闪辉:"TYNDALL"现象,即房水中的细胞、色素和蛋白质在光反射下呈云雾状。裂隙光应调到最小圆形光束并以 42°~90°角度投射到前房。

(2) 房角-房角镜:房角镜所要求理想的镜面位于实际病灶区相反的位置,一束宽裂隙光从显微镜同轴位置投射到房角镜,倾斜透镜可以消除减弱反射光。

5. 虹膜

(1) 宽裂隙光。

(2) 虹膜透视法:裂隙光应与显微镜同轴并调到小的圆形光束。光束透过中等扩大的瞳孔,眼底反光从后面照射虹膜。

6. 晶体

(1) 窄隙光束——光学断面:一个窄裂隙光束以 45°角投射到晶体表面产生一个光学断面。

(2) 宽光束——直接照明:一束适宜的裂隙光束以 45°角投射到晶体病灶处。

(3) 宽光束——切线照明:一束宽裂隙光以>45°角进行切线照明增强了细节的对比效果。

(4) 眼底红光反射后照法:裂隙光与显微镜要同轴。一个偏心的宽裂隙光束通过调节成半圆状。该偏心光束通过扩大的瞳孔投射到其边缘附近。

7. 玻璃体:窄光束　没有检查镜辅助时它仅用来检查和记录前部玻璃体。

二、眼底照相

眼底照相是诊断眼病和全身多种疾病的重要依据,眼底照片则更是研究、诊断的重要资料,如黄斑疾病、视神经乳头疾病,视网膜血管异常等,对早期诊断糖尿病、动脉粥样硬化等具有一定的诊断与记录随访价值。

(一) 眼底照相系统的组成

眼底照相机的光学成像系统主要包括 4 个部分:照明系统、照相系统,观察瞄准系统和计时卷片系统。

（二）眼底照相系统的原理

眼底照相机是基于 Gullstrand 无反光间接检眼镜的光学原理,照明系统的出瞳和观察系统的入瞳均成像在患者瞳孔区,这样的设计能保证角膜和晶状体的反光不会进入观察系统。眼底照相机有两个光源:第 1 个光源是钨丝灯,用在对焦时做眼底照明,光源类型与其他间接检眼镜相同;第 2 个光源是闪光灯,用以在瞬间增加眼底照明至一定强度而进行拍摄。眼底照相机通常需要瞳孔直径 4～5 mm 来照明或拍摄眼底图像。由于强光摄影会使瞳孔缩小,因此需要散瞳获得大瞳孔直径,尤其是广角照相机。为了减少散瞳的麻烦,一些厂家设计了小瞳眼底摄影系统,主要是提供低强度照明的红外光作为聚焦照明光源,这样的光源不被受检眼所见,因此不会引起反射性缩瞳。而该系统的闪光系统是可见光,由于闪光系统速度很快,在拍摄瞬间,受检眼无法作出相应的缩瞳反应,这就是小瞳眼底照相机的原理。但是有些被测者,如老年人,其瞳孔在正常情况下＜3 mm,可能无法使用小瞳眼底照相,在闪光灯闪烁之后所产生的延缓性反射性缩瞳会影响同侧眼连续拍摄或对侧眼拍摄。

（三）眼底照相在眼科的主要运用

1. *视神经乳头*　注意其大小、颜色、形状、边缘是否清晰、有无异常的凹陷或隆起,以及血管的粗细,弯曲度、动静脉管径的比例,动脉管壁的反光程度。眼底视盘照相尤其在青光眼患者中有着重要的意义。青光眼的患者会出现视神经盘盘沿形态的病理改变、视盘出血、神经纤维层缺损等。通过对盘沿、神经纤维层的细微观察与客观、准确的记录,有助于青光眼的诊断与随访观察,尤其是在高质量的眼底照相中,神经纤维层显示较明亮有光泽的反光,因此,神经纤维层缺损容易被清晰记录观察。

2. *黄斑区、视网膜*　应注意有无水肿、渗出、出血、色素改变及瘢痕等情况,眼底照相可作为眼底疾病的客观记录。免散瞳眼底照相对于糖尿病视网膜病变的早期筛查有一定价值。

三、Retcam 眼底照相

Retcam 是一种代表当今国际先进科技发展水平的宽视野、数字化眼底照相机。该仪器视网膜检查宽度可达 130°,避免了周边部视网膜病变的漏诊,可用于早产儿视网膜病变的筛查,同时可对婴幼儿其他眼内疾病进行检查与记录,包括视网膜母细胞瘤、眼底出血、coats病、犬弓蛔虫病等。Retcam 眼底照相最大的优势在于广视野及对周边的视网膜的观察,其范围可至中周部,这是普通眼底照相机所无法达到的。

（一）Retcam 眼底照相的检查步骤

（1）散大瞳孔,至少需要 6 mm。

（2）局部使用表面麻醉药物。

（3）用开睑器轻轻撑开患儿眼睑。

（4）在角膜表面使用眼科耦合剂,通常为质地透明的抗生素眼膏。

（5）进行眼底显像。操作需轻柔,需注意施加最小的必要压力和采取最小的移动,尽量使镜头末端是耦合剂从而避免对眼球造成直接的压力。

（6）进行图像储存与分析。

（二）Retcam 眼底照相在眼科的应用

1. *早产儿视网膜病变（ROP）*　ROP 是指发生于早产儿和低体重儿的视网膜病变,出生

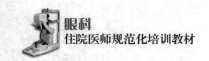

早于 34 孕周,或出生体重<2 000 g,出生后有吸氧史为发病的高危因素。根据国际 ROP 分期,病变位置分为Ⅲ区,严重程度分期分为 5 期。病变位置:①Ⅰ区。以视盘为中心,视盘-黄斑 2 倍距离为半径画圆。②Ⅱ区。从Ⅰ区到鼻侧锯齿缘的环形区域。③Ⅲ区。剩下的颞侧半月区范围。病变分期:①1 期。有、无血管化的视网膜分界线。②2 期。嵴形成。③3期。嵴处视网膜纤维血管增生。④4 期。部分视网膜脱离。⑤5 期。视网膜全脱离。散瞳间接眼底镜检查仍是 ROP 检查的"金标准",间接眼底镜顶起周边网膜检查,可观察到靠近锯齿缘的视网膜结构,这部分在 Retcam 照相中难以观察到。间接眼底镜需要操作医生较高的技术和较丰富的个人经验,需要较长的学习周期,而文献报道 Retcam 眼底照相系统可培训相关的医生或护士,图像满意率及诊断符合率可达到 95％以上,Retcam 眼底照相优势在于使用方便,快捷,图文资料和视频可永久保存。

2. 视网膜母细胞瘤(RB) RB 是婴幼儿时期最常见的眼内恶性肿瘤。Retcam 眼底照相在 RB 综合治疗的随访中有着重要的地位。Retcam 眼底照相可以客观、直观地记录综合治疗后肿瘤大小、消退模式的变化及玻璃体种植的情况,其记录图像的对比功能可以及时发现 RB 复发的早期征象和新发肿瘤。尤其是对于较小和周边部的肿瘤,B 超检查仅表现为网膜轻度的隆起,患儿由于眼位不配合,周边部的小肿瘤容易漏诊,Retcam 对于较周边的小肿瘤的发现具有一定的优势。

3. 其他婴幼儿眼内疾病 如眼底出血、coats 病、犬弓蛔虫病、FEVER 等。Retcam 眼底照相可以广角、客观、直观地记录眼底病变的情况,尤其是周边部的病灶,如犬弓蛔虫病,Retcam 眼底照相较易在周边视网膜发现肉芽肿性病灶和牵引性视网膜脱离。对于眼底出血、coats 病、犬弓蛔虫病、FEVER 等的随访和手术或激光治疗前后的疾病对比,Retcam 具有一定的优势。

4. 其他应用 更换 Retcam 照相系统提供的其他的镜头,如 80 D 镜头可放大黄斑、视盘的成像,用于后极部病变的记录,尤其是对于普通眼底照相无法配合的婴幼儿;先天性青光眼视盘照相及随访观察具有一定价值;眼前节镜头可用于观察记录普通眼前节照相无法配合的婴幼儿的角膜、虹膜情况。

(薛 康)

第十三节 眼底自发荧光

眼底自发荧光(fundus autofluorescence,FAF)技术是近年来出现并应用于临床的一项视网膜影像学技术。由于该技术简单易行,并且无创,对了解视网膜色素上皮(retinal pigment epithelium,RPE)的结构和功能改变有很大帮助,是诊断眼底病特别是累及视网膜色素上皮-感光细胞联合体疾病的有力工具。

一、简介

人体组织中很多物质在不同波长的光波刺激下能自然地发出荧光,多年前有学者从组织病理学的研究中就知道视网膜色素上皮内存在的脂褐素(lipofusin)在蓝光激发下能发出荧光或亮光,这种亮光呈现白色,是自然发生的,不需要注射染料,故称之为自发荧光。

脂褐素是眼底自发荧光的主要来源,它是感光细胞代谢的正常副产品。RPE 中的溶酶体在消化处理脱落下来的感光细胞外节时,有少量脂褐素存留和聚集在 RPE 内。脂褐素在 RPE 内聚集的量随年龄的增长会逐渐增多,若脂褐素过度聚集,就会对 RPE 造成损伤,导致病变发生。脂褐素聚集的机制主要有溶酶体功能异常、自噬作用和细胞应急。脂褐素中主要的荧光团是 A2E,即 N - 视黄基 N - 亚视黄基乙醇胺(N-retinyl-N-retinylidene ethanolamine)。

二、正常眼底自发荧光的表现

在正常眼底自发荧光的图像中(图 1 - 13 - 1),视盘呈现弱荧光,原因是视盘上没有视网膜,缺乏自发荧光物质。视网膜血管内的血液可吸收蓝光,也呈现弱荧光。黄斑中心凹富含叶黄素,能吸收蓝光,所以中心凹也呈现明显的弱荧光。旁中心凹区域的自发荧光强度介于中心凹和正常脂褐素聚集区之间,呈现中低强度的荧光,可能是因为该区 RPE 细胞中黑色素沉积的降低和脂褐素颗粒密度的降低。

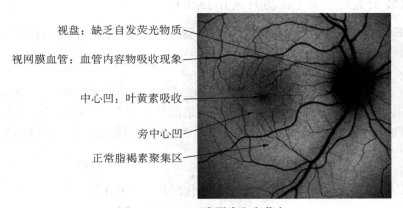

视盘:缺乏自发荧光物质

视网膜血管:血管内容物吸收现象

中心凹:叶黄素吸收

旁中心凹

正常脂褐素聚集区

图 1 - 13 - 1 正常眼底自发荧光

三、异常眼底自发荧光的表现

简单地说,异常眼底自发荧光不外乎两种:强荧光(hyper-fluorescence)和弱荧光(hypo-fluorescence)。强荧光提示脂褐素过度聚集,弱荧光提示 RPE 萎缩(图 1 - 13 - 2)。其他原因引起的异常自发荧光见下文。

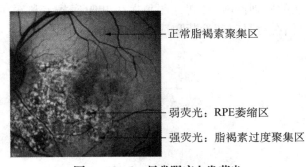

正常脂褐素聚集区

弱荧光:RPE萎缩区

强荧光:脂褐素过度聚集区

图 1 - 13 - 2 异常眼底自发荧光

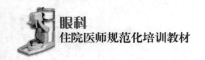

四、导致自发荧光信号增强(强荧光)的原因

(1) RPE 内脂褐素的过度聚集:脂褐素病变包括 Stargardt 病、Best 病、地图样营养不良、成人盘状黄斑营养不良、老年黄斑变性。

(2) 位于 RPE 前后的荧光团出现:包括视网膜内积液(黄斑水肿)、RPE 脱离的 RPE 下积液、RPE 下的玻璃膜疣、迁徙的含有脂褐素或脂褐素−黑色素的 RPE 细胞或巨噬细胞、陈旧性视网膜内和视网膜下出血、有 RPE 存在的脉络膜血管和脉络膜毛细血管萎缩(如眼底激光斑中心或 RPE 萎缩斑内)、脉络膜痣和黑色素瘤。

(3) 缺乏吸收物质:包括叶黄素损耗(如特发性黄斑裂孔、特发性黄斑毛细血管扩张症 2型)和叶黄素移位(如黄斑囊样水肿)。

(4) 视盘玻璃膜疣。

(5) 伪迹。

五、导致自发荧光信号降低(弱荧光)的原因

(1) RPE 内脂褐素密度的降低:包括 RPE 萎缩(如地图样萎缩)和遗传性视网膜营养不良(如视网膜色素变性)。

(2) RPE 内黑色素的增加即 RPE 增生。

(3) 位于 RPE 前的细胞外物质、细胞、液体的吸收:包括视网膜内水肿(如黄斑水肿)、迁徙的含黑色素的细胞、结晶样玻璃膜疣或其他结晶样沉着物、新鲜视网膜内和视网膜下出血、纤维化瘢痕和激光瘢痕的边界、视网膜血管、叶黄素和屈光间质(玻璃体、晶状体、前房、角膜)浑浊。

六、眼底自发荧光联合频域相干光断层扫描(FD−OCT)

当我们观察到异常的眼底自发荧光时,需要对异常自发荧光作出解释,即为什么会在病灶部位显现出强荧光或弱荧光。FD−OCT 是揭示活体视网膜解剖结构的最有力工具,眼底自发荧光技术若能和 FD−OCT 扫描同步进行,就能实现异常眼底自发荧光和视网膜组织解剖结构的对应,从而更好地帮助眼科医生解释异常自发荧光的意义,更好地了解视网膜疾病的本质。

总之,眼底自发荧光是一项无创、简单、易行的影像技术,它能带给眼科医生眼底彩色照片、眼底荧光血管造影和脉络膜 ICG 造影看不到的影像学改变,是对其他影像技术的重要补充。它还有助于眼底病的鉴别诊断,使普通眼科医生和眼底病专科医生更好地理解眼底病的病理生理机制,使我们在对眼底病诊断和选择治疗的准确性上更有信心。

(王　敏)

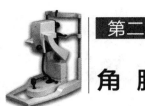

第二章

角 膜 疾 病

第一节 概 述

角膜是无血管的透明组织,与巩膜一起构成眼球的外壁。组织学上角膜由外向内依次分为上皮层、前弹力层、基质层、后弹力层和内皮层。角膜缘存在角膜上皮干细胞,上皮层损伤后可再生,不留瘢痕。上皮下是丰富的感觉神经末梢丛,其密度为人体各部位之首。角膜上皮基底层细胞分泌形成一层基底膜并附着于前弹力层,前弹力层损伤后不能再生。角膜基质层约占角膜厚度的90%,主要是由许多平行排列的胶原纤维板层组成的,基质层损伤后由瘢痕组织修复,病变部分角膜失去透明性。后弹力层由内皮细胞分泌形成,坚韧富有弹性,与基质层连接疏松。内皮层为单层内皮细胞,一般认为人角膜内皮细胞出生后不能再生,因衰老或各种病变所致内皮细胞死亡,通过邻近细胞的扩大和移行来填补缺损区。

角膜屈光力占眼球屈光力的74%(43.25 D),是重要的屈光介质。角膜表面被覆一层稀薄的泪膜,泪膜形成光滑湿润的光学界面,参与维持角膜正常屈光状态并润滑和保护角膜上皮细胞。

角膜病种类较多,主要包括感染性病变、免疫性病变、先天异常、变性、营养不良、外伤等。其中,感染性角膜病是最主要的角膜盲原因,是我国角膜移植的最主要适应证。由于角膜没有血管,免疫学上处于相对的"免疫赦免"状态,角膜移植是排斥反应最低的组织器官移植。

(王 艳)

第二节 干 眼

2007年,国际干眼工作小组赋予干眼(dry eye)的最新定义是:"泪液和眼球表面的多因素疾病,能引起患眼不适、视觉障碍和泪膜不稳定,损害眼表,并且伴有泪膜渗透性增加和眼表炎症。"

一、病因及分类

干眼病因尚不十分明确,可能与环境、年龄、性别、性激素水平、眼表炎症、细胞凋亡及全身结缔组织病有关。现在一般认为是眼表炎症和免疫反应相互作用的结果,与下列因素有关。

1. 环境 经常从事注意力集中的工作或活动,如经常使用计算机、阅读等(视频终端综

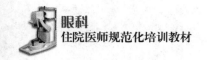
合征，video display terminals，VDT)及长期在空调房或空气不流通的地方。

2. 性别　女性发病率一般高于男性。

3. 年龄　65 岁以后发病率常显著增加。

4. 性激素水平　绝经期和绝经后的妇女多见。

5. 结缔组织病　如 Sjögren 综合征、类风湿关节炎等。

6. 手术源性　手术后可有一过性或永久性干眼，如白内障术后和角膜激光术后。

7. 佩戴接触镜　导致泪膜不稳定。

8. 药物　长期滴用滴眼液或某些药物毒性较大的滴眼液，以及某些口服药物，如避孕药、抗组胺药等。

9. 维生素 A 缺乏　如营养不良或吸收障碍患者。

10. 泪腺病变　如泪腺肿瘤或泪腺放疗后纤维化。

11. 结膜病变　如眼瘢痕性类天疱疮、Steven-Johnson 综合征、化学伤引起的眼表损害等。

12. 其他　如睑板腺功能障碍(meibomian gland dysfunction，MGD)、睑缘炎、结膜松弛、验光配镜不良等。

目前干眼的诊断分类标准仍没有统一。1995 年，美国干眼研究小组提出的分类方法，主要将干预分为泪液生成不足型和蒸发过强型两种类型。前者是由于泪腺疾病或者功能不良导致的干眼，即为水样液缺乏性干眼症(aqueous tear deficiency，ATD)，又可分为 Sjögren 综合征(Sjögren syndrome，SS)所致干眼症(SS-ATD)及非 SS-ATD。后者主要指睑板腺功能障碍。

干眼的分类并不是相互完全独立的，实际上，它们的分类常常交叉，甚至同时存在，很少单独出现(图 2-2-1、表 2-2-1)。

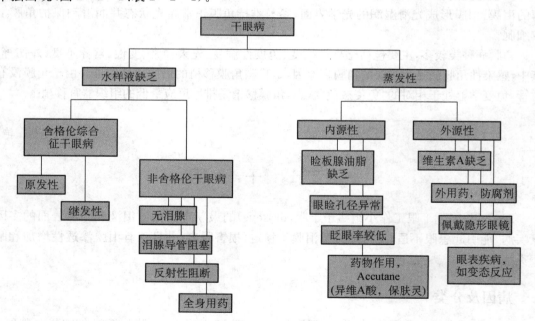

图 2-2-1　干眼分类

引自：The definition and classification of dry eye disease：report of the Definition and Classification Subcommittee of the International Dry Eye WorkShop (2007). Ocul Surf, 2007,5(2):75-92.

表 2-2-1　干眼分级

项　目	1 级	2 级	3 级	4 级
不适/严重程度/频率	无或轻度刺激,因环境而诱发	中度刺激,长期的,有或无环境诱因	重度,频率高,持续性,无环境诱因	重度或视物困难,持续性
症状	无或轻微疲劳感	轻微不适感,有或无行为受限,刺激感	有不适感,长期或持续性,行为受限	重度/视物困难
结膜刺激	无/轻微	无/轻微	+/-	+/++
结膜染色	无/轻微	轻微	中度	明显
角膜染色(程度/位置)	无/轻微	轻微	明显	严重点状糜烂
角膜/泪液体征	无/轻微	轻度碎屑,半月形	丝状角膜炎,黏液形成,泪液碎屑增加	丝状角膜炎,黏液形成,泪液碎屑增加,溃疡
眼睑/睑板腺	可能存在 MGD	可能存在 MGD	频繁	倒睫/角质化/睑球粘连
泪膜破裂时间(s)	可变化	≤10	≤5	即刻
Schirmer 试验 (mm·5 min^{-1})	可变化	≤10	≤5	≤2

二、发病机制

干眼的核心机制为泪液高渗和泪膜不稳定(图 2-2-2)。高渗泪液引起眼表一系列炎症反应并且释放炎症因子,造成眼表上皮损伤。上皮损伤包括细胞凋亡,杯状细胞丢失及黏蛋白分泌减少导致的泪膜不稳定。泪膜的不稳定进而加重眼表的高渗透压,从而形成恶性循环。此外,眼科手术,角膜接触镜,以及局部使用一些药物也会造成泪膜不稳定,从而引起干眼。

水样泪液分泌减少、眼表泪液清除率降低及泪液蒸发量增加是泪液高渗最主要的原因。空气低湿度和高流动性促进泪液的蒸发,导致睑板腺功能障碍(MGD)的发生,而 MGD 又可以导致泪膜脂质层不稳定。睑板腺功能异常患者,由于睑板腺阻塞或脂质发生异常,或具有分解脂肪能力的菌群发生变化,使脂酶分解脂肪活性增强,排出脂质成分和比例发生改变。此外,泪腺和结膜囊之间的流动障碍导致泪液水样成分的减少。目前,尚不能明确这一改变是否与年龄有关,但是与使用某些全身药物,如抗高血压药、抗组胺药及抗毒蕈碱药有关。

结膜瘢痕或者眼表的神经感觉迟钝,神经刺激反射性泪液分泌减少,泪腺对眼表损伤的反应能力降低可能造成泪液流动障碍。由于干眼引起的慢性眼表损伤最终导致角膜上皮知觉减退,反射性泪液分泌减少。LASIK 手术、佩戴角膜接触镜及长期局部滥用麻醉药物也可以导致眼表和泪腺组织间神经反射的迟钝引起干眼。

干眼眼表的病理主要就是泪腺的炎症性改变,在 Sjögren 综合征所致干眼(SS-ATD)中表现最为明显,在非 SS-ATD 也可见。一方面,炎症导致泪腺和结膜等组织破坏和炎症的持续状态;另一方面,炎症因子损害正常的泪液分泌的神经传导,影响泪液分泌的质和量。此外,雄激素水平也可以促进炎症反应。

由于干眼病因的多样性,各因素之间存在何种联系或因果关系尚未完全明了,对此进行

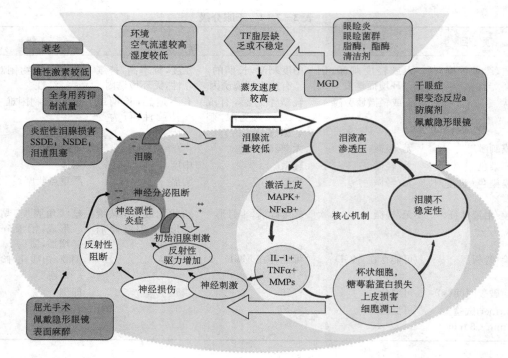

图 2-2-2 干眼发病机制

引自:Behrens A, Doyle JJ, Stern L, et al. Dysfunctional tear syndrome. A Delphi approach to treatment recommendations. Cornea,2006,25:90-97.

深入研究对于理解干眼的本质,提高干眼治疗效果,改善预后有重要意义。

三、临床表现及诊断

1. 病史　患者长期看电脑或视频之类的或从事注意力集中的工作,常年在空调房间或是空气不流通的空间,经常使用滴眼液(尤其是抗生素及抗病毒类滴眼液),眼部手术史或创伤史,长期佩戴角膜接触镜等。

2. 症状　临床中,患者可出现症状和体征相分离的现象,但是即使无任何体征,患者的不适主诉在诊断中具有十分重要的价值,如干涩感、异物感、烧灼感、眼痒、畏光、眼红、视物模糊、视疲劳、晨起睁眼困难等。

3. 眼部检查

(1)裂隙灯检查:

1)眼睑检查:注意睑缘充血、增厚、外翻、睑板腺开口是否有黄色黏稠分泌物阻塞,或压迫腺体有无脂质分泌物排出,睑板腺功能障碍是干眼的常见病因之一。

2)角结膜:观察角结膜处,尤其是角膜缘处有无手术瘢痕、炎症等,长期慢性炎症通常引起干眼;角膜表面的弥漫性上皮脱落,一般下方多见及结膜松弛。

3)泪河宽度:睑缘与眼表面交界处的泪液高度,正常不小于 0.3 mm。

4)角膜表面和泪湖的碎屑。

(2)眼部特殊检查:

1)Schirmer Ⅰ试验:在不使用麻醉药的前提下将滤纸置于下穹窿中外 1/3 处,闭眼(避免泪液蒸发),5 min 后检查滤纸润湿的长度可判断泪液分泌情况。一般认为＞10 mm/5 min 为正常。操作时需注意动作轻柔,避免刺激后流泪。

2) 酚红棉丝试验:标准 70 mm 酚红棉丝置于下睑穹隆部,被检者前视 15 s,变红部分＜9 mm/15 s 为阳性。

3) 泪膜破裂时间(tear break-up time,BUT):在患者结膜囊内滴 1 滴(1～2 μl)1%荧光素钠,眨眼,从最后一次瞬目后睁眼至角膜出现第 1 个黑斑的时间为 BUT。一般认为＞10 s 为正常。

4) 眼表活体染色:常用的角结膜染色剂主要有 3 种,包括:荧光素、虎红和丽丝胺绿。荧光素染色阳性反映角膜上皮缺损;虎红或丽丝胺绿染色阳性反映干燥及坏死的角膜上皮细胞;虎红还染色未被黏蛋白覆盖的上皮细胞。荧光素染色可用于观察角膜病变,而丽丝胺绿染色用于观察结膜病变。

(3) 共焦显微镜检查:共焦激光角膜显微镜是以共焦激光为光源,采用激光共焦纤维扫描技术进行角膜活体组织学检查,将角膜临床检查提高到了细胞形态学水平。可以用来观察泪膜,评估干眼相关的角膜神经病变及睑板腺形态。在睑板腺功能障碍患者中,睑板腺腺泡直径明显增大。腺泡数量和直径与睑板腺功能障碍的严重程度相关。

(4) 问卷调查表:眼表疾病指数(ocular surface disease index,OSDI)量表通过一系列问题,根据患者选择答案的累积分数评估患者干眼的程度,以及治疗效果。但是,也有些患者眼表健康改善,其主观症状并没有减轻。

(5) 其他:如泪液清除率、泪液渗透压、干眼仪、结膜印记细胞学检查等,临床上不常用。

4. **实验室检查** 对诊断干燥综合征患者意义重大。SS 患者血清抗核抗体、抗 DNA 抗体、抗 ENA 抗体(SS-A、SS-B、RNP、FP)、类风湿因子(RF)等阳性。

四、鉴别诊断

1. **毒性角结膜炎** 角结膜干燥症患者水样泪液分泌缺乏,从而稀释或者冲刷的能力下降,或者是有目的的(局部应用润滑剂或者药物),或者无意的(面部和眼睑的化妆品)。稀释或冲刷能力的下降会潜在性地导致上皮和泪膜的异常。患者的症状包括烧灼感、异物感和畏光,使用不适的药物,以上症状会持续或者加剧,常有角结膜干燥症病史。

2. **过敏性角结膜炎** 过敏性结膜炎的症状主要是痒。可能存在花米热或者遗传性过敏性皮炎,如巨乳头性结膜炎和春季结膜炎,上睑结膜存在中到大的乳头。泪膜中可见黏蛋白碎屑。通常没有孟加拉红或者荧光素染色,除非乳头巨大以至于机械性的损伤角膜。但是干眼和过敏常同时存在。角结膜干燥症,泪液缺乏,导致其稀释和冲刷过敏原的能力下降,增加过敏性结膜炎发生的可能。很矛盾的是,全身抗过敏的药物会加重干燥,局部抗过敏药物中的防腐剂也会加重干眼相关上皮病变。过敏反应释放的炎性产物和眼部摩擦会加重临床症状。

3. **点状角膜炎** 由于病毒感染引起的上皮或上皮下浸润,表现为局限于角膜某个象限的浸润点或散在浸润点,但一般不超过 10 个。

五、治疗

干眼是慢性病,需要长期治疗,佩戴验光正确的合适的眼镜,要帮助患者树立坚持治疗

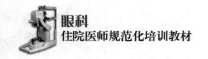

的信心。不同类型和不同程度(见表2-2-1)的干眼治疗方法也有不同。

1. 水样液缺乏性干眼(ATD)的治疗

(1)环境调节:需要视力高度集中的任何活动或者工作均可导致瞬目的减少、视疲劳和干眼综合征。应尽量避免长时间使用电脑等视频终端。

(2)泪液成分替代疗法:人工泪液是治疗干眼中应用最广的方法。这种方法只能减轻症状,但在轻至中度干眼的许多患者,这是所需的唯一治疗方法。应用泪液替代物的目的在于增加眼表的湿润度和润滑度,从而带来随后的继发效果。应用人工泪液有明显的局限性,其组成不能与自然泪液的成分完全相同。理想的泪液替代物应该与正常的泪膜离子组成相近,表面张力低,耐受性好,无刺激性,不含毒性防腐剂,并且在角膜和结膜保留时间长。目前可购买到的人工泪液制品有很多,其成分不尽相同,以满足不同原因及不同程度患者的需要,没有一种人工泪液是特效的,但不同患者可在其中选出对他最好的一种人工泪液。

(3)泪液保存:延长泪液在眼表的停留时间,包括泪小点栓塞、湿房镜或潜水镜、室内加湿器、治疗性角膜接触镜。

1)泪小点栓塞:对中重度干眼治疗有一定帮助,可以暂时或永久性地减少泪液的流出。

2)湿房:湿房的概念就是封闭眼睛从而使泪液蒸发减少。可以通过室内加湿器或者湿房眼镜或护目镜增加眼周湿度,减少蒸发,从而保持眼泪体积并降低渗透压。为了使湿房镜达到最大的效果,应该使其与面部接触并保持封闭。

3)亲水性绷带型角膜接触镜:这种特殊类型的角膜接触镜可以在干眼患者眼周形成一个防止蒸发的屏障。但是干眼的患者会遇到接触镜变干而脱落的问题。干眼患者的角膜感染的危险增加,角膜接触镜更进一步增加了这种危险。通常只在一小部分患者使用这种接触镜,如难治性丝状角膜炎或者有未愈合的上皮缺损而不能进行其他治疗的患者。为了减少感染的可能性,应注意卫生并使用润滑剂和抗生素。重症干眼患者不宜佩戴治疗性角膜接触镜。

(4)刺激泪液分泌疗法:口服溴己新(必嗽平,bromhexine)、盐酸毛果云香碱(pilocarpine hydrochloride)、新斯的明(neostigmine)等药物可以促进部分患者泪液的分泌,但疗效尚不肯定。P2Y2受体兴奋剂(INS365)可以增加泪液量并刺激黏蛋白分泌。初步临床试验证明干眼患者的症状和眼表着色的体征得到改善。这种药物目前尚未被批准用于干眼的治疗。

(5)抗炎治疗:

1)免疫抑制剂:现在公认炎症通过抑制泪液分泌和对眼表的破坏而在干眼的发生中起了一定的作用。对于干眼程度较重,确定有免疫因素参与的类型可以加用局部免疫抑制剂环孢素(环孢素,CA)或他克莫司(tacrolimus),或短期局部使用激素,抑制免疫细胞的效应,减少免疫因子对眼表组织和泪膜的破坏。

2)糖皮质激素:糖皮质激素是许多炎症反应的有效抑制剂。可以改善干眼的症状及体征。但是长期应用糖皮质激素会出现一些不良反应,包括白内障和激素性青光眼,限制了其长期应用。不过短期应用激素来控制眼表炎症的急性发作是有效的。

3)激素补充疗法:激素补充疗法是目前干眼临床治疗研究的最新领域。实验研究的结果是雄激素水平下降伴随着泪腺炎症和泪液分泌不足,这表明局部雄激素补充疗法对于干眼患者来说可能是一种由价值的治疗方法。目前有关此类药物还在进行临床试验。

4)其他:许多全身用药可以减少泪液分泌,加重干眼症状,因此ATD的患者应该尽可能避免服用这些药物,如降血压药(普萘洛尔、利舍平)、抗抑郁药、抗组胺药及麻醉药等。此外,局部使用抗青光眼药物会降低结膜杯状细胞密度。非选择性β受体阻滞剂可以提高干眼的发生率,降低角膜的敏感性。口服药物如乙酰唑胺会使泪液产生减少。因此,上述药物在干眼患者中使用需要格外慎重。

2. 蒸发过强型干眼的治疗　睑板腺功能障碍(MGD)在油性皮肤者及中老年比较常见,是蒸发过强型干眼的主要原因。对于MGD的治疗包括3个方面。

(1) 物理治疗:热敷、按摩和清洁。要热敷和按摩睑缘有利于软化和排出睑板腺分泌物,稳定泪膜脂质层。可用无刺激性的香波清洗局部眼睑。

(2) 局部药物的使用:包括不含防腐剂或含对眼表无损伤或损伤小的防腐剂的人工泪液;皮质类固醇滴眼液;局部治疗脂溢性皮炎的皮肤科药物。

(3) 口服抗生素:不常使用。四环素、多西环素需要连续服用数周才起效,而且需维持数月。8岁以下儿童、孕妇及哺乳期妇女慎用。

(4) 其他:在患有严重的眼表疾病的患者,尤其是持续性上皮缺损和非感染性角膜溃疡患者,睑缝术非常有效。睑缝术能在很大程度地减少角膜表面的暴露,从而减少泪液的蒸发。通常封闭半侧睑裂的颞侧睑缝术就足以保护角膜,而且可以观察眼球情况。这种手术方法是可逆的。

(龚　岚)

第三节　感染性角膜病变

一、细菌性角膜炎

细菌性角膜炎(bacterial keratitis)发病急,进展快,是常见的致盲性角膜病。治疗不及时者可发生角膜穿孔,感染亦可扩散至眼内及巩膜等邻近组织。

(一) 病因

细菌性角膜炎存在多种危险因素,包括角膜外伤、接触镜佩戴、使用污染的滴眼液及倒睫、眼睑闭合不全、慢性泪囊炎等多种破坏眼表防御机制的因素。常见致病菌包括金黄色葡萄球菌、表皮葡萄球菌、肺炎链球菌、铜绿假单孢菌等。

(二) 临床特点

(1) 起病急,眼痛、怕光、流泪等角膜刺激症状明显。严重的铜绿假单孢菌感染可在1～3 d内发展至全部角膜(图2-3-1,见彩插)。

(2) 角膜溃疡表面湿润,边界清楚,病灶周围角膜水肿,结膜囊内可有脓性分泌物积聚。

(3) 发病早期即有虹膜反应,并常有前房积脓。

(4) 角膜病灶刮片行细菌涂片和细菌培养,一般可找到致病菌。

(三) 诊断

(1) 可能的危险因素。

(2) 急性起病、进展快的发病特点。

(3) 局部的溃疡形态特征。

(4) 角膜刮片的病原学诊断。

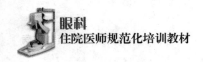

（四）治疗

（1）频繁滴用抗生素眼药水。在选用抗生素时,最好根据治疗前角膜刮片的细菌培养及药物敏感试验而定。在病原学结果未报告之前,常需联合使用数种广谱抗生素,如氨基糖苷类和氟喹诺酮类局部应用。滴用滴眼液时,每次只能滴 1 滴,滴 2 滴的效果是 1 滴的 60%,因为 1 滴容量已超过结膜囊容积。第 2 滴眼药水最早也应在前次 5 min 后滴用。因此最初可每 5 min 1 次,持续 30 min。而后每 30～60 min 1 次,并根据临床反应减少点眼次数。当药敏实验结果出来后可结合前期的治疗效果对局部药物治疗进行调整。对于某些病情严重的患者可以使用高浓度抗生素滴眼液。对 G^+ 球菌感染患者可使用 50 mg/ml 的头孢唑林(cefazolin sodium)滴眼液或 50 mg/ml 的万古霉素(vancomycin)滴眼液,G^- 杆菌感染患者可使用 14 mg/ml 的妥布霉素(tobramycin)、50 mg/ml 的头孢拉定(ceftazidime)或 3 mg/ml 的氟喹诺酮(fluoroquinolones)类滴眼液。但是此类高浓度抗生素滴眼液为非市售药品,需自行配制。

（2）严重病例可全身应用抗生素,如氟喹诺酮类、头孢唑林、头孢曲松(ceftriaxone sodium)、头孢拉啶等。

（3）角膜移植手术。对于溃疡进行性发展,药物治疗效果不佳,角膜溃疡后弹力层膨出或穿孔患者需行治疗性角膜移植手术。

二、真菌性角膜炎

真菌性角膜炎(fungal keratitis)亦是我国常见的致盲性角膜病,患者多有植物性外伤史。其发病较细菌性角膜炎缓慢,但治疗效果往往不及细菌性角膜炎。

1. 病因　植物性外伤为真菌性角膜溃疡的最常见病因,如树叶、麦芒、板栗刺等扎伤。此外长期局部皮质类固醇激素滴眼液的使用,可增加真菌性角膜炎的风险。常见的致病真菌主要有镰刀菌、曲霉菌等。

2. 临床特点

（1）发病相对缓慢。眼部刺激症状较细菌性角膜炎轻。

（2）角膜溃疡形态不一,发展相对较慢缓。溃疡圆形或椭圆形,黄白色或淡黄色,表面干燥粗糙,边界不清,可有"伪足"或"卫星灶",有时角膜后炎症细胞和渗出物质聚集成白色的"内皮斑"(图 2-3-2～2-3-4,见彩插)。

（3）前房常有黏稠的积脓。

（4）前房炎症反应重,病情严重者可发生虹膜虹变、房角关闭。

3. 诊断

（1）常有农业性外伤史。

（2）主觉刺激症状较轻,发病相对缓慢。

（3）局部溃疡形态特征,可伴有前房积脓。

（4）角膜溃疡刮片,进行涂片检查,常可找到真菌菌丝;真菌培养,可有真菌生长。对于临床表现疑似真菌感染,但刮片检查阴性的患者,可多次取材检查。

（5）角膜共聚焦交显微镜:是一种快速、无创的活体检查手段,能观察角膜组织中的菌丝,并在治疗中随访菌丝的变化。

4. 治疗

（1）频繁滴抗真菌滴眼液。5% 的那他霉素(natamycin)是治疗真菌性角膜溃疡的首选药物,它对大多数丝状真菌有效,尤其是镰刀菌感染。治疗早期需频繁滴眼,如每小时滴眼 1 次。0.25%两性霉素 B 滴眼液(amphotericin B)对曲霉菌及酵母菌有良好疗效,但该滴眼液局部刺激症状明显,可每 2 h 滴眼 1 次。0.5%氟康唑滴眼液(fluconazole)对念珠菌感染敏感,可局部频繁应用,如每小时滴眼 1 次。在真菌培养结果未明确时可同时联合多种局部抗真菌药物。

(2) 全身用药。口服伊曲康唑(itraconazole,ICZ)0.2 g,每日 1 次,总量 3 周。注意检查肝肾功能。

(3) 手术治疗:①结膜瓣遮盖术,位于周边的溃疡发展至即将穿孔或穿孔时,可采用结膜瓣遮盖术。②角膜移植术,药物疗效不佳,溃疡进行性扩大或穿孔者,需行穿透性角膜移植。③眼内容剜除术,如溃疡达全角膜或穿孔致大量眼内容物脱出,则需行眼内容剜除术。

真菌性角膜炎的临床治疗中早期明确诊断和早期频繁的局部抗真菌治疗非常重要,一旦病情发展到较严重的程度,药物治疗效果就非常差了。由于严重的真菌性角膜溃疡常伴有明显的前房炎症反应,治疗性角膜移植手术后由于房角关闭、瞳孔阻滞等造成继发性青光眼的可能性显著增大。

三、单纯疱疹病毒性角膜炎

单纯疱疹病毒性角膜炎(herpes simplex keratitis,HSK)为病毒性角膜炎中最常见的一种类型。一般为单侧,10%患者可双侧同时或先后发病。单纯疱疹病毒性角膜炎有复发倾向,反复发作可造成严重的角膜混浊,因而该病亦是主要的致盲性角膜病之一。

(一)病因

主要由Ⅰ型单纯疱疹病毒(HSV-Ⅰ)感染所致,部分亦可由Ⅱ型单纯疱疹病毒(HSV-Ⅱ)感染引起。HSV 可寄生于角膜或三叉神经节内,长期潜伏而不致病,在某些情况下,如发热、感冒、月经、接触镜、角膜外伤等因素作用下可发病。但目前尚无研究证实哪些因素与HSK 的复发相关。人类是单纯疱疹病毒的唯一宿主,60 岁以上人群 100%可在三叉神经中检测到 HSV。

(二)临床特点

1. 原发感染　HSV 的原发感染常见于幼儿,主要累及三叉神经支配区的皮肤和黏膜。其症状常类似非特异性的上呼吸道感染,仅 5%患者诊断为 HSV 感染,大多数 HSV 原发感染未被意识到,而进入三叉神经节潜伏。眼部 HSV 的原发感染可表现为滤泡性睑结膜炎,同时伴有的眼部皮肤疱疹可以帮助诊断。

2. 复发感染　临床见到的 HSK 主要为复发感染,分为 3 种临床类型。

(1) 上皮型(树枝状、地图状):初起为小水泡,破裂成浅层点状病灶,可融合成典型的末端膨大的树枝状病灶,进一步发展可成为地图状。用荧光素染色,其外形清楚可见(图 2-3-5,见彩插)。

(2) 基质型:可由上皮性病变向深部发展而来,也可无上皮病变直接发生。可分为坏死型和非坏死型。其中坏死型发展较快,病情较重,易被误诊为细菌性、真菌性等其他感染性角膜炎。该型反复发作,造成明显的角膜混浊和新生血管。病变晚期角膜基质变薄,甚至可穿孔(图 2-3-6,见彩插)。

(3) 内皮型:有明显的角膜水肿增厚,后弹力层皱褶,可见到 KP 和前房闪辉,有的患者还会伴有眼压升高。此型要与虹膜睫状体炎以及青光眼鉴别。也有一种特殊的盘状角膜

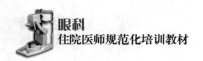

炎,呈边界清楚的基质圆盘状混浊水肿,伴有 KP。此型常无明显溃疡面,病程迁延反复(图 2-3-7、2-3-8,见彩插)。

(三) 诊断

1. **原发感染** 极少患者因原发感染就诊。可根据滤泡性角膜结膜炎,耳前淋巴结肿大,以及局部皮肤疱疹做出临床诊断。病原学诊断有赖于病毒培养、抗原检测和聚合酶联反应(PCR)等实验室检查。

2. **复发感染** 在 HSK 的临床诊断中主要依据反复发作的病史,典型的角膜病变形态,角膜知觉减退等特征。病原学诊断可利用病毒培养、抗原检测和 PCR。取局部病变组织进行 PCR 检测对于难以临床确诊的患者很有意义,在临床逐步得到推广。

(四) 治疗

1. **药物治疗**

(1) 上皮型:部分上皮型患者可自发缓解,局部治疗可以缩短病程并减轻角膜神经病变。局部抗病毒滴眼液可选用阿昔洛韦(acyclovir)、更昔洛韦(ganciclovir)、干扰素(interferon)等滴眼液,该型禁用糖皮质激素。治疗周期约 2 周,应避免长期应用抗病毒药物可能造成的上皮损伤。

(2) 基质型和内皮型:局部抗病毒药物和皮质类固醇激素联合应用。局部皮质类固醇激素停药时需逐渐减量缓慢停药。对于反复发作的病例可同时口服抗病毒药物,如阿昔洛韦,以减少复发可能。伴有眼压升高的患者联合降眼压治疗。

2. **手术治疗**

(1) 角膜移植手术:对于 HSK 造成的角膜白斑可行穿透性角膜移植提高视力。对于活动期的角膜基质炎,若后弹力层膨出或穿孔则需行治疗行角膜移植。

(2) 羊膜移植:对于 HSK 造成的上皮持续不愈合、迁延不愈的角膜溃疡,如神经营养性角膜溃疡可行羊膜移植。此外,睑裂缝合也可应用于此类患者,并具有良好疗效,但部分患者鉴于对外观的影响而不愿接受。

四、其他病毒性角膜炎

(一) 带状疱疹病毒性角膜炎(herpes zoster keratitis)

1. **病因** 由水痘带状疱疹病毒(varicella-zoster virus,VZV)感染所致。VZV 的眼部原发感染少见,一般表现为眼睑疱疹、滤泡性结膜炎。与 HSV 相似,VZV 在原发感染后会潜伏在感觉神经节,约 20% 的患者可能发生复发感染。

2. **临床特点**

(1) 常有发热史和疼痛明显的皮肤疱疹病变。病变主要沿着三叉神经第 1 枝末梢分布,不超越中线。在一侧额部、上睑部等皮肤表面引起串珠状疱疹。局部疼痛剧烈,愈后经常留有瘢痕。

(2) 典型的 VZV 角膜炎形态为钱币形的角膜基质浸润,但是也可发生点状角膜炎、树枝状角膜炎、角膜基质炎、盘状角膜炎等多种病变形态。其树枝状角膜病变较 HSK 上皮型小,而且树枝的中央无溃疡并且缺乏末端的膨大改变。随病变时间的延长,可发生角膜新生血管和角膜脂质沉着。

(3) VZV 角膜炎伴有明显的角膜知觉减退,可造成严重的神经营养不良性角膜病变。

（4）VZV眼部炎症除可发生于角膜,实际可累及眼内任何结构。前部葡萄膜炎、浅层巩膜炎、巩膜炎等并不少见。部分前葡萄膜炎可同时伴有眼压升高,晚期可出现扇形虹膜萎缩。

3. 诊断

（1）典型的头面部带状疱疹病史。

（2）眼部异物感、怕光、流泪、视力障碍、角膜知觉减退等症状。

（3）典型的角膜病变形态。

（4）可能同时伴发的前部葡萄膜炎,眼压升高等体征。

4. 治疗

（1）局部治疗。常用皮质类固醇激素滴眼液和抗病毒滴眼液。对于神经营养不良患者应予以不含防腐剂的人工泪液。

（2）全身抗病毒药物用药。在头面部皮损病变出现早期使用效果较好,可嘱患者皮肤科会诊,共同治疗。

（二）腺病毒性角膜炎（adenoviral keratocon junctivitis）

1. 病因　为腺病毒感染所致。

2. 临床特点　该病多发生于流行性角结膜炎发病7～14 d时,患者多主诉出现视力下降,眼科体检可以发现角膜上皮下多灶性的圆形浸润,一般不形成溃疡,荧光素染色多为阴性(图2-3-9,见彩插)。但浸润位于瞳孔区则影响视力。本病为自限性,但角膜病灶可持续数月,甚至数年。

3. 诊断　根据流行性角结膜炎病史和典型的角膜病变形态即可做出临床诊断。

4. 治疗

（1）以支持治疗为主,包括使用人工泪液和冷敷以缓解症状。

（2）局部抗病毒滴眼液:利巴韦林(ribavirin)、更昔洛韦或干扰素等。

（3）局部皮质类固醇激素类眼药水:当患者结膜假膜明显为减轻炎症反应,减少结膜瘢痕形成,或角膜浸润位于瞳孔区为减轻局部炎症造成的视力损害,可谨慎使用局部皮质类固醇激素。

（4）局部非类固醇消炎药:可在激素眼水减量时使用,防止病毒感染的复发。

（5）局部抗生素滴眼液:当患者出现黏液脓性分泌物,提示可能同时伴有细菌感染,或不能明确为腺病毒感染时可联合使用局部抗生素滴眼液。

五、棘阿米巴角膜炎

（一）病因

棘阿米巴原虫感染所致。常因角膜接触棘阿米巴污染的水源感染发病。经污染的角膜接触镜或清洁镜片的药液而感染者也比较多见。

（二）临床特点

棘阿米巴角膜炎(acanthamoeba keratitis)是一种难以早期诊断和治疗效果不佳的感染性角膜病。致病性阿米巴首先侵犯角膜上皮,其角膜病变形态可呈现为点状上皮病变,树突枝样病灶,片状上皮脱落等多种形态,而常被误诊为病毒性角膜炎。病变进一步发展到角膜基质引起基质浸润可呈现典型的角膜中周环状或圆形基质浸润,进一步发展则可累及整个角膜,疾病晚期可发生角膜穿孔。该病在早期常可产生明显的放射状神经痛,造成症状和体

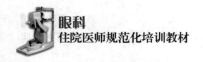

征分离的临床特征。

（三）诊断

（1）常有戴角膜接触镜、角膜外伤或污水接触史。

（2）与体征不相符的放射状神经痛。

（3）角膜上皮性病变，表现为角膜上皮混浊、水肿、浸润等，晚期可扩展到角膜基质呈典型的环状角膜基质浸润（图 2-3-10，见彩插）。

（4）角膜刮片和共聚焦交显微镜找阿米巴滋养体和包囊。

（5）常用培养基是无营养的琼脂大肠埃希菌平板，它能提供该病原体的食物源，故阳性率高。

（四）鉴别诊断

棘阿米巴性角膜炎早期临床表现不典型，可类似多种角膜炎，尤其是应与病毒性角膜炎鉴别。对各种治疗均无明显疗效的角膜炎应想到该病，及早进行角膜刮片和共焦显微镜病原学检查。

（五）治疗

（1）0.02%氯己定（洗必泰）滴眼液（chlorhexidine）、0.2%甲硝唑滴眼液（metronidazole）、0.5%氟康唑滴眼液（fluconazole）频繁滴眼，联合抗生素滴眼剂和眼膏，如氧氟沙星（ofloxacin）。药物治疗需半年以上。该病早期治疗效果较好，但患者确诊时往往病情已经较为严重，临床治疗效果不佳。

（2）角膜移植术。只有在溃疡即将穿孔时才考虑穿透性角膜移植手术。光学性角膜移植需在治愈后至少半年才可考虑。

（王　艳）

第四节　免疫性角膜病变

一、Thygeson 浅层点状角膜炎

1. **病因**　Thygeson 浅层点状角膜炎（superficial punctate keratitis，Thygeson，SPK）是一种原因不明的 SPK，临床特征类似于病毒感染后的上皮表现，但是电镜和培养均不能证实病毒感染。共焦显微镜下显示明显增大的上皮细胞成簇分布，以及深层高度反光的丝状结构。大部分损伤呈线型，也有一些呈卷曲状或树枝状。未见炎症细胞。局部使用皮质类固醇治疗有较好的效果，这也提示该病与免疫相关。

2. **临床表现**　可有反复发作的畏光、流泪、异物感和视力下降，开始时可能是单眼发病，但最终为双眼发病，有时两眼轻重不同。角膜上多个点状隆起性小病灶（图 2-4-1，见彩插）。点状病灶呈圆形或椭圆形，由许多灰白色颗粒构成。荧光素及虎红染色阳性。混浊可发生在角膜的任何部位，以中央区最多见。一般无结膜充血，这点不同于腺病毒性角结膜炎。

3. **治疗**　无症状或症状较轻时可以使用人工泪液维持。症状明显且持续时间较长时可局部使用低浓度皮质类固醇治疗，但停药后易复发。也可用治疗性软性角膜接触镜治疗。对于激素敏感的患者可以选择 0.05%环孢素或他克莫司滴眼液。

二、春季卡他性角结膜炎

春季角结膜炎(vernal keratoconjunctivitis)又名春季卡他性结膜炎,是一种季节性、反复发作的免疫性角结膜病。多在春夏季发病,热带地区较温带、寒带发病率高。主要发生在青春期前,男孩发病率高于女孩,多为双眼发病。

1. 病因　尚不明确,可能是Ⅰ、Ⅳ型超敏反应共同作用的结果。很难找到特殊的致敏原,可能与花粉、微生物的蛋白成分、动物皮屑和羽毛等有关。

2. 临床表现　症状主要有眼部奇痒、眼睑痉挛、畏光、流泪、视物模糊,可有大量的黏液性分泌物。临床上将该病分为3型:睑结膜型、角膜缘型和混合型。

(1)睑结膜型:病变主要在上睑结膜。特点是结膜呈粉红色,上睑结膜扁平巨大乳头,呈铺路石样排列。球结膜充血、水肿。严重时可见上睑有巨大鹅卵石乳头。

(2)角膜缘型:可单独发生,也可与睑结膜型同时发生。主要发生在亚洲和非洲人,且热带多见。可见角膜缘充血、结节,并呈胶冻样外观。部分患者急性期可在角膜缘见到白色Horner-Trantas结节,活检可见大量嗜酸性粒细胞和嗜酸性颗粒。

(3)混合型:上睑结膜和球结膜的病变同时存在。

各种类型的春季角结膜炎均可累及角膜,表现为角膜上皮点状损伤,甚至形成盾形无菌性上皮损害,称为"盾形溃疡",多分布于中上1/3角膜。角膜上方可有血管翳,极少全周角膜血管化。该病可能与圆锥角膜有一定关系。

3. 诊断　根据发病年龄,性别,以及症状和体征可以确诊。也可以结膜刮片查嗜酸性粒细胞。

4. 治疗　本病是一种自限性疾病。治疗方法的选择取决于患者的症状和眼表病变的严重程度。

(1)症状较轻者可以单纯局部应用抗组胺药物。物理治疗可以冰敷,以及在空调房间生活,使患者更舒适。症状严重或治疗效果不佳时,可考虑移居寒冷地区。

(2)中度症状者可以局部应用肥大细胞稳定剂,有每年周期性发作的患者,主张在发病前至少2周开始使用,有助于减轻发作症状。

(3)症状严重者,需要局部应用糖皮质激素或环孢素等免疫抑制剂。急性期可采用激素间歇疗法,先局部频繁(每2h1次)应用激素5～7d,之后迅速减量。使用激素的同时应注意监测眼压。也可以选择局部应用2%或0.05%环孢素,每天2～4次。也可以使用他克莫司(FK-506)治疗,效果较好。

三、泡性角结膜炎

1. 病因　泡性角结膜炎(phlyctenular keratoconjunctivitis)是一种由微生物蛋白质引起的迟发性变态反应(Ⅳ型)性疾病。常见致病微生物包括:金黄色葡萄球菌、结核分枝杆菌、白念珠菌及L1、L2、L3血清型沙眼衣原体等。

2. 临床表现

(1)病史:多见于儿童及青少年,部分患者查结核菌素试验可呈阳性结果,或者患有长期葡萄球菌性睑缘炎。

(2)症状:泡性结膜炎症状表现不一,包括流泪、异物感、畏光、灼热感、眼痒等,可持续

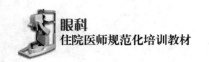

1～2周，可经常复发。泡性角膜炎症状同上表现，但往往更严重，可出现睑痉挛。

（3）眼部检查：泡性结膜炎常表现为结膜淡红色或灰色疱疹结节，形状不一，直径1～2 mm，结节常位于角膜缘附近，也可发生在球结膜的任何部位，很少发生于睑结膜，周围结膜充血。2～5 d后，结节变软，充血减轻，结节中央形成溃疡并伴有坏死。结膜瘢痕很少见。泡性角膜炎可表现在角膜缘，向透明角膜或者向球结膜移行。泡性结膜炎表现为白色疱疹结节，近邻的球结膜充血，结节向球结膜一侧扩大，球结膜和角膜缘之间没有明显间隔。结节的中央可形成溃疡。2周左右时开始愈合，常形成角膜浅基质层瘢痕，瘢痕大小与炎症的严重程度相关。当疱疹长入角膜后，从角膜缘向疱疹长入束状浅层新生血管。开始愈合时，形成有新生血管的浅层角膜瘢痕。可同时出现多发性疱疹，排成线状，或弥散于全角膜表面。一些患者角膜疱疹可首先出现在中央角膜。继发于角膜疱疹的角膜穿孔很罕见。泡性角膜炎患者常伴有葡萄球菌性睑缘炎。

（4）特殊检查：泡性结角膜炎患者应作结核菌素试验和胸部X线检查，以排除肺结核。对于复发患者，特别是年轻患者，应怀疑有衣原体感染。怀疑有感染性角膜溃疡时，应作角膜刮片和培养。

3. 鉴别诊断

（1）Salzmann角膜结节：是由上皮下纤维变性所构成，结节稳定，没有炎症表现。

（2）春季角结膜炎：多见于20岁以下男性，能伴有其他过敏性疾病，如哮喘、过敏性鼻炎、过敏性皮炎等，反复发病，发病可呈季节性，有自限性，表现为流泪、异物感及持续的眼痒，在白天经过刺激或环境诱发后，如灰尘、头皮屑、亮光、汗渍和揉擦后，症状趋于晚间加重，在冬季减轻，睑结膜的乳头呈多角形，头部扁平，呈铺路石样，角膜缘区的胶质样结节或隆起，大多位于上1/2的角膜缘区。赘疣样小白点，称为Horner-Trantas点，表层角膜炎又称Tobgy上皮角膜炎，表现为在角膜上方1/2存在弥漫性、粉尘状灰白色点状混浊。

（3）睑裂斑：睑裂斑一般位于靠近角膜缘处，呈三角形，基地朝向角膜缘，炎症的睑裂斑一般不迁移，不形成溃疡，常位于3点或9点，颜色为黄褐色。

（4）结节性巩膜炎：属于自身免疫性疾病，表现为眼红、眼痛。巩膜上可见性结节，有压痛，表层巩膜血管扩张，滴0.1％肾上腺素后巩膜血管充血不消退。结节一般不迁移，不形成溃疡。

（5）感染性角膜溃疡：感染性角膜溃疡的边界不清楚，多位于角膜中央，伴有明显的前房反应。单纯疱疹病毒性角膜炎引起的典型树枝状或地图状角膜溃疡，角膜感觉减退，前方反应明显。金黄色葡萄球性周边性角膜溃疡位于角膜周边部，与角膜缘之间有一透明间隔区。此外，溃疡不迁移。

（6）酒糟鼻性角膜炎：表现与泡性结角膜炎相似，但是酒糟鼻性角膜炎通常位于角膜的下2/3，有浅层新生血管、点状上皮糜烂或浸润。

四、角膜基质炎

1. 病因　角膜基质炎（interstitial keratitis）是一种以细胞浸润和血管化为特点的角膜基质非化脓性炎症，通常不累及角膜上皮和内皮。其发病机制一般认为是角膜基质内感染微生物或其他致敏原的Ⅳ型超敏反应。先天性梅毒为最常见的原因，单纯疱疹病毒、水痘-带状疱疹病毒、结核、麻疹等也可以引起本病。

2. 临床表现　先天性梅毒性角膜基质炎是先天性梅毒最常见的迟发表现，一般发生在青少年时期,一般为双眼数周内先后发病。起病时可有眼痛、流泪、畏光及角膜缘充血。早期可见扇形角膜炎症浸润和角膜沉淀物(keratic precipitates,KP)。随着病情进展,出现角膜基质深层的新生血管,呈粉红色毛刷状,最终炎症扩展至角膜中央,角膜混浊、水肿。少数患者遗有厚薄不同的瘢痕,萎缩的血管在基质内表现为灰白色纤细丝状物,称为幻影血管,视力明显下降。此类患者还伴有其他先天性梅毒的体征,如 Hutchinson 齿、马鞍鼻、口角皲裂、马刀胫骨。

后天性梅毒所致的角膜基质炎,临床少见,多单眼受累(60%),常伴有葡萄膜炎和视网膜炎。

单纯疱疹病毒引起的角膜炎在相关章节讨论,其他病原引起的角膜基质炎见于 Cogan 综合征、水痘-带状疱疹病毒、EB 病毒感染、莱姆病、性病淋巴肿、盘尾丝虫病等。

3. 治疗

(1)全身治疗:全身给予抗梅毒、抗结核治疗。在炎症急性期,局部应用睫状肌麻痹剂和皮质类固醇,以减少角膜基质的炎症及防止并发症出现,如虹膜后粘连、继发性青光眼等。畏光强烈者,可戴深色眼睛减少光线刺激。角膜瘢痕形成严重影响视力者,可行角膜移植。

(2)局部治疗:局部使用糖皮质激素治疗,有一定的效果;必要时同时应用抗生素滴眼液。

五、蚕蚀性角膜溃疡

蚕蚀性角膜溃疡(Mooren ulcer)是一种自发性、非感染性周边部角膜溃疡。具有慢性。边缘性、进行性、疼痛性等临床特点(图 2-4-2,见彩插)。

1. 病因　确切病因不清。诱发因素包括外伤、手术或感染(尤其是寄生虫感染)丙肝病毒等因素,可能诱导改变了角膜和结膜的抗原性,从而使机体产生自身抗体。诸多证据支持其可能是一种自身免疫性疾病。病理检查发现病变邻近区域的结膜抑制性 T 细胞减少,IgA 水平升高,浆细胞和淋巴细胞增多,结膜上皮和周边角膜出现免疫球蛋白和补体,大量宿主细胞表达 HLA-Ⅱ抗原等,提示体液和细胞免疫都参与了该病的发生。

2. 临床表现　患者症状有严重的眼痛、畏光、流泪及视力下降。病变初期,周边部角膜浅基质层出现浸润,数周内浸润区出现角膜上皮缺损,并逐渐形成溃疡(图 2-4-2,见彩插)。缺损区和角膜缘之间无正常角膜组织分割。溃疡沿角膜缘环行发展,然后向中央区浸润,浸润缘呈潜掘状,略隆起,最终累及全角膜。而在病变进展的同时,周边溃疡区上皮逐渐修复,伴新生血管长入,导致角膜瘢痕化和血管化。许多溃疡可向深层发展,导致角膜穿孔。

临床上将该病分为两种类型:一种称为有限型,多发于老年人,男女比例相似,单眼发病,病情进展缓慢,对药物治疗反应良好;另一种称为恶性型,多见于非洲人群,双眼发病,进展迅速,各种药物及手术治疗效果差,常伴有寄生虫血症。

3. 诊断与鉴别诊断　对于具有典型临床特征的病例诊断无困难。但有些非典型病例,应排除其他可引起周边部角膜溃疡、角膜溶解性病变的胶原血管性疾病,如类风湿关节炎、Wegener 肉芽肿等疾病。

4. 治疗　该病治疗相当棘手。

(1)可以选择局部应用皮质类固醇(corticosteroids)点眼,角膜接触镜(contact lenses),胶原酶抑制剂如 10% 乙酰半胱氨酸(mucomyst)和 2% 半胱氨酸(L-cysteine)滴眼液。近年

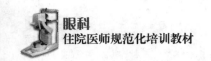

用 2%环孢素(cyciosporine)、干扰素-α(IFN-α)滴眼液及英夫利昔单抗(infliximab)治疗有一定疗效。

(2) 手术治疗:局病灶区周边结膜切除、板层角膜移植,可以控制病变。

(3) 全身应用免疫抑制剂,如皮质类固醇、环磷酰胺(cyclophosphamide)、甲氨蝶呤(methotrexate)和环孢素有一定疗效。合并有丙型肝炎的患者对干扰素治疗反应较好。

六、边缘性角膜溃疡

边缘性角膜溃疡(peripheral ulcerative keratitis, PUK)是指近角膜缘处角膜基质的半月形破坏性病变,伴随角膜上皮缺损、基质变性及基质炎性细胞浸润。

1. 病因和发病机制　角膜周边部和角膜缘含有抗原递呈细胞——树突状细胞(表达MHC Ⅱ和共刺激分子,能有效活化 T 细胞)。因此,临床上免疫性角膜病常发生在角膜周边部和角膜缘的位置。

常发生于全身有免疫相关疾病和风湿性疾病的患者,多见于风湿性关节炎,也可见于Wegener 肉芽肿、系统性红斑狼疮、结节性多动脉炎、溃疡性多软骨炎及一些其他炎症性疾病,如酒渣鼻。角膜缘邻近结膜组织活检证明 PUK 是一种免疫介导的血管闭塞性疾病。

其病理生理机制尚不完全清楚,但有研究表明自身免疫反应起重要作用,包括细胞免疫和体液免疫,提出循环免疫复合物沉积于角膜缘血管,引起免疫介导的血管炎,从而导致血管壁破坏、炎性细胞和蛋白渗漏。沉积于角膜缘终末血管的免疫复合物激活经典的补体通路,炎性细胞特别是中性粒细胞和巨噬细胞通过趋化作用聚集到周边角膜,分泌胶原酶和其他蛋白酶破坏角膜基质。

2. 临床表现　多为单侧发病,且病变局限于角膜一个象限。通常有视力下降、眼红、异物感,以及不同程度的眼痛。邻近角膜缘的角膜基质变薄,其程度与病因无一定的关系。风湿病伴发的边缘性角膜溃疡,常常首先出现局部的结膜炎或者表层巩膜炎,随后出现邻近部位巩膜炎及周边角膜浸润。角膜溃疡首先是上皮破坏,随后基质降解,病变逐渐向四周及中央进展,如果治疗不当,溃疡性角膜炎将直接侵及视轴。眼部症状及体征的严重程度与全身疾病的活动有关。

3. 诊断　详细的病史采集、体格检查及实验室检查,是否有免疫相关的系统性疾病。根据患者的临床表现和相关病史不难诊断。

4. 治疗

(1) 局部使用的药物包括胶原酶合成抑制剂和胶原酶竞争性抑制剂、角膜润滑剂、神经生长因子;与血管炎性疾病相关的边缘性角膜溃疡需应用免疫抑制剂治疗,局部使用环孢素滴眼液也有一定效果;但糖皮质激素的应用仍存在争议。

(2) 结膜切除术可以减少胶原酶、细胞因子和炎性细胞的来源,一旦结膜再次生长至角膜缘即会复发。

(3) 对于角膜即将穿孔,可以局部应用氰基丙烯酸盐黏合剂及绷带镜;穿孔较小者,采用羊膜移植有助于角膜上皮化,减少炎症、新生血管和瘢痕形成。板层角膜移植术、穿透角膜移植术及角膜巩膜片覆盖术等可用来维持眼球的完整性,但穿透角膜移植术后再次手术率高。

(4) 局部治疗的同时也应该让患者进行规范的全身治疗,如细胞毒性药物(如环磷酰胺)或免疫调节剂(如甲氨蝶呤和环孢素)。严重的患者需要静脉内注射大剂量环磷酰胺或皮质类固醇治疗。

七、睑缘炎相关的边缘性角膜炎

1. 病因　睑缘炎,尤其是反复发作的后部和全睑缘炎,常导致眼表慢性刺激和炎性损伤。虽然睑缘炎导致角结膜病变的确切机制尚不十分清楚,但是病原体产物的毒性及其导致的免疫性反应、炎性因子的作用、异常脂质产物刺激、泪液水分蒸发及渗透压升高,以及异常睑缘的机械性刺激等,是导致角膜和结膜病变及泪液异常的相关因素。

2. 临床表现

(1)早期:首先出现在下周边角膜的浅层点状上皮病变,之后病变逐渐累及中央区,甚至全角膜;近角膜缘区出现浅层新生血管,部分患者可出现丝状角膜炎,或孤立性周边角膜浸润灶。结膜充血、下睑为主的结膜滤泡增生,结膜囊或睑缘可见泡沫样分泌物。结膜炎症常反复发作,或形成多发性病灶,表现为泡性角结膜炎。

(2)进展期:角膜下周边区出现多灶性上皮下或浅基质层的浸润,甚至形成边缘性溃疡,浸润或溃疡周围的上皮水肿混浊;角膜新生血管增生明显,新生血管进行端周围的角膜常有灶性浸润,病程较长的患者可同时见到血管翳形成。迁延不愈的患者可发生继发性细菌或真菌性角膜炎。

(3)角膜瘢痕期:大片角膜薄翳或血管翳形成,角膜局部变薄,此期多伴有泪液的明显异常。

3. 诊断与鉴别诊断　对于睑缘炎相关性角结膜病变的临床诊断标准,目前尚缺乏共识,根据临床经验有以下几点。

(1)患者有后睑缘炎或全睑缘炎表现。

(2)双眼患病,开始于下周边角膜的上皮点状病变、边缘性浸润或溃疡(微生物检查多为阴性),伴有浅层新生血管增生。

(3)对睑缘炎进行治疗后,角膜病变明显好转。

临床上,睑缘炎相关性角膜炎主要需要与单纯疱疹病毒性角膜炎相鉴别,尤其是对儿童和青少年患者。病毒性角膜炎双眼同时患病的比例较少,对抗病毒药物的疗效明显,患者多缺乏原发性睑缘炎病变。

4. 治疗　由于睑缘炎及其相关性角结膜病变多呈慢性、反复发作性病程,因此临床治疗疗程要足,一般不应少于3个月。

(1)局部治疗中有效的睑缘清洗十分重要,眼睑热敷与按摩,促使睑板腺分泌物排出。使用棉签蘸婴儿洗发香波清洗睑缘,去除睑缘鳞屑、结痂及脂栓等。对于中重度患者,常选用妥布霉素地塞米松眼膏外涂。

(2)有早期角膜或结膜病变的患者需要滴用抗炎药,常选用低浓度糖皮质激素,如0.02%或0.1%氟米龙(fluorometholone),或刺激性小的非甾体抗炎药,如普拉洛芬(pranoprofen)等。

(3)对于伴有明显睑板腺功能障碍、酒糟鼻等患者,除了眼睑清洁外,可口服四环素(tetracycline)、多西环素(doxycycline)或米诺环素(minocycline)等治疗。

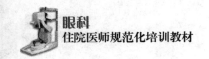

（4）中、重度患者需调整饮食习惯，避免辛辣、高糖及高脂肪食物的摄入。

八、丝状角膜病变（filamentosa keratitis）

1. 病因　尚不十分清楚，可能与下列因素有关。

（1）异常增殖或变性的上皮细胞。

（2）基底膜与前弹力膜结合异常。

（3）泪膜异常，类黏液丝条形成过多。

常见的发病原因有：①夜间眼睑闭合不全（角膜下方）。②持续闭睑（全角膜），内眼手术持续纱布绷带包扎。③方角膜缘角结膜炎（角膜上方）。④维持角膜上方稳定的因素受到破坏，如干眼症、药物毒性角膜炎、神经营养性角膜炎等。⑤其他，如病毒感染、角膜接触镜及 PRK 术后等。

2. 发病机制　由上述病因所致的角膜上皮的部分剥脱，呈卷丝状，一端附着在角膜表面，另一端游离。

3. 诊断方法

（1）病史：患者具有相关的病史，症状轻重不一，有异物感、酸痛及畏光、流泪。

（2）眼部检查：裂隙灯下角膜表面可见 1～10 个或 10 个以上 1 mm 以下或数毫米的细丝索条，瞬目下或用手指推动眼睑，该条索一端可以随之移动，任何部位都能发生。同时可合并点状上皮糜烂、浅层点状角膜炎或角膜上皮脱落，荧光素染色条索淡染，根部附着处则浓染，如用虎红染色则病灶更为清晰。

4. 治疗

（1）查找病因，针对病因进行治疗。患者若有接触镜佩戴时间过长、用药不当（包括全身用药）等因素应及时矫正。

（2）因丝状物引起异物感明显时，可表面麻醉后机械拭去角膜丝状物，然后在结膜囊涂抗生素眼膏；适当应用抗生素滴眼剂及眼药膏，防止感染发生。

（3）试用营养角膜上皮的药物，也可适当补充维生素类口服药。

（4）局部使用高渗剂对本病也有治疗作用，常用 5％氯化钠溶液。

（5）角膜上皮剥脱后可佩戴软性角膜接触镜减轻症状，同时局部使用不含防腐剂的人工泪液。

（龚　岚）

第五节　暴露性角膜炎

暴露性角膜炎（exposure keratitis）是指角膜失去眼睑保护而暴露在空气中，引起干燥，上皮脱落进而继发感染的角膜炎症。

1. 病因　暴露性角膜炎见于各种原因导致睑裂闭合不全。

（1）眼球突出：内分泌性突眼、眼眶炎症、外伤或肿瘤所致。

（2）眼睑皮肤瘢痕性牵引，造成睑外翻。

（3）面神经麻痹。

（4）角膜知觉及瞬目反射消失,见于昏迷、全身麻醉等状态。

（5）上睑下垂矫正术后。

2. 临床表现　病变多位于下 1/3 的角膜、初期角膜。结膜上皮干燥、粗糙,暴露部位的结膜充血、肥厚,角膜上皮逐渐由点状糜烂融合成大片的上皮缺损,新生血管形成。继发感染时则出现化脓性角膜溃疡症状及体征。

3. 治疗　治疗目的是去除暴露因素、保护和维持角膜的湿润状态。

（1）病因治疗:根据角膜暴露的原因做眼睑缺损修补术、睑植皮术等。

（2）局部滴用无防腐剂人工泪液和眼膏保持眼表湿润,抗生素滴眼液防止感染。

（3）若有继发感染,则按照感染性角膜溃疡处理。

（4）必要时进行睑裂缝合手术。上睑下垂矫正术所造成的严重睑闭合不全,应立即手术处理恢复闭睑功能。

（龚　岚）

第六节　神经麻痹性角膜炎

一、病因

神经麻痹性角膜炎(neuroparalytic keratitis)由三叉神经损伤引起。常见原因有:手术损伤三叉神经节、角膜移植、LASIK、带状疱疹病毒性角膜炎、单疱病毒性角膜炎、某些局部药物(如表麻药、NSAIDs、β 受体阻滞剂)等。

二、诊断

（1）角膜知觉减退,瞬目反应迟钝,可伴有同侧面、额部皮肤感觉减退等原发病表现。

（2）持续的角膜上皮损伤,重者可形成无菌性角膜溃疡。若发生继发感染,则可出现前房积脓及角膜穿孔。

三、预防

在角膜知觉减退的情况下,应经常滴用无防腐剂人工泪液,以保持眼表湿润。在作上睑下垂矫正术前,如发现角膜知觉有所减退,则应考虑推迟手术,或于术后多用眼膏,以免由于手术后的暂时性睑裂闭合不全而酿成角膜炎。

四、治疗

（1）局部滴用无防腐剂人工泪液和眼膏保持眼表湿润,抗生素滴眼液预防感染。

（2）如有继发感染,则按感染性角膜溃疡处理。

（3）长期不愈者,可采用睑裂缝合术。

（王　艳）

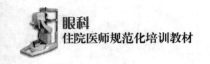

第七节 角膜先天异常

角膜先天异常包括角膜大小、形状等方面的先天性异常及一些其他先天性疾病,如大角膜、小角膜、Peters 异常、硬化性角膜、先天性遗传性角膜内皮营养不良等。

一、大角膜

大角膜(megalocornea)是指一种角膜直径较正常大,非进展性,且眼压、眼底和视力功能在正常范围的先天性发育异常。

1. 病因 病因尚不明确。可能与视杯发育过程中视杯增大受阻、视杯前部边沿闭合障碍有关,这就导致视杯前部的空间需要面积较大的角膜填充。大角膜也见于系统性胶原合成疾病,这可能与角膜胶原合成异常有关,该病为 X 染色体连锁隐性遗传,基因位点位于 Xq21.3 - q22。也有学者认为大角膜是一种独立的疾病,是原发的过度生长所致。

2. 临床表现及诊断

(1)病史:男性多见,多为双侧性,无进展。视力大多正常。少数患者可合并其他眼部异常如虹膜及瞳孔异常,或全身先天异常如 Marfans 综合征。

(2)眼部检查:角膜横径>13 mm,垂直径>12 mm,眼前段不成比例扩大。角膜大而透明,角膜缘界限清晰。眼压、眼底检查及视功能检查均在正常范围。

3. 鉴别诊断

(1)先天性青光眼:其鉴别要点如表 2-7-1 所示。

表 2-7-1 大角膜与先天性青光眼鉴别要点

项　目	大角膜	先天性青光眼
眼压	正常	升高
角膜大小	大小固定不变	直径继续增大
症状	无	畏光、流泪
透明性	中央部透明,无后弹力层断裂	常有浑浊与后弹力膜断裂
角膜突度	正常或增加呈规则散光	减低,呈不规则散光
前房角	无明显异常	明显异常
杯盘比	<0.4	>0.4
对称性	双侧对称	35%为单眼,双眼者两眼球呈不等程度扩张
家族史	常家族性发病	罕见家族性发病
视功能	无明显障碍	视功能预后差

(2)球形角膜:角膜直径正常或略大,明显突出呈球形。角膜透明,但是基质层变薄,尤其是在角膜周边部更薄。双侧性,有家族性倾向。

二、小角膜

小角膜(microcornea)是指一种角膜直径较正常小,常伴有其他眼部异常的先天性发育异常性疾病。

1. 病因　病因不明,可能与 5 月龄胎儿期角膜生长发育停滞有关。也可能与视杯前部的过度发育及由此使角膜发育的空间减少有关。为常染色体显性或隐性遗传。

2. 临床表现及诊断

(1) 病史:单眼或双眼发病,无性别差异,常有高度远视,视力往往较差。常伴有虹膜缺损、脉络膜缺损、先天性白内障、视神经发育不全等眼部先天异常,或肌强直营养不良、胎儿酒精综合征和 Ehlers-Danlos 综合征等全身性疾病。伴发浅前房时,易发生闭角型青光眼。在未发生闭角型青光眼的患者中有 20% 可能日后发展成为开角型青光眼。

(2) 眼部检查:角膜直径<10 mm(新生儿<9 mm),厚度正常,且透明。角膜扁平,曲率半径增大,眼前节不成比例缩小。前方较浅,眼轴在正常范围。

3. 鉴别诊断

(1) 眼球萎缩性小角膜:角膜直径较正常眼小,且眼球软似棉絮。视功能差,早期呈现眼球萎缩典型体征,易与先天性小角膜鉴别。

(2) 小眼球:超声波测定眼轴长度可予鉴别。前者眼轴小于正常,后者在正常范围。

(3) 角膜痨:整个角膜缩小成一小块几毫米直径的扁平瘢痕,角膜缘边界不清,难以辨认,易鉴别。

(4) 扁平角膜:罕见,角膜几乎扁平,与巩膜相似,周边巩膜化,以致难以与巩膜区分。

4. 治疗　单纯小角膜不伴有其他眼部异常的患者及时矫正远视,有较好的预后。伴发相关的并发症需要及早发现和处理。有需要的患者可以使用美容性的隐形眼镜改善外观。

三、Peters 异常

Peters 异常(Peters anomaly, PA)是一种中央角膜混浊伴有虹膜前粘连的先天性发育异常。

1. 病因　病因不明,可能与视神经嵴细胞的迁移和分化异常有关。这种眼部异常可联合全身发育异常,可能是由于在胚胎发育过程中神经嵴细胞功能障碍所致。大多数病例是偶发性的,也可为常染色体显性或隐性遗传。迄今已明确与 PA 相关的基因有 PAX6、FOXC1、PITX3、CYP1B1。

2. 临床表现　大多数患者为双眼发病。表现为先天性角膜中央部混浊白斑,伴有混浊区域角膜后部基质变薄,周边部角膜厚度可正常,前房较浅,眼部组织病理检查以混浊区域角膜内皮和 Descemet 膜的缺陷为特征。50% 的患者常伴有小角膜、虹膜缺损、无晶状体、先天性白内障、先天性青光眼、永存原始玻璃体增生症等眼部异常。60% 的患者伴有先天性心脏病、耳畸形、唇腭裂及中枢神经、消化道或泌尿生殖系统发育异常等。

3. 治疗　本病治疗应个性化处理,伴发青光眼的患者最初用使用药物治疗包括局部滴用 β-肾上腺素能阻断药,也可用拟肾上腺素药及胆碱能类药物。在角膜移植术前如眼压不能用药物控制,应采用手术治疗。双眼角膜混浊很重的患者,在发生严重的形觉剥夺性弱视前,早期做穿透性角膜移植术。伴有双眼晶状体混浊严重的白内障在生后 3 个月内手术。Peters 异常以后往往不理想,需要尽早发现,尽早处理,防止弱视。

四、巩膜化角膜

巩膜化角膜(sclerocornea)是指一种非进展性、非炎症性的先天发育异常。常染色体显

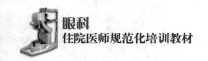
性或隐性遗传,多数病例为偶发性。常为双侧患病,男女发病无差异。多数患者视力出现不同程度受损。眼科检查发现周边部角膜或全角膜混浊,新生血管长入,角巩膜缘界限消失。常伴有眼前节发育不良,80％患者伴发扁平角膜。房角和晶状体发育不良引发青光眼、白内障。该病预后差,角膜移植疗效不定。

五、先天性遗传性角膜内皮营养不良

先天性遗传性角膜内皮营养不良(congenital hereditary endothelial dystrophy)是一种罕见的原发于角膜内皮的先天性发育异常。病因不明,可能是由于胎儿妊娠 5 个月以后发生内皮变性分泌过剩的基质及胶原物质,形成异常增厚的 Descemet 膜后层,角膜内皮功能的失代偿及中央内皮的消失导致角膜基质及上皮的水肿。该病分Ⅰ型和Ⅱ型。Ⅰ型为常染色显性遗传,基因位点位于 20p11.2 - q11.2。Ⅱ型为常染色隐性遗传,基因位点位于 20p13。出生时或生命早期出现角膜弥漫的水肿混浊,并有畏光、流泪及不同程度的视力损害等表现。角膜混浊的进展期可为 1～10 年不等,可较晚出现角膜内皮失代偿。Ⅱ型表现为非进展性的角膜弥漫的混浊水肿,混浊程度较Ⅰ型重,视力较差,少有畏光流泪。该病一般不伴有其他眼部异常,眼内压一般正常,需与先天性青光眼鉴别。眼科病理检查表现为 Descemet 膜后层的弥漫性增厚,角膜内皮周边部及中周边部变性萎缩,中央内皮缺乏,部分内皮被角膜鳞状上皮取代。患者视力较差时可行穿透性角膜移植术。

（龚　岚）

第八节　角膜营养不良

一、角膜上皮、上皮基底膜及前弹力层营养不良

（一）Meesmann 营养不良(Meesmann dystrophy)

1. 病因　常染色体显性遗传,角膜上皮内含有大量 PAS 染色阳性的小泡。

2. 诊断

（1）家族史。

（2）通常无症状,双眼反复角膜上皮糜烂会导致轻微疼痛。

（3）裂隙灯检查后照法显示多发细小、半透明的上皮囊泡,睑裂处最多。直照下,囊泡为灰色或透明。

3. 治疗　大部分患者无须治疗。有轻度症状的可使用人工泪液和太阳镜。极少情况需要用绷带型软性角膜接触镜,症状严重者可行准分子激光治疗性角膜切削(PTK),但营养不良可能会复发。

（二）角膜上皮基底膜营养不良(corneal epithelial basement membrane dystrophy, EBMD)

1. 病因　上皮基底膜生成异常,向上皮内扩展,导致上皮内有多处基底膜。被基底膜包围的上皮可形成"Cogan 微囊"。是最常见的前部角膜营养不良,可为显性遗传。

2. 诊断

（1）可有家族史。

（2）多无症状，反复上皮糜烂引起反复的单眼或双眼疼痛。

（3）裂隙灯检查显示特征性的地图样线条，点状（微囊）和（或）指纹样上皮病变。

3. 治疗

（1）不含防腐剂的人工泪液。适当局部抗生素预防感染。

（2）角膜中央病变上皮刮除术。

（3）绷带型软性角膜接触镜。

（4）准分子激光治疗性角膜切削（PTK）。

（三）Reis-Bücklers 角膜营养不良（Reis-Bücklers dystrophy）

1. 病因　常染色体显性遗传，病理改变为前弹力层和前基质的损伤和瘢痕形成。

2. 诊断

（1）家族史。

（2）儿童多发，症状包括反复出现的眼部疼痛、畏光和视力下降。

（3）常双眼中央角膜对称出现病灶。裂隙灯检查表现为蜂窝样的上皮下网状、环状混浊，随时间推移病灶向周边和深部推进，可累及基质（图 2-8-1，见彩插）。

3. 治疗　同上皮基底膜营养不良。

二、角膜基质层营养不良

（一）颗粒状角膜营养不良（granular dystrophy）

1. 病因　常染色体显性遗传，常染色体 5q31 长臂异常。组织病理学显示为角膜基质内玻璃样物质沉着，Masson 三重染色呈鲜红色。

2. 诊断

（1）可有家族史。

（2）多无明显症状，因体检而发现角膜病变。早期不影响视力，晚期病灶融合可视力下降。少数因角膜上皮糜烂产生疼痛。

（3）裂隙灯检查角膜中央前基质可见分散的不同形态的白色颗粒样混浊，可似面包屑、也可为环状、圆形、链状。颗粒病灶之间为透明角膜，是该病重要特点（图 2-8-2，见彩插）。

3. 治疗　早期多不需治疗，如浅层混浊影响视力，可行 PTK 治疗或板层角膜移植，若病灶累积深基质，可行板层角膜移植或穿透性角膜移植。

（二）斑块状角膜营养不良（macular dystrophy）

1. 病因　常染色体隐性遗传，基因定位在 16q22。组织病理学改变为酸性黏多糖积聚在角膜内，可被 PAS 和阿辛蓝（alcian blue）染色。该病发病年龄早，视力影响显著。

2. 诊断

（1）可有家族史。

（2）年轻时即出现视力下降，通常 20～30 岁就丧失了有用的视力。

（3）裂隙灯检查显示角膜中央前基质灰白色混浊，边界不清。该病病灶间基质弥漫混浊，此特征可与颗粒状角膜营养不良鉴别。病变可最终发展至角膜缘，并累及全厚基质，角膜常比正常薄（图 2-8-3，见彩插）。

3. 治疗　角膜明显混浊需行板层角膜移植，病变累及全厚角膜则需穿透性角膜移植。

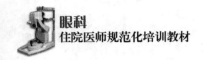

（三）格子状角膜营养不良（lattice dystrophy）

1. 病因　常染色体显性遗传，5号染色体长臂异常。组织病理学改变为角膜内淀粉样沉积，用刚果红染成红色。

2. 诊断

（1）可有家族史。

（2）通常无明显眼部不适，若角膜上皮反复糜烂引起疼痛，晚期视力下降。

（3）裂隙灯检查病变早期角膜中央有分支样折光线条（后照法观察清楚），伴或不伴有上皮下白点和弥漫的前基质混浊。晚期上皮下形成明显的纤维瘢痕。

3. 治疗　同颗粒状角膜营养不良。

（四）结晶状角膜营养不良（crystalline corneal dystrophy）

1. 病因　常染色体显性遗传。可能与角膜局部的脂质代谢异常有关。临床少见，病变发展缓慢。有些患者伴有高脂血症，但是血脂的控制与局部角膜病变的进展无明显关系。

2. 诊断

（1）可有家族史。

（2）病变早期为角膜上皮下结晶样物沉积，随年龄增长沉积范围逐渐扩大造成角膜中央基质混浊，同时可发生中周基质弧形沉着，造成中周角膜混浊。

3. 治疗　同颗粒状角膜营养不良。

（五）胶滴状角膜营养不良（gelatinous droplike dystrophy）

1. 病因　常染色体隐性遗传。组织病理发现上皮下淀粉样物沉积。

2. 诊断

（1）可有家族史。

（2）多在10岁以后逐步出现双眼畏光、流泪、视力下降。

（3）裂隙灯检查病变早期角膜中央上皮下透明或半透明的桑葚样隆起病变。随病变进展混浊不断加重，累及上皮层和基质深层（图2-8-4，见彩插）。

（4）晚期角膜知觉减退。

3. 治疗　同颗粒状角膜营养不良。角膜移植术后复发率高。

（六）云片状角膜营养不良（central cloudy dystrophy）

1. 病因　常染色体显性遗传。

2. 诊断

（1）可有家族史。

（2）多在10岁以后双眼对称发病。

（3）裂隙灯检查中央角膜深基质灰白色混浊，形态各异。混浊区被多条线状透明带分割。

3. 治疗　本病多为静止性或进展极为缓慢，多不影响视力，无须治疗。

三、角膜内皮营养不良

（一）Fuchs角膜内皮营养不良（Fuchs endothelial dystrophy）

1. 病因　绝大多数病例无明显的遗传规律，少数可为常染色体显性遗传。病理改变为角膜内皮细胞原发性失功及后弹力层胶原和细胞外基质沉积。多发于50岁以上女性。

2. 诊断

(1) 早期无症状,后期角膜水肿造成视力下降。患者常有清晨时视力差,数小时后好转的特点。最终由于上皮水肿,形成大泡可引起眼痛。

(2) 裂隙灯检查,角膜中央后弹力层可见细小赘生物,称为角膜小滴(guttata),并伴有内皮面细小色素颗粒沉积,从而呈现金属箔样外观(图 2-8-5,见彩插)。晚期出现明显的角膜基质水肿增厚和上皮大泡。

(3) 角膜内皮镜检查可见角膜黑区,内皮细胞数<1 000 个/mm。

(4) 角膜测厚>650 μm。

3. 治疗　早期无须治疗,治疗性角膜接触镜可用于减轻角膜大泡造成的不适症状,但晚期视力下降需行穿透性角膜移植或角膜内皮细胞移植。

(二)后部多形性角膜内皮营养不良(posterior polymorphous dystrophy,PPMD)

1. 病因　一种少见的常染色体显性或隐性遗传疾病。主要病理改变为出现异常的多层角膜内皮细胞,其形态和功能与上皮细胞或成纤维细胞相似。

2. 诊断

(1) 早期多无明显症状,后期出现视力下降和眼痛。

(2) 裂隙灯检查显示角膜后表面有线状、带状、小泡状或成簇的病变,边缘不规则。晚期有角膜水肿。

(3) 可伴有青光眼,房角镜下可见细小玻璃样的虹膜角膜粘连。

(4) 角膜内皮镜检查可发现典型的囊泡、内皮带或岛状异常的内皮细胞。

3. 治疗　同 Fuchs 角膜内皮细胞营养不良。

（王　艳）

第九节　角膜扩张性病变

一、圆锥角膜

(一)病因

圆锥角膜(keratoconus)是较常见的眼部疾病,可分为原发性和继发性。原发性表现为中央或中周部角膜进行性变薄向前呈圆锥状突出,多累及双眼。无明显的遗传模式,有报道 6‰~8‰的患者有家族史。多在青春期发病,一般发病年龄越小,病程进展越快。继发性多见于角膜屈光手术后。

(二)诊断

(1) 视力减退:因高度的不易矫正的散光,角膜混浊(后弹力层裂痕),以及组织慢性退行性变所引起。

(2) 典型的圆锥角膜有 4 个临床特征:①Munson 征,如使患者向下看时,下睑缘因角膜的异常弯曲而随之凸出。②Fleischer 环,角膜圆锥的锥底部上皮内铁质沉着,呈棕色线状。③Vogt 线,圆锥角膜的中央,因深基质皱褶而引起的垂直细小的张力线。④角膜顶端变薄,呈锥形隆起(图 2-9-1,见彩插)。

(3) 明显的圆锥角膜在裂隙灯下非常典型,易于诊断,但早期的圆锥角膜需通过角膜地

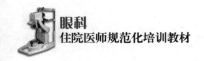

形图确诊。

（4）急性圆锥：是指某些患者在发病初期可突然出现后弹力层破裂，角膜急性水肿的状态（图 2-9-2，见彩插）。

（三）治疗

（1）配镜治疗：早期可框架眼镜矫正，较大散光可戴特制的硬性透氧性角膜接触镜（RGP）借以改善视力。

（2）角膜移植手术治疗：晚期无法佩戴角膜接触镜患者，若无角膜瘢痕可行表层角膜镜片术或深部前板层角膜移植术。角膜中央瘢痕形成，则需行穿透性角膜移植。

（3）近年来，有人采用角膜胶原纤维交联法治疗。用 20％维生素 B_2（核黄素）浸泡角膜后，用近紫外线照射角膜，疗效尚未肯定。

二、球形角膜

（一）病因

病因不明，一般无遗传倾向，与蓝色巩膜和 Ehlers-Danlos 综合征Ⅵ型密切相关，因此发病可能与胶原代谢异常相关。组织病理学检查显示前弹力层缺失或断裂，基质变薄但板层结构正常。

（二）诊断

（1）发病早，可在出生时即发生。

（2）双眼全角膜变薄，前突，呈球形。

（3）可能同时伴有蓝色巩膜和 Ehlers-Danlos 综合征。

（三）治疗

可戴护目镜防止轻微外力造成角膜破裂。由于全角膜变薄，角膜移植手术难度较大。当视力严重下降时可考虑板层角膜移植，穿透性角膜移植由于植片较大，容易发生排斥。

三、透明性边缘性角膜变性

（一）病因

病因不明，是一种不常见的双眼病变，表现为下方周边角膜非炎症性变薄。

（二）诊断

（1）成年早期开始，视力逐渐下降。

（2）高度不规则逆规性散光。

（3）裂隙灯检查：下方邻近角膜缘的周边角膜变薄。最常发生在 4～8 点钟距离角膜缘 1～2 mm 的部位。该病变薄区上方角膜突出，而圆锥角膜则在变薄区突出。

（4）无 Fleischer 环和 Vogt 线。

（5）无新生血管，无脂质沉着。

（三）治疗

轻中度的患者可戴 RGP，重症患者可行角膜移植手术。由于病变靠近角膜缘，穿透性角膜移植易于排斥，变薄区部分板层角膜移植，又不足以纠正角膜散光，因而有学者主张范围超越角膜缘的新月形板层角膜移植手术。

（王　艳）

第十节　角 膜 变 性

角膜变性(corneal degeneration)是一种继发于炎症、外伤、代谢或增龄性退化性改变等复杂而不甚了解的常见角膜病变。可见于各个年龄段,但多发生于年长者,双眼或单眼发病,一般无家族遗传因素,病程发展缓慢。主要包括:Terrien 边缘性角膜变性、带状角膜变性、角膜脂肪变性、Salzmann 结节状角膜变性及角膜老年环。

一、Terrien 边缘性角膜变性

Terrien 边缘性角膜变性(Terrien marginal degeneration)是指一种发生于角膜边缘部的非炎症性缓慢进展的角膜变薄性疾病。

1. 病因　病因尚不明确。可能与神经营养障碍或者角膜缘部毛细血管的营养障碍有关,目前认为与自身免疫炎症有关。

2. 临床表现及诊断

(1)病史:20～30 岁发病,无性别差异,多双眼发病,病程进展缓慢。一般无明显疼痛、畏光,视力呈慢性进行性下降。早期可无自觉症状。随病变发展,可出现轻度刺激征和异物感,但不影响视力,晚期,角膜膨隆,产生明显的散光可致不同程度视力下降。

(2)眼部检查:根据病变可分为 4 期:①浸润期。角膜上方周边部出现平行于角膜缘的2～3 mm 宽灰白色浑浊带,伴新生血管长入。病变区球结膜轻度充血。②变性期。病变逐渐累及基质层,组织变性而变薄,形成一沟状凹陷,常开始于周边上方角膜,并缓慢环形进展,极少累及下方角膜。③膨隆期。病变区角膜继续变薄,形成单个或多个 1.5～3 mm 或更宽的膨隆区。多位于 10 点、1 点、5 点处。④圆锥角膜期。病变区角膜张力显著下降,在眼压作用下向前膨隆。自发性的角膜穿孔较少见,但当咳嗽用力过猛或外伤时极易发生角膜破裂,导致房水外流,虹膜脱出,继而发生粘连性角膜白斑。

3. 鉴别诊断

(1)蚕食性角膜溃疡:伴有显著的炎症和剧痛,溃疡发生于角膜边缘,围绕周边部、逐渐向中央进展,最终侵及全角膜。溃疡隆起呈潜掘状,可侵及巩膜,并发虹膜炎。角膜边缘变性不侵及眼部其他组织。

(2)角膜瘢痕:曾有外伤、溃疡等病史。无遗传性、起病缓慢、呈不规则圆形或长条形角膜浑浊。多有角膜新生血管。

(3)边缘透明变性:变薄区几乎都在下角膜缘内,无炎症反应,无新生血管。

(4)沟状变性:角膜变薄区在老年环与角膜缘之间,无新生血管形成,无炎症反应。

4. 治疗　早期可戴框架镜或者角膜接触镜矫正视力,晚期出现角膜穿孔或者高度散光需要行板层或穿透性角膜移植术,依照病变的范围不同,可行新月形,指环状或者全板层移植。

二、带状角膜变性

带状角膜变性(band-shaped keratopathy)是指由钙质在角膜上皮层下、前弹力层及浅层基质中沉积引起一种角膜病变。

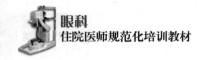

1. 病因

(1) 继发于重症眼病后期,如虹膜睫状体炎、绝对期青光眼、角膜基质炎、眼球萎缩。

(2) 继发于外伤,如长期暴露在外,受汞和甘汞等化学物质刺激引起。

(3) 继发于由甲状旁腺功能亢进、肉瘤样病、维生素 D 中毒、肾病及其他系统性疾病引起的高钙血症。

(4) 硅油灌注且无晶状体眼易发生带状角膜变性。

(5) 原发性者多与双侧弥漫性脂肪沉着有关。

2. 临床表现及诊断

(1) 病史:可发生于各个年龄段,双眼、单眼皆可发病。病程进展缓慢,可长达 10 余年。可对视力造成严重影响,大多数在变性发生以前,由于原来眼部的病变引起视力的丧失。

(2) 眼部检查:

1) 带状角膜变性初期:只在 3 点及 9 点钟角膜缘处有一不规则的岛形极薄一层浅层浑浊,未形成带。高倍放大可见一些透明小圆孔及透明裂纹。但与角膜缘之间常由一窄条透明的正常角膜组织所隔开。

2) 带状角膜变性晚期:睑裂部角膜浅层带状毛玻璃状浑浊,中央较两侧窄,浑浊仅表现为上皮下、前弹力膜及基质浅层的沉着物,角膜厚度接近正常。高倍放大极易看到浑浊区域内一些透明小圆孔及透明裂纹,易诊断。

(3) 实验室检查:如果患者无慢性眼前节的疾病或慢性青光眼,且无法解释带状角膜变性时,可进行下列检查:①血清钙、白蛋白、镁、磷酸盐、血尿素氮、肌酐水平。②若怀疑痛风,可检查尿酸水平。

3. 鉴别诊断

(1) 暴露性角膜炎:患者睑裂闭合不全,角膜细点状上皮损害,浑浊稀疏,中无小圆孔及裂纹。

(2) 角膜老年环:早期角膜带状变性应与角膜老年环鉴别,角膜老年环起始于上方或下方角膜缘,上下方对称,双眼对称,沉着物较角膜带状病变略深。

(3) 原发性球滴状角膜变性:起始于两侧角膜缘睑裂部,浑浊区角膜上皮下呈金黄色,分散透明小球,后照法可见折光性能,无透明小孔及裂纹。

4. 治疗　有明确的原发疾病,需针对原发疾病进行治疗。滴用螯合剂(0.5%~1.5%依地酸二钠眼液)可减轻角膜内钙盐沉着。当上皮糜烂引起刺激症状时,可佩戴角膜绷带镜。早期患者一般不建议行准分子激光治疗性角膜切削术(photo-therapeutic keratectomy,PTK),若视力明显下降并且相应治疗不能缓解病情发展,可以考虑行 PTK。病变较深者,可行板层或穿透性角膜移植术。

三、角膜脂肪变性

1. 病因　角膜脂肪变性(corneal lipid degeneration)分原发性和继发性两类。原发性者病因不明,可能与角膜缘血管通透性增加有关。继发性者多见于角膜基质炎、外伤、角膜水肿及角膜溃疡,常发生于出现新生血管的角膜。

2. 临床表现及诊断

(1) 病史:突然发生的视力急剧下降。原发性角膜脂肪变性者无眼部外伤史;家族成员中无相似病史；全身无脂质代谢性疾病。

（2）眼部检查：

1）原发性：多双眼发病，角膜基质呈弥漫性浑浊，无上皮病变，无新生血管生长。

2）继发性：单眼发病，角膜基质呈弥漫性灰黄色浑浊，起初为大小不等点状，后融合成大块。形态不一，有盘状、扇形、弧形、弥漫性等。可有新生血管。

（3）实验室检查：原发性者血脂在正常水平；组织学检查发现病变位于基质层，沉着物苏丹Ⅲ染色阳性。

3. 鉴别诊断

（1）角膜老年环：多见于老年人，周边环形浑浊，境界鲜明，呈蓝灰色，病情静止，不会向角膜中央区进展。

（2）盘状角膜炎：病毒感染所致，刺激症状重，睫状充血明显，角膜基质层呈灰白色浑浊，边界较为鲜明，角膜表层无新生血管侵入，角膜知觉迟钝。

（3）梅毒性角膜实质炎：梅毒感染所致，症状重，角膜基质层呈弥漫性浑浊，境界不清楚，产生后弹力层皱襞。角膜表面上皮水肿呈呵气状浑浊，由边缘向中央蔓延，新生血管从角膜缘伸入实质层。

4. 治疗　局部应用糖皮质激素，以消退角膜炎症反应，抑制角膜新生血管的形成和发展。也可用激光封闭角膜新生血管，但易血管再通。晚期视力严重损害时可行角膜移植术。

四、Salzmann 结节状角膜变性

Salzmann 结节状角膜变性（Salzmann nodular degeneration）的临床发病率较低，角膜上出现数目不等灰白色隆起结节，是一种非炎症性、类似瘢痕增生性病变，进展缓慢。病因尚不明确，可能与长期的泡性角膜炎、角膜基质炎、沙眼、春季角结膜炎有关，但有些病例既往并无上述眼病史。也有学者认为可能是一种先天性角膜变性疾病。该病多见于中、老年女性，可双眼患病。眼部检查发现角膜单个或者多个散在灰白或灰蓝色上皮下浅基质纤维样结节，隆起于角膜面，通常位于中周部围绕瞳孔区，也可发生在角膜任何部位。结节通常位于或者围绕以往病变的瘢痕区，或者位于角膜持久不退的血管翳边缘，有时结节基底部可见铁色素沉着。一般不需治疗，有刺激症状给予人工泪液润滑。如侵犯瞳孔区可行浅层角膜切削术或准分子激光治疗性角膜切削术（PTK），术后使用丝裂霉素 C（mytomycin-C）复发率较低。

五、角膜老年环

1. 病因　病因不明确。角膜老年环（arcus senilis）可能与高脂蛋白血症的第Ⅱ型和第Ⅲ型有关。有人认为是动脉粥样硬化时角膜缘血管阻塞，渗透性增加所致。角膜组织结构改变及代谢方面的改变为本病奠定了基础，角膜缘毛细血管的退行性变，血清溶脂力降低，脂肪代谢紊乱是促进本病形成的条件。

2. 临床表现及诊断

（1）病史：多见于老年人，80 岁以上的老年人几乎都会发生。无自觉症状，对视力无明显影响，双侧对称发病。如出现单眼发病时，在未出现侧，可能有颈动脉阻塞性疾患。

（2）眼部检查：肉眼看环与角膜缘有一窄条透明带隔开，这是与其他疾病在鉴别上的重要依据。裂隙灯下见角膜周边一宽 1.5～2.0 mm 的灰白色浑浊，先上下，后内外，最后形成环。

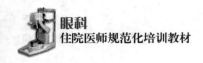

3. 鉴别诊断

（1）K-F环：为肝豆状核变性引起的铜代谢障碍，在角膜周边部后弹力层产生棕绿色的浑浊环，部位与老年环相同，常伴有共济失调等神经症状。

（2）角膜周边环状脂肪变性：与年龄无关，为角膜周边环状浑浊，灰色或灰白色，境界略不清楚。病情呈进行性发展，向角膜中央区进展。

（3）角膜瘢痕：曾有外伤、溃疡等病史。无遗传性、起病缓慢、呈不规则圆形或长条形角膜浑浊。多有角膜新生血管。

（4）早期带状角膜病变：常继发于慢性严重眼病，病变起始于两侧角膜缘睑裂部，浑浊沉着于前弹力层的菲薄片，中有透明小圆孔及皱纹。

4. 治疗　角膜老年环无症状，不影响视力，无须治疗。

（龚　岚）

第十一节　角膜肿瘤

角膜主要由非角化的鳞状上皮层，基质和内皮细胞层组成，临床上角膜部位发生的肿瘤甚为罕见。角膜肿瘤不仅影响美观，损伤视力，还可能危及患者的生命，主要有角膜皮样囊肿及皮样瘤、角膜原位癌、角膜鳞状上皮细胞癌及角膜恶性黑色素瘤。

一、角膜皮样囊肿及角膜皮样瘤

上皮位于囊肿内者称为角膜皮样囊肿（corneal dermoid cyst），上皮位于肿物表面者称为角膜皮样瘤（corneal dermoid）。起源于胎儿第 4 个月以前，眼球尚未被眼睑覆盖时期，是一种先天异常。

1. 发病机制　由于早期胚胎发育出现异常，眼睑襞、胚胎性上皮组织包括表皮及其附件移位，嵌入残留在角膜及角膜缘所致。上皮组织若陷入囊内则发展为皮样囊肿，而上皮组织覆盖在表面则形成实性的皮样瘤。

2. 临床表现及诊断

（1）病史：多发于球表颞下方角膜缘。单眼或双眼患病，偶可表现为 Goldenhar 综合征，即眼部有角膜皮样囊肿或皮样瘤、伴有耳部畸形、脊柱异常等三联征。

（2）眼部检查：角膜皮样囊肿幼时瘤体小而局限，呈灰黄或粉红色隆起，表面状似皮肤。如表面有毛发生长，可出现眼部刺激症状。肿物随年龄增长，进入学龄期以后，增长加速，常侵犯瞳孔区而影响视力。在某些罕见病例，肿物可侵及双侧角膜基质，而表现为双侧先天性角膜白色浑浊。

角膜皮样瘤病变一般侵及角膜实质浅层，偶尔可达角膜全层甚至前房内。肿物多位于颞下方球结膜及角膜缘处，为圆形或椭圆形瓷白色实性，表面可有纤细的毛发。肿物的角膜区前缘，可见弧形的脂质沉着带。少数病例角膜缘处可出现多个皮样瘤，甚至相互融合，形成环形皮样瘤。有时肿物可位于角膜中央，仅遗留周边角膜。

（3）病理学检查：角膜皮样囊肿组织结构如同皮肤，为致密结缔组织，被复层鳞形细胞覆盖。囊壁等于翻转的皮肤组织，最内层为上皮，外层为真皮及皮下组织，上有毛囊和腺体，囊肿内容物为皮脂腺分泌物及脱落的过度角化上皮细胞,有时包含有透明软骨和骨。表层细胞有角化。

角膜皮样瘤肿物表面覆盖上皮,肿物内由纤维组织和脂肪组织组成,也可含有毛囊、毛发及皮脂腺、汗腺。

3. 鉴别诊断

(1)畸胎瘤:一种与胚胎发育异常有关的先天性眶内肿瘤,临床上极少见。多见于眼球表面颞上象限,瘤体境界清晰,呈圆形或卵圆形隆起。畸胎瘤有恶变倾向。病理上,真性畸胎瘤由外胚层、内胚层和中胚层组织共同组成,而畸胎样瘤则往往包含一种以上胚胎组织,如皮肤及其附件、牙齿、骨骼、软骨等。表面为复层鳞状上皮及少量角化组织。

(2)异位泪腺:异位泪腺可累及角膜,可仅为泪腺间质或包含软骨、平滑肌、汗腺、毛发或皮脂腺,与皮样瘤的瓷白色外观相比,异位泪腺因富于血管而呈肉色隆起的半透明结节。肿瘤可能在青春期增长迅速。眼球表面异位泪腺极少恶变。

4. 治疗 及早手术切除,病灶较深者需联合板层角膜移植。手术前后应及时验光配镜,对矫正视力不良者应配合弱视治疗,以期达到功能治愈。

二、角膜原位癌

角膜原位癌(corneal carcinoma *in situ*)又称 Bowen 病(Bowen disease),有部分学者认为是一种癌前期角化不良。

1. 发病机制 病变部位上皮细胞增生,异型性增加,睑裂区的角膜缘为其好发部位,并逐渐向角膜中央及邻近的结膜及巩膜扩散。

2. 临床表现及诊断

(1)病史:多发生于老年,单眼发病,好发于角膜结膜交界处,病程缓慢。

(2)眼部检查:临床检查见角膜缘灰白色或粉红色半透明新生物,或胶冻样轻度隆起,边界清,肿物表面常有发夹样或松针样新生血管,周围血管充盈。有时表现为乳头状增生或呈"角膜血管翳"样改变。

(3)病理学检查:瘤组织部位的上皮细胞呈一致性增生,有明显的极性紊乱,细胞有异型性,核分裂象多,肿瘤表层可有上皮角化不良与角化过度,有时可见瘤巨细胞,在增生的上皮细胞与正常上皮之间有明确的分界。但增生上皮细胞部位的基底膜完整,病变不会突破基底膜向深部组织浸润,肿瘤所在的上皮下可有少数淋巴细胞浸润。

3. 鉴别诊断

(1)炎症性血管翳:角膜血管翳是角膜上皮组织淋巴细胞及多形核白细胞浸润,使结膜血管自角膜缘逐渐向透明角膜生长而形成。多见于角结膜炎症,可与炎症并存或单独存在。在结膜发生病变的同时,角膜缘的血管网充血,发生新生血管,伸入透明的角膜上皮与前弹力层之间,称为角膜血管翳。由于血管细小,必须在放大镜或裂隙灯下方可看见。随病情进展,血管翳成排向瞳孔区进展,血管翳侵及的角膜表面呈灰白色混浊,严重者可布满整个角膜,严重影响视力。

(2)翼状胬肉:翼状胬肉是局部球结膜纤维血管组织呈三角形增生而侵犯角膜的一种疾病,常双眼发病,鼻侧多见,可造成角膜灰白浑浊,球结膜充血肥厚,进行期胬肉头部稍隆起,结膜充血肥厚,角膜混浊浸润浅层基质,体部肥厚,血管粗大扩张,静止期胬肉头部平坦,

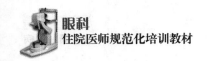

角膜浸润吸收,体部呈薄膜状,充血不明显。病理学检查示球结膜和角膜缘上皮下组织内无定形、嗜伊红染色的玻璃样或颗粒样变性物质,同时在这些变性胶原组织间点缀着断裂、卷曲或呈碎片状的弹力样纤维,有时也可见蛋白质物质、酸性黏多糖和钙质的沉积。

(3)角膜鳞状上皮细胞癌:角膜鳞状上皮细胞癌是来源于角膜上皮的恶性肿瘤,多见于50岁以上的老年人,男性多于女性,好发于睑裂部角膜缘部位,以颞侧最常见。可原发于角膜,但同时多侵犯角巩膜缘和结膜。初起时病变为灰白色结节,渐向角膜内发展形成翼状胬肉样或乳头状肿物,有时肿瘤呈胶样隆起,基底宽,富于血管。病理学检查示角膜上皮异常增殖,层次变厚,鳞状细胞呈乳头状增生,细胞极性紊乱,有异型性,可见核分裂象,其特征是癌细胞突破上皮基底膜侵犯角膜实质层。

4. 治疗　可行肿瘤切除联合板层角膜移植术。术后巩固治疗或术后肿瘤复发可使用丝裂霉素 C(Mytomycin-C),氟尿嘧啶(5-FU)进行局部化疗。

三、角膜鳞状上皮细胞癌

角膜鳞状上皮细胞癌(corneal squamous cell carcinoma)来源于角膜上皮的恶性肿瘤,可原发于健康的角膜上皮,也可以是角膜上皮内上皮癌(原位癌)突破上皮基底膜侵犯深部角膜所致。

1. 发病机制　发病原因可能与紫外线照射及人乳头状瘤病毒(human papilloma virus, HPV)感染有关。本病发展缓慢,相当长时间内只在局部生长,恶性程度低,很少转移到邻近淋巴结,远处转移者更少。免疫缺陷及着色性干皮病患者更易患该病,恶性程度更高。

2. 临床表现及诊断

(1)病史:本病多见于50岁以上的老年人,男性多于女性,好发于睑裂部角膜缘部位,以颞侧最常见。可原发于角膜,但同时多侵犯角巩膜缘和结膜。

(2)眼部检查:初起时病变为灰白色结节,基底较宽,逐渐向球结膜及角膜表面蔓延,伴有锐利的边缘,可形成黏膜白斑,肿物周围血管丰富,扩张明显。肿瘤一般在表面生长,较少入侵至前弹力层和巩膜。当有继发性感染时,常在结膜囊内有浆液脓性分泌物。

(3)病理学检查:角膜上皮异常增殖,层次变厚,鳞状细胞呈乳头状增生,基底细胞变大,且有明显的大小不一,排列不整,可出现角化或角化不全,细胞极性紊乱,有异型性,可见核分裂象,其特征是癌细胞突破上皮基底膜侵犯角膜实质层。

3. 鉴别诊断

(1)炎症性血管翳:角膜血管翳是角膜上皮组织淋巴细胞及多形核白细胞浸润,使结膜血管自角膜缘逐渐向透明角膜生长而形成。多见于角结膜炎症,可与炎症并存或单独存在。在结膜发生病变的同时,角膜缘的血管网充血,发生新生血管,伸入透明的角膜上皮与前弹力层之间,称为角膜血管翳。由于血管细小,必须在放大镜或裂隙灯下方可看见。随病情进展,血管翳成排向瞳孔区进展,血管翳侵及的角膜表面呈灰白色混浊,严重者可布满整个角膜,严重影响视力。

(2)翼状胬肉:翼状胬肉是指局部球结膜纤维血管组织呈三角形增生而侵犯角膜的一种疾病,常双眼发病,鼻侧多见,可造成角膜灰白浑浊,球结膜充血肥厚,进行期胬肉头部稍隆起,结膜充血肥厚,角膜混浊浸润浅层基质,体部肥厚,血管粗大扩张,静止期胬肉头部平坦,角膜浸润吸收,体部呈薄膜状,充血不明显。病理学检查示球结膜和角膜缘上皮下组织内无定形、嗜伊红染色的玻璃样或颗粒样变性物质,同时在这些变性胶原组织间点缀着断裂、卷曲或呈碎片状的弹力样纤维,有时也可见蛋白质物质、酸性黏多糖和钙质的沉积。

(3)角膜原位癌:多发于中老年人,典型表现为角膜缘生长半透明或胶冻样生长物,有时呈灰色,伴新生血管,生长缓慢,肿瘤与正常组织界限分明,上皮基底层和实质层均不受累,病理学表现为角膜上皮层的基底细胞增生,但增生上皮细胞部位的基底膜完整,病变不会突破基底膜向深部组织浸润,肿瘤所在的上皮下可有少数淋巴细胞浸润。

4. 治疗　病变早期未突破前弹力层时,行广泛的结膜和角膜板层切除。施行局部病灶切除,即在肿瘤侵犯区域边缘外 2～4 mm 的正常结膜及角膜处划界,然后开始剥离使肿瘤完全游离后去除。游离肿瘤时浅层巩膜也要切除,病变区残留的巩膜用无水乙醇处理,同时用冷冻疗法处理结膜的切缘,尽量减少切除组织边缘肿瘤细胞的残留。若切除组织范围较广可行羊膜移植术,帮助组织修复。眼内组织或眼眶组织被肿瘤侵犯者,需行眼球摘除或眶内容物剜除术。

四、角膜恶性黑色素瘤

角膜恶性黑色素瘤(corneal malignant melanoma)绝大多数是由角膜缘或近角膜的结膜恶性黑色素瘤早期侵犯引起。角膜组织本身无黑色素细胞。因此,发生于角膜本身的恶性黑色素瘤极少见,原发者可能来自角膜神经中的 Schwann 细胞或由上皮层基底细胞发展而来。而角膜无色素性恶性黑色素瘤则更罕见。

1. 发病机制　角膜恶性黑色素瘤病变早期肿瘤细胞沿表浅的角膜神经通道侵犯角膜,或在上皮与前弹力层之间浸润,一旦突破前弹力膜,基质层很快被肿瘤细胞浸润。尽管穿破眼球壁者少见,但肿瘤细胞可经 Schlemn 管到睫状体和虹膜从而侵入眼内。后期肿瘤细胞多先转移到耳前、颌下与颈部淋巴结,如未及时治疗,则可经血液和淋巴结转移到肺、肝、脑、脊髓等身体其他器官而致死。

2. 临床表现及诊断

(1)病史:本病好发于 40～60 岁,无性别差异。如病变是在色素痣基础上发生,则可见原色素痣体积很快增大,色素弥散。

(2)眼部检查:肿瘤多位于角膜缘,肿瘤多呈棕色或棕黑色,隆起呈结节状,表面不平,可见有新生血管深入瘤体内,有时患者会诉说有血性泪水,一般 1 年左右可长至豌豆大小,以后肿瘤可迅速生长,甚至累及全部角膜与结膜。无色素性恶性黑色素瘤肿物呈肉红色。继发于色素痣者可见色素痣体积增大,色素弥散,肿瘤内出现新生血管,并见卫星灶与继发炎症反应。

(3)病理学检查:按病理细胞类型分为:①上皮样细胞型。此型最多见,为大的多边形细胞,核呈椭圆形或圆形,核仁明显,胞质丰富,常含细小的黑色素颗粒。偶可见多核巨细胞。②梭形细胞型。细胞两端拉长形如纺锤,核椭圆。③痣样细胞型。细胞大小介于良性痣细胞与上皮样细胞之间,核圆形,染色质深。④混合型。上述 3 种细胞混合存在,许多肿瘤均为混合型。当病变无色素时,免疫组织化学有助于鉴别无色素性恶性黑色素瘤与其他性质的肿瘤。

3. 鉴别诊断

(1)良性黑色素细胞痣:良性黑色素细胞痣多见于皱襞、泪阜或睑缘,罕有发生于眼睑结膜或穹窿部。结膜痣一般多在 20 岁之前显现,表现为异常的增生。结膜黑色素痣可动,因其上皮下成分不会超越结膜固有层。有 20%～30% 的结膜黑色素痣可能无色素。病理学检查示痣细胞小,核浓染,胞质少,含有或多或少的色素。增生的痣细胞,特别是在浅表的

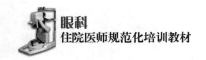

上皮下组织中,痣细胞大,有时可见核仁。

(2) 良性上皮黑色素沉着症:良性上皮黑色素沉着症最多见于角膜缘和睑裂区球结膜,色素条纹可扩展到周边部角膜上皮。穹隆部结膜因不暴露或缺乏刺激而少有色素。这种种族性黑色素沉着是一种扁平的非炎症性改变,双侧对称,无恶变倾向。

(3) 原发性获得性黑色素沉着症:原发性获得性黑色素沉着症是一种成人上皮内结膜黑色素细胞增生病变。多为单侧结膜患病,表现为弥漫性扁平的棕褐色色素沉着,可随结膜移动。临床过程漫长而多变,可长期静止或偶发性自行消退。约 17% 的原发性获得性黑色素沉着症在 5~10 年间变为恶性黑色素瘤,60%~70% 的结膜恶性黑色素瘤来源于原发性获得性黑色素沉着症。病理检查如果黑色素细胞仍局限于上皮的基底膜区,且保持树突状形态,其色素仅播散至基底膜周围的鳞状上皮细胞,则表明病灶尚无恶变倾向,如果全厚的上皮内出现局灶性变性的骨炎样痣细胞,或见核细胞分裂相,则病灶恶变为恶性黑色素瘤的概率高达 90%。

4. 治疗 早期发现可以施行局部病灶切除连带角膜缘板层角膜移植术,即在肿瘤侵犯区域结膜缘外 4 mm、角膜边缘外 2 mm 的正常组织处划界,剥离去除肿瘤后,行角膜缘板层角膜移植术,术中尽可能避免医源性的肿瘤细胞种植。眼内组织或眼眶组织被肿瘤侵犯者,需行眼球摘除或框内容物剜除术。

(龚　岚)

第十二节　角膜外伤性病变

一、热烧伤

热烧伤(thermal burns)是由火焰、沸水、热油、铝水、铁水等高温物质所造成的损伤。由于眼睑反应性的快速闭合,火焰所造成的烧伤往往以眼睑皮肤为主,角结膜的损伤较轻。铁水、铝水等直接溅入眼内则可引起眼睑、结膜、角膜和巩膜的深度烧伤和组织坏死。由于热可以诱导严重的炎症反应和基质蛋白酶的释放,部分烧伤严重的患者可发生胶原溶解而导致角膜或巩膜的穿孔。晚期患者可出现瘢痕性睑内翻或外翻、眼睑闭合不全、角膜瘢痕、睑球粘连,甚至眼球萎缩。

热烧伤的早期治疗原则为防止感染,促进创面愈合,预防睑球粘连等并发症。具体药物治疗包括预防性抗生素滴眼液、局部睫状肌麻痹药物、局部皮质类固醇激素、局部胶原酶抑制剂(如乙酰半胱氨酸)等。局部皮质类固醇激素抑制炎症作用强,但是由于同时抑制角膜的损伤修复,在临床应用中应谨慎,尤其是当局部组织有溶解倾向时要避免使用。当被铝水或铁水等灼伤后应检查眼表是否有金属并予以清理。严重的热烧伤应去除局部的坏死组织,减少局部瘢痕形成。晚期则根据病情处理并发症。具体治疗可参见酸碱化学伤的治疗。

二、紫外线损伤

紫外线损伤(ultraviolet radiation)又称电光性眼炎或雪盲。紫外线的光化学作用,使蛋白质凝固变性,角膜上皮脱落。在紫外线暴露数小时后发作,表现为剧烈的异物感、畏光和流泪。裂隙灯检查表现为结膜充血、角膜上皮点状脱落。本病为自愈性,约 24 h 后症状减轻或痊愈,治疗主要为对症处理,减轻疼痛,包括抗生素眼膏包眼。在电焊、高原、雪地、水面等紫外线较强的环境应佩戴防护眼镜,避免损伤。

三、化学伤

(一) 碱性化学伤

碱性化学伤(alkali burns)是治疗最为棘手的化学伤。碱性物质与细胞膜中的脂肪酸发生皂化反应,随之细胞被破坏。角膜上皮破坏后,碱性物质可快速渗透入角膜基质并破坏基质黏多糖和胶原纤维,渗透入前房则造成眼内组织的损害。

根据受伤时间谢立信等建议将碱性化学伤分为 3 期,具体分期如下。

(1) 急性期(早期):指伤后 1 周内。这一期从病理损害的观点上看,主要表现为组织的急性坏死和无菌性炎性渗出。

(2) 修复和损伤共存期(中期):这一期从病理损害的观点上看,是炎症细胞浸润和组织增生和修复的共存期,但这些过程又伴随着对视功能的进一步损害,一般认为是伤后 2～6 周的时间。

(3) 病情稳定期(后期):从病理学观点,该期经历了前面的组织破坏和组织修复后。组织创伤及修复过程已经相对稳定,即遗留下后遗症问题。此期在伤后的 6～12 周。

Hughes 分类则根据急性期角膜损伤程度和角膜缘缺血程度,将碱性化学伤分为 4 度,这一分类利于急性期判断患者的预后,其中Ⅰ度和Ⅱ度预后良好,Ⅲ度和Ⅳ度预后差。具体为:①Ⅰ度。角膜上皮损伤,无角膜缘缺血。②Ⅱ度。角膜上皮缺损,基质透明度下降,但虹膜纹理可见;角膜缘缺血范围小于 1/3 周。③Ⅲ度。全部角膜上皮缺失,角膜基质浑浊,虹膜纹理模糊;角膜缺血区占 1/3～1/2 周。④Ⅳ度。角膜浑浊,虹膜及瞳孔模糊;角膜缘缺血区大于 1/2 周。

在临床诊治过程中,常结合受伤时间与伤情来综合判断患者烧伤的严重程度、确定治疗方法和判断预后。

(二) 酸性化学伤

酸为水溶性,不易穿透类脂质丰富的角膜上皮,其损伤一般只局限于接触的角膜上皮组织内。由于酸性物质可造成组织蛋白的变性沉淀,并形成屏障限制酸继续向深层组织的浸润,酸性化学伤(acid burns)一般较碱性化学伤损伤程度轻,引起的眼内并发症较少。酸烧伤的临床表现、分期和分度均参照碱性化学伤。但是需注意 pH 很低的强酸,也可破坏角膜上皮并渗透到角膜基质中,造成基质不可逆的损伤,甚至进入前房造成眼内组织损伤,从而产生严重的损害。

(三) 酸碱化学伤的治疗

化学伤的损伤程度与所接触的化学物质的量、浓度、毒性及暴露时间密切相关,化学伤应以预防为主。其治疗包括药物治疗和手术治疗。

1. 药物治疗

(1) 急症处理:化学伤后应即刻进行眼部冲洗,任何可找到的无毒性、无污染的水源均可用于急症冲洗。患者到医院后则需在表面麻醉下继续使用 0.9％氯化钠溶液进行充分冲

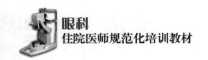
洗,冲洗时应反转上下眼睑,并嘱患者眼球各方转动,做到对眼表各部位均冲洗到位。同时对发现的眼表异物予以剔除。

(2)预防感染:局部抗生素滴眼液应用。

(3)糖皮质激素:糖皮质激素具有良好的抗炎作用,但同时会抑制组织的损伤修复,增加角膜组织的溶解。因此,在化学伤的治疗中一般主张在伤后7~10 d之内无明显角膜溃疡的情况下可局部和全身使用糖皮质激素。

(4)胶原酶抑制剂:目前常用的有乙酰半胱氨酸滴眼液(acetylcysteine),0.2%EDTA滴眼液。

2. 手术治疗

(1)羊膜移植适于化学伤的早期治疗,可以促进角膜上皮愈合、减轻炎症反应,对于抑制瘢痕形成和睑球粘连等亦有一定作用。

(2)晚期并发症的手术治疗,包括角膜缘干细胞移植、睑球粘连分离和穹窿成形、板层角膜移植、穿透性角膜移植等。

四、非穿孔性机械损伤

1. 角膜异物(corneal foreign body)　是最常见的眼外伤之一。患者可有明确的外伤史,引起明显的眼痛畏光流泪而及时就诊。也有患者无明确的外伤史,异物进入数日后因局部出现炎症反应才就诊。裂隙灯检查可明确角膜异物及异物侵犯角膜的深度。大多数角膜异物可在表面麻醉下,裂隙灯下剔除。但对于深层角膜异物,或异物部分进入前房者应至手术室在严格无菌的条件下取出,异物取出后角膜伤口渗漏者需同时缝合。角膜异物取出后应予预防性抗生素治疗并密切随访,及时发现可能出现的感染并治疗,尤其对植物性异物应注意真菌感染的可能。

角膜异物的种类繁多,应尽量予以及早剔除,减少感染的发生和因异物存在可能引发的炎症。例如,铁质异物应尽量予以剔除,铁质异物在角膜镶嵌数小时后即可形成"锈环",锈环应与异物一同剔除。植物性异物引起感染可能性大,也应尽量剔除。但在临床实际工作中,因异物的性质,数目,侵犯角膜的深度等不同情况而不是所有异物都必须取出。如玻璃异物位于角膜浅层应与剔除,但是异物深嵌在角膜基质内,估计取出会造成明显角膜损伤者则可不予取出,玻璃的性质不活跃,可随访观察。同样,爆炸伤也可造成多枚异物镶嵌在角膜基质内,无法取出,此时也可采取预防感染治疗并随访观察。

2. 角膜挫伤(corneal abrasion)　轻度的角膜挫伤包括角膜上皮擦伤。上皮擦伤可引起明显的异物感、疼痛、怕光和流泪等自觉症状。裂隙灯检查可发现角膜上皮点状剥脱或片状剥脱,荧光素染色更容易显示。治疗包括预防性使用抗生素滴眼液和眼膏,症状严重的患者可佩戴治疗性角膜接触镜。严重的角膜挫伤包括角膜基质水肿、混浊及后弹力层皱褶。多由外力造成角膜内陷、内皮层和后弹力层破裂所至。可使用糖皮质激素滴眼液。

五、穿通伤

角膜穿通伤(perforating trauma)为角膜全层裂伤,是临床常见的眼外伤。对于伤口较小且规则,自行闭合无渗漏的角膜全层裂伤可不予缝合,予预防性抗生素滴眼液并密切观察。但绝大多数角膜穿通伤伴有渗漏,浅前房,虹膜损伤、脱出及嵌顿等情况,需予以急症角膜裂伤缝合,对新鲜无污染的脱出眼内组织予以回纳。角膜穿通伤的急症处理在检查时应注意轻柔,避免对眼球施压造成眼内容进一步脱出。并应排除眼内异物可能,可通过眼眶 X线片或 CT 检查来确定。良好的麻醉对于急症手术十分重要,可根据患者具体情况确定局部或全身麻醉,麻醉不足术中患者难以配合往往会造成眼内容的进一步脱出和手术操作的困难。急症术后应予局部和全身抗生素预防治疗,并密切随访。

六、手术损伤

1. 角膜上皮损伤 角膜上皮位于角膜的最表层,在眼科手术中容易受到损伤。包括手术前过多使用局部滴眼液,如表面麻醉药物,可对角膜上皮产生毒性作用,手术中角膜上皮过度干燥及手术器械使用不小心等均可造成上皮损伤。

2. 角膜基质损伤 角膜基质层间缺少黏多糖,Lasik 角膜屈光手术时,分离角膜基质层,先制角膜瓣,术后再复瓣。在外力撞击下,会发生角膜瓣被掀开及移位,必须及时进行复位手术。

3. 后弹力层损伤 后弹力层与角膜基质的连接并不紧密,很容易与基质层分离。例如,在白内障摘除人工晶体植入手术中可能会造成后弹力层脱离。另外,在某些少见的情况下误注液体致后弹力层和角膜基质交界处造成后弹力层脱离。笔者在临床曾碰到过行睑板腺囊肿手术时不慎将局麻药物注入角膜基质造成后弹力层脱离的病例。后弹力层脱离可以通过前房注气进行复位。

4. 角膜内皮损伤 任何内眼手术均可对内皮细胞产生损伤,内皮细胞的过度损伤会引起角膜水肿,透明度下降。部分患者术后水肿为可逆性的,经积极的抗感染治疗和内皮细胞的代偿功能,一段时间后水肿消退,角膜恢复透明。但部分患者内皮损伤严重,造成内皮功能失代偿,则发生大泡性角膜病变。因此,在内眼手术前尤其是白内障手术前应评价患者自身内皮细胞功能,同时手术中尽量减少对内皮细胞的损伤。

(王 艳)

第十三节 常见眼表手术简介

一、角膜移植手术

(一) 概述

根据当前角膜移植的最新进展,理论上可将角膜移植术分为以下 3 类。

1. 穿透性(全层)角膜移植术 该手术以全层正常透明角膜代替病变的全层角膜。适应证包括中央性角膜白斑、角膜变性、角膜溃疡及角膜穿孔等。为了维持移植片功能,该手术要求移植片内皮细胞具有良好活性且达到一定数量。手术原则是根据病变范围选择适当口径的环钻刀将病变角膜切除,再将移植片置于移植床上,缝线缝合固定。手术成功的关键是不伤害术眼眼内组织及移植片内皮,并使移植片与移植床对位吻合良好水密。

2. 板层角膜移植术 根据移植部位的不同,该手术又可分为前部板层角膜移植术和后部板层角膜内皮移植术。

(1)前部板层角膜移植术将浅层角膜病变组织切除,留下正常角膜作移植床,再用同样

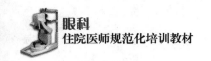

大小和厚度的板层移植片置于受体角膜床上,再用缝线缝合固定;其适应证包括浅层的角膜斑翳或营养不良性混浊、进行性角膜炎或溃疡、角膜肿瘤切除后等。

(2)后部板层角膜内皮移植术是切除病变的后部角膜层,代之以角膜内皮细胞层及部分厚度的供体角膜基质层组织;其适应证包括 Fuchs 角膜内皮影响不良、各种病因导致的大泡性角膜病变。

(3)板层角膜移植手术不穿通眼球,故手术较安全,术后排斥发生率较低,并发症少,且其光学效果与穿透性角膜移植术类似,甚至更优。

3. 人工角膜移植术　该手术用透明的医用高分子材料制成的特殊光学装置,通过手术将它植入角膜组织中,以取代病变角膜瘢痕组织,而重新恢复视力的一种手术方法。目前,国际主流的人工角膜是哈佛大学眼耳医院研制的 Boston 人工角膜,其疗效已有多个前瞻性多中心研究报告。现阶段人工角膜仅适用于严重的化学烧伤引起的全部角膜白斑和多次角膜移植术失败的患者,以及无法再做其他手术的角膜盲患者。

(二)术前准备

(1)病史询问:包括既往眼病史、病变前视力情况、发病经过、用药情况等,还应询问患者是否存在全身疾病、重要脏器的病变及眼部手术史。

(2)全面的眼部检查:包括视力、眼压、外眼及眼附属器检查、感染性角膜病作病原学检查(涂片＋培养)、泪液功能检查(特别是化学伤患者)、裂隙灯及必要的辅助检查(如 B 超和眼部电生理检查),了解玻璃体状态及视网膜视神经状态。

(3)与患者的术前沟通:阐述手术必要性、危险性及并发症,了解患者的期望值。

(4)患者术前 1～3 d 常规滴抗生素眼液,建议术前冲洗泪道。

(5)术前 1 h 1%毛果芸香碱(匹罗卡品)眼水滴眼,每 15 min 1 次。

(6)术前 0.5 h 20%甘露醇 250 ml 静脉滴注。

(7)麻醉:成人可行球后麻醉和眼轮匝肌浸润麻醉。儿童患者可行全身基础麻醉。除全麻患者外,所有待手术患者术前需压迫眼球 20 min 以降低眼内压,其中每 3 min 松开 10 s。一般采用 2%利多卡因和 0.75%丁哌卡因(布比卡因)1∶1 混合行面神经阻滞麻醉及球后阻滞麻醉,并可滴用 1%丁卡因表面麻醉剂作为辅助。

(三)手术步骤-以穿透性角膜移植为例

1. 开睑　开睑器开睑,小睑裂者可行外眦切开。

2. 固定眼球　上、下直肌固定缝线。角膜瘘、穿孔、无晶体眼和儿童患者可缝 fleiringa 环。

3. 选择环钻　根据角膜病变范围选择环钻,一般用 7～7.75 mm 环钻钻取植床。成人一般选比移植片小 0.25～0.5 mm 的环钻,钻通植床并剪下病变角膜。

4. 植片制作　确定角膜中心在环转中心,快速钻取或用冲切器快速冲切;将角膜片内皮面朝上置于切割枕上,以锋利的环钻压切下角膜植片。

5. 处理虹膜　如果虹膜前粘于植孔内,应小心分离虹膜前粘连后再提起角膜植片,周边角膜的前粘连也应仔细分离。对于植片直径超过 8.0 mm 或术前有虹膜前、后粘连,浅前房的患者应行虹膜周边切除。

6. 缝合植片　把植片放置在移植孔上,10/0 尼龙缝线在 12、6、3、9 点固定;间断缝合,一般 16 针,连续缝合 22～24 针,间断缝合易于术后调整缝线减少散光,连续缝合刺激小,伤口封闭严,减少手术时间。缝合要求达角膜厚度的 4/5。

7. 散光检查 使用角膜散光盘在显微镜下,调整缝线松紧度。

8. 重建前房 从植片缘注入 0.9% 氯化钠溶液或消毒空气,以减少虹膜前粘、植片混浊,达到水密为好。

9. 其他 术后拆除固定环及固定缝线。术后常规包扎术眼。

(四)术后处理

(1) 全身及局部使用糖皮质激素,真菌感染者慎用;全身及局部使用抗生素;全身及局部使用针对原发性感染的药物。

(2) 检查包括视力、裂隙灯显微镜观察术眼充血情况、缝线、植片透明度、厚度、前房、瞳孔及定时测眼压。

(3) 对症处理:预防免疫排斥反应:去除诱因如松脱的缝线、干眼、新生血管等,使用环孢素等药物;抗感染:针对感染病原体使用抗感染药物;促进角膜上皮愈合:一般采用双眼绷带包扎1 周;预防术后散光:术后 3~6 周根据检查结果选择性拆除角膜屈光力较大径线轴向的缝线。

(4) 拆线:成人缝线无刺激症状,无明显新生血管伸入,可在半年~1 年间拆线,如角膜散光明显,在 3 个月后拆除部分缝线以矫正散光,小儿(2 岁以下)一般在术后 1~2 个月拆线。

(五)术后常见问题与对策

1. 拆线时机与方式选择不当 过早拆线容易引起伤口渗漏;为矫正术后散光而进行的拆线时机为晚,角膜屈光状态已稳定达不到治疗目的;一次性拆除全部缝线,不利于术后散光的调整,也不利于伤口愈合不良时对角膜伤口的补救。原则上应采用分阶段(术后 6 个月~1 年)拆除全部缝线的方法,并以间隔拆线为原则。以矫正术后散光为目的的拆线可提早到术后 6~8 周开始。

2. 术后用药不当 圆锥角膜患者行穿透性角膜移植术后使用扩瞳剂可引起永久性瞳孔散大;术后长期使用糖皮质激素有可能引起青光眼与白内障。圆锥角膜患者行穿透性角膜移植术后一般不使用扩瞳剂;对术后必须长期使用糖皮质激素的患者应密切观察其眼压、晶状体等的变化,以便尽早处理相关并发症。

3. 术后排斥反应 排斥反应主要发生在术后 10 d 至 3 个月,如果治疗不及时将会导致手术彻底失败。早期临床表现为植片突然混浊水肿并伴有睫状充血、前房闪辉、角膜后 KP 等。一旦发现排斥反应必须立即治疗,可局部频点糖皮质激素滴眼液,排斥较重者可联合使用糖皮质激素直至排斥反应得到控制;局部及全身应用环孢素,持续 6 个月至 1 年;可联合使用其他免疫抑制剂,如他克莫司(FK-506)等。

4. 术后高眼压 虹膜前粘连、长时间使用糖皮质激素等均可导致术后眼压异常升高。暂时性眼压升高可使用药物治疗;对于粘连范围不大的青光眼可行滤过性手术;如发生广泛前粘连的可行虹膜粘连松解术;对于复杂性青光眼可行减压阀植入术;如果以上方法均不行可行睫状体冷冻术。

5. 其他 角膜移植术后的散光、白内障、感染、上皮内生问题也较为常见,可根据实际情况结合本书其他章节进行相应处理。

二、眼表羊膜移植手术

(一)概述

首篇论述羊膜移植应用于眼病治疗的报告是在 1940 年,当时用于治疗结膜缺损。随着

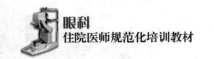

对羊膜基础研究的不断深入,目前它已广泛地被用于多种眼表疾病的手术治疗。羊膜是胎盘的最内层,与人眼结膜组织结构相似,含有眼表上皮细胞包括结膜细胞和角膜上皮细胞生长所需要的物质,其光滑、无血管、神经及淋巴,具有一定的弹性,厚 0.02～0.5 mm。羊膜可以充当"移植的基底膜"而发挥一种新的健康合适的基质作用来促进眼表组织上皮化,羊膜具有的这层较厚的基底膜及无血管的基质是决定移植成功的关键。在另一方面,羊膜基底膜可促进结膜干细胞分化为结膜上皮细胞、促进结膜上皮向角膜上皮转化,促进角膜缘干细胞增殖及提供一个有助于其生长的微环境,促进角膜上皮细胞移行、促进角膜基质胶原纤维增生、抑制结膜下纤维组织增生、抑制新生血管增生,具有抗炎、抗菌等功能。与此同时,羊膜可阻止白细胞浸润,抑制多种蛋白酶,如胰蛋白酶、纤维蛋白酶、组织蛋白酶 G、胶原酶等的活性,通过抑制相应的蛋白酶,从而减轻炎症程度、缩短炎症持续时间及抑制新生血管形成;羊膜还含有丰富的溶解酶、裂解体和补体,可以抑制炎症反应和抑制基质溶解。

羊膜的保存方法有多种,常见的有以下几种:①新鲜羊膜。取下并处理好的羊膜置于 DMEM 培养基中,4℃冰箱保存,24 h 内使用。②深低温冷冻羊膜。取下并处理好羊膜分装于按无水甘油与 DMEM 1∶1 体积比的混合储存液内,放置于−80℃低温冰箱内保存,2 周后使用。③甘油保存羊膜。取下并处理好的羊膜放入 100％纯甘油瓶中,4℃冰箱保存,24 h 后,无菌操作下,再移至另一个 100％纯甘油瓶中,继续 4℃冰箱保存。④冻干羊膜。这种羊膜经射线消毒,能在室温下保存 2 年。此材料比较脆、韧性差、易撕裂。保存使用时,用无菌 0.9％氯化钠溶液冲洗羊膜,再放入 1∶2 000 u 庆大霉素溶液中,复水 20～30 min 后使用。

(二)手术过程与临床应用

1. 角膜上皮缺损,伴或不伴浅层角膜基质溃疡　包括羊膜覆盖和羊膜镶嵌两种手术方式。前者是将羊膜上皮面向下,覆盖于角膜、角膜缘和角膜缘周边的表面;植片可用 8−0 线缝合于浅层巩膜;必要时可加用 10−0 线缝合羊膜植片于周边角膜组织。对于治疗角膜基质溃疡,根据基质缺损程度可选择一层或多层羊膜,羊膜上皮面向上,用 10−0 线剪断缝合于溃疡的边缘。

2. 穹窿重建　剪除结膜瘢痕,松解相应粘连部位,暴露结膜缺损区。将羊膜上皮面朝上放置于球结膜和睑结膜表面上,羊膜修剪成符合缺损区域的大小,用 8−0 线缝合。可根据实际情况选择是否佩戴隐形眼镜协助固定羊膜。

3. 其他　羊膜移植还可作为结膜替代物用于胬肉切除术、青光眼滤过泡漏的修补等,在此不做赘述。

(三)术后护理

术后眼表放置一片亲水性角膜接触镜作为绷带接触器。接触镜佩戴不合适时,可做一中央部睑缘缝合术。如眼表未放置绷带接触器可能导致羊膜早期脱离和上皮化不良。手术后局部联合滴用抗生素和类固醇滴眼液 4 周。羊膜一般在 3～6 周内融解。接触镜最好持续佩戴直到羊膜植片完全融解。假如上皮已经愈合,接触镜摘除后即停止局部滴用抗生素。需局部滴用类固醇,直至炎症消退。如果术后曾使用 10−0 尼龙线,在羊膜植片完全溶解后可拆除。

(徐建江)

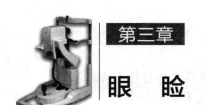

第三章

眼睑病

第一节 先天性异常

一、先天性上睑下垂

1. 概述　双眼自然睁开平视时,上睑覆盖角膜上缘超过2 mm者,即为上睑下垂。一般是由于动眼神经核或提上睑肌发育不全所致,有遗传性。

2. 临床表现　双眼自然睁开平视时,上睑覆盖角膜上缘超过2 mm。为了尽量睁大睑裂,常借助额肌的强力收缩从而出现"抬眉""皱额"现象。

3. 检查　正常人上睑缘覆盖角膜上缘的2 mm,睑裂平均宽度约为7.5 mm。可在抵消额肌收缩力量的前提下,分别测定眼球极度向上,向下注视时的上睑缘位置。正常人应相差8 mm以上。如前后相差不足4 mm者,表示提上睑肌功能严重不全。

4. 诊断要点

(1) 单眼发病为较多,可伴有上直肌功能不全。

(2) 双侧性者尚可伴有内眦赘皮,睑裂狭小等先天异常。双侧上睑下垂者,常有仰视姿态。

(3) 遮盖大半瞳孔而影响视力的单侧上睑下垂,日久可产生弱视。

5. 治疗方案及原则　参阅第五节有关后天性上睑下垂部分。

二、内眦赘皮

1. 概述　为内眦部垂直向弧形皮肤皱折。与面骨尚未发育成熟,皮肤和肌肉相对较多有关。

2. 临床表现　多见于儿童,皆为双侧性。赘皮多数由上睑内上侧向下延伸,遮盖部分或全部内眦,同时鼻梁比较扁平。

3. 检查　过多的皮肤重叠在睑缘处,在内眦部形成纵向皱折。睑缘位置正常。

4. 诊断要点　内眦部有皮肤皱褶。由于双眼内眦部分被赘皮遮盖,可以造成内斜假象。少数赘皮在下睑者常起倒睫。

5. 治疗方案及原则　轻度内眦赘皮,随着鼻梁发育而消失,无须治疗。

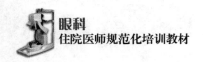

三、眼睑狭小症

1. 概述　一种先天性异常,具有特征性眼睑外观。可为常染色体显性遗传。

2. 临床表现　两眼内眦间距离增宽、反向内眦赘皮和上睑下垂。

3. 检查　两眼内眦间距离增宽、反向内眦赘皮和上睑下垂。可伴有下睑外翻、鼻梁发育不良、上眶缘发育不全、两眼间距离增宽、眼球运动障碍、不同程度的智力迟滞。

4. 诊断要点　典型的眼睑外观,家族中可有数名成员患病。

5. 治疗方案及原则　分期整形手术。

四、眼睑缺损

1. 概述　眼睑的全层缺损,为胚胎发育异常所致。

2. 临床表现　上或下睑全层的缺损。

3. 检查　眼睑缺损一般呈现三角形态,其基底朝向睑缘,大小很不一致,上睑内侧或下睑外侧较多发生。严重者可暴露角膜,引起暴露性角膜炎。常伴有眼部或全身其他先天异常,如睑球粘连,小眼球,虹膜、脉络膜缺损,口唇裂,上腭裂,并趾,腹疝等。

4. 诊断要点　眼睑缺损,可能伴有眼或全身其他先天异常。

5. 治疗方案及原则　对小于睑缘长度1/5～1/4以内的较小的眼睑缺损,利用缺损附近眼睑本身的组织做拉拢修补;对超过1/4睑缘长度的睑缺损,可利用对侧睑组织移行修复,或利用缺损本身睑板及睑组织,做滑行带蒂组织瓣修复。

(张朝然)

第二节　眼睑皮肤病

一、病毒性感染

(一)眼睑带状疱疹

1. 概述　它是指三叉神经的半月神经节或其某一分支受水痘-带状疱疹病毒感染所导致的眼睑皮肤炎症。

2. 临床表现　病初有怕光、流泪、剧烈神经痛、发热及头痛等不适。沿三叉神经分布区域皮肤上发生疱疹,常发生在该神经的第1分支。水疱不超过睑部和鼻部的中央界线。水疱初含透明液体,继则混浊化脓。在数周内结痂脱落,留下不明显的瘢痕和色素沉着。全部病程约2周。可并发角膜炎,

3. 检查　单侧水疱性皮疹。可同时有结膜炎、表层巩膜炎、巩膜炎、角膜炎、虹膜睫状体炎,继发青光眼等。

4. 诊断要点　根据病史及临床表现可予诊断。以中线为界的水疱是其特点。

5. 治疗方案及原则　口服阿昔洛韦200～400 mg,每日5次,持续7～10 d。皮肤涂抗病毒眼膏每日4次。如出现其他眼部病变,则按相应病变治疗。

（二）眼睑单纯疱疹

1. 概述　单纯疱疹病毒Ⅰ型引起，通过密切接触感染。病毒可长期潜伏在体内，容易复发。

2. 临床表现　在上、下睑皮肤、口角或鼻翼两旁出现成簇透明小泡。约经 1 周后小泡干涸，结痂脱落，不留下瘢痕。如发生在近睑缘部位，也可蔓延到角结膜；若继发葡萄球菌感染，可形成脓疱或溃疡。

3. 检查　单侧或双侧的眼睑疱疹。可伴有急性滤泡性结膜炎和耳前淋巴结肿大。角膜可受累。

4. 诊断要点　根据病史及临床表现可予诊断。水疱分布不以中线为界。

5. 治疗方案及原则　口服阿昔洛韦 200～400 mg，每日 5 次，持续 7～10 d。局部用抗病毒药膏，注意其他眼部病变的治疗。

二、细菌性感染

以眼睑蜂窝织炎为例进行介绍。

1. 概述　常由外伤后感染或由睑腺炎、急性泪囊炎等扩散而来。致病菌多为链球菌或葡萄球菌。

2. 临床表现　眼部呈剧烈的搏动性疼痛。眼睑高度红肿，边缘不清，后则化脓形成脓肿，常伴附近淋巴结肿痛。严重病例可发生败血症与脓毒血症，也可向眼眶或颅内蔓延而危及生命。

3. 检查　眼睑的红肿热痛，可伴全身伴有高热、寒战、头痛及白细胞计数增多等现象。

4. 诊断要点　根据病史及体征可以诊断。本病需与眶蜂窝织炎区别：前者炎症影响部位限于眼睑，因此以眼睑炎症性表现为主；而眶蜂窝织炎，除眼外部炎症表现外，还有眼球突出，眼球运动障碍，以及眼底改变等，且 X 线常有鼻旁窦炎症性改变。

5. 治疗方案及原则　局部热敷，酌情全身用抗生素。眼睑脓肿形成后，应及时做切开排脓，切口须与睑缘平行。

三、过敏性疾病

1. 概述　此病可单独为眼睑皮肤的过敏性反应，也可能为全身过敏反应的一部分。

2. 临床表现　突然起病，自觉眼部刺痒、烧灼感。眼睑皮肤潮红、水肿，或呈红斑、丘疹、水泡、结痂等湿疹样表现，有继发感染时，尚可形成脓疱。慢性患者，眼睑皮肤可变粗糙和组织增厚。

3. 检查　眼睑皮肤潮红、水肿，或呈红斑、丘疹、水泡、结痂等湿疹样表现。慢性患者，眼睑皮肤可变粗糙和组织增厚。

（1）诊断要点：根据病史和检查可以诊断。

（2）治疗方案及原则：寻找过敏原因，消除一切致敏因素。

局部用 3％硼酸水湿敷，每日 3 次，涂以硼酸眼膏，每日 2～3 次。症状严重者，可应用肾上腺皮质激素类药物，如泼尼松（强的松）5 mg，每日 4 次，或地塞米松 0.75 mg，每日 3 次。全身有过敏反应者，除积极使用激素及抗组胺类药物外，必要时尚应同内科做进一步治疗。

（张朝然）

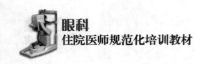

第三节　睑　缘　炎

睑缘炎是指睑缘皮肤、睫毛毛囊及其腺体的亚急性或慢性炎症,临床上将其分为 3 种。

一、鳞屑性睑缘炎

1. 概述　由于睑板腺分泌旺盛,加以轻度感染所致。其他,如不良的卫生习惯、风尘刺激、屈光异态等也可成为致病因素。

2. 临床表现　眼睑刺痒,少数伴有轻度畏光、流泪症状。睑缘潮红,睫毛根部有白色鳞屑附着。睫毛易脱,但能再生。

3. 检查　鳞屑细小疏散,如有皮脂集中于睫毛根部则形成黄色痂皮。除去鳞屑或痂皮后,可见充血的睑缘,但无溃疡。

4. 诊断要点　睑缘充血,毛细血管扩张。睑缘皮肤有鳞屑,沿睫毛根部有皮脂附着形成袖套。

5. 治疗原则及方案　去除一切诱因,如避免风沙、灰尘刺激等。如有屈光不正时,也应予以矫正。

睑缘局部用 3％硼酸水或 0.9％氯化钠溶液(或冷开水)洗涤,将睫毛旁的痂盖除去,擦干后,涂抗生素眼膏(如红霉素),每日 3 次。

严重或复发病例可口服四环素 250 mg,每日 2 次;红霉素 250 mg 每日 3 次或多西环素 50 mg,每日 2 次。持续应用数月。

二、溃疡性睑缘炎

1. 概述　此病为睫毛毛囊和睑缘皮肤受葡萄球菌感染所致,多见于营养不良的儿童。其他附加因素与鳞屑性睑缘炎相同。

2. 临床表现　症状比鳞屑性睑缘炎为重,除痒、流泪外,还有刺痛。

3. 检查　睑缘皮肤有水泡、黄痂,去痂后显示出血性溃疡与脓疱。睫毛毛囊的破坏和溃疡愈合后的瘢痕收缩,常引起秃睫或睫毛乱生。重者可发生睑缘肥厚变形,而致睑缘外翻。

4. 诊断要点　睑缘充血,睫毛根部环形红疹及溃疡。

5. 治疗原则及方案　同鳞屑性睑缘炎。对长期不愈或屡发者,可做细菌培养与药物敏感试验,以选择相应有效的药物。

三、眦部睑缘炎

1. 概述　本病由莫阿(Morax-Axenfeld)双杆菌感染所引起,维生素 B_2(核黄素)缺乏可为诱因。

2. 临床表现　多为双侧性,常发生在外眦部,主要症状为刺痒。

3. 检查　表现为眦部皮肤充血,浸渍或糜烂。常合并眦部结膜炎。

4. 诊断要点　根据临床表现和检查即可做出诊断。

5. 治疗原则及方案　局部滴用 0.5％硫酸锌眼药水,对本病有特效,同时口服维生素 B_2。其他治疗同鳞屑性睑缘炎。

（张朝然）

第四节　睑 板 腺 病

一、睑腺炎

1. 概述　眼睑睑板腺(麦氏腺)及睫毛毛囊皮脂腺(蔡氏腺)或汗腺(莫氏腺)的急性化脓性炎症称为睑腺炎。根据感染部位不同分为内睑腺炎和外睑腺炎。外睑腺炎为睫毛毛囊的皮脂腺(Zeiss 腺)与睫毛汗腺(Moll 腺)受葡萄球菌急性感染所致。Zeiss 腺最容易被侵犯,Moll 腺管口长而窄,故不易单独受累。睑缘炎或糖尿病等为本病之诱因。内睑腺炎为睑板腺(Meibom 腺)受葡萄球菌感染所引起。

2. 临床表现　眼睑有红、肿、热、痛的急性炎症表现。内睑腺炎疼痛较明显。2～3 d后,病灶中心形成黄白色脓点,可自行破溃排出脓液。外睑腺炎向皮肤面发展,内睑腺炎向结膜面发展。如致病菌毒性强烈,或患者抵抗力低下,睑腺炎会发展成眼睑蜂窝织炎。

3. 检查　外睑腺炎的炎症反应集中在睫毛根部附近的睑缘处触诊有压痛性硬结,同侧耳前淋巴结可有肿大及压痛。感染部位靠近外眦部时,可引起反应性球结膜水肿。内睑腺炎也有压痛性硬结,相应睑结膜面局限性充血水肿。

4. 诊断要点　眼睑皮肤局限性红、肿、热、痛,触之有硬结。近睑缘皮肤或睑结膜面出现脓点。

5. 治疗原则及方案　早期局部勤做热敷,结膜囊内涂以抗生素眼膏。若脓肿未成熟,局部红痛明显,或伴有全身症状时,除上述局部治疗外,可全身用抗生素。脓肿如已成熟,此时红肿局限,疼痛缓解,且出现黄色脓头,指测有波动感时,则应做切开排脓,外睑腺炎切口与睑缘平行,并放入引流条,以后每天换药,直至伤口愈合。内睑腺炎切开时切口与睑缘垂直,不放引流条。

注意:脓肿尚未成熟,切忌挤压,以免感染沿静脉途径扩散到颅内,引起海窦栓塞、败血症等严重并发症。

二、睑板腺囊肿

1. 概述　睑板腺囊肿是指由于睑板腺排泄管发生阻塞,腺内滞留的分泌物刺激周围组织,而形成的慢性肉芽肿。

2. 临床表现　患者常无显著症状,多为偶然发现,好发于上睑;大型睑板腺囊肿可引起上睑下垂。若有继发感染,则其表现与内睑腺炎相近似。有时肿块可自睑结膜面穿破,引成肉芽肿样突起,而引起异物感。

3. 检查　眼睑皮下有肿块隆起,闭目时更为明显,可扪到小如绿豆或大如樱桃的圆形块物。与肿块相应的睑结膜部位有局限性充血,开始呈红色,日久变为紫红色或灰色。

4. 诊断要点　无痛性眼睑肿块,与皮肤无粘连,与睑板固定。如有化脓性继发感染应与内

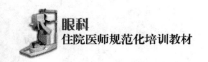

睑腺炎区别(主要是以发炎部位存在睑板腺囊肿的以往史为依据);在老年人,尤其是经常发生睑板腺囊肿或术后有复发情况者,应将剪除囊壁送病理组织检查,以排除睑板腺癌的可能性。

5. 治疗原则及方案 小睑板腺囊肿,一般无须治疗,或通过热敷、涂用含皮质类固醇的眼膏以促进吸收消散。较大的睑板腺囊肿或经注射皮质类固醇后未愈者,应施行刮除术,术时睑结膜侧切口,与睑缘垂直,尽可能剪去全部囊壁,以防复发。如术后伤口出血,应用手掌加压或寻找出血点烧灼、结扎及绷带加压包扎等方法止血。

三、睑板腺功能障碍

1. 概述 一种慢性、弥漫性睑板腺异常,通常以睑板腺终末导管的阻塞和睑板腺分泌物质或量改变为特征。可引起蒸发过强型干眼及眼表损害。临床上分为低排放型(包括低分泌型和阻塞型)和高排放型。

2. 临床表现 眼红、眼部烧灼感、异物感、干燥感,刺激感、痒、视疲劳、视力波动、流泪等。

3. 检查 睑缘常增厚,可伴有红斑、过度角化等体征。睑缘后层出现自后向前的永久性血管扩张,睑板腺开口有白色角质蛋白堵塞而凸起变形,挤压后分泌物呈泡沫样、颗粒样或牙膏样。低分泌型睑板腺功能障碍有广泛的睑板腺萎缩。泪膜破裂时间明显缩短。眼表损害主要表现为结膜充血和浅层点状角膜炎。

4. 诊断要点 根据患者的症状结合裂隙灯观察睑板腺开口及睑板腺分泌物性状,泪膜破裂时间及眼表损害可以诊断。

5. 治疗原则及方案 眼睑的热敷和按摩,清洁睑缘。可用无刺激性的香波或专用药液如硼酸水溶液清洗局部眼睑缘和睫毛。局部药物的应用:包括治疗睑缘炎的抗生素眼液、短期糖皮质激素眼液、不含防腐剂的人工泪液。中或重度睑板腺功能异常的患者可以考虑口服大环类脂类抗生素,如红霉素、四环素等,需连续服用数周才起效,而且需维持数月。

(张朝然)

第五节 眼睑与睫毛位置异常

一、后天性上睑下垂

1. 概述 由于外伤、肌肉麻痹等原因引起的上睑下垂。

2. 临床表现 与先天性上睑下垂相似,但有原发疾病的表现。

(1)麻痹性上睑下垂:为动眼神经麻痹(即提上睑肌麻痹)或交感神经麻痹[即苗勒(Müller)肌麻痹]。前者常伴有动眼神经麻痹的其他病征。例如,眼球运动障碍、瞳孔散大、瞳孔对光反应和调节反应消失等;后者可伴有瞳孔缩小、眼球内陷和同侧面部无汗等症状,称为霍恩(Horner)综合征,其下垂程度较前者为轻。

(2)外伤性上睑下垂:由外伤或手术时损伤提上睑肌所致。有外伤或手术病史及相应眼睑改变。

(3)重症肌无力和进行性眼外肌性麻痹性上睑下垂:前者多见于儿童,常为双眼发病,晨起症状很轻,午后或劳累后加重,常合并眼外肌的运动障碍,但眼内肌不受累,当注射新斯的明后,下垂可暂时消失或减轻;后者的病变在眼外肌神经核,一条眼外肌紧接着另一条眼外肌发生麻痹,多为双侧性,这种病例较少见。

(4) 重力性上睑下垂:是指由于结膜或上睑部的病变(如严重沙眼、肿瘤、炎症、淀粉样变性、组织增殖)使上睑组织增厚、重量增加所致。上述病变也可同时侵犯提上睑肌或苗勒平滑肌,而加重下垂程度。

3. 检查　上睑下垂的检查与先天性上睑下垂类同。

4. 诊断要点　上睑下垂,同时伴有原发病的表现。鉴别诊断包括:①假性上睑下垂。因睑后方失去正常支持所引起的睑下垂,如无眼球、过小的假眼、眼球萎缩、小眼球或老年性眶脂肪萎缩等都可引起中度或轻度上睑下垂。②癔症性上睑下垂。双睑常突然下垂,或伴有癔症性瞳孔散大,管状视野及弱视等。

5. 治疗原则及方案

(1) 病因治疗:重症肌无力性上睑下垂用新斯的明 15～30 mg,每日 3 次(儿童减量)(合并麻黄碱 0.02 g,每日 4 次,可增强疗效)。对沙眼所致的上睑下垂,可切除肥厚的睑板,同时积极治疗沙眼,对神经麻痹性上睑下垂,应做神经科检查,并做相应处理。

(2) 手术治疗:适用于先天性上睑下垂及后天性上睑下垂经长期药物治疗仍无效者,对先天性上睑下垂遮盖瞳孔 1/2 以上者,应早期施行手术,以防止产生弱视,否则可待至 12 岁左右手术。外伤性者在伤后 6～12 个月进行手术。神经麻痹性者在病情稳定后 6 个月施行手术。重症肌无力症若下垂固定,且不伴眼球运动障碍者,也可考虑手术矫正。还应注意,对于存在角膜知觉减退或眼球运动障碍的病例,术后可能发生复视或暴露性角膜炎,故手术必须慎重。

二、眼睑闭合不全(又称兔眼症)

1. 概述　由于外伤、神经麻痹、眼球突出等原因导致眼睑不能完全闭合,部分眼球暴露。

2. 临床表现　自然闭眼时上下睑不能闭合或闭合不全,球结膜或角膜暴露。患者有刺激症状、异物感等现象。

3. 检查　轻者,用力闭睑,尚可闭合。睡眠时因眼球上转(Bell 现象),故不造成严重损害。重者,暴露的角膜变得干燥,如继发感染,可导致溃疡,甚至失明。由于泪点不能与泪湖接触而有泪溢。

4. 诊断要点　根据病史及检查可以做出诊断,需明确病因。常见的病因包括:①面神经麻痹所致的眼轮匝肌麻痹。②严重的睑外翻。③眼睑因瘢痕性收缩而变短,或先天性睑缺损,甚至缺如,不能遮盖眼球。④因眼球膨大,眼球突出而眼睑闭合困难。前者包括牛眼,葡萄肿,而后者见于眶内肿瘤、炎症或血肿及甲亢等。⑤昏迷或全身麻醉状态时,也可发生。

5. 治疗原则及方案

(1) 针对病因治疗,如治疗面神经麻痹,矫正睑外翻等。

(2) 暂时性睑闭合不全,可涂以大量抗生素眼膏,严重者可行睑裂缝合。

三、倒睫

1. 概述　倒睫是睫毛向内生长,触及眼球,一般是由睑缘内翻和睫毛乱生所引起。凡是引起睑内翻或睑缘瘢痕形成的病因,均能造成倒睫,其中以沙眼最为常见,其次是睑缘炎、

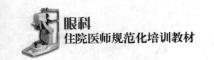

睑板腺炎、睑烧伤、眼外伤等病变。

2. 临床表现　患眼异物感、疼痛、流泪。

3. 检查　一根或数根睫毛倒向角膜表面,球结膜充血,角膜也可发生浅层混浊甚至溃疡。

4. 诊断要点　外眼常规裂隙灯检查即可发现倒睫,检查下睑时,患者需向下注视,方能发现睫毛是否触及角膜。

5. 治疗原则及方案　少数细小倒睫用睫毛镊拔除,粗长倒睫做电解术,以破坏睫毛毛囊,减少再生机会。若倒睫数量较多,则应手术矫正,可采用睑缘狭长"Z"形皮瓣转移术,或灰线切开,填以狭条睑板或其他组织的手术方法。

四、睑内翻

1. 概述　睑内翻是指睑缘向眼球方向内卷,使睫毛刺激角膜的异常表现。

2. 临床表现　患者有流泪、畏光、异物感等症状。

3. 检查　有明显的角膜刺激症状,伴有结膜充血,角膜薄翳或浸润,以致使视力减退。睑内翻导致大部分或全部睫毛倒向眼球表面。

4. 诊断要点　根据病史及体检可以做出诊断。病因方面包括:①老年性睑内翻。发生在老年人,下睑多见,主要因老年人眶脂肪减少,眼球内陷和睑皮肤松弛所致。②瘢痕性睑内翻。是由睑结膜、睑板瘢痕性收缩所致。主要原因是沙眼,其次如结膜烧伤,结膜天疱疮及白喉性结膜炎等。③痉挛性睑内翻。患结膜炎或角膜炎者,可由于睑部轮匝肌痉挛性收缩而造成睑内翻。④眼球萎缩,眼球摘除术后,由于眼睑后面缺乏实物的支撑,或长期眼部包扎过紧也可造成内翻。⑤先天性睑内翻。大多数是由于内眦赘皮或先天性小眼球所引起。

5. 治疗原则及方案

(1) 病因治疗:对痉挛性睑内翻,应积极治疗结膜炎或角膜炎,以解除刺激症状:包扎过紧者,应解除包扎;摘除眼球者,则应装配义眼;有内眦赘皮者,应做内眦赘皮矫正术。

(2) 手术治疗:①睑板切断术,运用于一般的睑内翻。②睑板切除术,运用于睑板肥厚者。③何氏术(Hotz),适用睑板增厚或年轻患者。④眼睑皮肤切除术,适用于下睑内翻,尤其是老年性下睑内翻者。

五、睑外翻

1. 概述　睑外翻是指睑缘离开眼球,向外翻转的异常状态,轻者仅睑缘离开眼球,重症可见部分甚至全部睑结膜暴露在外。

2. 临床表现　泪溢主要发生于下睑外翻者。因泪小点离开泪湖而引起,可继发皮肤湿疹,结膜因暴露而充血,久之变为干燥,粗糙和肥厚。严重的睑外翻,常因睑裂闭合不全,使角膜失去保护,引起暴露性角膜炎。

3. 检查　睑缘离开眼球表面,呈不同程度的向外翻转。

4. 诊断要点　根据病史及检查可以诊断。引起睑外翻的原因包括:①瘢痕性睑外翻。可由眼睑皮肤炎症、烧伤、创伤、化学伤、眼睑溃疡(如狼疮)或睑部手术后,眼睑皮肤结瘢收缩所引起。②老年性睑外翻。多发生在下睑,主要因眼睑皮肤松弛,眼轮匝肌纤维功能减退,使睑缘不能紧贴眼球所致。若有结膜肥厚及向下揩拭眼泪的习惯,常可加剧外翻程度。③麻痹性睑外翻。仅见于下睑,由于神经麻痹,眼轮匝肌失去张力,加之下睑本身的重量,而使下睑外翻。

5. 治疗原则及方案

(1)病因治疗,泪溢患者应向外上方揩拭眼泪,以免加剧外翻。对痉挛性外翻可采用包扎法。

(2)若有睑裂闭合不全,则应经常涂大量眼膏,以保护角膜,特别是在临睡之前。

(3)面神经麻痹患者,除睑外翻外,尚可因睑裂闭合不全而发生暴露性角膜炎,可考虑做睑裂缝合术(部分或全部)。

(4)外翻矫正术:瘢痕性轻度睑外翻,可用睑皮肤"V""Y"式缝合法加以矫正,重者则需切除瘢痕组织,采取游离皮瓣或转移皮瓣植皮。

(5)老年性外翻,可做睑缘缩短术以矫正之。

六、原发性眼睑痉挛

1. 概述　眼睑痉挛是指眼轮匝肌的不随意的痉挛性收缩,痉挛时间可长可短。

2. 临床表现　无法控制的持续重复的眼睑闭、开。

3. 检查　频繁而不自主地瞬目,双眼紧皱、双眼睑阵挛性或强直性的闭睑。同时由于眼轮匝肌长期地、剧烈地痉挛又会导致下列继发性病理改变:①眉下垂。②上睑下垂——提上睑肌腱膜的断离,或提上睑肌与睑板分离。③睑裂横径的缩小、外眦向内移位。④眼睑皮肤松弛。

4. 诊断要点　根据临床表现可以诊断。

5. 治疗原则及方案　可局部注射 A 型肉毒杆菌毒素(BTXA)。

(张朝然)

第六节　眼睑肿瘤

常见的眼睑良性肿瘤有血管瘤、乳头状瘤及浆细胞瘤等(浆细胞瘤实质上属于慢性增生性的炎症组织,而不是肿瘤)。恶性肿瘤以基底细胞癌为多见,睑板腺癌次之,其他有鳞状细胞癌、黑色素瘤等。

眼睑肿瘤切除术的一般原则:①病变范围较小者,可行单纯局部切除术,或做冷冻、激光治疗。②病变范围较大,切除后角膜出现暴露者,应合并睑部成形术以修补创面。③恶性肿瘤累及穹窿部者,应做眶内容挖出术,若有淋巴结转移,也尽量加以清除。

一、血管瘤

1. 概述　血管瘤是一种先天性血管发育畸形,多数属于单纯型(即毛细血管型血管瘤),海绵状型者少见(约占 30％)。

2. 临床表现

(1)单纯型多数位于真皮内,瘤组织质软,常可在皮肤上引起紫色隆起;而少数位于皮

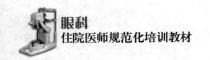

下者则多向眶内生长,该区皮肤透露出青蓝色调。

(2)海绵状型病变位于真皮深层或皮下组织内,表面扁平或呈结节形态,色紫,有压缩性,肿瘤边界不清,俯首或咳嗽时肿块可增大。若深入眶内者,可导致间歇性眼球突出。

(3)斯-韦(Sturge-Weber)综合征:颜面部血管瘤,常合并同侧脉络膜血管瘤,并发青光眼,若同时伴有脑膜血管瘤者常出现癫痫性惊厥。

3. 检查 一般无须特殊检查,必要时影像学检查以了解眼眶深部血管情况。

4. 诊断要点 毛细血管瘤出生后即有,生长迅速,7岁左右发生退行变。海绵状血管瘤为发育性,10岁前发生,逐渐长大,不会自行退缩。延三叉神经分布的血管瘤需仔细检查结膜、巩膜及脉络膜有无扩张的血管,注意眼压。

5. 治疗原则及方案

(1)生长缓慢,不影响眼睑功能的小血管瘤,可暂予观察,定期随访。或局部注射皮质类固醇激素,可能使之消退。

(2)发展较快或已影响眼睑功能的较大血管瘤,可考虑手术切除。

二、色素痣

1. 概述 痣细胞成群聚集在表皮、真皮或皮下组织内形成的色素性病灶。

2. 临床表现 在眼睑皮肤上出现扁平或隆起的肿块,呈淡棕或深黑色,可有毛发生长;一般面积较小,静止不发展,有少数睑部黑痣面积相当广大,可对称地分占上下眼睑各半,闭合时联合为一,称为分裂痣。

3. 检查 痣可以分为以下几种:①交界痣。圆形或椭圆形,扁平或微微隆起。边界光滑、规则。②混合痣。圆形,隆起,表面光滑或呈乳头状。暗棕色,但当病变向真皮痣演变时,色泽变得斑驳。常有毛发自病灶处长出。③真皮痣。圆形隆起的结节,皮肤色泽棕黄或棕色伴毛细血管扩张。

4. 诊断要点 根据临床表现及检查可以诊断。若黑痣在短期内突然迅速变大,浅表出现扩张的毛细血管,出血溃烂等情况,应怀疑为恶变可能,要引起重视。

5. 治疗原则及方案

(1)对静止性黑痣,以随访观察为原则,一般不必处理。

(2)对怀疑有恶变的黑痣,应彻底手术切除,并做病理切片检查,但切忌作部分活检,以免促进恶变或转移。

(3)分裂痣如影响外观,也可考虑手术切除。

三、黄色瘤

1. 概述 发生在上睑或下睑内侧的黄色斑块。

2. 临床表现 上下睑内侧、质软的橘黄色斑块,逐渐长大。多见于老年患者。

3. 检查 患者可能有高脂血症。

4. 诊断要点 根据临床表现可以诊断。

5. 治疗原则及方案 此病无须治疗,为美观计,可行手术切除。

四、乳头状瘤

1. 概述　一种常见的良性皮肤病损。
2. 临床表现　眼睑皮肤乳头状病变,多无症状,可单发或多发。常见于中、老年人。
3. 检查　病灶质软,呈皮肤色泽或棕褐色,圆形或椭圆形,带蒂。
4. 诊断要点　根据临床表现及检查可以诊断。确诊需行病理学检查。
5. 治疗原则及方案　手术切除。

五、脂溢性角化病

1. 概述　最常见的良性上皮肿瘤之一,具有遗传性,男性多见。
2. 临床表现　病灶常存在数月至数年无症状,常见于下睑,疣状突起。除眼睑外,病损可遍布全身。
3. 检查　开始时病灶呈扁平、淡褐色,以后色素加深,渐渐隆起。最终呈疣状。
4. 诊断要点　根据临床表现可以诊断。确诊需行病理学检查。
5. 治疗原则及方案　一般不需治疗,必要时手术切除。

六、皮样囊肿

1. 概述　为先天性起源于胚胎发育期上皮或腺状组织的新生物。
2. 临床表现　主要在骨缝附近生长,多见于上睑外侧眉弓处,也可发生在眶内。囊肿一般呈圆形或椭圆形隆起,大小不一,小的似豌豆样,大的似乒乓球。表面光滑,不与皮肤粘连,但可与骨壁黏着,扪之有波动感。
3. 检查　若囊肿影响到眶内或疑与骨缝有关者,做 X 线检查,能见到一个圆形光滑而边缘锐利的骨质缺损。
4. 诊断依据　根据临床表现及影像学检查可以诊断。
5. 治疗原则及方案　手术切除。囊肿与骨壁粘连处易破,囊壁尽量取出,以免复发。

七、浆细胞瘤

1. 概述　浆细胞瘤是指结膜的一种慢性炎症,结膜上皮下大量浆细胞浸润,往往与沙眼同时存在,好发于结膜(特别是穹隆部)及泪阜。
2. 临床表现　肿块边界不清,质地较硬,呈淡黄色或淡红色,包含脆碎的颗粒状组织,肿块表面的结膜质地脆弱,触碰易出血。
3. 检查　肿块组织可沿结膜蔓延,也可向眼睑深部组织浸润,可无症状或仅有异物感,上睑肿块由于重力作用及提上睑肌被浆细胞浸润而产生上睑下垂。
4. 诊断依据　根据临床表现及检查可诊断,确诊需行病理学检查。
5. 治疗原则及方案　手术切除,但不易彻底,且易复发。

八、基底细胞癌

1. 概述　基底细胞癌是最常见的皮肤癌,发病率占眼睑恶性肿瘤的首位。局部浸润性

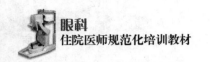
生长,很少转移。以男性 50~60 岁多见,好发于下睑内眦部。

2. 临床表现　病程长、发展慢、无疼痛不适。严重的病例可累及眼眶、副鼻窦,甚至颅内。但很少发生远处转移。

3. 检查　早期在皮肤上出现细小半透明结节样隆起,有血管围绕,表面附有痂皮,脱痂后形成溃疡。溃疡一般较浅而干燥,且带色素,基底平而较硬,其边缘常参差不齐,略高起而内卷,似鼠咬或蚕蚀样。

4. 诊断要点　根据临床表现及检查可以诊断。确诊需行病理学检查。

5. 治疗原则及方案　彻底切除病灶同时眼睑成型。对于晚期已累及眼球及眼眶组织者,则需做眼眶内容挖出术。

九、鳞状细胞癌

1. 概述　鳞状细胞癌是上皮角化细胞的恶性肿瘤,发病率远较基底细胞癌及睑板腺癌为低。

2. 临床表现　多见于老年人,男多于女,好发于眼睑皮肤黏膜移行处。发展快,侵袭性强。

3. 检查　初期呈疣状、结节状或乳头状,周围伴扩张的毛细血管,继而逐渐增大,形成菜花状。

4. 诊断要点　根据临床表现及检查可以诊断。确诊需行病理学检查。

5. 治疗原则及方案　彻底切除病灶。若肿瘤范围广,眼球破坏者,则需做眶内容挖出术。

十、睑板腺癌(麦氏腺癌)

1. 概述　睑板腺癌是指起源于睑板腺、高度恶性、有致命危险的肿瘤。占眼睑恶性肿瘤发病率的第 2 位。

2. 临床表现　多见于 50 岁以上女性,好发于上睑。通常开始时表现为慢性睑缘炎或不消散的睑板腺囊肿。

3. 检查　早期肿瘤的形态与睑板腺囊肿相似,在眼睑皮下深部可扪及结节状肿块,其质地坚硬,边界清楚,表面皮肤一般完整,相应部位的结膜面常较粗糙,有时可见黄白色斑点。肿瘤发展到睑板以外时,眼睑皮下可扪到核桃或分叶状硬块,表面皮肤血管曲张,相应部位的结膜面可有充血。在接近病变部位的睑缘或结膜面,见有乳头状瘤组织样生长。肿瘤的弥漫性增殖常使眼睑高度肥厚变形。少数病例可因肿瘤坏死而致结膜溃破,露出黄白色结节状肿瘤组织。晚期睑缘严重受累;皮肤面可形成溃疡,露出特殊的黄白色癌组织,少数病例癌组织可经上或下穹窿部,向眼眶深部蔓延。

4. 诊断要点　反复发作的睑板腺囊肿或不典型的睑板腺囊肿需提高警惕,必要时活检明确诊断。

5. 治疗原则及方案　以手术治疗为主,若累及范围较广,则需行眶内容剜出术,若有颈淋巴结转移,则应合并颈大块切除。

(张朝然)

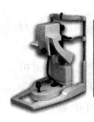

第四章

结膜病、巩膜疾病、泪器疾病

第一节 感染性结膜炎

一、定义

感染性结膜炎是指由微生物感染引起的一类常见的结膜炎。

二、分类

分为细菌性结膜炎、病毒性结膜炎和衣原体性结膜炎。

三、细菌性结膜炎

（一）病因

常见的致病菌为肺炎球菌、流感嗜血杆菌、表皮葡萄球菌、金黄色葡萄球菌等。其中,肺炎链球菌为成人急性结膜炎常见致病菌,而流感嗜血杆菌则为儿童常见致病菌。近年来,随着抗生素使用的日益广泛,表皮葡萄球菌引起的结膜炎比例有所增加,值得重视。

（二）常见症状

眼表异物感、烧灼感、分泌物增多。病变累及角膜时可出现畏光、流泪及视力下降。可出现结膜乳头增生、结膜水肿,多不伴有淋巴结肿大。

（三）病程特点

发病较急,潜伏期1～3 d,双眼可同时发病。发病3～4 d到达高峰,以后逐渐减轻。病程一般少于3周。

（四）不同致病菌所致结膜炎的特殊临床表现

1. 肺炎链球菌性结膜炎 该病有自限性,儿童发病率高于成人。潜伏期约在2 d,结膜充血、脓性黏液性分泌物在发病2 d后到达高峰。上睑结膜和穹窿结膜可有结膜下出血点、球结膜水肿。部分患者可伴有上呼吸道症状。

2. 金黄色葡萄球菌性结膜炎 多伴有睑缘炎,任何年龄均可发病,黏液脓性分泌物多,晨起睁眼困难,较少累及角膜。

3. 流感嗜血杆菌性结膜炎 儿童常见。潜伏期约1 d,表现为结膜充血、水肿、球结膜下出血,脓性或黏液脓性分泌物,症状3～4 d达到高峰;抗生素治疗1周后症状可消失,不治

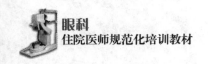

疗可复发。儿童流感嗜血杆菌可引起眶周蜂窝织炎,当患者出现体温升高、身体不适等全身症状时应该警惕。

4. 白喉杆菌性结膜炎　眼睑红、肿、热、痛,可有耳前淋巴结增大,严重病例球结膜面可有灰白色-黄色膜和假膜形成,坏死脱落后形成瘢痕。白喉毒素可致眼外肌和调节麻痹,睑球粘连、倒睫和睑内翻是常见并发症。本病有传染性,一旦确诊,应该全身使用抗生素。

(五) 检查

在常规治疗效果不佳或者患者病情较重时,应该考虑结膜分泌物涂片、Giemsa 染色、常规细菌培养及药敏。在取材时,应当强调由临床医生自己完成;取材部位应选择在炎症最明显的区域,如果病变波及睑结膜,则上睑结膜是理想的进行结膜刮片取材的部位。

(六) 治疗原则

重视细菌刮片及培养结果,针对病因治疗,局部给药为主,必要时全身用药。急性期忌包扎患眼。

1. 结膜囊冲洗　对于有大量脓性分泌物的患者,可用无刺激性的冲洗液冲洗(0.9%氯化钠溶液或 3%硼酸溶液),每天 1~2 次,以清除分泌物及炎性介质。注意冲洗液勿流入健眼。

2. 滴眼液滴眼　最好能根据细菌鉴定及药敏结果有针对性的用药,否则则使用临床常用的广谱抗生素,如喹诺酮类或氨基糖苷类滴眼液。急性期患者 48~72 h 内每 1~2 h 频点,有好转则减少滴眼次数,使用时间以不超过 3~4 周为宜;若效果不佳,则要考虑其他诊断可能,切忌在效果不好的情况下反复多次使用同类抗生素。

3. 眼药膏涂眼　一般建议在患者睡前使用,每晚 1 次。

4. 全身治疗　严重的细菌性结膜炎,特别是伴有全身症状的患者要考虑全身使用抗生素。

5. 随访　开始每 2 d 随访 1 次,然后每 3~5 d 1 次至痊愈。随访时注意患者视力有无变化。嘱咐患者注意个人卫生,防止交叉感染。

四、奈瑟球菌性结膜炎

(一) 定义

奈瑟球菌性结膜炎是一种剧烈的急性传染性化脓性结膜炎。其特点为眼睑、结膜高度充血水肿及大量脓性分泌物,如治疗不及时,将短期内发生角膜溃疡及穿孔,导致失明的严重后果。其治疗强调全身使用抗生素。

(二) 感染途径

新生儿多因出生时为母体阴道炎性分泌物或其他被奈瑟菌污染的用品所感染;成人多由自身或他人的尿道分泌物感染,偶尔经血行感染。

(三) 主要体征

大量脓性分泌物,12~24 h 内超急性发作;结膜充血明显,可伴有小出血点及假膜形成;伴有耳前淋巴结肿痛;结膜刮片可见大量淋球菌。

(四) 检查

彻底检查角膜有无受累,如周边角膜溃疡,特别是上方角膜,免疫介导的边缘角膜融解有急性穿孔的危险。重视结膜刮片、细胞培养及药敏试验检查。

（五）治疗

（1）大剂量头孢曲松（新生儿 0.125 g，成人 1 g）或青霉素（10 万 U/kg）肌内注射。连续使用 5～7 d。青霉素过敏者，可使用环丙沙星 500 mg，或者氧氟沙星 400 mg（孕妇及儿童禁用）。伴有角膜感染或不能排除角膜感染的患者，建议患者住院治疗。

（2）结膜囊冲洗：用 0.9％氯化钠溶液局部冲洗，4 次/天，至分泌物消失。

（3）局部治疗：喹诺酮类药物滴眼液 q2h 频点。角膜受累时，可用阿托品散瞳。角膜溃疡穿孔时，可考虑行角膜移植。

（4）患者的性伴侣或者母亲也许给予相应的治疗。

（六）随访

每日随访，至患者病情改善，然后每 2～3 d 随访 1 次，至症状消失。注意患者有无其他性传播疾病可能。

五、病毒性结膜炎

（一）定义

由病毒感染引起的急性结膜炎。根据感染病毒的不同，可分为流行性出血性结膜炎（肠道病毒或柯萨奇病毒）、流行性角结膜炎（腺病毒）及单纯疱疹性结膜炎（单纯疱疹病毒）。

（二）临床表现

患者自觉异物感、烧灼感、近期有上呼吸道感染史，可单眼或双眼发病。主要体征为结膜充血、下睑结膜滤泡和耳前淋巴结肿大。部分患者可累及角膜出现角膜上皮下浸润。

（三）不同病毒所致结膜炎的特殊临床表现

1. 流行性出血性结膜炎　潜伏期较短，该病有自限性，病程 5～7 d。结膜下出血呈片状或点状是其主要特征；多数患者有结膜滤泡形成，伴有上皮角膜炎和耳前淋巴结肿大。该病传染性较强，患者常有剧烈的疼痛、畏光、流泪和水样分泌物。少数人发生前葡萄膜炎，部分患者还有发热不适及肌肉痛等全身症状。

2. 流行性角结膜炎　急性滤泡性结膜炎和角膜上皮下浸润是本病的典型特征，部分患者可伴有假膜形成。该病起病急、症状重、双眼发病；病程最长 3～4 周。急性期眼睑水肿，结膜充血水肿，48 h 内出现滤泡和结膜下出血，色鲜红，量多时呈现暗红色。患者的上皮下浸润可达数年之久，极少数可形成角膜瘢痕。患者常出现耳前淋巴结肿大和压痛。

3. 单纯疱疹性结膜炎　患者多为小儿。眼睑疱疹形成，结膜充血，发生急性滤泡性结膜炎，严重者有假膜形成。耳前淋巴结增大。部分患者可出现角膜上皮炎、角膜基质炎的表现。病程 2～3 周。

（四）检查

一般病毒性结膜炎根据病史及临床表现即可诊断，无须进行结膜刮片和培养。

（五）治疗

1. 滴眼液治疗　应当告知患者病毒性结膜炎有自限倾向。治疗无特效药物。急性期可使用抗病毒药物抑制病毒复制，如干扰素滴眼液、0.1％阿昔洛韦、0.15％更昔洛韦。出现严重炎症反应，如假膜形成或累及角膜出现视力下降的症状，可考虑使用糖皮质激素滴眼液，使用激素时应密切随访，病情控制后立即减少用药次数，注意逐渐减药，不要突然停药，避免复发。

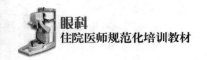
2. 局部冷敷　每天数次,持续 1～2 周。

3. 局部清洁　假膜形成的患者应予擦除,减轻炎症反应。

4. 使用血管收缩剂　严重瘙痒的患者可使用血管收缩药或抗组胺药。

5. 全身抗病毒治疗　单纯疱疹性结膜炎的患者可考虑伐昔洛韦 500 mg,每日 2 次或者泛昔洛韦 250 mg,每日 2 次口服治疗。

(六)随访

常规 1～2 周复诊,病情加重或者使用激素的患者应视情况缩短随访间隔。嘱患者避免揉眼,避免和别人握手,共用毛巾。

六、衣原体性结膜炎

(一)分类

根据衣原体抗原性的不同,可分为沙眼(A/B/C/Ba 型)和包涵体性结膜炎(D～K 型)。两者均为接触性传播,沙眼多与不良卫生条件、营养不良、居住环境、医疗条件等密切相关;包涵体性结膜炎则好发于性生活频繁的年轻人,多为双侧。

(二)沙眼的临床表现、分期、诊断及治疗

1. 临床表现　急性期症状包括畏光、流泪、异物感、较多黏液或脓性分泌物。可出现眼睑红肿,结膜明显充血,乳头增生,上下穹窿部结膜满布滤泡,可合并弥漫性角膜上皮炎及耳前淋巴结增大。慢性期无明显不适,仅眼痒、异物感、干燥和烧灼感。结膜污秽肥厚,同时有乳头及滤泡增生,以上穹窿及睑板上缘结膜显著,并可在周边角膜出现血管翳。在上睑结膜的睑板下沟形成结膜瘢痕称为 Arlt 线;角膜缘滤泡发生瘢痕化改变称为 Herbet 小凹;角膜血管翳及睑结膜瘢痕为沙眼的特有体征。

2. 分期　Ⅰ期,上睑结膜不成熟滤泡,轻微浅层点状角膜炎和血管翳,继续进展,出现脓性分泌物和耳前淋巴结肿大。Ⅱ期,上睑板结膜充血,滤泡反应,乳头过度增生,伴有角膜上皮下浸润,血管翳和角膜缘滤泡。Ⅲ期,上睑结膜滤泡和瘢痕。Ⅳ期,无滤泡,广泛的结膜瘢痕。

3. 诊断　以下 4 条标准符合 2 条及以上:上睑结膜 5 个以上滤泡;典型的睑结膜瘢痕;角膜缘滤泡或 Herbet 小凹;广泛的角膜血管翳。除临床表现外,细胞刮片可见淋巴细胞、浆细胞及多形核细胞等非特异性表现。

4. 治疗　强调全身治疗和局部治疗、处理并发症。阿奇霉素 20 mg/kg,每日口服 1 次;或多西环素 100 mg,每日口服 2 次;疗程 3～4 周。局部应用 0.1％利福平滴眼液或 0.5％新霉素滴眼液,每日 3～4 次;夜间使用红霉素眼膏,疗程一般为 10～12 周。对于上睑下垂、倒睫及睑内翻,可行手术治疗矫正,防止晚期沙眼致盲。

(三)包涵体性结膜炎的临床表现及治疗

1. 临床表现　轻度中度结膜充血和黏液脓性分泌物,部分患者可无症状;睑结膜和穹窿部结膜滤泡形成,并伴有不同程度的乳头反应,多位于下方。无假膜形成。3～4 个月后急性炎症消退,但结膜肥厚和滤泡持续存在 3～6 个月。耳前淋巴结可增大。周边角膜上皮下可有浸润或表浅的血管翳。部分患者可同时存在生殖器、咽部的衣原体感染征象。

2. 治疗　同沙眼,强调全身使用抗生素。

(徐建江　洪佳旭)

第二节 免疫性结膜炎

一、定义

免疫性结膜炎以前又称变态反应性结膜炎,是结膜对外界过敏原的一种超敏性免疫反应。结膜经常暴露在外,易与空气中的致敏原,如花粉、尘埃、动物羽毛等接触,也容易遭受细菌或其他微生物的感染(其蛋白质可致敏),药物的使用也可使结膜组织发生过敏反应。与表过敏患者常见的症状有眼睑皮肤和结膜痒、流泪、烧灼感、针刺感、畏光、水样分泌物等。患者的主观症状可持续整个过敏季节,在天气暖和及干燥时加重,而在天气变冷或湿润时趋于缓解。常见的体征表现为结膜轻、中度的水肿和充血,上睑乳头增生,眼睑皮肤水肿,由于重力的关系,下睑更为明显。在严重的过敏反应偶见角膜浸润,位于上皮下和角膜周边部。

二、分类

季节性过敏性结膜炎、常年性过敏性结膜炎、春季角结膜炎、巨乳头性结膜炎、特应性过敏性结膜炎、泡性结膜炎、自身免疫性结膜炎。

三、季节性过敏性结膜炎

(一)临床表现

该病为眼部过敏性疾病最常见的类型,其致敏原主要为植物的花粉。该病主要特征是季节性发作(通常在春季);通常双眼发病,起病迅速,在接触致敏原时发作,脱离致敏原后症状很快缓解或消失。最常见的症状为眼痒,几乎所有的患者均可出现,轻重程度不一。也可有异物感、烧灼感、流泪、畏光及黏液性分泌物等表现,高温环境下症状加重。主要体征为结膜充血及非特异性睑结膜乳头增生,有时合并有结膜水肿或眼睑水肿,儿童更易出现。很少影响角膜,偶有轻微的点状上皮性角膜炎的表现。许多患者有过敏性鼻炎及支气管哮喘病史。

(二)治疗

1. 一般治疗　包括脱离过敏原,眼睑冷敷(每天数次),0.9%氯化钠溶液冲洗结膜囊等手段。

2. 药物治疗　轻度患者,人工泪液 4 次/天;中度患者,抗组胺药(富马酸依美斯汀滴眼液)、肥大细胞稳定剂(4%色甘酸钠滴眼液)、非甾体抗炎药及血管收缩剂(非尼拉敏),3～4 次/天,或 0.2%奥洛他啶滴眼液,2 次/天。对于病情严重,使用其他药物治疗无效的患者可以考虑短期使用糖皮质激素,如 0.1%氟米龙滴眼液,4 次/天,持续 1～2 周。对于合并有眼外症状者可以全身使用抗组胺药、非甾体类抗炎药及糖皮质激素,如氯雷他啶 10 mg,口服,1 次/天,或苯海拉明 25 mg,口服,2～3 次/天。

3. 脱敏治疗　如果致敏原已经明确,可以考虑使用脱敏治疗。对于因植物花粉及杂草引起的过敏性结膜炎其效果相对较佳。但对于许多其他原因引起的过敏性结膜炎患者,其治疗效果往往并不理想。

(三)随访

2 周后复诊。如果局部应用类固醇需检测其不良反应。类固醇需逐渐减量。

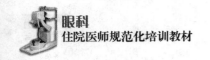

四、常年性过敏性结膜炎

(一) 临床表现

致敏原通常为房屋粉尘、虫螨、动物的皮毛、棉麻及羽毛等。临床表现与季节性相似。由于抗原常年均有,故其症状持续存在,一些患者有季节性加重现象。眼部症状通常比季节性过敏性结膜炎轻微。检查时常发现结膜充血、乳头性结膜炎合并少许滤泡、一过性眼睑水肿等。部分患者一些患者可能没有明显的阳性体征。

(二) 治疗

治疗手段基本同季节性过敏性结膜炎。由于致敏原常年存在,因此通常需要长期用药。常用的药物为抗组胺药物及肥大细胞稳定剂,糖皮质激素仅在炎症恶化其他治疗无效时才使用,且不宜长期使用。脱敏治疗效果往往很不理想,故很少采用。

(三) 随访

急性期每 2 周随访 1 次,发作缓解期可适当延长随访间隔。

五、春季角结膜炎

(一) 临床表现

该过敏性结膜炎又名春季卡他性结膜炎,是反复发作的双侧慢性眼表疾病,占变应性眼病的 0.5%,有环境和种族倾向。主要影响儿童和青少年,20 岁以下男性多见,严重者危害角膜,可损害视力。该病主要的症状是眼部奇痒。在白天经过刺激或环境诱发后,如灰尘、头皮屑、亮光、风、汗渍和揉擦,夜间症状加重;其他症状还有疼痛、异物感、羞光、烧灼感、流泪和黏性分泌物增多。根据眼部体征的不同,临床上把春季角结膜炎分为睑结膜型、角结膜缘型及混合型(图 4-2-1、4-2-2,见彩插)。

睑结膜型的特点是睑结膜呈粉红色,上睑结膜巨大乳头呈铺路石样排列。乳头形状不一,扁平外观,包含有毛细血管丛。裂隙灯下可见乳头直径在 0.1~0.8 mm 之间,彼此相连。荧光素可使乳头顶部着染,在乳头之间及其表面常有一层黏性乳白色分泌物,形成伪膜。下睑结膜可出现弥散的小乳头。在受累的结膜区一般观察不到滤泡反应。除非进行冷冻、放疗和手术切除乳头等创伤性操作,一般炎症静止后结膜乳头可完全消退,不遗留瘢痕。

各种类型春季角结膜炎均可累及角膜,文献报道角膜受损发生率 3%~50% 不等。以睑结膜型更为常见,主要是由于肥大细胞及嗜酸性粒细胞释放炎症介质引起。角膜受损最常表现为弥漫性点状上皮角膜炎,甚至形成盾形无菌性上皮缺损,多分布于中上 1/3 角膜称为"春季溃疡"。部分患者急性期可在角膜缘见到白色 Horner-Trantas 结节。结膜分泌物涂片和 Trantas 结节活检行 Giemsa 染色,可见大量嗜酸性粒细胞和嗜酸性颗粒。角膜上方可有微小血管翳,极少全周角膜血管化(图 4-2-3,见彩插)。

部分患者还可出现上睑下垂,可能与继发性乳头肥大造成眼睑重量增加有关,有时也可观察到下睑皮肤皱褶增多(Dennie 线)。该病的临床病程可间断反复发作持续 2~10 年,成年后逐渐消失,近年来认为该病与圆锥角膜、特应性白内障的发生有一定关联性。

(二) 治疗

春季角结膜炎是一种自限性疾病,短期用药可减轻症状,长期用药则对眼部组织有损害作用。治疗方法的选择需取决于患者的症状和眼表病变严重程度。物理治疗包括冰敷,以及在有空调房间可使患者感觉舒适。

局部使用糖皮质激素对迟发性超敏反应也有良好的抑制作用。急性期患者可采用激素间歇疗法,先局部频繁(如0.1‰氟米龙滴眼液每2h1次)应用激素5～7d,后迅速减量。顽固的睑结膜型春季角结膜炎病例可在睑板上方注射0.5～1.0 ml短效激素如地塞米松磷酸钠(4 mg/ml)或长效激素如曲安奈德(40 mg/ml)。但要注意长期使用会产生青光眼、白内障等严重并发症。对于病情较顽固的患者,可结合免疫抑制剂如2％环孢素滴眼液或0.05％他克莫司(FK-506)滴眼液局部使用,一般能取得较好的疗效。

非甾体抗炎药在过敏性疾病发作的急性阶段及间歇阶段均可使用,对缓解眼痒、结膜充血、流泪等眼部症状及体征均显示出一定的治疗效果。

肥大细胞稳定剂常用的有色甘酸二钠及奈多罗米等,最好在接触过敏源之前使用,对于已经发作的患者治疗效果较差。目前多主张在春季角结膜炎易发季节每日滴用4％的色甘酸钠滴眼液4～5次,预防病情发作或维持治疗效果,待炎症发作时才短时间使用激素进行冲击治疗。

抗组胺药可拮抗已经释放的炎症介质的生物学活性,减轻患者症状,与肥大细胞稳定剂联合使用治疗效果较好,可减轻眼部不适症状,如富马酸依美斯汀滴眼液,每日3～4次。

人工泪液可以稀释肥大细胞释放的炎症介质,同时可改善因角膜上皮点状缺损引起的眼部异物感,但需使用不含防腐剂的剂型。对花粉和其他过敏原进行脱敏治疗效果尚不肯定。春季角结膜炎伴发的葡萄球菌睑缘炎和结膜炎要给予相应治疗。

(三) 随访

累及角膜的患者,特别是盾形溃疡的患者,每2～3天复查1次,病情好转后可每周随访一次。症状好转时,可减量用药乃至停药。使用激素的患者务必随访眼压、视力。环孢素可应用数周至数月。

六、巨乳头性结膜炎

(一) 临床表现

该病多见于戴角膜接触镜(尤其是佩戴材料低劣的软性角膜接触镜者)或义眼。患者常首先表现为接触镜不耐受及眼痒,也可出现视矇(因接触镜沉积物所致),异物感及分泌物等。持续戴软性接触镜者出现巨乳头性结膜炎的平均时间是8个月,症状最早可在戴软性接触镜的3周出现,硬性接触镜的14个月出现。

检查最先表现为上睑结膜轻度的乳头增生,之后被大的乳头(直径＞0.3 mm)替代,最终变为巨乳头(直径＞1 mm)。临床上根据病情进展,将巨乳头性结膜炎分为4期:①1期,患者眼痒,轻度睑结膜充血,细小乳头增生。②2期,眼痒加重,黏性分泌物较多,上睑结膜充血,不规则的乳头增生。③3期,中～重度眼痒,黏液性分泌物多,上睑结膜乳头增生,有直径＞1 mm乳头,上睑充血水肿。④4期,重度眼痒,大量黏液性分泌物,上睑结膜乳头增生直径＞1 mm,有些呈蘑菇状,顶端有坏死,荧光素染色阳性。巨乳头性结膜炎很少累及角膜,少数患者可以出现浅点状角膜病变及Trantas斑。

(二) 治疗

一般治疗更换接触镜,选择高透气性的接触镜或小直径的硬性接触镜,缩短接触镜佩戴时间;加强接触镜的护理,避免使用含有防腐剂及汞等具有潜在抗原活性的护理液;炎症恶化期间,最好停戴接触镜。义眼必须每日用肥皂清洗,在清水中浸泡,置于干燥的地方备用。

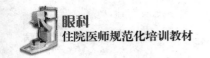

对有缝线及硅胶摩擦者,如情况许可应加以拆除。

药物治疗主要是减少肥大细胞的组胺释放,抑制局部炎症。常用的药物有肥大细胞稳定剂、抗组胺剂、糖皮质激素及非甾体抗炎药。糖皮质激素应尽量避免使用,应限于巨乳头性结膜炎的急性阶段,用来减少睑板的充血和炎症,但对于佩戴义眼患者可以放宽使用范围。推荐使用2%环孢素滴眼液或0.05%他克莫司(FK-506)滴眼液。

尽管治疗过程中症状及体征消退缓慢,但一般预后良好,很少出现视力受损。

(三)随访

每2周随访1次,病情缓解后可适当延长随访间隔。

七、特应性过敏性结膜炎

(一)临床表现

本节专指那些由于接触药物或其他抗原而过敏的结膜炎。有速发型和迟发型两种。引起速发型的致敏原有花粉、角膜接触镜及其清洗液等;药物一般引起迟发型,如睫状肌麻痹药阿托品和后马托品、氨基苷类抗生素、抗病毒药物碘苷和三氟胸腺嘧啶核苷、防腐剂硫柳汞和乙二胺四醋酸及缩瞳剂等。接触致敏物质数分钟后迅速发生的为I型超敏反应,眼部瘙痒、眼睑水肿和肿胀、结膜充血及水肿。极少数的患者可表现为系统性过敏症状。在滴入局部药物后24~72 h才发生的为迟发IV型超敏反应。表现为眼睑皮肤急性湿疹、皮革样变。睑结膜乳头增生、滤泡形成,严重者可引起结膜上皮剥脱。下方角膜可见斑点样上皮糜烂。慢性接触性睑结膜炎的后遗症包括色素沉着、皮肤瘢痕、下睑外翻。根据有较明显过敏原接触史,脱离接触后症状迅速消退等即可诊断该病。

(二)治疗

查找过敏源,I型超敏反应经避免接触过敏源或停药即可得到缓解。局部点糖皮质激素滴眼液(如0.1%地塞米松)、血管收缩剂(0.1%肾上腺素或1%麻黄碱),伴有睑皮肤红肿、丘疹者,可用2%~3%硼酸水湿敷。近年来,研制的几种新型药物如非甾体抗炎药0.5%酮咯酸氨丁三醇、抗组胺药0.05%富马酸依美斯汀及细胞膜稳定剂奈多罗米钠点眼,可明显减轻症状。严重者可加用全身抗过敏药物,如氯苯那敏(扑尔敏)、阿司咪唑(息斯敏)、抗组胺药或激素等。

(三)随访

急性期每2~3天随访1次,病情缓解后可适当延长至每2周1次。

八、泡性结膜炎

(一)临床表现

由微生物蛋白质引起的迟发型免疫反应性疾病。常见致病微生物包括:结核分枝杆菌、金黄色葡萄球菌、白念珠菌、球孢子菌属,以及L1、L2、L3血清型沙眼衣原体等。多见于女性、青少年及儿童,春夏季节好发。有轻微的异物感,如果累及角膜则症状加重。泡性结膜炎初起为实性,隆起的红色小病灶(直径1~3 mm)周围有充血区。角膜缘处三角形病灶,尖端指向角膜,顶端易溃烂形成溃疡,多在10~12 d内愈合,不留瘢痕。病变发生在角膜缘时,有单发或多发的灰白色小结节,结节较泡性结膜炎者为小,病变处局部充血,病变愈合后可留有浅淡的瘢痕,使角膜缘齿状参差不齐。初次泡性结膜炎症状消退后,遇有活动性睑缘炎、急性细菌性结膜炎和挑食等诱发因素可复发。反复发作后疱疹可向中央进犯,新生血管也随之长入,称为束状角膜炎,痊愈后遗留带状薄翳,血管则逐渐萎缩。极少数患者疱疹可以发生于角膜或睑结膜。根据典型的角膜缘或球结膜处实性结节样小泡,其周围充血等症状可正确诊断。

(二)治疗

治疗诱发此病的潜在性疾病。局部糖皮质激素眼药水或免疫抑制剂滴眼,结核菌体蛋白引起的泡性结膜炎对激素治疗敏感,使用激素后 24 h 内主要症状减轻,继用 24 h 病灶消失。伴有相邻组织的细菌感染要给予抗生素治疗。补充各种维生素,并注意营养,增强体质。对于反复束状角膜炎引起角膜瘢痕导致视力严重下降的患者可以考虑行角膜移植进行治疗。

(三)随访

急性期每 2～3 天随访 1 次,病情缓解后可适当延长至每 2 周 1 次。

九、自身免疫性结膜炎

(一)临床表现

自身免疫性结膜炎包括 Sjögren 综合征、结膜类天疱疮、Stevens-Johnson 综合征等疾病。

Sjögren 综合征相关性结膜炎表现为睑裂区结膜充血、刺激感,有轻度结膜炎症和黏丝状分泌物,角膜上皮点状缺损,多见于下方角膜,丝状角膜炎也不少见,疼痛有朝轻暮重的特点。泪膜消失,泪液分泌试验异常,结膜和角膜虎红染色及丽丝胺绿染色阳性有助于临床诊断。

结膜类天疱疮常表现为反复发作的中度、非特异性的结膜炎,偶尔出现黏液脓性的改变。特点为结膜病变形成瘢痕,造成睑球粘连,特别是下睑,以及睑内翻、倒睫等。根据病情严重程度可分为Ⅰ期结膜下纤维化,Ⅱ期穹窿部缩窄,Ⅲ期睑球粘连,Ⅳ期广泛的睑球粘连而导致眼球运动障碍。结膜炎症的反复发作可以损伤杯细胞,结膜瘢痕阻塞泪腺导管的分泌。泪液中水样液和黏蛋白的缺乏最终导致干眼。合并睑内翻和倒睫时,出现角膜损伤、角膜血管化、瘢痕加重、溃疡、眼表上皮鳞状化生。

Stevens-Johnson 综合征的特征是黏膜和皮肤的多形性红斑,该病好发于青年人,35 岁以后很少发病。患者接触了敏感药物或化合物后,在出现眼部和皮肤损害之前,可有发热、头痛或上呼吸道感染等前驱症状,严重者可伴有高热、肌肉痛、恶心、呕吐、腹泻和游走性关节痛、咽炎。数天后,发生皮肤和黏膜损害,典型病程持续 4～6 周。眼部表现分成急性和慢性两期。急性期患者主诉有眼疼刺激,分泌物和畏光等。双眼结膜受累。最初表现为黏液脓性结膜炎和浅层巩膜炎,急性期角膜溃疡少见,某些患者可以出现严重的前部葡萄膜炎。强烈的眼表炎症反应导致结膜杯状细胞的丢失,造成黏蛋白缺乏,泪膜稳定性下降,结膜杯状细胞破坏加上泪腺分泌导管的瘢痕性阻塞可致严重干眼。结膜炎症引起的内翻、倒睫和睑缘角化导致角膜慢性刺激,由此而致持续性上皮损害,患者角膜血管瘢痕化,严重影响视力。

(二)治疗

主要为对症治疗,缓解症状,治疗措施要有针对性。可采用人工泪液,封闭泪点,湿房镜等措施缓解干眼症状。在抗炎方面,全身使用糖皮质激素可延缓病情进展,局部激素使用对眼部损害治疗有一定帮助,但存在致角膜融解、穿孔的风险。目前,国际上推荐使用免疫抑制剂如 2% 环孢素滴眼液或 0.05% 他克莫司(FK-506)滴眼液。结膜炎分泌物清除后给予

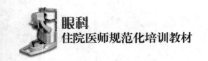

人工泪液可减轻不适症状。出现倒睫和睑内翻要手术矫正。完全性睑球粘连等严重并发症失明，可酌情行眼表重建手术。

（三）随访

自身免疫性结膜炎多数病程较长。急性期随访为2～3 d 1次，慢性期可为每2周～1个月1次。注意患者视力及眼压变化。出现并发症时应酌情处理。

（徐建江　洪佳旭）

第三节　球结膜下出血

一、定义

结膜小血管破裂出血聚于结膜下称为球结膜下出血。

二、临床表现

球结膜下出血的形状不一，大小不等，常成片状或团状，也有波及全球结膜成大片者。少量呈鲜红色，量大则隆起呈紫色，多发生在睑裂。球结膜下出血区，随着时间的推移，出血常有向角膜缘移动的倾向，也有因重力关系而集聚在结膜下方者。出血先为鲜红或暗红，以后变为淡黄色，最后消失不留痕迹。出血多为炎症或外伤所致，自发的出血多见于老年人、高血压、糖尿病、血液病等。如果患者反复发作，应注意全身疾病的检查。

三、检查

病史方面，患者有无出血或凝血异常；有无使用阿司匹林、华法林；有无眼球外伤史；有无提重物或屏气史；有无多次发作。

眼科检查排除结膜损伤，测量眼压，检查眼球运动和压迫眼球使之后退有无抵抗感。外伤患者应该排除其他眼内损伤可能。

血压、出血性疾病的相关检查必要时应予关注。

四、治疗

首先应寻找出血原因，针对原发病进行治疗。出血早期可局部冷敷，2 d 后热敷，每天2次，可促进出血吸收。向患者做好解释，以消除其顾虑。如果有轻微眼部刺激症状，可使用人工泪液点眼，4次/天。另外，如果可能，应避免使用阿司匹林类药物和非甾体抗炎药物。

五、随访

1～2周可自愈。嘱患者如出血不能完全吸收或复发，应复诊。血液检查异常时及时请内科医师会诊。

（徐建江　洪佳旭）

第四节 翼状胬肉

一、定义

翼状胬肉是一种很常见的结膜变性疾病,是一种向角膜呈三角形侵入生长的结膜纤维血管样增生组织。

二、临床表现

患者表现为眼表刺激症状、眼红、视力下降;部分患者可无不适主诉。病变常发生于鼻侧睑裂部球结膜处。多双眼发病。它侵犯角膜后日渐增大,甚至可覆盖至瞳孔区而严重影响视力。有时胬肉头部前段的角膜上可见铁线(Stocker 线)。胬肉可分为不同阶段:急性期胬肉充血肥厚;静止期胬肉色灰白,较薄,呈膜状。

三、诊断

一般根据"睑裂部结膜肥厚、增生、侵入角膜,呈三角形"即可进行诊断。

需要与假性胬肉进行鉴别。假性翼状胬肉可生长在角膜缘的任何一个方位,一般比较小,也无发展趋势,为球结膜与角膜上皮粘连所致。临床上可见一索条或三角形结膜皱襞固定在角膜混浊部位,多发生于角膜溃疡、灼伤或化学腐蚀伤后。由于结膜只在头部与角膜粘连,故可用探针在其颈部下顺利通过,而不像真性翼状胬肉与周围组织全面黏着。

此外,还需与睑裂斑进行鉴别。睑裂斑是一种阳光紫外线照射后引起的球结膜变性病变,位于睑裂部球结膜,角膜缘内外侧有黄白色无定形隆起斑,经过一定时间可逐渐扩大,不侵入角膜,因而仅略影响美观,故通常无须治疗。

四、治疗

小而静止性的胬肉,不影响视力者,不需治疗。尽可能避免烟尘、风沙及阳光刺激,注意眼部卫生。

可使用人工泪液缓解刺激症状。进展期的胬肉可用作用缓和的类固醇滴眼液,如 0.1% 氟米龙滴眼液,4 次/天。短期加用非甾体抗炎药,如普拉洛芬,具有一定疗效。

胬肉一旦侵及瞳孔区,或者对未及瞳孔区的胬肉不能耐受,可进行手术治疗,但手术后复发率高,且复发的胬肉进展快。常用的手术方式有胬肉单纯切除术、胬肉切除+羊膜移植及胬肉切除+自体结膜瓣移植术。为防止复发,术中可联合丝裂霉素C抑制纤维增生,但应注意其不良反应。进展型胬肉手术后复发率高,术后早期应用 0.5% 可的松眼药水,每日 4～6 次。皮质类固醇类药物主要用以抑制创伤部毛细血管新生和成纤维细胞的增长,减轻术后炎症反应及肉芽组织的生成,无直接防止复发的作用。

五、随访

无症状的患者每 1～2 年检查 1 次。进展期胬肉可 3～6 个月随访 1 次。局部使用类固

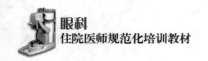
眼科
住院医师规范化培训教材

醇滴眼液的患者注意检测视力及眼压波动情况。

（徐建江　洪佳旭）

第五节　原发性结膜良性肿瘤

一、分类

常见的原发性结膜良性肿瘤包括结膜色素痣、结膜乳头状瘤、皮样脂肪瘤和结膜血管瘤。

二、结膜色素痣

结膜色素痣是指来源于神经外胚层的先天性良性错构瘤，极少恶变。组织病理学检查见，结膜痣由痣细胞或巢组成。1/3 的结膜黑色素痣缺乏色素，一半以上色素痣可见囊肿样上皮包涵体。结膜痣多发于角膜缘附近及睑裂部的球结膜，呈不规则圆形，大小不等，境界清楚，稍隆起于结膜面。痣一般为黑色，色素深浅不一，有的为棕红色。痣内无血管。如痣体突然变大且表面粗糙、有血管长入提示有恶变的可能。色素性结膜色素痣要与原发性后天性结膜黑变病相鉴别。本病一般不需治疗。如影响外观，可予以切除，但要注意切除彻底。切除时必须常规送病理学检查，一旦发现有恶变，应给予广泛的彻底切除，以免复发。

三、结膜乳头状瘤

本病表现为眼睑皮肤表皮细胞和血管增殖形成寻常疣或者带柄的结膜乳头病变，与人类乳头瘤病毒感染有关。病理学检查显示乳头状瘤有覆盖以增殖上皮的结缔组织芯，上皮中度角化，偶有不规则生长。本病常发生于角膜缘、泪阜及睑缘部位，瘤体色鲜红，呈肉样隆起。带蒂结膜乳头状瘤由多个小叶组成，外观平滑、有很多螺旋状的血管。宽基底部的乳头状瘤，表面不规则，有时会播散及角膜。活检有助于诊断。乳头状瘤手术切除后易复发，博来霉素局部注射可降低复发率。

四、皮样脂肪瘤

皮样脂肪瘤是一种常见的先天性良性肿瘤，多见于儿童。皮样瘤常见于颞下角膜缘，表现为圆形、表面光滑的黄色隆起的肿物，其中常见有毛发。皮样脂肪瘤多见于颞上象限近外眦部的球结膜下，呈黄色、质软的光滑肿块。一般不需治疗，如生长扩大影响美观，可考虑部分切除，后部切除要谨慎，其与眶脂肪相连，手术可能会引起眼眶紊乱等并发症，这比原发病更严重。

五、结膜血管瘤

结膜血管瘤多为先天性，出生时或出生后不久即出现。结膜血管瘤外观可以为孤立的、团块状，或弥漫性扩张的海绵血管瘤。通常和眼睑皮肤、眼眶毛细血管瘤及静脉血管瘤有广泛联系，应注意和结膜毛细血管扩张相鉴别，如 Rendu-Osler-weber 病或 Louis-Bar 综合征。化脓性肉芽肿和毛细血管瘤常共生于睑板腺囊肿的睑结膜面，或者新近施行过手术的区域。

艾滋病相关的 Kaposi 肉瘤在结膜上表现为蓝色血管结节,放疗最有效。结膜血管瘤可采用注射硬化剂(5%鱼肝油酸钠溶液)疗法,可加入等量的 2%丁卡因和透明质酸酶。局限只可行手术切除,必要时可行放射治疗,也可采用物理疗法,如烧灼、电凝、冷冻和激光等。

(徐建江　洪佳旭)

第六节　原发性结膜恶性肿瘤

一、结膜鳞状细胞癌

(一)定义

结膜鳞状细胞癌是一种比较常见的结膜恶性肿瘤。多发生于睑裂区的角膜缘处、睑缘皮肤和结膜的交界处,或内眦部泪阜等部位,很少见于结膜的非暴露区。一些肿瘤外观类似胬肉。大多数肿瘤呈胶质,上皮异常角化。肿瘤生长缓慢,但可向深部组织浸润,很少发生转移。

(二)临床表现

常表现为草莓状或乳头状赘生物,质脆,触之易出血,绝大部分有胶样表面。结膜鳞状细胞癌按发展和蔓延主要分为 3 种类型:①一种主要向外发展在眼球表面形成巨大肿块;②一种沿着角膜结膜表面蔓延,形成扁平的灰白色隆起,甚至累及穹窿部位和睑结膜,有时还可围绕角膜缘形成一个环形肿物;③最少见的一种是向深部浸润,特别是在角膜缘附近向深部浸润到巩膜静脉窦,并由此经滤帘进入眼内,在虹膜表面,睫状体外侧及前房或脉络膜上腔内,形成继发的癌灶,严重破坏眼的功能,最后向眼眶深处蔓延。

(三)诊断

临床上应与其他结膜肿瘤相鉴别,尤其是 Bowen 病。Bowen 病属上皮内上皮瘤,组织切片见表皮增厚,但其基底膜完好.一般预后良好,其次要与乳头状瘤相鉴别,其癌体呈灰红色可有蒂或无蒂生长。乳头状癌多有结缔组织蕊,覆盖增殖上皮。早期诊断时应特别慎重,必须与春季卡他性结膜炎、睑裂斑、翼状胬肉等相区别。

(四)治疗

彻底切除病灶是最佳的治疗方式。对病变局限病灶,切除肿瘤及其周围 2~3 mm 正常组织,创面用黏膜、结膜或羊膜移植,角膜创面用板层角膜移植修复。若病变已侵犯眼睑或穹窿部无法彻底清除时应考虑做眼眶内容物剜出术。术后可辅助放疗治疗,减少复发率。

二、结膜恶性黑色素瘤

(一)定义

结膜恶性黑色素瘤多数起源于原发性获得性黑色素沉着症,少数起自结膜色素痣和正常结膜的黑色素细胞。占眼部恶性肿瘤的 2%,是潜在的致命性肿瘤。

(二)临床特点

多见于 50 岁以上老年患者。最常见于球结膜或角巩膜缘,也可出现于睑结膜、穹窿结膜、泪阜、睑缘。呈结节状生长,肿瘤滋养血管丰富,易自发或外伤后出血。可向眼球或眼眶侵袭,易经局部淋巴结、脑及其他部位转移。发生于睑、穹窿结膜及多灶性病变者预后较差。

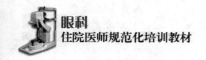

检查时应予关注。

（三）治疗

手术完整切除肿物是最好的治疗方法。应早期治疗,对病变局限的患者,切除的范围应包括肿瘤外界 4 mm 结膜,以及肿瘤下方薄的板层巩膜瓣,手术区域的巩膜用无水乙醇处理,结膜创缘进行冷冻治疗。结膜切除范围较大时可进行结膜或羊膜移植,防止术后粘连。肿瘤侵及眼眶或眼球者,需做眶内容物剜除术或眼球摘除。对任何眼球表面可疑的色素性病变应进行切除活检。

（徐建江　洪佳旭）

第七节　眼瘢痕性类天疱疮

一、定义

眼瘢痕性类天疱疮是一类自身免疫疾病,由于抗结膜基底膜抗体的结合导致结膜慢性、双侧性炎症,同时表现为结膜进行性瘢痕形成和皱缩伴角膜混浊。

二、临床表现

患者的症状表现为眼红、异物感、流泪、畏光。双侧发病。病程反复,时重时轻,患者年龄一般大于 55 岁。患者的主要体征为下方睑球粘连(下方球结膜下与睑结膜连接处形成线状皱折),下穹隆缩窄。患者可继发细菌性角膜炎,表层点状角膜炎,角膜溃疡,继之发生泪膜异常,导致严重干眼症、睑内翻、倒睫、角膜混浊伴血管翳和上皮角化,穹隆消失导致眼球转动受限和睑缘粘连。患者可有全身症状,如鼻腔、口腔的黏膜水疱、瘢痕或狭窄;大疱形成或破裂;上皮剥脱。

三、诊断

关注患者的病史,有无长期局部用药史;有无急性发作的全身疾病史。皮肤黏膜检查对于本病有一定帮助。裂隙灯下关注患者有无睑球粘连,必要时可做结膜活检。

四、治疗

常需要与内科、风湿科和皮肤科协同治疗。眼部并发症的早期诊断对治疗有重要意义。

在药物方面,人工泪液,4 次/天;局部 1‰泼尼松龙滴眼液,但应警惕角膜融解风险。全身用药方面,疾病进展期应协同内科医生给予免疫抑制剂治疗。

病情稳定后可考虑手术矫正如睑内翻并发症等。

五、随访

急性恶化期每 1~2 周复查,缓解期每 1~3 个月复查。

（徐建江　洪佳旭）

第八节 表层巩膜炎

一、定义

表层巩膜炎是指表层巩膜的炎症,多见于角膜缘至直肌附着处之间的区域。

二、临床表现

该病病程短,易复发、预后也佳,约 2/3 的患者为单眼,常见于成年人。该病具有复发性、暂时性、自限性。根据临床表现不同,表层巩膜炎可分为单纯性表层巩膜炎和结节性表层巩膜炎。

单纯性表层巩膜炎多为突发性眼胀和眼疼。病变部位的巩膜表层与球结膜呈弥漫性充血与水肿。周期性复发、发作时间短暂、数小时或数天即愈;复发不限于一眼或同一部位,但常在巩膜前部,无局限性结节。偶可有眼痛、怕光,并因虹膜括约肌与睫状肌的痉挛而造成瞳孔缩小与暂时性近视。发作时眼睑可见神经血管反应性水肿,严重的病例可伴有周期性偏头痛。妇女多于月经期发作。

结节性巩膜表层炎是以局限性结节为特征的一种巩膜表层炎,病程较慢,常有复发倾向。多为急性发病,有眼红、疼痛、畏光、触疼、泪溢等症状。在近角膜缘尤其是在颞侧,出现粉红色或紫红色,系虹膜表层的深部血管极度扩张所致。红色则是病灶表层球结膜血管扩张的结果。结节可为圆形或椭圆形,其结节表面的球结膜自如推动。由于一般眼内组织不受侵害,而无视力影响。个别患者可发展为巩膜炎。

三、诊断

重点需要与结膜炎及巩膜炎相鉴别。结膜炎充血弥漫,有分泌物且累及睑结膜,表层巩膜炎具有局限性,有角膜缘向后放射状充血的特点;表层巩膜炎充血水肿仅限于巩膜表层,形成的结节可推动。

四、治疗

本病有自限性,一般 1～2 周即自限。产生永久性眼球损害的概率小,通常无须特殊处理。患者有疼痛症状、可局部滴用 0.5% 氢化可的松滴眼液或 1% 地塞米松滴眼液。血管收缩剂可以减轻滴血。必要时可以结膜下注射糖皮质激素。口服非甾体抗炎药或糖皮质激素类药物都有帮助,特别是对复发的患者。

（徐建江　洪佳旭）

第九节 巩 膜 炎

一、定义

巩膜炎是指巩膜本身的炎症。由于巩膜为一细胞与血管均少,大部由胶原组成的组织,

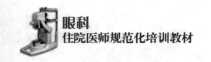

其表面为球结膜及球筋膜所覆盖,不与外界环境直接接触,所以很少患病。由于巩膜的基本成分的胶原性质,决定了其病理过程缓慢及所致的胶原紊乱难于修复。眼球是胶原的"窗口",因此巩膜炎常是全身结缔组织疾病的眼部表现(图4-9-1,见彩插)。

二、临床表现

巩膜炎或称深层巩膜炎较表层巩膜炎少见,但发病急,且常伴发角膜及葡萄膜炎,故较表层巩膜炎更为严重,预后不佳。一般表层巩膜炎极少侵犯巩膜组织,巩膜炎则侵犯巩膜本身。巩膜炎多好发于血管穿过巩膜的前部巩膜,而伴于赤道后部的巩膜炎,因不能直接见到及血管少,发病也少,容易被忽略。巩膜炎依部位可分为前巩膜炎及后巩膜炎。以下分别介绍。

(一)前巩膜炎

前巩膜炎是巩膜炎中常见的。多发于青年或成年人,女性多于男性,双眼可先后或同时发病。可分为弥漫性前巩膜炎、结节性前巩膜炎、坏死性前巩膜炎及穿通性巩膜软化。

1. 弥漫性前巩膜炎 该病是巩膜炎中最良性的,很少合并严重的全身性疾病。临床症状为突发弥漫性充血及巩膜上组织肿胀而无法查清巩膜的情况,对严重病例结膜可高度水肿,因而需滴1:1000肾上腺素于结膜囊,以便确认有无深层血管充血及结节。弥漫性比结节性更容易扩散。病变范围可限于一个象限或占据全眼球前部,且多伴发巩膜表层炎。

2. 结节性前巩膜炎 临床症状为自觉眼痛颇为剧烈,且放射到眼眶周围。占半数患者有眼球压痛。炎性结节呈深红色完全不能活动,但与其上面之上巩膜组织分界清楚。表面的血管为结节所顶起。结节可为单发或多发。浸润性结节可以围绕角膜而蔓延相接,形成环形巩膜炎。此时全眼球则呈暗紫色,间有灰白色结节,吸收后留下绀色薄瘢。病程较短者数周或数月,长者可达数年。浸润渐被吸收而不破溃,巩膜变薄呈暗紫色或磁白色。由于眼内高压可使部分巩膜膨隆。上巩膜深层血管丛充血呈紫红色,血管不能移动。表层与深层巩膜外血管网,扭曲失常,在深层血管之间有较大的吻合支,因而显示血管呈串珠样扩张与充盈。如出现畏光、流泪症状,应考虑有合并角膜炎及葡萄膜炎,其结果常严重损害视力。

3. 坏死性前巩膜炎 本病也称炎症性坏死性巩膜炎。此型临床上虽比较少见,但却最具破坏性,也是全身严重胶原病的先兆。病程迁延缓慢。约半数患者有并发症及视力下降。临床症状为病变早期表现为限局性炎症浸润,病变区急剧充血,血管迂曲及阻塞。典型表现为局限性片状无血管区。在此无血管区下面或附近巩膜水肿,巩膜浅层血管向前移位(用无赤光线易发现此体征)。病变的发展可限于小范围内,也可发展成大面积坏死,或从原始病变处周围向眼球两侧发展,最后损及整个眼球前部。病变愈后该处巩膜仍继续变薄,可透见葡萄膜色素呈蓝紫色,除非眼压持续高达30mmHg,一般不形成葡萄肿。如坏死区域小,新生的胶原纤维可将其修补。如其上方的结膜有破坏则会产生凹陷性瘢痕。眼球压痛约占半数。

4. 穿通性巩膜软化 也称非炎症性坏死性巩膜炎,是一种较为少见的特殊类型巩膜炎,病情隐蔽,几乎毫无症状,约半数患者与类风湿关节炎或强直性多关节炎有关。眼病可先于关节炎病。患者多为年逾50岁的女性。病变一眼为双侧性,但其表现程度不一。病程发展缓慢,但也有表现急剧,于数周内导致失明者。本病很少伴有炎症或疼痛反应。病变的特点为发生在角膜缘与赤道部之间的巩膜上,有黄或灰色斑。在最严重者局部巩膜逐渐呈腐肉样而陷入坏死性改变,坏死组织一经脱落巩膜可完全消失。在残留的巩膜组织中的血管明显减少,从外表看呈白色搪瓷样。约半数患者有一处以上的坏死病灶。由于坏死而造成的巩膜缺损,可被一层可能来源于结膜的很薄结缔组织所覆盖,除非眼压增高,一般不见葡萄肿。无 1 例有眼部压痛。角膜一部不受影响。缺损区没有组织再生修补,最终导致穿孔,葡萄膜脱出。

(二)后巩膜炎

该病是指发生于赤道后部及视神经周围巩膜的炎症。其严重程度足以导致眼球后部组织的破坏。由于此病表现的多样性及在诊断时很少考虑到它,本病在未合并前巩膜炎,外眼又无明显体征,所以本病是眼部最易漏诊的可治疾病之一。后巩膜炎最常见的症状有程度不同的疼痛、视力减退、眼红,但也有一些人没有明显症状,或仅有这些症状中的一种。重症病例有眼睑水肿、球结膜水肿、眼球突出或复视,或两者皆有。视力减退是常见的症状,其原因是伴有视神经视网膜病变。眼底病变可见视盘和黄斑水肿、视网膜渗出性脱离、脉络膜皱褶等。

三、诊断

由于巩膜炎多见于免疫原性及过敏原性的事实,所以,在治疗前除病史及全身和局部的特征性体征可作为诊断依据外,进行相应的全身系统检查及实验室检查也是必要的。病史注重既往史、内科疾病病史。检查时重点观察各方位巩膜,确定有无血管区,检查前房和角膜有无受累。散瞳检查眼底排除眼后节受累。请内科或风湿科病学专家做全面体检,尤其注意关节、皮肤、心血管和呼吸系统。实验室检查包括血常规、红细胞沉降率(血沉)、肝功能,血清尿酸测定、梅毒血清学试验、结核菌素皮内试验等。免疫指标包括:类风湿因子、外周血 T 细胞亚群、外周血免疫球蛋白、免疫复合物测定、抗核抗体、补体 C3 等。如有临床怀疑,应行以下检查:纯化蛋白衍生物(PPD)和无反应性反应板、胸片、骶髂关节 X 线片、B 超探查后巩膜炎、磁共振成像或 CT 扫描。

四、治疗

(一)弥漫性和结节性巩膜炎

以下可一个或者多个治疗联合:非甾体抗炎药,如布洛芬 400~600 mg,口服,4 次/天。病情不缓解或较重时,可全身使用类固醇,泼尼松 60~100 mg,口服,1 次/天,使用 1 周后开始减量;患者应联合抗酸剂,如雷尼替丁 150 mg。使用激素效果不佳的患者,可考虑使用免疫抑制剂,如环丙酰胺、环孢素等;使用时应在内科或风湿科专家指导下进行。

(二)坏死性巩膜炎

全身应用皮质类固醇药物和免疫抑制剂同上。对于穿透性巩膜软化的患者,应予人工泪液等治疗。如果有传统的风险,可考虑行巩膜修补术。

(三)后巩膜炎

治疗方法以系统用药为主。包括全身应用阿司匹林、非甾体抗炎药、类固醇药物或免疫抑制剂治疗。

(四)如巩膜有明显变薄或穿孔危险,可戴隐形眼镜防护。

五、随访

根据症状的严重程度和巩膜的变薄程度而定。尽管有时炎症情况并未变化,但疼痛减

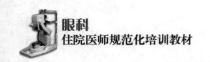

轻可提示治疗有效。急性期1～2随访1次,使用糖皮质激素和免疫抑制剂患者,注意随访血常规、肝肾功能、骨密度等指标,早期发现不良反应。

(徐建江　洪佳旭)

第十节　巩膜葡萄肿

一、定义

巩膜葡萄肿是指巩膜连同葡萄膜一起状如葡萄的紫黑色向外膨出。其原因是由于巩膜的先天缺陷或病理性损害使其抵抗力减弱,在正常眼压或高眼压作用下,巩膜和葡萄膜向外膨出。根据膨出的范围分为部分巩膜葡萄肿和全部巩膜葡萄肿。

二、临床表现

患者多有视力减退,严重者视力丧失。患者若为前巩膜葡萄肿,则巩膜和睫状体部分成环状隆起。赤道部葡萄肿表现为涡静脉穿出处巩膜葡萄膜黑色单独隆起。后葡萄肿常见于视神经周围及后极部,多有高度近视。全巩膜葡萄肿的患者较少,眼球可见全部扩张变大,巩膜菲薄;这些患者常伴有先天性青光眼(水眼)或后天性青光眼(牛眼)。

三、诊断及治疗

根据典型临床表现即可诊断,后部巩膜葡萄肿可结合B超、光学相干断层成像(OCT)等进行辅助诊断。前巩膜葡萄肿早期可司行减压术,以缓解葡萄肿的发展和扩大。若患眼已无光感且疼痛时,可考虑眼球摘除术。本病关键在于积极防治原发病,减少并发症,降低眼内压。由于巩膜葡萄肿数变处的眼球壁明显变薄,随时有破裂而至球内感染的可能,对影响美容而视力已丧的巩膜葡萄肿,作眼球摘除术后安义眼可起美容作用。

四、随访

本病若无异常情况,可每半年或1年随访1次。

(徐建江　洪佳旭)

第十一节　先天性巩膜异常

一、蓝色巩膜

年龄在3岁以上的患者,如果巩膜表现为亮蓝色或蓝灰色,即为蓝色巩膜。这主要是由于巩膜先天发育异常,使其厚度未发育成熟而较正常者薄,巩膜的透明度增加,使葡萄膜的色调得以透见。蓝色巩膜病单独出现者较少,多伴发其他全身发育异常,如 Van der Hoeve

综合征患者多有蓝色巩膜、骨脆症及耳聋,蓝色巩膜-脆骨综合征常并发颅骨变形、关节脱臼、牙齿畸形、胸廓异常、指(趾)畸形等。蓝色巩膜有较明显的遗传倾向,主要为常染色体显性遗传,少数为常染色体隐性遗传。病理学改变显示巩膜厚度变薄,基质黏多糖增多,胶原纤维组织减少。推测致病基因可能影响了胚胎期巩膜致密层的形成,使其发育停止,最终处于未成熟状态。

二、巩膜黑变病

巩膜黑变病又称巩膜色素斑。是指在巩膜前部表面,距角膜缘 3～4 mm 处,尤其是前睫状血管穿过处,有棕色或蓝灰色的斑块,一般斑块不隆起,边界清楚,形状不规则。患者多为单眼,仅 10% 为双眼。巩膜黑变病的部分病例有遗传倾向,多为常染色体显性遗传,也有隐性遗传者。病理改变为中层黑色素减少,表层及上巩膜层胶原纤维之间有色素集聚,棕黑层一般正常。单纯的巩膜黑变病一般无临床意义,不需治疗。但应注意继发性青光眼、眼底色素紊乱等其他病变。

三、先天性巩膜扩张

在胚胎发育期,中胚叶在形成后极部部的致密巩膜层由于某些原因发生延迟以致视盘周围巩膜扩张,眼球后极部向深部凹陷。凹陷区边缘清楚,可见一萎缩的脉络膜晕环,环内有时可见透露的白色巩膜。病变处无眼组织缺损。先天性巩膜扩张有时可影响到黄斑区或偏颞侧而不累及视盘。

(徐建江　洪佳旭)

第十二节　泪器疾病

一、概述

泪器疾病包括泪道和泪腺两部分疾病。泪器包括分泌和排出两部分:泪腺司分泌功能;泪道司排出功能。泪腺位于眼眶外上方泪器窝内,于结膜穹窿部还有副泪腺,正常时均不可触及。泪道包括泪小点、泪小管、泪囊和鼻泪管。泪小点上下各一,位于睑缘内部,与眼球紧密相贴;泪囊位于泪骨的泪囊窝内、内韧带后面,上端为盲端,下端与鼻泪管相连;鼻泪管开口于鼻腔下鼻道内。泪液入结膜囊后经泪小管的虹吸作用入泪小管至泪囊、鼻泪管到鼻腔。本节着重介绍泪道疾病,泪腺疾病请参见眼眶疾病一章。

泪道病主要是指泪道发生阻塞(包括上下泪小管阻塞、泪总管阻塞、鼻泪管阻塞和慢性泪囊炎等)。患有这类眼病的患者常常有溢泪、流脓等症状。泪道阻塞可发生在泪道的任何部位,常发生在泪小点、泪小管、泪囊-鼻泪管交界处及鼻泪管下口。

二、泪道阻塞的分类及治疗原则

1. **急性泪囊炎**　大多由慢性泪囊炎急性发作引起。泪囊区皮肤红肿、痛和压痛,重者

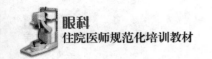

可有全身不适、发热等症状。脓肿成熟后，可由皮肤面穿破，形成瘘管。急性期应全身应用抗生素，急性炎症消退后，按慢性泪囊炎治疗原则处理。

2. 慢性泪囊炎　由于鼻泪管阻塞，细菌和泪液积聚在被阻塞的泪囊内，并经常刺激泪囊壁黏膜而产生的慢性炎症。流泪是突出的症状。治疗方法推荐随时挤出脓液，局部滴用抗生素眼液，每天或隔天用 0.9％氯化钠溶液或抗生素冲洗泪囊，直至脓液消失后，可考虑探通，但大多数病例需进行手术治疗。

3. 泪道堵塞　临床最常见的眼病之一，以流泪或伴有分泌物为特征，见于各种年龄的患者。

4. 泪小点和泪小管病　泪小点外翻：各种原因引起的下眼睑外翻，必然伴有泪小点的外翻，使泪小点不能与眼球表面紧密接触，泪液不能进入泪小管而外溢。治疗原则为手术矫正外翻。泪小点和泪小管狭窄式闭塞，慢性结膜炎、沙眼、睑缘炎、外伤性瘢痕形成等，都可引起泪小点和泪小管的狭窄或闭塞。泪小点闭塞时，用泪点扩张器，充分扩张泪小点，用泪道探针探通。泪小管严重阻塞，无法探通时，可试行泪道置管术等手术治疗。

5. 先天性鼻泪道阻塞　新生儿中先天性泪道膜性狭窄发生率高达 50％。但 9 个月内，自发缓解率高达 85％，所以临床上很少对不足 9 个月的患儿进行手术治疗。如果保守治疗无效，可在患儿 6～13 个月的时候试行泪道探通术；13 个月后的患儿行探通术效果不佳；伴有流脓的患儿，可在 6 个月前尽早行探通术。如果探通术失败，对于大多数先天性泪道阻塞患者来说，可在 15 个月或者更大的时候通过置管来进行治疗；若仍不能解决问题，可在患儿 2 岁以后考虑进行性鼻腔泪囊吻合术。需要注意的是，对于伴发颅面畸形继发的泪道阻塞，则需要对骨骼和软组织进行全面的评估和重建。

三、泪道阻塞的治疗

（一）药物治疗

1. 全身应用抗生素　对于儿童而言，全身无发热症状的泪囊炎可用阿莫西林 20～40 mg/kg，每天 3 次，口服治疗；伴有发热、病情较重的儿童应住院静脉滴注头孢呋辛 50～100 mg/kg，每天 3 次。对于成人而言，全身无发热症状的泪囊炎可用头孢氨苄 500 mg，每天 3 次，口服治疗；伴有发热、病情较重的应住院静脉滴注头孢唑啉 1 g，每天 3 次。

2. 局部使用抗生素　由于泪囊炎致病菌以革兰阳性菌为主。国外主要用甲氧苄啶滴眼液，每天 4 次。但不单独使用局部滴眼液，多配合全身用药使用。

（二）手术治疗

泪道手术包括泪小点成形术、泪道探通术、泪道瘘管修复术、泪小管阻塞修复术、外伤性泪小管断裂修复术、泪总管阻塞修复术、泪囊鼻腔吻合术、全泪道成形术等。适用于泪小点狭窄、先天性泪囊炎、外伤性泪小管断裂、慢性泪囊炎等病例的治疗。

（徐建江　洪佳旭）

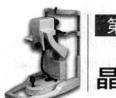

第五章

晶状体疾病

第一节 概 述

一、晶状体的解剖

1. **晶状体（lens）** 晶状体是一个双凸透镜，位于虹膜之后，玻璃体之前。其功能是维持自身透明状态、折射光线及调节（accommodation）。成人晶状体没有血液供应和神经支配，营养全由房水提供，代谢产物也由房水排出。晶状体由囊、上皮、皮质层和晶状体核组成，被悬韧带固定在睫状体上。

晶状体的前后极连线参与视轴的一部分，沿着表面从前极到后极连线称为子午线，最大径处称为赤道。

晶状体中心折射率为 1.4，外围折射率为 1.36，这比环绕它的房水和玻璃体高，从而发挥折射功能。人眼平均有 60 D 的屈光力，晶状体贡献 15～20 D，剩余的 40 D 左右由空气、角膜界面提供。

随着年龄增长，晶状体不断生长。出生时，其赤道直径约 6.4 mm，前后极约为 3.5 mm，重约 90 mg。成年人晶状体赤道直径约为 9 mm，前后极 5 mm，重约 255 mg。晶状体皮质层随年龄不断增厚，曲率不断增大，因此老年人屈光度更大。然而，因于不溶性蛋白颗粒越来越多，晶状体的折射率随着年龄下降。因此，屈光度与折射率变化程度决定了老年人更加偏远视或近视。

2. **晶状体囊** 晶状体囊由上皮细胞分泌的 Ⅳ 型胶原组成，是一个有弹性的透明基质膜。晶状体囊的包裹使得晶状体在调节过程中可以适度变形。晶状体囊的外层是悬韧带板（zonular lamella），是悬韧带的附着点。晶状体囊近赤道区附近较厚，前后极附近较薄，最薄处为 2～4 μm。晶状体前囊比后囊厚，并随年龄增长厚度不断增加。

3. **晶状体悬韧带** 悬韧带纤维由睫状体扁平部与睫状冠无色素上皮细胞分泌，一端嵌入晶状体赤道部，另一端黏附于睫状体，将晶状体悬吊在玻璃体腔中。纤维直径为 5～30 μm，光镜下呈嗜酸性，过碘酸-希夫（PAS）反应阳性。电镜下，纤维带由直径 8～10 nm 的小纤维形成的 12～14 nm 的纤维带构成。

4. **晶状体上皮细胞** 晶状体囊下是一层上皮细胞，这些细胞代谢活跃，能产生三磷腺苷以满足晶状体的能量需求。晶状体近赤道部有一个环形区域称为生发区。该区域上皮细胞有丝分裂活跃，新形成的细胞向赤道迁移，伸长转化成为纤维细胞，细胞失去细胞核、线粒

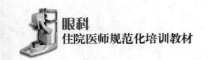

体、核糖体等细胞器成为晶状体纤维。晶状体纤维能量主要通过糖酵解提供。

5. 晶状体核与皮质　晶状体不断产生新的纤维,将过去的纤维挤压在中央区形成晶状体核,最外层新产生的纤维构成晶状体皮质。晶状体纤维交汇处形成晶状体缝。各年龄段不同的上皮细胞层具有不同的光学密度,裂隙灯下可分为多个折光不同的区域。

二、晶状体的生理生化

1. 晶状体分子生物学

(1) 晶状体蛋白:蛋白质占晶状体湿重的33%,分为水溶性与非水溶性两种。水溶性蛋白约占80%,主要成分是晶状体蛋白,包括α、β和γ晶状体蛋白。

α晶状体蛋白是最大的晶状体蛋白,约占晶状体蛋白质重量的1/3,平均相对分子质量约为600。它们能与其他晶状体蛋白结合,形成大于相对分子质量20 000的复合物。有αA和αB两种α晶状体蛋白亚基,相对分子质量都约为20 000,属于小热休克蛋白质家族,能与部分变性蛋白结合,防止它们聚合,预防其他晶状体蛋白的完全变性并维持其可溶性。

β晶状体蛋白占晶状体可溶性蛋白重量的55%,由7个基因编码。γ晶状体蛋白是最小的晶状体蛋白,相对分子质量不超过20,占晶状体可溶性蛋白重量的15%,由4个基因编码。

(2) 膜结构蛋白和细胞骨架蛋白:晶状体中不溶于水的蛋白有些可以溶解在尿素中,主要是细胞骨架蛋白。晶状体细胞中的微丝和微管与其他细胞中发现的相似。此外,晶状体包含2种独特类型的中间纤维,一类蛋白质呈波形,这在上皮细胞中是不常见的,另一类是串珠状的细丝,由晶状体蛋白和晶状体丝蛋白构成。

另外一些不溶于尿素的成分主要是晶状体纤维细胞膜。多种蛋白与纤维细胞质膜相关。主要体内蛋白(major intrinsic protein, MIP)占膜蛋白的近50%。MIP也称为水通道蛋白O,是多种水通道蛋白的基本单元。随着年龄增长,这种相对分子质量28 000的蛋白裂解形成22 000蛋白片段,成为晶状体核的主要成分。

(3) 不溶性蛋白随年龄增加:随着时间的推移,晶状体蛋白凝聚,逐渐变得不溶于水,同时散射光能力增强,出现晶状体浑浊,晶状体核逐渐变成褐色。对于呈明显褐色的白内障,高达90%的核蛋白质可能是不溶性的。同时,晶状体内发生氧化反应,蛋白与蛋白之间及蛋白与谷胱甘肽间形成二硫键。这些变化导致纤维细胞细胞质中还原态的谷胱甘肽下降及谷胱甘肽二硫化物(氧化型谷胱甘肽)增加。一般认为,谷胱甘肽是维持晶状体细胞质还原性环境必不可少的物质。还原性谷胱甘肽的消耗加速了蛋白质的交联、聚集,增强了光散射作用。

随着年龄增长,晶状体核蛋白变得越来越不溶于尿素。这些核蛋白质通过二硫键高度交联,含有黄色、褐色的色素,在核性白内障中浓度非常高,形成褐色核性白内障。

(4) 糖代谢:晶状体代谢的目的是维持自身的透明性。在晶状体中,能量主要由葡萄糖代谢提供。葡萄糖可以通过简单的扩散和易化扩散从房水进入晶状体。晶状体内的葡萄糖大多通过己糖激酶的催化与磷酸作用成为6-磷酸葡萄糖(G6P)。此反应比其他酶参与的晶状体糖酵解反应慢70~1 000倍,是主要限速步骤。G6P形成后,有两种代谢途径:无氧酵解或磷酸己糖旁路(HMP)。由于晶状体氧分压低,无氧酵解提供晶状体代谢所需的大部分 ATP。糖酵解过程的速度取决于酶磷酸果糖激酶浓度,它由糖酵解途径的代谢产物反馈调节。该过程每个葡萄糖分子代谢只净产生 2 分子的 ATP,比三羧酸循环(氧化代谢)少 36 个 ATP。但只要提供充足的葡萄糖,在缺氧环境中晶状体仍是完全透明的,ATP 也处于正常水平,其离子和氨基酸的活性也基本正常。当没有葡萄糖时,即使在氧环境中,晶状体将在几个小时内出现混浊。

晶状体中大约 5% 的葡萄糖通过磷酸己糖旁路代谢。在晶状体中磷酸己糖旁路活性比在其他组织中高,这为晶状体提供保持谷胱甘肽还原酶和醛还原酶活性所必需的 NADP。磷酸己糖旁路反应形成的碳水化合物产物进入糖酵解途径或者代谢为乳酸。

醛醣还原酶是晶状体山梨糖醇途径糖代谢的关键酶,该酶在糖尿病性白内障发病过程中起到了重要作用。醛醣还原酶对葡萄糖的 Michaelis 常数(K_m)约是己糖激酶的 700 倍,对葡萄糖亲和性较低。晶状体内低于 4% 的葡萄糖转化为山梨糖醇。糖尿病患者晶状体中的葡萄糖增加,通过山梨糖醇通路代谢成为山梨醇,在晶状体中的扩散性低,积累于晶状体中。此外,在高葡萄糖时晶状体中果糖的含量也会增加。这两种物质增大了晶状体中的渗透压,使水分流入,纤维膨胀,破坏正常细胞骨架结构,出现晶状体混浊。

半乳糖也是醛糖还原酶的底物,可以生成半乳糖醇。先天性半乳糖代谢紊乱患者产生的半乳糖过量,积累在晶状体中,与山梨醇产生相似的渗透作用,导致白内障的发生。实验中,动物摄入富含半乳糖的食物会诱发半乳糖性白内障。

醛糖还原酶在多种糖性白内障发病过程中起到重要作用。在动物实验中,该酶抑制剂可以减少糖性白内障的发病率、降低其白内障的严重程度。

2. 晶状体氧化损伤和保护机制　　正常细胞的代谢活动及外界环境的辐射均可产生氧自由基。这些高活性的自由基可以损伤晶状体纤维,导致晶状体混浊。在脂质过氧化反应过程中,多不饱和脂肪酸中去除了 1 个氢原子,成为脂肪酸自由基,脂肪酸自由基反过来攻击分子氧,形成的脂质过氧化自由基。这种反应可以引起连锁反应,形成过氧化脂质,并最终形成交联剂丙二醛(MDA)。晶状体纤维中不再有新蛋白质合成,自由基损伤引起脂质和蛋白质的聚合和交联,导致不溶性蛋白质含量增加。

晶状体内抵抗氧自由基损伤的酶包括谷胱甘肽过氧化物酶、过氧化氢酶、超氧化物歧化酶等。超氧化物歧化酶催化超氧阴离子 O_2^- 的分解,并产生过氧化氢:$2O_2^- + 2H^+ \longrightarrow H_2O_2 + O_2$。过氧化氢酶可以通过以下反应分解过氧化氢:$2H_2O_2 \longrightarrow 2H_2O + O_2$。谷胱甘肽过氧化物酶催化反应:$2GSH + LOOH \longrightarrow LOH + GSSG + H_2O$。氧化型谷胱甘肽(GSSG)借助谷胱甘肽还原酶使用 HMP 旁路过程提供的吡啶核苷酸 NADPH 作为还原剂,还原为还原型谷胱甘肽 $GSSG + NADPH + H^+ \longrightarrow 2GSH + NADP^+$。可见,谷胱甘肽间接地作为一种自由基清除剂存在于晶状体中。另外,维生素 E 和维生素 C 存在于晶状体中,作为自由基清除剂起到防止氧化损伤的作用。

长期暴露在高压氧中可导致晶状体内的氧逐渐增加,引起近视漂移,晶状体核混浊程度增加,形成核性白内障。此外,视网膜手术及玻璃体切割术后,玻璃体凝胶结构的丧失增大了晶状体在氧中周围的氧分压,出现核性白内障。

3. 晶状体的调节与老视　　随着年龄增长,晶状体赤道部上皮细胞持续分裂并转化为晶状体纤维,使晶状体不断生长。晶状体上皮细胞和外层皮质代谢较为旺盛,为电解质、碳水化合物和氨基酸进入晶状体提供能量。晶状体内没有血管,靠近晶状体中心的较老的晶状体纤维通过水通道等途径与外界进行能量交换。

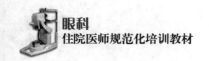
（1）晶状体水电解质平衡的维持：水电解质平衡对于晶状体透明性非常关键，细胞水化作用的紊乱很容易引起晶状体混浊。

正常晶状体含有大约 66％的水和 33％的蛋白质，它们的含量随着年龄增长保持稳定。晶状体皮质含水量高于晶状体核。

（2）晶状体上皮的主动转运：晶状体处于脱水状态，其中的钾离子（K^+）和氨基酸浓度高于房水和玻璃体。而钠离子（Na^+）与氯离子（Cl^-）比周围环境低，该梯度由晶状体上皮细胞钠泵维持。钠泵的功能是将钠离子排出并将钾离子泵入晶状体，该过程需要于三磷腺苷（ATP）提供能量。抑制 Na^+，K^+ - ATP 酶会扰乱晶状体内的离子平衡，导致晶状体水分含量升高。

（3）泵-渗漏理论：主动运输和细胞膜渗透作用的综合过程称为晶状体的泵-渗漏系统。根据该理论，钾和其他各种分子，如氨基酸，可以通过前表面的上皮细胞传输到晶状体前部，然后沿浓度梯度方向通过没有主动转运通道的晶状体后表面扩散出去。相反，钠离子随浓度梯度进入晶状体后部，并在上皮细胞中与钾离子进行主动交换。该理论已经得到实验支持，钾主要集中在晶状体前部，钠富集在晶状体后部。主动转运酶失活（如冷藏）可以破坏该梯度。

钙的稳定对晶状体也非常重要。正常晶状体上皮细胞细胞内钙水平大约有 100 nmol，而细胞外的钙水平接近 1 mmol，该跨膜钙梯度由钙泵（Ca^{2+} - ATP 酶）维持。钙稳态的破坏将严重影响晶状体代谢，包括抑制糖代谢、形成高分子量蛋白质聚集物或激活蛋白酶。

晶状体上皮细胞氨基酸的主动运输依赖于钠离子梯度，葡萄糖通过易化扩散进入晶状体，新陈代谢产生的废物通过简单扩散从晶状体排除。其他物质，如抗坏血酸（维生素 C）、肌醇和胆碱，在晶状体中都有其特异的转运机制。

（4）调节：睫状肌收缩与舒张通过悬韧带纤维带动晶状体形状改变，改变眼睛焦距，看清近处与远处的景物，称为调节。40 岁之后，晶状体核硬化，调节性逐渐下降。最近的研究表明，随年龄增加，人眼晶状体硬度增大超过 1 000 倍。

根据 von Helmholtz 的经典理论，晶状体形状调节变化机制在于晶状体前表面中心的形态变化。晶状体前囊中心位置比周围薄，而悬韧带纤维前部比悬韧带纤维后部更接近视轴，调节作用时晶状体前部中央隆起幅度较大，而晶状体后表面曲率在调节时变化较小。晶状体囊后部中央是晶状体囊最薄的部位，不论悬韧带张力如何，向后凸出的程度变化都不大。

睫状肌收缩时，睫状环的直径变小，悬韧带纤维放松，晶状体轴向厚度增加，直径缩小，光学折射能力增强。睫状肌松弛时，悬韧带张力增加，晶状体变得平滑，晶状体折光力降低。

该调节作用由第 3 对脑神经（动眼神经）的副交感纤维支配。拟副交感神经药物（如毛果芸香碱）可以引起调节，而阿托品可以放松睫状肌。

调节幅度是调节过程屈光度的变化量，随着年龄的增长而降低，并受到一些药物和疾病的影响。一般青少年有 12～16 D 的调节力，40 岁时下降至 4～8 D，50 岁以后调节力进一步降低到 2 D 以下。调节能力降低主要由晶状体硬化引起，而晶状体大小、晶状体囊膜的弹性、悬韧带形状等也起到一定的作用。

（5）老视（amblyopia）：随着年龄增加，晶状体老化，硬度增加，当睫状肌收缩时，不容易变形，导致调节能力下降，称为老视。

三、晶状体的胚胎发育

1. **晶状体的正常发育**　妊娠 25 d 时,前脑或间脑形成 2 个向外突出的部分,称为视泡。视泡增大并横向延伸,紧紧贴附于表皮外胚层(1 个立方细胞单层)。

(1) 晶状体板:覆盖在视泡上的外胚层细胞,在妊娠 27 d 后成为柱状,该区域称为晶状体板。该过程受到骨形成蛋白(bone morphogenetic protein, BMP)等生长因子调节。

(2) 晶状体凹:妊娠 29 d 时晶状体板内陷形成晶状体凹。晶状体凹进一步加深形成晶状体泡。

(3) 晶状体泡:晶状体凹内陷,与表皮外胚层分离,形成由基底膜(晶状体囊)包裹着单层立方形细胞的泡状结构,称为晶状体泡。妊娠 30 d 时,晶状体泡的直径约是 0.2 mm。

(4) 原始晶状体纤维和胚胎核:晶状体泡后层的细胞停止分裂并开始伸长,填充晶状体泡的内腔,大约在妊娠 40 d 时完全填满。伸长的细胞称为原始晶状体纤维。随着纤维细胞成熟,它们的细胞核与细胞器发生溶解,光散射逐渐减少。该原始晶状体纤维形成胚胎核。

(5) 续发晶状体纤维:晶状体泡前部的细胞仍然为单层立方形细胞,称为晶状体上皮细胞。赤道部的晶状体上皮细胞伸长,形成续发晶状体纤维,沿向后极延伸,失去细胞核及与细胞器,形成胎儿核。

(6) 晶状体缝:胚胎第 2 个月,随着晶状体核的产生,晶状体缝开始形成。新纤维拉长速度不均衡,分别终止于晶状体前后面的特定部位,形成"Y"字形外观。前极起于缝顶点的纤维终止于后极"Y"字缝分叉处;反之亦然。

(7) 晶状体各层次的形成:"Y"字缝合形成,使晶状体纤维达到最精确的接合,产生椭球形晶状体。由于晶状体纤维的不对称生长,晶状体缝的形成逐渐变得不甚规则,缝线呈现复杂的树枝状。新纤维由赤道部产生,不断向心性叠加于老纤维外面,从而将老纤维逐渐挤向核心部,形成有规则的层次结构。成年人的晶状体在裂隙灯光学切面下可分辨出如下层次:胚胎核、胎儿核、婴儿核、成年核、皮质区等。

2. **晶状体的先天异常**

(1) 先天性晶状体缺如:是一种极少见的先天性疾病。原发晶状体缺如是由于胚胎发育时未能形成晶状体板。继发性晶状体缺如更为常见,是晶状体在发育过程中自发吸收。这两种形式的晶状体缺如都常并发其他眼部畸形。

(2) 锥形晶状体(lenticonus)和球形晶状体(lentiglobus):晶状体前表面或后表面发生锥形改变称为锥形晶状体。后锥形晶状体通常是单侧发病,前锥形晶状体往往双眼发病,可能与 Alpot 综合征相关。

晶状体表面呈球面称为球形晶状体。后球形晶状体比前球形晶状体更常见,常伴发晶状体后极混浊。

锥形晶状体和球形晶状体检影可见光线扭曲,后照法红光反射呈"油滴"状(请注意,这与半乳糖血型白内障的"油滴"不同)。晶状体后部曲率可不断进展,并出现局部混浊。

(3) 晶状体缺损(lens coloblma):晶状体缺损可分为两种类型。原发晶状体缺损是指晶状体周边出现楔形缺口,多单独存在。继发缺损由睫状体或悬韧带异常引起的晶状体周边的楔形缺损,通常位于下方,且伴有色素层的缺损。晶状体缺损可伴有附近皮质混浊、囊膜增厚、相应区域悬韧带缺失。

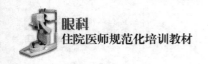

（4）Mittendorf 点：Mittendorf 点是晶状体后极部鼻下方致密白斑，是玻璃体动脉与晶状体后表面接触部位残留。

（5）前囊膜色素星（epicapsular star）：前囊膜星是另一种常见的晶状体血管膜残留，表现为前囊中央星形分布的棕色或金色的星状小斑点，可单眼也可双眼。

（6）Peters 异常：Peters 异常又称为后角膜缺损、眼前段发育不良综合征，属中胚层发育不全。其特点是中央或近中央处粘连性角膜白斑。妊娠 33 d 晶状体囊膜与表皮外胚层（将发育为角膜上皮细胞）分离。Peters 异常由该分离出现障碍引起，与眼前节发育相关基因 PAX6、PITX2、FOXCl 等相关。Peters 异常患者也可伴有多种晶状体异常，如晶状体与角膜粘连、前皮质或极性白内障、晶状体前移位等。

（7）小球形晶状体（microspherophakia）：小球形晶状体是一种晶状体发育异常，该病患者晶状体尺寸比较小，呈球形。散瞳后在裂隙灯下可观察到晶状体赤道部。球形结构导致折射率增高，引起高度近视。

一般认为胚胎发育过程中次级晶状体纤维发育障碍是引起小球形晶状体的原因。小球形晶状体最常见于 Weill-Marchesani 综合征，可伴发于 Peters 异常、Marfan 综合征、Alport 综合征、Lowe 综合征、先天性风疹感染等，也可作为一个孤立的遗传异常发生。Weill-Marchesani 综合征为常染色体隐性遗传病，患者通常身材矮小、手指短粗，手大、灵活性差。球形晶状体可以阻滞瞳孔，引起继发性闭角型青光眼。缩瞳剂会增加瞳孔阻滞并导致晶状体前移，导致青光眼进一步加重。相反，睫状肌麻痹剂可以减轻瞳孔阻滞、降低晶状体的前后径并将晶状体拉向后方，从而治疗该继发青光眼。激光虹膜周切术可有效治疗小球形晶状体相关的闭角型青光眼。

（8）无虹膜（aniridia）：无虹膜是一种少见先天异常，特点是虹膜部分或完全缺失，与 PAX6 的一个等位基因（是对于角膜、晶状体、视网膜发育和功能来说非常重要的转录因子）缺失有关。可伴有角膜血管翳、角膜上皮病变、青光眼、黄斑及视神经发育不全和眼球震颤。多为双侧发病。全身可伴有 Wilms 瘤和 WAGR 综合征（Wilms 瘤、无虹膜症、泌尿生殖系统畸形、智力迟钝）。50%～85%的患者在 20 岁前出现皮质、囊下片状混浊。晶状体混浊可进一步进展并影响视力。有报道称无虹膜患者悬韧带韧度差可出现晶状体异位。

（9）先天性和婴幼儿白内障：先天性白内障是指出生时便出现的晶状体混浊。出生后第 1 年内出现的晶状体混浊称为婴幼儿白内障。某些晶状体混浊在出生时未能发现，而在后来的检查中发现，因而许多医生交叉使用这两个概念。其发病率约为 1/2 000。有些晶状体混浊较为稳定发展且不影响视力，另外一些会严重影响视力。

先天性和婴幼儿白内障可单眼也可双眼发病。一般大约有 1/3 的先天性或婴幼儿白内障为遗传性，1/3 伴发于其他综合征或疾病（如先天性风疹感染导致的白内障），1/3 病因不明。先天性白内障有多种形态。

3. 晶状体的发育缺陷

（1）晶状体异位（ectopia lentis）：晶状体异位是指晶状体位置发生偏移，可为先天性、发育性或获得性。若晶状体部分偏离正常位置但仍然在瞳孔区，称为晶状体半脱位，表现为视力下降、散光、单眼复视、虹膜震颤等。若晶状体与悬韧带完全分离，异位进入玻璃体腔或前房，称为晶状体全脱位，可引起瞳孔阻滞与闭角型青光眼。

外伤是获得性晶状体异位最常见的原因。非创伤性晶状体异位常与 Marfan 综合征、高胱胺酸尿症、无虹膜及先天性青光眼相关。有时也可伴发于 Ehlers-Danlos 综合征、高赖氨酸血症及亚硫酸盐氧化酶缺乏症。

（2）Marfan 综合征：Marfan 综合征是一种遗传性眼、心脏和骨骼疾病。通常为常染色体显性遗传，但约 15% 的患者没有家族病史。其发病机制为原纤维蛋白（结缔组织组成部分）异常。患者身材高瘦，并有蜘蛛指、胸壁畸形、主动脉根部扩张和二尖瓣脱垂等。

50%~80% 的 Marfan 综合征患者有晶状体异位。晶状体半脱位多双眼对称发病，悬韧带明显拉伸。其他眼部异常包括近视及视网膜脱离。如果晶状体脱位进入前房可引起瞳孔阻滞性青光眼。也可并发开角型青光眼。若在儿童期未矫正晶状体半脱位引起的屈光不正，患儿可出现弱视。

在大多数情况下，眼镜或接触镜矫正屈光可获得较好的视力。有时眼镜或接触镜头不能矫正视力，可能需要摘除晶状体，手术需要注意玻璃体脱出与视网膜脱离等并发症。

（3）高胱氨酸尿（homocystinuria）：高胱氨酸尿症是一种常染色体隐性遗传病，由先天性蛋氨酸代谢异常引起，血浆内同型半胱氨酸和蛋氨酸的水平均升高。患者出生时基本正常，随着年龄逐步出现骨质疏松、智力迟钝。通常身材较高，头发色淡。容易出现血栓栓塞，手术和全身麻醉时需要注意血栓风险。

高胱氨酸尿症晶状体脱位多为双眼对称发病。约 30% 的患者在婴儿期便出现晶状体异位，15 岁时 80% 的患者可见晶状体脱位。脱位的发病机制尚不清楚，一般认为缺乏半胱氨酸影响了悬带状发育，导致纤维较为脆弱，容易受到破坏。对婴幼儿高胱氨酸尿症患者使用低蛋氨酸、高半胱氨酸饮食，并补充维生素 B_6，可降低晶状体异位发生率。

（4）永存胚胎血管（persistent fetal vasculature，PFV）：永存胚胎血管也称为持续性增生性原始玻璃体（PHPV），是一种先天性非遗传性眼部畸形。在 90% 的患为单眼晶状体后白色、纤维样组织，常伴有后皮质混浊。白内障可进展。

四、白内障的发病机制

1. 年龄相关性白内障

（1）晶状体的年龄改变：随着晶状体老化，其重量和厚度逐渐增加，调节能力降低。晶状体蛋白化学修饰改变，导致晶状体蛋白降解形成大分子聚集物，改变了局部晶状体的折射率，光散射增大，透明度降低。此过程中色素增加，晶状体呈黄色或褐色。晶状体内谷胱甘肽、钾浓度降低，钠和钙浓度的增加。

（2）核性白内障（nuclear cataracts）：中老年人有一定程度的核硬化是正常的，一般只会轻度影响视功能。核硬化较为严重并影响视力时称为核性白内障。

核性白内障进展缓慢。早期阶段，晶状体核逐步硬化导致折射率增加，引起近视（晶状体性近视）。近视漂移使老花眼阅读时不需要眼睛。有时晶状体核与晶状体皮质之间的折射率局部改变，引起单眼复视。逐渐变黄或褐变的晶状体导致色彩辨别性下降，对蓝光辨识度降低。随着病变进展，晶状体核变得不透明并呈棕褐色，称为深褐色（brunescent）核性白内障。

（3）皮质性白内障（cortical cataracts）：皮质性白内障与成熟晶状体纤维细胞局部结构破坏有关。细胞膜的韧度降低，细胞的代谢基本能力丧失，导致蛋白氧化与沉淀。皮质性白内障对视功能的影响取决于混浊与视轴的相对位置。眩光是皮质性白内障的常见症状，单眼复视也比较常见。

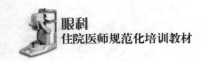

裂隙灯显微镜观察到皮质白内障形成的最早表现是晶状体前、后皮层出现空泡和水隙。病变进一步进展出现楔形混浊。缝灯显微镜观察可见白色混浊,后照法观察可见阴影。

楔形混浊可以蔓延到邻近的纤维细胞,导致皮质浑浊范围逐渐扩大。成个晶状体都浑浊时称为白内障成熟期。

病变进一步进展可能进入白内障过熟期。液化的皮质通过晶状体囊渗漏,晶状体囊皱缩。皮质液化、晶状体核下沉时称为 Morgagnian 白内障。

病理上,皮质性白内障的特点是局部肿胀和晶状体纤维细胞损坏。在晶状体纤维间可观察到嗜酸性物质的小球体(Morgagnian 小体)。

(4)后囊下白内障(posterior subcapsular cataracts,PSCs):后囊下白内障患者多较为年轻。裂隙灯显微镜可见到后囊下锅巴样浑浊,后照法观察更为清晰。

后囊下白内障年龄相关性白内障的一个亚型,也可继发于创伤、使用皮质类固醇、炎症、电离辐射、酗酒等。组织病理学上可见到晶状体上皮从赤道向后囊迁移,到达后极后细胞膨胀。这些膨胀的细胞被称为 Wedl 细胞或囊状细胞(bladder cells)。

(5)遗传因素对年龄相关性白内障发病的作用:对同卵及异卵双胞胎及一些家族研究表明多数年龄相关性白内障具有遗传性。据估计,遗传因素占皮质性白内障发病风险的50%。该风险大多与单核苷酸多态性相关,但具体基因尚未确认。遗传因素占核性白内障发病风险的35%~50%。

2. 代谢性白内障

(1)糖尿病:糖尿病会影响晶状体的透明度、折射率和调节能力。血糖水平增加时,房水中的葡萄糖含量也增加并扩散进入晶状体。部分葡萄糖通过醛糖还原酶化作用转化为山梨醇。山梨醇在晶状体内代谢缓慢,逐渐积累,引起渗透压增加,导致晶状体纤维肿胀。晶状体处于水化状态可以影响其屈光能力,急性近视变化可能表明患者对糖尿病的控制欠佳。糖尿病患者的调节能力显著降低,更早罹患老视。

急性糖尿病性白内障表现为突然出现的双侧晶状体改变,呈雪花状灰白色前囊下浑浊,多见于控制不佳的年轻糖尿病患者。

糖尿病患者晶状体随年龄的变化与年龄相关的非糖尿病性白内障没有明显差别,但发病年龄稍早,其原因可能是晶状体内山梨醇积累、晶状体蛋白出现非酶糖基化或者晶状体代谢改变氧分压增加。

(2)半乳糖血症(galactosemia):半乳糖血症是一种常染色体隐性遗传病,由半乳糖1-磷酸尿苷酰转移酶、半乳糖激酶或尿苷二磷酸半乳糖异构酶突变导致,患者无法将半乳糖转化为葡萄糖,过量的半乳糖积累在人体组织并转换为半乳糖醇。

半乳糖1-磷酸尿苷酰转移酶缺陷的婴儿出生不久便出现营养不良、肝大、黄疸、精神不振等症状,可通过测定尿液中半乳糖确诊,诊断迟缓可导致婴儿死亡。75%的患者出现双侧白内障,在出生几周内就可发生。半乳糖和半乳糖醇在晶状体细胞中积累,导致细胞内渗透压增加,更多水进入晶状体,核与皮质越来越浑浊,后部反光照相法可以观察到"油滴"样改变。如果疾病没有得到治疗,白内障将完全混浊。半乳糖血症的治疗包括禁用牛奶和奶制品。

半乳糖激酶和尿苷二磷酸半乳糖异构酶缺陷也可导致半乳糖血症,其白内障发病较晚,但会造成较严重的全身病变。

(3)低钙血症(hypocalcemia):低钙血症可能是特发性,也可能是甲状腺手术时伤及甲状旁腺。通常是双侧前、后囊下皮质点状混浊,与晶状体囊间有透明皮质分隔。

(4) Wilson 病:Wilson 病(肝豆状核变性)是一种铜代谢异常的常染色体隐性遗传病,特点是出现角膜 Descemet 膜金棕色变色,称为 Kayser-Fleischer 环。红褐色物质(氧化铜)沉积在晶状体前囊和囊下呈现出类似于向日葵花瓣病变,称为向日葵白内障,一般不会产生严重的视力损害。

(5) 强直性肌营养不良(myotonic dystrophy):强直性肌营养不良症是一种常染色体显性遗传疾病,特点是肌肉收缩松弛延迟,上睑下垂,面部肌肉虚弱,心脏传导缺陷。晶状体内可见多色闪辉病灶、后囊下浑浊并进展成全皮质混浊。

(6) 营养与吸烟的影响:许多研究发现,低社会经济地位、低教育水平、营养不良与年龄相关性白内障发病相关。服用多种维生素补充剂,包括维生素 A、维生素 C、维生素 E、烟酸、维生素 B_1、维生素 B_2(核黄素)、β-胡萝卜素或增加蛋白质可能有助于减缓白内障的发展。但另外有研究认为维生素 C 和维生素 E 对于白内障发展没有影响。最近,年龄相关眼科疾病研究(AREDS)显示增加维生素 C、维生素 E 和 β-胡萝卜素的摄入量,在 7 年观察期内没有延缓白内障的发展。需要注意的是,使用高剂量维生素可能存在风险,例如吸烟者服用高剂量的 β-胡萝卜素会增加罹患肺癌与心血管疾病死亡的风险,妇女过量的维生素 A 增加髋部骨折的风险。

叶黄素和玉米黄素是唯一在人类晶状体内发现的类胡萝卜素。最近的研究表明增加使用富含叶黄素(如菠菜、羽衣甘蓝、花椰菜)的食物可以降低患白内障的风险。超过 1 周 2 次熟食菠菜可以降低患白内障的风险。严重脱水的重度的痢疾可能增加白内障发病风险。

吸烟是白内障最主要的可避免风险因素。在国际上众多研究中,吸烟一直与核混浊有关。眼科医生可以告知患者这些风险,并应当积极地鼓励戒烟。

3. 并发性白内障

(1) 葡萄膜炎相关白内障:慢性葡萄膜炎或糖皮质激素治疗可引起白内障,常见的是后囊下型或虹膜后粘连引起的前囊、前皮质混浊,可发展为成熟期白内障。有时可以观察到前囊或晶状体内钙质沉积。70% 的 Fuchs 虹膜异色性葡萄膜炎患者有皮质性白内障,手术中约 25% 出现前房积血。

(2) 玻璃体切割术后白内障:玻璃体切割术是诱发白内障的常见原因。玻璃体手术后可很快发生后皮质混浊,通常会自发消退。然而,超过 60% 接受玻璃体切割术治疗视网膜疾病的患者在手术后 2 年内发生核性白内障。其机制可能与玻璃体结构破坏导致玻璃体腔内氧分压增高有关。

与之机制类似,高压氧治疗可出现近视漂移,患者眼轴与角膜曲率稳定,因此屈光变化可能是由核硬化增加引起的。研究表明,1 年内高压氧 150 次以上,大约 50% 的患者会出现明显的核性白内障。停止治疗后,有些患者可以部分消退。

(3) 假性囊膜剥脱综合征(pseudoexfoliation syndrome, PEX):假性囊膜剥脱综合征是一种全身性疾病,表现为纤维样物质在器官沉积,眼部表现为白色基底膜样弹性微纤维颗粒物质沉积在晶状体、角膜、虹膜、玻璃体前界膜、睫状体、悬带状纤维和小梁等部位。裂隙灯检查可见瞳孔边缘和晶状体前囊灰白色斑点、瞳孔边缘虹膜萎缩、瞳孔反应迟钝、沉着在小梁的色素增加、囊膜脆性增加、悬韧带脆弱、开角型青光眼。可以单侧或双侧发病,并随着年龄的增长逐渐加重。

转化生长因子(TGF-β)异常也可以引起白内障,可出现悬韧带脆弱、晶状体自发半脱

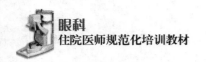

位和晶状体震颤。白内障手术与人工晶状体植入时需要特别注意松弛的悬韧带。晶状体切除后仍然会有纤维样物质沉积。

（4）过敏性皮炎（atopic dermatitis）：过敏性皮肤炎是一种慢性瘙痒红斑样皮炎，经常同时出现免疫球蛋白 E(IgE)水平增高并伴有多种过敏或哮喘病史。据报道，多达 25% 的过敏性皮炎患者有白内障，通常是双侧发病，表现为瞳孔区前囊下盾样斑状混浊。

4. 外伤性白内障　机械损伤或者物理作用（如辐射，化学品、电流）等均可引起晶状体损伤。

（1）挫伤：

1）Vossius 环：钝器伤到眼睛可引起瞳孔中的色素滞留在晶状体的前表面，称为 Vossius 环。Vossius 环一般不影响视力，随着时间推移会逐渐消退。

2）外伤性白内障（traumatic cataract）：钝挫伤可引起晶状体混浊。挫伤性白内障可只在晶状体的一个部位发生，也可以导致整个晶状体浑浊。通常，挫伤性白内障的表现是在后囊后极附近出现星状或菊花的混浊（花环白内障）。有些轻度挫伤白内障可自发消退。

3）晶状体脱位和半脱位（dislocation and subluxation）：眼睛受到钝伤时，晶状体赤道平面的眼球壁快速膨胀，然后收缩。这种快速的赤道膨胀可以破坏悬韧带纤维，造成晶状体脱位或半脱位。晶状体可向任何方向脱位，可以向后进入玻璃体腔或向前进入前房。

外伤性晶状体半脱位的症状和体征包括视力下降、调节能力下降、单眼复视及高度散光，出现虹膜或晶状体震颤。扩瞳后裂隙灯检查可以发现悬韧带断裂。有时钝性外伤可以同时造成晶状体脱位和白内障。

（2）穿通伤：晶状体的穿通伤导致破裂处出现皮质混浊，并迅速进展为完全混浊。有时，晶状体囊的小穿孔伤可以自愈，出现局部皮质性白内障。

（3）辐射：

1）电离辐射：晶状体对于电离辐射极为敏感，潜伏期与辐射剂量及患者的年龄有关，可在电离辐射 20 年后才出现白内障。年轻人晶状体细胞生长更活跃，对电离辐射更敏感。低能量的 X 线（波长 0.001～10 nm）便可引起某些人患白内障。辐射诱发的白内障首先表现为受辐射的晶状体赤道区后囊出现点状混浊、前囊下羽毛状混浊，这些混浊可能进一步发展形成晶状体完全混浊。

2）红外辐射（吹玻璃工白内障）：长期的高热红外辐射将使晶状体前囊外层脱落，称为真性晶状体囊剥脱，较为少见。可伴发皮质性白内障。

3）紫外线辐射：晶状体对紫外线辐射非常敏感。流行病学证据表明长期暴露在阳光下患皮质性白内障的风险增加。在皮质性白内障人群中，阳光照射的风险占 10%。可建议患者避免过多的阳光照射。紫外线吸收镜片和太阳镜可以将紫外线减少 80% 以上，带檐帽可以减少 30%～50% 的太阳辐射。

4）微波辐射：微波辐射已被证明可以造成实验动物白内障，但对人类的影响尚存在争议。微波辐射造成的白内障可表现为前囊或后囊混浊。

（4）化学损伤：碱烧伤会破坏角膜、结膜和虹膜，造成房水中 pH 上升及葡萄糖和抗坏血酸水平下降，导致白内障。酸会导致组织凝固，在眼睛中扩散较为缓慢，较少导致白内障。

（5）晶状体异物：外来异物可以穿通角膜和晶状体前囊，存留在晶状体中。铁质与铜质异物会导致较严重的反应，而其他材质异物可能保留晶状体内而不引起严重的并发症。

1）铁质沉着病（siderosisbulbi）：晶状体内存在铁质异物可导致铁质沉着病，特点是铁锈沉积在小梁、虹膜、晶状体上皮细胞和视网膜上。晶状体前囊下和皮层纤维首先出现黄色色彩，之后变成锈棕色。如果晶状体内的异物嵌入晶状体，晶状体将更快地发生铁质沉着病。进一步发展可导致完全皮质性白内障与视网膜功能障碍。

2）铜质沉着病（chalcosis）：当眼内含铜异物沉积在 Descemet 膜上，晶状体前囊或其他眼内底膜上时，称为铜质沉着病。花瓣状的黄色或棕色色素沉积在前囊引起向日葵白内障。纯铜（90％以上）异物可引起严重的炎症反应和眼球坏死。

（6）电击伤：电击可引起蛋白质凝固和白内障的形成。首先表现为晶状体中部出现空泡，前囊下皮质出现线性混浊，之后缓慢进展为完全白内障。

5. 其他类型

（1）药物性白内障：

1）糖皮质激素：长期使用糖皮质激素可引起后囊下白内障，与剂量和疗程有关。全身、局部、结膜下和吸入均会引起白内障。高剂量类固醇激素在治疗眼内视网膜新血管化和炎症中广泛使用，导致后囊下白内障和激素性眼高压症发病率大大增加。在组织病理学和临床上无法区别皮质类固醇使用后形成的后囊下白内障与衰老性后囊下白内障。一些激素性后囊下白内障的儿童停药后可消退。

2）吩噻嗪类药物：吩噻嗪类药物会引起色素在晶状体前极上皮沉积，与药物的剂量和治疗时间相关。氯丙嗪和硫利达嗪较易引起白内障，但一般不会影响视力。

3）缩瞳剂：胆碱酯酶抑制剂会导致白内障。有报道称患者使用毛果芸香碱（匹罗卡品）55 个月后白内障的发病率高达 20％，而使用碘依可酯（碘磷灵）则高达 60％。早期表现为晶状体前、后囊内和上皮出现空泡样病变，后照法观察更明显。进一步发展可出现皮质和晶状体核变化。长时间频繁使用该药物的患者更容易形成白内障。

4）胺碘酮（amiodarone）：胺碘酮是抗心律失常药，可以引起前极星状色素沉积，很少影响视力。胺碘酮也可在角膜上皮沉积，偶可引起视神经病变。

5）他汀类药物：动物实验表明过量使用他汀类药物可以引起白内障。但是，人类长期使用他汀类药物可以使核性白内障的 5 年发病率减少 50％。然而，辛伐他汀和红霉素同时使用会增加循环中他汀类浓度，可使白内障风险增加 2 倍。

（2）晶状体过敏性（抗原性）葡萄膜炎（phacoantigenic uveitis）：通常情况下只有微量的晶状体蛋白从晶状体囊渗漏，眼睛对这些微量的晶状体抗原有一定的免疫耐受能力。当晶状体蛋白大量释放入前房时会破坏这种免疫耐受并引发严重的炎症反应。

晶状体抗原性葡萄膜炎又称为晶状体过敏性葡萄膜炎，是由破裂的晶状体囊释放晶状体蛋白引起的免疫介导的肉芽肿性炎症，通常在发生于外伤性晶状体囊膜破裂或者白内障手术后皮质残留。一般在外伤或手术后几天到 1 周内发病。

该病的特点是眼红、眼痛、球结膜水肿、前房炎症、角膜后 KP，严重时出现小梁粘连堵塞引发青光眼。晚期表现包括瞳孔膜闭、低眼压及眼球痨。有时晶状体过敏性葡萄膜炎会引发眼内炎。该病可通过可通过晶状体摘除治疗。病理检查可见可晶状体囊膜破口处局部肉芽肿性炎症。

（3）晶状体病导致的青光眼（lens-induced glaucoma）：

1）晶状体溶解性青光眼（phacolytic glaucoma）：成熟或过熟期白内障中变性水化的高分子晶状体蛋白从完整的晶状体囊渗漏，被巨噬细胞吞噬，堵塞小梁网，引起晶状体溶解性青光眼。临床表现为白内障患者突然出现眼红、眼痛、角膜水肿、前房闪辉、前房及晶状体前

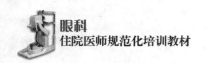

囊白色絮状物附着、眼压明显升高、房角开放。治疗包括使用抗青光眼药物控制眼压,使用皮质类固醇激素减轻炎症反应,最终需要手术摘除晶状体。

2)晶状体颗粒性青光眼(lens particle glaucoma):晶状体穿通伤与囊外白内障摘除术皮质残留时,晶状体皮质颗粒存留在前房,阻塞小梁外流,导致眼压升高,称为晶状体颗粒性青光眼。多在手术或外伤后几天或几周发病。检查可见房角开放,皮质颗粒沉积在小梁表面。治疗包括降低眼压与减轻炎症反应,必要时手术清除残留的晶状体颗粒。

3)晶状体膨胀性青光眼(phacomorphic glaucoma):膨胀期白内障可使虹膜前移,前房变浅,引起瞳孔阻滞继发性闭角青光眼。患者出现眼红、眼痛、视力显著下降。检查可见角膜水肿、前房变浅、房角关闭。治疗包括药物控制眼压,激光虹膜切开术,最终需要手术摘除白内障。

4)青光眼斑(glaukomflecken):急性闭角型青光眼眼压急剧升高,导致晶状体上皮细胞坏死,前皮质变性混浊,出现青光眼斑。

(4)眼部血供障碍:无脉症(大动脉炎)、血栓闭塞性脉管炎(Buerger病)、眼前段缺血综合征等可引起后囊下白内障,可迅速进展为全晶状体混浊。

(5)眼部退行性变相关白内障:视网膜色素变性、虹膜萎缩、慢性低眼压和绝对期青光眼等眼部疾病下可并发白内障,大多首先表现为后囊下型白内障,并可发展到晶状体完全混浊。该类型白内障的发病机制尚未完全清楚。

(周　鹏)

第二节　成人白内障的评估及处理

白内障患者术前评估包括3个部分:白内障严重程度的评价、白内障术后视力预后的评估及判断可能导致手术并发症发生的各种情况。当眼科医生评估白内障手术患者时,确定晶状体混浊是否为视力下降的主要原因、白内障程度与视觉损失的相关性及其对患者日常生活活动影响程度是十分重要的。

一、症状及体征

1. 视力下降　通常情况下,白内障患者主诉为视物模糊或视力下降,也有些患者在检查后才发现其视力下降。不同类型的白内障对视力有不同程度的影响,取决于入射光、瞳孔大小、近视的度数。在详细询问患者视力下降的病史之后,首先应对患者进行验光检查,评估患者的屈光状态及最佳矫正视力(BCVA)。早期核硬化的白内障发展可能增加眼镜的度数,造成轻度到中度近视。

2. 失能性眩光　白内障患者对眩光较为敏感,可以表现为在明亮的环境中对比敏感度的降低及在白天或迎面而来的汽车大灯所产生的强烈眩光感。眩光敏感度的增加往往是与后囊膜下浑浊及前部晶状体皮质的改变相关。

眩光是对光线的主观视觉反应。失能性眩光是指入射光在光学介质中不均匀的光散射导致的视功能下降。失能性眩光是白内障常见的相关症状,皮质和后囊下白内障通常较易造成日间的眩光,而核性白内障更倾向于发生夜间的眩光。

目前已有一些设备用于失能性眩光的检测。这些设备可在有或无干扰光源（即眩光源）这两种条件下分别检测视功能，测得的视功能如有差异，则为失能性眩光。除自动化的检测设备之外，一些简易而非标准化的方法也可用于失能性眩光的评价。其一为在室内检查视力表视力后，在室外将视力表正对着太阳方向再次检查。另外一种方法为，在进行视力表视力检查的同时，用笔式电筒斜照患者的瞳孔缘，有和无笔式电筒斜照的结果差异为失能性眩光。

3. 对比敏感度的改变　对比敏感度是检测在较暗情况下视力改变的检查方法。早期的白内障患者首先表现为对比敏感度的降低，但对比敏感度检查的特异性不如失能性眩光测试。早期白内障先引起高、中空间频率下对比敏感度的下降，而视神经病变则引起低空间频率对比敏感度的下降。早期的后囊下及皮质白内障对中等频率对比敏感度的下降有显著的影响，而早期的核性白内障则主要先表现为高空间频率对比敏感度的下降。眩光和对比敏感度检查相结合：失能性眩光可导致视觉的对比敏感度下降。在评估白内障患者尤其是具有正常视网膜、视神经功能的患者时，对比敏感度检查、眩光存在时的低对比度视力检查优于高对比度视标的失能性眩光检测。

4. 近视漂移　白内障的发展可能会增加晶状体的屈光度，导致轻到中度近视的发生，这种现象与核硬化性白内障相关。晶状体源性近视的非对称性进展可能会产生较大的屈光参差，这时应考虑行白内障摘除术。

5. 单眼复视或双眼复视　在少数情况下，晶状体核的变化仅限于晶状体核的内层，这将导致在晶状体的中心出现多个折射区域。这种类型的白内障可导致单眼复视或双眼复视。

二、白内障手术指征

（1）最常见的指征是患者希望通过手术改善视力，具体下降到多少应该手术治疗并没有统一的标准，一般矫正视力在 0.4 以下可以接受手术，但仍应考虑患者有无白内障的其他症状及其对视力的需求而综合决定。

（2）当患者出现双眼的显著性白内障时，应先对白内障程度更重的眼球进行手术。而在患有严重系统性疾病、身体虚弱或因其他眼部疾病严重影响日常活动的情况下，应对预期视力较好的眼球先进行手术，之后视情况决定是否行另一眼的手术。一般第 2 眼手术时间间隔为 2 周至 1 个月。

（3）白内障患者如有明显的视觉症状，如眩光或有症状的屈光参差，或者白内障瞳孔区浑浊，表现为太阳下视力显著模糊等，也可以考虑手术治疗。

（4）白内障晶状体混浊导致窥不清眼底，影响其他眼部疾病，如糖尿病性视网膜病或青光眼的诊断或治疗。

（5）其他手术指征包括晶状体过敏性葡萄膜炎、晶状体溶解性青光眼、晶状体过敏性青光眼及晶状体脱位进入前房。

三、术前评估

1. 患者全身情况　应详细询问患者的健康情况，尤其是缺血性心脏疾病、糖尿病、慢性阻塞性肺疾病、出血性疾病或全身应用糖皮质激素引起的肾上腺皮质功能抑制等，嘱患者在

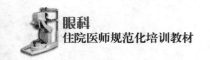

术前控制病情。还应详细询问患者的药物过敏史,以及有否影响其在手术室或平躺于手术台的因素(如耳聋、幽闭恐惧症、不宁腿综合征、头部震颤、肌肉骨骼疾病),以选择患者的麻醉方式(局麻或全麻)。

应该询问患者有否使用全身交感神经 α_1 肾上腺素阻断剂用于治疗良性前列腺增生症及系统性高血压的药物(包括阿夫唑嗪、萘哌地尔、拉贝洛尔、哌唑嗪、特拉唑嗪、多沙唑嗪、坦索罗辛等),因为该类药物的使用与虹膜松弛综合征(IFIS)和术中瞳孔大小波动密切相关。术中可通过多种方法扩大瞳孔,包括前房内应用去氧肾上腺素、插入虹膜钩或虹膜扩张器、使用粘弹剂的方法以避免术中并发症。

IFIS 表现为虹膜的松弛或不稳定、瞳孔不能放大、术中进行性的瞳孔缩小及虹膜组织在正常的灌注下出现浪涌。处理小瞳孔的方法,如瞳孔拉伸,并不能帮助处理或预防这种情况。可采取包括使用瞳孔开大肌激动剂和瞳孔括约肌阻断剂、使用虹膜拉钩或其他器械机械性扩大瞳孔、超声乳化过程中改变液体参数、高内聚性粘弹剂(OVD)的应用,或联合应用上述方法。现已证实使用无防腐剂、按 1∶2 500 稀释的肾上腺素缓冲液前房注射以刺激无力的虹膜开大剂是安全有效的。术前 2 d 应用 1‰ 的阿托品与术中前房注射肾上腺素具有协同效应。

2. 相关的眼部病史 了解患者相关的眼部病史将有助于选择手术方法、判断手术预后。外伤、炎症、弱视、青光眼、视神经异常或视网膜疾病可能会影响白内障手术后的视力预后。活动性葡萄膜炎应该尽可能地控制好术后炎症反应从而减少白内障手术并发症,如黄斑水肿和虹膜- IOL 粘连。Fuchs 葡萄膜炎的患者较易发生严重的术后继发性青光眼。视网膜脱离家族史是白内障术后视网膜脱离的高危因素。既往玻璃体切割术史可能导致术中前房波动,从而增加后囊破裂和晶状体核碎片坠入后房的风险。术中应注意保护青光眼患者的上方球结膜,以方便进行之后的滤过手术。

如果患者将进行对侧眼的白内障手术,应详细的了解第 1 眼术中和术后的情况,如果第 1 眼术中出现如高眼压、玻璃体脱出、黄斑囊样水肿、眼内炎或出血之类的并发症,第 2 眼的手术方式及术后随访方案应进行相应的修改,以减少类似并发症发生的风险。

如果患者有既往角膜屈光手术史,需确定患者的原始屈光度和角膜曲率,以减少手术并发症、确保术后屈光稳定。

3. 社会史 是否应进行白内障手术不仅要参考患者的视力,也应考虑视力下降对患者个人生活质量所带来的影响。应注意患者的职业、生活习惯等等,个性化选择恰当的 IOL 度数。

4. 视觉功能的测定

(1)视力检查:应在明亮及黑暗条件下测量视力,以及进行远近视力和矫正良好的视敏度(BCVA)的检查。部分患者其针孔视力要优于最佳矫正视力。

(2)人工晶状体(IOL)度数计算:白内障患者双眼都需进行仔细的 IOL 度数计算以获得理想的术后视力。如果患者对侧眼晶状体透明且有度数较高的屈光不正需要佩戴眼镜,那么手术眼需保留相应的屈光度以避免术后屈光参差问题。如果对侧眼有白内障或患者表示希望看远(或看近)不需戴镜矫正,那么应调整 IOL 度数至术后正视眼(或近视)。随着多焦点 IOL 的出现,需要进一步向患者说明术后脱镜的情况、使用多焦点 IOL 的风险及选择问题。在任何情况下,均应仔细向患者说明白内障术后佩戴眼镜的可能性及可能遇到的问题。

IOL 度数计算的 3 个组成部分为:生物测量、公式、临床变量。生物测量可以分为:眼轴长度、角膜屈光力和 IOL 位置。眼球的生物测量分为超声测量和光学测量两种主要的测量方法。超声测量包括使用 A 型超声采用直接接触或间接浸润法进行测量,光学测量法主要包括 IOL-master、Lenstar LS900。具体的测量方法及步骤详见本书的辅助检查部分。

（3）角膜地形图:角膜地形图可提供角膜轮廓的地图,采用 Placido 环的原理,除了角膜屈光度还可提供角膜表面的附加信息。如果患者存在不规则的散光、早期圆锥角膜、已进行过角膜屈光手术、需植入 Toric IOL,或在白内障手术中按角膜散光轴向选择角膜松解切口,均应进行角膜地形图的测量。

（4）角膜厚度测量:角膜厚度仪可通过测量角膜厚度间接评估角膜内皮的功能。超声波测量法较光学测量法得到的数值更为可靠。在一般情况下,中央角膜厚度大于 640 μm 且有角膜内皮功能障碍的患者其术后角膜失代偿的风险将大大增加。

（5）角膜内皮计数检查:角膜内皮计数仪测量每平方毫米范围内角膜内皮细胞的数目。由于白内障手术将导致角膜内皮细胞产生一定的损失,如果术前内皮细胞计数较低或形态异常,如细胞扩大（polymegethism）和不规则性（多形性）,其术后角膜失代偿的风险将大大增加。

（6）眩光检查:当患者主诉眩光时,在光线充足的房间里测量远近视力是十分重要的。严重白内障的患者其明视力相比暗视力通常会减少 3 行或更多。

（7）对比敏感度:目前已有多种方法来测试对比敏感度。年龄相关性白内障的患者可能会在视力未出现异常之前出现对比敏感度的下降。

（8）视野检查:白内障患者在有需要时可进行视野检查。在严重白内障患者不能窥见其眼底时,可检查患者的周边视野。视野检查可以帮助医生确定患者除了白内障之外有否影响视力的其他疾病。有青光眼、视神经疾病或视网膜异常的患者均应进行静态或动态视野检查以评价其视野缺损的程度。术前视野缺损不排除白内障手术后视觉功能改善的可能。进展中的白内障可能引起弥漫性视敏度下降,并在手术后消失。

（9）外眼检查:白内障患者的术前评估应包括外眼及眼附属器的情况。睑内翻、外翻、眼睑闭合异常可能影响泪膜和眼表面,如有必要须在白内障手术前进行治疗。睑缘肥厚、睑板腺分泌物堵塞及严重的睑缘炎应在白内障手术前进行治疗。酒糟鼻应进行治疗。还应检查泪膜有无水液层或脂质层的异常、有否泪液动力学异常、暴露性角膜炎及角膜知觉减退。泪道疾病应及时治疗,特别是存在炎症、感染或阻塞时。

（10）眼球运动:应评估患者的眼位和眼外肌的运动范围。还应进行遮盖试验记录眼肌运动的异常。运动异常可能会提示患者存在由于斜视或弱视导致的视力下降。须告知患者由于融合不能所导致的显著斜视可能会导致手术后的复视。弱视的存在也可能会减少白内障术后视力的改善。

（11）瞳孔:评价瞳孔对光反射和调节功能是十分重要的。除了检查瞳孔直接对光反射和收缩是否一致,还应进行摆动手电筒测试,以检测相对性瞳孔传入阻滞,如为阳性则表明患者存在视网膜病变或视神经功能障碍。虽然存在相对性瞳孔传入阻滞,白内障患者的视力仍可能在白内障手术后得到较为有限的改善。因此,当发现患者存在上述问题时,应告知患者视力改善不理想的可能性。

（12）裂隙灯检查:

1）结膜:应检查患者的结膜是否存在结膜瘢痕和滤过泡。既往化学伤或眼部手术史所

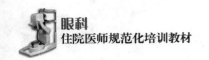

造成的新生血管或瘢痕可能限制手术区域的暴露。还应检查结膜有无水肿、充血等情况,以排除术前炎症的存在。

2) 角膜:需在白内障手术前评估角膜的情况,并寻找 Fuchs 角膜内皮营养不良的角膜滴状病变(gutta)。当角膜内皮细胞存在异常或角膜厚度>640 μm 且伴有间质水肿时,白内障手术后角膜水肿的发生率较高,在手术过程中应尽量减少内皮细胞的损伤。

目前,屈光手术的广泛开展使得 IOL 度数计算和术后屈光状态的预测显得十分重要。例如,获得患者的原始角膜曲率计读数(屈光手术前)可以帮助更精确的计算 IOL 的度数。

3) 前房:浅前房可能提示存在房角狭窄、小眼球、晶状体膨胀或因后节疾病(如睫状体肿瘤)而导致的晶状体-虹膜的前移。术前应行房角镜检查以排除房角异常。

4) 虹膜:虹膜震颤或未扩大的瞳孔边缘存在色素剥脱说明晶状体悬韧带存在松弛或缺失,应相应的改变手术方式。应在术前测量瞳孔大小,并在散瞳后注意存在的粘连。如果瞳孔扩张不佳,可采用径向虹膜切开术、扇形虹膜切除术、后粘连松解、虹膜括约肌切开术或虹膜拉钩等术中处理,以便在手术过程中提供足够的晶状体暴露。

5) 晶状体:扩瞳前后均应仔细观察晶状体的形态。扩瞳后可评价核的密度、观察有否剥脱综合征等。

应评估视轴区屈光介质的透明度,以评估晶状体浑浊对于视力的影响程度。将裂隙灯白光带调窄并使其集中在后囊膜,然后,转换为钴蓝光,若后囊膜不再反光(由于蓝光散射的结果),晶状体混浊对视力的影响一般为 20/50 或更差。高密度的核硬化性白内障患者其近视力可能较好。

晶状体的位置和悬韧带的完整性也必须进行评估。晶状体偏心、晶状体震颤或晶状体与瞳孔缘之间距离过大提示悬韧带的断裂,可能原因为外伤后悬韧带损伤、代谢性疾病或过熟期白内障。晶状体周边的缺损或扁平提示该局部缺乏晶状体悬韧带的支撑。如果存在晶状体悬韧带松弛的情况,应做好改变手术方式的准备[包括囊袋张力环的使用或改为白内障囊外摘除术(ECCE),更严重者可采用白内障囊内摘除术(ICCE)]。

(13)眼底评价:

1) 眼底检查:如果晶状体浑浊尚能窥见眼底,应详细地检查眼底,以评估黄斑、视神经、视网膜血管及视网膜周边部的情况,尤其是早期的黄斑变性。糖尿病患者应仔细检查有无黄斑水肿、视网膜缺血、非增殖性和增殖性视网膜病变的存在。视网膜缺血可发展为眼后节或前节的新生血管形成,尤其是当采用囊内白内障摘除术或后囊膜破裂后的囊外白内障摘除术时。仔细检查视网膜周边可能会发现存在玻璃体视网膜牵引或原有的视网膜裂孔,应在白内障术前进行治疗。

2) 视神经:应检查视神经的杯盘比、苍白和其他异常情况。

(14)潜视力评估:潜视力评估可以帮助评估晶状体混浊对于视力的损害。激光干涉测量法和潜视力测量仪(potential acuity meter, PAM)是两种评估术后视力的方法。激光干涉仪是通过一对单色氦-氖激光源在视网膜表面投射衍射条纹图案。这种光的投射不受晶状体混浊的影响。它可以通过不同图案的间距估计视网膜视力,但是由于图案投射于视网膜的面积要大于中心凹,因此影响视力的较小黄斑中心凹病变可能不会被检测出来。潜视力测量仪是将数字化的或 Snellen 视力表通过小瞳孔投射于视网膜上,或通过混浊的晶状体周围投射于视网膜上。

激光干涉仪和潜视力测量仪可用于估计白内障摘除术后的潜在视力。上述两种检查对于评估中等程度白内障的准确度要高于重度白内障。然而,这些测试在如下几种情况下具有误导性,包括年龄相关性黄斑变性、弱视、黄斑水肿、青光眼、黄斑小瘢痕和浆液性视网膜脱离。在判断潜视力检查结果时需谨慎,因为一些黄斑病变可以造成假阳性结果,而极度致密的白内障则产生假阴性结果。因此,潜视力检查仍存在一定的误差,检查结果仅供参考。

(15) 屈光介质浑浊的眼底评估:有时白内障或其他屈光介质的混浊非常致密以致不能看到任何眼底图像,B超检查可明确有无视网膜脱离、玻璃体混浊和后极部肿瘤。另外,可选择以下方法大致判断那些病程长且特别严重的白内障患者的潜在视力。

1) 马氏杆试验:晶状体混浊明显的白内障患者可进行此项检查以评价黄斑功能。患者通过马多克斯玻璃所看到的任何大的盲点、部分缺损的红色线均提示视网膜黄斑部病变的可能性。完全的白内障或玻璃体混浊的患者不适用此项检查。

2) 光应力恢复时间:光应力恢复时间可以用来评估黄斑功能。使用笔形电筒照射正常眼("光应力")后,患者需要一段时间才能够恢复(这个时间即为光应力恢复时间)。正常光应力恢复时间平均值为(27±11)s。光应力恢复时间在99%的正常眼少于50 s。光应力恢复时间延长提示存在视网膜黄斑部病变。

3) 蓝光内视镜检查:蓝光内视镜检查为明亮均匀的蓝色光线背景,正常情况下患者能观察到旁中心凹毛细血管的白细胞流动。因为蓝光可被红细胞吸收,但白细胞并不吸收蓝光,因此白细胞在通过黄斑中心凹的毛细血管时会产生阴影,患者可以观察到白细胞流动所致的飞舞小体。如果患者能够看到阴影则说明其黄斑功能较好。然而,本测试的应用价值有限,因为对患者的依从性及理解能力要求较高。

4) 浦肯野内视现象:浦肯野内视现象测试和蓝光内视镜相类似,也为主观性检查。一个快速振荡的点光源照射闭合的眼睑,患者如果能够看见视网膜血管的投影说明其视网膜未发生脱离,仅为一种较粗略的检查。

5) 视网膜电图和视觉诱发电位:需要时可以进行视网膜电图(ERG)和视觉诱发反应(VER)测试,以评估视网膜和(或)视神经功能,但临床上仅有参考价值。

(16) 患者准备和知情同意:在准备白内障手术时,应评估患者对术后护理的依从性,并使患者全面了解手术的适应证、手术方式、视力改善的可能性以及白内障手术的风险:①患者眼部疾病对白内障患者术后视力的影响及术后屈光矫正的局限性;②严重、危及视力的并发症的风险;③常见的术中和术后并发症的风险;④预期的手术时间、术后活动限制及恢复正常活动的时限;⑤术后用药的方法、频率和持续时间;⑥术后配镜矫正的期限。

(卢 奕 邱晓頔)

第三节 小儿白内障的诊疗

一、概述

1. 小儿白内障的发病率 先天性白内障是小儿主要致盲性眼病,为防止弱视,早期治疗非常重要,但到目前为止治疗效果仍不理想。

2. 小儿眼的特点 与成人眼相比,小儿晶状体囊膜弹性较大、巩膜硬度较低、晶状体上

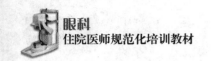
皮细胞有丝分裂活性高,使得后发障的发生率极高,需要一期手术时予以处理。同时,小儿的玻璃体较黏稠,可保护黄斑,不易发生黄斑囊样水肿。

二、小儿白内障的病因及分类

1. 小儿白内障的病因　小儿白内障可以为先天性或获得性。先天性的晶状体混浊相对于获得性晶状体混浊对于患儿的视力损害更为显著。在一般情况下,越早发病其白内障更易导致弱视。

小儿白内障较为常见的病因为染色体异常(如 Down 综合征)、代谢异常(如半乳糖血症、Fabry、Wilson、甘露糖苷贮积症、糖尿病等)、产妇感染(TORCH 疾病:风疹、巨细胞病毒、水痘、梅毒、弓形体病)、眼部异常(如无虹膜、眼前段发育不全综合征、持续性胎儿血管、外伤性)、医源性(如糖皮质激素、辐射)等。

2. 遗传性白内障的分类　大部分遗传性白内障为常染色体显性遗传,一般为双侧白内障。X 性连锁遗传或常染色体隐性遗传也可能发生。

3. 先天性白内障的临床类型

(1) 囊膜性白内障(capsular cataract)。

(2) 极性白内障(polar cataract),指晶状体前后极的浑浊,故又可分为前极性白内障和后极性白内障。

(3) 缝合性白内障(sutural cataract),指沿着"Y"字缝浑浊的白内障。

(4) 胚胎核性白内障(embryonic nuclear cataract),也称中央粉尘状(central puiverulent cataract)白内障。

(5) 核性白内障(nuclear cataract),是最常见的先天性白内障类型之一,约见先天性白内障的 1/4。

(6) 板层白内障(lamellar cataract)又称绕核性白内障(perinuclear cataract),这是先天性白内障中最常见的类型,见先天性白内障的 40%～50%。

(7) 全白内障(total congenital cataract),发病仅次于板层及核性白内障,约见总数的 20%。

(8) 发育性白内障,发育性白内障是指先天性与成人型白内障的过度类型,一般在出生后形成。浑浊多为一些沉积物的聚集,而非晶状体纤维本身。因此,发育性白内障在形态上与晶状体纤维走性无关,多呈圆形或类圆形轮廓,一般发展缓慢,影响视力较少。

4. 合并白内障的其他疾病　小儿性白内障可以单发,也与其他全身异常并发,包括染色体异常、系统性疾病、先天性感染及外部因素,如外伤或辐射。与全身性疾病相关的白内障几乎都为双眼发病。白内障也可以与其他眼部异常并发,包括持续性胎儿血管、眼前段发育不全、无虹膜及视网膜病变。

持续性胎儿血管(persistent fetal vasculature, PFV)的病因为胎儿玻璃体血管复合体退化不全,是婴儿期白内障的常见原因。该疾病在过去被称为永存增生性原始玻璃体(persistent hyperplastic primary vitreous, PHPV),但近年来更多的解剖结构研究认为该疾病被命名为持续性胎儿血管更为准确。其临床表现为不同大小及密度的晶状体后膜与晶状体后表面粘连。该膜可以较小并位于晶状体后表面中央,或可能较大并 360°全周延伸至睫状突。

与核性白内障一样,PFV 为先天性疾病;患者多有不同程度的小眼球(或小角膜),PFV几乎均为单眼发病。持续性玻璃体血管可连接晶状体后囊膜至视神经,但往往血管退化之后只剩下单纯的血管膜。在严重的情况下,晶状体可能会被推向前方,造成浅前房并引起继发性青光眼。由于数日内发生的晶状体快速混浊及水肿可导致急性青光眼的发生,或可能在数年内逐渐发展。PFV 可伴有视网膜异常,并影响视力预后。

三、小儿白内障的术前评估

术前评估应充分评价白内障的大小、密度、部位和视力受损程度,并检查是否伴发其他眼部疾病以制定是否手术及合适的手术方案。

完整的婴幼儿术前评估需双眼完全散瞳,必要时服用镇静剂及全身麻醉。对所有患儿来说,全面的眼前节、眼后节的检查都是十分必要的。评估最佳矫正视力的方法有以下几种:适用于婴儿的追随、固视能力检查,适用于幼儿的图片卡,适用于学龄小儿的简易 E 视力表及 Snellen 字母表等。术前双眼视觉、融合功能及立体视功能等检查有助于评价患儿的双眼视功能。斜视检查应包括远距离及近距离遮盖/去遮盖、交替遮盖试验,还需要注意有否眼外肌的运动受限。

新生儿的眼科筛查,包括眼底红光反射检查。红光反射检查应在黑暗的房间内进行,可使用直接检验镜在 1~2 ft(1 ft=30.48 cm)的距离照射幼儿双眼。非扩瞳下进行检影验光有助于评估婴儿潜在的视轴区晶状体显著混浊。晶状体显著混浊定义为任何晶状体的中央混浊或周围皮质异常>3 mm。

1. 病史　仔细询问病史可帮助判断白内障为先天性、发育性还是外伤性,并明确患儿母亲在孕期内是否有使用药物、发生感染及接受电离辐射。除了家族史外,还应详细询问其他病史,如患儿的生长、发育及全身性疾病。还可进行直系亲属的裂隙灯检查以发现未明确诊断的不明显的晶状体混浊,提示患儿白内障的遗传性因素。

2. 视觉功能　是否需要手术取决于患儿是否存在显著的晶状体混浊。小于 2 个月的婴儿,其正常的固定反射尚未建立,因此不一定存在视觉异常。通常情况下,前囊膜混浊并不明显,除非混浊遮盖整个瞳孔并遮挡了眼底的红光反射。当晶状体混浊界限清晰、混浊周围存在正常的红色反射且混浊区域内存在透明区域,也可以使得患儿在婴儿期获得良好的视觉发育。单眼白内障产生斜视及双眼白内障产生眼球震颤说明晶状体混浊十分明显,虽然上述指征说明已经错过了治疗的最佳时间,但手术仍可能获得显著的视力改善。

年龄在 2 个月以上的患儿当中,对于固视习惯、固视偏好及对于遮盖的抵抗进行检查有助于提示显著的晶状体混浊。对于双眼白内障,评估孩子的视觉行为结合患儿家长的观察能够帮助确定患儿的视觉功能。特殊的测试,如视觉偏好卡、视觉诱发电位能够提供额外的定量信息。

3. 眼部检查　裂隙灯检查可以帮助明确白内障的形态分类以及发现任何相关的角膜、虹膜、晶状体和前房的异常,如瞳孔变形、虹膜粘连、悬韧带离断、后部球形晶状体、晶状体膨胀、术前已存在的后囊膜缺损、前囊膜或后囊膜斑块及既往外伤改变等。此外,还须评估白内障的程度及部位,小的前极性白内障通常无须摘除晶状体,而核性及后极部白内障对视力的影响更为明显。可使用便携式的手持式裂隙灯对患儿进行检查。

如果白内障患儿能够窥见其部分眼后段,则应仔细检查视盘、视网膜和黄斑中心凹。如

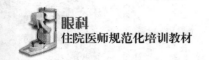

果眼底窥不见,B 超检查可帮助评估眼后段。

4. 临床检查　单眼白内障通常与隐匿性全身性或代谢性疾病不相关,因此不需要进行实验室检查。相反,双眼白内障可与全身性和代谢性疾病伴发。如果有阳性家族史的患儿,可对其父母进行晶状体检查以确认有无先天性晶状体混浊,但不需进行全身性和实验室检查。

进一步的实验室检查应根据患儿存在全身性异常来确定进一步的检查方案。必要时可考虑行以下实验室检查:尿还原性物质监测、TORCH 病原学检查、半乳糖血症血清学筛查、血钙筛查等。对先天性白内障婴儿应考虑行基因检测。遗传学家所进行的评估可能有助于确定是否存在相关疾病及进行患者家人患病风险的遗传咨询。

四、手术方案

小儿白内障的手术治疗具有特殊性,因此应合理选择手术时机及无晶状体眼矫正的方法。患儿的父母在患儿术后护理和弱视治疗中发挥着关键作用。必须向患儿家长告知并强调弱视治疗的重要性。眼外科医生必须根据患儿年龄和白内障类型确定手术时机及手术方式。白内障患儿因要进行多次手术及相关检查可能需要反复进行全身麻醉。良好的术后管理通常需要手术医生、弱视治疗医生、儿科医生和麻醉师的协同合作。

一旦确定需进行白内障摘除,下一个有待解决的问题是手术时机及是否要植入人工晶状体(IOL)。通常情况下,年龄越小的患儿应尽早摘除白内障以降低弱视的风险。

1. 双侧先天性白内障　双侧先天性白内障的处理取决于病因和白内障对视力的影响程度。较轻的轴性白内障患儿在持续扩瞳的情况下通常可保持良好的视力。处于视觉发育期的严重双侧白内障患儿必须尽早行白内障摘除。弱视治疗的现代观点和固视的正常发育要求必须及时摘除视轴区的白内障。严重白内障导致弱视的患儿约在 3 月龄发展至眼球震颤,一旦眼球震颤出现后,即使白内障随后被摘除,眼球震颤也可能会持续发展。眼球震颤的婴幼儿白内障患者其白内障术后视力很少优于 20/200。因此,只有尽早进行白内障摘除手术并提供适当的无晶状体眼屈光矫正,才能获得更好的视觉效果。当今大多数眼外科医生都认为应一期植入 IOL。因此,在双眼严重白内障确诊后,应在患儿出生 3 个月内进行第 1 眼的白内障摘除术。如果第 1 眼的手术及恢复较为顺利,应早期行对侧眼的白内障手术。建议 2 岁以下的小儿双眼手术间隔为 2 周,2 岁以上的小儿间隔为 1 个月。年龄较大的双眼白内障患儿应在视功能不能满足视觉需要时进行手术。年龄大于 8 岁的小儿一般形成弱视的风险较低,如果白内障的存在影响患儿学习、运动或日常生活,则需进行手术治疗。

2. 单侧先天性白内障　单眼先天性或婴幼儿白内障,其预后取决于视轴区的透明、合理的屈光矫正及积极的弱视治疗。有研究表明,在患儿生后 6 周内进行干预可降低单眼形觉剥夺性弱视的发生率,并提供最佳的视力恢复。为获得最佳的视觉发展,在新生儿和婴幼儿中,显著的单眼先天性白内障应在 6 周龄前进行手术,若手术在出生后 4 个月内进行,形觉剥夺性弱视仍可以恢复。显著的双眼先天性白内障应在 10 周龄前进行手术,先对晶状体混浊程度较高的患眼实施手术,约 1 周后再行另一眼手术。上述患儿即使得到最佳的治疗,但其预后并不理想。因此,需在术前告知患儿家长术后遮盖治疗的必要性、多次手术的可能性以及术后患儿整体视觉效果较差的可能性。

五、手术方法

1. **小儿的眼部特点**　小儿白内障手术虽然与成人类似，但仍存在明显的差异。幼儿眼睛独有的特点包括不断变化的眼轴长度、角膜曲率、晶状体屈光力、术后组织反应增加、巩膜较软、囊膜更有弹性、眼球较小和弱视的问题。

2. **白内障的手术指征**

(1) 直径＞3 mm、位于视轴中心显著影响视力的白内障。

(2) 致密的核性白内障。

(3) 影响检查者观察眼底及伴发斜视的白内障。

其他类型如前极性、缝性、绕核性和点状白内障可能对视力影响小或者无影响，可随访观察其进展。

3. **小儿白内障的手术方式**　小儿白内障摘除的手术方式在过去主要是光学虹膜切除或单纯白内障吸出，随着近年来白内障手术技术的成熟及治疗理念的进步，目前小儿白内障摘除的主要手术方式已演变为 phaco＋连续环形后囊膜撕开术（PCCC）＋前段玻璃体切割术，并根据小儿的具体年龄及病情决定是否同时植入 IOL。

相关手术技巧如下。

(1) 手术切口的选择：与成人相比，小儿角膜发育尚未成熟，巩膜壁薄而软，切口以上方巩膜或角巩缘隧道切口为宜。在小儿患者中，上方巩膜隧道切口更为安全、有助于在手术过程中维持前房且能够降低术中损伤的风险，且需要进行切口的缝合。

(2) 前囊膜的处理：患儿晶状体囊膜的韧性和弹性均大于成人，特别是在婴幼儿中表现更为明显。应使用撕囊镊及足量的 OVDs 以完成撕囊。

(3) 晶状体核及皮质的吸除：水分离后可以采用超声乳化仪手柄或注吸针头吸除晶状体皮质。

(4) 后囊膜及前段玻璃体的处理：由于 3 岁后的小儿白内障后囊膜混浊发生率接近100％，术中需进行后囊膜撕囊及前部玻璃体切除可以显著降低 PCO 的发生，尽管不同医院以及医生之间操作方法上有些不同，但这一方法近年来以及成为主流的手术方法。6 岁以下的患者一般都应进行联合前段玻璃体切割术。

4. **IOL 的植入时机及度数计算**　矫正无晶状体眼的方式选择主要取决于患者的年龄及是否为单眼白内障。对于 1 岁及年龄更大的患儿，IOL 植入的接受度较为广泛，且有多项研究证明了此种方式的安全性及有效性。在婴儿中，因为术后并发症的高发生率及术后屈光漂移等原因使得 IOL 的应用争议颇多。

因为患儿的眼轴及角膜屈光度持续变化，选择人工晶状体屈光度数较为复杂，一般需要考虑小儿的年龄和手术时的目标屈光状态，由于患儿生长过程中存在近视漂移现象，一般的应用原则是植入 IOL 度数时欠矫，年龄越小，欠矫越多。目前我们推荐的目标屈光度为：1岁左右 IOL 度数减 6～8 D 或 30％，2 岁减 4～6 D 或 15％，3 岁减 2～4 D 或 10％，6 岁时减 1 D 或者 5％，10 岁以上可以使患儿保持正视状态。剩余的屈光不正可采用框架眼镜或角膜接触镜进行矫正，成人后如果存在显著的屈光不正则需要进行 IOL 置换术或角膜屈光手术。

5. **IOL 材料**　尽管目前没有正式批准在小儿中应用的 IOL，但可折叠的丙烯酸酯晶状

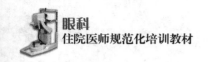

体在小儿白内障手术中已被广泛使用,许多研究业已表明这类 IOL 易于在不同大小的小儿晶状体囊袋内植入,并且具有良好的组织相容性。

多焦点 IOL 一般不适合小儿白内障的治疗。

六、术后处理

1. 药物治疗　术后常规局部使用抗生素、激素,酌情使用散瞳剂。

2. 弱视治疗　弱视治疗应在术后尽早开始,如果手术反应轻,术后 3 d 就可以开始弱视治疗。

在单眼白内障或双眼不对称白内障的患儿需进行视力较好眼的遮盖。遮盖的时间应根据弱视程度和患儿的年龄来决定。在新生儿期可进行双眼的交替遮盖以刺激双眼视觉的发育,并有助于防止因此引起的斜视。

弱视治疗首先是矫正屈光不正,对于双侧无晶状体眼的婴幼儿来说,尽管戴镜或角膜接触镜容易耐受,在国外是首选方法,框架眼镜是最安全、最简单的屈光矫正方法,对于人工晶状体眼,由于手术预留的远视状况,也可以佩戴框架眼镜矫正,而对于单眼的无晶状体眼一般应采用角膜接触镜。

角膜接触镜可用于单眼或双眼的无晶状体眼矫正。对于单眼无晶状体眼的患儿来说这是一个理想的光学矫正方法。小儿在服用镇静剂之后进行检查及接触镜的验配,患儿父母需学习如何帮助患儿摘戴接触镜。软性亲水性隐形眼镜被批准用于日常佩戴,且容易适应和处理。硅水凝胶镜片被批准用于长时间佩戴,度数范围为 +20～−20 D,基弧范围为 7.4～9.2 mm,直径范围为 13.2～14.8 mm。虽然接触镜过夜佩戴可能导致感染性角膜炎等并发症,小儿佩戴接触镜一周摘掉一次。硬性角膜接触镜(RGP)成本较低,但由于需要每日摘戴使其应用较为繁琐。接触镜用于无晶状体眼矫正的预后是相当不错的,但对于患儿父母的照顾要求较高。接触镜还可解决小儿 IOL 植入后常见的屈光漂移问题。隐形眼镜的优点在于其度数可随时改变,且部分接触镜可以长时间佩戴。隐形眼镜的缺点包括揉眼睛时容易发生位移、更换的费用较多及发生角膜溃疡的风险。

3. 并发症　小儿晶状体摘除术后的并发症与成人存在较大差异。视轴区混浊、青光眼、葡萄膜炎是最常见术后并发症。

(1) 视轴区混浊:由于小儿白内障手术中一般以及做了后囊膜的处理,所以白内障术后如果发生瞳孔区浑浊不是传统意义上的后发障,通常描述为视轴区混浊(VOA),年龄越小,VAO 发生率越高。

(2) 继发性青光眼:青光眼在先天性白内障患者中的发生率为 3%～40%。术后青光眼的发生多由于手术引起的葡萄膜炎症反应有关。手术操作轻巧,IOL 囊袋内植入可以极大地降低青光眼的发生率。

(3) 葡萄膜炎:由于婴儿术后较幼儿炎症反应严重,因此葡萄膜炎也是小儿白内障术后较为常见的并发症,主要表现为瞳孔区增殖膜、虹膜后粘、IOL 表面色素等。手术操作及器械的改善可以降低术后的炎症反应。术后散瞳、局部及全身给予激素治疗是控制葡萄膜反应的主要方法。

(4) IOL 偏位、夹持:在 IOL 植入位置异常(单侧襻非囊袋内植入)、术后炎症反应较重、虹膜粘连、瞳孔变形、后囊纤维化收缩及外伤性白内障易使 IOL 移位或者夹持。所以,IOL

的囊袋内植入和术后控制炎症可降低该并发症的发生。

4. 白内障术后视力预后　白内障手术后良好的视觉预后取决于许多因素,包括白内障的发病年龄、白内障类型、手术时机、光学矫正和弱视治疗等因素。对于明显混浊的单眼先天性白内障,出生后 6 周内接受手术并坚持弱视治疗的患儿其视力预后较好。早期手术本身并不能保证良好的视力预后,还需要仔细的术后弱视治疗的管理。相反,即使较晚发现先天性白内障(出生 4 个月后),白内障摘除术后进行积极的弱视训练仍可在部分患者中获得良好的视力预后。严重影响视力的白内障如果不及时治疗常常导致形觉剥夺性弱视。

随着手术技术的进展、IOL 的广泛使用以及早期诊断和治疗的发展,小儿单眼白内障的预后有了显著改善。单眼白内障在出生后 4 个月内摘除其视力据报道可达到 20/40 或更好。手术在 4～12 个月之内进行,其预后的最佳视力为 20/50～20/100。5 岁以内的小儿单眼白内障如在白内障发生之前已取得了一些正常的视觉体验,其视力预后可以达到 20/50。若存在相关的眼部异常如 PFV 或小眼球,即使患者得到了最佳的治疗,也往往限制了术后的视觉效果。

(卢　奕　邱晓頔)

第四节　白内障手术学

一、白内障手术发展史简述

1. 最早的白内障手术　白内障最早的治疗方式是利用"针拨术(couching)"将混浊的晶状体剥离至玻璃体腔。这一技术始于公元 5 世纪,由印度人发明,曾广泛流传于欧洲和非洲的众多国家。现在,某些发展中国家和地区仍在使用。

针拨术多用于治疗成熟期白内障。患者面对医生而坐,利用明亮的日光照亮患眼。在角膜缘后以穿刺刀或针制作切口,然后利用尖针或细棒将晶状体向下挑拨(图 5-4-1)。手术时间主要赖于医生的技巧和患者悬韧带的坚韧程度。

这一手术的效果非常明显。需要家人搀扶进入治疗室的患者,在手术结束后马上可以自行完成日常活动。患者非常满意,其家庭的负担也大大减轻。所以,当时这一手术很受欢迎,流传很快。但是,由于缺乏无菌概念和消毒步骤或由于术中损伤了晶状体囊膜,术后常发生感染或其他并发症。

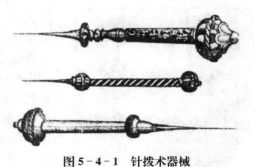

图 5-4-1　针拨术器械

引自:Basic and Clinical Science Course, BCSC, section 11

公元 11 世纪,伊拉克眼科医生 Ammar 首次采用空心针头完成了最早期的"灌注抽吸"式的白内障摘除术。公元 12～13 世纪的叙利亚人尝试沿用这一技术,但终因复明效果欠佳而放弃。

2. 白内障囊内摘除术(ICCE)的发展　1753 年,随着 Samuel Sharp 医生用拇指将完整的晶状体从角膜缘切口压出,白内障囊内摘除术(intracapsular cataract extraction, ICCE)

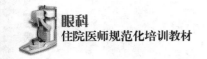
诞生了。

ICCE 需要解决的关键问题是如何离断晶状体悬韧带。旅居印度的英国医生 Henry Smith 使用一把小钩将下方悬韧带机械离断,然后将晶状体从上方角膜缘切口驱出。此时晶状体时会发生"翻转",晶状体下极会先于上极娩出。这一技术被称作"Smith 印度术式",曾在 19 世纪末 20 世纪初应用于 5 万例白内障患者。

另一种方式是直接牵拉晶状体至角膜缘切口外。Verhoeff 和 Kalt 医生等使用无齿镊(图 5-4-2)抓住晶状体囊膜,一边轻柔的左右运动以离断悬韧带,一边缓慢向切口外牵拉以拖出晶状体。此后,Barraquer 医生发明了晶状体吸盘(erysiphackes)(图 5-4-3),有助于牵引和移除晶状体。

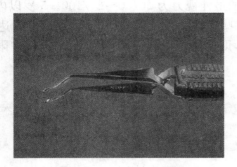

图 5-4-2　Kalt 无齿镊

引自：Basic and Clinical Science Course, BCSC 2012-2013, section 11

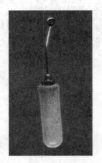

图 5-4-3　Barraquer 晶状体吸盘

引自：Basic and Clinical Science Course, BCSC 2012-2013, section 11

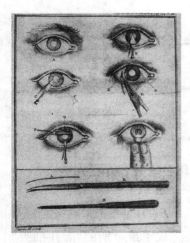

图 5-4-5　Daviel 医生的 ECCE 术式

引自：Basic and Clinical Science Course, BCSC 2012-2013, section 11

经过几个世纪的发展,ICCE 手术已逐渐成熟。随着缝线、手术显微镜及消毒技术的进步,ICCE 的致盲性并发症的发生率已经明显降低。牵引晶状体的无齿镊和晶状体吸盘已让位于可黏附晶状体的冷冻探针(图 5-4-4,见彩插)。利用甲-糜蛋白酶对悬韧带进行化学溶解的方法已经取代了机械离断法。现在,ICCE 仍然应用于某些发展中国家和地区,在发达国家也常用于治疗伴晶状体半脱位的致密白内障。但 ICCE 不可避免的弊端在于:造成了前后房的交通、切口大、易损伤角膜、IOL 植入困难。

3. 白内障囊外摘除术的发展　白内障囊外摘除手术(extracapsular cataract extraction, ECCE)在解剖上维持了前、后房的分离,减少了前后房组织结构的相互扰动和感染的交通,与 ICCE 相比具有根本上的优越性。Daviel 医生(1696~1762)最早进行了 ECCE 手术。他在上方角膜制作约半周的弧形切口,从上方掀开角膜,在晶状体前囊膜制作开口,娩出晶状体核,然后刮除残余的晶状体皮质(图 5-4-5)。当时,这一手术没有麻醉,也不进行消毒。但必须指出,制作前囊膜开口这一操作非常具有先见性。

Daviel 医生的 ECCE 手术无疑是白内障手术史上的革命,但同时也存在一些问题:伤口愈合,眼内容物溢出,晶状体皮质残留,术后感染等。此外,由于囊膜浑浊导致的后发障特别多,患者常常需要接受再次手术治疗。所有现代白内障手术的并发症都可见于 Daviel 医生的 ECCE 术式,而后者的并发症发生率则高得多,成功率仅 50%。

尽管如此,随着手术技术的不断改良,ECCE 仍然不可阻挡地成为白内障的标准治疗方式。这些技术改良包括以下。

(1) 现代囊外摘除技术,在显微镜下进行 ECCE 和人工晶体(intraocular lens)植入术。

(2) 保持后囊膜的完整性以减少玻璃体的扰动和溢出,从而减少了视网膜脱离和黄斑水肿的风险。

(3) 切口制作技术的改良。

(4) 截囊针和撕囊镊的发明和应用。

(5) 利用双套管和灌注抽吸技术彻底吸除晶状体皮质,同时有效的维持前房深度。

(6) 平衡盐溶液(BSS)的持续灌注有利于维持前房,并减少角膜内皮失代偿的风险。

(7) 黏弹剂的发明和应用。

(8) 娩核器械的发展。

4. 白内障超声乳化术的发展　1973～1979 年,Kleman 医生致力于研究在较小的角巩膜缘切口下对晶状体进行超声粉碎。这一技术早期遇到的最大难题是超声乳化操作对角膜内皮细胞的损伤。但随着囊袋内超声乳化技术的完善和黏弹剂的改进,对此的顾虑已经大大减少。1990 年,Gimbel 医生等开始推行连续环形撕囊(CCC)技术,这一技术为进行囊内超乳(而非以往的前房内超乳)提供了可能。此举大大提高了西方世界对超声乳化术的接受度,使其逐渐成为白内障摘除的首选方式。

此外,早期的超乳医生在处理硬核白内障上也遇到了困难,这种白内障用早期的超声手柄是难以粉碎的。超声乳化技术的进步和劈核技术的改良解决了这一问题。早期的囊内超乳采取分块切除法(divide and conquer),在此基础上发展出成熟的超乳劈核技术(phaco chopping techniques),包括 Nagahara 水平劈核法、Dillman 垂直快速劈核法、Koch 拦截劈裂法(Koch stop and chop)。

此外,水分离技术和灌注抽吸系统的出现也为超声乳化手术作了进一步的完善。

5. 人工晶状体(IOL)的发展　20 世纪 40 年代末,Ridley 在伦敦进行了首例 ECCE 联合人工晶状体(intraocular lens, IOL)植入术。但在随后的几十年间,IOL 一直未能得到广泛接受。直到 20 世纪 70 年代中期,ECCE 联合后房型 IOL 植入术终于成为公认的安全有效的白内障治疗途径。相比在无晶状体状态下佩戴框架眼镜,这一方法明显更容易被患者接受。与此同时,前房支撑型 IOL 也不再被广泛应用,而只在无囊袋支撑的情况下才考虑使用。

早期人 IOL 的材料为 Ridley 医生所选择的聚甲基丙烯酸甲酯(polymethylmethacry-late, PMMA)。最早的 IOL 模拟人晶状体的外观而设计,因此重量过大;此后改良的 IOL 则由更小更薄的光学部和轻巧的支撑襻所组成。这一设计从根本上减轻了 IOL 的重量,从而大大减少了 IOL 半脱位的可能性。PMMA 为硬性材料,因此需要 5 mm 左右的手术切口;后来,可折叠硅胶材料的 IOL 引入将手术切口缩短到 3 mm 左右。更新一代的 IOL 材料包括疏水性和亲水性丙烯酸酯,也可在折叠后或经由适配的推注器植入眼内。在新材料的

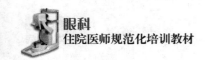

IOL 明显缩短手术切口的同时,自闭性的切口设计也比肩出现,两者大大减少了切口缝合的必要,也减少了不可预测的术后散光。

另一方面,随着术前生物测量技术的发展,IOL 度数的精确计算已经成为可能。早期的接触式 A 超眼轴测量技术很大程度上已被浸润式 A 超或光学生物测量技术所取代。IOL 度数的计算公式也已经改进,能够更加准确地预测术后的屈光状态。

二、黏弹剂的种类和选择

黏弹剂(ophthalmic viscosurgical devices,OVD)的发明有力地推动了 ECCE 和超声乳化手术(phacoemulsification,phaco)的发展。OVD 的物理特性可保护角膜内皮不受机械损伤,并有利于在有切口状态下维持眼内空间。

OVD 的基本成分为以下化合物的一种或几种:透明质酸钠、硫酸软骨素(chondroitin sulfate,CDS)和羟丙基甲基纤维素(hydroxypropyl methycellulose,HPMC)。

透明质酸钠是遍布于集体内各个结缔组织中的生物聚合物。它具有高分子量、低蛋白含量,其基本的二糖结构单元带 1 个负电荷。在房水内的半衰期为 1 d,玻璃体内为 3 d。

硫酸软骨素(CDS)的结构与透明质酸钠相似,同样含有二糖重复单元,不同的是其二糖单元带有 2 个负电荷。它是角膜中的 3 种主要黏多糖之一。它可以在 24～30 h 后从前房清除。

羟丙基甲基纤维素(HPMC)与前两者不同,它并不存在于动物体内,而广泛存在于植物纤维中,如棉花和木材。HPMC 可在 3 d 内从兔眼前房被排出体外。因其具有良好的亲水性,易被灌注液冲洗出眼外。

1. 黏弹剂的物理特性　与眼科手术密切相关的 OVD 的物理特性为黏弹性、黏滞性、假塑性和表面张力。根据这些物理特性,在临床上可将 OVD 进一步分为内聚性和弥散性。

(1) 黏滞性:反映某种溶液对流动的抵抗力。黏滞性与 OVD 的浓度、分子量和分子大小有关。OVD 的黏滞性越大,越有利于维持其初始形态。

(2) 黏弹性:指流体被挤压后回复先前形状的能力。它随着分子量和分子链长度的增加而增大。在眼科手术中,黏弹性能够在有切口存在和器械操作的情况下维持前房形态。而没有黏弹性的物质如 BSS,则无此功能。

(3) 假塑性:指一种流体在压力的作用下从胶体转化为液态物质的能力。有假塑性的流体在不存在剪切力时,能够作为良好的润滑剂附着并保护眼内组织,而在高剪切力下,则会像液体一样,能从一个很小直径的管道中排出。

(4) 表面张力:反映流体的涂布能力。低表面张力的 OVD 具有更小的接触角,能够更好地涂布眼内组织。

(5) 内聚性和弥散性:为了帮助我们更好地理解以上这些物理特性与临床用途之间的关系,Arshinoff 将 OVD 分为两类:内聚性和弥散性。内聚性 OVD 具有高分子量、长分子链、高黏滞性、高假塑性和高表面张力,有利于维持前房形态,并易于从眼内吸除。弥散性 OVD 正好相反,它们分子量低、假塑性低、表面张力低,更容易涂布在组织或器械的表面,起到润滑和保护作用。此外,与内聚性 OVD 相比,需要更长时间才能从眼内吸除。

2. 黏弹剂的用途

(1) 内聚性 OVD 可维持前房深度,保持器械远离角膜内皮和后囊。

（2）弥散性 OVD 可润滑和保护眼内组织，特别是角膜内皮。

（3）内聚性 OVD 可用于扩大瞳孔。

（4）内聚性 OVD 可用于压平晶状体前表面，以便于撕囊。

（5）以 OVD 充盈囊袋，减少 IOL 对囊袋和悬韧带的损伤。

（6）后囊膜不完整时，可注入弥散性 OVD，以阻止玻璃体向前移动。

（7）自睫状体平坦部穿刺并注入 OVD 可托起落入玻璃体腔的核块，将其从前房内抽吸或夹出。

（8）涂布于角膜前表面，湿润角膜，并增加手术野的清晰度。

3. 黏弹剂的选择　临床上使用的内聚性 OVD 包括：Healon，Healon GV（AMO）；Amvisc，Amvisc Plus（Bausch ＆ Lomb）；Provisc（Alcon）。弥散性 OVD 包括：Viscoat（Alcon）和 Vitrax（AMO）。

Healon 5（AMO）是目前开发的第 1 种黏滞适应性 OVD，可在不同条件下呈现不同的内聚性和弥散性。在流速较低时，它比 Healon 和 Healon GV 具有更大的黏滞性，其优异的内聚性可用于一些复杂的白内障手术。例如，维持浅前房患者的前房深度，扩大瞳孔，或者维持虹膜松弛综合征患者的虹膜和瞳孔形态。而在高流速时，Healon 5 可分裂成小块，呈现类似弥散性 OVD 的结构。手术医生应注意，Healon 5 需要较长时间才能完全吸除，并要注意术后眼压变化。

三、白内障手术麻醉

白内障手术的麻醉方式包括球后、球周麻醉、表面麻醉（可联合前房内麻醉）、结膜下或 Tenon 囊下麻醉、面神经麻醉甚至全身麻醉等。无论选用哪种麻醉方式，均应事先告知患者该麻醉方式存在的风险和并发症，并使其了解麻醉时可能产生的不适感。

1. 球后麻醉　球后麻醉有很好的眼球固定和镇痛效果，但可能发生损害视力或威胁生命的严重并发症。锋利的注射针头可能穿入眼球壁或视神经，从而导致失明。这在长眼轴的近视性眼球（特别是有后巩膜葡萄肿的眼球）发生风险更高。如果注射针头穿入视神经的髓鞘，麻醉剂可以沿硬脑膜下腔逆行至脑干，导致脑干麻痹，出现呼吸暂停、痉挛、血压波动，甚至死亡。所以，此类麻醉技术必须经过严格培训才能进行，且麻醉时要考虑眼球的大小、形状及解剖结构。但即使是非常熟练的操作者，在球后麻醉时也可能出现这些并发症。所幸随着小切口白内障超声乳化术时代的到来，表面麻醉等并发症更少的麻醉方式得以开展。

2. 球周麻醉　球周麻醉利用 25 - G 或 27 - G 的短针自 Tenon 囊下将麻醉剂注入肌锥之外的球周组织。可在一点或多点进行注射。理论上，球周麻醉降低了视神经损伤和中枢神经系统并发症的风险。但刺穿眼球壁的风险并未减少。此外，与球后麻醉相比，球周麻醉的眼球固定和镇痛效果较弱，起效也较慢。

3. 表面麻醉（可联合前房内麻醉）　表面麻醉在白内障超声乳化手术中的应用越来越普遍。其优越性显而易见：不会刺穿眼球壁、损伤视神经或眼外肌，也不会导致中枢神经系统麻痹。同时，它需进行技术培训、不需要专门的麻醉人员、不额外消耗时间，同时患者满意度很高。但需注意，表面麻醉需要选择可以配合注视显微镜的患者。

一些手术医生仅采用表面麻醉（如 1％丁卡因滴剂），也有许多医生常规使用表面麻醉联合前房内麻醉（需用不含防腐剂的麻醉剂）。最近一项 Meta 分析显示，前房内利多卡因麻醉

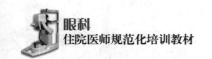
提高了患者的舒适度,且没有证据证实其存在角膜毒性或其他不良反应。许多手术医生认为前房内麻醉对于提高患者舒适度非常重要,尤其是当手术器械无意中触碰虹膜时。有报道前房内麻醉可通过视网膜的麻醉效应导致一过性黑矇,多见于后囊不完整或有玻璃体手术史的患者。

表面麻醉联合前房内麻醉的标准操作步骤如下:①向患者描述术中将会感受到的情形。告诉他们可能会有一些感觉,但不会疼痛。要求他们坚持注视显微镜光源,并告知他们可能会有一些异常的视觉感受,如光强的改变、光线的旋转或光感的暂时消失等。使用丙美卡因滴眼,然后可加用1%丁卡因。②角膜切口制作完毕后,用1~2 ml针筒和眼内套管向前房内注入1%或0.5%不含防腐剂的利多卡因。告知患者可能有轻微的刺激感。③按照常规进行手术,提醒患者坚持注视显微镜光源。如果患者认为灯光太亮,那么可将灯光调暗一些,然后再逐渐调亮—可以在手术同时缓慢调整,通常不会妨碍手术。这一麻醉方式也适用于一些复杂手术,包括需行瞳孔扩张、应用虹膜拉钩、联合前部玻璃体切割和进行睫状沟内人工晶状体植入的手术。

4. 结膜下麻醉　结膜下注射麻醉剂可增强表面麻醉的效果,适用于表面麻醉后仍主诉有不适感的患者。方法为:使用30 - G针头在切口之后进行利多卡因结膜下注射。

5. Tenon囊下麻醉　Tenon囊下麻醉除了有镇痛效果之外,还可提供一定程度的眼球固定效果。

该技术需在Tenon囊和巩膜之间插入一个钝头的插管。如果插管头端足够圆钝,则不存在穿入眼球壁及视神经的风险。巩膜与硬脑膜在解剖上是连续的,因此局部麻醉理论上不可能到达脑干。所以,这种麻醉方式比球后细针麻醉更安全。

Tenon囊下麻醉有若干种方法。一种简便可靠的方法如下操作:①准备好装有麻醉剂的针筒和钝头Tenon囊下插管(如Stevens 19 - G Tenon囊下金属弯管)。如果手术医生仅要求镇痛而无须眼球固定,注射2 ml利多卡因就足够了。如要求眼球固定,则需加大剂量并联合注入透明质酸酶。②滴用表面麻醉剂(如丙美卡因)和聚维酮碘。③用开睑器或用手指撑开上下睑。④要求患者注视外上方,暴露鼻下方结膜。⑤用镊子在角巩缘后大约5 mm处、内直肌和下直肌之间抓住结膜。⑥轻轻提起结膜,用显微剪刀剪开结膜及其下的Tenon囊。在巩膜缘后5 mm处,2~3 mm的剪切口便可剪穿这两层组织,暴露其下的白色巩膜。有时,最初的剪切口不足以暴露巩膜,这时需要做一个更大的剪切口,或者将合拢的剪刀从原切口探入,然后张开剪刀,做适当的钝性分离。⑦用镊子夹住剪切口后缘,将插管插入Tenon囊下。⑧将插管贴着眼球壁向后方慢慢移动,插管头端要与巩膜保持接触,直至到达眼球赤道后。因为插管大致沿着眼球切线方向移动,故不会有穿破眼球的危险。⑨慢慢注入麻醉剂,然后取出插管。

"无切口"技术和上述操作类似,区别是它使用一个尖端更小的圆头金属插管。这些插管的"锋利"程度恰可以直接穿透结膜和Tenon囊,但又不至于穿透巩膜(如加州库卡蒙加牧场市Eagle Labs公司生产的Mendez-Goldbaum Tri-port 100 - 21C插管)。因此,使用这类插管无须做剪切口。这一技术效果很好,不过有时麻醉剂会沿着插管回流。这一问题可以通过缓慢注射和加大剂量的方法来克服。此外,如果小心操作,Stevens插管也能用于无切口技术。

6. 面神经麻醉　面神经麻醉常用于大切口的ICCE或ECCE手术,或者有严重眼睑痉挛的患者。这一方法具有眼轮匝肌麻醉完全、迅速、降低眼压的优点。

7. 全身麻醉 由于全身麻醉耗时较长、风险较大且增加资源消耗,所以一般在局部麻醉不能配合手术的情况下才予使用,如儿童患者、痴呆患者或过度焦虑患者等。

四、ICCE 和 ECCE

1. 白内障囊内摘除术(ICCE)(图5-4-6) ICCE 是指离断晶状体悬韧带之后将晶状体完整摘除的手术。自1970年以来,超声乳化白内障吸除术和 ECCE 基本取代了 ICCE,仅在少数情况如晶状体半脱位时行 ICCE。ICCE 术中可用特殊的囊镊夹住晶状体前囊(或用圈套器将整个晶体圈出切口)或以传统方法通过冷冻头与晶状体冻结粘连在晶状体前囊将晶状体摘除切口外。由于术后失去了晶状体的支撑作用,玻璃体扰动度增大,手术后的并发症较多,无法植入后房型 IOL。目前已较少做这种手术。但在某些不发达地区,许多医院尚不具备显微手术条件,囊内手术仍是主要的白内障术式。对条件较好的囊内摘除术后无晶状体眼,同期或Ⅱ期可行人工晶状体巩膜缝线固定术。

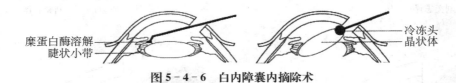

糜蛋白酶溶解 睫状小带   冷冻头 晶状体

图5-4-6 白内障囊内摘除术

2. ECCE 和无缝线小切口白内障手术

(1) 白内障囊内摘除术(ECCE):严格来说,白内障囊外摘除术包括超声乳化白内障吸除术、传统白内障囊外摘除术和小切口白内障手术。习惯上,白内障囊外摘除术(ECCE)是指将晶状体核沿10 mm 的角膜缘切口完整娩出。尽管目前超声乳化术在白内障手术中所占比例越来越大,但在某些情况下,ECCE 仍是白内障摘除的首选术式。因此,每一位白内障医师都应当熟练掌握 ECCE 技术。

1) 手术指证:ECCE 可以成功地应用于几乎所有的白内障患者,但不适用于晶状体脱位或半脱位。与超声乳化术相比,ECCE 术源性散光较高、术后屈光状态稳定性差、术后早期炎症反应明显、后发障发生率较高。但在某些情况下,如晶状体核较硬、无法充分暴露术野(如瞳孔难以散大或虹膜后粘连)或者怀疑悬韧带不完整时(如假性剥脱综合征或经睫状体平坦部玻璃体切割术后),实施 ECCE 则较为安全。大部分情况下,术前可以对术式做出判断和选择,但在某些情况下,可能需要根据术中情况将超声乳化术转为ECCE。

2) 手术原则:ECCE 术中应尽可能遵循以下原则:在对悬韧带牵拉最小的情况下将晶状体核摘除,IOL 植入完整的囊袋内、10-0 尼龙线缝合切口使散光降到最低。

3) 切口制作(图5-4-7~5-4-11):消毒、铺巾、贴膜、开睑后,用4-0或3-0丝线分别穿过上、下直肌止点,固定牵引线。以穹窿为基底,环形剪开球结膜约7 mm,再沿球结膜切口两端斜行向上做松解切口,暴露角膜缘。电凝烧灼浅表血管。用双脚规于角膜缘后约3 mm 处巩膜上量取10 mm 弦长,用30°一次性显微手术钢刀做一长为10 mm 的板层切口,切口应垂直于巩膜表面,1/2~3/4 巩膜深度。用一次性新月形隧道分离刀分离巩膜隧道,由切口顶点开始,沿切口全长向前分离约1 mm,在最容易进入眼内的位置继续向前延长隧道,分离至刚好越过角膜缘的透明角膜处,隧道长度约为4 mm。然后向左、右方向扩大隧道

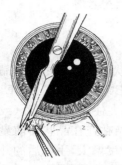

图5-4-7 环形剪开上方球结膜7 mm,保留角膜缘,做斜行松解切口

引自:《白内障手术学》(第 3 版),Roger F 著,刘奕志译

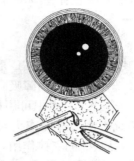

图5-4-8 烧灼切口后方的浅表血管

引自:《白内障手术学》(第 3 版),Roger F 著,刘奕志译

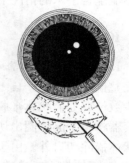

图5-4-9 在角巩膜缘后3 mm做与之平行的切口,弦长10 mm

引自:《白内障手术学》(第 3 版),Roger F 著,刘奕志译

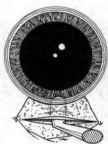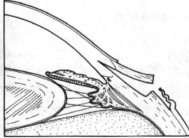

图5-4-10 用新月形钢刀制作巩膜隧道

引自:《白内障手术学》(第 3 版),Roger F 著,刘奕志译

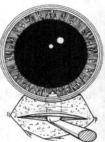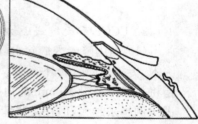

图5-4-11 内切口:用角膜穿刺刀穿刺进入前房

引自:《白内障手术学》(第 3 版),Roger F 著,刘奕志译

平面至 10 mm 长。用一次性角膜穿刺刀沿平行虹膜方向刺入前房,若使用截囊针则做一宽为 1.5 mm 的内切口,若使用撕囊镊则做一宽为 3 mm 的内切口。在完成截囊后扩大该内切口。

4)截囊术:注入 OVD 形成前房,用微钩状截囊针行前囊膜环形切开,或用撕囊镊行连续环形撕囊,直径为 6～7 mm,若核大可在连续环形撕囊的两边作辅助剪或切开。完成截囊后,用无齿镊将撕下的前囊膜片取出(若内切口为 1.5 mm 需先用角膜穿刺刀扩大至 3 mm 左右)。用新月形钢刀平行虹膜方向将内口扩大至 10 mm。

5)晶状体核娩出:有多种娩核方法。可使用斜视钩压迫下方角膜缘部,使晶体核上翘;同时压迫切口后唇,使切口张开,双手交替轻柔的挤压将核娩出。也可利用 McIntyre 26 号套管与灌注管相连接,探入晶状体核下方,通过轻柔托举和持续灌注将晶状体核分离至前房,并用圈套器协助晶状体核滑出切口。大部分晶状体核均可容易的经过 10 mm 切口娩出,当遇到较大的硬核时,需将切口扩大至 11 mm 才容易娩出。

6)清除晶状体皮质:在切口中央和左右两侧间断缝合巩膜切口共 3 针,缝线跨度为 2～

3 mm。可用超声乳化灌注抽吸手柄或双套管在任意缝线间进入前房,吸除残余皮质。注意保持抽吸口朝上。若有残留的纤维组织不易被清除,可暂不做处理,日后可行 Nd:YAG 激光后囊膜切开术。

7) 人工晶状体植入:以 OVD 充盈前房及囊袋。若需将 IOL 植入睫状沟内,应将 OVD 注入虹膜下而非囊袋内,以使残存囊膜压平、前后囊膜贴紧,扩大睫状沟间隙。使用 IOL 植入器将 IOL 推入囊袋或睫状沟内。若使用 IOL 植入镊,则先剪除切口中央缝线。用顺时针推动 IOL 襻的方式调整 IOL 至适当位置。

8) 切口关闭:10/0 尼龙线间断或连续缝合巩膜切口。适当调整缝线间距与张力,在水密的前提下避免缝线过紧,以免产生较大的术源性散光。连续缝合球结膜切口,关闭结膜瓣。

（2）无缝线小切口白内障手术（SICS）:无缝线小切口白内障手术（small incision cataract surgery, SICS)在发展中国家开展较为普遍,因其与 ECCE 手术方法相似、成本低廉且效果很好。与 ECCE 相比,SICS 主要在以下 3 个步骤上有所改良。

1) 切口制作(图 5-4-12,见彩插):若要完成无缝线 SICS,手术切口的构筑非常关键。内切口要比外切口大,切口内唇能够在眼内压作用下闭合,形成一个自闭性切口,避免因缝线导致的术后散光。

制作方法为:以穹窿为基底部,从 10 点位至 2 点位打开结膜。在角膜缘后 1.5～2 mm 处,做长 5～6 mm,到达 30%～50% 巩膜深度的反眉弓外切口。止血后用新月形刀向前剖切巩膜隧道。达到角膜缘后,换用角膜穿刺刀穿入前房,并在隧道内向两侧扇形分离板层,形成一个漏斗状的通道,该漏斗的窄口为巩膜外切口,宽口为进入前房的内切口。这样就完成了一个三平面、两阶梯、水密性的 SICS 切口。

漏斗状通道的外口大小须能容许晶状体核通过。如果错估了晶状体核的大小,可能需扩大切口并进行缝合。

2) 截囊技巧(图 5-4-13,见彩插):对于尚未发展至成熟期的白内障,可使用截囊针或撕囊镊进行连续环形撕囊。但在发展中国家和地区,成熟期、过熟期及出现 Morgagnian 核的白内障病例很常见。这几种硬核白内障的前囊膜往往既硬又韧,且常与晶状体核粘连。此外,由于角膜瘢痕、翼状胬肉、手术显微镜欠佳等原因,常造成术中可见度较低。在这些情况下,很难进行安全且完整的环形撕囊。此时可运用三角形晶状体囊膜切开技术。

三角形晶状体囊膜切开技术的优点包括:使用直针头,可在完成角巩膜隧道之前进行操作,易于维持前房深度;切开而不是撕开前囊膜,安全性较高,囊膜碎片少;三角形截囊边缘清晰可见,有利于 IOL 安全植入。

三角形晶状体囊膜切开在巩膜隧道完成后即可进行,将 1 ml 注射器接上 26 号直针头,通过巩膜隧道进入前房。进入前房的位置在巩膜内,而不是在较坚硬的角膜组织内。用针头的斜面分别在 4 点钟至 12 点钟、8 点钟至 12 点钟线性切开前囊膜,并在 12 点位汇合,形成三角形囊膜瓣。该三角形的各个顶点到中央的距离都应该为 3 mm 左右。用针尖自 12 点位囊膜瓣顶端向 6 点位方向剥离并反折囊膜瓣。完成后,用角膜刀穿刺入前房,继续完成角巩膜隧道的制作。

需注意,如果术者采用三角形晶状体囊膜切开,在植入 IOL 后应将三角形前囊膜瓣去除以避免遮挡视轴。用囊膜剪在三角形瓣的底边一侧剪开一个小口,用双套管将囊膜瓣吸住,然后沿着基底部完全撕开并自前房取出。

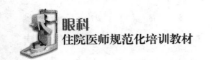

3) 娩核技巧：可使用 Simcoe 灌注管在三角形囊膜瓣下进行灌注，实现晶状体核的水分离。间断地向晶状体核施加灌注，直至晶状体核的上方赤道部从囊袋内脱出至前房。此时在上方晶状体核和虹膜之间继续施加灌注，直至晶状体核完全脱出至前房。重要的是，无论在任何方向都不能对晶状体核施加过大压力，以免对悬韧带造成过度牵拉和损伤。晶状体核完全脱入前房后，将灌注管伸至晶状体核的后方，直至其头端越过晶状体的远端赤道部，这时另一只手持有齿镊将眼球轻柔的向下旋转。前房内积聚的灌注液会将晶状体推入角巩膜隧道内口。将灌注管的后部向下轻压，打开隧道外口，将整个核娩出。

五、白内障超声乳化手术

白内障超声乳化手术是指采用小切口的常规白内障囊外摘除手术。1967 年，Kelman 医生发明了超声乳化（phacomulsification）白内障吸除技术。与以往白内障摘除手术方式相比，phaco 的特点在于它的小切口和碎核方式。它能够通过尽可能小的切口进行操作，减少对眼球的损伤，很好地控制眼内压和眼内容物，同时将白内障顺利取出，手术时间和术后恢复时间都明显缩短。

1. Phaco 基本理论 超声乳化仪三大系统：超声系统、注吸系统和控制系统。

（1）超声系统：生物学效应包括机械碎裂效应（fragmentation）、声波的冲击效应（shocking）、前端液体的微流效应（microflow）和声波的空穴效应（cavitation），其中空穴效应是主要的。

1）超乳手柄：传统（纵向运动）、Neosonix（传统加水平摆动）、新型 Ozil（水平左右扭动）等。

2）乳化针头：角度有 15°、30°、45°等，选择针头的斜度与核硬度及术者采用的乳化技术有关。倾角越小，约越容易堵塞；倾角越大，越容易粉碎核。蚀刻时可采用锐枕针头，劈核或碎核时可采用钝枕针头。临床上常用的是 30°和 45°乳化头。

乳化头的内径越细，越容易堵塞。椭圆形的截面相比圆形截面可释放更多能量（如 Ellips 技术）。喇叭口针头可用于小切口，同时不会减少灌注量。弯曲针头可提高碎核速度，减少对虹膜和后囊的损伤。

3）能量输出的方式：连续、爆破、脉冲、微爆破和微脉冲。新型超声模式包括冷超乳（高频微爆破和脉冲、ICE 技术）、水平扭动 Ozil IP、水乳化等，可减少超声能量对角膜等眼内组织的损伤，增加核和前房的稳定性。

（2）注吸系统：常用的注吸系统包括：蠕动泵、文丘里泵和涡流泵。

1）蠕动泵：主要有能适合有液体管道收缩的齿轮，轮内有突出的珠子，将软管压在滚筒之间。轮子转动时管道收到柱子的压迫收缩，管道内液体被系统吸出。无论齿轮以任何速度转动，通过管道内的液体是恒定的，也就是保持流量的稳定。这样可使眼内压一直保持在稳定状态，前房保持好。所以蠕动泵具有恒定单流量特点，既安全又稳定。主要缺点是吸引比较慢。

2）文丘里泵：主要由压缩管道和与之相连带有单向阀门即隔膜的漏斗形成排气装置所组成。用压缩气体装置顶部产生高速气流，从而使容器内空气被吸除产生负压，进而吸除晶状体乳化物。工作原理是通过气流大小来控制抽吸力。突出的特点是启动后，很快产生高负压，抽吸力度的大小由医生自主控制。其缺点是前房不易稳定，容易出现浪涌现象。

3）涡流泵：改良的蠕动泵，通过一个硬性的涡流箱的内部做圆周运动，产生高流量和高负压，可在使用中同时获得蠕动泵和真空泵的优点。与软性管道相比的一大优势是不具有顺应性，不会再物体被完全吸入管道的瞬间引起管道的变形，从而导致大量的液体跟入管道中以致前房塌陷，即"浪涌现象"。

4）常用超声乳化机器的注吸系统：Alcon Infinity/LegacyLauret‐蠕动泵，AMO Signature/Sovereign‐蠕动泵，Baush & Laumb Millennium‐文丘里泵。Baush & Laumb Stellaris‐同时拥有真空泵和流量泵系统，真空泵系统超越"文丘里"，对负压响应时间、握持力、随行性和抽吸都增加了控制，以更安全更高效地完成手术。该系统允许术中在流量和真空模式之间切换，同时精确检测及维持预设的真空水平和术中抽吸，一旦阻塞接触，流量动力系统立即调节抽吸流量，稳定前房，加强医师对手术的控制。

（3）控制系统：

1）脚踏：三档一位，由浅入深分别为0、灌注档、注吸档及注吸加超声档。

2）面板：显示仪器的状态、功能切换、各项参数的设定、手术医师的专有参数保存等。

3）主要参数：包括瓶高、负压、流量和能量等。

瓶高：维持一定的前房深度，可随时调整。过高的瓶高会对视神经产生压迫作用。

流量：流量越大，随行性越大，就有越多的物体被吸到针头中来。

负压：抓住物体的力量，即"固定力"。使用文丘里泵时通过脚踏来改变负压的大小，使用蠕动泵时，未堵塞时负压逐渐上升，完全堵塞时负压达预设的最高值。

能量：输出方式包括前后收缩、水平摆动、扭动、IP；模式包括连续、爆破、脉冲、微爆破和微脉冲。大小范围为0～100%，可根据核的硬度来设置。

2. Phaco手术技巧

（1）使用开睑器暴露眼球。

（2）制作侧切口：用刀尖成角为15°的锐利穿刺刀在2～3点位平行虹膜方向进行穿刺，制作侧切口，然后自侧切口注入OVD。

（3）制作主切口：切口的初始大小取决于特定的超乳探头所配套的角膜刀的大小，若要保持最好的前房稳定性，角膜刀所制作的切口必须完全匹配于超乳探头及其护套。Phaco切口大小一般在2.2～3.2 mm，但在同轴微切口系统能够缩短到1.8 mm。切口的最终大小还取决于植入物的尺寸，现代折叠式人工晶状体一般能通过2.75 mm的切口植入。

无论选择什么位置，构建PHACO切口都有一个统一原则：切口内应至少存在一个阶梯以保证切口的自闭性和稳定性。

1）巩膜隧道构建：打开结膜后，在角巩膜缘后1.5～2.0 mm做一个长度约3 mm、深度约1/3巩膜厚度的弧形或直线形巩膜外切口。用月形刀向角膜缘方向剖切巩膜隧道，直到恰能透过角膜基质看到刀刃前端。这样就形成了一个边长约3 mm的近正方形巩膜隧道。用预设宽度（与超乳探头及护套尺寸匹配）的角膜刀沿平行虹膜方向穿入前房。切口通常无须缝合，如果担心其稳定性，可用8‐0可吸收缝线缝合，并缝合结膜以覆盖切口。

2）透明角膜切口构建：角膜切口和巩膜切口的构筑方法基本相同，只是第2平面的长度较短。有些手术医生选择跳过第1平面的构筑，也就是不制作长约3 mm的角膜沟（前节UBM显示这一操作会导致角膜上皮层内形成小缺口），也不在基质内分离板层构建隧道，而是用角膜刀沿角膜平面直接进入浅基质内前行，然后上抬刀刃后部，轻微向下运刀，朝

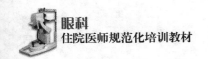

向前房方向刺穿后弹力层。为了避免损伤晶状体囊膜,刀尖进入前房后,应将刀刃回到平行虹膜的方向继续向前,直至刀肩完全进入前房。角膜隧道长度的差异主要取决于角膜刀转向前房方向之前、沿角膜平面在浅基质内前行的距离。1～2 mm 的隧道长度比较理想。

透明角膜切口的优点包括:使用表面麻醉,无须分离结膜,减少出血,切口自闭,恢复期短。但其缺点包括:若切口制作过于靠近中央,可能影响患者视力;术中难以向 ECCE 转换;超乳器械等更靠近角膜内皮;可发生角膜热灼伤等。此外,某些研究发现,使用透明角膜切口术后眼内炎发病率有所提高。

(4) 连续环形撕囊:要制作一个安全、稳定的晶状体囊膜开口,连续环形撕囊(continuous curvilinear capsulorrhexis, CCC)是最可靠的途径。它在超声乳化手术中应运而生,如今已在各种白内障手术中普遍使用。同时,这 3 个"C"也代表另一种含义,即圆形(circular)、居中(central)和大小适宜(correct size)——这三者正是撕囊技术所追求的目标。

撕囊器械有两种:弯头针(或称为截囊针)和撕囊镊。最近,飞秒激光也成为一种撕囊的新方法。白内障医生需要同时掌握截囊针和撕囊镊技术,并达到同等的熟练度,因为两者各有其适用的眼部条件。

截囊针的优势(除了价格低廉)在于它的体积较小,可以通过侧切口进入前房,基本不会扰动切口,造成前房塌陷。它的不足在于术者必须下压针头以牵引和推动囊膜,不便于灵活控制撕囊方向。

相对的,撕囊镊则可以向任意方向牵引囊膜。但相比截囊针,它体积"庞大"(尤其是早期的 Utratta 平行夹持镊),容易造成切口哆开和前房塌陷。不过,新一代的撕囊镊在设计上有了很大改进,包括铰链式的"反向夹持"和同轴咯。设计,由此减少了对切口的扰动,使术者可经由 2 mm 以下的切口精准地完成撕囊操作。但由于撕囊镊费用较高、难以清洗且容易损坏,截囊针目前仍有用武之地。撕囊操作的必要准备工作是将黏弹剂充满整个前房,并在撕囊过程中保持充满状态。将黏弹剂针头伸入前房,从切口对侧的远端开始慢慢向切口回退,同时持续注入黏弹剂,这样可以避免在黏弹剂内遗留房水形成小液腔。相比弥散性黏弹剂,内聚性黏弹剂更适于撕囊操作,因为它更易于停留在眼内。在浅前房、小瞳孔等特殊病例中,更需要大分子量、高内聚性的黏弹剂(如 Healon 5)或 Provisc 来维持前房的稳定。

使用黏弹剂的目的是增加前房内压力,以对抗玻璃体压力导致的晶状体前移。晶状体囊膜是一层有弹性的基底膜,其赤道部悬挂于晶状体悬韧带。晶状体的前移会使悬韧带被拉紧,造成前囊膜张力增加。在这种张力下,撕囊方向将难以控制,囊口容易呈放射状撕裂至赤道部。黏弹剂则可使晶状体后移,并将晶状体前表面压平,抵抗囊袋的张力。所以,前房要始终保持充盈状态,并达到足够深度。初学者每完成一个象限的撕囊时,都请再次注入黏弹剂,即使认为没有必要。因为在撕囊操作时,很多黏弹剂已经在不经意间逸出了前房。

起瓣时首先使用穿刺刀、截囊针或撕囊镊的尖端,在前囊近中央处做一穿刺口。自穿刺部位将囊膜向前推动,形成一个三角形的囊膜瓣,然后将其翻转,夹持游离囊膜瓣的根部,沿着平行于瞳孔缘的方向完成撕囊,在此过程中尽量保持囊膜瓣处于平整的翻转状态。在足够熟练之前,应该采取小段式撕囊,频繁更换撕囊器械在囊膜瓣上的作用位点,使之始终靠近已撕开囊膜瓣的根部。此外,为避免撕囊操作导致过度的切口变形,应将撕囊器械置于切口的中央位置,并尽可能悬空操作,以尽量避免碰触切口内壁及边缘。

如果操作者已学会控制撕囊方向、所完成的撕囊口与瞳孔缘平行且两者之间形成一个宽度一致的环形,那就已经做到了3个"C"中的前两个。但是,尚未做到第3个"C"——大小适宜(correct size)。如果撕囊的直径为5 mm,那么前囊口的边缘恰能环形覆盖住人工晶状体的光学区的周边(若使用光学区直径为5.5 mm的人工晶状体,则环形覆盖宽度为0.25 mm;使用直径为6 mm的人工晶状体则覆盖宽度为0.5 mm)。囊口直径不应小于4 mm,否则会增加囊袋阻滞和前囊撕裂等并发症的风险。前囊口覆盖人工晶状体光学面边缘的做法,结合人工晶状体的直角方边设计,将为晶状体上皮细胞的移行设置一道机械屏障,从而减少了后发障的发生。

这其实是最难做到的一个"C"。作为初学者,往往更为担心由于撕囊过大可能造成的灾难性后果,所以开始时普遍撕囊偏小。如何判断囊口直径是你所需要的5 mm?不应选择瞳孔大小作为参考,因为不同患者的瞳孔大小差异很大。相反,正常人群的角膜垂直径则固定在10 mm左右,可以将其作为基准。撕囊时,把角膜想象成视盘,撕囊口想象成视杯,然后制作一个0.5的杯盘比。借这一方法可大致判断撕囊大小,但只有足够的经验能令手术医生做出精准的判断。此外,可以使用有刻度标记的撕囊镊,辅助判断囊口大小。

(5)水分离和水分层:水分离对于安全、成功的囊袋内超声乳化手术来说是必不可少的步骤。水分离是在囊袋下间隙注入液体,利用液流波的压力,使晶状体皮质和囊袋分离。这一步骤可以游离晶状体核,使其可在囊袋内旋转,便于进行分离和吸除。

1992年,Howard Fine医生首次描述了这一"皮质剥离式水分离"技术,如今这一技术被简称为水分离。水分离不同于水分层,后者由Anis医生于1991年提出,它是更深层次的组织分离,可将致密的内层核与较软的表层核分开。这两层核之间的液流反光会形成"金环"。水分层可以游离内层核,而表层软核如同一层保护垫,可以为超乳经验较少的医生提供更多的安全保障。

水分层不是手术必需的步骤。而且,在没有致密内层核的软核或者没有柔软表层核的硬核手术中,通常难以完成水分层。而水分离则可以用于、并且应该用于所有白内障手术,因为它可以游离整个晶状体核,且术者在完成超乳后仅需清理很少量的残留皮质。

掌握正确的技术对于成功的水分离至关重要。首先,在水分离前应驱除前房内的黏弹剂。残留的黏弹剂会妨碍液流环绕晶状体进行扩散,并阻挡滞留在囊袋内的液体通过撕囊口溢出。这会增加囊袋阻滞和后囊破裂的风险。

将注水针头探入撕囊口边缘的前囊膜下,然后沿着晶状体半径向周边移动2~3 mm。许多医生开始时会过于谨慎,移动距离不够长。这时,液流会顺着针头绕回前房,因为这是阻力最小的路径。反之,针头越靠近赤道部,液流就越容易扩散至晶状体后方。注水针头是钝性的,所以即使顶推赤道部,也不会穿破囊膜,但会造成晶状体的移动。

在注水前,将针头将前囊膜呈帐篷样向上挑起,这样就会在囊膜下形成一个分离间隙。不要将针头埋入皮质,否则这一步就变成了浅层的水分层操作,其后果是超乳之后还残余一层皮质有待清除。

开始时需要快速注入液体以形成水波,之后稳定持续地注入液体,当液流扩散至核后方时,就可以在红光反射下看见液波的轮廓了。

在水分离的初期,后囊膜下的液体逐渐积聚并充盈囊袋,使核前移并形成"轻微的囊袋阻滞(mini capsular block)",这时术者可以看到"核上浮(nuclear lift)"的现象。此时往往伴

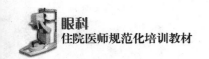

有前部中央区的皮质和表层核的碎裂,也称为"皮质劈裂(cortical split)"。

此时术者应下压核块,这样,阻滞在后囊下的液体将通过赤道部绕到前囊膜下,使囊袋穹窿部和前囊膜下的皮质与囊膜分离。之后晶状体核回落,液流前涌的冲击力将会在前部皮质上刻出裂隙样的沟槽,形成放射状的条纹。

有时候,在一个部位进行一次注水就可以完成水分离,但更多的时候需要在多个部位进行多次注水来完成。最有效的方法可能是经主切口探入针头,然后分别在4点与8点方向进行注水。

水分离的最后一步是确认晶状体核可以在囊袋内自由转动。可使用针头转核,使用带钩的器械(如chopper或sinkey钩)则更佳,因为后者需向后囊施加的压力更小。至少要将核转动90°角以确定没有残余粘连,避免以后需要再次水分离。

(6)超乳技术:超乳的位置主要有前房、虹膜平面和囊袋内,其中囊袋内最为安全,对角膜内皮损伤最小。

经典的囊内超乳采取分而治之法(divide and conquer),在此基础上发展出成熟的超乳劈核(phaco chop)等技术,以下将分别介绍。

1)"分而治之"碎核技术(divide and conquer technique):Gimbel阐述的分而治之法是最早的碎核技术(需要借助两种工具)。在充分水分离之后,在硬核中间雕刻上一个深火山口,随后将剩余的致密边缘部分分割成多块。首先像刮胡子那样把中央核成分蚀刻去,当超乳针头无法触及核成分时,需要将核旋转,然后再次进行中央部位的蚀刻,将原火山口扩大并加深。晶体核越致密,中央的刻槽要越深。然而,为了使超乳探头和辅助器械能够抓住两边并把晶状体核掰开,必须保留足够的核成分在原位。值得注意的是,核周组织填充着整个囊袋,作为一种保护机制,可以防止后囊突然前移并被超乳针头击穿。晶状核被分开后,这些核块应保留在囊袋内而不是马上被乳化,这样既可以保持圆形的边缘也能维持晶状体囊袋的张力。将核块保留在原位还有助于核块的旋转及在剩下的边缘上进一步的分核。在保持圆周完整地将核分开后,可以将核块逐个移到囊袋中央进行安全的乳化操作。

2)超声乳化碎核技术("十"字刻槽技术,phaco fracture technique):超声乳化碎核技术由Shepherd提出,手术医师在做好水分离后,从12点到6点方向刻槽。借助超乳手柄和辅助器械,将晶状体核旋转90°角,然后以"十"字形态再刻1条与第1个槽垂直的槽。刻槽深度以在槽底部看到红光反射为宜,其过程中通常需要额外的旋转并去除一些核成分。然后采用双手劈核技术,在其中一个刻槽平面的核边缘处分开核块。再将晶体核旋转90°角,并进一步分核直到分成4份。这些核块会朝着晶状体囊袋中央涌动。这时使用短暂的爆破能量将超乳针头埋入到分离的核块中,随后借助吸力将晶状体核块轻巧的拉到中央,进行安全的超乳操作。

3)切削翻转技术(chip and flip technique):该手术方法由Fine提出,对软核很适用,但是需要核能在囊袋内自由旋转。首先在核中央刻出1个碗状凹槽,直到下面仅剩一薄层核成分。从侧切口插入辅助器械调整切口下方晶状体核的边缘,使下方核的边缘向囊袋中央移动。随着核的转动,核的边缘被一个钟点接一个钟点地小心乳化。一旦整个边缘都被清除,再用辅助器械来抬高薄核片进行乳化吸除。在6点钟方向使用单纯抽吸将核壳吸住,随着超乳针头向上移动,辅助器械推动核壳向6点钟方向移动,从而可以翻转核壳将它吸出。

4)劈裂翻转技术(crack and flip technique):Fine及其同行通过引入水分层,改进了Shepherd的超声乳化碎核技术,形成了劈裂翻转技术。用最小负压、较低流量和低能量,以正确的角度刻出两个深槽,一直延伸到金环处或内核外周,以便进行双手劈核。由于水分层已将外核分隔开,劈核只会将内核分开。

为了在水分层后掰开内核,需要用两个器械置于槽的深部,向下向外用力。在槽足够深的情况下,超乳针头和从侧切口或穿刺口插入的辅助器械置于槽的恰当深处后,可以将核劈开。如果无法顺利掰开核块,需要在不使用能量的状态下,进一步加深凹槽直抵金环处。随后改变超声乳化设置,包括提高流量使核块移向超乳针头,提高负压保证吸力,从而减少超声能量的使用,最终将松动的内核块吸除。期间辅助器械用来控制核块。最后,凭借良好的水分离,可以像切削翻转技术法中描述的那样将核壳和皮质一起吸除。

5) 超声乳化劈核技术(phaco chop):超声乳化劈核技术最早由 Nagahara(Nagahara K,美国白内障和屈光手术协会会议,1993)提出。他利用晶状体核的天然纹路,直接劈核而无须提前刻槽。首先吸除浅表皮质,将超乳针头埋入晶状体核中心。使用辅助器械——超声乳化劈核器 chopper——在前囊下伸至晶状体核赤道部,并朝向超乳针头方向移动将晶状体核劈开。将劈核器和超乳针头向两侧分开晶状体核。重复这个步骤直至将晶状体核劈成许多小的核块,再进行乳化吸除。

由于用该方式在移动核块时遇到了困难,Koch 和 Katzen 对其进行了改良。他们根据核的硬度刻出一个中央槽或火山口,这样可以更便捷地去除超声乳化劈核后产生的核块。

这类分核技术的倡导者建议使用高负压设置来帮助去除核块和减少超声能量的使用。随着新超乳设备的应用,可以将高负压带来的前房塌陷风险降至最低。总的来说,劈核技术能最大限度地提高手术的安全性、可控性及有效性,实现对硬核的超声乳化,进而最大限度地降低白内障手术创伤,和尽快地恢复患者视力。

(7) 皮质吸除:在白内障手术中,将平衡盐溶液注入眼内同时用抽吸器将皮质或黏弹剂吸出这一过程就是我们通常所说的"I/A"。Simcoe 双套管就是此过程中使用的基本器械:灌注液由于重力作用流入到眼内,用手拉动注射器的针栓制造吸力将液体吸出。而超声乳化机通过蠕动泵或文丘里泵制造抽吸力完成该操作。

使用超声乳化机完成 I/A 操作时,将 I/A 手柄以灌注状态进入前房,靠近皮质启动抽吸,堵塞后将 I/A 头牵引皮质到中央,脚踏踩到最低,快速吸除。注意先吸除容易接近的部位,最后吸除切口附近皮质。先吸除游离皮质,然后吸除层状皮质,最后是附在后囊表面的皮质。皮质抽吸要完全彻底,避免吸引到囊膜。一旦吸引到囊膜,立即中断吸引,脚踏回到零位,必要时启动回吐功能。

采用原始类型的 Simcoe 型的 I/A 的一大挑战就是去除位于切口下方囊袋内侧的皮质物质,即常说的切口下皮质。这个操作是很难的,因为抽吸口要朝向外侧,并前进到接近垂直向下。在这个位置上医生无法看见抽吸口。同时要屈曲腕部,伸展肘部和肩部,这种不符合人体功效学的动作令医生变得十分笨拙。而且视野不佳及不舒适的体位导致信心的下降,并由此产生压力和焦虑,加重震颤。该问题可以通过切开一个新切口进行克服,但是新切口要远离原始切口。

双手或双轴抽吸灌注的发明也使切口下皮质吸除变得容易。通过在 60°～180° 角方向上建立两个穿刺口,医生可以使用分开的灌注和抽吸套管,套管是可以互换的。一个直径＜1.5 mm 的切口基本上不会影响角膜散光,这一切口为灌注抽吸过程提供的好处远超过切口和换手所额外花费的时间。

因为很多眼外科医生,尤其是美国的眼外科医生仍然抵制双手法手术,因此制造商们都

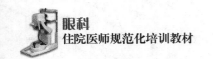

将精力集中在了同轴设备上。巴特雷(Barrett)已经开发了一种改进型的同轴设备。它的目的是通过减少抽吸尖端流量以提高灌注流。更大的流入量增强了眼前房的稳定性。此外，新设计的同轴套管由于采用了更紧的套管，因此能够消除抽吸和灌注尖端的相互影响。灌注液只从套管的侧面流入而不是末端。最后，手柄的设计在创口尤其是小切口上表现出更好的操作性，这可以提高切口下皮质吸除的成功率。

若局部仍有难以清除的残留皮质，可以采取以下方法。用黏弹剂分离残余皮质，通过后皮质向后部囊袋中推注黏弹剂来实现分离操作。这些黏弹剂水平弥散开，掀起了后皮质，使其悬垂在前囊边缘下。同时周边的皮质被挤入囊袋穹窿部。然后，用内聚型黏弹剂加深后囊，通过撕囊口植入人工晶状体，使那些残余皮质的前端位于人工晶状体之前，这样清除黏弹剂的同时伴随着人工晶状体前端残余皮质的松动和吸除，既保护了后囊，也留下了干净的囊袋。

(8) IOL 植入：以 OVD 充盈前房及囊袋。若需将 IOL 植入睫状沟内，应将 OVD 注入虹膜下而非囊袋内，以使残存囊膜压平、前后囊膜贴紧，扩大睫状沟间隙。使用 IOL 植入器将 IOL 推入囊袋或睫状沟内。用顺时针推动 IOL 襻的方式调整 IOL 至适当位置。IOL 种类和度数的选择详见下文。

(9) 黏弹剂吸除：以 I/A 操作彻底吸除残余的黏弹剂，尤其是 IOL 后表面。

(10) 切口水密：若选择透明角膜切口，手术结束时，应当水化切口边缘的角膜基质，以防止术后结膜囊内的液体逆流入眼，从而提高手术的安全性，减少眼内炎的发生。

六、IOL 的度数和种类选择

1. IOL 的度数计算

(1) 眼球的生物测量：生物测量是白内障术前准备的重要环节，准确的 IOL 度数很大程度上减少了术后的屈光不正。在获赔的眼科医疗纠纷中，首位原因便是植入了度数不准确的 IOL。

目前，生物测量更多的交由检查人员操作，但对其准确性负责的却是手术医生，而非测量者。所以，手术医生需要对生物测量的基本原则及其误差来源有一个全面的了解，并能够评估测量结果的可靠性。

1) 角膜曲率测量的误差来源：角膜曲率测量中 1 D 的误差对应术后 1 D 的屈光不正。遗憾的是，有许多原因可以导致角膜曲率测量误差。

以下是较难避免的误差来源：①角膜曲率的 24 h 波动；②角膜参数的非标准化；③不规则的角膜形状(常为扁椭圆形)。

以下是可以避免的误差来源：①从曲率半径换算到屈光度时角膜参数设置有误；②佩戴角膜接触镜；③测量时固视不良；④聚焦不准；⑤检测者没有对焦(Javal-Schiotz 型仪器需检查者通过目镜观测)；⑥屈光术后。

手术医生要注意，在其医疗活动中所用到的所有测量仪器都必须使用相同的角膜参数。通常这一参数的选择范围是从 1.331 5～1.338(相当于屈光度 42.77～43.61 D)。选用哪个数值并不太重要，重要的是，在一个医院内的所有测量仪器都要设置同一个数值。

目前尚无摘除软性或透气性角膜接触镜(rigid gas-permeable lenses, RGP)后角膜形态变化的大样本研究报道。所以，目前最安全的做法是建议患者等待角膜各项指标稳定后再进行检测。这对于 RGP 佩戴者来说可能需要数月。但是,根据经验,这种不可预测的角膜改变相对较小。如果患者生活中必须佩戴角膜接触镜,那么可告知患者术后最终的屈光度可能有所改变,并记入病史即可。

测量结果的可重复性非常重要。应至少测量 3 次并分别记录,且每次测量中每条子午线上的误差都应在 0.3 D 以内。

2) 眼轴长度测量的误差来源:眼轴长度测量中 1 mm 的误差会导致约 3 D 的屈光不正。手术医生须能够评估测量结果的可靠性,杜绝一些常见的错误。为此,生物测量报告中必须包含一次有代表性的眼轴扫描图像及 IOL 度数计算结果。

A. 超生物测量:接触式或压陷式 A 超的探针会使角膜在一定程度上变平。在较少使用的浸润式 A 超技术中,探针浸润于 0.9%氯化钠溶液中,不直接接触角膜,因此对角膜没有压陷作用,且具有更好的可重复性。

手术医生必须检查扫描的质量和光标的位置。检测仪器会把光标定在预设范围内某个显著波峰的位置。例如,13～35 mm 范围内第 1 个显著波峰会被仪器记为视网膜光标。机器无从核对其是否正确,所以手术医生必须检查光标的实际位置。

一次高质量的扫描会显示:①5 或 6 个清晰的波峰;②角膜前表面(仅在浸润式 A 超显示)和后表面;③晶状体前后表面;④视网膜;⑤视网膜后的巩膜和眼眶脂肪;⑥波峰达到标度线高度的 90%;⑦晶状体前表面波峰略高于后表面;⑧自基线而起的陡直的视网膜回声;⑨光标出现在预期的位置,尤其是视网膜光标。

从超声扫描图中可以辨认出许多误差来源。

一次眼轴扫描应至少记录 5 个眼轴长度读数,且它们的最大差距不能超过 0.2 mm(浸润式 A 超为 0.1 mm)。计算各读数的平均值是一种可靠的方法,但若将不准确的读数混淆在内便不会得出准确结果。

波峰的高度取决于交界面前后两种传播介质的密度差异,还取决于声波传播方向是否与此交界面垂直。如果声波不沿着视轴方向传播并垂直于晶状体,那么晶状体前表面的波峰高度将小于晶状体后表面。同时受到声波方向影响的还有降低的视网膜峰。仪器若未识别出变低的视网膜峰,而是将位于其后 1 mm 的巩膜峰认作视网膜峰,将导致术后 2.50 D 的远视状态,患者会对此非常不满。此外,视网膜峰易被忽略的还包括高度近视患者,他们的视网膜菲薄、回声差。术后高度近视变成远视,这是引发医疗纠纷的一大原因。

对接触式 A 超来说,导致误差的一个主要原因是测量中角膜被压平,这通常会造成前房深度(anterior chamber depth, ACD)缩短 0.2～0.3 mm,有时甚至缩短 1 mm 或更多。有些仪器会将一次扫描中每次眼轴长度读数所对应的 ACD 一同列出,对这些数据进行分析,便可以排除由于角膜压陷、ACD 缩短所导致的错误测量值。但也有些仪器在一次扫描中只给出一次 ACD 数值,这就很难对角膜压陷因素进行分析,但运用"0.2 mm 可重复性原则"可以帮助手术医生尽可能避免此类偏倚。

B. 激光相干生物测量:光学生物测量排除了角膜压陷问题,且对检测者的技能要求较低。IOL - Master 软件版本 3 和 4 会对每次扫描和最终结果进行质量评估。版本 5(V5)引入了源自卫星技术的高级信号处理系统,采用基于数学原理的"复合扫描",对此同样需要进行质量评估。

IOL - Master 眼轴测量质量评估的主要指标是信噪比(signal-to-noise ratio, SNR)。在 V5 之前的版本中,如果 SNR 为 1.6～2.0,同时测得差异在 0.1 mm 以内的至少 5 个眼轴长

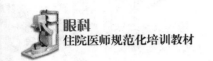
度值,那么检测结果是可用的;否则,机器会提示"需评估(evaluation)"。如果符合条件的读数少于5个,那就需要借助A超扫描加以验证。浸润式A超的检测结果与IOL Master相近,但接触式A超由于角膜压陷作用,会比IOLM检测结果缩短0.2~0.3 mm。

如果SNR在1.6以下,机器会提示"结果有误(error)"。但版本5能够检测出几乎淹没于背景噪声中的波峰,并对这些波峰的信息用"一"进行标记,而不会直接删除,因为它们可能包含有用的数据。如果SNR在2.0以上,结果是可用的。但是,如果这些数据大部分是有"一"标记的话,还是建议再行A超扫描以验证。

LIB与超声对视网膜的探测位于不同层面,超声探知的是其内界膜(ILM),而LIB探测到色素上皮层(RPE)。但这一差异不需要额外修正,因为IOL Master最初就是根据浸润式A超来校准设定的。然而,有些患者ILM的反光比RPE更高,于是出现了视网膜双峰现象。由于第1个波峰(ILM)高于第2个波峰(RPE),视网膜光标会错误的标记于ILM峰。这种现象既可能出现在版本3和4的单一扫描中,也可能出现在版本5的复合扫描中。当版本5中出现双峰现象时,机器会给出提示信息,这时医生必须检查扫描图像,确保光标正确标记于第2个波峰。

2009年,同样采用激光相干技术的IOL Master的同类仪器——Haag-Streit Lenstar(LS900)加入了光学生物测量市场。它也内置了测量质量评估体系,对可靠性较低的读数进行提示。但是,手术医生仍需要自行检查和确认结果的可靠性。

与IOL Master不同,LS900检查报告是包括角膜和晶状体波峰在内的眼全段扫描图,更像超声扫描报告。其优点是在一次扫描中能同时捕捉角膜厚度、前房深度、晶体厚度、视网膜厚度和眼轴长度等数据。但晶状体峰通常较小,有时光标会标记错误。就眼轴长度检测来说,这无关紧要;但有些最新的IOL计算公式(如Haigis和HolladayⅡ)会用到晶状体厚度和前房深度值,所以必须核对和调整晶状体光标位置。此外,在LS900检查报告中会用带黄色三角框的感叹号来标记可靠性较低的数据。在此图中出现这一标志是因为准确性高的检测值不足3个,故其平均值亦不可靠。这一标志也用来提示可疑的角膜曲率值,特别是当其与平均值相差超过0.5 D时。

3) 所有生物测量的最终核对:应考虑结果的匹配性和合理性。例如,眼轴长度26 mm应为近视眼,若该眼不是近视状态,且角膜扁平,则提示有屈光手术史。此外,大多数患者的双眼是基本对称的,若双眼生物测量结果差异较大,则患者的眼镜应提示屈光参差。

4) 术后目标屈光度:大多数手术医生希望患者术后为正视状态,但原有-2.50 D左右近视的患者已经习惯了裸眼阅读,而且不希望改变。此外,如果患者有严重的屈光不正,且只有一眼进行白内障手术,那么必须考虑到术后双眼屈光状态的差异。

双眼像不等(图像大小不一致)一般在双眼屈光参差超过3.00 D时才可出现。但对于双焦点眼镜和渐进多焦镜佩戴者而言,屈光参差超过1.50 D就可能出现双眼成像差异较大的棱镜效果,因为它们要通过至少低于眼镜的光学中心10 mm的近距离镜片进行阅读。

(2) 正确选用IOL度数计算公式:对正常范围眼轴(22.0~24.5 mm),几乎所有的IOL度数计算公式都能提供准确的计算结果。但超出此范围时,应根据眼轴长度选择合适的公式。

1) 眼轴<22.0 mm:Hoffer Q、Haigis、HolladayⅡ公式。超短眼轴眼(<20.0 mm)HolladayⅡ公式更适合。

2) 眼轴22.0~24.5 mm:所有公式均能提供较为准确的计算结果,临床上常用SRK/

T、HolladayⅠ、HolladayⅡ、Hoffer Q、Haigis、SRKⅡ等。

3）眼轴 24.5～26.0 mm:SRK/T、HolladayⅠ、HolladayⅡ、Haigis 公式。

4）眼轴＞26.0:SRK/T、Haigis 公式。

2. IOL 的种类选择　IOL 在过去 10 年里发展迅速,人们试图矫正和取代自然晶状体的所有光学效果。但是现在还没有完美的 IOL 技术或设计。因此,根据患者的特点和需求来选用适当种类的 IOL,以达到每个患者期望的效果。

（1）人工晶状体的制作原料:最初的材料是聚甲基丙烯酸甲酯（PMMA）,因为它在眼内不会引起炎症反应（该现象是第二次世界大战期间从喷火战斗机的挡风玻璃碎片掉入飞行员的眼内发现的）;但是最终这种材料因为不可折叠而被人们摒弃。

硅胶因为具有可折叠性而被人们选用,并产生了多种设计包括三片式中央硅胶晶状体和聚甲基丙烯酸甲酯襻,以及一片式的板状襻。一开始这些 IOL 遇到了出现术后炎症的问题,尽管这在第 2 代硅胶 IOL 不再发生。而板状襻的设计相对不那么稳定,还与后囊膜浑浊有关。

目前使用的最流行的是丙烯酸酯类材料,分为亲水和疏水性两种。这些晶状体通常是一体式的,但也可以是带有聚甲基丙烯酸甲酯襻的三体式。这种材料的优点在于更好的生物相容性,能够减少后囊膜浑浊及可以对表面进行修饰以实现环面、非球面、多焦点和双焦点人工晶状体植入。进一步的发展包括光线可调性 IOL,这种晶状体的表面和形状可以在术后进行调整以达到微调折射率,改变光学性能,最后通过紫外线进行固定。水凝胶晶状体植入眼内可能引起 IOL 浑浊和钙化的问题,在疏水性丙烯酸酯类 IOL 中会出现空泡,尽管这似乎不引起视觉症状。

（2）预防后囊浑浊的 IOL 设计:在 IOL 的后表面和侧面连接处制作出一个直角边缘,构建一个防止晶状体上皮细胞迁移到后囊膜上的机械屏障,可以最大限度地减少后囊膜的混浊。这种设计结合晶状体材料及手术技术是防止后囊混浊的重要因素。另一个途径就是使用囊袋夹持型 IOL（M-J Tassignon）,这时晶状体由前囊口或后囊口边缘支撑。

（3）非球面 IOL:当点源光线经过眼球的光学系统后不能形成完美的一点,就会产生光学像差。经过晶状体周边的光线的折射率要大于经过晶状体中央部的光线。这也可以解释当 Snellen 视力很好时患者的主观感受却很差。年轻人的晶状体则是负球面像差,这就可以平衡掉角膜上的正球差。然而随着年龄的增大,晶状体慢慢转变为正球差,与角膜球差联合起来正球差进一步加重。因此,如果患者植入了一个负球差的 IOL,理论上讲视觉功能应该得到改善。很多 IOL 制造商已经开发了非球面 IOL,这些 IOL 能够提高对比敏感度和视觉功能,尤其是在黄昏或暗照明条件下。除了负球差 IOL,还有一种选择是植入零球差 IOL,它允许角膜存在较小的正球差,以提供一定的景深和假性调节。

尽管有大量的证据表明,植入这种 IOL 在理论上讲视觉质量会更好,但在实践操作中患者往往不能注意到其中的差别。这可能是由于植入的 IOL 并没有和每一个患者特定的角膜球差相匹配。角膜的球面像差是各种各样的,而且很难测量,很难与标准的植入式 IOL 相匹配。而且,IOL 的向心和倾斜性对于它们的优势而言是至关重要的。如果偏离中心超过 0.8 mm,那么这种 IOL 将会失去所有优势。

（4）Toric 散光矫正型 IOL:在计划行白内障手术时,医生必须要考虑既有的角膜散光。IOL 也可以进行术前散光矫正,即植入 Toric IOL。详见下一章节术前散光的矫正。

（5）蓝光滤过型 IOL:随着年龄的增长晶状体慢慢变黄,形成一个天然的蓝光（波峰约

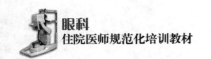
为 440 nm,波长范围为 400～475 nm)过滤屏障。蓝光能量被视网膜色素上皮细胞吸收后,与肝脂褐素的荧光团相互作用产生自由基,视网膜上皮细胞氧化应激,最终引起凋亡,导致年龄相关性黄斑变性病变慢性进展。因此,年龄相关性黄斑变性在白内障手术后会加重,这是由于常规 IOL 不能抵御蓝光损伤等因素所引起。

采用蓝光滤过或黄色 IOL 理论上可以保持对蓝光的滤过、减少长期蓝光暴露的损害作用。尽管有实验室证据证明这种效应存在,但是很多实验都是进行短期急性的光损害,也许这并不能代表在老年人中发生的情况。

研究表明,采用这种蓝光滤过性晶状体似乎不会对色觉、对比敏感度和视力产生有害影响。但可能会降低暗视功能及昼夜节律。目前正进行相关试验对这一效应进行研究。

因此,蓝光滤过型 IOL 有确切的试验证据支持,但是仍缺少足够的临床证据。

(6) 多焦点/可调节 IOL:现在有 3 种类型的多焦点/可调节 IOL。

1) 折射型多焦点 IOL:这类 IOL 的前表面具有可变折射率,以产生多个焦点及非常好的焦点范围。通常 1、3、5 看远,2、4 看近。缺点是患者可能会出现夜间光晕及由于瞳孔缩小导致明视阅读视力的下降。

2) 衍射型多焦点 IOL:这种 IOL 的前表面或后表面带有一个衍射光栅,能够产生双焦效果。植入这种晶状体可以产生很好的近距和远距视力,但是中距离视力一般,而且也会导致光晕和阅读视力不佳。有＋3 D 或＋4 D 两种。

3) 可调节 IOL:植入的 IOL 置入囊袋内,依靠囊袋或睫状体的相互作用来推动晶状体向前或向后运动,产生可调节的效果。这种晶状体可产生多个焦点,同时异常闪光发生率很低。但是近距视力的效果没有折射型或衍射型的好。

目前,根据不同使用距离的要求设计了多种多样的 IOL。为阅读设计的 IOL,在晶状体增加 3～4 D,相当于在眼镜平面增加 2.25～3.75 D,远近距离的分光可能是 50∶50,或是更常用的 60∶40。现在衍射和折射型 IOL 的材料基本上都是丙烯酸酯,而可调节的 IOL 则采用硅胶作为原料。

IOL 植入可以混合搭配以提高景深,并充分发挥各种类型晶状体的优点。例如,在非优势眼中采用衍射型晶状体而优势眼中采用折射型晶状体。单眼视的概念很重要,在对患者进行评估的时候应该时刻注意。

七、术前散光的矫正

"屈光性白内障手术"一词在眼科界已被广泛使用,它是指通过白内障手术,对术眼球面屈光不正和散光进行矫正。前者可通过植入特定度数的 IOL 进行矫正,后者则需根据患者术前已经存在的散光情况,进行严密的手术计划与设计,选择恰当的手术方式和 IOL 种类。

1. 术前评估 白内障本身也可引起散光。因此,应对照患者的验光结果和角膜 K 值,如果两者基本一致,则白内障引起的散光可忽略不计,而患者的术前散光就可通过白内障手术矫正或部分矫正。

2. 选择切口的位置、大小和形状 如果患者术前散光较低,同时预计切口引起的散光会很小,那么手术医生可以选择在操作最舒适的角膜子午线上构建切口。若需要制作较大的切口,则应将其置于最陡的角膜子午线上。

无论对于何种大小或构造的切口而言,通常切口离角膜中央越远,引起的散光越轻。对于小切口(约 3 mm 以下)而言,多数术者会选择透明角膜或接近透明角膜处,尽管位置靠前,但由于切口足够小,引起的散光效应较小。当切口超过 4 mm 时,选择角巩膜缘或巩膜切口可获得较高的散光稳定性。相反,如果希望达到由切口造成的术前散光矫正,就可以将较大的切口位置做得靠前一些。

研究表明,6.5～7.5 mm 的巩膜切口可以产生 1～2 D 散光。3～3.5 mm 以下的角膜切口和 4 mm 的巩膜切口产生 0.5 D 以下的散光。此外,直线或反眉状切口产生的散光改变比传统平行角膜缘的弧形切口要小。

3. 散光矫正性角膜切开术(AK) 如果患者由于角膜不同子午线的屈光力差异所造成的散光较大,应考虑术中进行一些处理以减少散光,例如采用角膜切开术(astigmatic keratotomy,AK)、角膜缘松解切口(limbal relaxing incisions,LRI)等。这些方法可单独或组合使用。散光矫正性角膜切开术的常用方法是:在角膜最陡峭轴线上的两端,制作相隔 8 mm 的对称弓形切口,每一弓形切口约 3 个钟点跨度,切开深度约 600 μm。该术式存在感染或瘢痕形成的风险,可能累及中央角膜,影响患者视力。因此,目前 AK 已经在很大程度上被 LRI 所取代。

4. 角膜缘松解切口(LRI) LRI 可矫正 0.5～4.0 D 的角膜散光。由于其位于角膜缘,对中央角膜的影响很小,因此很少出现视力下降、眩光、不适等,术后恢复也较快。

术前应在坐位对患者 6 点位和 12 点位角膜缘位置进行标记。术中以此为基准,测量出角膜最陡子午线所在位置。在此轴线上的角膜缘血管网内侧,做 1 个或 2 个(对侧)松解切口,切口深度为 600 μm。切口的数量和长度应根据患者年龄和术前散光进行计算。白内障手术切口可以置于 LRI 切口内,也可选择其他部位。若白内障手术切口位于 LRI 切口内,可增加切口的不稳定性,手术结束前应特别注意检查前房水密性。

LRI 的手术效果与术者的经验有很大关系,因此初学者应进行充分学习并在指导下进行练习,并应注意随访患者的术后散光情况和视觉质量。

5. Toric IOL 使用散光矫正型人工晶状体(Toric IOL)是矫正散光的又一方法,它可以经由常规手术切口植入,既可以达到矫正散光的目的,又无须改变角膜的组织结构。此外,它矫正散光的效果更加精确可控。目前,这种 IOL 能够矫正散光的范围越来越大,应用也越来越普遍。其主要的问题是术后在囊袋内发生旋转,每旋转 1°,散光矫正效果丢失 3%,并会增加高阶像差。

STAAR 公司生产的 Toric IOL 是最早的 Toric IOL,1998 年通过美国 FDA 批准上市。该 IOL 前表面为 Toric 面,后表面为球面,前表面有两处标志标明长轴所在位置,两端各有一 1.15 mm 圆孔。该 IOL 可在晶状体平面矫正 2D 或 3.5 D 散光,理论上可矫正 1.4D 或 2.3 D 的角膜散光。术后此类 IOL 发生旋转可引起明显视觉质量下降。据研究,10% 的术眼需要再次手术使 IOL 复位。另一限制该 IOL 使用的原因是,其柱镜度数仅有 2 D 和 3.5 D 两种。

Alcon 公司在 Acrysof IOL 的平台上设计生产了另一种 Toric IOL,将 Acrysof IOL 后表面改为 Toric 面以矫正散光。该 IOL 具有良好的旋转稳定性,平均术后旋转为 4°,明显小于 STAAR Toric IOL,术后视觉质量及脱镜率较高。目前尚有 ART 三合一的 IOL 上市。

八、睫状体平坦部晶状体切除术

1. 手术指征 睫状体平坦部晶状体切除术(pars plana lensectomy,PPL)是眼后段入

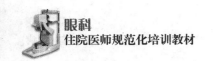

路的晶状体摘除方式,常与玻璃体手术联合进行。这一术式适用于有明显白内障、并需行经睫状体平坦部玻璃体手术和视网膜手术的患者。对于眼外伤后晶状体囊膜破裂和玻璃体损伤并脱出的患者,PPL 是清除受损晶状体和玻璃体的最佳途径。PPL 也可用于眼内异物取出和穿孔伤的处理。对需要精细操作和清晰视野的视网膜手术(如剥除内界膜等),也可以此方式切除混浊的晶状体。PPL 也适可用于晶状体半脱位的处理。

2. 手术禁忌　PPL 最常见的手术禁忌是晶状体核过硬。棕黑核白内障很难通过后段手术切除,应选择眼前段入路摘除晶状体。这一操作可与玻璃体手术先后进行,也可联合进行。

3. 手术方法　传统的方法是经睫状体平坦部行晶状体完整切除,但术后由于无晶状体囊膜支撑,致使 IOL 植入困难,术后视力提高受限。可采用保留晶状体前囊的方式,一期或二期植入 IOL,以恢复患者有用视力。

方法为:睫状体平坦部做三切口玻璃体切除孔,颞下方切口放置灌注管。分别由颞上和鼻上切口伸入巩膜穿刺刀,向晶状体中心方向刺开后囊的周边部,再以玻璃体切割器依次切除晶状体核、后皮质、前皮质。再用玻璃体切割器进行前囊抛光。最后将后囊环形切开,直径 7~8 mm。如需一期植入 IOL,可在完成玻璃体手术操作后,制作角膜缘切口,将 IOL 植入睫状沟。

九、眼内感染的预防

眼内炎是严重威胁患者视力预后的白内障手术并发症之一。因此,积极采取措施降低感染率非常关键。这些措施包括:术前评估及用药、术中无菌操作和恰当的切口构筑及术后的密切随访。

1. 术前措施　细菌性眼内炎的致病菌群常来源于泪膜、结膜、眼睑和睫毛部位。因此,术前应该仔细检查这些部位,并对结膜炎、睑缘炎等并发疾病进行治疗。若对侧眼为义眼,也可能成为致病菌群的栖息部位,应对其进行仔细检查和清洗。此外,应注意患者体内是否存在其他感染灶。对于免疫缺陷或全身使用免疫抑制剂的患者,应在术前及术后全身应用抗生素预防感染。

尽管没有充分证据支持术前局部使用抗生素能够降低感染的风险,但是,术前 2~4 d 开始滴用抗生素滴眼液已经成为一项常规操作。因为有研究表明,短期局部应用抗生素可减少眼表的微生物群,并减低房水细菌培养的阳性率。局部应用第 4 代氟喹诺酮类药物能很好地渗透到前房,且对眼部结构无毒性作用。

2. 术中措施　术中用 5%~10%聚维酮碘溶液消毒皮肤及 5%聚维酮碘溶液消毒结膜囊,是目前已被证实能有效预防术后眼内炎的方法。聚维酮碘能有效抑制多种病原体,包括细菌、真菌、孢子、病毒和原虫等。皮肤和眼睛经聚维酮碘消毒后,再用手术贴膜将睑缘(包括睫毛)与手术野隔开,这点非常重要。

即使完成了以上工作,结膜囊内仍有可能残留致病菌。结膜囊内带有致病菌的液体从闭合不严、有渗漏危险的切口回流进入前房,是眼内感染的发生机制之一。据统计,7%~35%的白内障手术后存在这一回流现象。因此,构筑稳定性和密闭性良好的切口极为重要。巩膜切口一般具有更好的稳定性,而在构筑角膜切口时,将切口做成正方形或近正方形可明显提高其密闭性。此外,术终在切口处向角膜基质内注水可以使切口内唇更好地贴合,从而促进切口关闭。这一操作的效果尽管还未被充分证实，但它已成为常规操作。一旦有玻璃体脱出、虹膜脱出、切口热灼伤等不稳定情况，应立即使用10-0线关闭切口。

手术医生应注意，尽量减少器械进入眼内的次数和时间，并且在进入之前需要仔细检查器械是否沾有线头、棉絮及睫毛等。此外，若术中发生后囊膜破裂、玻璃体脱出等并发症，则眼内眼的风险会大大提高。

在不久的将来，前房内注射抗生素以预防术后眼内炎可能会成为手术标准流程。欧洲白内障屈光手术学会(ESCRS)进行的一项大规模多中心研究发现，在白内障术毕常规前房内注射1 mg头孢呋辛(10 mg/ml×0.1 ml)可将眼内炎的发生率降低5倍。这一操作已被写入《ESCRS白内障手术指南》，但尚未作为强制使用的标准流程。目前，欧洲及美国的白内障医生越来越接受这一做法。在对其有效性和安全性作进一步研究之后，前房内注射抗生素有望成为预防眼内炎的常规操作。

3. 术后用药和随访　术后局部应用抗生素滴眼液是治疗常规。但是，目前尚无充分证据支持术后局部使用抗生素能够降低眼内炎的发生率。术后应密切随访，警惕眼内炎的发生。2011年，美国Preferred Practice Pattern(PPP)临床指南指出，可能源于细菌耐药性的改变，发病时间在术后1周之后的急性眼内炎的比例正在增加，需引起医生的注意。

（罗　怡　郑天玉）

第五节　白内障手术相关并发症

白内障手术主要有囊外摘除术(extracapsular cataract extraction，ECCE)和超声乳化摘除术(phacoemulsification，Phaco)两种方式，超声乳化摘除术是目前国内外主流方式。白内障手术并发症因式不同，在发生范围和时间上各有差异，可以发生在术中、术后早期或晚期。因此，术后应定期随访，一般术后第1天、第3天、1周、1个月、3个月需要复查，以便及时发现和处理发生的术后并发症。一般而言，超声乳化手术并发症发生率要略低于ECCE，但后果常较ECCE严重，处理也相对棘手。

一、角膜水肿

白内障术后角膜水肿较为常见，可发生于角膜各层组织，表现为视力减退和异物感。上皮水肿裂隙灯下可见细微的水肿上皮形成小泡，多个小泡可融合成片，可局限于部分角膜，也可呈全角膜弥漫性上皮水肿，形成毛玻璃样混浊，严重的上皮水肿常与基质水肿相伴，上皮下水肿液体积聚较多时，可形成大泡性角膜病变；角膜基质水肿可用角膜厚度计测定，厚度大于0.65 mm时提示有基质水肿，基质水肿角膜外观呈半透明灰白色，常提示有比较明显的内皮功能损害。内皮水肿裂隙灯下不易看到，偶可见局限的后表面混浊斑块，透照检查可见内皮损伤部位后弹力层明显皱折和局限角膜基质水肿；前后弹力膜水肿表现为皱折，而不是混浊。

临床上角膜水肿常表现为：①条纹状角膜病变（图5-5-1，见彩插）。提示角膜内皮损伤较少，一般4～7 d消退。② 斑块状水肿（图5-5-2，见彩插）。角膜内皮损伤面积占全角

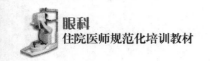
膜的 1/8～1/6,一般 2～3 周自行消退,严重可致角膜内皮失代偿。③小囊样水肿(图 5-5-3,见彩插)。角膜内皮细胞泵损伤严重,恢复缓慢,有发展为大泡性角膜病变可能。④大泡性角膜病变。如果角膜周边保持透明,水肿常随时间延长而消退。如角膜水肿持续 3 个月,则消退机会较少,角膜内皮细胞丢失致严重的慢性角膜水肿会导致大泡性角膜病变,患者视力低下、流泪、异物感,有时会引起感染性角膜炎。

白内障术后早期角膜水肿取决于多种损伤因素:①原有角膜内皮功能不良或损伤者,如 Fuchs 角膜营养不良、ICE 综合征等、内眼手术后、术前高眼压、慢性葡萄膜炎、糖尿病患者等;②机械性损伤,手术时间长、超声乳化能量大、手术器械损伤、灌注液冲刷等。小核块前房角残留也可导致持续的局部角膜水肿,吸出核块角膜水肿便可消退;③化学因素,毒性物质进入前房也能引起角膜内皮失代偿如消毒液残留、含防腐剂药物及未经稀释的肾上腺素或抗生素进入眼内等;④血-房水屏障破坏,持续眼前节炎症可引起急性内皮失代偿和角膜增厚;⑤手术并发症,术后范围较广的虹膜周边前粘连或玻璃体角膜粘连时,可出现进行性角膜内皮细胞丢失和持续性角膜水肿;⑥其他,如果术后整个角膜基质水肿,很可能是高眼压引起,而角膜内皮完整,角膜侧切口放房水降低眼内压可使角膜水肿快速消退。

手术创伤导致的角膜水肿一般在术后 4～6 周恢复。白内障术后早期角膜水肿,可用高渗剂、糖皮质激素点眼,绷带型(治疗性)角膜接触镜等。角膜水肿持续时间较长,上皮下会产生瘢痕,大泡和不适感反而减轻。玻璃体角膜粘连者,须作经角巩缘或平坦部前段玻璃体部分切除术。视力低下、反复发作的大泡性角膜病变患者,须做穿透性角膜移植术,角膜移植后植片透明率较高,但可能伴随黄斑囊样水肿而视力恢复不良。大泡性角膜病变的大泡或眼痛也可行治疗性角膜切削或角膜前基质微针刺术而缓解,但可能复发;角膜上皮和前基质烧灼可减少大泡形成,但可能会导致细菌性角膜炎或基质溶解;视力极差或无视功能眼,如无条件做穿透性角膜移植术,Gunderson 结膜瓣遮盖或羊膜移植术可以选择。

二、术中超声所致角膜并发症

在超声乳化过程中,如果切口过小、隧道过长或粘弹剂封堵,限制了随振动超乳头的液体外流,或超乳头被黏弹剂或核块阻塞,热量可以从超乳头传导到角膜致角膜水肿混浊。阻塞可能发生时,低能量、高负压、高流量、爆破或脉冲模式、内聚性黏弹剂应用可能减少此并发症的发生率。此外,管道打结或松脱、抽吸管道堵塞等也能使超乳针头冷却的液流中断,造成角膜热灼伤。术中如发现角膜变混,看不清核,如有必要,可转为 ECCE 娩核处理。

角膜热灼伤后,角膜胶原收缩,切口变形发生渗漏而不能自闭,需要缝合,可用 Osher 描述的特殊缝合技术,用 10-0 尼龙线做放射状缝合,穿过切口的内唇角膜组织,而不是缝合切口的外唇。或用 10-0 尼龙线做水平缝合,把切口后唇带向前唇,这些技术都能减少由于组织皱缩导致的角膜散光。4～6 周切口稳定后,可在角膜曲率计或地形图引导下拆除缝线,以减少缝合导致的角膜散光。

超乳时间过长、能量过大、手术中超乳头过于靠近角膜内皮操作时,超声能量会损害内皮细胞并增加细胞丢失,无适当黏弹剂保护下超乳或核块在前房内涡流,也会损伤角膜内皮细胞。这种情况下,角膜水肿可能出现在术后第 1 天,也可能术后数月或数年。

三、后弹力膜脱离

角膜后弹力膜与基质层附着疏松,其终止端止于角膜的 Schwalbe 线,角膜内切口制作刀不锋利或器械进前房太过切线方向等均容易发生角膜后弹力膜脱离,器械或 IOL 从白内障切口伸入眼内时,或不慎将液体注入后弹力膜与基质层之间也会发生此并发症。脱离常发生在角膜内切口,手术时可见内切口前面有一类似囊膜样的透明膜状物飘动,蒂部与角膜内层相连,有时会反折贴附与角膜内皮,脱离大时,整片膜挂下来接触虹膜,甚至有的术者误当前囊膜予以撕除。角膜后弹力膜脱离后脱离部位由于内皮细胞缺如出现基质水肿或上皮大泡(图 5 - 5 - 4,见彩插)。一般小于 1 mm 脱离多能自行恢复无须处理;小的脱离通过前房内消毒空气泡或膨胀气体如 SF6、C3F8 的顶压可复位;大的脱离需缝合复位。气体顶压复位应优先考虑;缝合复位时,术中黏弹剂注入有助于前房维持,但应避免注入后弹力膜和基质之间加重脱离,10 - 0 尼龙缝线做放射状缝合,由后弹力膜脱离部位近角膜中央侧垂直进针,角膜周边侧出针,位置一次确定,不可反复操作,缝线松紧应适宜。术毕,前房内补充注入消毒空气或粘弹剂,眼压维持在略高于正常值。

四、术源性散光

白内障术后术源性散光与切口位置、长度、立体形态和有无缝线有关。此外,超乳头角膜切口热灼伤也可导致角膜散光。无缝线的角膜切口可使该径线上角膜变得扁平。因此,术前应了解是否存在角膜散光及度数和轴向径线,切口原则上应选择在最陡角膜径线上进行。切口越长、越靠近角膜光学区,术后角膜变平越大。有缝线的切口可能需要术后后续处理,缝线过紧时缝线方向上的角膜弧度变陡,引起术后散光。术后 6~8 周可拆除 1 根或数根缝线以减轻散光。ECCE 上方切口因需缝线结扎最高可达 2 D 顺规性散光,通常随时间延长或缝线拆除而减轻。如果要拆除 1 根以上缝线,最好分次进行而不宜一次性拆除。除了存在切口漏及明显的逆规性散光的危险外,拆线还有使眼表的微生物沿针道进入眼内,引起继发性眼内感染的潜在可能。

五、角膜溶解

角膜溶解(无菌性角膜溶解)可发生在白内障术后。最常见于术前即有泪膜异常的患者如因角结膜干燥症、Sjögren 综合征或胶原血管性疾病如类风湿关节炎等。早期发现非常重要,因为手术前后加滴人工泪液可减轻病变的发生率。术者也可在手术结束时联合作泪小点栓或外侧睑裂缝合术。其次术后局部滴用非甾体抗炎药,如双氯芬酸类药物等,由于药物上皮毒性或致角膜感觉迟钝,也可引起严重的角膜溶解,可能与这些局部滴剂中的溶解剂激活了金属蛋白酶有关。

持续的表层缺损伴基质溶解需要不含防腐剂的人工泪液治疗,含防腐剂的滴眼液应尽量避免,以减少上皮毒性。其他促进上皮增生或控制基质溶解的治疗方法有:泪小点封闭、戴绷带型角膜接触镜、睑裂缝合术、血清滴眼液(含上皮生长因子)和全身四环素类药物应用。如果培养结果排除了细菌性角膜炎,应避免盲目预防性使用抗生素。很多抗生素局部使用 1 周后,就会引起继发性毒性反应,影响上皮愈合。一些潜在的胶原血管性疾病,应全身应用免疫抑制剂,如甲氨蝶呤、环磷酰胺、环孢素、抗肿瘤坏死因子生物制剂。

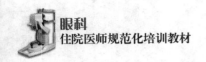

如果病变继续进展、治疗无效,可以做羊膜移植、板层或穿透性角膜移植。由于移植片也可能发生溶解,所以必须维持充分的眼表人工泪液使用,并治疗潜在的全身性疾病。

六、切口渗漏或易被忽视的滤过泡

白内障术后可能发生切口处房水外渗。渗出多呈自限性,包扎、局部或全身应用抑制房水生成的药物可减少渗漏,术后减少或停用糖皮质激素应用有利于切口愈合。

渗漏如果持续存在,可形成滤过泡。无症状者可能仅发现有滤过泡存在。如果出现刺激症状、流泪、影响戴角膜接触镜、感染、浅前房或明显低眼压,可考虑消除滤过泡治疗。方法包括促进局部炎症反应的各种机制,引起继发性的滤过泡瘢痕性封闭,如轻微的烧灼、电透热和冷凝、绷带型角膜接触镜或自血注入滤过泡,也可用氰基丙烯酸盐黏合胶、三氯醋酸稀释溶液直接滤过泡涂擦;也可手术处理:早期切口未完全愈合时可重新缝合,晚期已形成瘘管,单纯缝合可能无效,需做板层或补丁状角膜移植术。

七、上皮内生

角膜上皮内生是比较罕见的内眼手术并发症,现代白内障手术几乎很少发生。部分角膜上皮细胞向眼内长入,覆盖于角膜内皮内表面和(或)虹膜前表面。角膜上皮内生的原因包括两个方面:①可能是上皮细胞在手术过程中被带入前房,在眼内组织上黏附和增生;②是切口未水密,上皮细胞从眼表长入切口,在角膜后和虹膜表面增生。

临床体征表现为眼压升高,成簇的细胞在前房内飘动,角膜后出现半透明的膜样增生物,通常伴随相应部位的角膜水肿,虹膜表面异常,瞳孔变形。增生的细胞膜覆盖小梁网后,可使房水流出受阻,导致眼压升高。氩激光可有助于角膜上皮内生诊断,当氩激光照射增生膜或虹膜表面时,如有上皮细胞存在,激光区会变成白色。

角膜上皮内生处理困难,手术成功率低。部分患者最终因为角膜内皮失代偿和继发性青光眼而行眼球摘除术。前房内灌注低浓度的氟尿嘧啶(5-FU)或行周边角膜冷凝术对部分早期病例可能会有治疗效果,青光眼房水引流阀植入术对某些病例控制眼压和缓解症状有效。

八、液体毒性反应

某些溶液通过灌注或不慎流入前房内会对角膜内皮细胞产生毒性作用,引起暂时性或永久性角膜水肿。有报道结膜下注射的抗生素就能通过具有单向瓣膜功能的巩膜隧道进入前房。皮肤消毒剂如氯己定(洗必泰)等一旦接触角膜内皮,可引起不可逆的角膜水肿和混浊。灌注液内所加的肾上腺素所含防腐剂也会造成角膜内皮损伤,因而推荐使用无防腐剂的肾上腺素。眼内使用一些含防腐剂的药物、含残留毒性物质的重复消毒的针头管道等使用均可对角膜内皮产生严重伤害。整个手术团队必须规范手术操作的各个环节,防止类似事件发生。

如果毒性物质进入前房,可能产生严重的眼内炎症和角膜水肿,称为 TASS(toxic anterior segment syndrome, TASS)。它是一种无菌性、非感染性眼内炎,其症状和体征和感染性眼内炎极其类似,表现为视力下降、轻度眼痛、结膜充血、角膜水肿呈非局灶性增厚、后弹力层皱褶,出现成形渗出和前房积脓,眼压偏低,如小梁网损害可出现眼压增高。TASS

和感染性眼内炎的鉴别要点：①发病时间和眼痛。TASS一般发生在手术后12～24 h，主要症状是视力轻中度下降，常无眼痛；感染性眼内炎常发生在手术后2～7 d，眼痛和视力下降较明显。②眼前节炎性反应。TASS无菌性前房积脓性葡萄膜炎轻，可无眼睑炎性反应，结膜充血水肿较轻，全角膜弥漫性轻度水肿、房水混浊、虹膜纹理欠清、瞳孔常不规则散大或无反应、晶状体表面沉着物及薄膜形成、前房可积脓；感染性眼内炎眼睑炎性充血水肿，眼内炎性改变重。③玻璃体混浊。TASS炎性反应仅限于眼前节，几乎不会有玻璃体炎，而有玻璃体炎常提示感染性眼内炎，术后B超检查与术前比较混浊增加明显，此点对两者鉴别诊断非常重要。④糖皮质激素诊断性治疗。激素局部频繁应用后TASS一般可快速缓解；感染性眼内炎糖皮质激素治疗无效。⑤聚合酶联反应（PCR）检查。房水和玻璃体抽吸物PCR分析，可能有助于对感染性、细菌培养阴性或无菌性眼内炎和TASS的鉴别诊断。

排除感染性眼内炎后，TASS主要治疗方案是短疗程全身和频繁高浓度眼部应用糖皮质激素，如10 g/L泼尼松龙滴眼液每1～2 h 1次，同时密切随访眼压和观察有否细菌感染征象。目前不主张行前房冲洗。

九、结膜膨胀

结膜膨胀是指在白内障超乳和（或）灌注吸引过程中，结膜如水泡样或火山口样隆起（图5-5-5，见彩插），主要原因是透明角膜主、侧切口过于周边或角巩膜切口已切开结膜，使灌注液体结膜和筋膜囊下积聚。过于隆起的结膜尤其是角膜缘全周结膜膨胀，会干扰器械进入切口、眼表水池样液体积聚、术中反光过强，严重影响眼内结构观察。此时需停止超乳，退出超乳头，做两个以上穿透结膜和筋膜囊的小切口，有助于液体及时从球结膜下排出。

十、眼内压升高

白内障手术后眼内压升高较为常见，多为轻度、自限性、不需长期的抗青光眼治疗。但在某些情况下，术后出现严重而持续的高眼压，需及时地进行处理。

术后高眼压的最常见原因是黏弹剂（如透明质酸钠）的残留。即使术毕已将前房内的透明质酸钠冲洗干净，后房及IOL后部仍有部分残留。这种高眼压仅持续数日，药物治疗有效。如眼压过高，术后早期可通过按压侧切口后唇放出少量房水，眼压即可降低。治疗前需局部使用抗生素眼药水和聚维酮碘，局部或全身须使用降眼压药，因为放房水降眼压持续时间较短，眼压可能在1～2 h后再升高。

引起术后高眼压的其他原因还有瞳孔阻滞、前房或玻璃体积血、睫状环阻滞、囊袋阻滞综合征、眼内炎、晶状体物质残留（晶状体溶解性或晶状体过敏性反应）、虹膜色素脱落、术前就存在青光眼、糖皮质激素应用、周边虹膜前粘连等。后者可在术后早期眼部有炎症、前房变浅时发生，随后可导致严重的继发性青光眼。

白内障术后高眼压可由较多种原因引起，单独或共同作用所致，治疗时应仔细辨别、去除潜在因素方可有效。

十一、术中虹膜松弛综合征

某些白内障患者术前瞳孔不易散大，术中可出现松弛的虹膜随着眼内灌注压的波动而反复起伏颤动，同时伴有进行性瞳孔缩小和虹膜脱出。这3点特殊的虹膜体征被称为术中

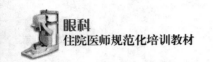

虹膜松弛综合征(IFIS)。此征与服用 α_1 受体拮抗剂如坦洛新等有关。5－α 还原酶抑制剂非那雄胺及因具有类似 α 拮抗作用的某些抗精神病药物也可导致 IFIS 的发生。瞳孔开大肌中因存在肾上腺素能受体,受拮抗药物作用瞳孔开大肌功能障碍,收缩迟缓,导致术前散瞳困难和不充分。术中虹膜松弛,在前房液流作用下,瞳孔括约肌收缩,松弛的虹膜出现震颤。这类患者易出现术中小瞳孔、虹膜脱出损伤、虹膜根部离断、前房积血、进行性瞳孔缩小因暴露不佳会增加超声乳化难度,极易导致后囊破裂、悬韧带离断、玻璃体脱出,甚至脉络膜脱离等。

术前瞳孔难于散大患者应怀疑是否正在服用 α_1 受体拮抗剂,应详细询问患者既往病史和用药史,特别是男性患者的良性前列腺增生症病史及相关药物使用情况,以期能提早发现 IFIS 的高危患者。在术前和术中做充足的准备及应对措施,包括术前停用药物可使术中 IFIS 发生率减少,但即使停用药物,1 个月或更长时间仍可发生 IFIS。

IFIS 治疗方案包括前房内注射肾上腺素、重复黏弹剂使用、双手微切口手术技术、低流量低负压设置、适合的切口构筑等。尽管如此,某些患者术中仍会出现瞳孔缩小和虹膜脱出,此时可用虹膜拉钩或瞳孔扩张环等机械装置扩瞳手段。撕囊后放置虹膜拉钩,注意不要钩住撕囊口。另一方法是把核放在前房内超乳,用黏弹剂保护角膜内皮。机械性瞳孔扩张方法对付 IFIS 较为有效。

由于病变严重程度不一,一些治疗方案如前房内注入 α 受体激动剂肾上腺素可能在某些病例中有效,但在其他病例则效果不佳。掌握多种处理方案,根据病情加以选择或者联合使用来达到最大效果有利于术者处理该并发症。

十二、虹膜根部离断

虹膜根部离断常由于术中操作时损伤了眼内组织所致,如超乳头进入或 IOL 植入损伤虹膜,同时可能发生前房积血和瞳孔缩小,此并发症较易出现在高度远视性短眼轴眼、青光眼浅前房和小瞳孔等病例。通过黏弹剂注入加深切口处前房及超乳头斜面向下进入前房可避免此并发症,但要注意出现后弹力膜脱离可能。一旦虹膜根部离断发生,如果在视觉和外形上都无影响,可不必处理;大范围的虹膜根部离断会出现视觉障碍并影响美观,需用单股聚丙烯缝线将虹膜根部缝到切口处。

十三、睫状体离断

睫状体离断是睫状体从巩膜突分离,常由于术中操作损伤了眼内组织所致。房角镜检查可见房角后退,睫状体和巩膜突之间有一间隙,长时间出现低眼压时,需要修复睫状体离断,可先行裂缝处氩激光光凝,如无效,必须用缝线行睫状体缝合术。

十四、睫状环阻滞性青光眼

白内障术后睫状环阻滞性青光眼,或称房水错向分流(以往称恶性青光眼)是由于睫状环阻滞,房水逆流到玻璃体腔内,引起人工晶状体虹膜隔前移,中央和周边前房变浅,房角阻塞引起了继发性眼压升高。这种情况常发生在术前就存在有闭角型青光眼或眼前节拥挤患者的眼内手术后,如高度远视和小眼球等患者,偶可发生在常规白内障术后。其特征是浅前房和高眼压。鉴别诊断包括瞳孔阻滞、脉络膜上腔出血及脉络膜脱离。

睫状环阻滞性青光眼做单纯虹膜切除术无效,必须用强效睫状肌麻痹剂将晶状体—虹膜隔后移或手术处理。

药物治疗包括强效睫状肌麻痹和散瞳剂如1％阿托品或10％去氧肾上腺素1 d 4次点眼试图使人工晶状体虹膜隔后移。必须同时使用房水生成抑制剂(如β受体阻滞剂、α受体激动剂及口服或局部滴用碳酸酐酶抑制剂)和高渗剂(如口服甘油或静脉注射甘露醇),以减少房水生成和降低眼内压。禁用缩瞳剂。约50％患者药物治疗有效,无效者应及时手术治疗。手术的目的在于刺破后囊膜和玻璃体前界膜,可以用刀、Nd：YAG激光或经平坦部做前段玻璃体切割术,重新建立房水向前流的通道。近年来,有作者报道在周边虹膜切除基础上,利用玻璃体切除经前部角巩膜缘切口或后部平坦部入路另建玻璃体腔和前房相通的旁路,解除人工晶状体睫状环阻滞,重建房水引流途径,取得了较好的疗效。操作时,IOL襻要做适当调整,避开玻璃体切除位置,以免造成IOL移位。

十五、慢性葡萄膜炎

部分白内障术后的慢性葡萄膜炎与低致病性细菌,如短棒菌苗(丙酸杆菌)属和表皮葡萄球菌属感染有关。患者的早期术后反应不明显,无急性眼内炎的典型表现。术后数周或数月出现了慢性葡萄膜炎。对局部用糖皮质激素的治疗反应不一。通常伴有肉芽肿性角膜后沉着物(KP),偶有前房积脓,对于葡萄膜炎持续时间较长的患者,需查明是否有细菌性眼内炎的可能性。有时在残留的晶状体囊袋内可见局限性斑块样混浊或积脓样感染灶,需要仔细地观察。诊断依据包括:高度可疑的临床表现及相应的房水、玻璃体,最好有晶状体残余物的涂片和培养。阳性发现者,可先做玻璃体腔内敏感抗生素注射,如万古霉素1 mg/0.1 ml,2次/周等。治疗失败的患者,要寻找和清除病灶,甚至有必要将残余囊膜和IOL全部取出。既往无葡萄膜炎史的患者如果出现了持续性葡萄膜炎,要考虑是否有微生物性眼内炎的可能。

十六、晶状体残留物

残留的晶状体物质可以作为抗原存在,引起严重的术后免疫炎症反应,较难与感染性眼内炎鉴别。术中晶状体碎块偶会嵌顿在房角或后房内(图5-5-6,见彩插)。如术中出现悬韧带离断或后囊膜破裂,核块可坠入玻璃体腔内。超声乳化手术的晶状体物质残留比ECCE更多见,约占0.3％。术后炎症反应的程度取决于晶状体碎块大小、质地和密度、残留时间的长短及患者自身反应等因素。一般临床上表现为葡萄膜炎、角膜水肿、青光眼和伴严重视力障碍的玻璃体混浊。

坠入玻璃体腔的单纯皮质一般不需要手术取出,随着时间的延长常可自行吸收,但要密切观察眼压变化。核块则与皮质不同,即使很小也需要较长时间吸收,可引起比较显著的炎症和高眼压反应。糖皮质激素、非甾体抗炎药和睫状肌麻痹剂的使用能减少核块引起的炎症反应,帮助吸收。局部降眼压药和全身碳酸酐酶抑制剂可以控制继发性高眼压。下列情况需要进行手术处理:晶状体碎块较大,大于1/4核块;药物难于控制的炎症和高眼压反应;发生视网膜牵拉,有裂孔或视网膜脱离;发生和疑似眼内炎。

如果后囊膜完整,可经原切口将残留在房角和后房的皮质和核块取出。如果后囊膜有破孔,需1～2周内做经平坦部玻璃体切除取出坠落的晶状体残留物质。如果延迟到3周后

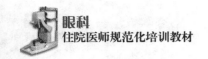

手术,则易发生青光眼和黄斑囊样水肿。

十七、囊膜破裂

在超声乳化过程中,如果发生后囊膜破裂(图5-5-7,见彩插),有可能晶状体核落入眼后段,前房内灌注和快速流动的液体更加剧了这一危险。后囊膜破裂的首要征象是前房突然加深。前囊膜环形撕囊的放射状撕裂可通过赤道部延伸到后囊膜,超声乳化晶状体核时发生的后囊小破口可通过改变手术方法来妥善处理,如果大部分核还未处理,囊膜已出现很大的破口,应停止超乳,扩大切口,用晶状体圈或匙取出核碎块,尽量减少对玻璃体的牵动或进一步损伤后囊膜;如果仅剩下很小一块核未处理,可以适当降低灌注瓶高度,采用全堵、高负压、低流量、低能量模式继续进行超声乳化。也可用辅助器械将核拨到瞳孔平面并放置在核后面,以防止其落入玻璃体内;还可将黏弹剂注到晶状体后面,使其向前浮起。如果核物质已落入玻璃体,但显微镜下能看见,熟悉后段手术技术的医生,可以尝试后部辅助抬高法抬高核块,即平坦部穿刺切口,伸入虹膜铲或黏弹剂针头,也可先黏弹剂针头核块下注入弥散型黏弹剂,再抬高核块。也可直接1 ml注射器针头穿刺,抬高核块到前房,如核块已落入玻璃体腔深部,应避免此操作。

如显微镜下看不到核块,无后段手术经验的医生可做非同轴前段玻璃体切除并取出周边部的皮质,随后在1~2周内由一位经验丰富的后段医师做经平坦部玻璃体切割术,清除核碎块。如熟悉后段手术技术医生,可行角膜缘或角膜切口持续灌注下,平坦部做玻璃体切割术清除核碎块,如前囊膜完整,可植入直径>12.5 mm的IOL,切口需缝合。如前囊膜不完整,可植入前房型IOL或经巩膜或虹膜缝线固定IOL。

前段医生处理后脱位晶状体核块须遵循下列原则:核块看得见或易接近时可尝试取出;前段玻璃体切除处理脱出玻璃体;优先植入睫状沟固定后房型IOL,植入前房型IOL应做周边虹膜切除;黏弹剂要清除干净,切口应水密;术后根据情况及时应用糖皮质激素、非甾体抗炎药和降眼压药物。

如果抽吸皮质时后囊膜出现小裂隙,而玻璃体前界膜未破,应谨慎清除皮质而不扩大裂口。有些术者用黏弹剂稳定前房后,用撕囊镊将裂口改成环形撕囊,避免其向赤道部进一步延伸,再用低灌注低抽吸负压清除周边部囊袋内的残余皮质,避免损伤玻璃体前界膜。有些术者在发生后囊破裂后,偏爱用双套管加注射器来清除皮质,可减轻灌注造成的压力。

如果后囊破口很大,或玻璃体前界膜也破裂,建议做玻璃体前段切除术,有利于皮质清除及IOL植入,还可防止IOL或切口部位发生玻璃体黄斑牵引。白内障术中玻璃体脱出会增加视网膜脱离和眼内炎的发生率。

十八、玻璃体脱出

不管采用何种白内障手术方法,都有可能出现玻璃体前界膜的破裂导致玻璃体脱出,严重者玻璃体可通过瞳孔,黏附于切口,玻璃体牵拉可引起视网膜裂孔和视网膜脱离。后囊膜前的所有玻璃体应在手术时彻底清除。正确的处理方法是直接用玻璃体切除方式清除或将玻璃体末端剪成小段后,用纤维素海绵清除。残留粘连的玻璃体显微镜下较易发现,也可用纤维素海绵或虹膜铲蘸切口或虹膜时发现,也因造成瞳孔变形,尤其是缩瞳后易发现其存在(图5-5-8,见彩插)。

前房内玻璃体会引起伴有或不伴有黄斑囊样水肿的慢性眼部炎症。瞳孔变形、IOL边缘暴露，会产生眩光。如果局部抗炎治疗无效、瞳孔变形造成的眩光明显、黄斑囊样水肿出现临床症状或葡萄膜炎持续存在，应用 Nd:YAG 激光或玻璃体切割术解除嵌顿。突出于切口外的玻璃体因有致细菌性眼内炎的危险应及时清除。如果术后角膜内皮功能不佳，有失代偿风险，就应避免前路而采用后路玻璃体切割术，以减少对角膜的损害。

十九、人工晶状体植入相关并发症

1. 偏心和脱位　IOL 在下列情况下可出现偏心：晶状体襻不对称植入，一襻在囊袋内，另一襻在睫状沟内；晶状体悬韧带或囊袋支持不足；后囊膜出现不规则纤维化；囊袋收缩包裹。偏心的晶状体边缘可暴露于瞳孔区，产生眩光、反光和单眼复视。

计划作囊袋内植入的 IOL，如果单襻或双襻均植入到睫状沟内，就容易发生偏心或脱位。如果晶状体悬韧带不完整，术者应设法将 IOL 旋转到囊膜和悬韧带能充分支持的部位，也可考虑虹膜缝合固定 IOL（McCannel 缝合法）。

后囊膜的不规则纤维化使 IOL 逐渐偏心。此时 IOL 襻已受压弯曲变形，简单的旋转已不能将其准确地置于中心位。这时可能需要将襻重新置于睫状沟或者用睫状沟固定的 IOL 替换囊袋内固定的 IOL。如果是完全性脱位，可用玻璃体切除技术将 IOL 光学部移到瞳孔处，再经角膜将襻缝合在虹膜上。或者将 IOL 取出，换一个前房型或经巩膜或虹膜缝线固定的后房型 IOL。10-0 聚丙烯缝线睫状沟固定 IOL 3～9 年后有脱位报道，双重固定技术或 9-0 聚丙烯缝线固定值得推荐。

2. 瞳孔夹持　虹膜和相应后囊膜区的粘连可造成瞳孔夹持，人工晶状体部分光学边缘暴露和前倾。很多原因可引起瞳孔夹持（图 5-5-9，见彩插），如虹膜和后囊膜粘连、IOL 襻位置不正、浅前房、偶或后房型 IOL 的光学部前移、用非成角的 IOL 固定于睫状沟内或不慎将成角的 IOL 反向植入眼内使其光学部向前突起或 IOL 后方的玻璃体呈正压力。目前，主流的向后成角的后房型 IOL 植入于囊袋内大大减少了瞳孔夹持的发生率。

一般来说，仅影响外观、无临床症状的瞳孔夹持可不必治疗。但个别病例可出现眩光、畏光、慢性葡萄膜炎、近视，甚至单眼复视等问题，需要处理。保守疗法可用患者平卧位、散瞳、静脉用甘露醇，可望使 IOL 后退复位，再缩瞳处理；如果失败，可手术分离虹膜或松解粘连，下压 IOL 重新调整位置，缩瞳。

3. 囊袋阻滞综合征　囊袋阻滞综合征（capsular block syndrome，CBS）是超声乳化白内障摘除人工晶状体植入术后 IOL 与后囊膜之间出现液体或半液体样物质滞留而引起，比较少见，一般分为术后早期和术后晚期 CBS 两种类型。术后早期 CBS 可发生术后数天到数周，2 周内常见，囊袋内液体透明，可能是残留的黏弹剂和房水。临床表现为视力下降，进行性中度近视漂移，眼压轻度升高或正常，甚至因继发性青光眼而使视功能受到严重威胁，临床上容易误诊、漏诊。术后晚期 CBS 多发生于术后 1 年以上，平均 3.8 年，囊袋内液体半透明，可能是晶状体上皮细胞产生的 IV 型胶原、细胞外基质、坏死凋亡的产物及囊袋内高渗透压引起渗入的房水。临床表现为视力下降，无近视漂移，眼压正常，常伴后囊膜混浊。两者裂隙灯检查人工晶状体和后囊膜之间存在宽窄不等的间隙。若为术后晚期 CBS，则 IOL 后液体呈乳白色混浊，似牛奶样。

眼前节 OCT 在此病诊断和治疗后随访有很好的应用价值，表现为人工晶状体和后囊膜

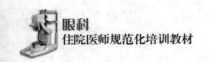
之间存在宽窄不一的间隙,Nd:YAG激光后囊膜切开术后滞留的液体或半液体样物质流入玻璃体,人工晶状体和后囊膜之间液体间隙消失(图5-5-10,见彩插)。

处理方法:症状明显的CBS可行Nd:YAG激光后囊膜切开术。若IOL后液体混浊Nd:YAG激光后囊膜切开术失败,可先行前囊膜切开使囊袋内液体流出后再行激光后囊膜切开或23G、25G中央后囊膜切除联合前段玻璃体切割术。

4. 葡萄膜炎-青光眼-前房积血综合征　葡萄膜炎-青光眼-前房积血综合征首次报道时,与硬性闭合襻前房型IOL的使用有关。经典的三联征或其中某一项的出现是由于IOL的大小不合适、IOL与血管组织接触、或者IOL制造上有缺陷所致,也可能是由于患者对IOL有明显的特异性反应。由于后房内IOL襻与虹膜组织接触,葡萄膜炎-青光眼-前房积血综合征也可见于后房型IOL植入者,葡萄膜炎、青光眼和(或)前房积血对局部抗炎或抗青光眼药物治疗有效。如果效果不明显,或者炎症威胁了视网膜或角膜功能,必须考虑将IOL取出。由于炎性瘢痕存在,尤其是在房角部位,具体操作可能非常困难。术者需小心将IOL从粘连包裹中分离出来,有时甚至需将襻截断,以分段取出IOL,减少对眼内组织的损伤。尽早取出IOL,可减少角膜内皮损害和黄斑囊样水肿的发生,是否需要置换IOL,应根据患者的具体病情而定。

5. IOL性大泡性角膜病变　某些特殊类型的IOL如虹膜固定性或闭襻性前房型IOL植入,有角膜内皮失代偿的风险。虹膜夹型IOL可能随眼球运动而接触角膜内皮,闭襻性型IOL造成慢性角膜内皮细胞丢失被认为是慢性炎症和晶状体与周边角膜内皮的接触有关。具有潜在角膜内皮功能不良如Fuchs角膜内皮营养不良的患者,即使手术顺利、无意外损伤,术后也可能出现角膜水肿。玻璃体与角膜内皮接触及青光眼的发生可进一步加重病情。显著的慢性角膜水肿导致大泡性角膜病变,出现视力下降、刺激症状、异物感、流泪,偶尔还伴发感染性角膜炎。

6. IOL屈光度误差　IOL屈光度误差主要源于术前眼轴和(或)角膜曲率的测量误差,对于同时进行角膜移植或硅油填充眼或屈光角膜手术后患者,选择正确的IOL度数比较困难。IOL反转或睫状沟植入,随着IOL光学面前移,IOL度数会有变化。术后早期视力不理想或经验光证实,应当考虑是否为IOL度数误差。如果造成了有症状的屈光参差,应考虑早期更换合适度数的人工晶状体或背驮式IOL植入或术后角膜屈光手术。IOL置换最好由有经验医生手术,步骤包括黏弹剂分离囊袋、拨IOL襻到前房,特殊剪刀横断IOL光学面、通过3mm切口取出对半的IOL;并发症包括后囊膜破裂、悬韧带离断和角膜水肿。

7. IOL设计、眩光和混浊　除了IOL偏心和囊膜混浊,IOL光学面直径小于暗光下瞳孔直径时,可产生眩光;光学面方边设计和多焦点IOL易于产生眩光和光晕;暗光下瞳孔散大,尽管虹膜盖住了IOL光学面边缘,IOL偏心和倾斜也会产生球差或眩光,非球面IOL能减少球差或眩光和提高对比敏感度;方边设计和高屈光指数材料的IOL会产生颞侧暗影或模糊影或其他主观变形失真感。

少数IOL植入后会产生IOL内混浊,一些早期的丙烯酸酯IOL有时可见明显的闪烁小泡,某些亲水性丙烯酸酯IOL表面和内部的钙沉着会产生明显的症状,必须取出IOL。

二十、囊膜混浊及皱缩

1. 后囊膜混浊　后囊膜混浊(posterior capsular opacification, PCO)是ECCE和超声

乳化手术术后最常见并发症。其发生机制为白内障术后由于炎症反应和血-房水屏障破坏，在细胞外基质大量分泌及各种细胞因子参与下术后残余晶状体上皮细胞在后囊膜上增殖、移行及化生。有两种混浊形态：纤维化型（图 5-5-11，见彩插）或珍珠样型（Elschnig 珍珠型）。临床常呈兼有两种形态结合的混合型混浊。残留的晶状体上皮细胞可有多种不同的增生形式，前囊下上皮细胞倾向形成纤维化型混浊；赤道部上皮细胞较倾向形成珍珠样型混浊。如果前囊膜边缘与后囊膜相贴形成一个密闭的腔隙，残留的成核囊状细胞将会形成 Soemmering 环；如果上皮细胞向外迁移，在后囊膜上形成类似鱼卵状混浊称为 Elschnig 珍珠，可发展到瞳孔缘或虹膜背面。组织病理学显示鱼卵状细胞即成核囊状细胞，与 Soemmering 环内的增殖细胞一样，但它存在在囊膜外，并且缺乏基底膜。如果上皮细胞迁移越过前囊膜或后囊膜，会形成囊膜的皱缩和混浊，也可能化生为成肌纤维样细胞，产生纤维化基质和基底膜胶原，使后囊膜发生收缩，继而导致囊袋不对称皱缩，引起视力下降、眩光、视物变形等症状。充分水分离和彻底的皮质清除可减少 PCO 发生率。

PCO 的发生率各家报道差异很大，成人一般在 50% 以下，婴幼儿可高达 100%。其发病的相关因素包括以下几点：患者的年龄、既往眼内炎症史、是否为剥脱综合征患者、撕囊直径、皮质清除程度、晶状体囊袋固定方式、植入物的贴附度、IOL 的设计（尤其是直角方形边缘）和 IOL 表面的处理、术后时间等。此外，眼内硅油可以明显加剧 PCO 的发展。前囊膜混浊除与上述因素有关外，小口径撕囊和悬韧带脆弱患者更易发生。综合结果显示，术后 5 年明显影响视力的 PCO 发生率约为 28%，其中 PMMA 高于硅胶 IOL，丙烯酸 IOL 最低。需要后囊膜 Nd:YAG 激光切开术比例更低。新一代硅凝胶材料 IOL PCO 发生率较低，IOL 形状设计和形成的后囊膜弯曲可能是主要原因。

2. 前囊膜纤维化或包裹　前囊膜纤维化与其混浊有关，如果 IOL 光学部分被前囊膜覆盖，当纤维化发生时，患者可有不适症状，特别是暗光下瞳孔散大时，眩光及周边视野雾样混浊。囊膜包裹（图 5-5-12，见彩插）是指前囊膜开口由于纤维化而产生术后收缩，通过小瞳孔可见缩窄囊膜边缘，可出现类似纤维化的症状，也可引起 IOL 光学部偏心。囊膜缩窄可发生于小口径撕囊患者，尤其是假性囊膜剥脱综合征、其他异常或非对称悬韧带支撑（眼穿孔伤或钝伤、马方综合征）、原发性视网膜色素变性、眼内炎症疾病如葡萄膜炎、高度近视及平板式后房晶状体植入患者。导致的并发症有：囊袋赤道直径缩小、前囊膜开口偏位、前囊下混浊、远视改变、IOL 移位或包裹、悬韧带牵引、低眼压性睫状体脱离和视网膜脱离。对于有症状患者，需行前囊膜 Nd:YAG 激光切开术以扩大前囊开口，小心对焦，以防损伤 IOL，一般来说，前囊膜纤维化或包裹组织较厚，激光所需能量要大于后囊膜激光，部分患者纤维化前囊膜较厚，由于激光切开后散落组织阻塞前房角房水引流，会导致难于控制的高眼压，此类患者以手术切开或切除部分前囊膜为宜。

二十一、Nd:YAG 后囊膜切除术

Nd:YAG 激光囊膜切开术是目前治疗 PCO 和前囊膜缩窄的常规方法。切开指征包括：PCO 导致最佳矫正视力显著下降；PCO 妨碍了眼底疾病的观察和治疗；后囊膜不均匀混浊或皱褶位于视轴，引起单眼复视；前囊膜缩窄引起晶状体光学面倾斜或移位。禁忌证：后囊膜窥不清或无法确定位置者；不合作或在操作过程中无法保持固视的患者（有些患者需要戴角膜接触镜或球后麻醉以施行囊膜切开术）。

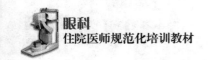

通常 Nd:YAG 激光后囊膜切开术无痛,可在门诊进行。后囊膜切开的激光能量在 0.8～2.0 mJ。先从低能量开始,根据激光区囊膜的厚度和特点调整能量。YAG 激光波长是1 064 nm。正常瞳孔下观察后囊膜能帮助术者判断视轴位置。切开的目标区域是视轴中央3～4 mm的区域。某些特殊情况下,为充分地观察眼底,可作更大直径后囊膜切开。可不散瞳行 Nd:YAG 激光切开;如需要做一个较大的后囊切开时可以散瞳。散瞳前需先辨识几个标志,以便在大瞳孔下仍能估计视轴的位置。使用前置镜能增加眼球稳定性和目标的聚焦性,有效地降低误伤靶点前后组织的可能,“十”字形切开比环形切开更容易发生囊膜向周边的撕裂,偶可致 IOL 向后脱位。以最小能量切开,可在最大限度上保护玻璃体前界膜。尽管有 IOL 光学面的屏障作用,玻璃体前界膜的损伤有时会导致玻璃体脱出。任何类型的后房型 IOL 都有可能被激光能量损伤,尤其是硅胶材料。激光能量聚焦最好在后囊膜下,比较安全的方法是先聚焦于后囊膜略后方,然后稍前移聚焦至目标区域,也可尽量选择距离 IOL 有一定距离的后囊膜处做切开。前囊膜缩窄的患者需做多点切开以松解牵引和扩大光学区,睫状肌麻痹剂和抗炎药无须常规应用,推荐使用盐酸阿泊拉可乐定(阿可乐定)或酒石酸溴莫尼定(阿法根)滴眼液,以防止术后高眼压。

Nd:YAG 激光后囊膜切开术的成功率约为 95%(图 5-5-13,见彩插),如果囊膜过于坚韧无法切开,可考虑用刀或剪加以手术处理。并发症为:术后一过性眼压升高,高峰多在2～3 h 内,由于激光产生的碎屑和大分子物质阻塞房水引流出路所致,可以用 α 受体激动剂等降眼压药物进行预防和治疗,效果较好,一般持续时间不超过 3～5 d,如既往有青光眼病史患者需严密观察眼压,积极治疗。Nd:YAG 激光囊膜切开会增加视网膜脱离的发生率。白内障术后的视网膜脱离多半发生于晶状体摘除术后 1 年内,通常伴有玻璃体后脱离,临床上很难区分是 Nd:YAG 激光囊膜切开还是白内障手术本身与视网膜脱离更具相关性。高度近视、玻璃体外伤、视网膜脱离家族史、既往眼底病变史都是 Nd:YAG 后囊膜激光切开后发生视网膜脱离的高危因素。Nd:YAG 激光后囊膜切开术后可能发生黄斑囊样水肿(CME),既往有 CME 病史、糖尿病视网膜病变患者更容易发生。切开前后滴用糖皮质激素或非甾体抗炎药可能有一定预防作用。白内障术后 6 个月以内做 Nd:YAG 激光后囊膜切开,视网膜脱离和 CME 的发生率都会增高。Nd:YAG 激光后囊膜切开术后 IOL 可能脱位于玻璃体腔,平板式硅胶 IOL 可能比其他类型 IOL 更容易发生 IOL 玻璃体腔脱位,可以延迟到术后 3 个月切开。

二十二、出血

尚没有足够的证据表明:白内障手术患者使用抗凝药或血小板凝集抑制药会增加出血的危险性。此外,手术前暂时停用此类药物也未发现相关并发症。目前得到的认识是抗凝药应用会增加脉络膜上腔渗漏和出血的风险,但停用抗凝药可能导致血栓性疾病发生的风险更大。

1. **球后出血** 球后注射比球旁注射更容易引起球后出血。球后出血发生率为 1%～3%,不同程度的球后出血,其表现不一。静脉源性球后出血形成血肿较缓慢,有自愈性,无须特殊处理。动脉源性球后出血则发展迅速,可出现眼眶肿胀、眼球突出、眼压增高、眼球运动障碍、开睑困难、眼睑和球结膜高度水肿。这种类型的球后出血可以导致眶内容增加,眶压迅速上升。同时,压迫球旁血管影响球内血供。眶内大血管或营养视神经的小滋养血管的血供被阻断或减少后,可能导致不同程度的视野缺损和继发性视神经萎缩。

球后注射后如立即出现眼睑和球结膜高度水肿、眼眶肿胀、眼压升高等体征可以明确诊断。严重的病例经眼底检查可发现视网膜中央动脉阻塞或搏动。治疗以尽快降低眶压和眼压为主要目的。主要措施包括指压按摩、静脉高渗药物滴注、局部滴用降眼压药物、外眦切开或球结膜切开,偶尔可能需辅助前房穿刺。经处理后,眼球运动改善、眼压下降者可以继续手术;相反,如在高眶压、高眼压状态下继续手术,虹膜脱出、脉络膜上腔出血的风险大大提高。对于改期手术的患者,可以考虑球旁或筋膜下、表面或全身麻醉。

2. 脉络膜上腔出血或漏出　伴有或不伴有脉络膜上腔出血的脉络膜漏出一般发生在术中,确切的切口关闭保证眼压不致太低,能显著减少该并发症的术后发生率。典型表现为眼后段组织包括虹膜和玻璃体向前隆起,常伴眼底红光反射的改变。临床上脉络膜漏出往往难以和脉络膜上腔出血鉴别。患者出现烦躁、眼痛、眼压明显升高往往预示可能出现脉络膜上腔出血。具有潜在性高血压、心动过速、肥胖、高度近视、抗凝治疗患者、青光眼、高龄或慢性眼部炎症的患者中,这两种并发症更为常见。

脉络膜漏出可以是脉络膜上腔出血的先兆。脉络膜血管的漏出最终嵌塞了穿过巩膜分布于脉络膜的静脉和动脉。当1根或数根被嵌塞的血管破裂,就导致了脉络膜上腔出血。或者脉络膜血管自发性破裂,尤其是在一些具有潜在的全身血管性疾病患者中,引起脉络膜上腔出血。

3. 驱逐性脉络膜上腔出血　驱逐性脉络膜上腔出血又称暴发性脉络膜上腔出血,发生率为0.05%~0.4%,尽管罕见,但非常严重,预后不良。常发生在手术过程中,出血主要来源于睫状后动脉破裂,需紧急处理。表现为眼内压突然升高伴红光反射变暗,切口哆开,虹膜脱出,晶状体、玻璃体和鲜红色血液被驱出,眼痛明显。一旦发现须立即缝合或指压住切口,做后巩膜切开放出脉络膜上腔的积血,使脱出的眼内组织得以回纳并永久性关闭切口。如不做后巩膜切开,切口能关闭,出血血管能很快被填塞止血。

脉络膜上腔出血和驱逐性脉络膜上腔出血的治疗包括迅速关闭切口提高眼内压,阻止血浆或血液的渗出。随后,如果能看见积血,就用刀片或小环钻在角膜缘后5~7 mm做1个或多个象限的巩膜切开引流。如果不能确定出血部位,凭经验在角巩缘后5~7 mm颞下象限后巩膜做切开。如果不能充分引流,还可在其他象限再做巩膜切开。

当积血清除干净后,可保留巩膜切口以利术后进一步引流。驱逐性出血后,如果有残留积血危害眼球或视力,7 d或更长时间后可考虑再次处理。尽管后巩膜切开引流可以降低眼压,重建眼内组织的解剖关系,但也有再出血的危险,也可迅速关闭切口,不做后巩膜切开引流,交由玻璃体视网膜医生处理。

4. 迟发性脉络膜上腔出血　术后早期发生的迟发性脉络膜上腔出血比较少见,表现为突然眼痛、视力下降、前房变浅。如果切口完好,药物治疗能控制眼内压,对于局限性的脉络膜上腔出血可进行观察,多数能自愈。如果出现切口裂开,持续性浅前房、药物不能控制的青光眼、脉络膜粘连或持续性脉络膜脱离,就需进行手术切开引流。药物治疗包括经验性全身糖皮质激素,局部或口服降压药、局部睫状肌麻痹剂使用并密切观察。

5. 前房积血　超声乳化手术后发生前房积血较少见。当出现手术不顺利或出现并发症及超乳改为ECCE时,术后出现前房积血的概率明显增加。术后早期前房积血通常来源于切口或虹膜,程度较轻,可自行吸收。如果血液与玻璃体混合,则吸收比较慢。长期前房积血引起的两个主要并发症是眼压升高和角膜血染。如果血液和黏弹剂混合,眼内压就比

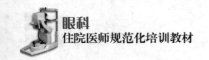

较难控制,需用常规降眼压药物控制并密切观察。术后数月或数年发生的前房积血多来自切口部位的新生血管或IOL对血管组织的侵蚀。通过房角镜对出血血管进行氩激光光凝,可以止血或防止再次出血。如可能,停止抗血小板治疗直至前房积血消失,能减少持续性或复发性出血。

二十三、眼内炎

眼内炎是指眼球壁的一层或多层及相邻的眼内腔隙的感染性炎症。临床上是指视网膜、脉络膜和玻璃体的潜在性破坏性炎症。术后眼内炎是白内障手术最严重的术后并发症之一,发生率为0.05%～0.13%。白内障术后眼内炎术前危险因素包括睑缘炎、结膜炎、泪管炎、泪道阻塞、戴接触镜、另一眼眶内义眼、Ⅱ期人工晶状体植入、糖尿病等。术中危险因素包括眼睑和结膜消毒不充分、手术时间长于1h、后囊膜破裂、后房型人工晶状体的巩膜缝线固定、人工晶状体的聚丙烯襻、通过原切口手术、无目的性地将手术器械置于眼内等。术后危险因素包括术后切口破损、切口渗漏或裂开、手术切口中残留玻璃体、不充分的缝线埋入或缝线拆除、术后滤过泡漏等。

1. 诊断 根据病原体的致病性不同,眼内炎可分为急性型、延迟型或慢性型3种。急性型眼内炎通常在术后2～5d突然发病,其常见致病菌为链球菌、金黄色葡萄球菌及革兰阴性菌。起病急,发展迅速,表现为视力差、角膜浸润、前房积脓、瞳孔对光反射消失、屈光间质混浊、眼底不清或视网膜出血、红光反射消失,眼红痛,眼睑水肿;延迟型眼内炎病情中度,一般在术后5～7d发作,其常见致病菌为凝固酶阴性球菌(以表皮葡萄球菌为主),真菌感染极少见。慢性型眼内炎术后1个月左右发作,丙酸痤疮杆菌、表皮葡萄球菌、真菌是常见的致病菌。表现为慢性虹膜炎或肉芽肿性葡萄膜炎。常伴视力下降、疼痛或无痛、眼内存在病原体的病灶。非感染性(无菌性)眼内炎是白内障术后一种少见的并发症,常和IOL植入,不慎将毒性物质注入眼内,或者对残留的晶状体物质出现严重的炎症反应有关。其诊断须通过房水和玻璃体培养、排除微生物感染可能。

诊断依据病史、临床表现和房水、玻璃体标本培养的阳性结果。有一些眼内炎病例房水穿刺培养阳性而玻璃体穿刺培养阴性,故联合房水和玻璃体穿刺培养是必要的。

2. 治疗 中华医学会眼科学分会白内障与人工晶状体学组根据我国白内障术后眼内感染的现状,结合我国实际医疗情况,在《日本和欧洲地区性治疗指南》的基础上,对我国白内障术后急性细菌性眼内炎的治疗原则、方案及细节,提出了以下共识性意见,可供参考。

(1)白内障术后发生眼内炎时应采取的措施:①必须检查视力。②进行眼前节拍照、裂隙灯显微镜及B超检查,行白细胞计数、C反应蛋白测定等辅助检查。前房混浊程度根据＋～＋＋＋＋,分为轻、中、重、极重4级。③在确诊时必须鉴定致病菌,并行药物敏感性试验。最理想的采集标本应包括泪液、前房水(0.1～0.2 ml)及玻璃体液(0.1～0.2 ml),其中玻璃体液的细菌检出率最高。④针对处于不同阶段的感染,采取不同的治疗方案。第1阶段:仅前房中度混浊,未见前房积脓和玻璃体混浊,需密切观察,必要时可采用前房抗生素灌洗和(或)辅助疗法。第2阶段:出现前房积脓,B超检查未见玻璃体混浊,可进行前房抗生素灌洗和玻璃体内注射联合辅助疗法。第3阶段:前房积脓合并玻璃体混浊,直接采用玻璃体手术和玻璃体内注射联合辅助疗法。在临床实际应用中,每4～6h观察1次病情:对于病情进展迅速者,需每2h观察1次病情,并根据病情处于阶段,不断调整治疗方案。

（2）局部给药的药物配备方法：

1）选用万古霉素（每瓶 0.5 g）、头孢他啶（每瓶 1 g）。

2）溶解：从 50 ml 的 0.9% 氯化钠溶液瓶中吸取 5 ml 用于溶解药物，得到溶解原液。

3）稀释：用余下的 45 ml 0.9% 氯化钠溶液稀释 5 ml 溶解原液（稀释 10 倍），得到溶解稀释液，浓度为万古霉素（10 g/L）、头孢他啶（20 g/L）。

4）应用方式。得到的溶解稀释液将用于不同的治疗方案：①分别吸入 1 ml 注射器中，各 0.1 ml 玻璃体内注射；②分别吸入 1 ml 注射器中，各 1 ml 加入 500 ml 眼用平衡盐液或其他眼用灌注液中，行前房灌洗、玻璃体内灌注。高浓度的万古霉素和头孢他啶混合，溶解液会出现混浊，但在上述各种溶解稀释浓度下，该两种药物混合不会出现混浊。

（3）治疗方式：

1）玻璃体内注射：为针对疑似病例、早期病例的治疗或在实施玻璃体手术前的初期治疗，不必连日给药，建议每 3 d 注射 1 次。目前治疗眼内炎最适合的玻璃体注射用药方案：①10 g/L 万古霉素 0.1 ml＋20 g/L 头孢他啶 0.1 ml；②10 g/L 万古霉素 0.1 ml＋4 g/L 阿米卡星 0.1 ml。将上述配制方法的溶解稀释液吸入 1 ml 注射器中，0.1 ml 玻璃体内注射。

2）玻璃体手术：是最根本的治疗方法。当玻璃体出现炎性混浊，患者视力为光感、更差或呈进行性下降时，或者玻璃体内注射无法有效控制病情时，建议采用玻璃体手术。手术时先采集前房水和玻璃体原液，术中使用万古霉素和头孢他啶灌注液灌注。并进行前房灌洗，要求完全切除玻璃体，注意术中并发症。前房灌洗及玻璃体内灌注应按照上述局部给药的药物配备方法配制溶解稀释液，分别吸入 1 ml 注射器中，各 1 ml 加入 500 ml 眼用平衡盐液或其他眼用灌注液中。

3）辅助疗法一：结膜下注射，建议每天 1 次或 2 次，使用溶解稀释液，剂量为 10 g/L 万古霉素 0.5 ml（在由美国国家眼科研究所进行的眼内炎玻璃体切割术研究中则为 50 g/L 万古霉素 0.5 ml）和 20 g/L 头孢他啶 0.5 ml（在由美国国家眼科研究所进行的眼内炎玻璃体切割术研究中则为 200 g/L 头孢他啶 0.5 ml），可考虑选择性使用。

4）辅助疗法二：滴眼液滴眼，每天 5～8 次，滴眼液应按照上述局部给药的药物配备方法配制溶解稀释液，浓度万古霉素为 10 g/L（在由美国国家眼科研究所进行的眼内炎玻璃体切割术研究中万古霉素为 50 g/L），头孢他啶为 20 g/L。抗生素选择应注意广谱、敏感、低毒和高角膜穿透性，或建议直接使用 0.5% 左氧氟沙星滴眼液，睡前使用同类抗生素眼膏。散大瞳孔药物，如 1% 阿托品滴眼液，每天 2～3 次；0.5% 托吡卡胺滴眼液，每天 4～6 次。由于自行配制滴眼液的有效性和安全性难以确定，因此常温条件下可保存 24 h，3～5℃ 条件下可放置 7 d，但建议尽早用完。

5）辅助疗法三：静脉滴注和口服抗生素。大多数抗生素通过静脉和口服很难穿透到玻璃体内，静脉滴注和口服抗生素仅可作为辅助疗法。静脉滴注的抗生素首选万古霉素（每天 2 次，每次 1.0 g）＋头孢他啶（每天 3 次，每次 1.0 g）。口服的抗生素可选用左氧氟沙星（每天 3 次，每次 100～200 mg）。根据细菌培养和药物敏感性试验结果，进一步调整治疗方案。

6）局部和全身应用糖皮质激素类药物：玻璃体内注射地塞米松（无防腐剂）0.4 mg，严重者可注射泼尼松（每天 1 mg/kg）。成年患者口服泼尼松（每天 1 次，每次 50 mg）或静脉滴注甲泼尼龙（每天 1 次，每次 40 mg）。

7）前房灌洗：使用万古霉素＋头孢他啶灌注液充分灌洗前房。灌洗液浓度建议万古霉素为 0.02 g/L，头孢他啶为 0.04 g/L。采用上述配制方法的溶解稀释液，分别吸入 1 ml 注射器中,各 1 ml 加入 500 ml 眼用平衡盐液或其他眼用灌注液中,行前房灌洗。

（4）临床注意事项：

1）对拟诊感染性眼内炎的患者,应入院进行严密观察,以进一步明确诊断并给予治疗。

2）原则上结膜下注射、滴眼、静脉滴注、口服均为辅助疗法。

3）临床实践中,应根据病情的变化,不断调整治疗方案。

4）在治疗的各个阶段,除裂隙灯显微镜观察外,需结合 B 超检查结果综合判断病情。

5）根据细菌培养和药物敏感性试验结果,适时调整用药方案。

6）若患者对头孢菌素类抗生素过敏,可选用阿米卡星、亚胺培南等药物。

7）确诊为眼内炎后,基层医院眼科医师可在进行必要的处理后,将患者及时转入上级医院进行进一步治疗。

二十四、黄斑囊样水肿

黄斑囊样水肿（cystoid macular edema，CME）是黄斑部毛细血管通透性增强的直接结果,术后 6～10 周出现的 CME 也称为 Irvine-Gass 综合征（图 5-5-14,见彩插）。白内障手术无论是否出现并发症,黄斑囊样水肿是造成视力下降的常见原因之一。虽然发病机制不明,但最终都表现为旁中心凹的毛细血管通透性增加,可能伴有眼内血管普遍的不稳定。相关因素包括伴有前列腺素释放的炎症、玻璃体黄斑牵拉、暂时性或长期的低眼压。

黄斑囊样水肿的诊断以不能解释的视力下降、检眼镜下或眼底荧光血管造影特征性表现为黄斑囊样区花瓣状强荧光或 OCT 显示视网膜增厚。按血管造影性黄斑囊样水肿发现：ICCE 后黄斑囊样水肿的发生率为 40％～70％,ECCE 或超乳为 1％～19％;大多数患者无视力变化。如果黄斑囊样水肿的诊断建立在视力下降至 0.5 或更差的基础上（临床性黄斑囊样水肿）,ICCE 后的发生率为 2％～10％,无后囊破裂的 ECCE<1％～2％,后囊完整的超乳发生率更低。相对于无 CME 患者,尽管两者 Snellen 视力表视力均在 0.5 以上,超乳术后血管造影性黄斑囊样水肿其 LogMAR 视力明显下降,对比敏感度下降尤剧。血管造影性和临床性黄斑囊样水肿视力下降通常发生在术后 6～10 周,无并发症白内障手术患者通常在 6 个月内自愈。黄斑囊样水肿的发生与眼部使用肾上腺素或地匹福林降眼压药或前列腺素制剂有关。后囊膜破裂是 CME 重要危险因素,其他还包括控制不良的术后炎症、术前存在的视网膜表面膜、糖尿病、既往发生过 CME 的患者。

虽然还没有前瞻性随机对照性研究为黄斑囊样水肿提供有效的药物治疗方法,但普遍的临床经验认为：术前或术后预防性局部或全身用吲哚美辛或局部用酮咯酸（安贺拉）可降低 CME 的发生率,其他局部用非甾体抗炎药也有类似作用。局部用 0.5％酮咯酸或 1％醋酸泼尼松龙对慢性 CME 有效。0.5％酮咯酸和 1％醋酸泼尼松龙 1 d 4 次点眼联合应用更能有效治疗 CME。如果局部用药方法无效,可用糖皮质激素筋膜囊内注射,也可曲安奈德玻璃体腔注射。当慢性临床型黄斑囊样水肿对药物治疗无效时,可采取手术治疗。用 Nd：YAG 激光或玻璃体切割术来解除与切口黏着的玻璃体,缓解玻璃体黄斑牵拉。这种方法对慢性的、尤其是对伴有药物治疗无效的轻度葡萄膜炎的黄斑囊样水肿有效。如果是由于 IOL 位置不正,且有玻璃体黏附或慢性葡萄膜炎时,可先调整位置,切除玻璃体,必要时更换 IOL。

二十五、视网膜光毒性反应

在白内障手术中,当有滤光作用的晶状体(白内障)被摘除后,长时间手术,易受损伤的视网膜色素上皮就直接暴露在未经滤过的手术显微镜蓝光和近紫外光的照射下,会增加CME 的发生率或视网膜色素上皮灼伤。如果光灼伤发生在黄斑中心凹,视力就会下降;如果发生在旁中心凹,患者主诉有旁中心暗点。预防这一并发症的关键在于最大限度地减少手术显微镜灯光对视网膜的直接照射。具体措施如下:使用能保证手术完成的最低光亮度;使用有质量保证的灯泡;使用滤除波长在 515 nm 以下的滤光片;如有可能,最好采用斜照光;使用瞳孔保护片,可以内置在显微镜光路中,也可盖在角膜上,尽量减少灯光对中心凹的直接照射。

二十六、黄斑梗死

广泛的视网膜无灌注和黄斑梗死在临床上可出现类似于视网膜中央动脉阻塞的体征,可偶发于为预防眼内炎而作氨基糖苷类抗生素结膜下注射后,这种并发症非常罕见,但发生率不清楚。注射庆大霉素的风险最高,但阿米卡星和其他氨基糖苷类药物也一样可以发生,由于 70% 术后眼内炎的致病菌是革兰阳性菌,此类抗生素并非眼科感染的首选药物。眼内炎可以治疗,但黄斑梗死则不然。因此,目前已不推荐常规预防性氨基糖苷类抗生素结膜下注射来预防白内障术后眼内炎。

二十七、视网膜脱离

ICCE 术后视网膜脱离发生率 2%～3%;ECCE 术后较低,0.5%～2%,超声乳化术后约 1%,术中有玻璃体脱出眼发生率较高。视网膜脱离最常发生在白内障手术后或后囊切开术后 6 个月内。

白内障术后视网膜脱离的危险因素包括轴性近视(>25 mm)、50 岁以下人群、视网膜格子状变性、手术眼原有视网膜裂孔或脱离、对侧眼有网脱史或网脱家族史。任何一项因素的存在临床医师必须在手术前后详细仔细检查周边眼底,并充分考虑是否需要治疗无症状的视网膜裂孔。完整的后囊减少了视网膜脱离的发生率;相反,白内障手术发生了后囊破裂及玻璃体脱出,视网膜脱离的机会就会增加。有证据表明 Nd:YAG 激光后囊切开术后视网膜脱离的发生率增加 4 倍。白内障术后至少 3～6 个月再行后囊切开术也许可以降低术后视网膜脱离的发生率,因为此时大部分患者已发生玻璃体后脱离,后囊切开术对玻璃体视网膜界面的影响较小。视网膜脱离手术的成败并不受有无 IOL 或前房型还是后房型 IOL 的影响。

(蒋永祥)

第六节 特殊情况下的白内障手术

一、社会心理疾病

1. **幽闭恐惧** 幽闭恐惧症是对封闭空间出现恐惧心理的疾病,属于恐惧症的一种。发

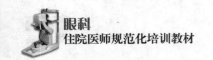

作时除了感觉恐惧焦虑外,还伴心慌,出冷汗,呼吸急促,头脑混沌,手足发抖,肌肉抽动等,严重的会昏厥。对于这种患者,术前应告知术时需要遮盖面部,患者会受限于窄小的手术空间,询问他们能否忍受这种情况。呼出的二氧化碳在手术罩单下聚集过多,可引起高碳酸血症,原本表现合作的患者可能变得焦虑,罩单下放置抽吸导管或改用其他方式通气以避免以上情况。对于患有幽闭恐惧症的患者更适于接受全身麻醉。

2. **痴呆及其他精神疾病**　对于患有痴呆或其他精神疾病的患者,评价其因白内障而造成的功能性损伤可能相当困难。询问患者身边的护理人员可能提供有用的信息,有利于了解其功能性视觉损伤的情况。通常检影法、裂隙灯和眼底检查是医生对白内障患者的病情作出最佳诊断的临床检查方法。术前应当综合考虑患者视觉功能的提升空间和实际的视觉需求。某些情况下,视觉功能的提高能改善患者的精神状态和功能。

术前眼科医生必须确认患者在局麻条件下是否合作,对精神疾病患者给予镇静剂可能引起思维混乱和焦虑,故如患者不能配合,且健康状况良好,应选择全身麻醉。同样的,精神状态倒退的痴呆患者,也常用全身麻醉。若患者术后有发生眼外伤的倾向,则小切口手术更适用。

3. **沟通不畅或无法交流**　在局麻下的眼科手术,医患间可以自如交流,一方面可以使患者放松心情,另一方面可以知道患者术中的感受,没有全麻前的禁食、禁水及全麻后的苏醒、禁食、禁水等一系列的复杂过程,使白内障手术不会为患者增添不舒适的体验。听力受损的患者进入手术室前,应当佩戴好助听器。术前医患双方应商量如何进行术中的有效沟通和交谈。例如,如果患者的听力严重受损,那么与医师之间约定简单的手势交流,会很有帮助。若医患双方言语不通,必要时手术室里可能需要一名翻译人员或家庭成员在场,但这是不得已而为之,翻译人员或家庭成员不懂医学,有时反而增添患者的紧张情绪及他们自己的不适体验。

二、系统性疾病

1. **糖尿病**　糖尿病(DM)在白内障患者中非常常见,DM患者比非DM者更早发生晶状体混浊,一旦发生晶状体混浊发展速度也更快。DM较多为皮质性白内障。若已造成视力显著下降,或影响眼底视网膜检查,不利于糖尿病性视网膜病变(DR)的诊断和治疗,就需尽早手术。

糖尿病患者白内障手术前血糖需要控制在空腹 8.3 mmol/L 以下,术前要告知患者手术后视力的恢复根据眼底情况,另一方面,白内障手术的目的是为了能够更清楚地检查眼底及治疗眼底,如做眼底荧光血管造影及眼底视网膜激光治疗,以防视网膜病变进一步恶化,为患者争取更好地视力及提高生活质量。

由于长期DM患者多有肾脏和心脏并发症,因此需要与患者的保健医师进行术前谈话,以决定麻醉方式。全麻手术当天半夜开始禁食,停用口服降糖药。胰岛素依赖患者应依近期病情遵嘱调整用药量。术前、术中和术后即刻必须准备好静脉通路,以防突发低血糖反应。近期研究表明术前应用 NSAIDs 滴眼可减少术后囊样黄斑水肿,也适用于 DM 人群。

糖尿病性白内障手术的眼前节并发症包括角膜水肿、前房闪辉和纤维素性渗出、虹膜后粘连和后囊膜混浊。超声乳化术后3月随访发现,与单纯白内障患者相比,即使血糖得到合理控制,伴发2型糖尿病的白内障患者术后发生显著角膜内皮细胞缺失的风险更大。

Rosenberg 等发现糖尿病角膜病变与角膜感觉减退相关,角膜感觉减退是 DM 常见伴发表现之一,术后更可能发生上皮层变薄及角膜损伤。若选择小切口手术可避免感觉进一步下降。术中注意保护角膜内皮,术中或术后的损伤都可能减缓糖尿病患者的愈合,导致角膜糜烂复发。切口感染风险与血糖水平成正比,但并无直接证据表明其与眼内感染相关。另外,DM 亦影响伤口愈合。若术前瞳孔小,可以使用多处瞳孔括约肌剪除技术,瞳孔牵拉技术或机械性虹膜扩张器。

糖尿病患者无晶体眼长期使用角膜接触镜效果不佳,而佩戴框架眼镜又会限制视觉功能。因此,可考虑植入后房型 IOL。不论有无硅油,硅胶型 IOL 在玻璃体切割术时都可发生缩合,因此对于可能有玻切风险的患者,是相对禁忌证之一。6.0 mm 或以上直径的 IOL 光学部有助于术后周边视网膜病变的诊治。若必须行晶状体后囊膜切开术,后房型 IOL 植入后可阻挡玻璃体前移。前房型 IOL 不宜用于 DM 患者,尤其是有虹膜新生血管形成的高危因素人群。

糖尿病患者术后局部激素反复滴眼、适当用散瞳剂,能有效预防与治疗眼前段炎症及黄斑囊样水肿。

2. 高血压　白内障患者以老年人为主,很多患者伴有高血压,对白内障手术而言,血压控制在 90~160 mmHg 就可进行,术中监测血压,适当与患者对话以消除其紧张情绪。在血压高于正常及血压波动明显情况下,老年人尤其又伴有高度近视者容易爆发驱逐性脉络膜上腔出血,故保持血压正常及稳定很重要。

3. 心脏病　白内障患者可伴有各种心脏病,术前需做心电图检查,能否手术及应用何种麻醉方式需要与患者保健医师充分交流,如果能够局部麻醉,最好在术中有心内科医师进行心电监护以了解患者术中心血管情况并及时用药,以避免心血管并发症的出现。

4. 脑出血及脑血管阻塞　有脑出血或脑血管阻塞史(脑卒中)的患者术前需要行视野检查,以了解视神经有无损伤及损伤程度,一方面可告知患者其眼部疾病的情况,另一方面可以对术后视力有个较为准确的判断。病程在半年到 1 年之间的要谨慎手术,手术引起的紧张情绪及全身应激状态可能诱发脑出血或脑血管阻塞再次发作,故没有眼部特殊情况,如白内障膨胀期的青光眼发作等,可将手术延期到病情稳定 1 年后。

5. 抗凝治疗或出血性疾病　长期接受抗凝治疗的患者行白内障联合 IOL 植入术,并不增加术中或围手术期眼内出血的风险。但对于已经发生的出血,抗凝药的使用会增加上述出血倾向。球后及球周注射麻醉也可增加球后出血风险。目前应用眼球表面麻醉可将这种风险降低到最小。人工植入物与眼内血管组织接触,增加术后晚期出血风险。

抗凝治疗的 3 项常见指征为:心房颤动、人工心脏瓣膜和深静脉血栓(deep vein thrombosis, DVT)。尽管目前尚未有前瞻性对照研究报道,但许多回顾性研究表明抗凝药在透明角膜手术中相对安全。常见并发症包括结膜下出血、眼睑皮下淤血和罕见的前房积血。球后和脉络膜出血在这类人群中少见。华法林片(可密定)与肝素的抗凝效果强于抗血小板药物,如阿司匹林、双嘧达莫(潘生丁)、氯吡格雷(波立维)和维生素 E。医生应当针对每个患者的不同个体状况,决定术前是否停止抗凝治疗。停用华法林后 3~5 d 凝血功能基本恢复正常,而停用抗血小板药物后至少 10 d 血小板功能方可达到正常水平。患者所使用的全部药物,包括非处方药中可能影响其凝血状态的品种,都应当予以了解和记录。

为患者进行球后/球周注射或手术操作会接触到血管组织时,应与患者的保健医师商量如何调整抗凝治疗方案。尽管心房颤动或既往 1 次 DVT 病史的患者能临时停用抗凝药物,

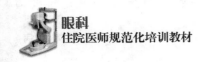

但人工心脏瓣膜和反复 DVT 患者常常需要抗凝药物维持治疗,这就需要更谨慎地与保健医师交流。

每位患者术前都应进行凝血功能状态的评估,尤其是患有以下可能影响其凝血功能的疾病时:慢性肝病、骨髓抑制、吸收不良综合征和体质虚弱。对于上述情况或已知出血因素人群建议进行血液学诊查。术前输注血小板或新鲜冷冻血浆,可减少出血风险。

透明角膜手术和囊袋内 IOL 植入术辅以表面麻醉或筋膜下麻醉,能有效减少出血风险。由于患者术前无须停用抗凝药物,因此许多外科医生常规应用这种方式。若术者不习惯或不熟悉上述操作技术,可考虑委托资质更合适、经验更丰富的医生进行手术。

6. 慢性阻塞性肺病 慢性阻塞性肺病(chronic obstructive pulmonary disease, COPD)患者中需激素治疗的可将白内障的发生年龄提前。术前制订手术方案时必须先进行肺功能评估,并在预定手术日期前尽可能地提高肺功能。建议患者将吸入器带入手术室。

COPD、支气管炎和充血性心力衰竭患者静脉压偏高,造成玻璃体压力上升,术中容易后囊膜破裂,增加手术风险,还宜出现局部麻醉相关的球后出血和术中出血。严重者术中可能因呼吸局促而无法平躺于手术台上。前倾式外科显微镜可能有所帮助。但适合于患者的手术位可能并不便于术者操作。对于这类患者,建议行监测下的局部麻醉。当患者不能忍受所要求的手术位时,考虑选择全身麻醉。

术中和术后即时的咳嗽是很危险的,尤其是在大切口手术中,需预计到这类患者的风险。虽然使用某些麻醉剂能够抑制术中咳嗽,静脉注射利多卡因也可有效止咳,但使用时应避免引起呼吸抑制。许多麻醉医师更倾向于使用气管插管,以控制气道。严重肺部疾病患者可能需要长期氧疗。由于氧气输送系统中可能隐藏一些致病菌,增加了这些患者围手术期发生眼内炎的风险。

对 COPD 患者行小切口手术更为合适,伤口安全性佳。小切口入路方式减少了眼内出血和咳嗽相关并发症的风险。再者,更利于术后伤口愈合,对于激素依赖或慢性消耗性疾病患者而言,影响更小。

7. 关节炎 重度关节炎、强直性脊柱炎和重度驼背患者由于身体条件不适,可能术中不能很好地予以配合,只能尽量调整姿势以使患者最大限度地处于舒适状态,这给外科医生的手术操作带来了一定困难。通常应尽量调整到既能使患者平躺,又便于医生操作的状态,若无法调整至上述手术位置,可考虑全身麻醉(由于严重脊柱后凸的患者可能伴有肺部疾病,故多不适于全身麻醉)。若仅考虑合适的外科操作位置而调整手术台,则可能影响患者术中的呼吸功能并引起眶周静脉淤血。治疗关节炎的药物,如阿司匹林、非甾体抗炎药(NSAIDs)和全身应用激素,都可能增加术中和围手术期的出血风险。全身应用激素和抗代谢药物会延缓术后伤口愈合。这些药物相关的并发症,在术前应与保健医师充分交流,调整用药将并发症的发病概率降低到最小。

8. 肥胖 严重肥胖患者可能同时患有糖尿病、高血压、睡眠呼吸暂停等疾病,影响眼内手术操作。因此,在术前应对这类人群的身体条件进行评估。手术时注意体位避免将患者头部置于屈颈位,否则可能引起气道阻塞,术中持续正压通气可防范上述危险。表面麻醉或筋膜下麻醉能减少球后来的压力。术前予以眼球按摩也能缓解眼部压力。对肥胖、颈部脂肪堆积的患者行小切口超声乳化手术更为安全,显著减少玻璃体脱出的风险。

三、眼部情况

（一）眼外疾病

1. 睑缘炎和痤疮型酒渣鼻　睑缘炎和睑板腺炎是睑缘表面、睫毛毛囊及睑板腺的亚急性或慢性炎症，睫毛上覆有鳞屑，睑缘充血，睑板腺开口堵塞，上睑缘泡沫状分泌物，球结膜充血等。痤疮型酒渣鼻患者表现为颊部、下颌、前额和鼻部的红斑、毛细血管扩张、丘疹及脓疱，若伴有睑缘炎，患者更易发生眼内炎。术前宜热敷、清洁睑缘，滴用抗生素滴眼液。如仅为睑板腺炎，不建议使用眼膏，因为更易阻塞睑板腺开口。上述炎症应在术前予以控制。全身应用四环素对痤疮型酒渣鼻相关的眼睑病变有效。

2. 结膜炎　急性及由急性演变而来的慢性结膜炎在发病期间禁止手术（无论单眼还是双眼），要求患者注意个人卫生，洗眼液洗眼后滴用抗生素滴眼液，如为奈瑟菌性、淋球菌性或流感嗜血杆菌性结膜炎还要加用全身应用抗生素，直至治愈后方可手术以防术后眼内炎的发生。

3. 泪囊炎　慢性及急性泪囊炎在发病期间禁止手术（无论手术眼还是非手术眼）。急性泪囊炎全身应用抗生素、局部应用滴眼液，慢性泪囊炎需行泪囊摘除术或鼻腔泪囊吻合术，将上述疾病治愈后方可行白内障手术。

4. 干眼　干眼包括干眼症、干眼病和干眼综合征。干眼症的干眼症状为一过性，只要经过休息或短暂应用人工泪液就恢复正常，没有眼表不可逆损伤。干眼病既有症状又有体征。合并全身免疫性疾病者为干眼综合征。有干眼的白内障对外科医生提出了特殊的挑战。这些患者术前有些没有眼部症状，有些有异物感、怕光、烧灼感、疼痛等，但多由于角膜上皮暴露、角膜神经丛完整性破坏导致感觉减退、角膜上皮微绒毛损伤，加上局部不恰当地应用激素或 NSAIDs 类滴眼液的综合效应，术后可能发生干眼症状体征加重，甚至角膜溶解。术前应用不含防腐剂的人工泪液控制干眼症状，如有必要，行泪小点封闭术。术中仔细操作，避免角膜上皮损伤或干燥。手术选择小切口方式更佳。

术后数周内密切随访，抗生素和激素类的用药时间要掌握恰当，既要伤口稳定且虹膜炎症状消失，又要防止长期抗生素治疗引起中毒性角结膜炎，影响术后视力恢复。再者，长期应用激素会延缓伤口愈合，同时增强胶原酶活性，更易发生角膜溃疡。NSAIDs 滴眼液会使角膜溶解的发生率显著增加。持续性角膜上皮损伤伴基质损失，可考虑人工泪液局部应用、泪小点封闭、绷带型角膜接触镜、睑缘缝合和（或）羊膜移植等强化治疗方案。制订白内障手术方案前，如患有活动性巩膜炎伴胶原血管性疾病，如类风湿关节炎，应当予以口服激素和（或）抗代谢药物治疗，以减少巩膜或角膜坏死的风险。

（二）角膜情况

术前临床医师应判断白内障患者伴随的角膜病变对整体视力的影响程度。角膜病变影响到前表面屈光度会引起不规则散光，表现为视力显著下降。角膜曲率检查可评估角膜前表面的状态。眼科医生将合适的硬性接触镜放置于角膜上（矫正不规则散光），若视力显著提高，则对白内障术后效果的影响相对较小，否则影响白内障手术后的视力恢复。对角膜本身的规则散光目前可以应用矫正散光的人工晶状体来矫正。

上皮基底膜营养不良是最常见的前部角膜营养不良，也称地图-点状-指纹状营养不良。如果视轴部位有明显病变，如灰白色小点或斑片、地图状和指纹状细小线条，就会影响视力

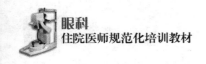

及白内障手术后的视力。采用表皮刮除术是较好的治疗方式。表层完整状态下的基质轻度混浊往往对视力的影响较小。

内皮营养不良是角膜后部病变,病变最后发展为角膜内皮失代偿,手术有可能导致角膜内皮功能失代偿提早发生,应尽量减少对内皮的损伤。用 A 超检查角膜的厚度,若清晨测量值低于 640 μm(此时角膜最厚),则可基本认为角膜能在常规白内障手术中保持稳定状态。角膜内皮功能障碍的临床常用指标是昼夜视觉波动,如患者视力日益下降,则是已存在角膜水肿。此类患者手术时应尽可能减小内皮损伤。正确选择黏弹剂,弥散性好的黏弹剂能够在摘除晶状体时更好地保护角膜。如果中央角膜内皮细胞计数低于 800 个/mm² 则提示白内障手术后角膜失代偿的可能性增加,一般属于手术禁忌。若已发生或很可能发生角膜失代偿,有如下 3 种选择:白内障摘除术后行内皮或穿透性角膜移植术、穿透性角膜移植术联合白内障摘除和 IOL 植入术(三联术)和穿透性角膜移植术后白内障摘除和 IOL 植入术。

角膜移植术后白内障是角膜移植术后公认的并发症之一,可能是由角膜完整性改变、术中晶状体损伤或长期应用抗排异的类固醇药物引起。尽管移植片在内皮计数极低时仍能保持透明状态,但常规白内障术后可能对其造成损伤而失去功能。移植术后角膜增厚、角膜水肿或上皮缺损都会降低白内障术后视力,术者应当在进行白内障手术前考虑到这些可能性。手术操作涉及角膜时,尽量减少内皮损伤,控制术后炎症,能减少移植失败的概率。理想情况下,应等待穿透性角膜移植术后缝线完全拆除且角膜曲率度数稳定后再行白内障手术。若过早选定 IOL 度数,可能因角膜曲率改变而导致白内障术后发生明显的屈光参差。可选用后房型 IOL,减少光学部和角膜内皮的接触。巩膜或虹膜缝线固定后房型 IOL 适用于囊袋薄弱者。但上述操作可能对内皮移植片造成不良影响。另一选择是植入可调节开襻式前房型人工晶体。白内障术后角膜移植片存活 5 年的可能性高于 80%。

(三)高度屈光不正

1. 高度近视　高度近视为病理性近视,病程长,患者都有不同程度的眼底改变,严重者眼底脉络膜萎缩严重,黄斑萎缩、变性、出血,视网膜变性,伴有萎缩孔等。这些眼底的病理学改变不同程度影响患者白内障手术后的视力恢复,在术前应与患者及家属充分沟通,以获得理解。白内障手术一般不双眼同时进行,在一眼手术后等待另一眼手术的过程中,患者有明显屈光参差,双眼同时视时会有不适感,另一眼术后不适感消失,术前要告知患者。高度近视患者玻璃体液化多见,行超声乳化术时,前房加深,使核的刻槽难度加大。将超乳头放入眼内前,建议先降低灌注瓶高度,并提高流量。若选择表面麻醉,眼内注射利多卡因有助于减轻由晶体/虹膜隔显著移位引起的不适。此外,辅助器械操作将瞳孔缘升高,可减少相对性瞳孔阻滞的发生。若使用最低正度数的 IOL,患者仍有明显残余近视,则应选择负度数IOL。硅胶和丙烯酸酯材料均可制成负度数的可折叠式 IOL。高度近视患者即使行非复杂性白内障手术,发生视网膜脱离的风险也很高。后囊破裂时,需要行玻璃体切割术,以防脱出玻璃体处理不好,引起视网膜脱离。硅胶型 IOL 会发生缩合,影响视网膜医生在行睫状体平坦部玻切时观察眼底,因此作为相对禁忌证,不推荐高度近视患者应用这类 IOL。

2. 高度远视　高度远视患者眼轴较短,前房浅,宜发生青光眼,手术时更易发生虹膜脱垂和损伤。超声乳化术中,可额外加用 1 支黏弹剂,以加深前房,同时在插入超乳头前提高灌注瓶高度。若切口位置稍靠前方,可减少虹膜脱垂风险。远视眼的角膜直径低于正常值,更容易发生手术相关的角膜损伤,为保护角膜,尤其是切口明显靠前时,应当尽量减少器械进出眼内的次数及眼内操作。

（四）透明晶状体摘除术

考虑到超声乳化术对眼球损伤小，术后恢复快，护理方便等一系列优点，对于高度近视和高度远视有改变屈光状态要求的患者，推荐行透明晶状体摘除术。该技术优于其他屈光手术之处在于避免角膜操作对中央视轴区的影响，保存了前弹力层和正常角膜形态。另一优势在于多数医生更习惯于使用该技术。但是，应当权衡视功能提高和手术风险之间的利弊。例如，高度近视患者行透明晶状体摘除术后每年发生视网膜脱离的风险是 1.1%。如果需要行 Nd:YAG 激光后囊切开术，则进一步增加了视网膜脱离的风险。此外，当需要矫正高度数的屈光不正时，标准 IOL 度数计算公式往往不能很好地预测术后视力。若要获得较好的裸眼视力，应事先告知患者可能会有的附加手术，包括激光屈光性手术。其他可能的并发症包括眼内炎、角膜失代偿、青光眼、出血、IOL 移位等。使用特殊的知情同意书，有助于患者了解手术利弊。随着其他矫正高度屈光不正的方法日益发展，屈光性晶状体摘除术的效益风险比存在一定争议。合适的适应证为已有一定程度晶状体混浊的高度屈光不正，行白内障手术即摘除了混浊的晶状体又矫正了屈光不正。

（五）屈光手术后白内障

屈光手术包括激光角膜屈光手术和非激光角膜屈光手术。这些手术改变了角膜的解剖结构，按角膜曲率计或角膜地形图测定角膜曲率及传统人工晶状体公式计算出的度数，在 IOL 植入术后普遍会出现不同程度的远视漂移或屈光参差。

放射状角膜切开术（RK）后角膜中央变平，但中央光学区角膜组织未被切削，角膜前后曲率的比值不变，可将角膜前表面曲率半径测量值带入相关公式换算得到角膜曲率。使用 Pentacam 三维眼前节分析系统时，等效 K 值可直接输入 IOL Master，得到 IOL 度数。RK 术后 IOL 度数计算关注：眼轴，中央角膜曲率和 IOL A 常数。建议 K 值取最小值，并目标屈光度基础上加少许度数，以免因度数欠矫而造成术后远视。若是角膜前表面曲率未知，则 RK 术后可行角膜地形图测定平均角膜曲率（ACP）。

PRK 和 LASIK 通过切削部分角膜组织，达到矫正视力的效果。计算 IOL 度数的 3 个主要方面是角膜曲率、眼轴长度和 IOL 度数计算公式的选择。其中角膜曲率是最关键的影响因素。对于近视患者，其中央区角膜前表面的曲率变小；对于远视患者，其中央区角膜前表面的曲率变大。两种情况下角膜后表面的曲率均保持相对稳定，因此角膜前后表面曲率的比值发生改变。术后中央部角膜变薄，角膜后表面一般会出现轻微向前膨出，即 R 减小，角膜曲率高估值更大。另一方面，术后角膜被削去 $100 \sim 200 \ \mu m$，术后眼轴长度值应是术前眼轴和手术切削厚度的差值，因而在 IOL 计算时须采用术后眼轴数据。应用 IOL Master（5.0 以上软件版本）进行精确的眼部生物测量，避免了高度近视尤其是伴有后巩膜葡萄肿患者通过超声测量眼轴时出现较大误差，并且可以很方便地使用随机附带的 Haigis-L 公式计算 IOL 度数。

角膜屈光手术后评估角膜屈光度的传统方法很多。若患者有详尽的术前术后屈光资料（术前角膜曲率和屈光度、术后稳定的屈光度），可直接计算得到校正 K 值，代入 Holladay 公式计算 IOL 度数。若患者术前术后屈光资料不全，可选用 Buzard 提出的硬性角膜接触镜（RGP）法，嘱患者佩戴基础弧度已知、屈光度为零的硬性角膜接触镜，测量戴镜前后等效球镜度数的差值，带入公式得到校正 K 值。此法不需要任何术前资料，只需保证晶状体基本透明能进行验光，视力需 0.4 以上。术后角膜 K 值换算可应用 Shammas 公式或 Koch and

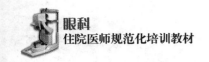

Wang 公式。可用 Pentacam 测得角膜后表面 K 值,也可用前后表面曲率法估算,带入相关公式得到校正 K 值。

对于 IOL 度数的选择主要分为以下两种方法。

1. IOL 直接测算

(1) 术中验光法:Mackool 提出超声乳化晶体后立即进行验光,根据以下两项公式计算植入。

IOL 度数＝验光等效球镜度 SEQ×1.75,当 SEQ 在＋8.50～＋12.75 D 范围内时使用。
IOL 度数 ＝ 验光等效球镜度×1.5,当 SEQ＜8.0 D 时使用。

(2) IOL 估算法:已知角膜屈光手术后稳定时的眼屈光状态,以 1:1.25 法则(即人工晶状体度数高于眼镜 25% 的法则)大略估算人工晶状体度数,已知屈光手术后 SED 为－4.0 D,那么植入的 IOL 度数为 20.5－4.0×1.25 ＝ 15.5 D。

(3) 角膜忽略法(Walter 法):假设患者是先行白内障手术再行屈光矫正手术,即假定患者白内障术后保留相当于屈光手术所切削度数的屈光度数,采用患者屈光术前的角膜 K 值及白内障术前的眼轴数值的资料,代入 Holladay 公式进行计算所需要植入的 IOL 度数。

2. IOL 度数修正

(1) Masket 法:Masket 等发现准分子激光近视手术每矫正 3 D 的屈光度,IOL 度数大约出现 1 D 的欠矫。Masket 经研究之后提出了以下公式:IOL ＝ IOL(K 术后)＋IOL 修正;IOL 修正 ＝ Diopter×(－0.326)＋0.101

(2) Lankany 法:IOL ＝ IOL(K 术后平均值)－(0.47SEQ 术前＋0.85)或 IOL ＝ IOL(K 术后平均值)－(0.46SEQ 术前＋0.21)。

术前等效球镜值通过了解患者在屈光手术之前所佩戴的眼镜度数即可获得,因而该方法在临床上很实用。

Seitz 等提出对于 PRK 和 PRK/LASIK 术后患者,若术前角膜屈光度和曲率检查记录齐全,则优先使用"临床病史法(clinical history method)",即原始 K 值减去屈光手术后等效球镜差值。若是角膜前表面屈光度和曲率未知,PRK/LASIK 术后应当使用角膜前、后表面曲率半径来计算角膜屈光度。选择最高 IOL 度数计算值作为植入用。一般最终值应比目标屈光度少许近视,以免因欠矫造成术后远视。

PRK 和 PRK/LASIK 术后的计算公式多达 13 种,还在不断进行补充。为保证计算准确性,减少眼球解剖异常引起的误差,至少应用 1 项第 3 代理论公式(Haigis、Hoffer Q、Holladay 2 或 SRK/T)。回归公式(SRK Ⅰ或Ⅱ)是根据正常眼球解剖关系统计得到的经验公式,故不推荐。代入 SRK/T、Haigis-L、Holladay Ⅱ 公式计算近视术后患者 IOL 度数,或代入 Hoffer Q 公式计算远视术后患者的 IOL 度数。Giacomo 提出若患者近视屈光性手术前病史齐全,使用双 K 法计算 IOL 度数。Feiz-Mannis 公式、Latkany 回归公式基于屈光手术后平均和最平角膜测量值,双 K 法则单独考虑角膜前后表面屈光度,其变形公式适用于屈光手术前病史不全者。

对于 LASIK 术后 IOL 度数计算,Li 等曾选取了 4 种角膜曲率测定方法和 4 种 IOL 计算公式进行比较,发现单 K 法低估术后待植入的 IOL 度数,易造成 IOL 植入后远视。Feiz-Mannis 公式计算值偏差较大。临床病史法分别与 Hoffer Q 和 Holladay Ⅰ 公式比较,EffRPadj 差异有统计学意义(Hoffer Q,$P＝0.018$;Holladay Ⅰ,$P＝0.043$)。相较于其他公式,应用 SRK/T 公式计算时,得到的 IOL 度数相对高估,术后远视可能性较小。双 K 法和基于有效角膜曲率校正值（EffRPadj）的计算公式联用时最为精确，Maloney 法会低估 IOL 度数，但与临床病史法得到的校正值相比，差异具有统计学意义（$P<0.015$）。但单独应用一种角膜曲率计算方法时，各 IOL 计算公式得到的 IOL 预测值无显著统计学差异。同时还提出了 Maloney 改良法，仍有待进一步评价。

当然，现在最为便捷的便是登陆 ASCRS 官网 http://iolcalc.org/，便可依据指示，逐步输入手头资料，进行各种屈光手术后 IOL 度数的计算。

（六）发育异常

对于白内障伴眼球发育异常的成年患者，术者应首先考虑术后视力恢复的可能性。询问病史很重要，充分了解白内障发生前视功能情况，术者应当判断视觉功能减退是白内障造成，还是其他眼部疾病如弱视或视网膜疾病等造成，若为前者则手术后视力预后良好，若为后者则预后差。RAPD（＋）、眼球震颤或色觉差，说明视力预后差。但视力从手动或数指恢复到 0.1，也能显著提高低视力患者生活质量。若晶状体混浊影响了眼底检查，可选用 B 超检查，以排除视网膜脱离、葡萄肿或眼后节占位，以及评价眼球大小。

其次，术者应当评价术眼对白内障手术的耐受程度。小角膜的内皮细胞数目较少，术后内皮细胞存留更少，容易发生角膜功能失代偿。早晨（角膜最厚时）行角膜厚度测量，有助于判断术后是否可能发生角膜失代偿。

圆锥角膜患者因角膜异常陡峭，多有不规则散光，IOL 度数也难以计算。若患者已佩戴角膜接触镜，医生应当解释 IOL 植入术后仍可能需要继续佩戴接触镜以矫正散光。若为年轻患者，圆锥角膜病情可能持续进展，直到必须行穿透性角膜移植术。此时可选择人工晶状体置换或双联 IOL 植入，以使其屈光度与术后预期角膜形态相适应。

房角结构异常者发生青光眼的风险高。即使患者既往无青光眼病史，术后仍可能 IOP 升高。若已明确诊断，且需多种药物控制，应考虑术前先行激光小梁成形术或白内障摘除联合青光眼滤过手术。

虹膜缺损可能伴有悬韧带断裂和（或）先天性悬韧带缺失，可引起玻璃体脱出，应完善术前相关检查，如 UBM 来观察悬韧带情况。应用带虹膜隔的囊膜张力环可能有助于支撑囊袋，减少玻璃体脱出的风险。

后极性白内障，多发于双侧，常染色体显性遗传，增加术中后囊破裂的风险，需要格外注意患者的选择和术前的诊查。为降低并发症风险，术中应尽量减少对后囊膜的压力。球后或球周麻醉能防止眼球运动引起的后玻璃体压力增加。同时，若要减少对后囊膜的压力，术中应避免眼内压（IOP）升高。黏弹剂可维持前房压力。可以不进行水分层操作，但一定要做水分离。眼内超声乳化术首先应吸除晶状体核，再完全移除其余核周皮质，这是最易发生后囊膜破裂的阶段。降低灌注瓶高度可减少后囊膜压力。抛光后囊膜也可导致破裂。

早产儿视网膜病变（retinopathy of prematurity，ROP）与核性白内障相关，其晶体密度比同龄患儿正常值高。ROP 眼多为高度近视，但眼轴不长。若行视网膜冷冻治疗或视网膜脱离修复术，患儿可能伴发悬韧带松弛。

小眼球（nanophthalmos）是一种少见的病理性眼球发育障碍，其晶状体与眼球的体积比高于正常眼，伴浅前房、窄房角和巩膜增厚。这类患者行眼内手术易发生术中或术后葡萄膜渗漏。选择小切口手术，可减少上述风险。

对于眼球大小或比例异常的患者，术者需考虑以下问题：是否需要植入 IOL 及何时植入 IOL。如，标准尺寸 IOL 不适用于小眼球或先天性前节大眼球，后一情况多双侧发病，X 染

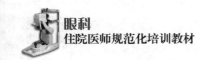
色体连锁隐性遗传,相对眼球其他部位,眼前节不成比例地增大。角膜直径通常＞13 mm。该病与色素剥散综合征、白内障、悬韧带离断、晶状体脱位和高度近视相关。对于这类眼球发育异常的患者,IOL制造商可能会考虑设计适合其需求的标准IOL,这样不仅预订耗时长,还可能需要获得医院委员会的许可。

计划为发育异常眼行手术前,术者应仔细探讨手术利弊,并鼓励患者参与决策过程。应事先告知手术室人员相关病史,尽可能备齐术中必需品。总之,未雨绸缪方是明智之举。

(七) 青光眼

青光眼患者行白内障手术是为了提高视力、改善视神经功能,或两者兼而有之。因为小瞳孔条件下会更早出现视觉障碍,因而在某些广泛使用缩瞳剂治疗青光眼的国家,患者会更早求助于手术。手术方式可选择单纯白内障手术、白内障摘除联合青光眼滤过手术、滤过手术后白内障摘除术。若药物控制眼压(IOP)效果良好,患者耐受药物治疗,青光眼视神经损伤较轻,则适用于单纯白内障手术。小切口白内障摘除术联合后房型IOL植入能较好地保存视功能,且不影响青光眼病情。部分青光眼患者接受白内障手术后IOP得到更好的控制,免于行青光眼手术,这可能是由于人工晶状体较人本身的晶状体前后径小,即比较薄,前房空间增大,改善了房水外流受阻情况。若后期考虑滤过性手术,为尽可能减少结膜损伤,应选择经透明角膜切口行小切口白内障手术。若青光眼患者白内障程度不重,能耐受二次手术,则考虑分期手术,先行滤过手术,眼压控制满意后再行白内障手术。但由于术后炎症、晶状体损伤、前房变浅、低眼压和激素应用等原因,白内障病情可能在青光眼滤过性手术后加重。此外,白内障手术可能对青光眼滤过泡功能有所损伤。若青光眼患者房角关闭超过180°,药物控制IOP不满意,白内障明显,则行白内障摘除联合青光眼滤过手术。

青光眼患者在行白内障手术前,除常规白内障术前检查外一定要检查中心视野和周边视野,评估瞳孔功能,需要时还需做视觉电生理检查,用来了解视神经功能,要注意角膜内皮细胞计数,长期高眼压会导致内皮细胞数目减少,减少到一定程度就属于手术禁忌。

1. 青光眼患者单纯行白内障手术　青光眼患者白内障术后炎症往往比单纯白内障患者严重。炎症程度与术前眼部条件和术中眼内操作有关。此外,强效缩瞳剂和拉坦前列素(适利达,xalatan)及其他前列腺素类滴眼液,都可能加重术后炎症反应。

一般患者白内障超声乳化手术后最初24 h内IOP会暂时升高,这一现象具有普遍性,有研究显示发生率高达74.3%,之后降至正常基础水平。对于术前已有高眼压或确诊为青光眼的患者,更应注意术后眼压的随访。研究表明,白内障摘除和IOL植入术对开角型和原发性闭角性青光眼都有一定的降眼压作用,有些甚至术后无须继续维持抗青光眼药物治疗。需要注意的是白内障手术后,晶状体残留皮质可引起IOP持续升高而房角开放,当房水逆流引起虹膜前移导致前房角关闭时,则为恶性青光眼。术中应用于白内障手术的黏弹剂,即使经充分抽吸,也容易造成受损的小梁网堵塞。血液、色素、炎症介质都可能阻塞房水外流途径,造成术后IOP升高。因此,青光眼患者术中应尽可能彻底吸出晶状体皮质和黏弹剂,严格遵嘱术后定期进行随访,早期发现和控制IOP升高。

若患眼不能耐受IOP显著升高,或不能耐受降眼压药物治疗,术者应考虑行白内障摘除联合滤过性手术。

青光眼患者术后发生黄斑囊样水肿(CME)的风险增加。由于青光眼患者接受白内障术后易于发生炎症,加之术前应用的前列腺素类抗青光眼药物,都会增加术后CME发生的风险。尽管CME多为一过性,但恢复期可长达数月,减缓术后视觉恢复时间,这应当在术前告知患者。NSAIDs 滴眼液对此可能有效。

术中玻璃体脱出,多因悬韧带松弛造成,可见于伴有假性剥脱综合征或外伤的青光眼患者。因此,术前应检查悬韧带功能,若发现前房深度不对称、虹膜震颤、虹膜根部离断、晶状体震颤或晶状体倾斜,则提示可能有悬韧带松弛。应用超声乳化手术无须施加外力,即可摘除晶状体核,可降低玻璃体脱出的风险。若是小瞳孔或硬核需行 ECCE,施加外力将核挤出时一定要小心操作,可用圈套器辅助娩核。已有滤过泡且功能正常时,若发生玻璃体脱出,会堵塞滤过口,应进行玻璃体切割术,仔细操作,可避免上述堵塞情况发生。

瞳孔变形常见于青光眼患者,多为大发作后瞳孔变大变形,患者术后如果视力有恢复,则会怕光及视近物模糊,更有甚者瞳孔直径大于人工晶状体光学部,则患者有复视主诉,术前应与患者充分沟通。有些青光眼患者瞳孔大小如常,但患者虹膜弹性往往较差,术中不注意容易虹膜反复脱出,最终造成局部虹膜脱色素,瞳孔变形,故要小心操作。

2. 青光眼滤过性手术后白内障手术　青光眼滤过性手术后可行多种白内障手术。若无禁忌证,应选择小切口白内障超声乳化手术。与 ECCE 相比,小切口更安全,创伤更小,术后恢复快。

若滤过泡失效,可选现有滤过泡一侧作为白内障手术入路,便于同时修复滤过泡。虽然有手术位置接近这一有利条件,但选择新切口入路行白内障摘除术联合滤过性手术的成功率可能更高。若新滤过泡位置已定,可选择新位点或颞侧透明角膜切口行白内障手术。

若滤过泡功能尚存,应尽可能予以保护。据统计,白内障术后有 20%～40% 滤过泡因球结膜损伤而失效。经颞侧透明角膜切口白内障超声乳化手术能减少结膜损伤和角膜散光,因此是功能性滤过泡患者的首选术式。手术结束时可在远离滤过泡一侧予以氟尿嘧啶(5 - FU,50 mg/ml,0.1 ml)结膜下注射。

囊袋内后房型 IOL 植入术的晶体居中性更佳,还能减少以下风险:瞳孔夹持、术后炎症、玻璃体嵌顿。

3. 白内障摘除联合青光眼滤过性手术　对于同时患有白内障和青光眼的患者,若伴有以下情况,则考虑行白内障摘除联合青光眼滤过性手术:①白内障明显,青光眼药物应用已达耐受上限。②白内障明显,青光眼药物依从性差。③白内障明显,中重度青光眼视野缺损。④白内障明显,重度青光眼视神经损伤,不能耐受术后 IOP 升高。⑤白内障明显,滤过泡功能不良。⑥白内障明显,不能耐受多次操作。⑦白内障并不明显,但影响视野或眼底检查。

白内障摘除联合青光眼滤过性手术应用到了多项技术。小梁切除术和巩膜后唇咬切术最为常用。常规白内障摘除术多选择超声乳化技术。超声乳化白内障摘除联合青光眼滤过性手术后,滤过泡的维持率是小梁切除术和囊外摘除术的 3 倍余,为 62%：20%。再者,超声乳化手术能减少术后前房积血、纤维蛋白性虹膜炎、低眼压和脉络膜脱离的风险。

小切口白内障手术可经由小梁切除术巩膜瓣下或单独切口入路。越来越多的医生更倾向于经颞侧透明角膜切口行白内障手术的同时,联合上方切口行小梁切除术,研究表明其效果优于单切口手术。

滤过泡失效多发生于年轻患者或虹膜色素较深、既往虹膜炎病史、结膜瘢痕或既往滤过泡失效患者。上述患者可能需要抗代谢药物治疗,减少结膜瘢痕或巩膜造口术造成的滤过功能下降。目前常用丝裂霉素 C 治疗。

(八) 脉络膜驱逐性出血

脉络膜驱逐性出血的高危因素有高龄、未控制的青光眼、高度近视、脉络膜硬化、高血

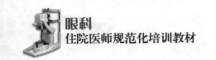

压、广泛动脉粥样硬化、抗凝治疗或出血倾向、近期外伤或手术相关的活动性炎症、持续低眼压和对侧术眼既往驱逐性出血史。尽管要控制上述所有危险因素非常困难,但患者和手术组应当针对驱逐性出血的风险预备方案。全身或局部麻醉(无论局部球后麻醉是否使用肾上腺素)均可能发生。全身麻醉剂量逐渐减少时,患者由于气管内插管不适,可能突发弓背或咳嗽,非常危险。虽然在现代麻醉技术的控制下,上述并发症已很少发生,但仍需防范。

高危患者行超声乳化手术有许多优点:小切口愈合迅速,出血少,术中 IOP 波动小,手术用时短。但选择小切口并不能完全避免脉络膜驱逐性出血的风险。

术眼操作前,可采用压球或适当点压按摩来降低 IOP。结膜开口较正常位置偏后,预留巩膜区域以备出血时行巩膜造口。若 IOP 高,做主切口时要避免眼压骤降。术中切忌反复进出前房,尽量保持手术操作的高效性。封闭切口时应当密切注意是否有驱逐性出血,可发生于术中或术后。患者在围手术期应避免 Valsalva 动作。

总的说来,严重低眼压是视力预后不佳的指标。术前需评价低眼压原因。若难以观察眼后节,改用超声。可逆性的低眼压原因,如虹膜炎引起的暂时睫状体分泌房水减少,应当在白内障手术前予以控制。伴有睫状体脱离或视网膜脱离时,可能需要单独手术,或与白内障手术联合的扩大手术。慢性低眼压可导致角膜内弹力层皱褶,视轴变短,脉络膜增厚,黄斑水肿等等,使 IOL 度数选择更复杂、更难预测,眼内结构及视功能的损伤使术后视力恢复受限。不可逆性低眼压是白内障手术的禁忌证。

(九) 葡萄膜炎

葡萄膜炎可引起并发性白内障,若光感、光定位良好,眼压基本正常者,可在炎症控制的情况下行白内障摘除和人工晶体植入术。但白内障手术也可能加重原有症状。由于葡萄膜炎患者发生术中和术后并发症的可能性大,应注重对患者的术前宣教,完善眼前节检查、黄斑形态和功能及视神经检查等,准确评估潜视力,并积极控制炎症;术中由经验丰富的医生进行细致操作,分离粘连,减少对眼内组织的进一步损伤;术后除了维持治疗炎症以外,应关注相关并发症,如 Fuchs 异色性虹膜睫状体炎患者术后常发生前房积血、玻璃体混浊、青光眼等,中间葡萄膜炎患者术后最常见有 CME 和 IOP 升高,应注意预防和应对,改善预后。

1. 围手术期抗生素应用　葡萄膜炎患者在白内障手术前予以积极抗感染治疗,能保护眼内结构,同时减少术后 CME 的发生率。虽白内障手术为 I 类切口,感染发生率相对低,但术后葡萄膜炎症状可能恶化,病原菌经手术伤口侵入加重眼内感染症状,如眼睛疼痛、视力下降、前房积脓等,严重者未及时治疗,甚至会失明。对于既往单纯疱疹感染引起的葡萄膜炎,术前应用阿昔洛韦(无环鸟苷)400 mg bid 或盐酸伐昔洛韦胶囊 0.5 g,qd,辅以 1%醋酸泼尼松龙、NSAIDs 滴眼控制术后炎症。

最新临床指南明确推荐术前使用 5%聚维酮碘(pocidone iodine)进行结膜囊灌洗以预防眼内感染,但目前尚缺乏抗生素具体临床应用有效性的有力证据,因此仍以医生经验用药为先。由于存在血眼屏障,全身用抗生素一般不能渗透入眼内,因此多用眼球表面、前房内或玻璃体内途径给药。目前,临床上广泛应用的有左氧氟沙星滴眼液,其次是氧氟沙星或环丙沙星滴眼液,可明显降低多数病原体的最低抑菌浓度(MIC)。也有部分口服氟喹诺酮类能透过血眼屏障达到 MIC 水平。而欧洲白内障与屈光医师协会(European Society of Cataract and Refractive Surgeons,ESCRS)的眼内炎研究小组以欧洲 24 家医院为中心进行的前瞻性研究表明,术终前予以前房内注射头孢呋辛(cefurxime)和(或)围手术期左氧氟沙星滴眼来替代聚维酮碘,能有效减少术后感染,其中头孢呋辛预防用药组的患者术后发生眼内炎的概率仅为未预防用药组的 1/5。另有多项回顾性研究报道了术前应用头孢唑啉或头孢呋辛可降低术后眼内炎发生率。术后结膜囊下注射抗生素可能引起结膜囊下撕裂,应用氨基糖苷类或致黄斑梗死,故目前已不推荐使用。术后当天应立即开始应用抗生素滴眼,以广谱抗菌的莫西沙星和加替沙星多见。国内围术期预防用抗菌药物起点高,是目前我国抗菌药物应用中普遍存在的问题,直接后果是导致了多重耐药菌的出现和二重感染。金黄色葡萄球菌等革兰阳性菌的耐药株,可改用万古霉素前房内注射。

2. 围手术期激素和 NSAIDs 应用　为控制术后炎症和黄斑囊样水肿(CME),围手术期多应用皮质类固醇类和非甾体抗炎药滴眼液,尤其是对于合并有葡萄膜炎的患者更是需要大量给药以减轻上述并发症。

传统的皮质类固醇类包括地塞米松(dexamethasone)和醋酸泼尼松龙(prednisone acetate),经多年长期临床研究证实围手术期应用均有良好的抗炎作用,给药途径包括口服、滴眼和眼内注射等。Vogt-小柳原田综合征、Behcet 病相关的葡萄膜炎患者白内障术后炎症复发风险大,应术前预防用药,即手术前 3 d 开始予以连续口服激素,每日剂量按 1 mg/kg 计算,术后依病情变化调整用药时长和用量。无法口服激素者(如血糖未控制的 DM 患者),局部应用或结膜囊下注射 40 mg/ml 曲安奈德(triamcinolone acetonide)。此外,也可于术前 2 d 每 2 h 应用 1%醋酸泼尼松龙滴眼液(guttae prednisolone acetate),加 NSAIDs 药物口服和滴眼。Jonas 推荐手术结束前予以不含防腐剂的醋酸泼尼松龙 4 mg/0.1 ml 玻璃体腔内注射,效果与围手术期全身应用激素效果相仿。但另一方面,围手术期皮质类固醇类的应用还受到其不良反应的限制,其中之一是术后眼内压升高。利美索龙(rimexolone)和氯替泼诺等新型皮质类固醇则对眼内压影响较小。近期一项氯替泼诺随机对照研究表明抗炎效果佳,不良反应少,且术后 IOP 有显著的临床下降(≥10 mmHg)。

FDA 批准的 NSAIDs 药物参见 2011 年最新的白内障手术指南,包括 1%吲哚美辛(indomethacin)混悬液、0.5%酮咯酸(ketoralac)溶液和 0.3%氟比洛芬(flurbiprofen)注射液。0.09%布洛芬(bromfenac)是近年新用于术后镇痛和抗炎的 NASIDs 滴眼液,能较好地透过血眼屏障,每天 2 次给药达到有效作用浓度,仅有少数不良反应报道,如长期角膜病变者可引起角膜失代偿等。

3. 葡萄膜炎并发白内障的 IOL 植入选择　既往认为青少年特发性关节炎和慢性葡萄膜炎患者不宜植入 IOL,现代 IOL 制造技术已有很大改进,若炎症控制得当,手术植入 IOL 已成为可行。推荐使用直角方边的单片式丙烯酸酯(亲水/疏水型)IOL 进行前房或囊袋内植入。硅胶型 IOL 植入后,后囊膜下混浊的发生率高达 34.2%,CME 和 PS 形成的发生率也较高,囊袋收缩综合征也仅见于硅胶型 IOL 植入眼。总之,亲水型丙烯酸酯材料与葡萄膜生物相容性较好,与囊袋则较差;疏水型反之。未控制的慢性葡萄膜炎不宜植入 IOL。

慢性反复性眼内炎症和相关的激素治疗均是促进白内障病情进展的危险因素。当白内障显著时,术者应当评估白内障和其他眼内并发症对视觉功能的相对影响程度。眼底荧光血管造影、血管内视镜或 OCT 检查可发现黄斑囊样水肿。术前应告知葡萄膜炎患者相关并发症可能导致预后不佳,包括角膜水肿,眼内炎、青光眼或低眼压加重,脉络膜渗漏和黄斑水肿等。决定手术方案前,应当选择合适方法评价葡萄膜炎原因。

术前术后严密控制炎症能减少上述并发症风险。在多数情况下,应频繁使用激素类滴眼液或口服激素类药物,维持围手术期的强化治疗。局部或全身抗代谢药物或环孢素可选择性用于部分患者。

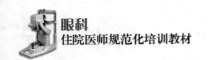
以往研究认为,葡萄膜炎患者禁忌植入 IOL。但随着 ECCE 联合囊袋内植入后房型 IOL 手术被广泛应用,使得这一禁忌证更为局限。葡萄膜炎患者行小切口超声乳化手术植入 IOL 降低了上述风险。某些类型的葡萄膜炎,包括 Fuchs 虹膜异色性葡萄膜炎、复发性急性虹膜炎的静止期和非活动性后葡萄膜炎,都可能适用 IOL。一项针对葡萄膜炎患者植入 IOL 的相对小样本、前瞻性随机临床研究,发现慢性虹膜睫状体炎或扁平部睫状体炎患者能够适应 IOL 植入,但不植入的视力可能更佳。相对于可折叠式硅胶型 IOL,可能聚甲基丙烯酸甲酯或丙烯酸酯材料制成的 IOL 更适于葡萄膜炎患者。

（十）视网膜疾病

1. 黄斑变性及视网膜血管病 黄斑变性和（或）视网膜血管病和白内障共存对白内障术后结果预测带来一定困难。既往病史非常重要,有助于评价白内障进展前和黄斑病变和（或）视网膜血管病出现后的视力。通常潜视力评价等功能性检查对术后视力的预测优于黄斑形态。但是潜视力检查结果不佳,并不代表术后结局一定不好。不论选择何种手术方案,术前应与患者充分交流沟通,谨慎告知患者预后。晶状体混浊影响黄斑及视网膜检查和病情诊断,影响治疗视网膜下新生血管膜或其他病变,则建议手术。一方面将混浊的晶状体摘除,另一方面为治疗眼底病争取时间和机会。多数硬核患者术后行动能力得到改善。

2. 视网膜色素变性 视网膜色素变性与后囊下白内障密切相关。硬核使原本受限的视野更为狭窄,眩光使视觉功能进一步受损。这类患者的潜视力结果多不可靠,难以评价。术者应于术前检查黄斑,排除 CME 或其他视网膜病变。患者主诉视力下降与白内障进展一致,且与术者对晶状体混浊程度的判断相符,则多预示术后视力提高。视网膜色素变性患者多有不同程度的视野缺损,术前中心及周边视野检查非常重要,可能的话做电生理检查,多项合做可以更精准评价患者视神经受损情况,从而预测患者预后。

3. 玻璃体切割术后白内障 白内障是有晶体眼玻璃体切割术后的常见并发症,多为核性,伴眼底红光反射和中央视野丧失。后囊下白内障多发于硅油注入术后。由于缺少玻璃体的支撑作用,后囊不稳,超声乳化时,前房显著加深,建议伸入超乳头前,降低灌注瓶高度,增加流速。若在极深前房内行超声乳化术,会对悬韧带造成更大压力,手术时需要注意变换操作。增大撕囊口能将晶状体核脱出,使超声乳化位于虹膜平面,这样囊袋只需承担灌注压。囊袋内超声,对不熟练的术者可能会给囊袋施加除灌注压外更多的压力,从而带来医源性晶状体半脱位等并发症。若为较大的棕色硬核,则选择囊外操作,尝试在下方角膜缘施加外力娩核,可能导致悬韧带断裂。因此,撕囊后应当先行充分水分离,让皮质和晶状体核分开,用辅助器械将核抬高,晶状体套圈器(或带灌注的圈套器)辅助娩核。对于预后的预测需要根据既往病史,追问患者玻璃体切割术后达到的最好矫正视力,在假设患者术后眼底没有继续病变的情况下,白内障术后的最好矫正视力一般能够达到玻璃体切割术后的最好矫正视力。如果眼底继续病变,那么视力达不到上述,这在白内障术前一定要充分告知患者。

（十一）眼外伤

眼外伤早期或晚期均可发生白内障。前和（或）后囊膜破裂导致晶状体皮质迅速液化,引起乳白色白内障。晶状体蛋白渗漏至房水和玻璃体,可能导致葡萄膜炎和（或）青光眼。当前房可见膨胀皮质时,如果没有继发性青光眼出现,则及时予以白内障摘除,以防引起眼压升高,届时手术风险大为增加。白内障明显,影响眼底观察和眼后节外伤的治疗。晶状体物质释放引起的继发性青光眼,难以治疗,症状类似于感染性眼内炎。出现上述任何一种情况都提示需及时行白内障摘除术。儿童眼外伤后房水内更易形成纤维渗出,可能被误诊为白内障,要小心诊断,谨慎手术。

对于发展缓慢的白内障,应当密切随访,对眼内炎症予以控制。缓慢进展或稳定期白内障仅在严重影响患者视力时考虑手术摘除。对于硬核或既往眼外伤史患者,应评价其术后视力恢复的可能性。除完善病史和检查,医生应注意是否有视野缺损、瞳孔传入障碍、括约肌撕裂或房角病变、IOP 升高或过低、超声检查提示眼后节病变等情况伴发。对于近期外伤且准备行白内障摘除术的患者,应对多项因素进行综合考虑,没有感染性眼内炎及继发性青光眼的发生,原则上等待眼内炎症反应、充血水肿消失,再行手术,一则术后反应轻,恢复快,二则残存囊膜有所机化,使植入人工晶状体机会大增。

1. 可视性 角膜裂伤和(或)水肿会影响医生进行晶状体摘除的操作,有一定危险,原则上等角膜恢复一段时间后,再根据病情单独进行白内障手术,或联合角膜移植医师共同行角膜移植和白内障摘除联合手术。

2. 炎症 眼外伤急性期,纤维蛋白在虹膜处聚集成膜,引起虹膜粘连、瞳孔膜闭和眼内结构变形。仔细分离虹膜后粘连,让瞳孔放大,若失败,则需行瞳孔成形术。周边虹膜切除术能有效避免术后瞳孔阻滞。受炎症影响,脉络膜组织非常脆弱,易发生出血。黏弹剂能保护受损的角膜内皮,可能有助于观察眼前节结构。黏弹剂未吸除干净可能引起术后 IOP 升高,需局部、口服或静脉药物治疗。睫状肌麻痹剂和局部或口服激素强化治疗可用于控制围手术期的炎症。

3. 异物留存 考虑到不同类型的眼外伤,眼内可能留有异物。若为明显可见的异物,推荐使用间接检眼镜。CT 扫描或超声用于检查是否有不易发现的异物。若为金属异物,则MRI 扫描不适用。显著白内障伴后房或玻璃体内异物残留,可经睫状体平坦部或前路切口行白内障摘除和玻璃体切割和异物去除。

4. 其他眼组织损伤 晶状体外伤常累及虹膜。括约肌撕裂一般无须修复,除非有明显的瞳孔变形。虹膜根部离断严重,引起复视,术者可将虹膜根部缝至巩膜突,以修复撕裂的组织,消除复视。离断不引起复视,可暂不手术。房角后退或房角粘连引起高眼压或低眼压,需要联合青光眼医师共同诊断治疗。若外伤早期或晚期发生视网膜脱离,白内障摘除后能充分观察眼底,届时根据病情行视网膜复位术。

(十二)悬韧带离断伴晶状体半脱位或脱位

悬韧带失去功能的常见原因有剥脱综合征和外伤,先天性和发育性障碍次之,如Marfan 综合征及先天性代谢性疾病,典型临床表现为虹膜震颤。不伴晶状体破裂的半脱位如果患者不伴复视,仅需检查随访。多数情况下,部分悬韧带纤维的存在仍然使晶状体限制在玻璃体前方。医生给这类患者行上方裂隙灯检查时,可能认为晶状体易于摘除,但当患者平躺于手术台上时,晶状体可能位置后退而不能探及。因此,术前应嘱患者仰卧位检查。

术前未检查到的悬韧带功能异常在术中呈现出来时,多表现为晶状体或囊袋的偏心或玻璃体脱出到前房,导致不能有效地摘除晶状体核。悬韧带支持薄弱时可选择白内障超声乳化吸除术。但是,术者应当小心避免将撕囊口扩大至前囊的悬韧带区域。降低流速可减少前房波动,避免玻璃体由悬韧带断裂处脱出。降低灌注瓶高度,可减少术中发生深前房的风险,悬韧带压力也随之减少。

外伤性白内障多为软核,应用超乳头的大号抽吸接口,尤其是在年轻患者中。悬韧带失去功能的区域用黏弹剂阻挡玻璃体。若外伤前已有核性白内障,应充分超声乳化,不过分移

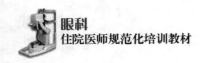

动核。若发现玻璃体进入前房,为防止玻璃体牵拉视网膜,在行超声乳化或吸除皮质前应先做前段玻璃体切割术。

若囊膜支撑薄弱,无法行超声乳化手术,应选择植入囊袋张力环(capsular tension ring, CTR),为晶状体核和皮质的移除、囊袋内 IOL 的植入提供足够支持力。悬韧带支持薄弱,可用改良 Cionni CTR 缝至巩膜壁。如果没有 CTR 但囊膜足以支持囊袋内 IOL 植入,可选择硬襻的三体式 IOL,植入悬韧带薄弱处,以免发生囊袋收缩。

当晶状体核明显半脱位、玻璃体嵌入前房时,术者应考虑经睫状体平坦部行晶状体切除。必要时术前咨询经验丰富的眼底医生。对于囊膜薄弱不能植入后房型 IOL 者,可选择前房型 IOL 或经巩膜固定的后房型 IOL。

(十三)人工晶状体植入术

若眼内炎症和出血程度轻,眼前节结构可见,残留囊膜足够,宜一期 IOL 植入,避免二次手术,降低成本和手术风险。但是,术者也可选择无晶体眼加角膜接触镜,而非Ⅰ期 IOL 植入。

一期 IOL 植入也有无法忽视的缺点。某些特殊的外伤类型,可能更适合二期植入 IOL。如术中可视性不佳导致无法正确放置 IOL;术中不能确定残存囊膜是否足够支撑 IOL 或悬韧带损伤,可能引起 IOL 偏心或移位,甚至掉落入玻璃体;术中发现需植入悬吊式 IOL,而手术创伤已比较大。IOL 植入后影响周边视网膜检查,若发生视网膜脱离,也给修复手术带来困难。

若一期 IOL 植入前不能进行精确的生物学测量,可能导致术后明显的屈光参差。例如,角膜水肿和瘢痕会改变视轴部角膜形态,影响 IOL 度数。硬性角膜接触镜不仅可矫正无晶体眼,还能抵消不规则散光,在某种程度上比植入 IOL 效果更好。再者,穿通性眼外伤伴发眼内炎的风险增加,植入 IOL 并不改变最终预后。

(王 曼 竺向佳)

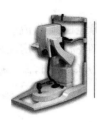

第六章

青光眼与低眼压

青光眼在全球是仅次于白内障的第2位致盲眼病,第1位不可逆性致盲眼病,是一组威胁视神经视觉功能,主要与眼压升高有关的临床征群或眼病,无论青光眼的致病学说是什么,最终导致的是视神经损害,这种损害目前是不能逆转的,其自然发展病程最终是视神经完全萎缩丧失视功能,因此危害性大。可能的发病因素包括遗传学规律、致病基因筛查和环境、精神因素的影响,以及造成视神经、视功能损害的相关危险因素,如主要因素是升高的眼压,同时也存在一些患者的易感因素,如基因、代谢性疾病、心血管疾病、自身免疫病理等。视神经损害呈现凹陷性萎缩及视野呈特征性缺损、缩小,这是青光眼不同于其他视神经疾病的特征。临床上通常将青光眼分为原发性、继发性和发育性三大类。目前,临床上的有效措施就是采用各种方法控制病理性眼压,达到每个个体的安全靶眼压(target IOP)水平,阻止和预防视神经的损害,保护视功能。降低眼压是唯一经严格证实的青光眼有效治疗方法。

原发性青光眼(primary glaucoma)是主要的青光眼类型,一般双侧性,两眼的发病可有先后,严重程度也常不一致。发生在成年以后人群,是典型的眼科心身疾病。依据不同的解剖结构和发病机制,传统上将原发性青光眼分为闭角型青光眼和开角型青光眼两类,两者的临床表现过程及早期治疗原则也有所不同。

继发性青光眼(secondary glaucoma)是由眼部其他疾病或全身疾病等明确病因所致的一类青光眼,可见于各年龄人群,有逐年增多的趋势。

发育性青光眼(developmental glaucoma)为眼球在胚胎期和发育期内房角结构发育不良或发育异常所致的一类青光眼,于出生前后和婴幼儿期及少年儿童期发病。

第一节　原发性闭角型青光眼

原发性闭角型青光眼(primary angle closure glaucoma)是我国最常见的青光眼类型。此类青光眼的发病须具备两个因素:眼球解剖结构的异常及促发机制的存在。解剖因素有眼轴短、角膜小、晶状体厚、前房浅等特征,虽然房水流出系统功能正常,但在情绪波动、过度劳累、近距离用眼过度、暗室环境等诱因下,房角易关闭而引起眼压升高。因房角关闭的发病机制不同,临床主要有虹膜膨隆、高褶虹膜两类。

一、虹膜膨隆型

导致青光眼的发病机制是病理性瞳孔阻滞。正常眼球晶状体仅与瞳孔附近的虹膜接触,如果受诱发因素影响晶状体前移或厚度增加,或瞳孔散大,则使晶状体前表面与虹膜后

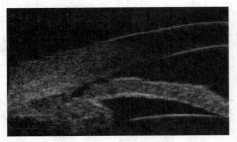

图 6 - 1 - 1　虹膜膨隆的 UBM 表现

面紧贴,接触面积增大,使得房水从后房经由瞳孔流向前房的阻力增加,而产生病理性瞳孔阻滞,结果房水积聚后房,顶推虹膜向前膨隆,造成房角关闭,眼压升高(图 6 - 1 - 1)。

(一)急性闭角型青光眼

1. 临床表现　前房角呈"全"或"无"的方式关闭,由于房角关闭的突然且范围较大,因此发病时一般有明显眼压升高带来的表现。

(1)发作期:一旦周边虹膜堵塞了房角,房水不能外引流,眼压就立即上升,可伴有程度上的不同。根据发作时的临床表现,可分为以下两种。

1)急性大发作:即典型的大发作,多为一眼,也可双眼同时发作。由于房角突然大部分或全部关闭,眼压急剧上升,出现明显的眼痛、头痛,甚至恶心呕吐等症状;视力高度减退,可仅存光感。检查可见球结膜水肿,睫状充血或混合充血,角膜水肿呈雾状混浊,瞳孔扩大,多呈竖椭圆形或偏向一侧,对光反应消失,前房很浅,眼底则常因角膜水肿而难以窥见。眼球坚硬如石,测量眼压多在 50 mmHg 以上,可超过 80 mmHg。发病略久的青光眼,角膜后可有虹膜色素沉着(色素性 KP),尚可见虹膜色素脱落及(或)扇形萎缩。晶状体前囊下可呈现灰白色斑点状、粥斑样的混浊,称为青光眼斑。这些征象即使眼压下降后也不会消失,作为急性大发作的标志而遗留下来(图 6 - 1 - 2,见彩插)。

2)小发作:也称亚急性发作或亚急性闭角型青光眼,系不典型发作。由于前房角的关闭不完全,临床特点是患者自觉症状轻微,仅有轻度眼部酸胀、头痛。视力影响不明显,但有雾视、虹视现象。瞳孔形态正常,虹膜则大多呈膨隆现象,前房较浅。眼底可见视盘正常,偶可见到视网膜中央动脉搏动。眼压一般在 30~50 mmHg。发作时间短暂,经休息后可能自行缓解。

上述两种不同的临床表现与房角关闭的速度和范围、眼压升高的程度和持续时间,以及可能的血管神经反应性等因素有关。

(2)间歇缓解期:发作后经治疗或休息自行缓解,症状消失,关闭的房角全部或大部分又重新开放,不用药或仅滴用少量缩瞳剂眼压正常,病情得到暂时的缓解或进入相对稳定时期。此期的时间可长可短,长者可达 1~2 年或更长,短者 1~2 个月即可再次发作,个别甚至数日内再发作。

(3)慢性进展期:可由急性发作未能控制或反复小发作产生的累积效应,导致周边部虹膜与小梁网组织形成的永久性粘连达到一定范围时(通常超过 180°圆周的房角),眼压就会逐渐持续升高,病程乃转入慢性期而继续发展,后期出现视盘凹陷性萎缩和视野受损、缩小。

(4)绝对期:慢性进展期发展到最终,视力完全丧失无光感,但眼压仍高,可有角膜大疱,眼痛难忍。

此外,一眼已确诊为急性闭角型青光眼,而另一眼却从来未发作过;或双眼房角狭窄,眼压正常,但暗室激发试验可呈阳性表现。这些眼,均被认为是处于临床前期,存在着急性发作的潜在危险。

2. 检查

(1)眼压测量:往往在发作期、慢性进展期和绝对期的患眼测得眼压是升高的,但在间歇期和临床前期的患眼眼压是正常的。

(2)裂隙灯检查:可见虹膜膨隆导致的浅前房。大发作眼可以遗留下发作后三联征:角膜后色素性 KP,虹膜脱色素的扇形萎缩,晶状体前囊下青光眼斑。

(3) 房角检查:各期的房角状况不一致,窄房角是基础,可部分或全部关闭、粘连。房角镜检查直观见到前房角的具体状况,可以动态压迫以区别是关闭还是粘连,但在角膜水肿混浊时看不清。超声生物显微镜(UBM)可以观察到典型的虹膜膨隆切线图像,房角处周边虹膜与小梁接触,以及后房和睫状体、晶状体的情况及其相互关系(见图 6-1-1)。

(4) 眼底检查:观察视神经乳头及周围视网膜的损伤情况,角膜水肿混浊时不能视见,瞳孔药物性缩小时难以察见。

(5) 眼轴测量:A 超检测眼轴可以知道是否过短,以帮助分析手术发生恶性青光眼的危险性。

(6) 视功能检测:包括视力(及矫正)和视野(中心及周边),明确视功能损伤情况。

3. 诊断要点　依据发作的病史和上述浅前房及窄房角的体征,可以明确急性闭角型青光眼的诊断,其他的几项检查可以帮助确定该眼处于青光眼的哪一期,以便制订针对性的治疗方案。

注意与外伤导致的晶状体前脱位(不全性)、继发虹睫炎的闭角型青光眼等鉴别,主要是病史及体征。

4. 治疗　目的是控制青光眼病情的发生、发展,不同病期的患眼有相应的治疗措施。

(1) 临床前期:目的是预防发作,主张及时做周边虹膜切除术(更适于虹膜较厚的患眼)或激光虹膜切开术(更适于虹膜较薄的患眼),解除瞳孔阻滞。对于暂时不愿手术者应给予预防性滴用缩瞳剂,常用的是 1‰毛果芸香碱(匹罗卡品)2～3 次/天,并定期随访。

(2) 急性发作期:挽救视功能和保护房角功能是治疗的两个主要目的。应在最短时间内控制高眼压,常常是促进房水引流、减少房水生成和高渗脱水 3 种手段联合应用;其次是及时应用保护视神经的药物。对急性发作患者的处理,首先眼局部频滴缩瞳剂,常用 1‰毛果芸香碱,可每 15 min 1 次,眼压下降后或瞳孔恢复正常大小时逐步减少用药次数,最后维持在 3 次/天。注意明显的高眼压往往使得瞳孔括约肌对缩瞳药物不敏感,此时应合并使用强效降眼压治疗的脱水剂如甘油、山梨醇、甘露醇、尿素等,常用 20%甘露醇溶液,1.0～1.5 g/(kg·d),快速静脉滴注。临床使用时应注意老年患者,尤其是有高血压和心功能、肾功能不全,以及电解质紊乱患者的全身状况,以免发生意外。必要时,可以施行周边角膜穿刺前房放液降眼压处理。房水生成抑制剂有眼局部用和全身用两类。全身应用的主要是碳酸酐酶抑制剂,常用的有乙酰唑胺(醋氮酰胺),250 mg/次,或醋甲唑胺,26 mg/次,2 次/日口服,眼压控制后可停用。眼局部用的主要有碳酸酐酶抑制剂和 β 肾上腺素受体阻滞剂,前者有 2%杜塞酰胺、1%布林佐胺滴眼液,3 次/天,后者有 0.5%噻吗洛尔、0.5%左布诺洛尔、2%卡替洛尔、0.25%倍他洛尔及 0.3%美替洛尔等滴眼液,可选用 1 种,2 次/天,能有效地协助高眼压的控制。急性发作的患眼,如果充血水肿明显可加用皮质类固醇滴眼液,有助于眼压的控制。在采取上述治疗措施后 3 d 内眼压仍不能控制的,则应考虑及时手术治疗。对于虹膜萎缩和瞳孔固定散大的急性发作眼,滤过性手术以虹膜嵌顿术为好。

闭角型青光眼的不典型发作,一般能较快控制,常常缩瞳剂、β 受体阻滞剂、碳酸酐酶抑制剂等联合应用。眼压下降后,可逐步减少至停用 β 受体阻滞剂和碳酸酐酶抑制剂。如眼压不再升高,房角大部分或完全开放,则可做周边虹膜切除(开)术。如眼压再度回升,则表示房角的房水引流功能明显受损,只能选作小梁切除术等滤过性手术。

对于眼压升高的青光眼,尤其是急性发作过的青光眼,及时给予全身应用自由基清除剂、抗氧化剂如维生素 E、维生素 C 等,可对受损的视网膜视神经组织起到一定的保护作用。

（3）间歇缓解期:因房角完全或大部分开放,宜及时行周边虹膜切除（开）术,阻止病情进展。暂时不愿手术者,则应在滴用缩瞳剂的情况下加强随访。

（4）慢性进展期:由于房角已大部分粘连或全部粘连,只能选择眼外引流术,通常选作小梁切除术或巩膜咬切术。术前眼压在 30 mmHg 以下施行青光眼滤过性手术比较安全。

（5）绝对期:治疗目的仅在于解除症状,多需手术治疗,应尽量避免眼球摘除给患者带来的精神痛苦。如只是角膜大泡引起的症状,可佩戴软性角膜接触镜治疗,无须手术就能够起到很好的效果。

（二）慢性闭角型青光眼

1. 临床表现　多见于 50 岁左右的男性,临床表现像原发性开角型青光眼,但其周边前房浅,中央前房深度可以正常或接近正常,虹膜膨隆不明显,房角为中等狭窄,可呈多中心地发生点状周边虹膜前粘连。由于其病程的慢性特征,临床没有像急性闭角型青光眼眼压升高那样的症状表现,也难以作出像急性闭角型青光眼那样的明确分期。早期仅存在房角狭窄,或可见到局限性的周边虹膜前粘连。随着房角粘连的扩展,眼压升高多为中等程度,常在 40～50 mmHg。到病程进展期、晚期眼底有典型的青光眼性视神经乳头损害征象出现,相应地伴有程度不等的青光眼性视野损害。

2. 检查　同急性闭角型青光眼。

3. 诊断要点　主要依据前房角的检查来明确,注意与原发性开角型青光眼的鉴别。

4. 治疗　早期病例及相对"正常"的眼,处理原则上同急性闭角型青光眼的间歇缓解期和临床前期眼。根据其特殊的房角解剖特征是虹膜末卷存在较多嵴突,对这些患眼施行周边虹膜切除（开）术的同时进行激光周边虹膜成形术可能效果更好。对于进展期、晚期的病例,则只适于选作小梁切除等滤过性手术,同时因已存在高眼压对视网膜视神经的损害,应给予神经保护治疗。

二、虹膜高褶型

高褶虹膜（plateau iris）结构是指虹膜根部前插在睫状体上,虹膜周边部成角状高褶向前再转向瞳孔区的解剖结构,其房角可自发关闭,或瞳孔扩大后关闭,尤其是在周边虹膜切除术后瞳孔扩大仍会发生房角关闭,说明相对瞳孔阻滞因素在发病（房角关闭）机制中所起的作用远较在虹膜膨隆型的浅前房闭角型青光眼中的要小。

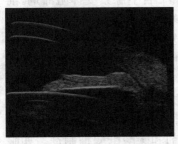

1. 临床表现　其特征是形成的房角窄、浅,虹膜平坦,但中央区前房并不浅,仅在很周边接近房角处的前房才变浅。较少见,女性患者较多,常有闭角型青光眼家族史,多在 30～50 岁。依据虹膜褶的高度可分完全性和不完全性两种。完全性即虹膜褶较高或整个圆周都存在,临床多为急性表现;不完全性的因虹膜褶较低或不是整个圆周都累及,临床多为慢性过程。

图6-1-3　高褶虹膜的 UBM 表现

2. 检查　同虹膜膨隆型的闭角型青光眼。尤其是要重视周边前房的裂隙灯检查,房角镜和 UBM 对前房角的检查是关键（图 6-1-3）。

3. 诊断要点　见到前房角的特征性高褶虹膜形态即可诊断,UBM 检查更容易从切线图像上看到虹膜呈高褶的结构。其引起的眼压升高,可用虹膜周边切除术后的暗室试验阳性结果来帮助诊断。

4. 治疗　需用缩瞳剂,也可施行激光周边虹膜成形术来拉平高褶加宽房角。如果已发生粘连,房角功能破坏,则只能进行滤过性手术治疗。

（孙兴怀）

第二节　原发性开角型青光眼

原发性开角型青光眼（primary open angle glaucoma, POAG）是指一类由病理性眼压升高而引起特征性视神经损伤和视野损害的疾病,房角开放。在我国的原发性青光眼中,开角型少于闭角型,但近年来开角型青光眼的发病率上升明显。

一、临床表现

（1）发病隐匿,早期常无任何症状,易漏诊。

（2）眼压升高,眼压波动幅度大。但部分患者初诊时的眼压≤21 mmHg。

（3）前房角镜检查:房角开放,大部分患者为宽角,但部分患者为窄角。

（4）出现青光眼性视神经损伤,包括:①盘沿局限性变窄或缺失,特别是在上、下盘沿。②视盘凹陷进行性扩大。③视网膜神经纤维层缺损（图 6 - 2 - 1A,见彩插）。④跨过盘沿的神经纤维层出血。⑤在排除了屈光参差等原因,双眼视盘的杯盘比值相差＞0.2;或视盘的杯盘比＞0.6 时为可疑损害,应进一步检查或随诊。

（5）青光眼性视野缺损,包括:①鼻侧旁中心暗点。②弓形暗点,从生理盲点向鼻侧扩展。视野缺损通常不超过水平子午线,或半侧视野缺损大于另半侧（图 6 - 2 - 1B,见彩插）。③鼻侧阶梯,表现为一条或多条等视线在鼻侧水平子午线上下的错位,形成阶梯状视野缺损。④疾病晚期出现管状视野或颞侧视岛。

二、检查

1. 病史　POAG 的高危因素如青光眼阳性家族史、近视、代谢性疾病、视网膜静脉阻塞等,对其早期诊断有一定价值。

2. 眼压测量　Goldmann 压平眼压是测量眼压较为准确的方法。POAG 的早期眼压可呈波动性升高,必要时需做 24 h 眼压监测。

3. 中央角膜厚度测量　角膜厚度的个体差异影响眼压测量值,标准眼压测量的角膜设定值为 520 μm,较薄角膜的眼压测量值低于实际值,较厚角膜的眼压测量值高于实际值。角膜较薄是青光眼型视神经损伤的危险因素。

4. 视盘照相　视盘照片是记录青光眼患者视盘改变的重要方法,包括立体照片,无赤光照片和平面照片。仔细观察一张清晰的平面照片,可以发现是否存在视网膜神经纤维层缺损,盘沿及血管走行变化等信息,对青光眼病情的诊断和随访是非常重要的（图 6 - 2 - 1A,见彩插）。

5. 视网膜神经纤维层厚度检测　OCT(如 RTVue)或偏振激光扫描仪(GDX)可对神经纤维层厚度进行定量分析,在中心视野出现缺损前,检测出神经纤维层的厚度变化,对 POAG 的早期诊断和可疑青光眼患者的随访有重要价值(图 6-2-1C,见彩插)。

6. 视野检查　电脑自动静态视野检查仪(如 Octopus、Humphrey)可检测中心视野的损害,是评价青光眼病变程度和治疗效果的重要指标。但该检查可检测到的最早视野缺损已有约 40%的神经节细胞丢失。Goldmann 动态视野检查可检测周边视野的损害(图 6-2-1D,见彩插)。

三、诊断要点

开角型青光眼的诊断是一个综合眼压、眼底、视野、房角等多因素的分析、判断过程。眼底特征性视神经损害是诊断 POAG 的必需指标。如具有眼压升高、视盘的青光眼性特征改变和相应的视野损害,加之房角开放,则 POAG 的诊断明确。但对于不典型的病例,明确诊断较困难,有时需要经过一段时间的随访对比,才能得出结论。

主要鉴别诊断包括高眼压症、生理性大视杯、继发性开角型青光眼、视神经萎缩、先天性视神经缺损等。对 POAG 的定义仍在发展中。目前,POAG 包括"高眼压性青光眼"和"正常眼压性青光眼"。

四、治疗方案及原则

治疗目的是控制眼压,防止或延缓视神经损伤。应针对每个患者的基线眼压、病情轻重、预期疾病进展速率和期望寿命等因素制定个体化的目标眼压,一般早期需控制在 17～18 mmHg 以下,进展期需控制在 14～16 mmHg 以下,晚期则需控制在 12～13 mmHg 以下。

1. 药物治疗　在大多数情况下,以局部药物治疗为首选治疗方式。多类药物可降低眼压,可根据患者状况选择一种或多种药物,联合使用控制眼压。参见本章第七节青光眼药物治疗。

(1) β受体阻滞剂:最常用的降眼压滴眼液,如 0.5%噻马洛尔滴眼液、2%美替洛尔滴眼液(美开朗)、0.5%左布诺洛尔滴眼液(贝他根),每日 2 次。该类药物通过减少睫状体的房水生成而降低眼压。常见不良反应有心动过缓,心脏传导阻滞,支气管痉挛等。对心力衰竭、窦性心动过缓、Ⅱ度或Ⅲ度房室传导阻滞、支气管哮喘及严重阻塞性呼吸道疾病者,应避免使用。

(2) 前列腺素衍生物:如 0.005%拉坦前列素滴眼液(适利达)、0.005%曲伏前列腺素滴眼液(苏为坦)、0.03%贝美前列素滴眼液(卢美根),每晚睡前 1 次。主要通过增加葡萄膜巩膜途径房水引流降低眼压,此类药物的降眼压效果强,昼夜眼压控制好,全身不良反应少,局部不良反应常见结膜充血,眼部刺激,色素加深等,已逐渐成为 POAG 初始单药治疗的一线选择。

(3) α受体激动剂:如 0.2%溴莫尼定滴眼液(阿法根)、0.15%溴莫尼定滴眼液(阿法舒),每日 2 次。主要是通过减少睫状体的房水生成而降低眼压。常见不良反应有眼部刺激、口干、眼干、低血压及嗜睡等。由于其可透过血脑屏障,引起呼吸和中枢神经系统抑制,婴幼儿及儿童禁用。

(4) 碳酸酐酶抑制剂:主要选用局部碳酸酐酶抑制剂,如 1%布林佐胺滴眼液(派立明),每日 2～3 次,通过抑制睫状体非色素上皮细胞内的碳酸酐酶来减少房水生成,磺胺药过敏者慎用。全身碳酸酐酶抑制剂醋甲唑胺(尼目克司)25～50 mg,每日 2 次,乙酰唑胺 125～250 mg,每日 2～3 次,不良反应较多,磺胺药过敏或肾衰竭者禁用,需同时补充氯化钾。

2. 激光小梁成形术 对不能耐受药物治疗又不愿手术治疗的患者,可选用选择性激光小梁成形术(SLT)。SLT 一般可降低基线眼压 24%～30%,降压效果维持不少于 6 个月,但仅对部分患者有效,早期治疗更有效。由于尚没有发现 SLT 对小梁组织结构有任何损伤,重复的激光治疗是安全的,首次 SLT 治疗成功的患者接受重复治疗的成功概率很高。

3. 手术 一般认为对眼压无法用药物降低到目标眼压的病例,或无法耐受药物治疗时,应选择滤过手术,主要为小梁切除术,部分病例可考虑行非穿透小梁手术。为防止手术滤过通道的纤维瘢痕化,可在术中或术后恰当地应用抗代谢药,常选丝裂霉素和氟尿嘧啶。对于多次滤过手术失败的患眼,可采用青光眼减压阀植入术。

4. 随访 对已诊断为 POAG 的患者,定期随访是非常重要的。在开始一种新的药物治疗时,应在 2～4 周后复查眼压。如眼压较高或视神经损伤严重,应密切观察,治疗 1～3 d 后即应复诊。当眼压降低至目标眼压后,应每 3 个月复查眼压和眼底,每年复查 1 次视野和视网膜神经纤维层厚度。如眼压没有充分降低,应增加上述检查的频率。

(戴 毅)

第三节 特殊类型青光眼

一、恶性青光眼

恶性青光眼(malignant glaucoma)又称为睫状环阻滞性青光眼(ciliary-block glaucoma),是由于睫状体的肿胀或肥大、前转,晶状体悬韧带松弛,导致晶状体虹膜膈前移,房水在睫状突、晶状体赤道部和前玻璃体界面的附近向前流动被阻滞(睫状环阻滞),反流向后进入玻璃体腔或玻璃体后间隙积聚(房水引流错向),玻璃体内压力增高,又进一步顶推晶状体虹膜膈向前,产生恶性循环(图 6-3-1,见彩插)。

(一) 临床表现

恶性青光眼是一组多因素的难治性青光眼,可为原发性或继发性的。多见于眼前段手术(青光眼、白内障等)后,也见于缩瞳剂治疗及自发性的;好发于闭角型青光眼,尤其是小眼球,短眼轴、大晶状体的眼。其特殊的临床表现是:前房极浅或消失,眼压不断升高。

(二) 诊断要点

根据上述特殊的临床表现,尤其是青光眼术后浅前房并不断加重、消失,同时眼压不断升高。UBM 检查见到后房也消失,睫状突前旋并与晶状体赤道部接触,整个晶状体虹膜隔前推。B 超检查见到玻璃体腔有明显水囊,眼轴较短。

(三) 治疗方案与原则

依据病情轻重和发现早晚,循序治疗方法有以下几种。

1. 药物治疗 药物治疗是基础措施。主要是用睫状肌麻痹剂解除睫状环阻滞,常选用 1%阿托品滴眼液或凝胶,4～5 次/天,夜间加用阿托品眼膏,至少使用 1 个月以上;联合降眼

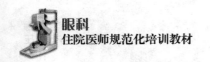

压药物，用高渗脱水剂和减少房水生成药物，可以使玻璃体脱水浓缩，降低眼压；加上皮质类固醇抗感染治疗，减轻组织水肿和炎症反应。

2. **激光治疗**　可在眼内镜下直视或经房角镜（较困难）作睫状突的激光光凝，使其皱缩而解除阻滞，常选用氩激光。同时使用上述的药物治疗。如该治疗无效，则需施行手术治疗。

3. **手术治疗**　根据病情状况，可以选择不同的方式。抽吸玻璃体积液术；晶状体玻璃体切割术，单纯的晶状体摘除不能解除，需将晶状体后囊膜及玻璃体前界膜连同周边玻璃体皮质尽量完全切除，这是根治的方法。无论哪种手术治疗，上述的药物治疗仍然需要，尤其是睫状肌麻痹剂（阿托品）和抗炎药物。

（孙兴怀）

二、正常眼压性青光眼

正常眼压性青光眼（normal tension glaucoma，NTG）是指具有与其他类型青光眼类似的视盘凹陷扩大和视野缺损，但眼压在统计学正常眼压范围内的一类疾病。

（一）临床表现

（1）发病隐匿，早期常无任何症状，易漏诊。

（2）眼压不超过 21 mmHg，但波动幅度大，多在 8 mmHg 以上。

（3）前房角镜检查：房角开放，大部分患者为宽角，但部分患者为窄角。

（4）出现青光眼性视神经损伤，与高眼压性青光眼相比，更易出现跨过盘沿的神经纤维层出血（图 6 - 3 - 2，见彩插），视盘杯凹与视野损害不成比例，即同样的视野缺损，正常眼压性青光眼的 C/D 比值较大。

（5）青光眼性视野缺损，与高眼压性青光眼相比，视野缺损靠近固视点的比例较大，上半缺损较多，局限性缺损较多。

（6）多伴有血液流变学异常，如高血黏度、血脂升高等，或伴有系统性疾病，如心血管疾病尤其是周围血管痉挛（如雷诺征、偏头痛），血压异常，自身免疫疾病等。

（二）诊断要点

正常眼压性青光眼的诊断需综合眼部和全身检查及完整细致的病史，需与下列情况鉴别。

（1）具有较大昼夜眼压波动或角膜较薄的高眼压性青光眼，可进行 24 h 眼压监测、角膜厚度测量。

（2）已经缓解的高眼压性青光眼遗留有扩大的视盘杯凹和视野缺损。

（3）非青光眼性视神经改变，如缺血性视神经病变，遗传性视神经萎缩。

（三）治疗方案及原则

（1）降低眼压：应用药物、激光或滤过性手术降低眼压至目标眼压，一般以降低基线眼压的 1/3 幅度为目标（参见本章第二节 POAG 治疗）。

（2）改善循环，保护视神经：可选用活血化瘀的中药，钙离子通道阻滞剂等，但这方面的有效药物尚待临床评价。

（3）治疗伴发的全身病。

（4）随访：参见本章第二节 POAG 随访。

（戴　毅）

第四节　高 眼 压 症

高眼压症（ocular hypertension）是指在眼压高于正常值上限，即 21 mmHg，但没有青光眼性视神经损伤，没有视野缺损，前房角开放的一种临床情况。

一、临床表现

（1）无临床症状。
（2）眼压最高值＞21 mmHg。
（3）前房角开放。
（4）视盘和视网膜神经纤维层正常。
（5）无视野缺损。

二、诊断要点

根据眼压＞21 mmHg，但视盘和视网膜神经纤维层正常，无视野缺损，即可诊断。大多数高眼压症长期随诊，并不出现视神经和视野改变，仅有少部分高眼压症最终发生原发性开角型青光眼。但基线眼压越高，发生青光眼的概率也越大。

高眼压症和早期 POAG 的鉴别诊断有时可以非常困难，需仔细分析是否存在如视盘切迹、盘沿出血、视网膜神经纤维层缺损等早期 POAG 的体征。中央角膜厚度影响眼压测量值，且角膜较薄是青光眼型视神经损伤的危险因素，故该类角膜较薄高眼压症患者发生POAG 的风险更大。

三、治疗方案及原则

1. 密切随诊观察　定期检查眼压、视盘、视网膜神经纤维层厚度及视野，可参见本章第二节 POAG 随访。
2. 药物治疗　需综合考虑各危险因素以决定是否给予治疗，如眼压水平、中央角膜厚度、年龄、视盘杯盘比值、家族史、代谢性疾病史等。一般对于中央角膜厚度较薄，眼压高于25 mmHg 的患者，可给予局部降眼压药物治疗。

（戴　毅）

第五节　发育性青光眼

一、定义和分类

儿童青光眼（child glaucoma）可以根据病因分为原发性青光眼（primary glaucoma）和继

发性青光眼(secondary glaucoma)。原发性青光眼是指前房角发育异常、房水流出机制本身的异常导致，可伴有或不伴有眼部或全身其他的发育异常；而继发性青光眼是指眼的其他疾病如眼内炎症或肿瘤、外伤、药物或全身疾病导致的。

发育性青光眼(developmental glaucoma)，以前称为先天性青光眼(congenital glaucoma)，主要是指上述的儿童原发性青光眼，可分为婴幼儿型青光眼(infantile glaucoma)、少年儿童型青光眼(juvenile glaucoma)和伴有其他先天异常的青光眼(associated with other anomalies)三大类。婴幼儿型青光眼，通常在出生时或幼年时表现出来，发病年龄一般小于3岁；少年儿童型青光眼，通常在儿童期(一般3岁以后)或青春发育期发病；伴有其他先天异常的青光眼指伴随其他眼部或全身的先天异常。

二、临床表现和主要检查

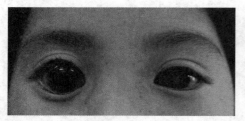

图6-5-1　右眼原发性婴幼儿型青光眼
注：眼球明显增大

1. 婴幼儿型青光眼　"经典三联症"包括畏光、流泪、眼睑痉挛，多有角膜增大伴Habb纹，是角膜后弹力层的破裂，常为水平或同心性(图6-5-1)。

对所有怀疑青光眼的儿童比如有大角膜、畏光、流泪等表现，应进行常规眼科检查及必要的特殊检查。不合作的患儿，可给予镇静剂如水合氯醛糖浆口服(0.3~0.5 ml/kg)，或全身麻醉后检查。一般需要测量眼压(Schoitz或Tonopen眼压计)、角膜直径、房角和眼底检查，必要时行UBM和B超检查除外可能的继发原因。

2. 少年儿童型青光眼　早期一般无症状，通常无角膜增大征，可表现为变性近视。多数直到有明显视功能损害时如视野缺损才注意到，有的甚至以失用性斜视为首次就诊症状，其表现与原发性开角型青光眼相同，但房角检查通常会看到中胚叶组织的残留(图6-5-2，见彩插)。

3. 伴有其他先天异常的青光眼　较为常见的有以下几种。

(1) Axenfeld-Rieger综合征：简称A-R综合征，是一组包括虹膜、前房角和小梁网发育异常的疾病，双眼发病，大约50%伴有青光眼，多见于儿童或青少年期。如仅有角膜和房角的病变，称为Axenfeld异常，如还有虹膜的病变，称为Rieger异常，如伴有眼外的发育缺陷，称为综合征。

Axenfeld异常在裂隙灯下查见角膜后部近角膜缘处有白线样结构，房角镜检查主要是Schwalbe线明显增粗和前移，又称后胚胎环，可伴有多发周边虹膜前粘。Rieger异常，除了上述改变外，还存在虹膜的异常，虹膜从轻微基质变薄到显著萎缩伴裂孔形成不等，瞳孔移位，色素外翻。综合征的眼外异常最常见是牙齿和颌面骨的发育缺陷或异常(图6-5-3，见彩插，图6-5-4)。

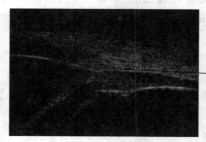

增粗前移的
Schwalbe线

图6-5-4　Axenfeld-Rieger异常的UBM图像：虹膜菲薄细长，部分中胚叶组织前粘于增粗前移的Schwalbe线

（2）Peters 异常：角膜中央先天性白斑伴角膜后基质和后弹力层缺损，并见中央虹膜粘连到白斑的周边部，前房常较浅，80％的病例为双侧，50％～70％可发生青光眼。角膜缘常巩膜化，虹膜角膜的粘连可局限一处或多处，无粘连的则见前极性的白内障。

（3）先天性无虹膜：是程度不等的虹膜发育不良，通常表现为虹膜的完全缺损。该病为双侧病变，多数为常染色体显性遗传，约 20％散发病例伴有染色体缺失，患 Wilms 肿瘤（肾母细胞瘤）的概率增加。50％～75％的无虹膜病例可伴有青光眼，一般 20 岁以后很少再发病。

三、诊断要点

（1）年龄：自出生至成年前。

（2）临床表现。

（3）主要鉴别诊断：先天性大角膜、产钳伤、宫内感染等。

四、治疗方案及原则

对于发育性青光眼，原则上一旦诊断应尽早手术治疗。抗青光眼药物在儿童的全身不良反应严重，耐受性差，仅作为短期的过渡治疗，或适用于不能手术的患儿。药物治疗的原则是选择低浓度和全身影响小的制剂，可选用 β 受体阻滞剂或碳酸酐酶抑制剂。10 岁以内慎用、2 岁以内禁用 α 受体激动剂，因其可能导致呼吸暂停等中枢神经系统不良反应。

3 岁以下的患儿可选用房角切开术或小梁切开术，3 岁以上及伴角膜混浊影响前房角观察的病例适用于小梁切开术。手术效果，首次手术成功率高，患儿在 1～24 月龄，尤其是1～12月龄，手术成功率高。小梁切开术可多次进行，如失败可选用小梁切除术或引流管植入术，睫状体光凝术除了个别棘手的病例，应尽量避免使用。

五、随访要求

手术治疗大大增加了发育性青光眼的长期预后，尤其是 2 岁以内发病接受手术的效果较好。即使术后眼压控制良好，也应注意其视功能的情况，对于弱视、斜视患儿积极训练治疗。

（孔祥梅）

第六节　继发性青光眼

继发性青光眼（secondary glaucoma）是指由于其他眼病或者全身疾病引起眼压增高的一组青光眼，根据高眼压下房角开放或关闭，继发性青光眼分为开角型和闭角型。

继发性青光眼的特点是有明确的发病原因，可以双眼发病，也可以单眼发病，一般没有家族遗传史，而原发性青光眼的特点则是病因不明，双眼发病，具有一定的家族遗传性，如果患者发生单眼青光眼，应排除继发性可能。

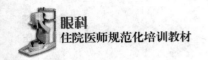
一、色素播散综合征和色素性青光眼

色素播散综合征(pigment-dispersion syndrome)是指来自虹膜色素上皮的色素颗粒沉积在角膜后、晶体、韧带、小梁网、虹膜表面等处,好发于年轻近视男性,其中有25%～50%合并有色素性青光眼,属于继发性开角型青光眼(图6-6-1,见彩插)。

(一)临床表现

1. 症状 可无症状,或出现视物模糊、眼痛、虹视,通常在运动后或散瞳后发作,这是由于运动或散瞳后,色素突然释放,引起眼压迅速升高。

2. 体征

(1)角膜:角膜后色素沉着,呈垂直纺锤形分布,即Krukenberg梭。

(2)虹膜:

1)瞳孔领色素环(皱褶)部分消失。

2)虹膜透照缺损:位于虹膜中周部,相当于虹膜-悬韧带接触区;呈轮辐状或放射状分布(图6-6-1A,见彩插)。

3)中周部虹膜后凹,形成反向瞳孔阻滞。

4)虹膜表面色素沉着,表现为虹膜异色。

(3)前房角:

1)小梁网有均匀、浓密的色素沉着(图6-6-1B,见彩插)。

2)在Schwalbe线前方有波浪形的色素线,即Sampaolei线。

3)宽房角。

(4)赤道后部晶体表面(即Zentmayer线)、玻璃体前界膜、晶体韧带色素沉着,其中赤道后部晶体表面色素沉着为特异性病理改变。

(5)深前房。

(6)色素性青光眼:色素播散综合征,眼压升高,通常眼压波动比较明显,合并青光眼性视神经病变。

(二)鉴别诊断

1. 假性剥脱综合征 虹膜透照缺损多位于瞳孔缘,不呈放射状分布;小梁网色素颗粒较大,且分布不均匀,下方较为明显;瞳孔缘、晶体前囊、角膜内皮可见白色碎片样物质。

2. 虹膜黑色素瘤 前房角色素沉积,伴有虹膜表面色素性隆起,或弥漫性虹膜颜色加深,无虹膜透照缺损。

3. 手术后色素释放 如后房型人工晶体植入手术后。

(三)治疗

类似于原发性开角型青光眼,应结合眼压、视神经损伤程度及症状轻重等选择治疗方案,仅有色素播散、无高眼压、青光眼或症状,应密切观察。

(1)减少虹膜与晶体悬韧带机械性接触,有以下两种方法。

1)缩瞳剂:理论上可减少虹膜与晶体韧带接触,从而减少色素播散,但大多数患者为近视患者,缩瞳剂可引起近视度数波动,使患者难以耐受,另外14%的近视患者有视网膜格子样变性,应用缩瞳剂可增加视网膜脱离发生的风险。

2)激光周边虹膜切除术:可以解除瞳孔反向阻滞,但其效果需长期随访验证。

（2）抗青光眼药物：如 β 受体阻滞剂，碳酸酐酶抑制剂等。

（3）患者通常对 ALT/SLT 治疗反应良好，与原发性开角型青光眼相比，年轻患者的治疗效果优于年长患者。

（4）药物及激光治疗失败后，可考虑选择滤过性手术。

二、假性剥脱综合征/剥脱性青光眼

假性剥脱综合征（pseudoexfoliation syndrome）是一种全身性疾病，在晶体上皮、囊膜、虹膜色素上皮、虹膜血管、虹膜基质、睫状上皮，小梁网，结膜下组织及其他组织有剥脱物质（PEX）沉积。剥脱综合征的发生具有年龄相关性，多见于 70 岁以上患者，很少发生在 50 岁以下者；男女比例为 1：3，但男女发生青光眼的比例大致相同；双眼发病，但通常不对称。

剥脱性青光眼典型地表现为开角型青光眼，部分病例可伴发闭角型青光眼。

（一）临床表现

（1）症状：早期通常无症状。

（2）体征：

1）角膜：角膜内皮有 PEX 及色素沉着。

2）虹膜：①虹膜表面有色素沉着。②瞳孔缘有 PEX 沉着。③瞳孔领色素环（皱褶）消失。④瞳孔缘虹膜透照缺损，该体征出现提示有剥脱综合征存在的可能。

（3）晶状体：可见前囊中央盘状（图 6-6-2，见彩插）及周边条带状 PEX 带，两者之间有透明区间隔。

（4）前房角：

1）小梁网有 PEX 及不规则色素沉着，下方房角较为明显。

2）Schwalbe 线前方有波浪形的色素线，即 Sampaolesi 线，下方房角较为明显。

3）部分病例呈窄房角，由于晶体悬韧带作用减弱，导致晶体虹膜膈前移。

（5）青光眼性视神经病变。

（二）鉴别诊断

1. 色素性青光眼　中周部虹膜透照缺损，赤道后晶体表面色素沉积，前房角开放。

2. 葡萄膜炎　角膜内皮沉积物于剥脱性青光眼和葡萄膜炎性青光眼均可见，某些炎症性青光眼可见虹膜周边前粘连，而不见于剥脱综合征，而剥脱综合征常见于由于前房角狭窄造成的房角关闭。

3. 囊膜剥脱（真性剥脱）　外伤、高温作业着（如吹玻璃工人）、严重的葡萄膜炎能使一层薄膜由晶体前囊撕脱。青光眼少见。

（三）治疗

1. 药物治疗　类似于原发性开角型青光眼。

2. 激光小梁成形术　剥脱综合征治疗成功率高于原发性开青，但疗效维持时间短。

3. 滤过性手术　药物或激光治疗失败，可考虑施行小梁切除手术，与原发性开角型青光眼相比，剥脱综合征在小梁切除术后眼内炎症反应较重。

三、皮质类固醇性青光眼

皮质类固醇性青光眼（corticosteroid glaucoma）是指皮质类固醇诱导的一种继发性开角

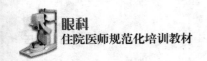
型青光眼,所有皮质类固醇的用药方式,包括口服、静脉、鼻腔吸入、皮肤膏剂,均可导致眼压升高,最常见于眼局部滴用、球周或玻璃体腔内注射皮质类固醇制剂。

(一) 临床表现

(1) 多数易感者在眼局部滴用皮质类固醇后 2～4 周内表现出眼压升高,但也有人在用药 1 周内,甚至几年后出现眼压升高,因此对长期使用皮质类固醇的患者应定期测量眼压。

(2) 作用最强的类固醇滴眼液,如地塞米松,容易引起眼压显著升高,而作用较弱的类固醇,如氟米龙(氟美童),引起眼压升高的程度相对较低。

(3) 停用类固醇后,眼压降至用药前水平,降低的速度与使用类固醇时间长短及眼压升高的程度有关。严重者,即使停用类固醇,高眼压仍可持续数月。

(4) 可出现与原发性开角型青光眼一样的体征:视杯扩大、视野缺损、房角开放。

(5) 多见于春季卡他性结膜炎、近视眼手术(PRK、LASIK、LASEK)后的皮质类固醇局部滴眼治疗和黄斑水肿的玻璃体腔注射皮质类固醇治疗,后者的眼压升高常常呈急性表现且很顽固。

(6) 少数皮质类固醇性青光眼是由于内源性皮质类固醇升高所致,如肾上腺增生或肾上腺腺瘤。

(二) 治疗

(1) 首先停用或去除皮质类固醇药物,多数病例在几天或几周内眼压会逐步下降,在此期间,需要用降眼压药物,如果降眼压药物难以控制高眼压,尤其是伴有视功能损害时,则施行小梁切除手术。

(2) 如果患者不能停用皮质类固醇药物,应尽可能使用最小剂量、作用最弱的皮质类固醇药物,残余青光眼的治疗按照原发性开角型青光眼。

四、晶状体溶解性青光眼

任何类型的成人白内障,包括外伤性白内障、老年性白内障及并发性白内障,发展到过熟期或成熟期,其晶状体内高分子量的可溶性晶状体蛋白均会经变薄或自发破裂的晶状体囊膜逸出,继而被巨噬细胞吞噬,后者阻塞小梁网引起继发性开角型青光眼。

(一) 临床表现

1. 症状　急性单眼红痛,畏光,流泪;视力下降多年(由于原先存在的白内障)。

2. 体征

(1) 视力为光感或无光感;眼压显著升高。

(2) 结膜充血明显、角膜水肿。

(3) 前房内/晶体前囊表面可见彩虹颗粒及白色物质:由细胞或者是不可溶性晶体蛋白聚集而成,是诊断晶体溶解性青光眼非常重要的体征(图 6-6-3,见彩插)。

(4) 前房细胞,房水闪辉明显,使得房水呈黄色,严重时表现为假性前房积脓。

(5) 过熟期或成熟期白内障,为典型体征。

(6) 房角开放,下方房角可见白色巨噬细胞团块。

(二) 鉴别诊断

1. 原发性急性闭角型青光眼　双眼浅前房;发作眼房角关闭、眼压升高,可伴有眼前节急性缺血体征,即角膜后色素性 KP,虹膜萎缩、青光眼斑;缺乏过熟期或成熟期白内障体征。

2. 虹膜睫状体炎继发青光眼　与晶体溶解性青光眼相比,视力下降不严重;缺乏过熟期或成熟期白内障体征;房水/晶体前囊表面缺乏白色颗粒,而该体征是晶体溶解性青光眼所特有的。

（三）治疗

通常药物治疗难以眼压控制,需手术摘除白内障,一般在 24～36 h 内行白内障摘除手术,术前尽量用药物降低眼压和控制炎症反应。一般在白内障手术后青光眼可得到缓解和控制,不需要在白内障手术时联合施行抗青光眼手术。

五、晶状体颗粒性青光眼

晶状体颗粒性青光眼(lens particle glaucoma)又称晶状体皮质残留性青光眼,由于外伤造成晶状体皮质外溢,或者手术引起晶体皮质残留,导致房水外流通道受阻引起的继发性开角型青光眼,它的发生取决于溢出或残留的晶体皮质的数量,炎症反应,以及小梁网清除异物的能力,通常在外伤或手术后数天发病。

（一）临床表现

1. 症状
（1）近期有眼外伤或白内障手术史。
（2）眼红、眼痛、畏光、流泪、视物模糊。

2. 体征
（1）结膜充血,角膜水肿。
（2）眼压升高。
（3）前房内可见白色松软的晶体皮质碎片,外伤者,可见晶体囊膜破裂。
（4）前房细胞、闪辉,房角开角。

（二）治疗

对高眼压的处理首先是应用降眼压药,同时给予睫状肌麻痹剂和皮质类固醇抗感染治疗。如果药物治疗不能很快控制,或存在多量的晶状体残留物质,则应及时手术灌注冲洗出,一般能较快地控制高眼压而无须施行抗青光眼手术。

六、晶状体过敏性青光眼

晶状体过敏性青光眼(glaucoma with phacoanaphylaxis)临床上很罕见,是外伤及白内障手术后,对晶状体物质(蛋白)产生过敏性反应所致的继发性开角型青光眼。目前认为晶状体过敏性反应是一种免疫复合性疾病,组织病理上表现为典型肉芽肿性炎症反应,主要有4 类炎症细胞参与此免疫反应,即多形核白细胞、淋巴细胞、上皮样细胞及巨细胞。其青光眼的发生机制主要是炎症反应累及小梁网。

1. 临床表现　多样化,炎症反应可在数小时内或数天内发生,也可迟至数月,葡萄膜炎可以轻微,也可很剧烈,大量前房积脓,前房内可见晶状体碎片。

2. 鉴别诊断　主要与下列病理状况鉴别,包括手术中带入眼内的或与人工晶状体相关的异物毒性反应,由低毒的细菌或真菌所致的感染性眼内炎,晶状体溶解性青光眼,交感性眼炎等。

3. 治疗　通常对皮质类固醇治疗(局部或全身)的反应较差,需要手术清除残余的晶状体。

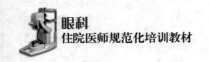

七、新生血管性青光眼

新生血管性青光眼（neovascular glaucoma）是一组以虹膜和房角新生血管为特征的难治性青光眼。新生血管性青光眼形成的病理生理过程及发病机制，在早期由于纤维血管膜覆盖在虹膜及房角的表面，以后纤维血管膜的收缩引起房角关闭。

引起新生血管性青光眼的原发疾病有糖尿病视网膜病变、视网膜中央静脉阻塞、颈动脉阻塞性疾病、眼内肿瘤、眼部炎症性疾病等。其中，糖尿病视网膜病变、视网膜中央静脉阻塞各占 1/3，颈动脉阻塞性疾病及其他疾病占 1/3，当出现找不到任何眼内致病因素的虹膜红变时，应考虑颈动脉阻塞性疾病。

（一）分期

通常根据临床发展过程，有以下分期。

1. Ⅰ期　沿瞳孔缘、小梁网或两者均出现异常走向的血管，不呈放射状分布，无青光眼体征。虹膜正常血管呈放射状分布，双眼对称。

2. Ⅱ期　开角型青光眼期，Ⅰ期表现，合并出现眼压升高。

3. Ⅲ期　闭角型青光眼期，新生血管膜收缩牵拉虹膜使之推向小梁网前方，通常位于Schwalbe 线水平，造成房角关闭，眼压升高。

（二）临床表现

（1）眼痛、视物模糊。

（2）眼压升高。

（3）睫状充血、角膜水肿、前房积血、瞳孔缘色素上皮层外翻。

（4）视杯扩大、视野丢失。

（5）虹膜及房角有新生血管：在青光眼前期，新生血管最早出现在瞳孔缘，其次是小梁网，但有 10％视网膜中央静脉阻塞的患者，早期仅在房角出现新生血管，所以房角镜检查对于早期新生血管性青光眼的诊断非常重要（图 6-6-4，见彩插）。

（三）治疗

（1）减轻炎症及疼痛：用 1％阿托品滴眼液和皮质类固醇滴眼液。

（2）药物降低眼压。

（3）如果虹膜红变是由于视网膜缺血引起时，可采用全视网膜激光光凝术或全视网膜冷凝术。

（4）当新生血管处于静止期，如药物无法控制眼压，可行青光眼滤过性手术，而对有活动性新生血管的患者，青光眼减压阀手术疗效相对比较好。

（5）玻璃体腔注射抗血管内皮生长因子（VEGF）药物，可联合上述治疗。

（6）如果患者已没有有用视力，减轻眼痛等症状为主要治疗目的，慢性新生血管性青光眼的疼痛主要不是高眼压引起，所以不需降眼压治疗，可以眼局部滴用 1％阿托品滴眼液和皮质类固醇滴眼液减轻疼痛，有大泡性角膜病变时可佩戴软性角膜接触镜；减轻疼痛的方法还有：球后注射乙醇或氯丙嗪，或行眼球摘除术。

八、虹膜角膜内皮综合征

虹膜角膜内皮综合征（iridocorneal endothelial syndrome，ICE syndrome）是一组伴有继

发性青光眼的疾病,包括 Chandler 综合征、原发性虹膜萎缩或进行性虹膜萎缩和 Cogan-Reese 虹膜痣综合征。其中,Chandler 综合征最多见,约占 1/2,原发性虹膜萎缩和 Cogan-Reese 虹膜痣综合征约各占 1/4。

ICE 综合征的确切病因不明,其组织病理显示角膜内皮细胞异常是最根本的改变,房角内见到一层细胞样膜,延续到虹膜前表面。

三者共同表现是角膜水肿,进行性虹膜萎缩,闭角型青光眼,约有一半的 ICE 综合征患者伴有闭角型青光眼,其中原发性虹膜萎缩和 Cogan-Reese 虹膜痣综合征伴发的青光眼程度较重。

（一）临床特点

（1）大多数为单眼发病,对侧眼有亚临床的角膜内皮异常,中青年女性多见。

（2）角膜病变:

1）角膜水肿:Chandler 综合征角膜水肿发生早且重,即使眼压正常,也会出现角膜水肿。

2）角膜内皮病变:呈细小、金箔样反光。

（3）虹膜病变:局限性不规则、高度周边虹膜前粘连向前超过 Schwalbe 线。

1）进行性虹膜萎缩:以虹膜异常为主,表现为虹膜基质、色素上皮萎缩,虹膜裂洞形成,色素上皮外翻,以及明显的瞳孔异位,虹膜萎缩呈进行性发展（图 6 - 6 - 5A,见彩插）。

2）虹膜色素痣综合征:以虹膜表面带茎的色素性结节,或弥漫、平坦的虹膜表面色素性病变为特征,虹膜萎缩呈多样性（图 6 - 6 - 5B,见彩插）。

3）Chandler 综合征:轻度虹膜萎缩、瞳孔异位,虹膜无孔洞是本病的特征。

（4）眼压升高、视杯扩大、视野缺损（图 6 - 6 - 5C,见彩插）。

（二）治疗

伴发青光眼的早期,可用药物控制,主要是抑制房水形成。如药物不能控制,则需行滤过性手术治疗,但往往容易滤过通道瘢痕失败,青光眼减压阀手术疗效相对比较好。角膜水肿的治疗可应用高渗盐水滴眼,或戴软性角膜接触镜,最终需施行角膜移植手术。

九、葡萄膜炎继发青光眼

葡萄膜炎可引起不同类型继发性青光眼,包括开角型、瞳孔阻滞性闭角型及非瞳孔阻滞性闭角型。

（一）炎症性开角型青光眼

炎症性开角型青光眼继发于前部葡萄膜的炎症,急性、慢性前葡萄膜炎均可引起,在急性前葡萄膜炎,造成眼压增高的机制是由于炎症细胞及细胞碎屑阻塞小梁网,以及小梁网的水肿;而在慢性前葡萄膜炎则是由于慢性炎症引起的小梁网瘢痕化及小梁网硬化,导致房水外流受阻。

临床表现包括:①眼压升高。②房角开放。③急性期,房水中有大量白细胞和闪辉。

（二）炎症性瞳孔阻滞性闭角型青光眼

瞳孔阻滞是由于慢性虹膜睫状体炎引起瞳孔闭锁或膜闭,阻碍房水从后房进入前房,增大的后房压力导致虹膜膨隆,周边虹膜与小梁网及周边角膜发生同位关闭（图 6 - 6 - 6,见彩插）。

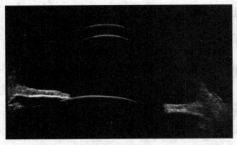

图 6-6-7　周边虹膜前粘连 UBM 表现

临床表现包括：①眼压升高。②瞳孔闭锁或膜闭。③虹膜膨隆。④周边虹膜与小梁网、周边角膜接触。⑤浅前房。

（三）炎症性非瞳孔阻滞性闭角型青光眼

非瞳孔阻滞是由于炎症引起的周边虹膜肿胀、房角处炎症渗出物及睫状突的肿胀旋前，导致周边虹膜与小梁网发生粘连，房角关闭。多见于慢性肉芽肿性炎症，如类肉瘤样病（图 6-6-7）。

1. **临床表现**　包括：①容易发生在一些本身前房就比较浅的患者。②眼压升高。③广泛性周边虹膜前粘连。④前房正常深浅。

2. **鉴别诊断**

（1）原发性急性闭角型青光眼：常有眼前节急性缺血体征，包括角膜后色素性 KP，虹膜萎缩、青光眼斑，而炎症引起的闭角型青光眼缺乏眼前节急性缺血体征。

（2）原发性慢性闭角型青光眼：引起的周边虹膜前粘一般先出现在上方房角，而炎症引起的周边虹膜前粘往往出现在下方房角，并且炎症引起的周边虹膜前粘在形态及粘连高度上呈不规则分布。

（3）类固醇性青光眼：前房角开放，患者正在使用类固醇，包括治疗葡萄膜炎使用的类固醇，如果出现严重的炎症反应，应首先考虑是炎症性开角型青光眼。

3. **治疗**

（1）禁用缩瞳剂，因为缩瞳剂不仅会加重眼内炎症反应，促进瞳孔后粘形成，在原田病引起的继发性闭青中应用缩瞳剂，会促进房角关闭。

（2）针对葡萄膜炎症的病因治疗。

（3）应用皮质类固醇。

（4）扩瞳。

（5）降眼压药治疗，避免使用缩瞳剂和 PG 类降眼压药物。

（6）虹膜膨隆，可作周边虹膜手术切除/激光切开；当眼压持续升高，最大药物治疗量仍不能控制，可施行青光眼滤过性手术，术中应用抗代谢药。

十、青光眼睫状体炎危象

青光眼睫状体炎危象（glaucomatocyclitic crises）又称 Posner-Schlossman 综合征，是前部葡萄膜炎伴青光眼的一种特殊形式，青光眼发病机制可能是小梁网炎症的直接结果，并非继发于葡萄膜的炎症。原因不明，可能与单纯疱疹病毒感染有关。

（一）临床表现

1. **症状**

（1）单眼发病，反复发作。

（2）轻度眼部不适、视物模糊，偶尔出现虹视、雾视。

2. **体征**

（1）眼压升高明显（通常 40～60 mmHg）。

（2）角膜上皮轻度水肿，角膜后有羊脂状 KP，通常 1～20 颗不等，但羊脂状 KP 可在眼压升高后 2～3 d 内消失,从而给诊断带来困难。

(3) 房角开放,无粘连。

(4) 前房反应轻微,偶有房水细胞,闪辉弱阳性,无虹膜后粘连。

(二)治疗

(1) 短期局部滴用类固醇,1 周左右,长期用类固醇眼药水会造成眼压升高,非甾体抗炎药,如普拉洛芬能避免该并发症,也可作为抗感染治疗。

(2) 高眼压时可应用降眼压药物。

(3) 部分反复发作的病例可呈原发性开角型青光眼的表现,视神经乳头出现凹陷性萎缩和视野损害时,可施行眼外引流术治疗。

十一、眼钝挫伤继发青光眼

眼球钝挫伤(contusion injury)可伴发眼压升高。这种继发性青光眼可在损伤后立即发生,也可迟至数月、数年才表现出,眼压的升高可是轻度的,也可是显著的;可以是暂时性的,也可是持续性的,常见有以下几种情况。

(一)前房积血继发青光眼

前房积血(hyphema)特别是复发性前房积血,可导致继发开角型青光眼,发生率为 5%～10%。引起眼压升高机制主要由于红细胞、炎症细胞、细胞碎屑、纤维素等成分机械性阻塞小梁网,以及钝挫伤对小梁网的直接损伤。复发性前房出血最常发生在前房初次出血后 3～7 d,与血凝块的收缩、溶解有关。

无并发症的前房积血主要采取保守治疗,包括:通过限制活动以减少前房再出血,以及药物治疗。

(1) 药物治疗:

1) 减少再出血:应用氨基己酸,但能否预防前房再积血,疗效尚不肯定。

2) 皮质类固醇:减轻炎症反应。

3) 降眼压治疗。

(2) 如果眼压仍不能被控制,可手术冲洗出前房积血或取出血凝块。

(二)血影细胞性青光眼

血影细胞性青光眼(ghost cell glaucoma)是指各种原因(外伤或玻璃体手术)所致的玻璃体积血,红细胞发生变性,从红色、双凹、柔韧的细胞变成圆形、土黄色、不柔韧的血影细胞,后者通过破损的玻璃体前界面进入前房,阻塞小梁网引起的继发性开角型青光眼。

1. 临床表现

(1) 玻璃体积血病史:在玻璃体积血后 1～3 个月发生。

(2) 眼压升高,角膜水肿。

(3) 前房内有许多小的、圆形、土黄色的血影细胞,可形成假性前房积脓,房角开放,小梁网覆盖一层土黄色的血影细胞,下方明显。

(4) 玻璃体呈现土黄色,可见陈旧性积血,及色素颗粒。

2. 治疗　血影细胞性青光眼为一过性,可持续数周至数月,持续时间取决于玻璃体内的积血量,以及小梁网清除血影细胞的能力。首选抗青光眼药物治疗,如不能控制眼压,施行前房冲洗,必要时,可反复进行前房冲洗;如无效,可行玻璃体手术清除玻璃体

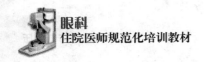

积血。

（三）溶血性青光眼

溶血性青光眼（hemolytic glaucoma）是指眼内出血后，红细胞的破坏产物及含有血色素的巨噬细胞，堵塞小梁网引起急性眼压升高。

1. 临床表现

（1）眼压升高。

（2）前房内见红色的血细胞，前房角镜检查小梁网见棕色色素，房角开放。

（3）房水细胞学检查：可见含有棕色色素的巨噬细胞。

2. 治疗　溶血性青光眼的高眼压多为自限性，主要用药物控制眼压和伴发的炎症。如无效，需施行前房冲洗及滤过性手术。

（四）房角后退性青光眼

房角后退性青光眼（angle recession glaucoma）是指钝挫伤后早期，或数月/数年后发生的继发性开角型青光眼，房角后退在组织学上表现为睫状体环形肌与纵形肌之间发生撕裂。房角后退性青光眼的发生机制，在早期是由于小梁组织水肿、炎症和组织细胞碎片阻塞等，伤后晚期数年到十数年发生的多认为是小梁组织损伤后瘢痕修复阻碍了房水外流，所以房角后退仅仅提示以往受过外伤，并非是导致青光眼的直接原因。具有青光眼遗传基因的人，在外伤后更容易发生房角后退性青光眼（图6-6-8，见彩插）。

1. 临床表现

（1）单眼发病，有眼外伤史。

（2）早期一般没有症状，晚期出现视野缺损。

（3）眼压升高，前房比对侧眼深。

（4）房角镜检查可见程度不同、宽窄不一的房角后退。

1）虹膜根部附着点后退，暴露出增宽的睫状体带。

2）巩膜突增宽、异常发白。

3）虹膜突缺如或撕裂。

4）房角后退边缘可有虹膜周边前粘连。

（5）其他眼外伤表现：外伤性白内障、瞳孔括约肌撕裂。

2. 治疗　同原发性开角型青光眼，通常较难用药物控制，激光小梁成形术的效果也欠佳，选择滤过性手术治疗，常需加用抗代谢药物。

（凌志红）

第七节　青光眼治疗药物

在青光眼的治疗方面，目前唯一证实可以有效保护视功能的方法是降低眼内压。青光眼降眼压药物的作用机制有两方面：增加房水引流（包括小梁网途径、葡萄膜巩膜途径）、减少睫状体的房水产生。临床上，青光眼药物分为以下6类。

一、拟胆碱药物（缩瞳剂）

常用毛果芸香碱（0.5%、1%、2%），每日3～4次。原发性急性闭角型青光眼大发作时,需每 15 min 1 次,待眼压下降后或瞳孔恢复正常大小时,逐步减少用药次数,直至维持量。

毛果芸香碱能直接兴奋瞳孔括约肌,缩小瞳孔,增加虹膜张力,减少周边虹膜在房角的堆积,使房角重新开放,为治疗原发性闭角型青光眼的必须用药。此外,还可使睫状肌收缩,牵拉巩膜突移位,小梁网、Schlemm 管构形发生改变,从而增加房水流出易度,所以,也适用于原发性开角型青光眼。主要不良反应如下。

1. 调节痉挛 表现为眉弓部疼痛和暂时性近视。

2. 缩瞳 对于核性白内障和后囊下白内障的患者,会导致明显的视物模糊。在缩瞳情况下检查视野,会夸大视野缺损和普遍性视野缩小。

3. 瞳孔阻滞 调节痉挛引起晶状体虹膜隔前移,前房变浅,瞳孔阻滞,对晶状体半脱位、球形晶状体等,会诱发或加重房角关闭。

4. 破坏血-房水屏障 引起亚临床葡萄膜炎。因此,不适用于葡萄膜炎继发性青光眼、新生血管青光眼。

二、肾上腺素能受体激动剂

分为选择性和非选择性两大类。

1. 非选择性作用于 α、β 受体 常用 0.1％ 地匹福林,每日 2 次。地匹外佛林为肾上腺素的前体药,具有高度亲脂性,易透过角膜的脂质层而进入眼内,经过角膜脂酶水解,转化成有活性的肾上腺素进入前房。肾上腺素能兴奋睫状体 $α_1$ 受体,使睫状体血管收缩,限制血浆滤过液进入睫状体基质,房水生成减少;激活睫状体 $α_2$ 受体,抑制环磷酸腺苷(cAMP)合成,房水生成减少;兴奋小梁网 $β_2$ 受体,使小梁网途径房水流出阻力降低。此外,也能增加葡萄膜巩膜途径的房水外流。

主要不良反应:引起瞳孔散大,可能导致闭角型青光眼的发作。

2. 选择性作用于 α 受体 常用选择性 $α_2$ 受体激动剂溴莫尼定(0.15％、0.2％),每日 2～3 次。溴莫尼定能抑制房水生成,增加葡萄膜巩膜途径的引流。此外,可能通过激活 $α_2$ 受体介导的神经保护信号通路而发挥视神经保护作用。

主要不良反应:口、鼻黏膜干燥,困倦,嗜睡。因有中枢神经系统抑制的危险,儿童慎用。

三、肾上腺素能受体阻断剂

主要是指 β 受体阻断剂,通过阻断 β 受体,减少睫状体超滤和上皮主动分泌,使房水生成减少。分为选择性和非选择性两大类。

1. 非选择性 β 受体阻断剂 同时阻断 $β_1$ 和 $β_2$ 受体。常用噻吗洛尔(0.25％、0.5％)、卡替洛尔(1％、2％)、左布诺洛尔(0.25％、0.5％)、美替洛尔(0.3％),每日 2 次。卡替洛尔具有内在拟交感活性,会产生短暂的 β 受体激动效应,故全身不良反应少于其他非选择性 β 受体阻断剂。在部分病例中,噻吗洛尔的降压效果会随着给药的持续而逐渐降低,称为短期脱逸(1 个月后)和长期漂移(3～12 个月后)。

2. 选择性 $β_1$ 受体阻断剂 倍他洛尔(0.25％、0.5％)是选择性 $β_1$ 受体阻断剂,每日 2 次,降眼压效果低于非选择性 β 受体阻断剂。由于 $β_1$ 受体的选择性,避免了呼吸系统方面的不良反应。倍他洛尔具有视神经保护作用,可能与其阻断钙离子通道,增加视网膜和视盘的

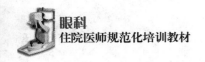

血流有关。主要不良反应如下。

（1）心血管系统：β_1 受体阻断引起心率减慢、心肌收缩力减弱、血压降低，因此对窦性心动过缓、Ⅱ度或Ⅲ度房室传导阻滞、心力衰竭患者避免使用。

（2）呼吸系统：β_2 受体阻断可引起支气管平滑肌收缩，导致支气管痉挛和气道堵塞。因此，对哮喘、慢性阻塞性肺病患者应避免使用。

四、前列腺素类药物

常用 0.005％拉坦前列腺素、0.004％曲伏前列腺素、0.03％比马前列腺素，每日 1 次。

前列腺素类药物通过增加葡萄膜巩膜途径的房水外流而降低眼压。这类药物与睫状体上的前列腺素受体（FR）结合，上调基质金属蛋白酶的合成，使细胞外基质重塑，葡萄膜巩膜途径引流增加。另外的作用还包括松弛睫状肌，使肌间隙增大以及可能的小梁网途径外流的增加。由于葡萄膜巩膜途径是非压力依赖性的，所以前列腺素类药物的降眼压效果好，而且滴药次数少，可持续恒定降低眼压，眼压昼夜波动小，目前已成为原发性开角型青光眼的首选用药。

主要不良反应：①结膜充血，多为轻度，不需治疗可消退。②眼周皮肤色素沉着增加，虹膜色素增加，睫毛粗长。

五、碳酸酐酶抑制剂

包括全身用碳酸酐酶抑制剂（常用乙酰唑胺和醋甲唑胺，前者成人剂量 125～250 mg，每日 2～3 次口服，后者成人剂量 25～50 mg，每日 2 次口服）和眼局部用碳酸酐酶抑制剂（常用 2％多佐胺、1％布林佐胺，每日 2～3 次）。

碳酸酐酶抑制剂通过抑制睫状体非色素上皮细胞的碳酸酐酶活性来减少房水的生成。

主要不良反应：①全身不良反应，如唇、面部、手指、脚趾麻木感、低钾、代谢性酸中毒、尿路结石、味觉异常等。可同时服用氯化钾、碳酸氢钠减轻不良反应。②局部不良反应，如眼刺痛、烧灼感、视糊。

六、高渗剂

常用 20％甘露醇静脉滴注，50％甘油口服，用量均按每次 1 g/kg 体重计算。

高渗剂使血浆渗透压升高，玻璃体、房水等眼内组织的水分进入眼内血管，房水和玻璃体容积减少，眼压下降。对睫状环阻滞性青光眼而言，使用高渗剂后，玻璃体容积减少，同时给予睫状肌麻痹剂解除睫状环阻滞，使晶状体虹膜隔后移，恢复前房。甘油参与体内的糖代谢，糖尿病患者禁用。

主要不良反应：①恶心、呕吐、头痛、口渴。②过多或过长时间应用会引起电解质紊乱（低钾、低钠）、心力衰竭、肾衰竭、肺水肿、血栓形成等。因此，心、肾、肺功能不全、严重脱水、电解质紊乱者避免使用。

青光眼药物在临床使用过程中，必须遵循以下原则。

（1）用尽可能少的药物种类，达到眼压控制。

（2）尽可能使用促进房水引流的药物，而不是抑制房水生成的药物。

（3）单一药物治疗时，从最低浓度、最少次数开始，疗效不满意，在该药允许的用药次数前提下，适当增加给药次数，疗效仍不满意，选用较高浓度的滴眼液。

（4）单一药物不能理想控制眼压时，考虑联合用药，强调不同作用机制的药物联合使用，最好的组合是促进房水引流的药物联合减少房水生成的药物。已有的研究显示前列腺素类药物和碳酸酐酶抑制剂联合应用的降眼压效果优于前列腺素类药物和 β 受体阻断剂/α₂ 受体激动剂的联合应用。

（钱韶红）

第八节　青光眼手术治疗

降低眼压是目前青光眼治疗手段中唯一被临床证明有效的措施。随着对青光眼眼压升高和房水循环病理生理机制不断深入认识，虽然青光眼降眼压药物的研究和新药的开发取得了重大进展，也为治疗青光眼提供了更多的药物选择，但很多青光眼如闭角型青光眼、先天性青光眼必须手术治疗，开角型青光眼和继发性青光眼的许多病例最终也需要手术治疗。因此，手术（包括激光手术）仍是青光眼治疗的主要手段之一。

一、青光眼手术的目的和分类

绝大多数的青光眼是由于房水流出路径上的障碍而造成的眼压升高。因此，青光眼手术的设计在于针对青光眼眼压升高的不同环节机制进行人为干涉，以期重建良好的房水流出路径。依据降低眼内压的原理和房水引流的方式不同，青光眼手术可分为 3 类。

（1）解除机械性阻塞，疏通生理性房水循环途径的内引流手术。此类手术主要是解除瞳孔阻滞、开放房角的内引流术，如周边虹膜切除（切开）术，激光周边虹膜成形术等，针对闭角型青光眼的临床前期、间歇期或早期，房角小梁网功能尚未被损害的病例。目的在于防止眼压的升高，避免对视神经视功能造成损害。激光小梁成形术，尤其是选择性激光小梁成形术（SLT）是针对开角型青光眼的一种内引流手术，通过疏通小梁网来促进房水沿原来的引流路径外流。此外，也有一些新型房角手术从小梁网表面植入一个人工引流小管到 Schlemm 管内，疗效有待进一步的临床评价。

（2）重建房水外引流途径的外引流手术。此类手术则是针对小梁网和 Schlemm 管房水引流障碍，重建新的房水流出通路的外引流术，即滤过性手术，包括经典的小梁切除术、巩膜咬切术及巩膜灼瘘术、植入物引流术和非穿透性小梁手术等。滤过性手术的适应证较广，临床应用最多，目的主要是解除已经升高了的眼压（这种眼压升高无法通过已受损的自身房水引流系统来缓解）对视神经视功能的损害。

（3）减少房水生成的睫状体破坏性术。针对顽固性青光眼难以建立有效的房水外流滤过道，则只好采用减少房水生成（其实这类青光眼绝大多数仍是房水外流受阻）的睫状体破坏性手术，如冷凝术、光凝术等来降低眼压。这一类手术不提倡，因为破坏性大、并发症多，通常作为最后选择的青光眼治疗手段。

二、临床常用的青光眼手术

（一）小梁切除术

小梁切除术（trabeculectomy）无疑是目前临床上最常用的青光眼手术方式。现代小梁

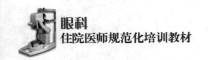

切除术的目的在于制作一个透巩膜的房水瘘口,并在结膜下形成具有房水吸收作用的功能性滤过泡,从而起到降低眼内压作用。因此,该术式也被称为滤过性手术。

1. 适应证

(1)原发性开角型青光眼患者局部药物治疗或激光治疗后仍然不能将眼压控制到靶眼压水平者。

(2)因各种原因无法耐受药物治疗者。

(3)原发性闭角型青光眼已损害房角影响房水外流者。

(4)先天性青光眼。

(5)某些继发性青光眼,如葡萄膜炎继发青光眼、外伤性青光眼、剥脱综合征等。

2. 禁忌证

(1)眼部活动性葡萄膜炎及虹膜红变是滤过性手术的相对禁忌证。

(2)广泛结膜瘢痕,如化学伤后、视网膜脱离手术后也是相对禁忌证。

3. 术前准备

(1)向患者交代病情,解释手术目的是阻止或延缓青光眼视神经病变进展,不能提高视力。晚期青光眼患者视野缺损已经接近中央固视点或仅残留管状视野时,手术后可能视力大幅度下降或完全丧失。

(2)尽量将眼内压降低到接近正常水平可以降低爆发性脉络膜出血的发生率。

(3)控制影响手术的全身疾病,如高血压、糖尿病等。

(4)停用抗凝药物。

4. 手术技术要点

(1)手术部位的暴露:可使用角膜缘或上直肌牵引缝线的方式。如患者配合良好,眼球下转充分也完全可以不用牵引缝线。上直肌牵引线可能造成结膜下出血以及术后上睑下垂。角膜缘牵引线操作时小心不要过分牵拉,以免拉伤角膜组织。

(2)膜切口:通常采用角膜缘为基底或穹窿部为基底的结膜切口(图6-8-1,见彩插)。这两种切口方式各有优缺点。以穹窿部为基底的结膜切口优点在于操作简便,术野暴露容易,容易形成向穹窿部的结膜下滤泡;缺点在于手术结束时需要精细缝合结膜切口,术后短期容易出现结膜渗漏。以角膜缘为基底的结膜切口优点在于切口远离角膜缘,不容易出现术后结膜切口渗漏;缺点有操作技术难度较穹窿部为基底切口大;因切口瘢痕影响可能不容易形成向后的结膜滤泡。因此,一般要求这种切口要做在角膜缘后8~10 mm。

(3)巩膜瓣制作:巩膜瓣的作用为房水流出提供一定阻力,对避免术后引流过畅性浅前房低眼压等并发症非常重要(图6-8-2,见彩插)。因此,巩膜瓣边缘与小梁切口的位置关系对术后房水滤过易度非常重要,而瓣的形态和大小对于手术结果并无太大影响。一般采用3~5 mm三角形、梯形或长方形巩膜瓣。瓣的厚度与房水流出阻力呈正相关,多采用1/3~1/2巩膜厚度。

(4)前房穿刺:在进行小梁切除前可以在颞侧角膜缘预先制作前房穿刺切口,以便于在前房内注入平衡盐液或黏弹剂,恢复前房深度、检验滤过通畅程度。

(5)小梁切除:严格意义而言,"小梁切除"并不准确,手术所切除的多为周边深层角膜组织而非小梁网。切除口的大小跟术后眼压并无太大关系,因为即使一个很小的切口就足以引流房水以控制眼内压。应注意,小梁切口的边缘不要太靠近巩膜瓣边缘,防止出现术后滤过过畅(图6-8-3,见彩插)。

（6）周边虹膜切除：做一个宽基底的周边虹膜切口，以解除瞳孔阻滞，防止术后虹膜堵塞滤过口或与滤过口发生粘连。做虹膜切除时应注意避免损伤睫状体、晶状体和晶状体悬韧带。

（7）缝合巩膜瓣：缝合巩膜瓣缝线的数目和松紧度要根据巩膜瓣厚度和内口大小等因素来决定。越厚的巩膜瓣、越紧的缝线，房水滤过越少，反之亦然。近年来，由于可拆缝线和激光断线技术的发展，术者多倾向于较为紧密地缝合巩膜瓣，以避免术后早期因滤过过畅导致的一系列并发症。在术后数天或数周，拆除或用激光切断缝线，以形成良好的房水滤过。

1）缝合结膜切口：要求分层、水密缝合结膜切口。尤其是对于穹窿部为基底的结膜切口，精细地关闭切口尤为重要。

2）抗代谢药物的应用：滤过手术希望术后留有一个功能性滤过泡，要求术后巩膜瓣不与巩膜床粘连愈合、结膜不与巩膜表层粘连。术中和术后早期使用抗代谢药物有利于提高手术成功率。目前临床广泛使用的有氟尿嘧啶（5－FU）和丝裂霉素C（MMC），通过干扰成纤维细胞的DNA和RNA蛋白合成或细胞分裂来抑制成纤维细胞的增生。但应注意过度使用抗代谢药物会增加术后薄壁滤过泡、滤过泡组织坏死渗漏、眼内感染等的风险。因此，提高手术成功率应从术前尽量减少局部用药种类、术中精细操作避免不必要的损伤、术后积极抗感染治疗等多方面共同努力，而非仅仅依赖使用抗代谢药物。对于老年、结膜下组织菲薄的患者应避免使用抗代谢药物。

5. 术后并发症

（1）滤过术后早期和晚期（一般以术后3个月为界限）常见并发症如下。

（2）术后早期并发症包括切口渗漏、低眼压、浅前房或无前房、脉络膜渗漏、脉络膜上腔出血等。通常术后浅前房分为Ⅲ级：①Ⅰ级。周边虹膜与角膜相贴。②Ⅱ级。虹膜小环以外与角膜接触或仅瞳孔区有极浅前房。③Ⅲ级。虹膜及晶状体前囊与角膜相贴，前房完全消失。Ⅰ级浅前房通常用药后能自行恢复；Ⅱ级浅前房用药物积极治疗大部分能恢复，如经处理后无好转或恶化应行前房成形术；Ⅲ级浅前房或无前房应积极处理。

（3）术后晚期并发症主要包括滤过泡相关眼内炎、滤过泡瘢痕化、滤过泡瘘、低眼压、滤过泡脱垂、上睑下垂等。其中滤过泡相关眼内炎是极其严重的术后并发症，每一名接受滤过手术的患者均应被告知如出现术眼红痛应及时就诊。使用抗代谢药物会增加眼内炎发生的风险。

1）早期并发症：感染、低眼压、浅前房或无前房、睫状环阻滞性青光眼、前房积血、白内障、黄斑囊样水肿、低眼压性黄斑病变、脉络膜渗漏、脉络膜上腔出血、视力丧失。

2）晚期并发症：滤过泡瘢痕、滤过泡渗漏、白内障、滤过泡炎、滤泡相关性眼内炎、滤过泡引起的不适、滤过泡脱垂、低眼压、上睑下垂。

（二）周边虹膜切除术

周边虹膜切除术是指切除一小块前房角处的周边虹膜组织，沟通前后房，使后房水直接从虹膜缺损区进入前房，解除瞳孔阻滞（图6－8－4，见彩插）。是一种经典和安全的眼内引流手术。近年来，由于激光技术的普及，该术式逐步被激光周边虹膜切除术所取代。

1. 适应证

（1）急性闭角型青光眼临床前期、间歇期。

（2）慢性闭角型青光眼早期或进展期，但房角粘连<1/2，无视野损害。

（3）存在瞳孔阻滞因素的继发性青光眼，如葡萄膜炎继发青光眼（瞳孔闭锁）。

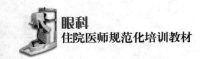

（4）角膜组织明显混浊，无法进行激光治疗者。

（5）葡萄膜炎继发青光眼（瞳孔闭锁）多次行激光虹膜切开，切口仍被渗出膜闭锁的患眼可采用本术式，制作一个较大的虹膜切口，以避免再次堵塞。

2. 禁忌证

（1）仍处在活动期的新生血管性青光眼。

（2）全身使用抗凝药物的患者激光术后可能出现持续前房积血，应作为相对禁忌。

3. 手术技术要点

（1）于鼻上方角膜缘作以穹窿部为基底的小结膜瓣，也可以作以角膜缘为基底的小结膜瓣，充分暴露角膜缘区域。

（2）角膜缘半透明区内用锐利的小刀作垂直于球壁的切口，长 2.5～3 mm。注意要逐步进入前房，不可用力过猛，以免损伤虹膜，甚至损伤晶状体。

（3）按压切口后唇，虹膜根部自行脱出于切口处，用虹膜镊略为提起，用显微剪刀与角膜缘平行的方向紧贴眼球平面剪去全层虹膜。注意观察虹膜切口是否穿透。切忌虹膜镊在前房内乱抓和镊住虹膜后用力向外牵拉。

（4）根据切口闭合情况决定是否缝合角膜缘切口，缝合结膜切口。

4. 并发症

（1）前房积血：多由于牵拉周边虹膜时撕裂虹膜血管或损伤睫状体前部动脉环引起。因此，术前应认真检查房角，确定手术部位。正确选择角膜缘切口位置，操作轻巧细致。手术操作不熟练的医生，进入前房的切口宁可偏前些。

（2）虹膜色素上皮残留：多见于周边虹膜组织不能自行脱出，用镊子牵拉虹膜组织做剪除时只剪除了虹膜基质层而残留色素层未穿破。术后发现色素上皮层残留，可用 YAG 激光击穿。

（3）反应性虹膜炎：常因手术操作不当，过多刺激虹膜所致。

（4）晶状体损伤：引起晶状体损伤可由以下几个手术步骤所造成：一是做角膜缘切口进入前房时用力不当，刀尖伤及晶状体；二是虹膜脱出困难时，伸入前房抓镊虹膜时损伤晶状体；三是虹膜切除后，用虹膜恢复器伸入前房内整复虹膜时损伤晶状体。规范操作，手术器械不进入前房是避免晶状体损伤的基本措施。

（5）眩光和复视：虹膜组织切除过大，会形成"双瞳孔"。此外，切除部位没有眼睑遮挡也会引起眩光。所以，通常手术部位应选择在上睑能够遮挡处，切除的周边虹膜大小要适宜。

（三）青光眼房水引流阀植入术

经典的青光眼房水引流植入物或引流装置（glaucoma drainage devices，GDDs）的基本构造大体相似，主要包括两部分，即引流管和引流盘（图 6 - 8 - 5，见彩插）。GDDs 将房水从前房引流至眼球赤道部或以后，这样就不受眼前段结膜组织瘢痕的影响。因此，GDDs 可以应用于因球结膜条件差而无法进行小梁切除手术的患者及其他难治性青光眼患者。虽然国际上有多种类型 GDDs，但国内目前仅有 Ahmed 引流阀可供使用。

2012 年，我国批准了 Ex-PRESS 引流钉的临床使用。与传统 GDDs 不同，Ex-PRESS 引流钉手术类似于一个改良的小梁切除手术，用植入引流钉代替了传统的角巩膜组织切除。因此，其手术适应证的选择限制在前房较深的患眼，术后并发症的处理与小梁切除手术基本相似（图 6 - 8 - 6，见彩插）。

1. 适应证

（1）各种原因导致的新生血管性青光眼。

（2）无晶体眼或人工晶体眼。

（3）多次手术失败的发育性青光眼。

（4）多次小梁切除滤过性手术失败的原发性青光眼。

（5）其他类型的继发性青光眼，如虹膜角膜内皮综合征、角膜移植术后继发青光眼、玻璃体视网膜手术后的青光眼等。

2. 禁忌证

（1）前房极浅，植入后引流管可能接触角膜内皮或晶状体者。

（2）角膜内皮功能处于临界状态。

3. 手术技术要点

（1）一般植入部位选择在颞上方。如患眼是硅油眼，可选择颞下方。

（2）将引流盘固定于角膜缘后 8～10 mm、两条直肌之间的筋膜囊下。

（3）植入引流阀前，一定要用 0.9％氯化钠溶液初始化打通引流阀，确保引流阀本身通畅。

（4）修剪引流管，通常使引流管置入前房内约 2 mm，斜口朝向前方角膜面。

（5）作好从角膜缘向前房的穿刺，确保引流管在前房内的位置适中是手术的关键。要求引流管插入后平行于虹膜表面，既不与角膜内皮面接触，也不与虹膜接触。

（6）异体巩膜片/软脑膜片遮盖角膜缘处的引流管，以防未来球结膜被引流管摩擦蚀穿。

4. 并发症

（1）前房积血。

（2）浅前房或无前房。

（3）脉络膜脱离、渗漏。

（4）凝血块或虹膜组织堵塞引流管。

（5）角膜内皮失代偿。

（6）引流管移位或脱出前房。

（7）引流盘瘢痕化包裹，眼压升高。

（8）结膜糜烂，引流管或引流盘外露。

（四）选择性激光小梁成形术

选择性激光小梁成形术（selective laser trabeculoplasty，SLT）主要用于各种具有开放房角的青光眼患者，如原发性开角型青光眼、色素播散性青光眼等一些继发开角型青光眼。通过将激光能量直接作用于小梁网，以期达到降低小梁网房水流出阻力的作用。SLT 使用 Q 开关倍频 532 nm 的 ND：YAG 激光为光源，光斑大小为 400 μm，曝光时间为 0.3 ns。

1. 适应证

（1）各种原因无法耐受药物治疗或药物治疗未达到目标眼压的原发性开角型青光眼患者。

（2）激素性青光眼、色素播散性青光眼、假性剥脱综合征等继发开角型青光眼。

（3）一般要求治疗前眼压≤30 mmHg。

（4）无晶体眼、人工晶体眼、房角后退性青光眼的疗效较差。

2. 作用机制

（1）主要是通过提高小梁网房水流出易度而起到降低眼内压的作用。

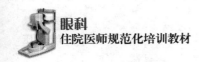

（2）刺激小梁网细胞分泌白细胞介素-1、肿瘤坏死因子等细胞因子,从而上调基质金属蛋白酶表达,降解细胞外基质,提高小梁网房水流出易度。

3. 禁忌证

（1）各种原因引起的闭角型青光眼。

（2）炎症性青光眼、虹膜角膜内皮综合征（ICE）、新生血管性青光眼、房角粘连关闭、房角后退性青光眼。

4. 操作技术要点

（1）初始能量一般选择 0.6 mJ,光斑置于小梁网上,激光照射 1 次。

（2）如未出现气泡,以 0.1 mJ 为一级调高能量。直至出现小气泡,则未出现气泡的最高能量就是治疗能量。

（3）如果出现小气泡,则以 0.1 mJ 为一级调低能量。直至刚好不出现气泡,则该能量为治疗能量。

（4）激光光斑相邻,但互不重叠。

（5）激光治疗范围可以是 180°或 360°。研究认为治疗 360°较 180°的降压效果更好,但术后的反应性眼压高峰也更高。

（6）目前临床上也有主张使用低能量（0.3～0.4 mJ）进行 360°治疗。

5. 不良反应及注意事项

（1）SLT 治疗最常见的不良反应就是一过性眼内压升高,一般于治疗后 1～4 h 出现。

（2）治疗前给予 0.2%溴莫尼定可以降低眼压升高的发生概率和程度。

（3）局部用药眼压控制欠佳时应考虑全身使用高渗剂或碳酸酐酶抑制剂。

（4）随着治疗范围的增加（180°～360°）,出现眼压升高的可能性大。

（5）SLT 术后可能出现轻度虹膜炎症反应,往往不需抗感染治疗。

6. 疗效及随访

（1）SLT 治疗后,一般观察 4～6 周以判断疗效。

（2）疗效一般维持半年到 2 年不等,如疗效减低可考虑再次 SLT 治疗。

（3）如初次 SLT 治疗疗效欠佳,应考虑进一步药物或手术治疗。

（五）激光周边虹膜切开术

激光周边虹膜切开术（laser peripheral iridotomy,LPI）操作简便安全、术后恢复快且经济,可以在门诊施行。因此,近年来 LPI 已逐步替代外科切口性虹膜切除术用于治疗闭角型青光眼的瞳孔阻滞（图 6-8-7,见彩插）。

1. 适应证

（1）急性闭角型青光眼临床前期、间歇期。

（2）慢性闭角型青光眼早期或进展期,但房角粘连<1/2,无视野损害。

（3）存在瞳孔阻滞因素的继发性青光眼,如葡萄膜炎继发青光眼（瞳孔闭锁）。

（4）近年也主张用于闭角型青光眼进展期房角未全部粘闭的患眼,以解除瞳孔阻滞因素,停用缩瞳剂,再继续其他降眼压药物治疗。

2. 禁忌证

（1）仍处在活动期的新生血管性青光眼。

（2）全身使用抗凝药物的患者激光术后可能出现持续前房积血,应作为相对禁忌。

（3）角膜明显水肿及混浊,影响激光治疗者。

3．操作技术要点

（1）术前 30 min 应用 1‰毛果云香碱可以拉紧虹膜，增宽周边虹膜与角膜内皮间的空隙，有利于穿透。

（2）虹膜切开部位尽量选择周边虹膜及眼睑可以遮盖的位置，以防止可能出现的单眼复视。

（3）选择虹膜隐窝处进行激光治疗有利于穿透虹膜。

（4）激光器可以使用 Q 开关 Nd：YAG 激光或氩激光，但对于国人色素深且较厚的虹膜，YAG 激光往往很难单独穿透。对于很厚的虹膜可以选择先用氩激光烧灼，使虹膜变薄，然后用 YAG 激光穿透。这样还可以防止术后切口处出血。

4．并发症

（1）虹膜周切孔处出血，一般通过加压接触镜提高眼内压就可以止血。如个别情况止血困难时，可使用氩激光烧灼止血。

（2）一过性眼内压升高，常发生在术后 1～3 h，一般 24 h 左右恢复正常。但个别患者可能出现持续高眼压，尤其是术前房角关闭范围已经接近半圈的患者。因此，LPI 术后 1～2 h，常规要求测量眼压。根据眼内压升高的程度，给予局部或全身降压治疗。

（3）前葡萄膜炎症：激光术后常有轻度和短暂的前葡萄膜炎反应。术后常规给予皮质类固醇眼液滴眼，持续 1 周。

（4）晶状体损伤：激光治疗时一定要将激光准确聚焦于虹膜面，避免损伤后方的晶状体囊膜。

（5）角膜内皮损伤：周边前房很浅或者虹膜与角膜内皮相贴的情况下很容易损伤角膜内皮，如轻微损伤一般不会引起角膜内皮失代偿。

（6）复视和眩光：个别患者在 LPI 术后出现单眼复视、眩光等症状。多发生在虹膜周切孔位于眼睑遮挡部位以外。上述症状多在数月后患者会习惯和不再注意。

（六）激光周边虹膜成形术

激光周边虹膜成形术通过烧灼周边虹膜组织，使局部虹膜组织变薄并收缩牵拉周边部虹膜，起到增宽房角或开放房角的作用。

1．适应证

（1）高褶虹膜综合征是此术式最佳适应证。主要是虹膜构型发育异常或是由于肥大和前移的睫状突在周边虹膜的背面推挤，使虹膜根部呈现屈膝样外观，在虹膜周切术后仍不能与小梁网分开。本术式可以从根部上增宽房角，收缩虹膜基质，使其变平。

（2）急性闭角型青光眼大发作的治疗：闭角型青光眼急性发作时，由于高眼压、角膜水肿、炎症反应，进行激光虹膜周切术较为困难。此时可以采用本术式收缩周边虹膜，开放房角，常可以起到终止大发作的疗效。如能同时进行激光虹膜周切术则效果更佳。

（3）真性小眼球激光虹膜周切术后，如果仍存在房角拥挤，可采用激光周边虹膜成形术，维持房角开放。

2．禁忌证

（1）严重的角膜水肿或混浊，可能因角膜组织吸收激光能量过多而损伤。

（2）无前房或极浅前房，可能引起角膜内皮损伤。

（3）房角已经粘连闭合。

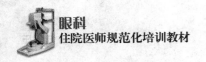

3. 操作技术要点

(1) 使用氩激光等热效应激光。

(2) 光斑大小 200~500 μm,能量 200~400 mW,时间 0.2 s。

(3) 瞄准光斑要尽可能靠近虹膜最周边部,有时使用房角镜会更便于激光照射到房角处隆起的虹膜组织上。

(4) 随时调整激光能量,以产生虹膜基质收缩为准。切忌产生气泡、色素逸出或爆破。

4. 并发症

(1) 虹膜炎症,一般局部使用皮质激素可在数天内消失。

(2) 角膜内皮灼伤,操作时尽量避免烧灼到角膜内皮。一般会在数天内消退。

(3) 术后暂时性眼压升高,处理同 LPI 术。

(七) 睫状体冷凝术

睫状体冷凝术是治疗难治性青光眼的一种睫状体破坏性手术。一般应用于视功能已丧失、疼痛的终末期青光眼患眼。

1. 适应证

(1) 绝对期青光眼,为保留眼球,缓解疼痛者。

(2) 抗青光眼手术无效的难治性青光眼。

(3) 眼球已经极度扩大的婴幼儿青光眼。

2. 手术技术要点

(1) 可做球后或球周麻醉。

(2) 冷冻头应放置于角膜缘后 1 mm。

(3) 冷冻位置可选择在上方或下方 180°范围,做 1~2 排,每排 6~8 个点。冷冻温度 −70℃,时间每点 60 s,待自融后可重复冷冻 1 次。

(4) 冷冻头要在巩膜表面加压,可以减少局部睫状体血液,提高冷冻效果。

3. 术后并发症

(1) 疼痛:术后不可避免地会出现反应性虹膜睫状体炎和疼痛,有时疼痛较为剧烈。疼痛一般持续 24~48 h。术前的抗青光眼药物不能因手术而停止。术后局部或全身应用皮质激素,涂阿托品眼膏,有利于减轻睫状体反应。

(2) 葡萄膜反应:前房内可能出现纤维组织渗出,局部应加强激素抗感染治疗并应用睫状肌麻痹剂。

(3) 一过性高眼压:因冷冻引起的眼内组织水肿、渗出等都可以造成术后高眼压,术后应常规使用抗青光眼药物。

(4) 晚期低眼压:过度冷冻所造成的睫状体房水分泌减少,可引起持续性低眼压,最终眼球萎缩。因此,对于冷冻量的掌握尤其重要。宁可因一次冷冻量不足而追加冷冻,也不要出现因一次冷冻过度而发生眼球痨。

(陈君毅)

第九节 低 眼 压

正常眼压范围 11~21 mmHg,这是正常人群的统计结果,应该有 5% 的正常人眼压低于或高于这一范围。眼球组织的循环和代谢需要适当的眼压,如果长期眼压≤6 mmHg(也有认为 5 mmHg)可导致眼球功能和组织结构的变化,称为低眼压综合征,或低眼压(hypotony)。

一、病因

造成低眼压的原因是房水生成过少和(或)房水流出过多。

房水分泌的主要部位是睫状突,房水的生成始于血浆从睫状突毛细血管向睫状体基质的被动超滤,然后由睫状上皮主动分泌进入后房。造成房水生成减少的原因有:低血压或眼局部供血不足、血液高渗状态、睫状体脉络膜脱离、睫状膜形成、外伤或手术造成的睫状体缺损或破坏、睫状体萎缩、药物毒性作用。

正常眼房水排出的主要途径有:①经小梁网、Schlemm 管的经典途径,约占房水排出总量的 75%,为压力依赖性,不会过量排出造成低眼压;②葡萄膜巩膜途径,约占 20%,前列腺素可增加此途径的排出造成眼压过低;③虹膜组织的吸收,约占 5%,也不会过量排出。异常的房水排出途径包括:角膜或巩膜的伤口引流、青光眼手术滤过过强、房角漏造成的异常内引流、视网膜缺损或孔源性视网膜脱离造成的视网膜色素上皮暴露吸收眼内液体(图 6-9-1,见彩插)。

临床可见的低眼压原因如下。

(1) 穿孔性眼外伤,可造成的角膜、巩膜伤口漏。

(2) 眼球破裂伤,可造成的睫状体脉络膜脱出缺损、脉络膜脱离、睫状体血供损伤和持续的葡萄膜炎症反应。

(3) 房角漏,一般由眼球钝挫伤引起,偶尔因内眼手术造成。

(4) 青光眼术后引流过强或滤过泡瘘。

(5) 青光眼外引流术使用丝裂霉素 C 造成睫状上皮细胞损害。

(6) 其他内眼手术后的切口漏,一般为一过性,如持续存在且引流量大可造成严重的并发症,如严重的脉络膜脱离、迟发性脉络膜上腔出血。

(7) 各种原因引起的角膜、巩膜融解穿孔。

(8) 虹膜睫状体炎:前列腺素合成增加、睫状上皮功能减退、睫状体血管闭塞、睫状膜形成。

(9) 孔源性视网膜脱离,色素上皮暴露吸收眼内液体。

(10) 前部增殖性玻璃体视网膜病变(PVR),造成睫状体脱离、睫状上皮脱离。

(11) 硅油取出术后,常为严重外伤眼玻璃体手术后或反复视网膜脱离多次玻璃体手术后或大面积视网膜切除后。

(12) 睫状体破坏术后:冷凝、经巩膜激光光凝、超声、热凝可破坏睫状上皮细胞和睫状体血管,同时造成虹膜睫状体炎症,眼内睫状体光凝可破坏睫状上皮细胞。

(13) 眼前段缺血综合征,因斜视手术损伤睫状前动脉或视网膜脱离外路手术压迫涡静脉影响睫状体血液循环。

(14) 眼动脉或其上游动脉的狭窄或闭塞,如颞动脉炎、颈动脉狭窄。

(15) 自主神经受刺激、颈交感神经节切除或三叉神经病变如带状疱疹。

(16) 全身性的病理状况:糖尿病血浆高渗、使用高渗药物、严重脱水、酸中毒、失血性休

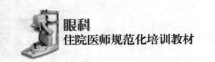

克、严重低血压、深昏迷、深麻醉,如果能及时纠正,对眼球不致引起不良后果。也可见于尿毒症、严重贫血。

二、临床表现

低眼压的临床过程可以有不同状态和转归:暂时性低眼压、慢性低眼压、自愈、眼球萎缩和眼球痨。

急性眼压降低出现的角膜水肿皱褶、脉络膜皱褶、屈光改变、视网膜水肿在眼压回升后一般能够恢复。如果在 15～30 d 内眼压恢复,称为暂时性低眼压,通常不会造成视功能的明显损害。如果转为慢性低眼压,有可能造成眼球组织产生不可逆的改变。例如,出现黄斑囊样水肿,即使通过治疗眼压恢复正常,也会遗留不同程度的视力障碍。

低眼压造成的蛋白渗出是眼球自我修复的手段,有利于角膜、巩膜伤口漏和房角漏的粘连封闭,低眼压自愈。

但是,低眼压改变也可以发生恶性循环:低眼压组织水肿,睫状上皮细胞缺氧房水分泌下降,眼压进一步下降;低眼压组织间液增加,睫状体脉络膜渗出脱离,房水分泌进一步减少;低眼压血眼屏障破坏,炎症因子释放,抑制房水生成、促进葡萄膜巩膜途径房水引流,眼压进一步下降。长期且严重的低眼压造成视网膜光感受器破坏、胶质组织增生、脉络膜钙化,眼球逐渐萎缩,最终成为眼球痨。

症状:患眼可以有轻度至重度眼痛,由继发的葡萄膜炎症和脉络膜脱离引起。可以有中重度的视力下降,视物模糊:角膜水肿、角膜变形、晶状体混浊、视网膜水肿缺氧、黄斑囊样水肿、视网膜胶质增生退行性改变,以及睫状体水肿脱离晶状体悬韧带松弛、脉络膜水肿脱离造成的屈光改变都会影响视力。

除外眼部原发病的表现,临床检查可发现低眼压引起的如下改变。

(1)视力下降。

(2)眼压低,通常≤6 mmHg。

(3)角膜形状改变、塌陷,角膜基质增厚水肿,Bowman 膜和 Descemet 因张力下降出现皱褶。晚期可有角膜变性、混浊。

(4)前房可以变浅,因房水引流过畅或睫状体脱离所致,可造成周边虹膜前粘。巩膜伤口漏也可能引起前房加深。

(5)葡萄膜炎的表现:睫状充血,轻微至中度,由葡萄膜反应的程度决定。Tyndall 现象—～＋＋＋,随血眼屏障破坏程度而定。房水浮游细胞一般较少。可以有瞳孔后粘。无或有轻度玻璃体混浊。

(6)白内障逐渐形成,出现晶状体皮质羽毛状混浊直至全白的白内障。

(7)脉络膜皱褶,虹膜、睫状体、脉络膜水肿增厚。

(8)睫状体脉络膜脱离,从浅脱离至多个球形脱离。

(9)视网膜水肿增厚,视网膜静脉扩张轻度淤曲。长期低眼压引起黄斑囊样水肿,视网膜前膜形成。

(10)视盘水肿,因跨筛板压力差改变和组织缺血引起。

(11)严重低眼压可造成巩膜塌陷,出现眼球萎缩时巩膜皱缩增厚。

三、检查

1. 眼压测量　Goldmann 压平眼压测量相对可靠。
2. 眼科检查　眼部原发病的表现和低眼压引起的改变,注意寻找伤口渗漏。
3. 影像检查　B 超、UBM 检查可见睫状体脉络膜脱离,球壁水肿;光学相干断层成像(OCT)见视网膜增厚,注意有无黄斑囊样水肿;荧光血管造影可见血视网膜屏障破坏和静脉回流障碍。

四、诊断要点

根据原发病病史、眼部症状和检查所见的眼压降低及眼部相应的结构功能变化诊断低眼压综合征。低眼压的结构功能改变对诊断更加重要,而眼压≤6 mmHg 不是严格的标准,有患者 6 mmHg<眼压<11 mmHg 就发生低眼压综合征的组织功能改变,也有个别患者眼压低至 2 mmHg 而无组织功能改变。

五、治疗方案和原则

治疗的目的是恢复眼压,改善沿组织的循环和代谢,提高视功能,减轻眼痛,避免眼球萎缩影响外观。

1. 对因治疗　外伤造成的角膜、巩膜伤口漏、各种原因引起的角膜巩膜融解穿孔,应及时发现修补;房角漏,手术或激光关闭前房到睫状体上腔的通道;青光眼术后引流过畅,加压包扎或加强缝合;滤过泡瘘,采用保守治疗促进结膜愈合或手术修复;术中使用丝裂霉素 C 应预防药物进入前房或渗透巩膜造成睫状上皮细胞损害;内眼手术后的切口漏,术中严密关闭切口,术后发现流量较大时应及时补充缝合关闭;虹膜睫状体炎,积极抗炎、散瞳,避免睫状体萎缩、睫状膜形成;孔源性视网膜脱离,手术复位视网膜;前部 PVR,手术松解粘连和牵引;硅油取出术后眼压可能较术前低,如硅油眼眼压偏低,则不适合取油术只可行硅油置换;睫状体破坏术避免过度,每次手术量可相对保守;眼前段缺血综合征,重在预防,斜视手术避免损伤睫状前动脉不可一次手术切断直肌超过 2 根,视网膜脱离手术避免压迫涡静脉,术后如果出现前段缺血应及时解除压迫;颞动脉炎应及早发现治疗,如累及眼球则预后不良;颈动脉狭窄宜手术改善血供;全身性的病理状况如及时纠正,一般不会对眼球造成不良后果。

2. 针对低眼压组织功能改变的纠正　目前尚无疗效显著的升眼压药物,对低眼压的药物治疗以皮质激素抗炎和改善微循环为主。为打破低眼压、睫状体组织水肿缺氧、睫状体脉络膜渗出脱离、炎症因子释放增加的恶性循环,应针对脉络膜脱离和葡萄膜炎症治疗,采用适当的扩瞳药、皮质激素、非甾体抗炎药治疗葡萄膜炎,改善血管通透性、帮助血眼屏障重建。在解除低眼压的病因后,脉络膜脱离大多数能够自行吸收。局部应用睫状体麻痹剂、静脉应用高渗剂可促进睫状体脱离恢复、加深前房。在对因治疗、排除房水内外引流过多的因素后,如仍有球形脉络膜脱离,可考虑巩膜切开脉络膜上腔放液,同时眼内以平衡盐溶液、空气或黏弹剂填充,如脉络膜脱离复发也可联合玻璃体手术填充硅油。

房水流出过多造成的低眼压经过治疗效果较好,应注意低眼压造成的周边虹膜前粘房角破坏等因素可能导致青光眼。部分房水生成过少造成的低眼压难以恢复,预后不良。

暂时性低眼压治愈后一般视功能影响不大,慢性高眼压如出现黄斑囊样水肿、视网膜胶

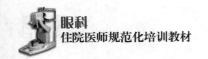

质增生、黄斑皱褶形成,即使眼压恢复视力也提高有限。

对于长期低眼压视功能差趋向眼球萎缩的患眼,可采用玻璃体腔硅油填充以改善眼球外形。

对无视功能萎缩的眼球,为改善外观或解除疼痛,可摘除眼球植入眼座。

针对低眼压导致的白内障,轻微的皮质混浊在眼压恢复后有可能自行改善。如晶状体混浊明显地影响视力,可在眼压正常后进行白内障手术。尽量避免在低眼压情况下手术,因为有可能造成术后大量渗出、睫状膜形成、眼球萎缩。

(王嘉健)

第十节 房 角 漏

房角漏是指眼球受钝挫伤后,睫状体从巩膜突附着点分离,造成前房与脉络膜上腔勾通引起低眼压,偶尔穿孔伤后或内眼手术后也有发生(图 6-10-1)。房角漏具有典型的低眼压表现,治疗方法特殊,故单独详细阐述。

房角漏的中文名称众多,也称为睫状体解离(cyclodialysis 或 cyclodialysis cleft)、睫状体分离、睫状体离断,也有人称为"外伤性睫状体脱离"。实际上,房角漏与睫状体脱离(ciliary body detachment)是不同的概念,后者是指潜在腔隙——睫状体上腔有液体积存成为液腔,但是睫状体附着点未与巩膜突分离。

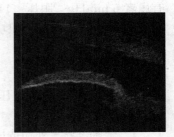

图 6-10-1　房角漏

一、临床表现

绝大多数房角漏因钝挫伤引起。钝性暴力经角膜房水传导,推压虹膜睫状体后退,同时巩膜扩张,睫状体附着点自巩膜突撕脱形成旁路通道。前房内房水经旁路通道进入睫状体上腔和与其相延续的脉络膜上腔,经巩膜导水管或透过巩膜排出眼外,部分由脉络膜组织吸收。房水的过量排出造成低眼压。正常眼睫状体脉络膜上腔是相互连通的潜在腔隙,睫状体纵行纤维起点 360°附着于环形的巩膜突上以封闭前房与睫状体上腔的连通,只要有房角漏存在,不论范围大小,都会形成全周的睫状体脉络膜上腔脱离。

偶然地,内眼手术或穿孔伤直接损伤睫状体位于巩膜突的附着点会造成房角漏。

外伤后长期视力不恢复,晚期白内障形成后视力进一步下降。一般无疼痛或有轻微眼部胀痛。体征如下。

(1)视力下降,一般为中度视力下降,如合并眼内其他严重损伤或并发白内障,也可重度下降。

(2)眼压降低,多≤6 mmHg。6 mmHg<眼压≤10 mmHg 也很常见,此时应该根据有无黄斑水肿决定是否需要及早手术干预。

(3)屈光改变:眼睑压力在低眼压时可引起角膜散光;睫状体脱离、悬韧带松弛引起晶状体性近视;脉络膜水肿浅脱离、视网膜光感受器前移引起轴性远视。通常晶状体性近视大于轴性远视。

（4）前房变浅,因房水引流过畅或睫状体脱离所致,可造成周边虹膜前粘。如房角漏引流量较小前房深度可以维持不变。

（5）由低眼压引起的葡萄膜炎表现较轻:睫状充血轻微或无;Tyndall 现象一或±;无或有轻度玻璃体混浊。但外伤本身可造成较重的葡萄膜反应,多在伤后早期明显。

（6）白内障逐渐形成,出现晶状体皮质羽毛状混浊直至全白的白内障。

（7）睫状体、脉络膜水肿增厚。

（8）睫状体脉络膜脱离。不论范围大小,只要有一处房角漏,就会有 360°的睫状体脱离。

（9）视网膜水肿增厚,视网膜静脉扩张轻度淤曲。长期低眼压引起黄斑囊样水肿,视网膜前膜形成。

（10）视盘水肿。

房角镜或 UBM 检查,可见前房与睫状体上腔连通。

二、检查

（1）视力下降。

（2）眼压降低,多≤6 mmHg。

（3）睫状体、脉络膜水肿增厚。

（4）360°的睫状体脉络膜脱离。

（5）视网膜水肿增厚、视盘水肿。

（6）房角镜:房角漏损伤处白色的巩膜突增宽,向后延伸(为巩膜内壁,白色的巩膜上有棕黑色素),房角顶点变为深沟状。可见睫状体未撕脱处有周边虹膜前粘形成。

（7）超声生物显微镜(UBM)检查,可见睫状体自巩膜突分离,前房与睫状体脉络膜上腔相连续。

（8）B 超检查:见睫状体脉络膜脱离,或球壁增厚。

（9）OCT 检查:视网膜增厚,可有黄斑囊样水肿。

三、诊断

根据钝挫伤病史、眼科检查发现低眼压、房角镜见睫状体撕脱、B 超检查见睫状体脉络膜脱离、UBM 检查见前房-睫状体上腔连续,容易明确诊断房角漏。

临床上常常遇到钝挫伤后的视网膜水肿长期按视网膜振荡治疗,未能及时发现房角漏。此时只要测量发现低眼压,就不难提示房角漏可能,而进一步查房角镜、UBM 明确诊断。钝挫伤后早期眼压波动较大,甚至低眼压、高眼压交替出现,3～4 周后眼压趋向稳定,此时发现低眼压有较大意义。

低眼压状态时房角镜压迫角膜造成的皱褶影响观察,浅前房也可造成房角顶点观察困难,所以房角镜检查在诊断房角漏时有一定局限性。超声生物显微镜是诊断和确定房角漏范围的"金标准",检查时应该 360°连续探查以免遗漏。

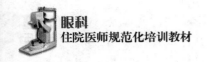

四、治疗方案和原则

钝挫伤后1个月内，房角漏有可能自愈，可以观察。外伤后的出血、渗出、葡萄膜反应有利于房角漏的封闭，封闭的方式有3种：①房角漏被出血、渗出堵塞，进一步形成粘连；②睫状体脱离、浅前房造成房角漏前方的虹膜-角巩膜接触、粘连；③房角漏后方的睫状体与巩膜粘连，环堤状包围房角漏。局部应用阿托品可增加房角漏自愈的机会。

钝挫伤1个月后房角漏自愈的可能较小，晚期即使自愈也会伴有广泛的周边虹膜前粘、房角破坏，增加继发青光眼的可能，所以伤后1个月应该积极干预。如果有黄斑囊样水肿倾向应尽早手术治疗。

房角漏对眼球的损伤是慢性的。治疗房角漏的目的是改善低眼压伴有的视网膜水肿、屈光异常，阻断周边虹膜前粘和黄斑囊样水肿的发生和进展，避免白内障的加重。

氩激光光凝和睫状体缝合术（cyclopexy）是最常用的治疗方式，经巩膜冷凝或热凝也可选择。对于睫状体撕脱范围＜1.5个钟点且睫状体脱离较浅的病例，可进行激光治疗，通常需要多次治疗逐渐缩小房角漏，最终使其封闭。对激光治疗失败或睫状体脱离范围较大的病例可进行睫状体缝合术，只要房角漏定位正确，手术多能奏效。治疗有效的表现是眼压上升和睫状体脉络膜脱离消退。值得注意的是，房角漏的眼球通常合并不同程度的房角后退和周边虹膜前粘，房角漏治愈后部分病例转为高眼压状态，须积极应对。

附　睫状体缝合术

手术步骤如下。

（1）术前缩瞳。

（2）结膜下浸润或球后阻滞麻醉。

（3）手术区做穹窿为底的结膜瓣。

（4）做角膜缘为底的巩膜瓣，高度达角膜缘后3 mm，宽度每一边超过房角漏范围1个钟点。

（5）于角膜缘后1.5～2 mm平行或垂直于角膜缘作深层巩膜切开，透见睫状体。

（6）10-0尼龙线间断缝合睫状体，针距1～1.5 mm。每一针从巩膜切口或侧缘前唇进针，钩带少量睫状体组织，从巩膜后唇出针。

（7）逐段切开深层巩膜、缝合睫状体，范围每一边至少超过房角漏0.5个钟点。

（8）关闭巩膜瓣、结膜瓣。

（王嘉健）

第七章

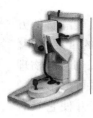

玻璃体视网膜疾病

第一节 玻璃体视网膜的基本解剖和病理生理

一、玻璃体结构和组成

玻璃体位于晶状体及其悬韧带之后、视网膜前方的空间内的透明胶体结构。体积约为4 ml。玻璃体是凝胶样组织,其99%的成分是水。玻璃体的胶体结构主要由胶原细纤维与透明质酸组成,此外,还有非胶质蛋白、糖蛋白、低分子物质如钠、钾、钙、氯、磷、碳酸氢盐及维生素C、乳酸、氨基酸与脂类等。

(一)胶原细纤维

自19世纪以来已知玻璃体的胶体结构由胶原细纤维构成。玻璃体胶原细纤维由Ⅱ型胶原、Ⅸ型胶原及Ⅴ/Ⅺ型胶原的混杂胶原组成。其中80%为Ⅱ型胶原,它是由3个相同的α(Ⅱ)肽链组成三螺旋线,这与关节软骨的基质胶原结构极其相似。这也就可以解释在一些系统性的疾病(如Stickler病)中可以同时发生玻璃体的变性性疾病和骨关节的异常。Ⅸ型胶原为三异体由二硫键联系。玻璃体胶原结构的细纤维粗细一致,不分支,通常也不交叉。它从一侧的视网膜(或睫状体/晶状体)基底膜层到另一侧的视网膜(或睫状体/晶状体)基底膜层,即每一条胶原细纤维都与视网膜、睫状体或晶状体的基底膜层相连,没有断端。在玻璃体腔内,胶原细纤维任意排列成网状。

(二)透明质酸

透明质酸主要由玻璃体细胞分泌,其他如睫状体上皮细胞、视网膜Müller细胞也有少量合成。人类出生时玻璃体开始出现透明质酸,至成人达到最高峰,以后其生成与排出趋于平衡。透明质酸无细胞外的降解作用,也不能穿越视网膜的内界膜,其排出主要通过前房途径。透明质酸为氨基葡聚糖(glycosaminoglycans, GAGs)的一种,属多糖,含有重复的双糖单元,每一个双糖单元含有己糖胺(常为N-乙酰葡萄糖胺或N-乙酰半乳糖胺)与醛酸或半乳糖以苷的形式相连接。长而无分支。人玻璃体各部位透明质酸钠盐的相对分子质量为4.5×10^6。每克透明质酸脱水的体积约为0.66 ml,含水时则可达2 000～3 000 ml。大而无分支的透明质酸链,形状如同大而开放的线圈,当其浓度>1 mg/ml时,高度纠集在一起形成海绵状的结构。透明质酸这种海绵状的结构不会影响小分子量物质在玻璃体内的弥散,但却可以大大延缓液体的通过。

胶原与透明质酸为玻璃体中两种主要成分,维持着玻璃体的黏弹性。用过滤或离心的

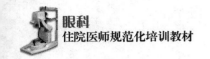

方法将胶原去除后,留下的是仅含透明质酸的黏性液体;通过电离辐射或透明质酸酶解的方法将透明质酸破坏后,胶原收缩。因此,透明质酸的存在具有稳定胶原细纤维的重要作用。胶原与透明质酸这两种玻璃体的主要有形成分,可能通过第3种分子互相连接。此外,物理化学作用也可能参与了两者间的联系,带负离子的透明质酸与带正离子的胶原可以形成稳定的结合。透明质酸填充在由胶原细纤维形成的空隙中,维持着玻璃体的形态并使它具有黏弹性。而且透明质酸将胶原细纤维相互分割,最大限度地减少入眼光线的散射,保持了玻璃体的透明和视觉的清晰。

(三)非胶原蛋白

人类玻璃体含有6种特殊蛋白,它们在玻璃体各个部位的分布上并无差别。玻璃体内可溶性蛋白来自血浆且经常更新,可以作为营养储备库提供晶状体及视网膜的蛋白质代谢所需。人玻璃体前白蛋白浓度要高于血浆。胎儿时期玻璃体蛋白含量高于成年人,尤其是白蛋白。成年以后随着年龄增长而增加,从 $200\ \mu g/ml$ 增至 $1\ 400\ \mu g/ml$,这可能与进入老年后,视网膜血管与睫状体上皮的屏障作用减弱,以致有更多的蛋白进入玻璃体。

(四)糖蛋白

玻璃体中糖蛋白含量较高,约占非胶原蛋白的 20%。分两种:一种与胶原细纤维相结合,另一种自由散布于胶原细纤维间的空隙中。一些可溶性糖蛋白来自血浆,但大多数为属于玻璃体所固有。在玻璃体中大部分可溶性糖蛋白为唾液酸,其含量高于血浆与房水。唾液酸在视网膜前的玻璃体皮质中含量最高,靠近晶状体及睫状体处的前部玻璃体中的含量最低,提示唾液酸可能由玻璃体细胞合成。

(五)低分子量物质

1. 钠 玻璃体内钠的含量低于房水和血浆,前部玻璃体中钠的含量最高。

2. 钾 玻璃体中钾的含量较高,可能由于睫状体上皮的主动泵功能,输送钾进入后房和前部玻璃体。尸体玻璃体中钾含量的测定被法医用来判断死亡时间。

3. 氯 由于经过视网膜的更换作用,玻璃体中氯的含量高于后房房水、前房房水以及血浆。

4. 钙 在玻璃体中钙的含量与房水和血浆相同。玻璃体切割手术中的灌注液中应含有一定浓度的钙与镁,以维护玻璃体周围组织细胞间的紧密连接。

5. 磷 玻璃体中磷的含量极低。后部玻璃体的含量低于前部玻璃体,前部玻璃体又低于房水。可能磷由后房泵入玻璃体中。

6. 磷酸氢盐 与磷一样,后部玻璃体低于前部玻璃体,前部玻璃体低于房水,说明其也来自于睫状体。

(六)杂类

1. 维生素C 玻璃体与血浆中维生素C的含量比为 $9:1$,大大高于血浆。可能由睫状体上皮细胞主动分泌。玻璃体中维生素C的含量特别高,可能与吸收紫外线、清除视网膜代谢和光化学作用产生的自由基,从而起到保护视网膜和晶状体的作用。

2. 乳酸 后部玻璃体中含量高,这与高度活跃的视网膜组织的需氧糖代谢有关。

3. 氨基酸 前部玻璃体的含量高于后部玻璃体,可能是视网膜色素上皮将后部玻璃体中的氨基酸通过视网膜输送出去,或者视网膜的神经元消耗了后部玻璃体中的氨基酸。

4. 脂质 玻璃体内存在着积极的脂代谢。

玻璃体残留物中含有较多的脂类,主要的饱和脂肪酸为棕榈酸和硬脂酸,不饱和脂肪酸有油酸、花生四烯酸和中量的亚麻酸盐等。

磷脂在玻璃体中的含量与晶状体及房水中相同,均低于血浆。可能血眼屏障限制了磷脂进入眼内。

(七)玻璃体细胞

玻璃体中含有细胞,玻璃体中的细胞是玻璃体的代谢活动中心。玻璃体内的细胞主要有两种:玻璃体细胞和成纤维细胞。

1. 玻璃体细胞　玻璃体皮质为玻璃体的代谢中心,因为它含有玻璃体细胞。玻璃体细胞分散成一层,埋在玻璃体皮质中,以基底部最多,其次为后极部皮质,赤道部最少。玻璃体细胞为单核细胞,大小为 $10\sim18\ \mu m$,有分叶的核和发育极好的高尔基体,许多大的 PAS 阳性溶酶体颗粒和吞噬体。由于玻璃体细胞所处部位透明质酸的浓度最高,因此认为它的主要功能是合成透明质酸。玻璃体细胞可能还可以合成一些胶原如 C - PS1 和 C - PS2 及一些高分子物质,如酶等。玻璃体细胞的第 2 个重要功能为吞噬功能。玻璃体细胞内存在液饮细胞、小泡、吞噬体,玻璃体细胞表面也有可以结合 IgG 与补体的表面受体。因此,玻璃体细胞在静止状态下,其主要功能是合成氨基葡聚糖和糖蛋白,以后通过液饮将这些大分子物质吞噬消化并再利用。但在有外来刺激或炎症时,玻璃体细胞就会转化为吞噬细胞。

2. 成纤维细胞　成纤维细胞的数量少,不足玻璃体细胞的 1/10。成纤维细胞在玻璃体内不游走,主要分布在玻璃体基底部及邻近视神经乳头和睫状突的区域。随着年龄的增长细胞数量逐渐减少。成纤维细胞的功能可能和合成胶原有关。但在病理情况下能在玻璃体内形成增殖膜,参与增殖性玻璃体视网膜病变。

玻璃体内各种成分的分布:玻璃体内各种主要成分的量及其分布不仅存在着物种差异,即使在同一种动物,各部位的分布也不尽相同,而且随年龄增长而改变。胶原细纤维在玻璃体基底部最高,其次为位于视网膜前的玻璃体后皮质,再次为前皮质,中央玻璃体和接近前皮质的区域最少。胶原细纤维的走向基本与皮质表面平行。但在玻璃体基底部胶原细纤维以分散的方式插入锯齿缘的前后方。最前部的纤维构成前环,这是产生前部增殖性玻璃体视网膜病变的发病基础。在玻璃体基底部的后部,胶原细纤维比其他处更加密集,形成粗壮的纤维束,并与构成内界膜的视网膜 Müller 细胞的脚板相连,这是玻璃体与视网膜连接最紧密的地方。当眼球遭受挫伤或在玻璃体手术中损伤了这部分纤维,不可避免地会导致锯齿缘截离。玻璃体基底部后缘随着年龄的增加而逐渐后移,最后可以达到赤道部。当玻璃体发生后脱离时,玻璃体纤维的牵引可以在玻璃体基底部后缘或其后,撕破视网膜产生裂孔。透明质酸的分布以玻璃体后皮质最高,向前方及玻璃体中央浓度逐渐降低。由于胶原和透明质酸的浓度在玻璃体中央部最低,因此玻璃体液化常从中央开始。

二、神经视网膜的解剖和病理生理

神经视网膜包含了神经元、神经胶质和血管结构。感光细胞是一种高度特异化的神经元细胞,分化出与感光功能相关的外节段和内节段,依其外节段的形态分为视锥细胞和视杆细胞。外节段与视网膜色素上皮间充填有被称为感光细胞外间质的黏多糖物质。视杆细胞的突触结构为内侧端膨大和细胞膜内陷包裹双极细胞和水平细胞的突触,视锥细胞的突触结构越加复杂,除双极细胞和水平细胞外,与其他的视杆细胞和视锥细胞也有联系。水平细

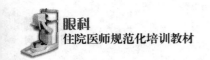

胞与多个视杆及视锥细胞相联系，并发出多个突起横贯外丛状层；双极细胞为二级神经元，与视网膜平面垂直走行——一端与感光细胞的突触结构相联系，另一端的轴突与神经节细胞及内丛状层的无长突细胞相联系。作为三级神经元的神经节细胞发出的轴突弯曲与视网膜平面平行，共同组成神经纤维层，神经纤维放射状汇集往视盘，其中黄斑颞侧和黄斑上下方的神经纤维呈弓形绕过中心凹，进入视盘的上下方。穿过筛板后为视神经。神经纤维在视网膜内无髓鞘包绕，在无赤光下更易检查。神经胶质包括了 Müller 细胞、小胶质细胞和无长突细胞，是视网膜的结构支撑，它们同时还可以为神经细胞提供营养。Müller 细胞为垂直方向从视网膜外节膜延至内界膜，在视网膜的发育和代谢中有非常重要的作用。

神经视网膜是视网膜除色素上皮之外的内 9 层视网膜。由外向内分别为：锥杆层为视网膜感光细胞的内外节段所在；外界膜为 Müller 细胞和周围的感光细胞联系结构组成的神经胶质网，并非真正的连续膜组织；外核层是感光细胞核所在。外丛状层是感光细胞突触体与双极细胞和水平细胞的突触联系的位置，在黄斑区外丛状层会显著增厚，这是因为从中心凹的视锥和视杆细胞的轴突在发出后会以倾斜方向离开中心凹，被称为 Henle 纤维层。内核层由双极细胞、Müller 细胞、水平细胞、无长突细胞的细胞核组成。内丛状层包含了双极细胞和无长突细胞的轴突及神经节细胞的树突及它们之间的突触结构。神经节细胞层是神经节细胞的胞体所在。神经纤维层是神经节细胞轴突组成。内界膜同样不是真正的膜结构，而是由 Müller 细胞的脚板和基底膜组成。

神经视网膜通常可以分为后极部和周边部视网膜。后极部视网膜，常指称黄斑区，位于视盘和颞侧血管弓之间的部位。其中央 1.5 mm 直径区域称为中心凹，是视锥细胞集聚区，司空间形觉和色视觉，在中心凹的中央 0.35 mm 直径区域是中心小凹，是中心凹的凹陷最底部，这里的视锥细胞更加狭长而紧密；通常所称的中心凹反光为中央的 150 μm 区域。黄斑中心凹部位的视网膜为无血管区域，只有紧密聚集的视锥细胞，且无其他各层细胞的阻碍，三级神经元在此处为单线联系，因此黄斑部的视觉最为精确和敏锐。

周边部视网膜分为近周边——在血管弓外 1.5 mm 宽度的环状区域、赤道和周边。视网膜末端与睫状体平坦部相连的区域称为锯齿缘。玻璃体基底部后缘在锯齿缘与赤道部之间，这一部位也是大多数牵引性视网膜裂孔的发生部位。

由于组成神经视网膜的细胞和突起结构在内层与视网膜平面平行，外层则是与视网膜平面垂直，神经纤维在视盘周围放射状汇集，黄斑部位更是有花瓣状的 Henle 纤维。在视网膜发生病变，出现出血、渗出和水肿时，就会有典型的形态，如外层的圆点状出血和硬性渗出，内层的放射状或火焰状出血，黄斑囊样水肿的花瓣状外观等。

三、视网膜色素上皮和 Bruch 膜的解剖和病理生理

视网膜色素上皮（retinal pigment epithelium，RPE）细胞是单层的色素性细胞，由视杯的外层发育而来，为一层排列整齐的六角形柱状细胞，直径约为 16 μm，其顶部以绒毛状结构包围着视网膜感光细胞外节段，其间充填感光细胞外间质。黄斑部的视网膜色素上皮细胞较周边部更加细长而密集。锯齿缘的色素上皮细胞则大而且不规则，直径甚至可以超过 60 μm。色素上皮细胞内有两种分别为圆形和棱形的色素，为棕色而非黑色，与脉络膜基质的黑色素相比，对化学物质和热有更高的抵抗力，但更容易被漂白。相邻的视网膜色素上皮细胞外侧底部相互紧靠，其间充填以酸性黏多糖类物质，靠近顶部则以紧密连接相连，形成

了外血眼屏障。

视网膜色素上皮细胞的功能为：视色素再循环、吞噬感光细胞外节段脱落的膜盘、转运感光细胞代谢所需营养物质和代谢废物、吸收散射光线和暗房作用、保持神经视网膜附着。

视网膜色素上皮细胞在许多眼底病变中都有重要的作用。例如，在视网膜色素变性时，色素上皮既有增生也有萎缩，增生的色素上皮细胞在视网膜内游走，沉着在视网膜血管的周围，形成骨细胞样色素沉着；Coats病的视网膜色素上皮细胞一部分会肿胀增大脱落在视网膜下，化生为吞噬细胞，不断吞噬变性的视网膜类脂质，并进入视网膜内，积聚于视网膜外层，即为典型的外层渗出性视网膜病变。孔源性视网膜脱离时，色素上皮细胞也会脱落、移行、化生为成纤维细胞，在视网膜下、视网膜表面和玻璃腔内活跃增生，形成增殖性玻璃体视网膜病变。

视网膜色素上皮外层即为 Bruch 膜，这两者伴行，由视盘边缘一直延伸至锯齿缘。Bruch 膜实际上是视网膜色素上皮细胞的基底膜和脉络膜毛细血管的基底膜融合结构，由外向内依次分为：脉络膜毛细血管基底膜、外胶原层、弹力纤维层、内胶原层、色素上皮细胞基底膜。Bruch 膜在视盘周围最厚，周边部最薄，厚度随年龄增大而增加。Bruch 膜对小分子物质的通透性较好。Bruch 膜的破裂可以在高度近视和弹力纤维疾病患者中自发出现，或者继发于外伤或炎症。脉络膜新生血管可以由 Bruch 的破口长入视网膜下，出现继发的出血、渗出以及瘢痕增生的黄斑变性。

视网膜色素上皮和 Bruch 膜的年龄相关性改变，以后极部尤为明显，包括了视网膜色素上皮细胞内含脂褐质的吞噬小体积聚及 Bruch 膜增厚、胶原蛋白减少和脂质增加、外源性物质在 Bruch 膜的沉积。视网膜色素上皮细胞终身维护感光细胞外节段盘膜的更新，而且终身均保持原位而不移动，其吞噬降解后的剩余物质通过基底面排入 Bruch 膜，通过弥散进入脉络膜循环。随着年龄增加，视网膜色素上皮功能减退及数量减少导致代谢负荷加重，Bruch 膜随年龄增厚，代谢废物逐渐堆积，起先沉积在 Buch 膜内胶原层，后逐渐占据内外两侧胶原层。这些堆积物使得 Bruch 膜逐渐疏水而通透性降低，既阻碍了营养物质由脉络膜向视网膜的通过，也使得水分积聚在视网膜色素上皮与 Bruch 膜之间，甚至形成浆液性色素上皮脱离。高代谢率的视网膜供养受阻会导致视网膜色素上皮萎缩和感光细胞消亡，同时作为代偿的脉络膜新生血管也会由脉络膜毛细血管增生，穿过 Bruch 膜，进入视网膜色素上皮下和视网膜下，继而出现年龄相关性黄斑病变。

玻璃膜疣是年龄相关性黄斑病变的临床标志，为眼底的细小黄白色小点状病变，电镜下为囊泡状、颗粒状、细丝状等多形性物质，位置在 Bruch 膜的内胶原层和视网膜色素上皮基底膜层之间，并将后者向内顶起。临床通常将玻璃膜疣分为硬性和软性，硬性玻璃膜疣边界清晰，分散，直径大多＜63 μm；软性玻璃膜疣则边界模糊，多发且常为融合性，直径＞63 μm。软性玻璃体膜疣是年龄相关性黄斑病变的重要危险因素。

四、视网膜的血供

以内核层为界，内层视网膜的血供来源于视网膜中央动脉系统，在有睫状视网膜动脉的眼球，睫状动脉系统也提供了部分视网膜的血供。外丛状层以外的外层视网膜的营养则来自于脉络膜的睫状动脉系统。视网膜血管为内血眼屏障所在，这一屏障是由一层不开窗的血管内皮细胞及它们相互之间的紧密连接所组成。在血管内皮细胞基底膜之外是不连续的

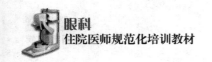
血管周细胞。与其他部位血管不同,视网膜血管缺乏内弹力纤维层,在视网膜血管向周边部延伸时,其外的平滑肌细胞愈加不连续。视网膜血管没有神经分布,因此视网膜血流量的控制只能依靠血管壁的平滑肌细胞对刺激因素产生的直接反应,来使血管管腔舒缩,调节视网膜血流量。视网膜血管壁上的平滑肌细胞对两种刺激最为敏感——视网膜组织含氧量和视网膜血管灌注压(血压与眼内压之差)。

视网膜中央动脉为眼动脉的小分支,在穿过筛板到达视盘生理凹陷附近时分为上、下分支动脉,成直角转弯进入视网膜,在视盘边缘附近进一步分为鼻侧、颞侧分支,向周边部视网膜分布。其中鼻侧分支为放射状走行,颞侧分支则先以弓形绕过黄斑部的上下方,形成颞侧血管弓。视网膜动脉在由视盘走向周边部视网膜的过程中,逐渐分支变细,同时也向视网膜深层内发出分支最终形成无吻合的毛细血管。视网膜动脉居于神经纤维层,分支向神经节细胞层,最终在内从状层和内核层形成毛细血管。因此,外丛状层以外的视网膜各层均无血管,营养供应来自脉络膜(外丛状层的内层营养供应一部分仍然有视网膜中央动脉系统参与)。

睫状视网膜动脉是一种先天异常,发源于睫状动脉的视神经动脉环,呈钩状出现在视盘边缘向周边部位部位放射状走行。在眼底的各个象限均可以有睫状视网膜动脉,而并不局限在黄斑区。

视网膜动脉属于终末动脉,彼此没有吻合支,在发生视网膜动脉阻塞时,其供应部位的视网膜血供就会完全中断。黄斑睫状视网膜动脉在视网膜中央动脉阻塞时,仍可以维持黄斑部视网膜的血供,有其临床意义。

视网膜静脉在视网膜内的行程与视网膜动脉大致相同,它们在一段行程中或伴行或平行,有时也会互相交叉,视网膜静脉也没有吻合支,只有在锯齿缘附近,细小的视网膜静脉与视网膜边缘平行,成环状。在视网膜中央动脉和静脉走行在筛板附近时,两者为同一包膜包被;在视网膜动脉和静脉交叉处,动静脉共用一层基底膜,因此在动脉粥样硬化时视网膜静脉阻塞往往发生于这些部位。

视网膜的毛细血管为视网膜动脉向深层分支逐渐形成前毛细血管后,分为深浅两层。浅层在神经纤维层内,深层分布在内核层和外丛装层之间,深浅两层间有垂直走向的血管分支相连接。浅层的毛细血管网较稀疏,深层的毛细血管网密集。通常认为浅层的毛细血管网属动脉系统,而深层的则属静脉系统。

黄斑中心凹 0.5 mm 直径范围内并无血管,称为无血管区,视网膜毛细血管到此终止。此区的营养供应主要依赖脉络膜,外缘也有部分来自视网膜毛细血管的渗透。在视网膜的极周边部靠近锯齿缘也有一个无血管区,视网膜动脉末梢距离锯齿缘约 1 PD 即消失,其毛细血管弓也不到锯齿缘,因此在锯齿缘附近看到毛细血管增生,要考虑新生血管增殖。

(江　睿)

第二节　玻璃体疾病

玻璃体充填在眼球后部,是透明的凝胶体,主要由胶原蛋白和透明质酸组成。玻璃体基底部自锯齿缘前部 2 mm 延伸至锯齿缘后部 3 mm,此处是玻璃体与视网膜粘连最紧密的部位。除此以外,视盘周围,中心凹部和视网膜的主干血管处玻璃体与视网膜也是紧密附着。

玻璃体的外层结构称为玻璃体皮质。以基底部为界分为前、后皮质。玻璃体皮质与视网膜内界膜的基底层相连。

一、玻璃体后脱离(PVD)

1. 病理 随着年龄的增长,玻璃体胶原成分丢失,基质的稳定性被破坏。玻璃体内部分胶原网状结构塌陷,产生液化池,周围包绕胶原纤维,称玻璃体凝缩。液化池伸入到玻璃体皮层,导致玻璃体皮层内的劈裂。随着胶原成分的减少,玻璃体内部可产生牵拉力。该力的产生有几种可能的原因,其中包括因透明质酸和胶原纤维交联减少而产生的静电吸引力。在此力的作用下,液化的玻璃体可向后移动,进入玻璃体后腔,导致玻璃体后脱离。玻璃体后脱离的发生率在白内障摘除,特别是后囊的完整性被破坏者和存在玻璃体炎症的患者增加。

2. 检查 最简单的检查方法是利用前置镜通过裂隙灯显微镜检查,可见后部的玻璃体界面位于视网膜表面数毫米之上。视盘前面可见 Weiss 环,这是玻璃体后脱离的确切体征。但此方法较难发现低度的玻璃体后脱离。B超检查可探及玻璃体的后表面,表现为与玻璃体凝胶相连的一条白色细线。通过B超检查可以发现是否存在玻璃体后脱离。光学相干断层扫描(OCT)显示 PVD 经常起自黄斑中心凹周围,因此又称作后极部中心凹旁玻璃体后脱离。脱离范围可随时间扩大。

3. 症状 发生 PVD 时,患者会出现眼前漂浮物,如:飞蚊等。如果脱离的玻璃体对视网膜构成牵引,患者会有"闪电"感视觉。牵引过强导致血管破裂,产生玻璃体积血,甚至发生视网膜裂孔和视网膜脱离时,患者会出现视物遮挡,视力下降症状。

4. 并发症 玻璃体对视网膜持续的牵拉,包括收缩时静态的牵拉和眼球扫视运动时对相应网膜动态的牵拉,可导致一系列视网膜病变。对周边部视网膜的牵拉可导致裂孔形成和视网膜脱离。对黄斑部的持续牵拉可导致黄斑部结构变形,局部隆起,称为玻璃体黄斑牵拉综合征(图7-2-1,见彩插)。OCT 检查是诊断该病的重要手段。PVD 多是不完全性的,玻璃体手术时通过 TA 染色可以证实这一点,发现视网膜表面仍然存在玻璃体皮质(图7-2-2,见彩插)。这被认为是视网膜前膜形成的基础,可造成病理性近视患者牵引性视网膜脱离和糖尿病患者黄斑水肿。后极部玻璃体不完全后脱离还可导致黄斑裂孔形成。

5. 治疗 出现 PVD 症状时,要详查眼底,警惕视膜裂孔的形成。存在玻璃体积血时,应行B超检查并密切随诊。单纯的 PVD 不必处理,应告知患者可能存在的并发症,一旦出现新的症状,及时就诊。

二、永存胚胎血管

该病的发生源自原始玻璃体未退化。90％为单眼发病,无其他系统性异常。有前部型,后部型及混合型3种表现(图7-2-3)。

1. 临床特点

(1)前部型 PFV:前部原始永存玻璃体动脉,晶

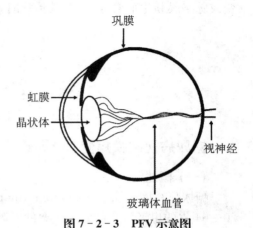

图 7-2-3 PFV 示意图

注:从视盘延伸至晶体后的条索。引自:BCSC, the vitreous disease, Chapter 12

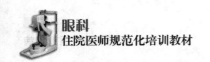

体后白色血管化纤维膜(图7-2-4,见彩插)。常伴小眼球、浅前房、小晶体。围绕晶体可见被拉长的睫状突。出生时即可看到白瞳症。部分患者晶体后囊破裂,晶体混浊膨胀,可继发闭角型青光眼。青光眼也可能由于房角发育不良所致。

(2)后部型PFV:可以单独存在或与前部型并存。可伴小眼球,但前房深度往往正常,晶体透明,不合并晶体后纤维膜。眼底检查见一花梗样组织从视盘发出,向前延伸至玻璃体腔,可导致下方视网膜皱褶。

2.辅助检查 B超可以探及晶体后和玻璃体内的条索。彩色多普勒超声检查显示条索样结构中存在线性血流(图7-2-5,见彩插)。CT及MRI也可辅助诊断。

3.鉴别诊断 本病应与其他原因造成的白瞳症相鉴别。例如,早产儿视网膜病变,犬弓蛔虫病和家族性渗出性玻璃体视网膜病变,视网膜母细胞瘤等。其中与视网膜母细胞瘤相鉴别尤为重要。视网膜母细胞瘤很少发生在出生时,可累及双眼,多不伴小眼球或白内障。可以利用辅助检查例,如B超、彩色多普勒超声、CT、MRI等检查进行鉴别。

4.治疗 对于PFV患者,手术方式主要包括晶体切除,剥除晶体后纤维膜,伴或不伴人工晶体植入,必要时行玻璃体切割。研究显示,大部分接受手术治疗的患者可获部分视力,前部型的预后相对后部型好,患者视力可以达到稳定或提高。较好的预后主要得益于早期诊断,严格掌握手术适应证,手术技巧的改进和术后积极的弱视训练。视力预后差的原因在于继发青光眼、视网膜脱离、剥夺性弱视。对于严重小眼球或晚期的后部PFV,不建议手术。

三、星状玻璃体变性

发生率为1/200,有与年龄相关性,50岁以上好发。75%单眼发病,多数患者无明显症状,在体检或其他眼病检查时发现。眼底检查可见玻璃体内有大小不等的白色卵圆形小体(图7-2-6,见彩插),混浊物的主要成分是脂肪酸和磷酸钙盐。多无玻璃体液化,当眼球突然停止转动时,白色小点轻微移动回到原位,而不沉于玻璃体下方。该病的发生与许多系统性疾病相关,包括糖尿病,高血压,高胆固醇血症,高脂血症和高钙血症。多数患者的视网膜结构仍清晰可见,少数严重混浊者可利用辅助检查,如OCT及荧光血管造影发现眼底异常。单纯的星状玻璃体变性无须手术,若影响视力或并发其他的视网膜病变,如增殖性视网膜病变或脉络膜新生血管等,影响其治疗时,可行玻璃体切除手术。

(常 青)

第三节 视网膜血管性疾病

一、糖尿病视网膜病变

(一)概述

糖尿病视网膜病变(diabetic retinopathy,DR)是糖尿病后期的严重并发症之一,是导致20~64岁的患者致盲的一个主要的原因。

(二)流行病学

随着糖尿病病程的进展和患者年龄的增长,越来越多的糖尿病患者出现糖尿病视网膜病变。10岁以下的儿童很少发生糖尿病视网膜病变,青春期后患糖尿病视网膜病变的风险增加。美国威斯康星州关于糖尿病视网膜病变的流行病学研究表明:糖尿病20年,近99%的1型糖尿病患者和60%的2型糖尿病患者存在某种程度的糖尿病视网膜病变。

(三)发病机制

视网膜微血管疾病的确切病因尚不清楚。但是可以肯定的是,长期暴露于高血糖导致生化和生理改变,如血小板黏度增加、红细胞聚集增加、血清脂质异常、纤维蛋白溶解缺陷、生长激素水平异常、血管内皮生长因子的上调、血清和全血液黏度的异常。这些改变最终导致内皮损伤。视网膜毛细血管的特殊改变包括周细胞的选择性丧失、基底膜的增厚、内皮功能障碍引起的代谢失调,导致了血浆的渗漏、视网膜水肿、毛细血管阻塞和新生血管。

(四)糖尿病视网膜病变和疾病进程的分类

糖尿病视网膜病变分为早期(非增殖性糖尿病视网膜病变,nonprolife-rative diabetic retinopathy,NPDR)和晚期(增殖性糖尿病视网膜病变,proliferative diabetic retinopathy,PDR)。NPDR又进一步分为轻度、中度、重度、极重度。PDR分为早期、高危期、晚期。

根据2002年4月悉尼举行的国际眼科会议和美国眼科学会的联合会议制定的标准对DR及糖尿病黄斑水肿(diabetic macular edema,DME)的严重程度进行分级(表7-3-1、7-3-2)。

表7-3-1 DR国际临床分类法

疾病严重程度	散瞳检眼镜下所见
无明显视网膜病变	无异常
轻度非增殖性DR	仅有微血管瘤
中度非增殖性DR	比仅有微血管瘤重,比重度者轻
重度非增殖性DR	有以下任一:①4个象限每个都有20以上的微血管瘤或出血斑;②2个以上象限有确定的静脉串珠样改变;③1个以上象限有明显的视网膜内微血管异常(intraretinal microvasclar abnormalities,IRMA),无新生血管
增殖性DR	以下一种或多项者:新生血管、玻璃体积血、纤维增生

表7-3-2 DME国际临床分类法

疾病严重程度	散瞳检眼镜下所见
无明显DME	后极部无明显的视网膜增厚或硬性渗出
轻度DME	有视网膜增厚或硬性渗出,但远离黄斑中心
中度DME	有视网膜增厚或硬性渗出趋向,但没有累及黄斑中心
重度DME	有视网膜增厚或硬性渗出累及黄斑中心

(五)临床表现

1. 轻中度NPDR

(1)微动脉瘤:在检眼镜下表现为边界清楚的圆形或针帽大小红或暗红色小点,其直径常在$15\sim60~\mu m$,偶有较大者,可至视网膜静脉直径。眼底荧光造影表现为边界清晰的圆形荧光点(图7-3-1,见彩插)。

(2)视网膜出血:早期呈红色圆形或不规则小出血点,常在内核层。晚期出血严重者可

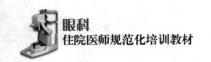
融合成片,累及视网膜各层,甚至在视网膜前形成上界水平下界半球弧形的出血团。眼底荧光血管造影时,出血点完全遮挡荧光,表现为黑色斑点。

(3)硬性渗出:为大小不等,边界清楚的圆形或不规则形蜡黄色点片状渗出,多位于后极部,大小为1/10~1/6 PD。可呈簇状堆积,也可相互融合成片。在黄斑部,可呈完全或不完全的星芒状。

(4)神经纤维层梗死(也叫棉絮斑或软性渗出):棉絮状、绒毛样灰白色或乳脂色斑,大小不等,形态不规则,边界不清楚。多分布在大血管附近或后极部视网膜距视盘3~4 PD范围内,大小一般为1/6~1/3 PD。

(5)小动脉畸形:糖尿病视网膜病变晚期引起小动脉狭窄、阻塞、畸形。

(6)视网膜静脉串珠状扩张:在糖尿病视网膜病变早期,常见静脉充盈扩张,颜色暗红,以颞侧静脉明显。到了病变晚期,静脉管径不匀,呈梭形、串珠状或球状扩张,纽襻状及局限性管径狭窄伴有白鞘甚至部分或全部闭塞。

(7)黄斑水肿:表现为局灶或弥散状视网膜增厚伴有或不伴有渗出。局灶状黄斑水肿的主要特征是毛细血管损伤引起的点状荧光素渗漏。在内丛状层和外丛状层的液体成分被吸收而脂质残余物沉淀可形成硬性渗出。弥散性黄斑水肿则由视网膜毛细血管广泛异常及血-视网膜屏障严重破坏所导致的弥漫性渗漏。

(8)黄斑缺血:由于黄斑毛细血管灌注不足,中心凹无血管区不规则或扩大。在毛细血管灌注不足的边缘区小血管瘤丛生。视网膜小动脉的闭塞导致无灌注区和缺血区的扩大。

2. 重度NPDR 根据Early Treatment Diabetic Retinopathy Study(ETDRS),具备以下的一个特征即可诊断为重度NPDR(4-2-1原则)。

(1)视网膜内弥漫性出血和4个象限内的微动脉瘤。

(2)2个象限内的静脉串珠样改变。

(3)1个象限内的视网膜内微血管异常(intraretinal microvascular abnormalities, IRMAs)。

(4)ETDRS发现重度的NPDR有15%的机会在1年之内发展为高危PDR。

(5)表现出以上特征中任意两个的,即为极重度的NPDR,有45%的机会在1年内发展为高危PDR。

3. PDR

(1)纤维血管增生:视网膜外的纤维血管增生表现在PDR发展的不同阶段。新的血管的进展分3个阶段。

1)细小新生血管伴有微量的纤维组织穿越视网膜内界膜并在其上延伸。

2)新生血管增多扩展,纤维成分增多。

3)新生血管退化,残留的纤维组织沿着后玻璃体膜增生。

(2)玻璃体积血:新生血管增生,常黏于玻璃体皮质层,如发生玻璃体后脱离,由于牵拉可使新生血管破裂出血。在玻璃体内增殖的新生血管破裂出血时,即形成玻璃体积血。如出血不能完全被吸收,则逐渐形成白色及灰色机化条索或增殖膜,平附于视网膜表面或伸至玻璃体内。

(3)视网膜脱离:纤维血管增生和玻璃体的收缩可导致牵引性视网膜脱离。其特征为浅脱离,很少延伸至锯齿缘。血管增殖膜的牵引还可能导致视网膜裂孔的发生,进一步发展为孔源性视网膜脱离。

4. 虹膜新生血管和新生血管性青光眼　在广泛的视网膜毛细血管闭塞的基础上，虹膜与房角也可出现血新生血管，使房水排出受阻，眼压升高，导致新生血管性青光眼。

5. 晚期（burned-out）PDR　该期的重要特征是血管直径变细。串珠样改变的静脉可变细并伴有静脉鞘的形成。视网膜动脉也变细，新生血管相对静止，视盘萎缩，玻璃体积血的频率和严重程度均减少。由于本阶段视网膜缺血比较严重，患者视力通常较差。

6. 高危 PDR　具备以下其一者定义为高危 PDR：①轻度视盘新生血管膜增生并伴有玻璃体或视网膜前积血；②1/4～1/3 视盘新生血管膜增生伴或不伴玻璃体积血；③视网膜（其他区域的）新生血管膜增生（1/2 视盘面积）并伴有玻璃体视网膜前积血。

（六）辅助检查

（1）裂隙灯配合使用接触镜或非接触镜对后极部进行检查：观察与中心凹相关的视网膜增厚的位置，渗出物的存在和位置，囊样黄斑水肿的存在。

（2）荧光素血管造影（FFA）：FFA 可以显示视网膜毛细血管渗漏导致的视网膜异常，也可以显示毛细血管灌注不足的范围，是早期诊断、选择治疗方案、评价疗效和判断预后的可靠依据。眼底荧光血管造影检查常能发现眼底镜不易发现或不能查见的很小的微动脉瘤，也可用来鉴别小出血点与微血管瘤，出血完全遮挡其下面的视网膜与脉络膜荧光，表现为形态大小与出血斑相符的遮蔽荧光，而微动脉瘤则多为强荧光。

（3）光学相干断层扫描（OCT）：光学相干断层扫描能够清晰地显示眼后段，主要是黄斑部和视盘的形态特征，视网膜各层间的结构，视网膜及其神经纤维层的厚度变化，且能够客观评价糖尿病性黄斑水肿的程度。

（4）眼部超声波：可以评估有密集的玻璃体积血或屈光介质欠清的患者是否存在视网膜分离。

（七）治疗方案及原则

1. 一般治疗　包括生活方式的改变、运动、戒烟和控制好血糖、血压、血脂。

2. 激光治疗

（1）糖尿病黄斑水肿的激光治疗：在临床实践中，水肿没有威胁到黄斑中心可暂不治疗。

ETDRS 提出了临床意义性黄斑水肿（CSME）的概念，推荐其为激光光凝术治疗的适应证。

1）视网膜水肿增厚在距黄斑中心 500 μm 以内的范围。

2）硬性渗出在距黄斑中心 500 μm 以内的范围且伴视网膜增厚。

3）视网膜增厚位于黄斑中心到视盘的直径范围内且增厚区域大于一个视盘大小。

（2）治疗方法：①局灶光凝。对于点状渗漏，通过绿光或黄光波长的激光直接治疗，这种治疗方法应用于距黄斑中心 500～3 000 μm 渗漏明显的微血管瘤。②格栅光凝。在弥散性渗漏或邻近黄斑的毛细血管非灌注区，用绿色或黄色的光作栅格治疗，此方法应用于距黄斑中心外 500 μm 和距视盘颞侧边缘 500 μm 的所有区域的弥漫性渗漏。③光凝参数。光斑大小 50～100 μm，曝光时间 0.1 s 或更少，能量以使微血管瘤变白为度，格栅光凝两光斑间空一光斑的距离。

（3）糖尿病视网膜病变的激光治疗：新生血管的增生预示着糖尿病视网膜病变进程的重要改变。PDR 引起的并发症如果不治疗将可能导致严重的不可逆转的视力丧失。及时

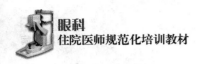

行全视网膜激光光凝术(panretinal photocoagulation，PRP)能显著降低病情恶化的可能性。

PRP 治疗的目的是引起已经形成的新生血管组织退化，并阻止新生血管形成。

1) PRP 治疗的主要适应证包括：重度 NPDR，即 4 - 2 - 1 原则；PDR；新生血管性青光眼。

2) 全视网膜光凝治疗的副作用包括夜视力降低、色觉减弱、视野缩小、脉络膜水肿、视网膜水肿、闭角型青光眼、暂时性的调节丧失、玻璃体血、黄斑水肿和视网膜裂孔等。

光凝参数：光斑大小 500 μm，曝光时间 0.1 s，能量达 II 级，数量 1 200 光斑或更多，每个光斑间距为 0.5～1 个光斑。

3. 药物治疗

(1) 糖尿病视网膜病变药物治疗的最主要目的是延缓和预防并发症。

(2) 严格控制血糖：药物治疗糖尿病视网膜病变最重要的就是控制好血糖浓度。糖尿病控制和并发症研究(DCCT)和英国糖尿病前瞻性研究(UKPDS)显示加强血糖控制能降低糖尿病视网膜病变的发生率和延缓已患的糖尿病视网膜病变的发展。

(3) 控制高血压：高血压控制不良者患糖尿病黄斑水肿和糖尿病视网膜病的风险增高。UKPDS 显示，控制高血压有利于降低糖尿病视网膜病变的进展和视力的丧失。

(4) anti-VEGF 类药物：由于抗血管内皮生长因子(VEGF)药物在抑制新生血管生成、减少渗漏等方面的重要作用，已成为除激光光凝之外治疗 DME 的重要方式。雷珠单(ranibizumab)及贝伐珠单抗(bevacizumab)在抗 DME 治疗中具有良好疗效，已成为目前主要应用的抗 VEGF 药物。VEGF - Trap 为新型抗 VEGF 药物。VEGF - Trap 与 VEGF 相似，与血管内皮生长因子受体(VEGFR)1 具有高度亲和力，其亲和力约为抗 VEGF 单克隆抗体的 100 倍，VEGF - Trap 通过与 VEGF 竞争结合血液循环中的 VEGFR1 而发挥抗 VEGF 作用。

(5) 皮质类固醇：对于难治性 CSME 的患者，玻璃体内注射皮质类固醇可以提高短期的视力，减少黄斑厚度。玻璃体内注射皮质类固醇激素比激光光凝起效快，但长期效果欠佳。白内障的发生和眼压升高都比较常见。

4. 手术治疗

(1) DME 的手术治疗：玻璃体切除及后极部玻璃状膜的分离对 DME 的治疗有一定的作用，尤其是对后极部严重的玻璃体牵拉和弥漫性 DME。

(2) PDR 的手术治疗：晚期 PDR 的两个主要并发症是玻璃体积血和牵拉性视网膜分离。在这两种情况下，手术干预是一项主要的治疗手段。

1) 玻璃体积血：糖尿病视网膜玻璃体切割术研究(DRVS)评估了在早期(玻璃体积血形成后的 1～6 个月)和晚期(1 年)对严重玻璃体积血和视力丧失(≤5/200)的眼进行玻璃体切割术的效果。早期玻璃体切割术对伴有严重玻璃体积血的 1 型糖尿病患者效果明显，但是对混合型或 2 型糖尿病患者没有明显优势。随着近年玻璃体手术器械的不断改进与手术医师经验的不断积累，目前的现实倾向于早手术，尤其是未经 PRP 治疗的患者。

2) 牵引性视网膜脱离：牵拉性视网膜脱离没有涉及黄斑可行保守治疗。当累及黄斑时，应尽早进行玻璃体切除手术。牵拉性合并孔源性视网膜脱离则进展迅速，应立即手术治疗。

(八) 随访

1 型糖尿病患者在确诊后的 5 年内很少发生视网膜病变。大部分的 2 型糖尿病患者在初次确诊时就已经存在视网膜病变,需要进行眼科检查并随访。在治疗糖尿病性视网膜病变的同时,眼科医师与内科医师应密切协调,对糖尿病性视网膜病变患者进行中长期干预,很大程度上减缓和减轻糖尿病患者的并发症,使糖尿病性视网膜病变患者视力损害得到一定控制,改善糖尿病性视网膜病变患者的生存质量。对于可治性盲,应将重点放在早期发现,早期治疗。

(陈　玲)

二、视网膜血管阻塞

(一) 视网膜分支动脉阻塞

视网膜动脉阻塞(branch retinal artery occlusion,BRAO)根据阻塞部位分成中央动脉阻塞和分支动脉阻塞(图 7 - 3 - 2,见彩插)。

1. 概述　视网膜分支动脉阻塞(图 7 - 3 - 2,见彩插,图7 - 3 - 3)90%以上发生在颞侧,尤以颞上支为多见,视功能受损程度与眼底表现取决于阻塞的部位和程度。

2. 临床表现　BRAO 发生后数小时到数天内病变的动脉内层梗死引起供应区域视网膜水肿混浊。2～3 周后,闭塞的血管重新恢复灌注,水肿吸收,动脉变细呈白线样或有白鞘,残留永久性视野缺损。

3. 病因　BRVO 可以是受累血管的栓塞或血栓形成。

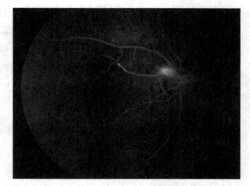

图 7 - 3 - 3　同眼 FFA 晚期图像
注:颞上支动脉位于视盘边缘阻塞部位呈强荧光渗漏,并可见染料充盈前锋

(1) 栓子主要有 3 种不同的类型:

1) 来源于颈动脉的胆固醇栓子(Hollenhorst 斑块)。

2) 与大血管动脉粥样硬化有关的血小板纤维蛋白栓子。

3) 由心脏瓣膜病变引起的钙化栓子。

(2) 罕见的栓子包括心脏黏液瘤、长骨骨折的脂肪栓子、来自感染性心内膜炎的细菌性栓子、静脉注射毒品者的滑石粉栓子、眼部或头面部注射的药物栓子。

(3) 偏头痛是引起 30 岁以下年龄患者的眼动脉阻塞的罕见原因。

(4) 其他原因还包括:①创伤;②凝血功能障碍;③镰刀状细胞贫血;④口服避孕药/怀孕;⑤二尖瓣脱垂;⑥炎症和(或)传染性病因如弓形体性视网膜脉络膜炎和梅毒;⑦结缔组织病,包括巨细胞动脉炎。

4. 治疗原则

(1) BRAO 的治疗应针对相关的全身性病因。

(2) 按摩眼球可能驱使栓子从大的中央血管进入周边的小血管。

(二) 视网膜中央动脉阻塞

1. 概述　视网膜中央动脉阻塞(central retinal artery occlusion,CRAO)(图 7 - 3 - 4,

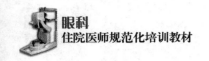
见彩插）是致盲性眼科急症之一。其阻塞的程度、诊断与治疗是否及时，与患眼的视力预后密切相关。CRAO 多见于老年人，平均发病年龄 60 岁，左右眼无差异，男性多于女性，1%～2%的病例双眼发病。

2. 临床表现

（1）一眼突然完全性无痛性视力丧失是 CRAO 的特征，部分患者发病前有一过性黑矇。

（2）视网膜动脉显著狭窄，小分支几乎看不见，在严重阻塞病例，动脉和静脉血流都表现为节段样时断时续。

（3）视网膜呈灰白色水肿混浊，特别是在神经纤维层和神经节细胞层较厚的后极部。

（4）中心凹下脉络膜的橘红色反射与周围混浊的神经感觉层视网膜形成鲜明对照，产生樱桃红斑。

（5）如存在睫状视网膜动脉，在其所供应的舌形区域可保存正常眼底颜色和中心视网膜功能。

（6）阻塞后 4～6 周，视网膜中央动脉再通，视网膜水肿消退，遗留苍白的视盘和细窄的视网膜血管，由于内层视网膜梗死，视力损害通常是永久的。有研究显示 66% 的眼最终视力在 0.05 以下，视力 0.5 以上的眼一般存在睫状视网膜动脉，无光感的眼除了视网膜中央动脉阻塞外，还经常伴部分或完全性眼动脉阻塞。

（7）在非人灵长类动物的研究表明：完全性 CRAO 发生后 90 min 视网膜感觉层产生不可逆性损害。

3. 病因

（1）CRAO 通常是由发生在筛板水平的动脉粥样硬化相关的血栓形成引起，栓塞可见于 20% 的病例。颈动脉分支的栓子可能导致短暂缺血发作和（或）一过性黑矇。明亮的胆固醇栓子，或称为 Hollenhorst 斑块，典型地位于视网膜动脉分支，提示来源于颈动脉粥样硬化，当同时伴相关的症状时，应当采取针对性的治疗。对于全身病因的评估同 BRAO 一样重要。

（2）巨细胞动脉炎占 CRAO 病例的 1%～2%，由于这个原因，在看不见栓子的 CRAO 病例应当检测红细胞沉降率（ESR）和 C 反应蛋白（CPR）水平。大多数患者 ESR 正常，而 C 反应蛋白可以异常并且不受年龄影响。血小板计数的升高也提示巨细胞动脉炎。如果怀疑这个病因，为了治疗患眼和预防对侧眼发病，应当及时给予皮质类固醇激素，并行颞动脉活检。

4. 治疗原则

（1）CRAO 的治疗应该及时进行。

（2）治疗措施包括通过按摩眼球、前房穿刺或球后麻醉降低眼压。传统的治疗包括吸入 95% 氧与 5% 的二氧化碳混合气体和口服乙酰唑胺和阿司匹林。

（三）视网膜中央静脉阻塞

1. 概述　视网膜静脉阻塞是仅次于糖尿病性视网膜病变的常见的致盲性视网膜血管性疾病。按阻塞部位的不同可以表现为中央静脉阻塞、半侧静脉阻塞和分支静脉阻塞。视网膜中央静脉阻塞（central retinal vein occlusion，CRVO）患者 90% 起病时年龄超过 50 岁，但也有年轻患者。

2. 临床表现

（1）CRVO 的主要症状是视力下降，常突然发生，也可于数天内逐渐发生。根据特征性的眼底表现——视网膜中央静脉扩张和迂曲，视盘水肿，视网膜内浅层火焰状出血和（或）深层斑点状出血,视网膜硬性渗出、棉绒斑,视网膜水肿,CRVO 可以分成两种类型:①一种是轻度的、非缺血型或静脉淤滞型 CRVO;②一种是严重的、缺血型或出血型 CRVO,以 FFA 上有至少 10 个视盘区域视网膜毛细血管无灌注区为特征。也存在中间的或不确定的类型,但 80% 以上会进展成缺血型。

(2) 非缺血型 CRVO:视力较好,轻度相对性传入性瞳孔障碍(relative afferent pupillary defect,RAPD)和视野改变。眼底镜检查显示视网膜中央静脉所有分支轻度扩张迂曲,各象限视网膜少量出血,黄斑水肿可有可无,轻微视盘水肿。如果年轻患者视盘显著水肿,可能存在炎症合并闭塞机制,称为视盘血管炎。FFA 通常显示视网膜循环时间延长,视网膜静脉和毛细血管管壁渗漏,但无灌注区小。非缺血型 CRVO 罕见前段新生血管形成(图 7-3-5,见彩插,图 7-3-6)。

(3) 缺血型 CRVO:往往视力更差,出现 RAPD 和浓密的中心暗点。静脉显著扩张,可见更广泛的各象限出血、视网膜水肿和数量不等的棉绒斑。FFA 显示视网膜循环时间延长和广泛的毛细血管无灌注。缺血型 CRVO 视力预后通常很差,仅约 10% 的眼视力在 0.05 以上。此外,在严重缺血的眼,通常在起病后 3~5 个月,虹膜新生血管发生率高达 60%(图 7-3-7,见彩插,图 7-3-8)。

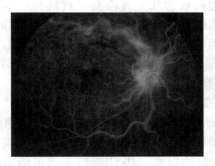

图 7-3-6　同眼 FFA 中期图像(一)
注:视网膜中央静脉所有分支管壁荧光素着染或渗漏,毛细血管和视盘荧光素渗漏

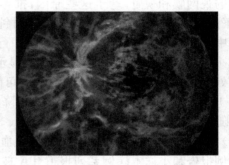

图 7-3-8　同眼 FFA 中期图像(二)
注:静脉显著扩张迂曲,管壁荧光素着染或渗漏,广泛的毛细血管无灌注和出血遮蔽荧光

3. 病因和发病机制　大多数 CRVO 发病机制相同:视神经筛板水平视网膜中央静脉血栓形成。病因如下。

(1) 血管壁改变:视神经筛板处中央动静脉紧邻,两者具有共同的鞘膜,视网膜中央动脉粥样硬化可能压迫邻近的视网膜中央静脉,引起湍流、内皮损伤和血栓形成;也可由于静脉炎症(如结节病、系统性红斑狼疮)使管壁受损,继发血栓形成。

(2) 血液流变学改变:血黏度增高(如红细胞增多症、糖尿病、高血脂、巨球蛋白血症、多发性骨髓瘤)和高凝状态(如高同型半胱氨酸血症、蛋白 S 缺陷症、蛋白 C 缺陷症)易形成血栓。

(3) 血流动力学改变:血液循环动力障碍(如眶内压升高、青光眼)引起视网膜静脉血流缓慢易致血栓形成。CRVO 患者常见单眼或双眼开角型青光眼,也可继发于闭角型青光眼。

(4) 其他:口服避孕药和利尿剂也与 CRVO 有关。

4. 检查

(1) 眼压测量确定是否存在青光眼,房角镜检查确定是否存在闭角型青光眼、有无虹膜

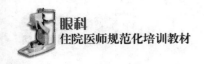

新生血管。

（2）应该尽可能对非缺血型或缺血型做出判断。视力、视野、RAPD、眼底检查和 FFA 有助于分型。与颈动脉闭塞性疾病有关的视网膜病变可能与 CRVO 类似，应该通过测量视网膜动脉压和检查颈动脉来鉴别。

5. 治疗

（1）CRVO 的治疗：应当包括治疗相关的内科疾病，如高血压、糖尿病、高血脂等，以及戒烟。

（2）激光光凝：激光光凝治疗 CRVO 是针对两个主要并发症：①前段新生血管形成；②黄斑水肿。

1）前段新生血管形成：中央静脉阻塞研究（The Central Vein Occlusion Study，CVOS）是美国国家眼科研究所资助的多中心随机对照临床试验。CVOS 发现：CRVO 预告虹膜新生血管形成最重要的危险因素是视力下降，其他危险因素包括大范围的视网膜毛细血管无灌注和视网膜内出血。对缺血型 CRVO 在虹膜新生血管形成之前行预防性全视网膜光凝（panretinal photocoagulation，PRP）并不能完全防止虹膜新生血管的发生；行 PRP 后虹膜新生血管会很快消退；缺血型 CRVO 常见浓密的中心暗点，PRP 可能增加周边暗点，留下较少有用的视网膜和视野，基于这些原因，推荐在起病最初几个月内密切观察和频繁随访检查，在不散瞳情况下房角镜检查发现 2 个时钟范围的虹膜新生血管时才行 PRP。然而，在临床实践中，一般认为虹膜新生血管出现时即行 PRP，特别是对那些不可能密切随访的病例。

2）黄斑水肿：CVOS 认为，尽管 FFA 显示格栅样光凝减轻了黄斑水肿，但对提高视力并没有益处；但是，格栅样光凝对于年轻患者可能提高视力。

3）应告诫 CRVO 患者及时报告视力下降的重要性，因为一些最初有灌注的眼会进展成缺血型。随访显示：起病后最初 4 个月有 15%、36 个月之后有 34% 的非缺血型转化为缺血型。

（3）药物治疗：可给予阿司匹林等降低血小板黏附性的疗法，一般不推荐全身应用抗凝剂。病例报告和小样本病例系列报道 TA 玻璃体腔注射在一些 CRVO 患者可能减轻黄斑水肿和提高视力，然而，这种治疗方法尚未经过前瞻性随机对照临床试验进行评估。

抗血管内皮生长因子（VEGF）抗体玻璃体腔注射以减轻 CRVO 的黄斑水肿目前正在研究，可能是一种有价值的辅助疗法，这种方法也可以用来在短期内减少虹膜新生血管形成。

（4）手术治疗：放射状视神经切开手术减压，包括松解巩膜环和视网膜静脉插管灌注组织型纤溶酶原激活剂（t-pa）已有病例报道，但这些治疗的疗效和风险有待进一步研究。

（四）视网膜分支静脉阻塞

1. 概述　视网膜分支静脉阻塞（branch retinal vein occlusion，BRVO）在临床上比中央静脉阻塞多见，患者的平均发病年龄是 60 多岁。

2. 临床表现

（1）BRVO 眼底镜下表现为受累静脉引流的区域的视网膜浅层出血、视网膜水肿，常常有棉绒斑（神经纤维层梗死）。

（2）阻塞的静脉扩张迂曲，随着时间的推移，相应的动脉也可变细和产生白鞘。

（3）BRVO 最常见于颞上象限（63%），鼻侧很少发生。一种基于中央静脉解剖学先天变异的 BRVO 可能涉及上半侧或下半侧视网膜（视网膜半侧静脉阻塞）。

（4）视网膜分支静脉阻塞最常发生在动静脉交叉处，黄斑受累的程度决定了视觉损害的水平。

（5）当阻塞没有发生在动静脉交叉处,应该考虑视网膜脉络膜炎的可能性。

3. 病因　眼部疾病病例-对照研究(the eye disease case-control study)发现,具有发生
BRVO 风险的病因包括:①高血压;②心血管疾病;③20 多岁时体重指数增加;④青光眼
病史;⑤糖尿病不是一个主要的独立危险因素。

4. 发病机制　组织学研究表明,在动静脉交叉处常见的动脉和静脉通过共同的外膜连
接在一起,增厚动脉管壁压迫静脉,导致湍流、内皮细胞损伤和血栓性闭塞。组织学上血栓
可能扩展到毛细血管床。在静脉阻塞区域通常发生继发性动脉缩窄。

5. 检查　与 BRVO 的视觉预后最密切相关的是毛细血管损害的范围和黄斑区视网膜
缺血。可用 FFA 来评估视网膜毛细血管无灌注的范围和部位。中心凹旁毛细血管的完整
性是评估视觉预后的一个重要因素。

6. 自然病程　BRVO 的自然病程中,出血吸收、毛细管代偿性扩张和侧支形成可使血
流恢复、水肿消退和视功能改善,起病 1 年之后,50%～60% 的 BRVO 患者将保持 0.5 或更
好的视力。但是有的患眼可能发生进行性毛细血管闭塞。约 40% 的眼由于广泛的视网膜缺
血(>5 个视盘直径)导致视网膜和视盘新生血管形成,如果不进行激光光凝,其中 60% 的患
眼将发生视网膜前出血。造成 BRVO 眼视力丧失的原因主要是:①黄斑缺血;②黄斑囊样
水肿;③黄斑水肿伴硬性渗出;④黄斑色素紊乱;⑤视网膜下纤维化;⑥视网膜前膜形成;
⑦其他较少见的原因有:来源于相邻或其下的视网膜裂孔或局部的视网膜新生血管,引起玻
璃体积血或牵引性和(或)孔源性视网膜脱离。

7. 治疗

（1）激光光凝治疗 BRVO 是针对两个主要并发症:①中心凹周围视网膜毛细血管灌注
完整患眼的慢性黄斑水肿;②后段新生血管形成。

（2）分支静脉阻塞研究(the branch vein occlusion study, BVOS):是美国国家眼科研究
所资助的多中心随机对照临床试验。BVOS 表明:在中心凹血管结构完整但由于黄斑水肿
视力降低到 0.1～0.5 的 BRVO 患眼,氩激光光凝提高了视力,由此推荐 BRVO 伴黄斑水肿
的光凝指征是:视力在 0.1～0.5 之间。通常采用氩激光,重点针对阻塞静脉的拱形引流区
域水肿的视网膜,对于 FFA 显示的毛细血管渗漏区域的治疗采用 $100～200~\mu m$ 大小的光斑
做轻微的格栅样光凝,渗漏的微血管异常可直接治疗但明显的侧支血管应避免光凝(图 7 -
3 - 9、7 - 3 - 11,见彩插,图 7 - 3 - 10、7 - 3 - 12)。

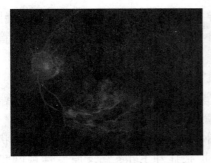 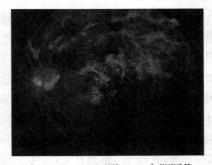

图 7 - 3 - 10　同眼 FFA 中期图像　　　图 7 - 3 - 12　同眼 FFA 中期图像
注:颞下分支静脉管壁荧光素着染或渗漏　　　注:颞上支静脉显著扩张迂曲,管壁荧光素
着染或渗漏,广泛的毛细血管无灌注和出血
遮蔽荧光

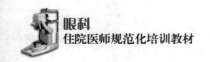

　　BVOS 表明,在有视网膜或视盘新生血管的眼,对视网膜毛细血管无灌注区行视网膜光凝,可以有效地使新生血管消退。但是缺血本身不是光凝的指征。应该密切观察,将发生新生血管作为光凝的指征。BVOS 还表明,对于最近发生、并且已经有新生血管的 BRVO,播散性激光光凝使玻璃体积血的风险降低。临床上,重要的是要区分侧支血管和视盘或视网膜新生血管。玻璃体积血时完整的激光治疗是不可能的,在这种情况下,分阶段光凝可能有用。

　　(3) 玻璃体视网膜手术:对于玻璃体积血不吸收或发生视网膜脱离的眼可行玻璃体视网膜手术。玻璃体切割术对顽固性黄斑水肿,如玻璃体后皮质增厚伴玻璃体牵引,可能有效。

　　(4) BRVO 的药物治疗:

　　1) 曲安奈德(triamcinolone acetonide,TA)玻璃体腔注射:小样本非对照的病例系列研究显示 TA 玻璃体腔注射暂时性降低视网膜厚度,但是可能引起眼压升高和后囊下白内障。

　　2) 抗 VEGF 抗体玻璃体腔注射:已有小样本非对照的病例系列研究表明抗 VEGF 药物可能是 BRVO 相关的黄斑水肿的一种辅助治疗,其对治疗黄斑水肿和新生血管有效,但可能需多次注射。

(黎　蕾)

三、Coats 病

　　1. 概述　　Coats 病是一种单眼、特发性、进行性的发育性视网膜血管异常,以视网膜毛细血管扩张为主要表现的眼底疾病,包括动脉扩张,微动脉瘤,静脉扩张和梭型毛细血管扩张,伴有脂质渗出,常伴发渗出性视网膜脱离。

　　2. 临床表现　　Coats 病多见于年轻人(年龄<20 岁),主要累及男性(70%～90%),通常单眼受累(80%)。婴幼儿可表现为斜视、白瞳。较大儿童或成人主诉有视力减退。25% 可无症状。

　　Coats 病的标志性表现为动脉扩张、微动脉瘤、静脉扩张和梭型毛细血管扩张。眼底表现多样,有的仅表现为轻微毛细血管异常,严重者发生广泛区域的毛细血管扩张伴渗出,甚至伴大量渗出导致渗出性视网膜脱离。黄斑水肿及黄斑下黄白色渗出。可出现玻璃体积血。病变更多见于颞侧视网膜及黄斑中心凹颞侧的扇形区域。疾病病程随时间进展,逐渐加重。年龄<4 岁的患者进展更快,病情更重,当大范围渗出性视网膜脱离至晶状体后方时难与视网膜母细胞瘤鉴别(图 7-3-13,见彩插)。

　　血管造影可见视网膜毛细血管无灌注区及异常血管。这些异常血管通常无屏障功能,可使血清及其他血液成分渗出,在视网膜内及视网膜下堆积。外周及黄斑毛细血管均可发生异常变化。硬性渗出易在黄斑处累积。

　　Coats 病多数不具遗传性,且与全身系统系血管异常无关。

　　3. 诊断　　通过性别、年龄和眼底镜检查即可诊断,FFA 可帮助发现异常的血管,可见典型"灯泡样"动脉瘤样扩张,并可见视网膜毛细血管无灌注区(图 7-3-14)。

　　4. 鉴别诊断　　视网膜血管病变:高血压性视网膜病变,动静脉阻塞性疾病、镰状细胞血红蛋白异常的眼底病变,黄斑中心凹旁毛细血管扩张症和 Eales 病。原发性视网膜色素变性等疾病有时也可有视网膜血管扩张,需与之鉴别。

　　小年龄组的以白瞳症或渗出性视网膜脱离为表现的 Coats 病需与以下疾病鉴别诊断:视网膜母细胞瘤、视网膜发育不良、视网膜有髓神经纤维、星形细胞错构瘤、永存胚胎血管

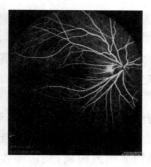

图 7 - 3 - 14　FFA 可见典型"灯泡样"动脉瘤样扩张及视
网膜毛细血管无灌注区

(PFV)、色素失禁症、早产儿视网膜病变(ROP)、家族性渗出性玻璃体视网膜病变(FERV)、Norrie 病、中间葡萄膜炎、眼弓蛔虫病、眼外伤、眼内炎等。

　　旁中心凹毛细血管扩张伴脂质渗出较轻时,需与糖尿病性视网膜病变,视网膜分支静脉阻塞(BRVO),黄斑中心凹旁毛细血管扩张症,放射性视网膜病变进行鉴别诊断。

　　表现为局灶性毛细血管扩张伴动脉或静脉瘤的 Coats 病需与视网膜海绵样血管瘤、视网膜大动脉瘤及特发性视网膜血管炎、动脉瘤和神经视网膜炎(IRVAN)相鉴别。

　　5. 治疗　对于有进行性渗出的视网膜异常血管区域进行光凝或冷凝治疗。光凝和冷凝在消除异常血管和阻止疾病进展方面作用显著。需要多次治疗,并长期密切随访。长期的随访对于疾病再发的发现十分重要。

　　严重视网膜脱离无法直接光凝或冷凝时需进行玻璃体手术,或巩膜穿刺放液后对异常血管进行光凝或冷凝。

四、家族性渗出性玻璃体视网膜病变

　　1. 概述　家族性渗出性玻璃体视网膜病变(familial exudative vitreoretinopathy, FEVR)是视网膜血管未能发育至锯齿缘导致周边视网膜无血管区。其眼部表现与早产儿视网膜病变(ROP)相似,但发生于足月产者。发病机制为视网膜血管生成和分化的提前静止,导致周边视网膜的不完全血管化。病因是影响视网膜血管发育的基因发生突变,目前已知的致病基因为FZD4、NDP、LRP5 及 TSPAN12,其编码的蛋白质均为视网膜血管发育通路上的关键蛋白。致病基因的突变,导致视网膜血管不完全血管化,周边视网膜存在无灌注区。无灌注的视网膜可产生血管内皮细胞生长因子(VEGF)及其他因子,形成新生血管并渗漏、出血、机化,继而收缩和牵拉,出现各种临床改变。FEVR 是单基因遗传性疾病,遗传方式可以是常染色体显性遗传、常染色体隐性遗传、X 连锁隐性遗传,也有散发病例,因此不一定有阳性家族史。

　　2. 临床表现　家族性渗出性玻璃体视网膜病变多为双眼患病,双眼病变程度可对称,也可有显著差异。可在任何年龄起病,起病年龄越早,病情越重,预后越差。3 岁内起病者预后较差,尤其是 1 岁内起病者多表现为白瞳、斜视、眼球震颤。

　　症状表现各异,小儿一般在出现斜视或白瞳症时,被家长发现。或常规做眼部检查时,被发现视力不好或视网膜脱离而就诊。不出现并发症者,可以终身无任何症状。有些患者在经过一段较长的静止期后病变进展,出现视力下降和视网膜脱离。

　　周边视网膜的无血管区及血管异常是 FEVR 的特征性表现。病变轻者仅有颞侧视网膜

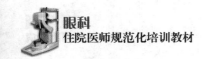

周边无血管区,也可为360°周边视网膜无血管区。在血管化及无血管区的交界处可见到一种或多种血管异常如周边血管分支异常增多、行径异常、动静脉短路、毛细血管扩张和闭塞呈白线状的血管、微血管瘤和新生血管。眼底荧光血管造影可以清晰显示无血管区的范围及血管异常。血管改变以颞侧周边最典型和最为常见,周边严重牵拉患者可有后极部血管改变,颞侧周边增生牵拉使大血管行径较直。较严重病例可表现视网膜内或视网膜下黄白色脂质渗出、出血,可继发牵拉性、渗出性,甚至孔源性视网膜脱离。较典型的表现是镰状视网膜皱襞(falciform folds),是周边纤维血管组织收缩牵拉视网膜,形成视盘至周边视网膜或晶状体赤道部的视网膜皱褶或脱离,周边增生牵拉常导致黄斑异位(图7-3-15,见彩插)。

严重的晚期病例表现为瞳孔后粘连,瞳孔膜闭,前房消失,并发性白内障,角膜白斑等,最后出现眼球萎缩。

病变可分为5期:①第1期,周边部视网膜存在无血管区,但未出现新生血管。②第2期,周边部视网膜有无血管区,同时存在新生血管,可伴有或不伴有渗出。③第3期,未累及黄斑部的次全视网膜脱离,可为渗出性或牵拉性。④第4期,累及黄斑部的次全视网膜脱离,可为渗出性或牵拉性。⑤第5期,全视网膜脱离,开漏斗型或闭漏斗型。

3. 诊断　FEVR的诊断主要依据特殊的眼底表现。眼底荧光血管造影是临床诊断FEVR的主要标准,FFA可清晰显示视网膜的无血管及异常血管(图7-3-16)。在无症状携带者,FFA是FEVR的主要临床诊断依据。阳性家族史可帮助诊断,但并非所有FEVR患者都有阳性家族史。如小儿视网膜疾病因视网膜皱襞或全脱离疑为FEVR,一定要散瞳查其直系亲属的双眼,如其中一人FEVR阳性,则患儿的FEVR诊断成立。基因检查抽外周静脉血查基因发现相关基因突变可以明确诊断FEVR,但是目前已发现的基因突变只占全部FEVR患者的一半。

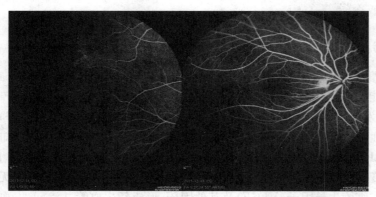

图7-3-16　FFA可清晰显示视网膜的无血管及异常血管

4. 鉴别诊断　需要与早产儿视网膜病变(ROP)、Norrie病、色素失禁综合征、永存胚胎血管(PFV)、Coat病、视网膜母细胞瘤、Eales病、犬弓蛔虫病、高度近视、眼外伤等疾病进行鉴别。

5. 治疗和预后　FEVR的治疗时机、治疗方式及预后,取决于病变的程度和病情是否进展。FEVR可经较长的静止期后出现进展,故需长时期,甚至终身随访。

(1)激光光凝:对于轻症病例,由于本病无血管区产生新生血管的机制与ROP相似,故可光凝或冷凝周边无血管及异常血管区,以防止新生血管的产生及其他并发症的进展,多可保持良好的视功能。渗出严重或发生渗出性视网膜脱离后,光凝或者冷凝的治疗效果不佳。

(2)巩膜扣带手术:对周边无血管区产生的裂孔性视网膜脱离,可行巩膜扣带手术。因无血管区范围广泛,一般要做环扎联合硅胶填压,冷凝所有无血管区和血管异常部位。

(3)抗 VEGF 治疗:对于形成新生血管并出血的病例,可玻璃体腔内注射 VEGF 拮抗剂,使活动期病变静止,以利于进一步的治疗。

(4)玻璃体手术:对于渗出性、牵拉性或孔源性视网膜脱离者,可行玻璃体切割术。晚期病例一般表现为开漏斗型或闭漏斗型视网膜脱离,其临床表现似晚期 ROP,手术方法可采用经角巩膜缘入路的闭合式玻璃体手术方式。

(5)晶状体切除术:对于并发性白内障、继发前房消失的晚期病例,可行晶状体切除术,以避免角膜白斑和继发性青光眼发生,可保存眼球的外观。

(黄　欣)

五、早产儿视网膜病变

1. 概述　早产儿视网膜病变(retinopathy of prematurity,ROP)是指由于早产儿视网膜血管尚未发育完全,产生视网膜新生血管及纤维增生所致。出生体重越低,胎龄越小,ROP 的发病率越高,病情越严重。

2. 发病机制及发病因素　发育未成熟的视网膜血管对氧极为敏感,高浓度氧使视网膜血管收缩或阻塞,引起视网膜缺氧,由于缺氧而产生血管增生因子,刺激视网膜发生新生血管,ROP 多发生在视网膜周边部,尤以颞侧周边部为著。先是视网膜内层发生新生血管,血管逐渐从视网膜内长到表面,进而延伸入玻璃体内。新生血管都伴有纤维组织增生,纤维血管膜沿玻璃体前面生长,在晶体后方形成晶体后纤维膜,膜的收缩将周边部视网膜拉向眼球中心,引起牵引性视网膜脱离,最后导致眼球萎缩、失明。

目前公认的危险因素有低出生体重、早产、氧疗,其他还有高碳酸血症、高钠血症、低血糖、低血压、酸中毒、贫血、输血、高胆红素血症、败血症、光照、低体温、脑室周围出血、动脉导管未闭、应用 β 受体阻滞剂等。

3. 临床表现　根据 ROP 的国际分类法(ICROP),本病活动期分期有 3 个基本概念:按区域定位;按时钟钟点记录病变范围;按疾病轻重分为 1～5 期(图 7-3-17,图 7-3-18,见彩插)。

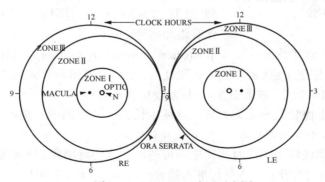

图 7-3-17　ROP 分区示意图

(1)分区:分为 3 区。Ⅰ区:以视盘为中心,以视盘到黄斑中心凹距离的 2 倍为半径的圆内区域;Ⅱ区:以视盘为中心,以视盘至鼻侧锯齿缘距离为半径,Ⅰ区以外的圆内区域;Ⅲ区:

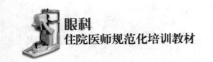

Ⅱ区以外的颞侧半月形区域。

(2) 分期:分5期。1期:视网膜有血管区与无血管区之间出现一条白色平坦的分界线。2期:白色分界线进一步变宽且增高,形成高于视网膜表面的嵴形隆起。3期:嵴形隆起愈加显著,出现新生血管,伴纤维增生。4期:部分视网膜脱离,又分为A与B两级。4A为周边视网膜脱离未累及黄斑,4B为视网膜脱离累及黄斑。5期:视网膜全脱离,呈漏斗型,有广泛结缔组织增生和机化膜形成(表7-3-3,图7-3-18,见彩插)。

表7-3-3 早产儿视网膜病变的分期

分 期	病 变
1期	视网膜有血管区与无血管区之间出现分界线样病变
2期	分界线增粗,呈嵴样改变
3期	嵴上出现视网膜新生血管
4期	局限性视网膜脱离
	4A期:黄斑无脱离
	4B期:黄斑脱离
5期	全视网膜脱离

(3) 特殊病变:

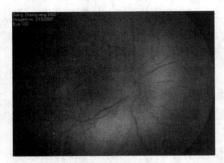

图7-3-19 附加病变:右眼4个象限的后极部视网膜血管出现迂曲和扩张

1) 附加病变(plus):后极部视网膜血管出现怒张、扭曲,或前部虹膜血管高度扩张。附加病变是ROP活动期指征,一旦出现常意味预后不良(图7-3-19)。

2) 阈值病变(threshold ROP):ROP 3期,处于Ⅰ区或Ⅱ区,新生血管连续占据5个时钟范围,或病变虽不连续,但累计达8个时钟范围,同时伴plus。此期是早期治疗的关键时期。

3) 阈值前病变(prethreshold ROP):①1型。1区任何病变伴附加病变,3期病变伴或不伴附加病变,2区的2、3期病变伴有附加病变,需行激光治疗。②2型。1区、2期病变不伴有附加病变,2区的3期病变不伴有附加病变。

4) 急进性后部ROP(aggressive posterior retinopathy of prematurity,APROP),也称Rush病变,ROP局限于Ⅰ区,血管高度扩张迂曲,无血管区和血管区边界不清,新生血管行径平直,可以没有典型病变,进展迅速,一旦发现应提高警惕。

5) 退行期:嵴上血管往前面无血管区继续生长为正常视网膜毛细血管,嵴逐渐消退,周边视网膜逐渐透明,不留后遗症。

6) 瘢痕期:活动性病变消失时残留之不可逆性变化的时期称为瘢痕期。

4. 筛查 第1次检查时间:国外标准为胎龄<32周,出生体重<1 500 g的早产儿,在生后4～6周或矫正胎龄31～32周开始进行眼底检查。我国的标准为出生体重<2 000 g的早产儿。

随访检查:根据第1次检查结果而定,如双眼无病变或仅有1期病变,可隔周复查1次,直到ROP退行,视网膜血管长到锯齿缘为止。如有2期病变,应每周复查1次,随访过程中若ROP程度下降,可每2周检查1次,直至病变完全退行。若出现3期病变,应每周复查

2～3次。如达到阈值水平,应在诊断后72 h内进行激光或冷凝治疗。

5. 鉴别诊断

(1) 视网膜血管发育不良(RVH):此病少见,由视网膜先天发育不良所致。多为白种人男孩,足月产,围产期正常,出生体重正常,双眼底改变对称性,无家族史。

(2) 原始玻璃体残存增生症(persistent hyperplastic primary vitreous,PHPV):现称为永存胚胎血管。原始玻璃体及玻璃体血管没有消退,持续增殖所导致的玻璃体先天异常。患儿无早产史,多单眼发病,患眼较对侧眼小。

(3) 遗传性疾病:①家族性渗出性玻璃体视网膜病变(FEVR)。眼底改变与ROP类似,无早产史。②色素失禁症。为X染色体连锁显性遗传病,男性患儿不能存活,存活者均为女性。双眼发病,眼底改变与ROP类似,但病变程度不对称。该病还有皮疹、牙齿发育异常及神经系统异常。无早产史。③Norrie病。为X染色体连锁隐性遗传病,母亲为携带者,男婴患病。1/3者伴先天性盲、聋及智力异常。双眼发病,表现为牵引性视网膜脱离、周边部纤维膜形成。该病出生后不久即出现,进展极快。

(4) 炎症性疾病:①溶血尿毒综合征。眼部可出现广泛新生血管、渗出、视神经萎缩等改变,致永久性盲。②其他。周边部葡萄膜炎、犬弓蛔虫病等。

(5) 肿瘤:①视网膜母细胞瘤。患儿多无早产,可有家族史,超声波及CT检查见钙化灶及肿块可资鉴别。②其他。视网膜和色素上皮联合错构瘤、视网膜血管瘤等。

6. 治疗　85%的ROP会自行退化。对1、2期病变只需观察而不用治疗,但如病变发展到阈值期则需立即进行治疗。早期发现、及时治疗阈值ROP是治疗本病的原则。

(1) 冷凝治疗:据CRYO‐ROP小组研究表明,对阈值ROP进行视网膜周边无血管区无间隔的冷凝,可使50%病例免于发展到黄斑部皱襞、后极部视网膜脱离、晶体后纤维增生等严重影响视力的后果。

(2) 激光光凝治疗:与冷凝治疗相比,光凝对Ⅰ区ROP疗效更好,对Ⅱ区病变疗效相似,且操作更精确,可减少玻璃体积血、术后球结膜水肿和眼内炎症。目前认为,对阈值ROP首选间接眼底镜激光光凝治疗。

(3) 巩膜扣带术:可使4期ROP脱离的视网膜复位,但不能充分解除玻璃体的牵引,放置的外垫压或环扎条带会影响眼球的正常发育,导致屈光异常和斜视、弱视,需再次手术剪断或取出。

(4) 玻璃体手术:对于4期及5期患者,需进行玻璃体手术。玻璃体切割术后视网膜得到部分或完全解剖复位。

(5) 抗VEGF药物:已应用于Ⅰ区ROP及全身情况不耐受激光治疗的患儿,可使病变消退,终止的血管继续发育至周边,但远期疗效及安全性有待证实。

7. 预后　患儿可有视力减退丧失、视野缺损、屈光异常、斜视、弱视、眼前节异常(如小角膜、前房变浅、闭角型青光眼)、白内障、黄斑变性、眼底色素改变、视网膜裂孔、孔源性视网膜脱离、眼球萎缩等。需长期随访。

(黄　欣　单海冬)

六、视网膜大动脉瘤

1. 概述　获得性视网膜大动脉瘤是视网膜动脉第3级分叉及其前的视网膜小动脉的

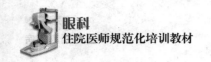
梭形或囊状扩张,主要发生在动脉分叉或动静脉交叉部位。颞下动脉最常受累。

2. 临床表现　多为女性患者,且多为单眼发病,仅10%表现为双眼受累。该病高发年龄为60~70岁,患者常合并高血压、动脉粥样硬化型冠状血管病变及血浆脂质和脂蛋白的异常。

临床症状最多见为因视网膜水肿,渗出或出血导致的中心视力下降。

大动脉瘤导致的出血可进入视网膜下,视网膜内,内界膜下或进入玻璃体,典型者为沙漏样出血。因此多层面的出血应考虑大动脉瘤的存在。出血的中央常可见白色或黄色的动脉瘤。如果大动脉瘤表现为搏动性,则有玻璃体积血的危险。眼底的其他表现包括毛细血管扩张和重塑,视网膜水肿(可累及黄斑)。偶见大动脉瘤多发,或伴发其他视网膜微血管异常,包括围绕动脉瘤的无血管区周围动脉扩张,毛细血管扩张或无灌注,微血管瘤,动脉交联。

大动脉瘤与其他视网膜疾病常无关联,但在视网膜血管疾病、Eales病、Leber 粟粒状动脉瘤、Coats病、视网膜分支动脉阻塞、视网膜分支静脉阻塞中均可并发出现。也可发生于视网膜中央静脉阻塞后。

FFA可见视网膜出血遮蔽导致的弱荧光和大动脉瘤本身显现的强荧光,可见动脉分叉部位的囊样扩张。某些病例中出血可部分或完全遮蔽大动脉瘤,此时可借助靛氰绿(ICG)确诊,ICG可显示出血呈搏动性,且可于血管壁或特定的大动脉瘤相连。大动脉瘤典型者,动脉早期即充盈,而晚期表现各异,可从轻微血管壁着色到大量渗漏,也可见扩张毛细血管周围的渗漏。黄斑常可见脂质渗出,但常不表现为荧光遮蔽,除非渗出融合成大片,大量积聚。

组织病理学研究显示大动脉瘤患者存在受累小动脉的明显膨胀,并有该区域的纤维胶质增生,毛细血管扩张,血液渗出,脂质渗出和含铁血黄素沉积。

3. 鉴别诊断　视网膜大动脉瘤的鉴别诊断包括其他血管异常,包括糖尿病视网膜病变、视网膜毛细血管扩张症、视网膜毛细血管瘤、海绵状血管瘤、恶性黑色素瘤、年龄相关性黄斑变性导致的出血性色素上皮层脱离及特发性视网膜血管炎、动脉瘤和视神经视网膜炎(IRVAN)。

视网膜小血管大动脉瘤患者需考虑全身高血压及冠状血管病变的情况。病变也通常很容易和糖尿病视网膜病变、视网膜静脉阻塞和其他视网膜血管疾病中的微血管瘤区别。

4. 治疗和预后　一般可观察,动脉瘤有自行闭合倾向。视力的预后取决于出血是否累及黄斑中心区,当累及中心区时视力可降至指数或更差。黄斑水肿也可损害视力。视力的丢失也可能由于栓子和血栓形成阻塞动脉。大动脉瘤的出血通常为一次出血,当出血主要位于视网膜表层时,视力可自行改善。

当黄斑水肿持续加重,影响中心视力时,可考虑激光光凝治疗。对大动脉瘤和异常的渗漏点行大的激光斑(200~500 μm)处理,也可对动脉瘤旁的无灌注区进行直接光凝。该病及其治疗后的主要并发症为血栓形成和动脉瘤远端的视网膜血管梗阻。因此,处理黄斑部小血管的大动脉瘤时需特别谨慎,可能导致供应黄斑中心区的动脉梗阻。

当大动脉瘤破裂导致黄斑出血或玻璃体积血时可考虑玻璃体切割术。

七、放射性视网膜病变

1. 概述　暴露在离子射线下可损害视网膜血管系统。放射性视网膜病变是指外放射或局部照射引起的视网膜和或视神经的损伤,视神经的改变称为放射性视神经病变。放射性视网膜病变以潜伏发病,缓慢进展的阻塞性血管病变为特征,可导致毛细血管无灌注、大血管阻塞、视网膜血管无功能化、新生血管和其他并发症,类似于糖尿病视网膜病变的微血管改变,这些病变均可导致视力损害。因其表现类似于其他视网膜血管疾病,放射治疗史对诊断尤为重要。

2. 临床表现　临床上,患者可无典型表现,仅主诉视力下降。放射性视网膜病变最早出现的典型改变包括毛细血管扩张,微血管扩张,微血管瘤形成和毛细血管堵塞。棉絮斑作为短暂过渡体征,其后出现大片的毛细血管无灌注区。血管失去连续性可导致渗出,临床常见的视网膜的水肿首先累及黄斑,广泛的毛细血管阻塞和视网膜缺血可导致视网膜和视盘的新生血管,玻璃体积血和视网膜脱离。也可见眼前节的新生血管导致的新生血管性青光眼。可出现视网膜色素上皮萎缩。在某些病例中,广泛的色素上皮丢失,从而表现为椒盐样的眼底。

其他的并发症包括视神经萎缩、视网膜中央动脉阻塞、视网膜中央静脉阻塞、特发性中心凹旁毛细血管扩张和脉络膜新生血管等。

视力的预后取决于黄斑的受累情况,包括黄斑囊样水肿、渗出性黄斑病变和毛细血管无灌注。急性视神经病变也可导致视力丢失。

3. 发病率与放射量　放射性视网膜病变并非放射治疗的并发症,它仅对暴露对象有毒性作用,可能出现在覆盖眼球的放射治疗后的任何时间。外放射束治疗和局部放射敷贴治疗均可致病,发病时间可以是治疗后的数月到数年。随访时间的长短对评价放射性视网膜病变的发病率至关重要,随访时间延长,视网膜病变的发病率提高。通常放射性视网膜病变多见于外放射治疗后的 18 个月左右,而短距放射治疗后可出现得更早。放射性视网膜病变呈放射剂量和放射面积依赖性,通常最少 30～35 Gy 头部放射量可导致视网膜病变。外放射研究显示中心凹受到平均 49 Gy(35～72 Gy)的放射量即可出现损害。研究显示接受 60 Gy 的外放射治疗者,50％存在视网膜损害;接受 70～80 Gy 者,85％～95％发生视网膜损害。放射治疗的总剂量、视网膜接受治疗的面积和分疗程治疗的方案均可影响致病的阈值剂量。

4. 诊断和鉴别诊断

(1) 关键是任何原因的眼部或头部放射治疗史。

(2) 放射性视网膜病变和糖尿病视网膜病变非常相似,糖尿病视网膜病变的微血管瘤更多一些。

(3) 存在视网膜多处分支动脉阻塞或多处静脉阻塞者,或存在其他原因导致的视网膜毛细血管扩张者,眼底表现均与放射性视网膜病变相似。

(4) 对放射性视网膜病变可做临床诊断,而荧光造影结果常支持临床诊断。

5. 治疗和预后　放射性视网膜病变通常表现为慢性进展性,也可自行消退,可因中心凹无灌注、黄斑水肿、玻璃体积血、视网膜脱离或新生血管性青光眼而致视力损害。大约 20％的病例视力可自行改善。未治疗者大约 25％可发生虹膜新生血管和新生血管性青光眼。以下 3 种情况可加速放射性视网膜病变的恶化:①已有微血管异常者,易出现严重的改变。②糖尿病患者,即使接受低剂量放射,比非糖尿病患者更易发病。③接受化疗者,即使化疗非同时进行,也易出现严重的改变。

目前,对放射性视网膜病变无有效治疗。多采用糖尿病视网膜病变治疗(ETDRS)原则,对于有临床意义的黄斑水肿行格栅光凝治疗,对视网膜新生血管或虹膜发生新生血管进

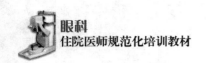

行全视网膜光凝治疗,可有效控制病变进展。玻璃体腔注射曲安奈德可维持甚至改善某些患者的视力,但其效果无法持久。高压氧疗的效果未得到证实,且有可能加速病变发展。

(黄 欣)

第四节 视网膜脱离

一、孔源性视网膜脱离

孔源性视网膜脱离包括周边视网膜变性(rhegmatogenous retinal detachment,RRD)。

(一)概述

90%～97%的孔源性视网膜脱离可以发现确定的视网膜裂孔(图 7-4-1、7-4-2,见彩插),液化玻璃体进入视网膜下,导致视网膜神经视网膜层与色素上皮层的分离。

(二)临床表现

(1)起始的症状可能是玻璃体全脱离所导致的眼前黑点,即飞蚊现象。

(2)眼压通常较对侧健眼低,但偶尔也会较对侧健眼高。

(3)因视网膜色素上皮细胞小团状聚集,可主诉烟尘状混浊,通常可见于玻璃体或眼前节。玻璃体内粗大的色素颗粒为本病特征。

(4)病变从周边到后极部视网膜进展,患者可自觉眼前黑影。

(5)初始视网膜呈球形隆起,表面可折叠皱褶,随着病情的进展,长期脱离的视网膜变薄且表面更加光滑,当出现增殖性玻璃体视网膜病变(proliferative vitreoretinopathy,PVR)时,出现固定视网膜皱褶(图 7-4-3,见彩插)。视网膜下移动性积液可出现,但不总是出现。PVR 分级如下(表 7-4-1、7-4-2)。

表 7-4-1 PVR 分级(1991 年)

分 级	特 征
A	玻璃体混浊,玻璃体色素团块,下方视网膜色素簇
B	内层视网膜表面玻璃,视网膜变硬,血管迂曲,视网膜破孔孔缘卷边、不规则,玻璃体活动度下降
C1～12	赤道后:局限性、弥漫性或环形全层增厚的视网膜固定皱褶*,视网膜下条索*
C1～12	赤道前:局限性、弥漫性或环形全层增厚的视网膜固定皱褶*,视网膜下条索*,前移位*,玻璃体浓缩伴条索

*:用受累钟点的数目表示

表 7-4-2 C 级 PVR 的收缩类型(1991 年)

类 型	位 置	特 征
局限	后部	玻璃体基底部后的星状皱褶
弥漫	后部	玻璃体基底部后的融合性星状皱褶,视盘可能不可见

类　型	位　置	特　征
视网膜下	前部/后部	视网膜下增生：视盘周围的环形增生条索（"餐巾环"）、线形条索（"晾衣绳"）、虫蚀膜样
环形	前部	沿玻璃体基底部后球收缩伴视网膜中央部移位，周边部视网膜绷紧，后部视网膜放射状固定皱褶
前移	前部	玻璃体基底部被增生组织牵拉向前，周边视网膜形成凹槽，睫状突可被绷紧，其上可覆盖膜，虹膜可后退

（三）检查

1. 病史　如果患者有危险因素，如高度近视，对侧眼出现过视网膜脱离、近期行白内障手术等，或出现中心视力下降、视物变形、闪光感，甚至中重度视野缺损，RRD 的可能性非常大。对于近期突然出现严重的"飞蚊症"，一般为玻璃体后脱离患者，应仔细检查眼底情况，少数会因为玻璃体与视网膜粘连过紧出现牵拉视网膜出血，个别会出现视网膜大血管牵拉断裂而造成玻璃体积血、视网膜脱离。眼前大量小片状漂浮物出现往往提示视网膜出血，也是 RRD 的高危因素，需要仔细检查眼底。

2. 眼底检查　一般眼底检查均为双侧性，不能只检查患眼。

3. B 超检查　判断视网膜、脉络膜及玻璃体的关系。

（四）诊断要点

1. 概述　根据患者主诉、病史、眼底检查及超声波检查，发现裂孔及视网膜脱离，进行诊断。

2. 鉴别诊断

（1）视网膜劈裂症（retinoschisis）：变性型视网膜劈裂症（degenerative retinoschisis）位于颞下方周边眼底，呈半球形隆起，由囊样变性发展而成。劈裂内壁菲薄透明，沿缘劈裂边缘可见色素沉着。如外层劈裂孔多不需要治疗，需要随访；如为内层，或内外层均有破裂，成为真性裂孔而发生裂孔性视网膜脱离则通常需要手术治疗。先天性视网膜劈裂症多发现于学龄儿童。有家族史，视网膜血管常伴有白鞘。病变位于眼底下方或颞下方，双眼对称。如内壁破裂而形成大裂孔，与锯齿缘离断相似。但其前缘不到锯齿缘（图 7-4-4，见彩插）。

（2）中心性浆液性脉络膜视网膜病变（central serous chorioretinopathy，CSC，简称"中浆"）："中浆"本身也是黄斑部或其附近的神经上皮层浅脱离。是可以自行消退的自限性疾病。与原发性视网膜脱离不同。

（五）治疗方案及原则

1. 概述　找到所有的裂孔。在裂孔周围建立视网膜脉络膜粘连，使得视网膜和脉络膜有足够的时间建立粘连以封闭裂孔下空间。其中，最关键的是术前、术中仔细检查，找到并封闭所有的裂孔。

2. 治疗目的　封闭裂孔、复位网膜。

3. 手术

（1）巩膜外加压或巩膜扣带术（图 7-4-5，见彩插）。

（2）经睫状体平坦部玻切视网膜复位术：大部分病例需要术中注入气体或硅油等眼内填充。

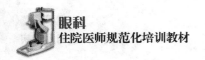

（3）玻璃体内注气联合激光光凝术或冷凝（充气性视网膜固定术）。

（4）联合手术：玻璃体切割联合巩膜外加压或扣带术。

4. 术后　裂孔顶压体位、裂孔是否封闭、网膜是否复位、眼压、视力随访。

（六）周边视网膜变性

常见有格子样变性、囊样变性、色素样变性和鹅卵石样变性。

1. 格子样变性（lattice degeneration）　发病率6‰～10‰，1/3～1/2为双眼发病。通常见于近视眼，但也可见于正视眼。格样变部位容易出现网膜裂孔。较重要的形态学改变为内层视网膜的不同程度的萎缩，或者少量液化玻璃体进入，浓缩的玻璃体黏着在边缘。很多孔伴有内界膜覆盖。尽管只有少数格样变发生视网膜脱离，但20%～30%的孔源性网脱可以发现格子样变性。马蹄孔或者萎缩孔可见于侧缘和后缘。通常不伴有玻璃体后脱离（图7-4-6，见彩插）。

2. 囊样变性（cystoid degeneration）　多见于20岁以上成人，网状的中周边部的囊样变性，病变部位为视网膜内层，周围视网膜呈网状，少数发展为视网膜劈裂。

3. 色素样变性　视网膜色素上皮肥大或增生，局部可伴有局限玻璃体粘连。色素样变部位很少出现网膜裂孔。

4. 鹅卵石样变性　为视网膜色素上皮和外层视网膜的萎缩，血管扭曲或者缺乏脉络膜毛细血管层。残留的视网膜内层和Bruch膜粘连，通常见于赤道部前后，通常呈现黄白色也可伴有增生的视网膜色素上皮。基本不发生视网膜脱离。

二、渗出性视网膜脱离

（一）概述

渗出性或浆液性视网膜脱离出现在某些疾病的过程中，但不合并裂孔。常见于视网膜血管或视网膜色素上皮损害时。渗出性或浆液性视网膜脱离可继发于炎症性疾病、视网膜血管性疾病、视网膜和脉络膜的肿瘤及出血，或巩膜异常增厚见于特发性脉络膜渗漏及真性小眼球。

（二）临床表现

（1）视网膜下液体移动是渗出性视网膜脱离的特点，视网膜下液体的流动方向和重力方向一致。例如，坐位时，下方的视网膜脱离；仰卧位时视网膜下液流向眼后极部，但无视网膜裂孔（图7-4-7，见彩插）。

（2）脱离的视网膜表面光滑是渗出性视网膜脱离的另一特点。病程长时也偶尔发生视网膜表面的皱缩和固定皱襞。

（3）个别病例当视网膜脱离范围很大时，视网膜可隆起于晶状体后（如Coats病）。

（三）检查

1. 病史　注意全身病史，全身肿瘤的眼部转移必须有所考虑。

2. 眼底检查　视网膜下液体随体位移动，视网膜表面光滑，未发现视网膜裂孔。

3. B超检查　注意排除是否合并脉络膜肿瘤。

（四）诊断要点

1. 综合　眼部检查综合全身检查。

2. 鉴别诊断

（1）家族性渗出性玻璃体视网膜病变（familial exudative vitreoretinopathy）：本病同时

侵犯双眼,两侧病情轻重不一定相等。多数有常染色体显性遗传的家族史,此点可与单纯渗出性网脱鉴别。

(2) 早产儿视网膜病变(retinopathy of prematurity,ROP):是未成熟或低体重出生婴儿的增殖性视网膜病变。其患病率在早产儿中为15%~30%。目前对ROP的发病机制尚不够完全清楚,一般认为视网膜未发育成熟为主要关键,感染或吸氧浓度过高为重要因素。根据病史可鉴别。

(五) 治疗方案及原则

1. 治疗目的　病因治疗。

2. 手术

(1) 冷凝、激光光凝。

(2) 放疗或化疗(转移癌、淋巴瘤)。

(3) 必要时巩膜扣带术或视网膜下液引流术。

三、牵引性视网膜脱离

(一) 概述

牵引性视网膜脱离(tractional retinal detachment,TRD)见于穿通性眼外伤或者增殖性视网膜病变。例如,糖尿病视网膜病变增殖期、视网膜静脉阻塞及血管炎等。玻璃体内的增殖膜牵拉导致视网膜色素上皮和神经上皮的分离。

(二) 临床表现

(1) 很多情况下,三面镜或前置镜可以看到增殖膜。

(2) 随着病程的进展可以出现牵拉性视网膜裂孔,视网膜进一步脱离。

(3) 脱离可以位于后极部,也可位于周边部,部分病例脱离可以从后极部到周边部,一般不到锯齿缘。

(4) 视网膜的特征性改变是固定隆起,找不到裂孔,活动度差。

(三) 检查

1. 病史　穿通性眼外伤或增殖性玻璃体视网膜病变病史。

2. 眼底检查　检查可见明确的玻璃体-视网膜牵引。牵引可局限,也可广泛,在牵引部位视网膜扁平隆起,血管扭曲变形,视网膜活动度差,多数表面光滑,但也可有视网膜皱褶,一般无视网膜裂孔,可有视网膜下增殖及视网膜下沉着物或少量玻璃体积血。有些牵引性视网膜脱离由于严重的玻璃体混浊,术前不能看到眼底,应行超声检查。在有些病例,牵引引起视网膜裂孔,此时的眼底表现包括孔源性和牵引性视网膜脱离两种形态,称牵引-孔源性视网膜脱离。

3. B超检查　增殖条带牵引,牵引部位视网膜扁平隆起,活动度差。

(四) 诊断要点

1. 综合　明确的玻璃体-视网膜牵引,向心性牵引或切线性牵引,视网膜脱离。

2. 鉴别诊断

(1) 脉络膜脱离:眼底表现有别于视网膜脱离,多呈棕色或灰色球型隆起,表面光滑无皱褶,有视网膜血管爬行,边缘清楚,色泽较暗,多为于赤道前。

(2) 脉络膜黑色素瘤:呈实性隆起,周围可合并渗出性视网膜脱离,根据眼底表现、眼底

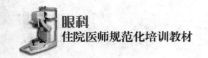

荧光血管造影、超声、CT 等检查不难与视网膜脱离鉴别。

（五）治疗方案及原则

1. 治疗目的　手术解除玻璃体视网膜增殖膜或机化组织对视网膜的牵引。

2. 手术

（1）玻璃体切割：可切除或切断玻璃体视网膜前增殖膜，解除玻璃体视网膜的向心性牵引和切线性牵引。

（2）巩膜外环扎和（或）局部加压：通常用于松解局部的牵引或玻璃体切割未能彻底解除增殖膜对视网膜的牵引，并用以封闭视网膜裂孔。

（罗晓刚）

四、伴先天异常的视网膜脱离

（一）伴脉络膜缺损视网膜脱离

1. 概述　先天性脉络膜缺损属眼部组织缺损的一种，由胚胎发育至第 5 周眼球胚裂闭合发生紊乱而融合不全所造成。由于胚裂位于视杯的下方略偏鼻侧，因此先天性脉络膜缺损位置也多位于下方偏鼻侧。多数脉络膜缺损患者并不出现视网膜脱离，部分病例中脉络膜缺损区域残余视网膜前组织牵引异常菲薄的视网膜破裂是引起视网膜脱离的原因。视网膜脉络膜缺损的发病率约为 0.14%，其中约 40% 的患者可能会出现孔源性视网膜脱离。

2. 表现　典型性脉络膜缺损通常双眼发病，表现为眼底鼻下方透见白色巩膜背景的缺损区，通常呈卵圆形，边缘多整齐，有色素沉着。脉络膜缺损可独立出现，也可伴发其他先天性异常，如下方虹膜缺损、小眼球、小角膜、先天性白内障和黄斑缺损等，也可伴有全身性的出生缺陷。非典型者多为单眼，可位于眼底任何部位，其中黄斑区缺损最多见。多数患者存在显著的玻璃体液化，因此视网膜脱离一旦发生多迅速进展为广泛。由于巩膜的白色背景使裂孔可视化程度差，加之缺损区内视网膜表面膜样变，视网膜极其菲薄，寻找裂孔通常困难，偶尔孔源性视网膜脱离是由于眼底其他部位视网膜裂孔造成。

3. 治疗　由于多数伴有脉络膜缺损的视网膜脱离裂孔位于视网膜色素上皮和脉络膜缺失的残余视网膜区域，因此利用冷凝或激光造成裂孔周围视网膜脉络膜粘合是不可能的，且巩膜扣带手术因操作复杂解剖复位率低，目前已很少采用。玻璃体手术，将整个脉络膜缺损区域视为裂孔，沿正常与缺损区域边缘光凝，硅油填充是有效治疗伴有脉络膜缺损视网膜脱离的手术方法。

（二）先天性视盘小凹伴视网膜脱离

1. 概述　先天性视盘小凹的致病原因仍存在争议，普遍认为视盘小凹是由于胚胎发育过程中视神经裂关闭不全所造成的，也就是视盘缺损的一种轻微变异形式。从组织学上看，视盘小凹是由发育不全的视网膜突入向后扩张的胶原小袋组成的。关于视盘小凹的视网膜下积液的来源也存在争议，目前认为主要来源于玻璃体腔，发生视网膜脱离前玻璃体多已液化且部分后脱离，液化玻璃体经小凹进入视网膜下或内。视盘小凹发病率约为 1/11 000，男女发病率相同。大多数视盘小凹都无遗传性，少数报道为常染色体显性遗传。多数患者单眼发病，15% 的患者双眼发病。单眼发病者受侵害的视盘往往较正常略大。大多数患者视盘上只有一个小凹，但多个小凹的情况也偶有发生。大约有 40% 的视盘小凹患者于 30 岁左右发生黄斑部浆液性视网膜脱离。

2. 临床表现 一般单纯不伴有视网膜病变的先天性视盘小凹对视力影响不大。眼底检查显示患者视盘上有灰色、黑色或黄白色的圆形或椭圆形凹陷,70%左右的小凹位于视盘颞侧,大小因人而异,可达 0.1~0.7 视盘直径,平均深度可达 0.3~0.5 D。当黄斑出现浆液性视网膜脱离时患者可出现视力下降、视物变形等症状。患者视野变化很大,并且常常与小凹的位置无关,最常见的视野损害是生理盲点扩大、与生理盲点相连的旁中心弓形暗点及黄斑部视网膜脱离造成的中心暗点。视盘小凹可伴有其他先天异常包括大视盘及视盘缺损等。常见视盘周围色素上皮紊乱,系由较长时间的视网膜下积液造成。偶尔有视盘周围脉络膜新生血管产生。约 60% 的患者中会有 1~2 支视网膜睫状动脉从小凹底部穿出。病程后期,可出现黄斑色素上皮脱失、黄斑囊样变性、黄斑劈裂、黄斑板层孔或黄斑全层裂孔。约 25% 或更多的患者经过一段较长时间的病程后,视网膜脱离可自行帖复。

3. 诊断 细致的眼底镜检查即可明确诊断先天性视盘小凹,荧光血管造影的典型表现是小凹处早起弱荧光,逐渐增强为晚期强荧光。OCT 的检查是目前最有效的辅助诊断工具。OCT 清楚显示黄斑囊样变性、劈裂、板层孔、全层孔及神经上皮脱离等,有时可发现与劈裂腔相交通的小凹边缘相对应的视神经低反射区域。

4. 治疗 黄斑无脱离时无须治疗。氩激光栅档状光凝视盘颞侧视网膜,阻止液体自视盘小凹向黄斑区流动,有助于视网膜复位。自愈的视网膜脱离往往视力预后差,目前多数人同意及时玻璃体手术解除玻璃体后皮质对黄斑的牵引并辅以气体填充及激光光凝可促进视网膜复位及改善视力预后。

(徐格致)

第五节 黄 斑 疾 病

一、黄斑裂孔

(一)概述

特发性黄斑裂孔(IMH)多见于 65 岁以上的女性,15%~20% 的患者双眼患病。其发病与视网膜胶质细胞游走至视网膜表面并增殖有关,黄斑中心凹表面切线方向的收缩联合持续的玻璃体黄斑黏着形成前后方向的牵引共同作用导致黄斑中心的病变。

(二)临床表现

Gass 根据眼底镜下所见将黄斑裂孔(MH)分为 4 期:①Ⅰ期,即裂孔前期,中心凹变浅或消失,提示中心小凹的脱离。此期可无明显视网膜组织的破损。②Ⅱ期,即早期裂孔形成阶段,一侧边缘附近开始出现视网膜破口,逐渐扩大。③Ⅲ期,Ⅱ期裂孔扩大,黄斑裂孔完全形成,中心凹部位玻璃体脱离。④Ⅳ期,与Ⅲ期裂孔形态相似,但伴有玻璃体后脱离。

(三)辅助检查

1. 眼底检查 黄斑中心圆形病灶,不同时期有相应的表现;Ⅱ~Ⅳ期可在裂隙灯前置镜下看到视网膜窄光带中断,视网膜缺损区域可有黄色颗粒,孔周有浅灰色的视网膜脱离晕。

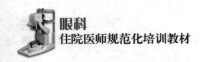

2. 荧光血管造影　Ⅰ期可呈正常或局限性早期微弱荧光；Ⅱ期早期可有新月或半球形的荧光增强；Ⅲ、Ⅳ期典型的为裂孔区呈窗样缺损，边界有清楚的荧光环，少数患者伴有渗漏，裂孔底部粗大的黄白色点状物呈现荧光遮蔽。

3. OCT 的图像上也可将特发性黄斑裂孔分为相应的 4 期　Ⅰ期：黄斑中心凹轮廓变浅或消失，中心凹下可见低反射区，部分伴有视网膜前膜增生或玻璃体黄斑牵引；Ⅱ期：神经上皮全层裂孔形成，表面可见贴附的孔盖；Ⅲ期：神经上皮全层裂孔，孔盖游离或未见孔盖，伴孔缘视网膜神经上皮不同程度水肿；Ⅳ期：在Ⅲ期裂孔的基础上合并玻璃体后脱离。

（四）发病情况

国内的发病为 0.9/1 000，国外统计从 0.2～3.3/1 000 不等；男女比例为 3.3∶1，双眼发生率为 11.7%；发病的危险因素主要有：年龄＞65 岁、女性。

（五）鉴别诊断

黄斑板层孔和假孔，其他非特发性黄斑裂孔（外伤、高度近视所引起的黄斑裂孔）。

（六）治疗原则

Ⅰ期可以观察，部分患者可随着玻璃体后脱离的发生而自发消退；Ⅱ～Ⅳ期可手术治疗，手术的疗效与患者的病程、术前视力和裂孔的大小相关，病程短、术前视力好、裂孔小的患者术后视力预后较好，裂孔的封闭率可达 90%，80% 的患者视力提高两行以上（Snellen 表）。近期 OCT 研究也发现视网膜外层的某些结构如 IS/OS 的中断、缺损或视细胞内外节的厚度等与患者的视力预后相关。手术治疗中需彻底剥除玻璃体后皮质和黄斑区视网膜内界膜。

二、黄斑前膜

（一）概述

黄斑前膜是指在黄斑区的玻璃体视网膜界面上，因纤维细胞增殖对视网膜产生切线方向作用力并进一步导致视网膜形态和（或）结构异常。黄斑前膜可以是特发性的，找不到明确的病因；也可继发于其他内眼病变，诸如视网膜血管阻塞、葡萄膜炎、眼内肿瘤、遗传性视网膜病变、眼外伤，甚至是内眼手术。尽管多数早期的黄斑前膜患者可以没有或仅有轻微的症状，但严重的黄斑前膜还是会导致患眼视物变形、视力明显下降。

（二）临床表现

Gass 根据眼底镜下所见将黄斑前膜分为 3 期（0～2 期）：①0 期。玻璃纸样黄斑病变，视网膜表面有透明的膜，其下视网膜无扭曲皱褶形成，患者可以没有明显症状。②1 期。视网膜前膜伴有视网膜内层皱褶形成，患者通常有视物变形和（或）视力下降，但如果黄斑前膜位于中心凹旁，患者可以没有上述症状。③2 期。黄斑前有不透明的膜形成，可以遮挡其下的视网膜血管，视网膜有全层皱褶形成，同时可以伴有渗出、出血、微血管瘤、黄斑囊样水肿，甚或棉毛斑，如果伴有色素上皮的改变提示病变非常严重，患者症状加剧，但也有近 20% 的患者可以没有主诉。患者病情的进展一般较慢，急剧发展的病例较为少见。部分患者由于前膜与玻璃体皮质相连，由于玻璃体后皮质的完全性后脱离而将黄斑前膜一同从视网膜表面分离，从而在黄斑前的玻璃体内发现一卷曲的膜样组织，患者的视力症状随之好转。

（三）辅助检查

（1）眼底检查：黄斑部有透明或灰白色的膜形成，视网膜血管迂曲，不同时期有相应的表现;有时可伴有假孔、板层孔或全层孔。

（2）荧光血管造影:造影早期可以看到血管的屈曲和扩张,同时清晰地显示视网膜血管扭曲的范围和程度,从而提示黄斑前膜的范围;中心凹附近血管扭曲扩张,并向前膜收缩中心移位;静脉晚期有弥漫的视网膜毛细血管或静脉渗漏;如果有黄斑囊样水肿,晚期黄斑区可呈现花瓣样强荧光。

（3）OCT 的图像上也可见黄斑区玻璃体视网膜界面高反射的光带,可见视网膜增厚水肿、表面皱褶、中心凹陷消失、层间囊样改变。视网膜的水肿可发生在视网膜内核层、外网状层和外核层,视网膜外层 IS/OS 反射光带的不规则、中断。在黄斑前膜自发脱离的患者中,OCT 可见前膜在黄斑中心凹周围形成团并粘连于视网膜前,或见前膜附于脱离的玻璃体后皮质并可伴内界膜和（或）神经纤维层的撕裂和卷曲。

（四）发病情况

国外文献报道其患病率为 7％～11％,5 年发病率为 5.3％,双眼的发生率为 20％～30％,5 年内对侧眼的发病率为 13.5％。70～79 岁为最高发的年龄组,60 岁以下的较少;如在 60 岁以下人群中为 2％,70 岁以上人群的患病率增加至 12％;有报道中国人群中的发病率高于欧洲人。

（五）鉴别诊断

主要是特发性的黄斑前膜与继发于其他眼底疾病的鉴别,如白内障术后和视网膜静脉阻塞的患者中高发,有报道在没有任何视网膜疾病的白内障术后患者中 9.1％的患者发生了黄斑前膜。同时要与玻璃体黄斑牵引综合征与黄斑囊样水肿相鉴别,但黄斑前膜可以与这两种疾病同时存在。

（六）治疗原则

如果患者没有视力主诉或视力较好可以观察;一般把手术指征定在视力 0.3 以下。但近年随着手术设备和技术的进展,目前如果患者视力症状或视物变形显著也可以提前手术;虽然视力症状显著或视力低下的患者视力提高较多,但最后的视力预后仍较差。60％～80％的患者在手术后 6～12 个月后视力会提高 2 行以上,而 50％左右的患者最终视力在 0.5 以上。特发和继发前膜的视力提高相近,但原来的黄斑病变会影响患者的视力。近期研究提示,患者术前视力及 OCT 检查中 IS/OS 光带的完整性对于手术治疗的预后判断具有参考价值,而色素上皮反射光带扭曲变形,则预示手术后的视功能预后不佳。

由于患者多为老年,玻璃体手术后白内障必将发展。因此,对于 60 岁以上的患者,多主张联合手术,同时摘除晶体并联合人工晶体植入。

三、玻璃体黄斑牵引综合征

（一）概述

玻璃体黄斑牵引由于不完全的玻璃体后脱离时,脱离的玻璃体后皮质通过未脱离部位的玻璃体纤维与 Müller 细胞足突的黏附造成对视网膜细胞（包括 Müller 细胞和色素上皮细胞等）的牵引,从而诱发细胞增殖、血管渗漏等改变。

（二）临床表现

在临床上,可由于玻璃体的持续牵引诱发黄斑囊样水肿、黄斑前膜、黄斑裂孔、黄斑劈裂及视网膜下液,从而使其的临床表现极为多样。患者有不同程度的视力下降和（或）视物

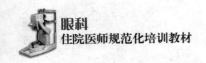
变形。

（三）辅助检查

1. 眼底检查　可有不全玻璃体后脱离的表现，飘浮在玻璃体后部混浊的后皮质，由于可见伴发多种黄斑其他病变，因此黄斑部可有透明或灰白色的膜，视网膜血管迂曲，出血、渗出和（或）色素上皮的改变，以及囊样水肿。

2. 荧光血管造影　由于通常伴有黄斑前膜和水肿早期可以见到血管的屈曲和毛细血管的扩张，静脉晚期弥漫的视网膜毛细血管或静脉渗漏，如果有黄斑囊样水肿，晚期黄斑区可呈现花瓣样强荧光，但部分在 OCT 或眼底检查发现有水肿的患者，造影时可以没有渗漏。

3. OCT　玻璃体对黄斑部视网膜的牵引是诊断此病的核心，OCT 图像表现为黄斑旁的玻璃体后脱离，而黄斑部玻璃体后皮质呈较强的反射光带并与内层视网膜表面粘连，这一粘连和牵引可以呈局灶性也可为广泛多点分布（累及后极部视网膜甚至视盘）。合并黄斑囊样水肿者，黄斑部可见视网膜神经上皮层间多个大小不一的圆形的低反射腔隙；也可见视网膜表面增厚的玻璃体后皮质和（或）黄斑前膜，若神经上皮全层或部分层次发生断裂、缺失则导致黄斑裂孔或黄斑板层孔的形成。玻璃体黄斑牵引合并黄斑区神经上皮脱离也并不少见，表现为黄斑区神经上皮下的低反射暗区——少量网膜下液积存。

（四）鉴别诊断

需与其他原因所引起的黄斑前膜、黄斑水肿或裂孔相鉴别，玻璃体对黄斑部视网膜的牵引（特别是前后方向的牵引）是诊断此病的核心。

（五）治疗原则

不完全的玻璃体后脱离并不一定引起患者的症状和视力下降，可以观察；但如果并发黄斑水肿、前膜等从而引起患者的视力下降应手术治疗。玻璃体手术可以解除对于 Müller 细胞和色素上皮的牵引，从而减少和消除血管渗漏和牵引对于视网膜微循环的影响，也可以使黄斑区脱离的视网膜复位。

（姜春晖）

四、年龄相关性黄斑变性

年龄相关性黄斑变性（AMD）原称老年性黄斑变性，是许多发达国家 50 岁以上人群一眼或双眼失明的主要原因，目前也是我国上海等发达地区的主要致盲眼病之一。AMD 中 85%～90% 是非渗出型（又称干型），10%～15% 为湿型患者，随着人类寿命的延长，越来越多的患者会因 AMD 影响视力。

虽然黄斑变性可以用来描写多种原因所致的黄斑部异常，年龄相关性黄斑变性（AMD）应特指下面所描写的非新生血管性或新生血管性黄斑病变。

正常年龄因素使黄斑视网膜外层、RPE、Bruch 膜和脉络膜毛细血管及感光细胞数量及分布发生改变，如 RPE 的超微结构改变包括色素颗粒减少、脂褐素生成及残余物（residual bodies）沉积、线性沉积物堆积（basal laminar deposits accumulate）。这些都包含颗粒状富含脂类物质和间隙宽松的胶原纤维分布于 RPE 细胞膜（basal lamina, plasma membrane）间和 RPE 细胞基底膜（basement membrane）内面中。脉络膜毛细血管也在不断地改变中，但这些是年龄所致的改变,而非 AMD 改变。AMD 可以分为非新生血管性或新生血管性。大规模的人口调查研究显示,大多数 AMD 患者表现为非新生血管性病变,如玻璃膜疣(drusen)、局灶性色素上皮增生或地图样萎缩(RPE 变性)。这些患者可能无明显症状或只有轻度视力下降或视物变形。进展性的萎缩病灶表现为中心性或旁中心暗点。严重视力丧失的 AMD 患者多发生于新生血管型或中心凹下地图状 RPE 萎缩的患者。

年龄的增长是 AMD 发生的危险因素。在 Framingham Eye Study 中,AMD 的患者中,6.4%年龄在 65~74 岁间,19.7%年龄在 75 岁以上。

眼病研究预防组(Eye Disease Research Prevalence Group)的报告显示,美国人口中,发生直径为 125 μm 或以上玻璃膜疣的占 6.12%,晚期 AMD 发生率是 1.47%,多数是脉络膜新生血管(CNV)患者(1.07%)。与 Framingham Eye Study 相似,研究还发现 80 岁以上的人群 AMD 的发生率是年龄在 60~64 岁患者的 6 倍。不幸的是,AMD 的影响随着人口的老龄化不断增加。预测至 2020 年,AMD 发病率将上升到 60%。

其他危险因素有阳性家族史、吸烟、远视、虹膜色素少、高血压、高胆固醇血症、女性和心血管疾病。

(一) 遗传和 AMD

AMD 的发病机制目前仍不完全清楚,近来对遗传方面的研究揭示基因位点的变异改变了原有的补体通路,特别是补体因子 H(CFH)。染色体 1q31,HTRAJ(一种丝氨酸蛋白酶)在 10q26(Tyr402His)位点突变和另一推测基因突变位点 10q 的 LOC387715(Ala69Ser)显著增加了 AMD 的发病风险。Tyr402His 的出现增加 AMD 风险 5 倍,Ala69Ser 则增加大约 7 倍。如果两者基因同时出现则增加了 75% AMD 发生遗传风险。另一可能的基因突变位点是组织相容性复合物(MHC)第Ⅲ组(class Ⅲ)区域的 6p21 的补体因子 B/补体成分(complement component 2)位点。虽然这些预测位点已在白种人中得到证实,但在其他种族中的风险还未得到证实。

这些基因的功能研究则可使其在 AMD 发病机制中的作用得到进一步的研究并提供治疗的可能靶点。正在进行中的全基因(whole-genome association studies)研究可能揭示更多 AMD 可疑致病基因。这些研究毫无疑问可使临床医生检测患者 AMD 发病风险,提供更好的预防和治疗这种致盲疾病方法。

(二) 非新生血管性 AMD

非新生血管性 AMD 又称干性或萎缩型 AMD,异常的标志是玻璃膜疣(drusen),其他异常来自 RPE 改变,包括地图状萎缩及色素增生。以玻璃膜疣(drusen)为例进行说明。

临床上 drusen 是位于黄斑区 RPE 层小的圆形黄色病灶。组织学上,其是 Bruch 膜内层的局部增厚。超微结构显示这些物质包括基底层沉积物(颗粒状富含脂类物质和间隙增宽的胶原纤维)[basal laminar deposits (granular lipid-rich material and widely spaced collagen fibers)]和基底线状沉积物(Bruch 膜内面磷脂小泡和电荷密集颗粒)[basal linear deposits (phosphol ipid vesicles and electron-den se granules within the inner aspect of Bruch membrane)]。

Bruch 膜增厚的内层与 RPE,可与其他 Bruch 膜成分分开形成 PED。当 PED 小时,可被认定为大的 drusen;当范围大时,则很容易被识别为 RPE 脱离。不论 PED 的大小,脉络膜毛细血管渗漏的荧光素都会在 RPE 脱离区聚集积存。因为 drusen 很少会影响其上方的

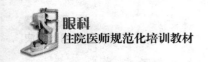

感光细胞,因而不引起症状。但是,有些患者可能会有少量感光细胞丧失,引起视力下降或暗适应困难。在 50 岁以上人群眼底照片中,视网膜外层的小的黄色病灶 drusen 是常见眼底改变。因为许多这些患者可因为萎缩或 CNV 造成视力丧失,多种分类方法试图将可发生萎缩或 CNV 的 drusen 鉴别出来。

drusen 分类方法如下:①小,通常直径<64 μm;②中等大小,通常直径 64～124 μm;③大,通常直径≥125 μm。

小 drusen 边界清晰 RPE 脂类或 Bruch 膜玻璃样物质沉积。在 AREDS(Age-related Eye Disease Study)研究中,1.3% 的早期 AMD(许多小 drusen 或几个中等大 drusen)5 年间发展为晚期 AMD。而 18% 的有许多中等大或大的 drusen 的患者发展为晚期患者。后组患者更易发展为 RPE 异常,地图状萎缩或 CNV。

drusen 还可根据其边界的情况分为:①硬性,边界清晰;②软性,边界欠清晰(图 7-5-1,见彩插);③融合性,drusen 间边界分不清。

软性 drusen 与 Bruch 膜内层弥漫性增厚有关,出现软性 drusen 或融合性 drusen 的眼与只有硬性 drusen 的眼相比更易发展为萎缩或 CNV。荧光造影图像,drusen 在后期有染色或荧光素在弥漫性增厚的区域积存。

(三) RPE 异常

几种 RPE 异常时常见的非新生血管性 AMD 的特点:①地图状萎缩;②非地图状萎缩;③局灶性色素沉着。

典型性的异常:自发性 RPE 脱离平复或软性,融合性 drusen 的退缩可导致 RPE 萎缩。当萎缩区内 RPE 消失或萎缩区融合扩大,就形成了 RPE 地图状萎缩,其下方的脉络膜血管透见而上方的外层视网膜变薄(图 7-5-2,见彩插)。通常其下脉络膜毛细血管也会萎缩。这些萎缩可融合扩大,通常环绕中心凹。荧光造影显示典型的窗样缺损。如果萎缩未融合成片,可表现为不均匀脱色素区,称为非地图样萎缩或 RPE 变性。光感受器细胞通常在生物显微镜下难以辨别,但通常 RPE 萎缩区上方的光感受器细胞也会有萎缩或消失。因而 AMD 中 RPE 萎缩与视力丧失密切相关,与萎缩的程度及萎缩部位与中心凹的距离均有关系。虽然不是有 drusen 的眼均发展为萎缩,萎缩的发生率与年龄增长有关。有地图状萎缩的眼有萎缩灶继续扩大累及中心凹造成失明的危险。因中心地图状萎缩造成法律盲的发生率是12%～20%。

如果视网膜外层色素增多则导致局灶性 RPE 色素增生。荧光造影上表现为此部位荧光遮蔽。局灶性色素增生的发生随年龄增加,有团块状色素沉着改变的患者发展为晚期 AMD 的风险增加。其他 RPE 异常的表现如 drusen 内沉积物质消失使 drsuen 自行消退;退行性钙化的发生,使萎缩灶内中出现针尖样闪烁;或存在于 drusen 中,而被称为钙化的 drusen。另外,色素或含色素细胞(RPE 或吞食了色素的巨噬细胞)可移行至光感受器细胞层面,导致局灶性或网状色素沉着。

(四) AMD 荧光血管造影表现

AMD 荧光造影表现(FFA)可分为强荧或弱荧病灶。

1. **高荧病灶**　包括:①硬性和软性 drsuen;②RPE 萎缩;③RPE 撕裂;④CNV(其他章节讨论);⑤浆液性 PED;⑥视网膜下纤维化;⑦激光瘢痕。

2. **弱荧光病灶**　包括:①任何层面出血;②脂类渗出;③色素增生。

（五）非新生血管性 AMD 的鉴别诊断

有很多原因造成的 RPE 异常可与非新生血管性 AMD 相似，如 CSC 所致的 RPE 异常改变，年龄在 50 岁以下的患者的诊断 CSC 较明确；50 岁以上的患者，可根据无 drusen，无散在 RPE 萎缩灶，和（或）小的多灶性浆液性 RPE 脱离来明确。图形样 RPE 萎缩可能包括一个或多个针尖样局灶性或网状色素增生，可有视网膜外层黄色物质（卵黄样脱离）围绕。荧光造影表现为早期荧光遮蔽并有强荧光环绕，晚期黄色物质染色；这些表现可与 AMD 萎缩灶区别。这些患者年龄均较 AMD 年龄轻。另外，如果这些改变于年龄大的患者，则可见到与 AMD 相同的典型 drusen 和 RPE 异常。

基底线状或网状 drusen 可能在患者 30～40 岁时即可见到，表现为大量的均匀一致的圆形的小的或大的 drusen，在造影中"夜晚的星空"表现（"starry-night" appearance）比眼底检查时更清晰，有时黄斑中心有卵黄样黄色物质积存。

药物毒性的视网膜表现，如氯喹中毒可致不均匀色素脱失，有时与非地图样萎缩（RPE变性）相似，可通过用药史及无大的 drusen 与 AMD 鉴别。

（六）非新生血管性 AMD 的治疗

1. 教育和随访　有软性 drusen 和 RPE 色素增生的患者发生地图样萎缩和 CNV 的风险大，要指导一眼或双眼有这些改变的患者及时就诊。

如果发现患者因地图状萎缩造成双眼视力严重下降，应考虑低视力助视。患者定期检查，如有其他可治疗的疾病（如白内障）及时治疗并定期观察低视力进展情况。

2. Amsler 表（Amsler grid）　建议患者每天检测视力的变化。Amsler 表是中央有固视点的黑底白格线检查表格，单眼戴阅读眼镜在阅读距离检测有无新的变形，暗点或其他明显改变。自我 Amsler 表检查如有任何新的改变，建议患者做临床进一步检查。

3. preferential hyperacuity perimeter（PHP）　PHP（Carl Zeiss Meditec, Dublin, CA）是一种视野分析仪特别为鉴别为新发病的新生血管性 AMD 与干性 AMD 设计。早期认识CNV 的发生，即可尽早开始治疗，而为患者保存较好视力。但其作用目前有待进一步研究。

4. 微量营养物质（micronutrients）　患者经常咨询微量营养素对预防或防止病情发展中的作用，眼科专家应该将流行病学研究结果显示的有关微量营养素减少 AMD 发生风险的结果告知患者。

年龄相关眼病研究（AREDS，Clinical Trial 4－1）临床试验中，11 个研究中心入选 4 757名患者，研究了抗氧化剂和维生素（500 mg 维生素 C，400 IU 维生素 E 和 15 mg β-胡萝卜素）及锌（80 mg 氧化锌和为防止锌诱发贫血所加氧化铜 2 mg）对 AMD 病程发展和视力的影响，结果显示中度 AMD（具有较多中等大小或至少 1 个大玻璃膜疣，或无中心凹下地图状萎缩灶）或单眼晚期 AMD（一眼已因 AMD 视力丧失）患者随机分入联合组者 5 年内发展为晚期 AMD 的患者减少了 25%，视力中等下降（视力下降 3 行）的患者减少了 19%。无AMD 或早期 AMD（少量小 drsuen）者无明显受益。患者治疗时间平均为 6.5 年，但治疗的作用可延续 10 年后。44% 安慰剂患者于 10 年后发展为晚期 AMD 而应用抗氧化剂和维生素组为 34%（减少了 27% 风险）。应用此配方的患者无病死亡率增加。

AREDS 制定了简单的分级方法，建立在易分辨的有或无视网膜异常表现的基础上：①出现一个或多个大玻璃膜疣（1分）；②出现任何色素异常（1分）；③无大 drusen，双眼有中等大 drusen（1分）；④出现新生血管性 AMD（2分）。

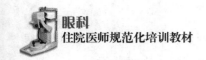

风险因素相加的数字在 0～4 之间,5 年～和 10 年～发展为晚期 AMD 风险如表所示。

评 分	5 年～风险	10 年～风险
0 分	0.5%	1%
1 分	3%	7%
2 分	12%	22%
3 分	25%	50%
4 分	50%	67%

发展为晚期 AMD 的风险 5 和 10 年间不断增加,患者如有进行性分数增加则风险也在不断增加。

AMD 进展和视力丧失的高风险包括:①大量中等大 drusen;②至少 1 个大 drusen;③无中心性地图样萎缩;④1 眼有晚期 AMD。

这些患者通过联合抗氧化剂和微量元素治疗降低疾病进展和视力丧失的概率。抽烟的患者应摄入不含 β-胡萝卜素的抗氧化剂和微量元素,因为有 National Cancer Institute 支持的大型的临床试验显示 β-胡萝卜素增加吸烟者发生肺癌的风险。在这些实验中,大多数吸烟者都是重度吸烟者。但另有大型实验未发现 β-胡萝卜素增加肺癌的风险,但此实验中参加者几乎没有积极的吸烟者,也没有证据表明增加戒烟者的肺癌发生风险。根据这些临床试验,β-胡萝卜素可能会轻度增加肺癌风险,至少在戒烟后几年后。

早期 AMD 患者中,补充剂没有明显益处。在没有 AMD 患者,但有 AMD 高风险(包括家庭成员),AREDS 补充疗法没有被检验过,因而这些患者应该保持平衡饮食并禁烟。大规模流行性研究提示叶黄素和玉米黄质以及 ω-3 长链多不饱和脂肪酸(LCPUFAs:二十二碳六烯酸(docosahexaenoic acid,DHA)和二十碳五烯酸(eicosapentaenoic acid,EPA)可帮助阻止 AMD 的发展。叶黄素和玉米黄质是胡萝卜素家族(与 β-胡萝卜素一样)在黄斑部仅有的 2 种胡萝卜素。它们在黄斑部的浓度较身体的其他任何部位都高;这些物质在视网膜组织的浓度依赖食物的摄取,因而可以通过食物得到改善。它们可以吸收蓝光防止光造成的损害。几个大型的研究已证实食物中的叶黄素和玉米黄质与晚期 AMD 的关系呈负相关。ω-3 长链多不饱和脂肪酸主要存在于鱼和坚果中,有抗炎和可能的抗血管生成的作用。在 AREDS 研究中,最高 ω-3 长链多不饱和脂肪酸应用组与最低量组比较晚期 AMD 的发生减少 50%。

National Eye Institute 进行的 AREDS2 的实验研究将对这些补充剂做出进一步评价。将有 4 000 名患者参与,目的是检查 5 年研究期限中,叶黄素(10 mg 叶黄素和 2 mg 玉米黄质)和 ω-3 长链多不饱和脂肪酸对晚期 AMD 发展的作用;以及对白内障的影响及中等视力下降的影响,将 β-胡萝卜素自原配方中剔除后对 AMD 发展的影响,研究将锌自 80 mg 降至 25 mg 对 AMD 发展的影响。

5. 防紫外线(UV)光辐射　虽然有 20 年可见光增加爆露和地图样萎缩或盘状瘢痕的发展有小关联系数,但无直接研究证实紫外线光和 AMD 的关系。流行性学研究提示光毒性可能在 AMD 的发展中有一定作用,但没有数据显示研究之间有关,也不能证实原因和结果的关系。838 名马里兰水上工作人员眼睛长波紫外线(UVA)和中波紫外线(UVB)暴露,没有发现 UVA 或 UVB 的累积暴露与 AMD 的关系。但是，户外佩戴太阳眼镜可以阻挡有些可见光，没有不良反应，花费少，应该被鼓励。

6. 生活方式的改变　有研究证实环境和生活方式可能在 AMD 发病中有一定的作用，应该引导患者摒弃不健康的生活习惯，特别是高脂肪饮食和吸烟。

7. 激光光凝　虽有激光光凝对预防高风险非渗出性 AMD 发展为新生血管性，但对预后无明显改善。也有权威性研究对激光光凝的预防作用未能证实。

8. 实验性治疗　正在实验的治疗包括对有数量多中等 drusen 或大的 drusen 或融合性 drusen 的患者每 6 个月 1 次球后筋膜下注射曲安奈德注射 15 或 30 mg，共 48 个月，评价其对减少 CNV 发生的作用。

另有睫状神经营养因子（CNTF）眼内植入装置，补体抑制因子和类维生素 A（retinoid）抑制因子。

（七）新生血管性 AMD

新生血管性 AMD 又称实行或渗出型 AMD。CNV 出现是新生血管性 AMD 的标志，任何对 bruch 膜的损害，如 drsuen 的形成、内层的增厚或与 AMO 相关的非新生血管的变化都可增加断裂的危险导致新生血管组织芽自脉络膜毛细血管长出穿透 bruch 膜外层。这些新生血管都有纤维细胞伴随，造成 bruch 膜内层纤维血管复合物生成。这些血管复合组织能造成脉络膜毛细血管 bruch 膜和 RPE 结构破坏中断，也可因纤维胶质性和纤维血管性组织破坏、中断光感受器细胞和其他的外层视网膜导致盘状瘢痕。

1. 新生血管性 AMD 症状或体征　新生血管性 AMD 患者常有突然的视力下降，视物变形和旁中心暗点。眼底表现为 RPE 隆起视网膜下或视网膜内脂类渗出积液、出血，FED 和视网膜色素上皮撕裂，有时可见到灰绿色 CNV 病灶。视网膜内出血可医师早期视网膜血管瘤样增生病灶的早期表现，表现为视网膜循环与 CNV 相连。

FFA 是 CNV 诊断的"金标准"；在出血浓厚或隐匿性 CNV，ICG 造影对诊断提供决定性帮助。

2. 脉络膜新生血管　中心凹下 CNV 是 AMD 造成视力严重丧失的主要原因。有多种临床症状提示 CNV 的诊断。患者常表现为无法解释的突然视力下降，视物变形或相对中心暗点。CNV 体征包括：视网膜下积液或 RPE 出血或视网膜内脂类沉积视网膜下色素环（subretinal pigment ring）；RPE 不规则隆起及视网膜下灰白色病灶。

CNV 是自脉络膜毛细血管发出的内生性新生血管通过断裂的 bruch 长入视网膜色素上皮下间隙。CNV 在此间隙中可渗漏液体和出血伴有 RPE 的浆液性或出血性脱离。出血在视网膜下可吸收分解或少见的进入玻璃体腔。伴随脉络膜的新生血管，纤维组织也长入 bruch 膜，并可能在神经感觉视网膜和 RPE 间形成伴有纤维血管像或纤维细胞性组织；最终取代正常外层视网膜结构形成纤维血管盘状瘢痕，造成永久性中心视力丧失（图 7-5-1，见彩插）。

（八）CNV 荧光血管造影图像

因 CNV 有多种病灶的组成成分，CNV 荧光造影图像可以表现为多样性，但主要有两种 CNV 类型：①典型 CNV；②隐匿型 CNV。

典型 CNV 荧光造影早期表现为较均匀强荧光区并随时间不断增强，晚期因荧光渗漏边界模糊（图 7-5-2，见彩插）。

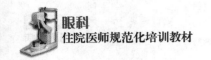

隐匿型 CNV 有两种类型：①纤维血管性 PED；②无源性晚期渗漏。

纤维血管性 PED 是指 RPE 不规则隆起，荧光血管造影早期点状或颗粒样不规则荧光，一般出现于荧光素注射后 1~2 min。

不规则 RPE 隆起在荧光造影立体对图像中表现最清晰。此区域内在检查过程中有荧光素持续渗漏，表现为点状强荧光但漫延较典型 CNV 轻（图 7-5-3、7-5-4，见彩插）。

无源性晚期渗漏是指荧光造影晚期出现 RPE 水平的强荧光区，这种荧光与典型 CNV 的早期出现和 RPE 不规则隆起中期出现强荧光均不同。

典型和隐匿型 CNV 区别是很重要的，因为激光治疗对典型 CNV 更好，PDT 对典型 CNV 为主或单纯隐匿型 CNV 效果好。另外，纯隐匿型 CNV 的病灶自然病程与典型 CNV 或混合型 CNV 不同，许多隐匿型 CNV 病灶不发展以观察为主。总的来讲，只有观察到疾病发展的证据，如视力下降、病灶增大或出血，才是治疗指证。

如果病灶邻近有浓厚出血、色素、瘢痕组织或浆液性 PED，会将典型或隐匿型 CNV 强荧光部分或遮蔽（出血、色素或瘢痕）或增强（浆液性 PED），因而干扰 CNV 的识别。

当决定 CNV 病灶的大小时，检查者应将典型和隐匿型 CNV，以及可能造成识别模糊部分计算在内。出血，色素和瘢痕的成分需依靠临床和荧光造影图像来识别。浆液性 PED 可与眼底上发现灯笼样光滑的边界清晰的 RPE 隆起病灶，荧光造影是快速早期均匀的强荧光并于晚期保持形态大小不变的强荧光。与浆液性 PED 不同的是纤维血管性 PED 或隐匿性 CNV 有不规则 RPE 隆起图像，斑点和不均匀荧光形态，和缓慢荧光充盈。这些区域的荧光充盈在 1~3 min，而不是 20~60 s，并与晚期出现渗漏或染色。

典型为主或微小典型性和隐匿性无典型性的概念对了解是否可受益于 PDT 治疗是重要的。典型性为主的病灶指 CNV 病灶占 50% 或以上的病灶（包括邻近出血，色素，瘢痕或染色）。而其中典型性 CNV 的成分占整个病灶 50% 或以上。微小典型性 CNV 在整个病灶的组成中典型性 CNV 占 1%~49%。最后，隐匿性无典型性 CNV 则表示整个病灶中午任何典型性 CNV 只有隐匿性 CNV 成分。

（九）其他影像学检查

包括 ICG 血管造影和 OCT 检查。ICG 可作为 FFA 的补充，对隐匿型 CNV 发现及确定更有帮助。

OCT 检查则可对渗出性 CNV 的特点如黄斑部水肿视网膜下积液和 PED 有特殊意义。

五、新生血管性 AMD 的鉴别诊断

很多黄斑病变可与新生血管性 AMD 有相似变现，需与新生血管性 AMD 相鉴别。这些病变包括：①视网膜大动脉瘤；②成人型卵黄样黄斑病变；③多发性息肉样脉络膜血管样病变；④中心性浆液性脉络膜视网膜病变；⑤炎症；⑥小肿瘤，如脉络膜黑色素瘤。

视网膜大动脉瘤可有视网膜前出血、视网膜内出血及视网膜下出血，当出血累及中心凹处，通常表现为视力的突然丧失。虽然临床表现与 CNV 造成的黄斑出血类似，但很多病例中出血围绕大动脉瘤，FFA 和 ICG 造影显示视网膜动脉局部膨大的瘤体。

成人型卵黄样病变（adult vitelliform dystrophy）与视网膜 PED 或眼底融合性 drusen 相似。在卵黄样黄斑病变中，有 RPE 图形样病变或基底层间 drusen（basal laminar drusen）的患者，卵黄样物质染色可能被误诊为 CNV，但通常卵黄样物质的染色早期则表现为荧光遮

蔽。另外,虽然病灶通常累及中心凹,视力通常相对较好。

多灶性息肉样脉络膜血管病变,表现为多发性、复发性、出血性 RPE 脱离并与 AMD 出血性脱离相似。此病的第 1 次报道的病例是美国亚洲后裔或非洲裔。典型的发生于中年女性。目前确信可发生于所有种族及男性。发生出血性视网膜脱离的部位多位于视盘周围,呈多灶性,橘红色结节样病灶。玻璃体积血的发生多于 AMD,一般没有 AMD 中典型性软性 drusen,自然病程和视力有人认为较 AMD 好,但有待进一步证实。

CSC 伴有视网膜下积液有时也需与 AMD 中 CNV 所致的视网膜下积液相鉴别。但 CSC 患者通常较年轻,无视网膜出血。进一步鉴别则需通过其典型性的临床表现包括 RPE 斑驳样改变(有时表现为典型性水渍样图形)或多发性 PED。这种区域性视网膜色素上皮萎缩是在视网膜下积液吸收后遗留的改变,通常表现为地图状并可因重力关系延伸至颞下血管弓处。

有很多炎症也可造成外层视网膜的病变导致黄斑部视网膜下积液,如小柳-原田病、后部巩膜炎和系统性红斑狼疮。这些疾病通常有其他典型性眼部和全身性表现。

脉络膜肿瘤,如脉络膜小黑色素瘤和脉络膜血管瘤,可由于肿瘤的关系,偶尔发生表面新生血管而与 AMD 相混淆。超声波检查可帮助区分低回声的脉络膜黑色素瘤和相对中等高回声的盘状瘢痕。

六、新生血管性 AMD 的治疗

如果临床上根据症状和体征怀疑新生血管性 AMD,应该做 FFA 检查来确诊。立体图像及晚期图像(2 min、5 min 和 10 min 后图像)可帮助更好地识别隐匿性 CNV。正确的解读对合适的治疗方式的选择具有十分重要的参考价值。在抗新生血管玻璃体腔注射的治疗中,OCT 则对是否再治疗起决定重要作用。

(一)激光光凝(热激光)治疗

此治疗被应用于边界清晰典型性 CNV 或混合型 CNV。激光光凝对中心凹无损伤危险的中心凹旁或中心凹外的病灶是常用的方法。治疗后患者可能会有永久性的暗点,但激光光凝的目的是减少视力进一步下降或丧失的风险或防止更大的中心暗点,黄斑激光光凝治疗研究(MPS)显示通常这类患者都有 CNV 反复发作,最终累及黄斑中心凹造成视力严重下降。因而在治疗期间患者应被告知要定期随访(包括视力检查及必要时的 FFA 检查)或有新症状时随时复查。如果有 CNV 复发,要及时再激光,如累及黄斑中心凹则选择 PDT 或其他治疗方法。

(二)激光光凝治疗的其他注意事项

激光波长的选择绿光(514 nm)或红光(647 nm)对治疗效果无明显影响。CNV 复发的风险在以下情况时最大:①对侧眼有活动性 CNV 或瘢痕化;②光凝治疗未能完全覆盖新生血管病灶;③光凝斑未能达到中等白色强度标准。

目前有很多技术手段可帮助诊断和治疗 CNV。ICG 造影可帮助更好地识别边界欠清晰或因浓厚出血或色素遮蔽 FFA 显示的病灶。

(三)光动力治疗

光动力治疗(PDT)是由两个步骤组成:静脉注射光敏剂和特殊波长激光照射病变组织使局部发生光化学反应。这个反应产生活性氧族导致新生血管内皮细胞破坏并形成小血

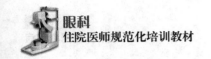

栓,导致 CNV 闭合,达到治疗目的。

PDT 治疗主要应用于典型性为主的 CNV 包括 AMD、病理性近视和眼组织胞质菌病(见其他原因所致 CNV)。在病情不断进展的隐匿性 CNV 病灶,小病灶或视力很差的隐匿性无典型性 CNV,小的微小典型性 CNV 病灶,都可考虑应用 PDT 治疗。虽然 PDT 是可应用于中心凹下的激光,但总体来讲,患者的视力仍在不断下降,仅有少数患者视力提高。

随着抗新生血管治疗的出现,PDT 的应用明显减少,但是 PDT 联合抗新生血管治疗可能取得等同于抗新生血管的单一疗法的效果,而使治疗的次数减少。

(四) 抗新生血管治疗

新生血管生成是已存在的血管分离或产生新生血管,是一种复杂的系列事件发生的过程。要阻止这一复杂事件的发生,依赖于多种互相作用促进血管生长和抑制血管生长因子的平衡。血管生成活性因子包括血管内皮生长因子(VEGF),成纤维细胞生长因子(FGF),转化生长因子(TGF)-α 和 β,红细胞生成素-1 和红细胞生成素-2。血管生成抑制因子包括 thrombospondin、angiostatin、endostatin 和色素上皮衍生的(生长)因子(pigment epithelium-derived factor,PEDF)。近来的研究主要聚焦于 VEGF,早期 AMD 的视网膜色素细胞中 VEGF 的表达升高,提示 VEGF 的新生血管起始作用。另外,高浓度 VEGF 在 AMD 患者手术切除的 CNV 及玻璃体标本观察到。VEGF 是一种血管内皮细胞特异生长因子,可诱导血管发生,血管通透性,淋巴血管生成并可能在防止细胞凋亡的过程中起到救助因子(survival factor)的作用。VEGF 有至少 4 种异构体,由不同外显子分裂位于人类染色体 6p21.3 VEGF 基因产生 VEGF121、VEGF165、VEGF189 和 VEGF206。VEGF 异构体促进血管通透性和促血管生长的特性有所不同,VEGF165 的病理作用最强。所有的异构体都可被组织蛋白酶分裂翻译后产生可溶性异构体 VEGF110。

1. 雷珠单抗(lucentis,ranibizumab) 商品名诺适得,是目前最常应用的抗新生生血管药物。雷珠单抗是可与 VEGF 结合的重组人类抗体片段(Fab),雷珠单抗可抑制 VEGF-A 的所有活性成分及其活性分解产物的生物活性。不论是雷珠单抗对微小典型性/隐匿性 CNV 新生血管性 AMD 的(MARINA)实验研究,采用随机双盲对照试验,两种剂量玻璃体腔每 4 周注射或假注射 1 次,共 24 个月,结果显示 1 年后 95% 的患者治疗后视力提高或稳定而假治疗组是 62%,更重要的是 2 年后 40% 治疗组较对照组视力提高 15 个字母以上。

无论是 MARINA 还是 ANCHOR 研究都是对雷珠单抗每月注射治疗效果评价。PIER 研究则针对前 3 个月每月注射后每季度 1 次治疗继发于 AMD 中心凹下 CNV。12 个月后平均视力在假注射组、0.3 mg 组和 0.5 mg 组分别是 -16.3、-1.6 和 -0.2 个字母,治疗组与假注射组相比均有统计学差异。

与 MARINA 和 ANCHOR 研究结果相似,前 3 个月平均视力均连续提高,但在每季度注射雷珠单抗时开始下降。

随后进行的实验(rosenfeld performed an investigator-sponsored trial)采用 3 次连续每月 1 次注射 0.5 mg 雷珠单抗后,有下列表现时再进行注射:视力下降 5 个字母并 OCT 显示有黄斑积液;OCT 显示中心视网膜厚度增加 100 μm 或以上;新出现的典型性 CNV;新黄斑出血或 OCT 显示前次注射后 1 个月后仍有黄斑积液存留。OCT 引导下的治疗,平均视力提高 9.3 个字母($P < 0.001$),OCT 显示中心视网膜平均厚度下降了 178 μm($P < 0.001$),40 个患者参与此研究,35% 的患者视力提高了 15 或以上个字母,12 个月参与者平均注射次数为 5.6,黄斑部积液吸收完全后再次需要注射的平均间隔是 4.5 个月。

目前,应用诺适得对新生血管性 AMD 治疗的方法多采用负荷治疗后按需注射,即治疗的前 3 个月,每月玻璃体腔注射 1 次,然后每月复查 OCT,如有黄斑水肿复发,则可随时补充注射诺适得。

2. 其他抗新生血管治疗 目前,有多种治疗尚在临床实验中,包括 angiostatic steroid、anecortave acetate；VEGF Trap；RNA interfering molecules；酪氨酸激酶抑制剂(tyrosine kinase inhibitors)和贝伐珠单抗(bevacizumab)。

(五) 联合治疗

CNV 是多种因素所致并有多种成分组成典型的创伤愈合反应,包括炎症、血管新生和纤维化。因而,这种情况单一治疗可能达不到目的,联合治疗 AMD 在不断探索中。联合治疗采用具有不同作用的药剂可有增强或协同功能。综合来讲,联合治疗将治疗作用尽量扩大,而减少单一药物的不足。

PDT 经常与玻璃体腔注射曲安奈德(triamcinolone)联合应用减轻 PDT 治疗后视网膜组织的炎症反应。

PDT 联合雷珠单抗实验研究(FOCUS)显示 12 个月后,90% 接受联合治疗的患者视力下降少于 3 行,只接受 PDT 患者只有 68%。更重要的是接受联合治疗的患者需要再次 PDT 治疗比只接受 PDT 治疗的次数减少。

(六) 其他联合治疗

类固醇与抗-VEGF 药联合治疗及多种不同抗 VEGF 药物的联合治疗。

(七) 其他治疗方法

其他治疗 AMD 方法包括经瞳孔温热疗法(TTT),放射治疗,黄斑下手术清除视网膜下出血和(或)CNV,黄斑转位,玻璃体腔注气转移出血及药物治疗。黄斑转位手术已进行多年,因为有限的治疗效果和安全因素,以及抗-VEGF 药物的出现,手术的应用已有限。黄斑下手术临床实验(the sub macular surgery trials)报道手术清除继发于 AMD 的 CNV 没有视力改善。

TTT 治疗的出现早于 PPT。TTT 治疗 CNV 与假治疗组对照,TTT 治疗病灶<3 000 μm 隐匿性 CNV 无明显视力改善。

放射治疗目前尚无证据表明其有效性。

(八) 其他可考虑的治疗方案

单眼患新生血管性黄斑变性的对侧眼有发生 CNV 的高风险,特别是有很多 drusen,大 drusen 或 RPE 色素增生斑块,或患者有确定的高血压。如果 CNV 在第 2 眼发生,不论治疗与否,患者后发眼都易发生法定盲。如果对侧眼未发生 CNV,即使有 drusen 和 RPE 异常,5 年内其平均视力一般在 0.5 以上。当双眼都有严重的 AMD,患者的功能视力可通过低视力训练和应用光学或非光学仪器助视。

(张勇进)

七、病理性近视黄斑病变

(一) 概述

病理性近视的标志为黄斑变性,其为后巩膜葡萄肿形成后的主要并发症,包括黄斑区视

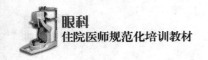

网膜色素上皮(RPE)与脉络膜毛细血管层地图样萎缩、玻璃膜(Bruch 膜)破裂(漆裂纹)、黄斑下脉络膜新生血管膜形成、RPE 和神经上皮下出血、Fuchs 斑、黄斑劈裂、黄斑裂孔和黄斑前膜等形成等。此阶段中心视力严重受损。黄斑变性通常起始于青中年,至中老年时达病变高峰。

(二) 发病机制

病理性近视黄斑变性机制尚未完全明了,一般认为是生物力学异常或者遗传变性因素作用的结果。在生物力学观念中,眼轴过度增长的后果是脉络膜视网膜损伤。后极部逐渐扩张导致眼球壁向后伸展膨出成后巩膜葡萄肿,此时颞侧视网膜血管伸直,弧形斑形成及视网膜脉络膜变薄。后巩膜葡萄肿与巩膜胶原纤维断面星状结构消失、交织疏松、黏多糖成分改变、巩膜板层减少、巩膜厚度变薄等对诸如眼内压或眼外肌作用力的机械抵抗力下降有关。遗传变性理论认为脉络膜视网膜改变是由基因决定的营养不良性病变。

(三) 组织病理学

1. 巩膜　巩膜板层减少,厚度变薄,伴有后极部局部扩张。纵形纤维的结构改变包括胶原束变薄、胶原纤维断面星状结构消失、直径减少、条纹缺失、交织疏松和黏多糖成分改变。

2. 脉络膜、Bruch 膜、RPE 和视网膜神经上皮复合物　病理性近视的变性改变最初涉及脉络膜毛细血管,Bruch 膜和视网膜色素上皮。脉络膜的变化本质是变性和萎缩,缺乏血管与脉络膜黑色素细胞;Bruch 膜改变包括变薄和破裂;晚期病例 RPE 和视细胞被 Müller 细胞取代。病理性近视引起视网膜光感受器死亡,业已证明为凋亡;黄斑区的显著变薄还与神经节细胞凋亡有关。

(四) 眼底特征

1. 后巩膜葡萄肿　后巩膜葡萄肿多在青年期出现并随着年龄增加而逐渐增大,患病率随着眼轴长度和近视度数的增加而上升。脉络膜视网膜萎缩和近视弧形斑形成与增加的葡萄肿深度有关。葡萄肿位置多在黄斑区,可扩展至颞侧或颞下赤道区,也可累及视盘及视盘鼻侧。黄斑区葡萄肿通常伴有视力下降。眼底立体照相和 B 超检查是最好地了解后葡萄肿深度和大小方法。

2. 后极部地图样萎缩区　萎缩区可似圆形或者不规则形状,孤立或多发,呈淡黄或白色。其清晰的边界有时因局部色素上皮反应性增生而更加突出,反应性色素上皮增生也可出现在萎缩区域内。当病灶延伸至中心凹时,中心视力明显下降。荧光素血管造影检查;萎缩区呈弱荧光,并见早期充盈的脉络膜大血管横穿,其上的视网膜血管正常,再循环时,萎缩区在色素团块的对照下显示出持续染色,由于没有染料渗漏,染色范围保持不变。

3. 漆裂纹　漆裂纹实为 Bruch 膜的破裂,多位于后极部葡萄肿区。漆裂纹呈线形、星形或网状,管径细小不规则,淡黄色,分支常呈"十"字交叉。当漆裂纹变大时,脉络膜血管可从这些病损处长入视网膜下。荧光血管造影检查有助于发现细小的,常规检查不能确认的漆裂纹。在荧光血管造影早期,裂纹呈不规则、分散的线状强荧光,这是由部分萎缩的脉络膜毛细血管异常透见荧光产生。自然病程中,漆裂纹数量和范围都会增加。漆裂纹的发生或扩展与黄斑出血有关,多见于青年时期,突然发生实性暗点,伴视物变形。出血集中于中心凹处,稠密、圆形、位置较深。靛氰绿(ICG)造影可以发现出血下面的漆裂纹,多没有脉络膜新生血管。出血溶解吸收后可在同一部位或其他部位再发。一般认为出血是由于 Bruch 膜和脉络膜毛细血管层紧密连接解剖关系的破坏。出血吸收后,多数病例中心视力恢复良好。

4. 脉络膜新生血管　病理性近视是脉络膜新生血管第二大常见原因。在眼轴大于

26.5 mm,或大于—6.00 D 近视中,有 5%～10% 的病例发生脉络膜新生血管。双眼发生脉络膜新生血管或比例高达 40%。脉络膜新生血管导致中心视力严重下降,视物变形。新生血管病损多表现为淡灰色,圆形或椭圆形黄斑区病灶,一般较年龄相关性黄斑变性新生血管病灶为小。荧光血管造影检查是确定新生血管病灶最有效的手段。簇状或片状生长的新生血管表现为造影早期荧光,晚期荧光渗漏。ICG 造影可以发现强荧光的新生血管网,随着染料从较大脉络膜血管清除,其荧光随之衰退。OCT 检查可见脉络膜新生血管在视网膜色素上皮,Bruch 膜和脉络膜毛细血管层内延伸。出血时,OCT 检查显示黄斑视网膜通常呈局部脱离状。后巩膜葡萄肿程度与脉络膜新生血管之间的关联为:当后巩膜葡萄肿较浅时(3 mm 内),新生血管的发生率较高,随着葡萄肿深度的增加,脉络膜新生血管发生率下降。这表明脉络膜新生血管的发生发展需要有相对完好的脉络膜毛细血管网。Bruch 膜破裂可能先于脉络膜新生血管的发生。漆裂纹发生率在有脉络膜新生血管眼中要高于没有新生血管生长眼。视网膜下出血可以部分或全部掩盖脉络膜新生血管的特征。居于中心凹区生长是病理性近视新生血管的一个主要特征,绝大部分脉络膜新生血管位于距离黄斑中心凹 100～300 μm 的范围内。急性出血过后,随着渗出液和出血吸收,连同旁中心注视点的建立,视力会有一定程度提升,但反复出血将导致 Fuchs 斑形成。

5. Fuchs 斑　此斑为病理性近视患者眼后极部特别是黄斑部视网膜下的黑色斑块,伴严重中心视力损害。Fuchs 斑代表视网膜下脉络膜新生血管反复出血机化,并刺激局部视网膜色素上皮增生与迁移。

6. 病理近视性黄斑劈裂　病理性近视发展至有后葡萄肿形成时,部分病例黄斑区视网膜神经上皮发生类似脱离外观样改变,伴视力下降和视物变形,然无黄斑孔察及。20 世纪 90 年代以来,因 OCT 技术在临床上的广泛应用,现已基本明确产生这一现象的主要原因及 OCT 形态特征。一般认为系玻璃体后皮质切线或垂直或两者矢量之和方向对黄斑区视网膜牵引所致;旁中心硬化的视网膜血管对视网膜伸展的限制为另一原因;后葡萄肿形成以及视网膜本身退行性变也可能参与其中。多见于近视≥8 D,眼轴长度超过 28 mm 病例,起病年龄常>40 岁。表现为近期中心视力下降或视物变形,部分患者可无明显主诉,仅因高度近视长时间视力低下就诊时发现。偶见矫正视力正常者。眼底检查:黄斑区视网膜轻度隆起状,有时隆起不规则或显水肿囊变样外观,无黄斑孔。部分病例由于后极部广泛视网膜色素上皮和脉络膜萎缩显白色背景而缺乏衬托,无法观察出视网膜是否隆起。OCT 检查主要特征:黄斑区视网膜分层样改变,多数病例伴中心凹脱离,甚至较大范围低度后极视网膜脱离。OCT 图像显示的劈裂表现多样,从内向外常见有:玻璃体后皮质牵引;黄斑前膜;视网膜神经纤维层劈裂;外丛状层劈裂;中心凹脱离;晚期病例各层次劈裂混合存在。病理近视性黄斑劈裂被认为是随后黄斑裂孔形成前奏。

7. 黄斑裂孔　病理性近视黄斑裂孔的产生机制与病理近视性黄斑劈裂相同。此时中心视力严重受损伴视物变形,OCT 和荧光素血管造影(FA)可帮助确诊黄斑裂孔。与正视眼特发性黄斑孔不同的是病理近视黄斑裂孔形成后较易随后发生视网膜脱离,近视度数深,后葡萄肿明显,视网膜色素上皮萎缩者更易发生视网膜脱离,也易伴发脉络膜脱离。中国人群中,近视黄斑孔视网膜脱离约占孔源视网膜脱离总数的 10%。

（五）治疗

1. 脉络膜新生血管　当中心视力下降或者受到威胁时,可以考虑行脉络膜新生血管激光光凝。激光光凝可用于治疗中心凹旁的 CNV,如氩绿激光和氪红激光光凝治疗典型的近

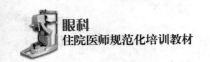

视性脉络膜新生血管,但长期结果不满意,主要为治疗后色素瘢痕扩大及 CNV 复发,另外治疗中准确定位葡萄肿区域新生血管网和中心凹或业已形成的旁中心注视点有一定难度,干扰了治疗位置的选择。目前,由于视力预后较好,不良反应小,光动力疗法(photodynamic therapy,PDT)和抗 VEGF 药物,如雷珠单抗(ranibizumab,Lucentis)玻璃体腔内注射治疗已成为两个最重要的手段,后者似更具优势。

2. 黄斑劈裂(黄斑裂孔)　高度近视黄斑劈裂发生后,来自玻璃体的牵引力得到一定程度缓解,自然病程将变慢。对那些年龄较大,无明显主诉或长期低视力伴广泛后极部视网膜色素上皮脉络膜萎缩者,手术效果实难确定,可置于观察之中。而年龄较轻,新近发生,后极部色素上皮和脉络膜尚无明显萎缩,伴中心凹脱离者应积极考虑手术治疗。除治疗劈裂本身外,手术可减少以后黄斑孔形成机会。玻璃体手术是目前采用的最主要治疗手段。手术的关键是彻底去除后极部,特别是血管弓内玻璃体后皮质和视网膜内界膜,最大限度松解两者对视网膜的牵引。术中借助染色技术,如应用曲胺奈德、亮兰等有助于上述过程的顺利完成。该疾病玻璃体后皮质与视网膜的粘连程度常较一般病例为重,特别在血管处,分离时应十分小心,否则易损伤血管和视网膜。后皮质清除后,借助染色剂有时能观察到已破裂的内界膜,以内界膜镊镊取破裂处,就能轻易剥除大片内界膜。参照术前的 OCT 图像,开始分离后皮质和内界膜时应避开已广泛劈裂的神经纤维层,可以减少对视网膜内层的损伤。术毕惰性气体填充,俯卧位如黄斑裂孔手术。也有报道黄斑区后巩膜垫压,可以取得较满意手术效果。术后劈裂腔隙缩小或消失快于中心凹复位。大部分病例需数月或年余,方能从 OCT 图像上获较满意解剖结构,同时视功能逐步改善。

(1)手术并发症:同一般玻璃体手术,与该手术相关的手术并发症者为术中剥除玻璃体后皮质时损伤血管弓或视盘;术后黄斑孔形成或黄斑孔视网膜脱离。

(2)预后:高度近视黄斑劈裂可以被认为是黄斑裂孔形成并随后视网膜脱离的前序,手术干预有阻止或减缓疾病发展的作用,病例选择合适者,视功能得到改善。鉴于大部分合并后葡萄肿高度近视病例,终身处眼轴延长,后葡萄肿扩展,后极部脉络膜视网膜进行性退变中,长期的疾病预后仍不乐观,实际上即使当初手术后结构与视功能都到较好改善,数年后又重新恶化的病例并不鲜见。

(徐格致)

八、息肉样脉络膜血管病变

(一)概述

息肉样脉络膜血管病变(polypoidal choroidal vasculopathy,PCV)也称为后极部葡萄膜出血综合征,特点是多发性和复发性浆液出血性视网膜色素上皮脱离(pigment epithelial detachment,PED)和神经上皮脱离。这个综合征最初描述发生在非洲裔美国人或亚洲血统人,并典型地见于中年女性。现在发现可见于所有种族,同样见于男性,发病年龄可从 20～80 岁,但多见于 50 岁以上的老年人。PCV 发病机制不清,目前被认为是渗出性 AMD 的一种亚型或是一种完全不同于 AMD 的独立疾病。虽然 PCV 的自然病程和视力预后可能较渗出性 AMD 为好,但是玻璃体积血可能比 AMD 更常发生。PCV 的特征为:视网膜下橘红色病灶、息肉样脉络膜血管扩张灶、异常分支脉络膜血管网(图 7 - 5 - 6、7 - 5 - 7)。

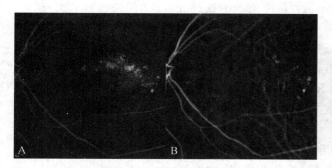

图 7-5-6 息肉样脉络膜血管病变同步 FFA 和 ICGA 图像
A. FFA 早期黄斑区簇状、斑点状强荧光；B. ICGA 早期异常分支状脉络膜血管网和末端息肉样病灶

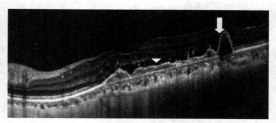

图 7-5-7 同眼 OCT 扫描图像
注：息肉样病灶表现为局灶陡峭 RPE 光带隆起，下方中等反射（白色箭头）；异常分支血管网表现为 RPE 锯齿样改变与 Bruch 膜分离（双线征）（白色三角）、视网膜外层高反射物质沉积、视网膜下积液

（二）临床表现

1. **无症状** 可以是静止性 PCV 病变，无渗漏；也可以出现视功能逐渐受损，表现为慢性渗出；或由于异常血管引起 RPE 下出血、视网膜下出血、玻璃体积血，导致突然视力丧失。

2. **眼底表现** 根据病程的不同，可以表现为浆液性和（或）浆液血液性 PED 和神经上皮脱离，严重的视网膜下出血、渗出，视网膜下纤维化，视网膜色素上皮（retinal pigment epithelium，RPE）萎缩。息肉样病灶可位于黄斑区、视盘周围、颞侧血管弓、中周部或多部位并存。息肉样病灶可以是单个、多个孤立并存或葡萄串样。

（三）辅助检查

1. **FFA** 簇状、斑点状强荧光，轻度渗漏或染色，非典型性浆液性和浆液血液性神经上皮脱离和 PED，RPE 脱色素透见荧光。

2. **ICGA** 是诊断 PCV 的"金标准"。ICGA 显示来源于内层脉络膜的异常分支状脉络膜血管网和息肉样病灶，造影早期部分病例可见搏动性充盈；晚期渗漏或着染，息肉样病灶出现冲刷（wash-out）现象。

3. **OCT** 息肉样病灶表现为局灶陡峭 RPE 光带隆起，下方中等反射；异常分支血管网表现为 RPE 锯齿样改变与 Bruch 膜分离（双线征）。同时可见浆液性色素上皮脱离伴切迹、视网膜外层水肿和高反射物质沉积、视网膜下积液。

（四）治疗

如息肉样病灶在黄斑中心凹外可采取激光光凝；中心凹下和中心凹旁病灶可采取光动力疗法（photodynamic therapy，PDT）治疗，抗 VEGF 抗体玻璃体腔注射可用来治疗 PCV 的渗出性改变；一项为期 6 个月的多中心随机双盲对照研究（EVEREST 试验），确定了抗 VEGF 抗体雷珠单抗（ranibizumab）联合 PDT 治疗对消退息肉样病灶和改善视力的价值，对 PCV 的治疗起到指导作用；对于严重的玻璃体积血，可采取玻璃体视网膜手术。

（黎 蕾）

九、中心性浆液性脉络膜视网膜病变

中心性浆液性脉络膜视网膜病变（CSC）又称中心性浆液性视网膜病变或中心性浆液性

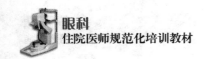
脉络膜病变,是一种特发性病变,主要特征是边界清晰的浆液性神经上皮(神经色素上皮)脱离,原因是视网膜色素上皮(RPE)屏障和泵功能障碍,也有人认为脉络膜毛细血管的异常是初始的病变。在 CSC 中,虽然渗漏是液体进入视网膜下间隙的发病原因,但渗漏不是视网膜下积液的唯一原因。正常情况下,这些液体由 RPE、脉络膜很快清除。在 CSC,这些液体则持续积存。因为原发疾病可能是弥漫性 RPE、脉络膜的异常而阻碍了液体的清除。因而局限性浆液性 RPE 脱离而无其上神经上皮的隆起时常可见。

(一)临床表现

CSC 多发生于年龄在 25～55 岁健康男性。大多数患者可能无明显症状除非影响到黄斑中心。患者常突然感到视物模糊,视物发暗,视物变小,视物变形,中心凹旁暗点,色觉敏感度下降。视力一般在 0.1～1.0,但多数患者视力好于 0.6。下降的视力经常可经远视镜片得到矫正。CSC 可双眼发生,但两眼改变可不对称。在极少数患者,这些眼部症状可同时伴有偏头痛。

CSC 发病的危险因素包括 A 类性格、疑病、癔症、转换型神经官能症和精神类药物的应用;生活及工作压力大;吸入、局部或全身应用类固醇激素或库欣综合征使体内的类固醇激素增加也是 CSC 发生的危险因素。

(二)眼底表现

典型眼底表现为黄斑部边界清晰水肿晕,经常可见黄白色细小点状渗出或灰白色视网膜下膜状物(可能是纤维素样渗出)。有些病例也会有浆液性视网膜色素上皮脱离。许多患者黄斑外通常位于下方可见有 RPE 萎缩表现,提示患者曾有过反复发作的病史。

(三)CSC 荧光血管造影的表现

CSC 有 3 种特征性的荧光造影形态:①点状扩大型;②冒烟型;③弥漫型。

1. 点状扩大型　强荧光是最常见表现。荧光血管造影早期表现为小点状强荧光,自脉络膜通过 RPE 呈局限强荧光渗漏,随造影时间延长逐渐增大(图 7-5-8,见彩插)。在此过程中,荧光素在视网膜脱离区有聚集。10～15 min 晚期造影图像常常用来鉴别渗漏很慢或鉴定神经视网膜下荧光素聚集的程度。有些患者,可有多个点状扩大型病灶的出现,或渗漏点位于黄斑外。

2. 冒烟型　是荧光素渗漏至视网膜下腔隙内形成视网膜下聚集所形成的。这种典型造影表现并不多见,只占病例的 10%。早期荧光呈中心点状高荧随后沿垂直方向扩展最后向两侧扩散如一缕烟雾冉冉升起。这种特有的表现形式可能是由于视网膜下积液蛋白浓度间存在的压力梯度所致对流循环和荧光素染料进入脱离区的原因。

3. 弥漫型　更为少见,在此种病例中,来自后极部以外的一个或多个渗漏点因重力原因造成了较大范围的浆液性视网膜脱离。这种情况下会出现荧光素弥漫性渗漏,却看不到明显的渗漏点。形成大面积的浆液性视网膜脱离和视网膜 RPE 改变。有些病例渗漏缓慢,液体自脉络膜缓慢地流向视网膜下间隙,并引起 RPE 受累范围扩大。

(四)CSC 其他影像表现

光学相干断层扫描(OCT)是很好的非侵入性检查方法,用于 CSC 诊断和随访。荧光造影和临床检查无明显表现的神经视网膜和 RPE 下微量液体的积存也可通过 OCT 发现。诊断确立后,OCT 还可用于随访并记录视网膜下液吸收的情况。

眼底自发荧光可显示对应于荧光造影的 RPE 渗漏点的低自发荧光,及 RPE 异常区色素紊乱。另外,黄斑中心部位的自发荧光与中心视网膜色素上皮地图样萎缩相对应,自发荧光降低则视力较差。

吲哚菁绿(ICG)造影用于显示脉络膜血管异常,包括脉络膜动脉和脉络膜毛细血管的灌注延迟,静脉扩张,脉络膜血管通透性改变和造影早期典型多灶脉络膜强荧光斑出现,这些区域随造影时间延长慢慢扩大但后期则并不明显。另外,特征性的冲刷现象则在临床非活动期依然可见。

(五)诊断及鉴别诊断

根据患者的典型临床表现及眼底表现及特殊检查特点,可明确诊断。

需要鉴别诊断的疾病包括特发性脉络膜新生血管(CNV)、先天性视盘小凹、非孔源性视网膜脱离如特发性脉络膜渗漏综合征(IUVES),年龄偏大的 CSC 患者还要与湿性 AMD、多灶性息肉样脉络膜血管病变(PCV)相鉴别。

(六)CSC 特征与其他疾病的鉴别

FFA 检查中,针尖样渗漏点所致的大片视网膜下积液多数是 CSC 的原因,而与 CNV 和 PCV 有关的视网膜下积液只累及渗漏处附近。IUVES 的渗漏则是弥漫性的。

视盘小凹通常可见到视盘部的病灶,OCT 检查可见视网膜劈裂腔和(或)视网膜下积液,FFA 黄斑部无针尖样强荧光及荧光渗漏。多灶性 RPE 异常包括单眼或双眼小的浆液性视网膜色素上皮脱离(PED),多是 CSC 的表现;大的玻璃膜疣(drusen)则是 AMD 的表现。小柳原田综合征出现的黄白色渗出有时可与 CSC 病变相似,但其肉芽肿性的葡萄膜炎的其他临床表现可帮助鉴别。

息肉样橘红色病灶是 PCV 典型表现,可通过其在 ICG 造影中的典型表现与 CSC 的多灶性强荧光斑相鉴别。

无出血及明显的脂类渗出灶更倾向于 CSC 的诊断,否则是 AMD 或 PCV 的可能性更大;年龄大的 CNV 或 PCV 患者可能曾有 CSC 病史。

在年长患者中,还要注意与淋巴瘤相鉴别,但淋巴瘤多为双眼及多灶伴玻璃体混浊等表现。

(七)自然病程和治疗

CSC 通常预后好,但慢性及反复发作的及大泡性 CSC 患者则预后不佳。多数 CSC 患眼(80%~90%)可自愈,视网膜下积液一般在 3~4 个月内自行吸收;视力也可随后恢复,但有时可能需 1 年时间。可有轻度视物变形,淡淡暗点,及对比敏感度的异常和轻度色觉异常。有些患眼可能会有永久性视觉障碍,许多患者(40%~50%)可有 1 次,甚至多次复发。还有少数患者可能会有视力严重受损。

激光光凝荧光渗漏点可使视网膜下积液在几周后(有研究表明 5 周左右)迅速吸收(图 7-5-9,见彩插),但研究表明激光治疗后视力与未接受激光治疗者相比并无明显差异,复发率也无明显差异,但此研究中患者病程均超过 8 周,患者人数也少,随访时间段及无标准的矫正视力,因而早期治疗是否有助于视力预后尚不能确定。

当渗漏点靠近中心凹或渗漏点不明显无法实行激光光凝治疗时,可使用光动力治疗(PDT),目前多采用维替泊芬(诺华公司)光敏剂。应用的方法目前较多的有半剂量(3 mg/m² 体表面积)光敏剂标准激光流量(600 mW/cm²),或光能量减半(300 mW/cm²)的光动力治疗。目前有小样本 PDT 治疗可使渗漏液吸收视力提高的报道,但仍需进一步研究来证实 PDT 治疗对 CSC 治疗的有效性。

在激光光凝及 PDT 治疗对 CSC 治疗的有效性被证实前,目前对 CSC 治疗的原则是对第 1 次单眼发病的患者观察至少 3～4 个月(平均自发康复的时间)。激光光凝可在下列情况时考虑:①浆液性脱离持续超过 3～4 个月;②疾病再次复发并伴有视力损害;③前次发病造成另一眼视力永久损害;④慢性体征出现,如神经感觉视网膜囊样改变或大片 RPE 损害;⑤因职业或其他原因有些患者可能需要视力或立体视觉的尽快恢复;⑥激光治疗以FFA 为指导,有明确的渗漏点并在中心凹外至少 500 μm 外,才可应用激光光凝治疗,否则考虑维替泊芬(诺华公司)光敏剂半剂量 PDT 治疗。激光光凝的实施后的随访中,可能会发现少见的后极部 CNV 并发症,一般出现在 3～4 周。但也有极少数未行激光治疗的典型CSC 患者日后出现 CNV。

(张勇进)

十、眼底血管样条纹

(一)概述

眼底血管样条纹(angioid streaks)是指以视盘为中心向外放射状延伸的红色至棕色条纹(图 7-5-10、7-5-11,图 7-5-12、7-5-13,见彩插)。

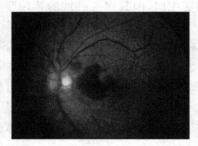

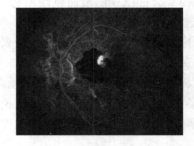

图 7-5-12　弹性假黄瘤患者眼底图像
注:血管样条纹以视盘为中心向外放射状延伸,黄斑出血伴黄白色膜(CNV),颞侧橘皮样色素改变

图 7-5-13　同眼的 FFA 图像
注:血管样条纹呈强荧光(窗样缺损),CNV 荧光渗漏,出血遮蔽荧光

(二)临床表现

(1)眼底血管样条纹由 Bruch 膜的间断或破裂和钙化形成,可能会与视网膜血管混淆,但是血管样条纹的位置较深。

(2)眼底血管样条纹的分布多数局限于眼底后极部,而延伸至赤道部者则罕见。增殖性改变可以沿着条纹发展到黄斑区,引起缓慢发展的黄斑病变和中心视力下降;突然视力下降则是由于脉络膜新生血管(choroidal neovascularization,CNV)长入,随后发生浆液性或出血性视网膜色素上皮脱离或神经上皮脱离引起。

(3)眼底血管样条纹最常见影响视力的并发症是产生 CNV。如果条纹累及黄斑区而没有 CNV 也可能出血,但是这种出血常常自行吸收,所以在治疗前要明确有无 CNV。

(4)最常见的与眼底血管样条纹有关的全身疾病是弹性假黄瘤(pseudoxanthoma elasticum,PXE)或 Gronblad-Strandberg 综合征。PXE 是一种遗传性疾病,是由位于染色体 16p13.1 区域内 ABCC6 基因突变所致,遗传方式可以是常染色体显性或隐性遗传。典型 PXE 患者中 85% 有眼底血管样条纹,两者同时存在时称为 Gronblad-Strandberg 综合征。

（5）Paget 病、β 地中海贫血、镰状细胞病、还有许多较少见的全身性疾病,如 Ehlers-Danlos 综合征也与眼底血管样条纹有关。

（三）检查及诊断

（1）FFA 显示条纹呈强荧光(窗样缺损),原因是条纹表面的 RPE 萎缩。

（2）FFA 不是诊断眼底血管样条纹必需的,但要排除 CNV 则是必须的。

（四）治疗原则

（1）眼底血管样条纹的治疗主要针对并发的 CNV。

（2）虽然激光光凝能用于中心凹外的 CNV 治疗,但光凝可能造成进一步的 Bruch 膜破裂。

（3）PDT 可以控制或减缓 CNV 患者的视力下降。

（4）超适应证应用抗 VEGF 抗体,包括培加他尼(pegaptanib)、雷珠单抗(ranibizumab)、贝伐珠单克(bevacizumab)已有报道,然而,对于眼底血管样条纹患者玻璃体内注射的风险还不清楚。

（5）应当提醒眼底血管样条纹的患者使用防护眼镜,因他们易受轻微外伤而发生脉络膜破裂。

（黎　蕾）

第六节　先天性遗传性视网膜疾病

一、视网膜色素变性

（一）概述

原发性视网膜色素变性(retinitis pigmentosa,RP)是一组影响视网膜感光细胞和色素上皮的遗传性疾病。以夜盲、进行性视野缩小和视网膜电流图异常为主要表现。是最常见的遗传性眼底病。RP 可以是孤立的眼部表现(典型 RP),也可以伴有全身其他系统异常(图 7-6-1,见彩插)。

（二）临床表现

1. 夜盲　RP 的典型临床表现,通常发现于疾病的早期,10～20 岁。夜晚或暗处视物不清,进行性视杆细胞功能异常。

2. 视野缩小　双眼进行性周边视野丧失。视杆细胞消失从中周开始向中央及周边进展,最后影响视锥细胞。绝大部分双眼发病,少数为单眼。

3. 中心视力下降　在疾病早期就可能发生,逐渐加重。黄斑区视锥细胞消失,视网膜色素上皮萎缩,黄斑囊样水肿,黄斑区视网膜前纤维化等。

4. 闪光感　通常发生于视野暗区附近。

5. 典型眼底改变

（1）视网膜动脉变细:在眼底发生异常改变时,血管的改变出现较早。

（2）骨细胞样色素沉着：中周为主。

（3）视盘蜡样颜色：早期可正常，乳盘周围伴有金黄色环。

（4）玻璃体细胞：细小、粉尘样色素细胞。

（5）黄斑囊样水肿：导致中心视力下降的原因之一。

（6）白内障：晶体后囊下混浊为主。

（三）辅助检查

1. ERG　波形下降，a 波和 b 波都下降，明视和暗视 ERG 都有异常，暗视 ERG 异常更明显。ERG 异常早于眼底改变。晚期波形消失。

2. 视野　RP 的一项重要检查方法，包括 Goldmann 动态视野和 Humphrey 静态视野检查。开始是中周出现孤立暗区，进展至环形暗区或并向中心及周边发展。视野进行性、向心性缩小。

3. FFA　斑驳样透见荧光和荧光遮蔽，伴有荧光渗漏，晚期黄斑可有荧光积存。

4. OCT　视网膜变薄，感光细胞消失，当伴有黄斑水肿时视网膜增厚。IS/OS 形态可代表黄斑区感光细胞的功能。OCT 可作为了解 RP 患者中心视功能较好的辅助手段。

（四）遗传学

遗传方式可分为常染色体显性、常染色体隐性、X 染色体性连锁遗传和散发，其中常染色体隐性遗传最常见。目前在常染色体显性遗传中最常见的突变基因是位于 3 号染色体的视紫红质基因。不同的遗传方式与发病早晚和病情轻重相关。

（五）鉴别诊断

对没有家族史的患者，要与弥漫性葡萄膜炎、梅毒、眼动脉阻塞、药物毒性等类 RP 样眼底改变鉴别。

（六）治疗原则

目前没有有效的治疗方法。1～2 年定期随访视野、ERG 和 OCT 等。常染色体显性遗传的预后较好，性连锁遗传预后最差。对于黄斑水肿引起的视力下降，可口服乙酰唑胺，玻璃体内注射曲安奈德。严重后囊晶体混浊，可手术治疗。补充维生素 A 治疗尚存争议。基因治疗仍处于研究之中。

二、Stargardt 病

（一）概述

又称为青少年黄斑变性，1909 年由 Stargartd 首先报道，是一类黄斑营养不良性疾病，表现为后极视网膜色素上皮层黄色斑点。目前认为 Stargardt 病和眼底黄色斑点症是同一类疾病的不同表现。当病灶局限于后极部，则为 Stargardt 病，当病灶遍布整个眼底则为眼底黄色斑点症（图 7－6－2，见彩插）。

（二）临床表现

发病年龄一般在 6～20 岁，早期双眼轻度视力下降，眼底可心凹反光消失。随着病情发展，视力下降逐渐加重，黄斑区表现为 RPE 层黄色斑块，通常 2 DD 宽，1.5 DD 长，后期呈现敲击过的铜片样外观及后极部卵圆形视网膜色素上皮萎缩。晚期中周边色素紊乱，呈现椒盐样改变。视盘颞侧常变淡。

（三）辅助检查

1. 荧光血管造影　脉络膜荧光遮蔽表现为典型的脉络膜淹没症,色素上皮萎缩可呈现窗样缺损的高荧,表现为牛眼样外观。

2. 色觉　红绿色觉异常。

3. ERG　基本正常。晚期发生中周边色素沉着,ERG 波形下降。

4. EOG　可有异常。

5. OCT　黄斑区视网膜萎缩变薄。

（四）遗传学

多表现为常染色体隐性遗传。致病基因定位于 1 号染色体短臂的 ATP 结合转运基因（ABCA4）。

（五）鉴别诊断

应与视锥细胞营养不良、视神经萎缩等鉴别。

（六）治疗原则

该病目前无有效治疗方法,晚期视力通常低于 0.1。

三、卵黄样黄斑营养不良（Best 病）

（一）概述

又称为卵黄样黄斑营养不良。是一类遗传性黄斑营养不良,病变位于视网膜色素上皮层,表现为后极部黄色蛋黄样病灶(图 7 - 6 - 3、7 - 6 - 4,见彩插,图 7 - 6 - 5)。

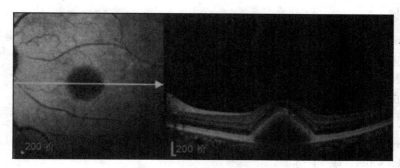

图 7 - 6 - 5　Best 病卵黄期

（二）分期及临床表现

1. 卵黄前期　无症状,眼底正常,EOG 光峰和暗谷比值下降,<0.1。

2. 卵黄期　黄斑区橙色、圆形的隆起病灶,通常双眼对称,大小 0.5～3 PD,病灶也可以是多个。视力无影响或轻度下降。卵黄样物质可以退化,形成炒鸡蛋样。

3. 假性前房积脓期　卵黄样物质突破色素上皮进入视网膜下腔,在黄斑形成犹如前房积脓样的液平,液平上方形成囊腔。

4. 卵黄破损期　卵黄样物质碎裂,呈炒鸡蛋样。患者可有视力下降。

5. 脉络膜视网膜萎缩期　视网膜下瘢痕化,可伴发脉络膜新生血管,严重影响视力。

（三）辅助检查

1. 眼底检查　后极部单个或多个橙色圆形病灶,不同时期有特征性表现,双眼通常对称。

2. 荧光血管造影　卵黄期弱荧光,因卵黄样物质遮蔽荧光。假性前房积脓期沉积在下方的卵黄样物质低荧,萎缩的色素上皮呈现强荧光,最终黄斑区呈现环形高荧。卵黄破裂期色素上皮萎缩,荧光造影呈现中心凹周围高荧。萎缩期表现为不规则的高荧或低荧,或伴有脉络膜新生血管的表现。

3. 视野　早期正常或中央轻度视敏度下降。会发现暗区,开始是绿光,之后是红光,最后是白光。严重病例发现中央绝对暗区。

4. ERG　完全正常。

5. EOG　通常会发现异常,对诊断有重要帮助。EOG 光峰与暗谷比值极少大于 1.5。而且携带者的 EOG 也会出现异常。

6. OCT　不同时期表现不同,可表现为色素上皮下隆起均匀暗区,脉络膜视网膜萎缩等。

（四）遗传学

常染色体显性遗传,基因定位于染色体 11q13,致病基因是 VMD2,编码 bes trophin。VMD2 基因异常会导致视网膜色素上皮代谢异常,从而引起脂褐质样物质堆积。

（五）鉴别诊断

应与 Stargarts 病、AMD、融合 drusen、PED 等鉴别。

（六）治疗原则

该病预后较好,进展缓慢。目前无有效治疗方法。

四、Leber 先天性黑矇

（一）概述

Leber 先天性黑矇（Leber's congenital amaurosis）是指婴儿期发生的严重视力下降或盲,通常发生于出生后 6 个月内。是所有遗传性视网膜病变中最严重的一组疾病。可以是孤立的眼部表现,也可以伴有其他系统异常。

（二）临床表现

大部分患者早期眼底基本正常,之后会发生 RPE 异常、血管变细等。其他眼部表现包括眼球震颤、斜视、畏光、圆锥角膜和瞳孔对光反应迟钝。婴儿经常用手指戳,压迫和摩擦眼球,称为 Franceschetti 眼-手指征。

（三）辅助检查

ERG 波形消失或明显下降。

（四）遗传学

大部分是常染色体隐性遗传,发现多个致病基因,常见的致病基因是 CEP290、CRB1、GUCY2D 和 RPE65。少数为常染色体显性遗传,如 CRX 基因突变。

（五）鉴别诊断

临床表现和电生理检查可以明确诊断,有些患者会伴有其他系统异常,如听力、肾脏、中枢神经系统等,需咨询其他科医生。

（六）治疗原则

无有效治疗。目前基因治疗在临床试验中取得良好结果,但需要早期干预。

五、视锥细胞营养不良

（一）概述

视锥细胞营养不良（cone dystrophy）分为静止性和进行性。静止性的患者视锥细胞功能不同程度异常，但是不影响视杆细胞功能。进行性患者童年或成年早期发病，晚期伴有视杆细胞功能异常，有称为进行性视锥-视杆营养不良。下面所指的均为进行性视锥细胞营养不良。

（二）临床表现

主要症状是进行性色觉异常和视力下降，通常伴有畏光和昼盲。早期视力下降不明显，眼底检查可有 4 种表现。

（1）最常见的是后极牛眼样色素上皮萎缩围绕中央均匀一致的暗沉病灶。

（2）后极散在色素堆积，伴有后极视网膜萎缩。

（3）脉络膜毛细血管萎缩，脉络膜大血管暴露。

（4）眼底改变与 Stargardt 病一致。4 种表现都可伴有视盘萎缩，初始是视盘颞侧苍白，晚期整个视盘萎缩，血管变细，中周边可伴有色素紊乱。

（三）辅助检查

1. 荧光血管造影　与眼底表现相一致。Ⅰ型（牛眼）：后极水平卵圆形高荧围绕中央无荧光区。Ⅱ型：弥散性高荧区，高荧和无荧光区边界清晰。Ⅲ型：脉络膜萎缩。Ⅳ型：与 Stargardt 病类似。

2. 视野　中央暗区。

3. 色觉　红绿和黄蓝色觉异常。严重病例典型的表现是红绿混合色觉异常。

4. ERG　明视 ERG 波形极低或消失。早期，暗视 ERG 正常，晚期暗视 ERG 也会发生异常。严重病例晚期明视和暗视 ERG 均消失。

5. OCT　黄斑区视网膜变薄，IS/OS 消失。

（四）遗传学

通常是常染色体显性遗传，也可能是常染色体隐性遗传，性连锁遗传或散发。报道有不同部位的基因突变，常染色体显性遗传的突变基因位于 6p21.1 染色体的 GUCA1A 基因。

（五）鉴别诊断

应与 Stargardt 病、遗传性视神经萎缩等鉴别。

（六）治疗原则

无有效治疗方法。进行性视力下降，视野缩小。严重畏光患者可佩戴有色眼镜或接触镜。

（张艳琼）

六、X 连锁视网膜劈裂

（一）概述

X 连锁视网膜劈裂是一种遗传性疾病，表现为视网膜感觉层的分裂，导致弥漫性视网膜功能异常。眼底表现有时与视网膜脱离相仿。

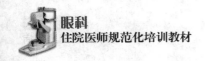
（二）流行病学和病因学

（1）双眼遗传性疾病，发生于男性。

（2）基因连锁研究将致病基因定位于 X 染色体的短臂远端（Xp22.1 - p22.3）。

（3）视网膜电图的异常，表明有 Müller 细胞的异常。

（三）发病机制

先天性视网膜劈裂的基因 RS1 编码黏附蛋白视网膜劈裂素，其对于 Müller 细胞的健康很重要，因为编码时的突变会导致 Müller 细胞的变性。Müller 细胞跨越视网膜全层，它们的终板构成内界膜和位于内段的外界膜的末端。丢失这种桥梁性的细胞基质蛋白被认为是导致先天性视网膜劈裂病理性改变的主要原因。

（四）临床特征

（1）见于男性，通常学龄期出现视力下降及阅读困难，婴幼儿可能表现为斜视及眼球震颤。自然病程在前 5 年进展迅速，随后相对缓慢，在 20 岁左右基本稳定。典型的表现为位于颞下方的双眼对称性病变。在疾病早期，患者中心视力良好，但因黄斑区逐渐变性及萎缩，周边视网膜可能出现色素变性，晚期中心视力可降至 20/200。

（2）中心凹劈裂：黄斑可出现小的、星状囊性的空隙（stellate maculopathy），在年轻的患者，黄斑放射状条纹样改变是最典型的临床特征。其表现与黄斑囊样水肿类似，但后者在荧光血管造影的晚期有荧光渗漏。随后年龄的增长，黄斑的典型表现可能不太明显，取而代之的是萎缩性改变。黄斑劈裂见于所有患者。

（3）周边视网膜劈裂：50％或更多的患者可伴有周边部视网膜劈裂，通常位于颞下象限。从组织病理学上说，劈裂常发生在神经纤维层。

（4）玻璃体积血：当隆起的视网膜纤维层破裂成孔时，留下无支撑的视网膜静脉可破裂，引起玻璃体积血。

1）视网膜裂孔和视网膜脱离：16％～22％的外层视网膜裂孔或劈裂内外层均有裂孔，可发展为视网膜脱离。

2）其他特征性改变包括视网膜血管鞘的形成，视网膜内层树枝样变性和部分视神经萎缩。

3）晚期改变包括黄斑萎缩，广泛地脉络膜视网膜变性和视网膜内色素沉着。

（五）辅助检查

1. 无赤光照明　放射状黄斑改变较明显。

2. 荧光造影　黄斑中心凹劈裂眼底表现相似与黄斑囊样水肿，但荧光血管造影黄斑区无渗漏发生。

3. 光学相干层析成像（OCT）　黄斑区视网膜神经上皮内层出现明显劈裂腔。黄斑周边区域可见神经节细胞层的小囊腔及神经纤维层的劈裂。先天性劈裂患者后极部扫描可出现大范围连续分布的视网膜神经上皮内层劈裂。

4. 视网膜电图（ERG）　暗适应闪光 ERG 通常显示正常或近似正常 a 波，b 波振幅显著下降，表现为有代表性的"负型波"。当劈裂腔仅出现于视网膜神经上皮中层，未累及光感受器细胞时，暗适应闪光 ERG 可表现为正常。在广泛视网膜损伤的区域，ERG 可能会消失。

（六）诊断要点

（1）临床诊断需要通过评估家族成员中的年轻男性来确定。家族中若有此类患者，有助于诊断。

（2）主要鉴别诊断包括视网膜色素变性。随着疾病的进展，外周视网膜区域的色素沉淀明显，所以晚期的先天性视网膜劈裂会被误认为视网膜色素变性。

（七）预后和治疗

1. 减少机械性损伤　视网膜劈裂的男性应避免进行拳击和其他有身体接触的运动。先天性视网膜劈裂可能导致视网膜容易受到机械性的损伤，并且临床实践证明创伤能加剧这种在失调状态下的视力丧失。

2. 眼科护理　眼科护理应该包括仔细评估和治疗屈光不正、斜视、弱视、低视力康复和基因咨询。

3. 预防性的激光治疗　由于该病进展缓慢，且预防性激光治疗周边病变可增加孔源性视网膜脱离的风险，所以不推荐使用。

4. 手术治疗　适用于孔源性视网膜脱离和反复地大量的玻璃体积血。周边裂孔引起的视网膜脱离牵引不明显的可行巩膜扣带术。对于后级部裂孔或牵引明显的视网膜脱离可选择玻璃体切割术。

七、先天性静止性夜盲

（一）概述

先天性静止性夜盲（congenital stationary night blindness，CSNB）是指一类先天性非进行性，以视杆细胞功能受损但不伴有视网膜营养障碍为主的眼病。患者均自幼即发现夜间视力差，白昼视力及明适应视野多为正常，但临床表现依据个体遗传方式不同而有一定差异。视网膜电流图（electroretinogram，ERG）具有特征性改变。

（二）分型

CSNB 有 3 种遗传亚型。

（1）X 连锁隐性遗传：最常见，控制基因在 Xp11 位点。

（2）常染色体显性遗传：以法国 Nougaret 家族为代表，已证实视紫红质基因上存在突变。

（3）常染色体隐性遗传。

（三）临床表现

1. 视力　可介于正常和 20/200 之间。大部分视力降低与高度近视相关。

2. 眼底表现　除外高度近视的眼底改变之外，依据临床表现可分为眼底正常 CSNB 和眼底异常 CSNB 两大类。

（1）正常眼底表现的 CSNB：眼底正常但视杆细胞的 ERG 反应降低。根据 ERG 的异常可分为两种类型：第 1 种类型（也称为 Riggs type）表现为 a 波和 b 波消失；第 2 种类型（也称为 ShubertBornshein type）表现为 b 波消失，但 a 波正常，多为 X 性连锁的遗传方式。

（2）异常眼底表现的 CSNB：

1）Oguchi disease：多为常染色体隐性遗传，其 ERG 特征性的表现为视杆细胞的 a 波 or b 波缺失，但长时间（>2 h）的暗适应后，视杆细胞的敏感性可恢复正常。特征性的眼底表现为视网膜呈灰白色衬托出视网膜血管异常突出，眼底呈现为片状或弥漫性金黄色金属光泽，在长时间的暗适应后眼底可恢复正常，此现象称为 Mizuo-Nakamura 现象。

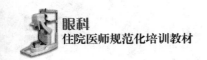

2) Fundus albipunctatus：多数为常染色体隐性遗传，其特征性临床表现是患者进入黑暗环境中开始数个小时表现为夜盲，患者可缓慢地自行恢复正常的视敏度。ERG 起初表现为杆体反应低下，随视敏度恢复，ERG 也可恢复正常。患者视力与色觉表现正常或表现轻度异常。其特征性的眼底表现为视网膜深层黄白色的小点，可累及后级部和周边视网膜。应与无色素的视网膜色素变性（retinitis punctata albescens）相鉴别，主要的鉴别点为前者者呈静止的病程，无视野的缺损且视网膜血管正常。

3. 其他表现　儿童可能会有眼球震颤或近视等表现。

（四）辅助检查

电生理检查：ERG 对于 CSNB 的诊断具有重要的作用。最常见的 ERG 类型是负相型（negative ERG），又称为 Schubert-Bornschein 型。在最大暗适应反应时，ERG 表现为 a 波振幅增大而 b 波振幅高度降低或消失。极少的 CSNB 表现出暗视力的 a 波和 b 波的共同降低。多数 CSNB 患者是因为感光细胞近端与双极细胞之间信号障碍，与视网膜色素变性有别。CSNB 伴有负相型 ERG 患者保有一定的视锥- OFF 双极细胞反应，但视杆系统功能异常，可进一步分为完全型及不完全型。完全型患者杆状- ON 双极细胞反应缺陷，因此无杆状视觉；不完全型患者杆状- ON 双极细胞通路选择性受损，因此，仍保留一定杆状视觉，但暗适应阈值提高。

（五）治疗

夜盲为静止性，本病尚无有效的治疗。

（陈　玲）

第七节　玻璃体视网膜手术基本操作

一、玻璃体切割术

以去除病变的玻璃体并解除病变玻璃体对周围视网膜和眼内其他结构的致病因素为目的的手术。

1. 术前准备　眼前后节的详细检查，包括裂隙灯显微镜和间接眼底镜的检查，特别是以下几个方面。

（1）详细询问病史。

（2）视功能检查，包括视力、光定位和色觉等，必要时可以进行眼电生理等以了解患者的视力预后。

（3）详细的眼部体检了解眼部是否有其他伴发的疾病，同时重点了解眼底玻璃体视网膜的情况。

对于屈光间质不清的患者要行 B 超检查了解眼底的视网膜和脉络膜的情况，部分可以再进行 UBM 或高频超声的检查；FAA 可了解眼底血管的状态、OCT 可以清晰地显示黄斑部玻璃体视网膜的结构和关系、VEP 可以了解患者视网膜和视神经的功能了解患者可能的视力预后、X - RAY 和 CT 在外伤的患者中可以排除可能的眼内异物。

2. 手术适应证　玻璃体手术可以大致分为眼前节和眼后节玻璃体手术，常联合眼内填充,偶也与巩膜扣带术联合;手术适应证包括了玻璃体、视网膜、脉络膜疾病和部分眼前节疾病。

(1) 眼前节疾病:眼前节玻璃体手术,包括外伤性白内障、晶状体半脱位或全脱位;白内障手术并发症,包括玻璃体脱出、晶体核或人工晶体的脱位;瞳孔膜性闭锁、各种原因所引起的玻璃体瞳孔阻滞或玻璃体与角膜内皮的接触、外伤或其他原因需进行眼前段重建;青光眼中的恶性青光眼、小眼球或新生血管青光眼等。

(2) 眼后节疾病:眼后节玻璃体手术,包括各种原因所引起影响患者视力或妨碍眼底观察的玻璃体混浊(积血或部分葡萄膜炎所引起的炎性混浊)、巨大裂孔或伴有增殖性玻璃体视网膜病变等复杂性视网膜脱离、部分牵引性视网膜脱离、球内磁性/非磁性异物或寄生虫、眼内细菌(真菌)感染或为明确诊断而需进行玻璃体取样等,还包括某些渗出 RD、脉络膜上腔出血、ROP、为治疗而在眼内置入药物或其他,如芯片等,以及各类能够手术治疗的黄斑疾病。

3. 手术禁忌证 有严重全身疾病而无法耐受手术的患者、视功能已严重丧失(无光感)无复明潜能的、眼内感染已蔓延至眼外等情况。

4. 手术设备与器械 玻璃体手术较为复杂,术中发生意外情况的可能也较多,因此需要准备全套的玻璃体手术设备和器械,如玻璃体切割器、透镜、眼内激光、冷凝机、玻璃体显微器械、其他(如气体、重水、硅油、硅胶带)。

5. 主要手术步骤 包括麻醉、切口、前置镜安放(或全视网膜倒像装置)、切除中央部分的玻璃体、人工诱发 PVD、周边玻璃体的清除、增殖膜的处理、气液交换(或重水填充)、眼内光凝、冷凝,最后是气体或硅油的填充,部分患者尚需联合巩膜环扎。

6. 术后并发症 一般有角膜水肿、眼压升高、切口漏(在免缝合玻璃体手术中常见)、视网膜脱离、眼内出血、眼内感染、交感性眼炎等;40~50 岁以上玻璃体手术后的患者绝大部分会在术后发生白内障。

7. 术后处理 复杂性视网膜脱离手术后通常会填充惰性气体或硅油,因此手术后患者要采取特殊体位,无论气体或硅油都比水轻,原则上要将视网膜裂孔处于最高位;同时术后常规复诊,应密切注意眼压和视网膜的情况;而术后气体填充者在气体吸收前严禁乘坐飞机,也有乘火车通过隧道时眼压急剧上升而失明者,因此也需注意。

二、巩膜扣带术

1. 概述 巩膜扣带通过植入物压迫眼球,改变眼球的形状形成眼内嵴,进而封闭视网膜裂孔、降低或解除玻璃体对视网膜牵引,同时也通过改变眼内部分生理活动,影响了玻璃体的液流动力学和玻璃体视网膜界面力的方向,与封闭视网膜裂孔相联合是许多单纯孔源性视网膜脱离治疗的有效方法,主要手术包括巩膜外加压和环扎等,常联合视网膜下液引流,偶也与玻璃体腔注气相结合。

2. 术前准备 眼前后节的详细检查,包括裂隙灯显微镜和间接眼底镜的检查,特别是以下几个方面:①黄斑是否累及;②能否排除渗出性视网膜脱离;③是否有玻璃体后脱离;④眼部是否有其他伴发的疾病;⑤视网膜裂孔的数量和部位。

3. 手术适应证 视网膜脱离特别是黄斑部还没有脱离的患者必要时可以急症手术,伴有牵引的患者,往往脱离发展迅速。

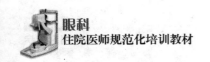

（1）单纯外加压：单个圆孔或马蹄孔，或有多个裂孔，但在一个象限之内或距离较近，视网膜隆起不高，PVRA 或 B 级。

（2）联合环扎：多发或 3 个以上象限内均有孔，为预防可能遗漏的周边裂孔或早期 PVR。

（3）视网膜下液引流：对于视网膜下液较多、下方的裂孔、陈旧的视网膜脱离或其他视网膜下液可能吸收较困难者、裂孔周围伴有牵引或有伴有 B 级以上的 PVR，以及希望降低眼内压而获得一个较高的眼内嵴时，可以联合视网膜下液引流。

（4）玻璃体腔注气：上方的裂孔，裂孔外加压后出现鱼嘴现象，视网膜下液引流较多后引起的低眼压等情况下，可以在玻璃体腔内注入消毒空气或惰性气体。

4. **手术禁忌证**　单纯巩膜手术无法封闭裂孔或解除玻璃体牵引：位于后极的视网膜裂孔、裂孔较大或不在同一纬度上的多发孔、伴有玻璃体积血白内障等影响眼底观察的其他问题、孔周有严重的牵引或 PVR 在 C2 级以上。

5. **主要手术步骤**　包括麻醉、结膜切开，裂孔定位冷凝以产生视网膜脉络膜瘢痕，引流视网膜下液，巩膜外加压/环扎，关闭切口，部分患者联合玻璃体腔注入空气。

6. **术中并发症**　角膜水肿、出血性脉络膜脱离、视网膜下或玻璃体积血、视网膜损伤、眼球破裂、

7. **术后并发症**　结膜水肿、眼前段缺血、渗出性视网膜脱离、视网膜脱离复发、黄斑前膜、植入物脱出或感染、术后眼痛、眼睑下垂或复视等。

（姜春晖）

第八节　脉络膜视网膜肿瘤

一、脉络膜痣

（一）概述

脉络膜痣（choroidal nevus）为正常脉络膜黑色素细胞的丛生。绝大多数痣发生在脉络膜，仅 6% 发生在睫状体。

（二）表现

（1）痣为先天性，出生时即存在，但在青春期之前很难发现，直到痣细胞产生色素后才被发现。

（2）痣中富含丰满的痣细胞成分，这种细胞呈巢状排列。常见有以下 4 种痣细胞。

1）丰满的多面体型细胞：胞内富含细胞质与色素，圆形或椭圆形的细胞核小而无活力。

2）细长梭形细胞：细胞质内含色素少，胞核细长。

3）有树突的纺锤形细胞：形态介于上两种细胞之间。

4）气球样细胞：丰富的泡沫样胞质，缺乏色素，细胞核无活力。

（3）脉络膜痣常呈现蓝灰色，扁平，边界模糊，常分布在后长睫状神经行径附近的脉络膜基质中（图 7-8-1，见彩插）。

（4）常无症状，通常不引起视野缺损。

（5）痣局部的脉络膜毛细血管层萎缩消失，痣下玻璃膜疣产生。

（6）局部浆液性色素上皮脱离和神经上皮脱离罕见。

（7）绝大多数痣长期随访稳定，偶尔可以发生恶变，成为黑色素瘤。

（三）检查

1. 眼底照相　记录病灶的位置和大小，以便随访对照。

2. 超声检查　尤其 A 超，测定和记录病灶的厚度。

3. FFA　因富含色素而表现为脉络膜荧光遮蔽，无渗漏（图 7-8-2、7-8-3）。

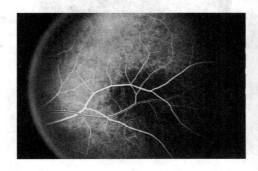 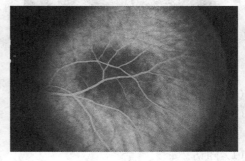

图 7-8-2　脉络膜色素痣因富含色素在 FFA 　图 7-8-3　脉络膜色素痣在 FFA 晚期无渗漏
的动静脉期表现为背景荧光遮蔽

（四）鉴别诊断

主要与脉络膜黑色素瘤鉴别，脉络膜痣形态扁平，高度＜2 mm，在随访中无生长迹象。

（五）治疗

（1）痣不需治疗，可定期随访，观察病灶变化。

（2）如发现恶变，按脉络膜黑色素瘤治疗。

二、脉络膜黑色素细胞瘤

1. 概述　脉络膜黑色素细胞瘤（choroidal melanocytoma）是脉络膜痣的一种罕见特殊类型（大细胞性痣），而成为一种单独的疾病来研究。

2. 表现

（1）病灶呈深棕色或乌黑色隆起，可分布在色素膜任意部位，但主要出现在视盘周围区域，与视盘呈偏心状。肿块扩大进入神经纤维层可形成纤维状边缘。1/3 的视盘黑色素细胞瘤病例伴有视盘周围的痣（图 7-8-4，见彩插），10％ 的病例经过 5 年随访可发现轻度增大。病灶可造成视野缺损，并表现出从生理盲点扩大到广泛的神经纤维层缺损等各种视野异常。

（2）黑色素细胞瘤的病理组织学为丰满的多面体细胞构成，细胞质丰富而核小，富含浓密的色素颗粒，需要经过漂白处理后才能进行细胞学研究。可观察到囊样变性与坏死的区域。

（3）需与脉络膜黑色素瘤鉴别，黑色素细胞瘤仅有极小的恶变潜能。

（4）偶有发生恶变者，影像检查可发现病灶明显增大。

3. 检查

（1）眼底照相及荧光血管造影（图 7-8-5、7-8-6）。

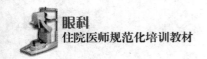

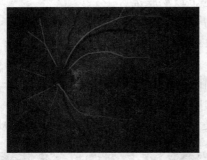

图7-8-5　视盘黑色素细胞瘤FFA早期表现为荧光遮蔽

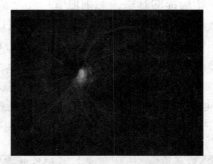

图7-8-6　视盘黑色素细胞瘤FFA晚期仍为荧光遮蔽
注:无着色、无渗漏

(2) 眼部超声检查。

(3) 视野检查。

4. 治疗

(1) 随访。

(2) 如发生恶变,按脉络膜恶性黑色素瘤治疗。

(王　玲)

三、脉络膜血管瘤

脉络膜血管瘤是一种良性肿瘤,可分为孤立型与弥漫型。

孤立型脉络膜血管瘤呈橘红色,边界清晰,厚度不一,多位于后极部。散发,多在20～40岁时因体检、远视或肿瘤所致浆液性视网膜脱离造成的视力模糊被发现和诊断。眼底表现边界清晰孤立稍隆起病灶,呈橘红色。来就诊的患者多数伴有视网膜浆液性脱离和或肿瘤表面视网膜水肿浅表脱离,有时伴有黄斑部水肿视网膜下积液,甚至全视网膜脱离。典型FFA表现为早期肿瘤部位脉络膜层面大血管充盈(肿瘤供应血管),后期荧光渗漏明显。ICG造影肿瘤早期有大脉络膜血管显示后期则表现为"冲刷"现象。B型超声检查可见孤立型脉络膜血管瘤呈典型拱形肿块(图7-8-7,见彩插),OCT检查肿瘤处视网膜色素上皮光带隆起呈拱形,通常呈连续状,有时其视网膜神经上皮层有水肿,即使病灶在黄斑外有时也会出现中心凹下视网膜神经上皮层下积液。如水肿积液长期存在,则伴有肿瘤表面视网膜或黄斑部视网膜囊样改变。

而Sturge-Weber综合征(头-面部海绵状血管瘤)有关的脉络膜血管瘤呈弥漫性,儿童可能首先出现眼部异常的是青光眼或弱视。血管瘤累及区域表现为典型的"番茄酱"外观,而脉络膜血管瘤的特征则不明显。Sturge-Weber综合征的脉络膜血管瘤有时会被忽略因为其弥漫性和血管瘤与邻近正常脉络膜组织相融合原因。另外,经常出现的特征性表现是患者单侧颜面部鲜红斑痣。眼底镜检查可有视网膜神经上皮脱离,视网膜囊样改变或形成钙化的脉络膜表面膜。视网膜血管渗漏呈硬性渗出表现较少见。

脉络膜血管瘤患者如无症状,可予以随访,如黄斑受累或出现视网膜脱离视力下降时需进行治疗。脉络膜血管瘤的治疗有多种方法,包括激光光凝、冷冻、外放射或植入型放射(plaque)及光动力治疗(PDT)。视网膜慢性改变前治疗脉络膜血管瘤,这些治疗都可能有效,特别是光动力治疗更显示出其特有的优势。对孤立型脉络膜血管瘤本院采用个性化PDT治疗,取得较好的效果。应用的方法是根据肿瘤的厚度、部位,设计个性化治疗参数(厚度<3 mm或累及中心凹的肿瘤应用PDT标准参数,厚度>3 mm中心凹外病灶可适当增加激光能量)。肿瘤消失(B超探测不出)是理想治疗结果。OCT检查可用来观察治疗效果及随访,如中心凹下积液复发,可再次治疗;最终预后与黄斑中心凹下积液吸收及IS/OS完整有关。

(张勇进)

四、脉络膜黑色素瘤

(一)概述

脉络膜黑色素瘤(choroid melanoma)是成年人最常见的眼内原发性恶性肿瘤,严重威胁患者的视力和生命。在国内其发病率仅次于儿童的视网膜母细胞瘤,居眼内肿瘤的第2位。葡萄膜黑色素瘤在白种人中更为常见,而在深色皮肤的人种比较少见。

(二)临床表现

1. **症状** 脉络膜黑色素瘤的临床表现因病变位置和大小的不同而有所不同。早期肿瘤位于周边部者可无症状,位于后极者会出现视力下降、视野缺损、视物变形、眼前黑影等。晚期肿瘤增大,发生继发性视网膜脱离时,视力严重下降。

2. **体征** 根据临床过程可将脉络膜黑色素瘤分成眼内期、继发性青光眼期、眼外蔓延期和全身转移期4个阶段。但是病变不一定按照这一顺序进展,如有的患者在眼内期即有眼外蔓延或全身转移。

(1)眼内期:肿瘤的生长可分为结节型和弥漫型两种方式。

结节型生长的肿瘤,早期受到Bruch膜的限制,只能沿着脉络膜平面缓慢扩展,隆起度不高,通常表现为一个固定的,圆顶状隆起的肿块,肿瘤逐渐增厚可将视网膜顶起,一旦肿瘤突破Bruch膜与色素上皮层,失去了限制,就会在视网膜神经上皮层下迅速生长,形成一个蘑菇状隆起的肿块。它通常是中度到深度的棕黑色,但也可以完全无色素,在这种情况下,诊断会更加困难。位于后极部的脉络膜黑色素瘤在视网膜色素上皮层的水平上可以表现为肿瘤表面覆盖橙色的色素斑块,形成橘皮样外观。当黑色素瘤是无色素和蘑菇状形态时,在检眼镜下可以看见瘤体上扩张的血管。当脉络膜黑色素瘤突破Bruch膜并呈蘑菇状生长时,经常会继发渗出性视网膜脱离,并可引起视网膜下和玻璃体积血从而遮蔽下方的肿瘤(图7-8-8,见彩插)。

脉络膜黑色素瘤也可以表现为扁平弥漫型生长,肿瘤沿着脉络膜平面缓慢生长,厚度一般为3~5 mm,不超过7 mm。Bruch膜一般完整,视网膜很少累及,视网膜脱离少见。在肿瘤未累及黄斑时多能保持较好的视力。

(2)青光眼期:肿瘤不断增大,占据眼内空间,会引起眼压增高。当肿瘤位于涡静脉附近时,可导致静脉回流障碍从而引起眼压升高。大的瘤体及脱离的视网膜可向前推挤晶体虹膜膈,引起继发性闭角型青光眼。

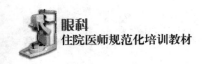

（3）眼外蔓延期：脉络膜黑色素瘤可经巩膜导水管扩散，其中涡静脉是肿瘤眼外扩散最重要的途径。大的或恶性程度高的肿瘤也可直接侵入并穿破巩膜，向眼球外蔓延，甚至向眶内增长，表现为眼球突出和球结膜水肿。并可穿破眶壁和鼻窦而侵入颅内。

（4）全身转移期：脉络膜黑色素瘤的全身转移主要通过血液循环，最常见的转移部位是肝脏，其次肺、骨及胃肠道等。在整个病程中，患者都会因肿瘤全身转移而死亡，早期小的肿瘤即可发生转移，越到晚期，全身转移率越高。

（三）病理

目前多采用改良的 Callender 分类法，将脉络膜黑素色瘤分为梭型细胞型、上皮样细胞型、混合细胞型和其他类型。大多数虹膜黑色素瘤及较小的后部葡萄膜黑色素瘤主要是梭型细胞型，而较大的黑色素瘤则多数为上皮样细胞型。其他类型包括坏死型、气球样细胞型等。组织病理学提示预后不良的因素包括肿瘤组织内含有较多的上皮样细胞，有丝分裂活跃，肿瘤的基底直径较大、弥漫性生长及黑色素瘤向巩膜外侵犯。

（四）诊断

脉络膜黑色素瘤可根据眼底镜检查做出初步的临床诊断。对于非典型的病例，可以通过辅助检查来帮助诊断。

1. 辅助检查

（1）眼底荧光血管造影：造影早期肿瘤局部表现为无荧光或弱荧光。动脉期肿瘤血管与视网膜血管同时显现，呈双循环现象。随着造影时间的延长，多数病例出现强荧光点和毛细血管扩张，逐渐出现斑驳状荧光。造影晚期表现为弥漫性强荧光。

（2）吲哚菁绿血管造影：肿瘤的区域在整个造影过程中表现为荧光遮蔽，晚期可有点状弱荧光。

（3）眼底超声检查：B超检查是脉络膜黑色素瘤的重要辅助检查，可探及实性肿物呈圆顶状、蕈状或扁平生长，病变内回声不均匀，以低到中等回声为主，向后回声逐渐减少，接近球壁形成无回声区，即"挖空"现象。B超检查对于探查肿瘤的眼外蔓延也有重要的参考价值。A超检查可以测量肿瘤的厚度和内部回声情况。

（4）MRI 扫描：脉络膜黑色素瘤的 MRI 有特征性的表现，由于黑色素的顺磁作用，T1WI 显示高信号，T2WI 显示低信号。

（5）CT 扫描：CT 扫描对脉络膜黑色素瘤的诊断价值较 MRI 扫描小，表现为边界清楚的等密度或高密度的肿块影，增强扫描为中度强化。

（五）鉴别诊断

色素性脉络膜黑色素瘤表现可以类似于大的脉络膜痣、脉络膜黑色素细胞瘤、脉络膜出血和视网膜色素上皮下出血、假瘤或其他肿瘤。非色素性脉络膜黑色素瘤必须与无色素性脉络膜痣、脉络膜转移癌、脉络膜血管瘤、肉芽肿等相鉴别。不典型的脉络膜病变可进行细针穿刺活检，通过细胞病理学检查来帮助确诊或排除黑色素瘤。

（六）治疗

以往对于脉络膜黑色素瘤的治疗往往采用眼球摘除术，近年来出现了新的治疗方法，包括激光光凝术、经瞳孔温热疗法、近距离贴敷放疗、带电粒子束放疗、局部切除手术、眼球摘除及联合治疗等。

1. **密切观察随访** 对于小的脉络膜黑色素瘤，表现为静止状态，通过眼底照相和超声波检查未发现有生长者可定期随访,每 3 个月检查 1 次,包括眼底照相、FFA、超声波、视力、视野等。注意肿瘤的大小、厚度、色素多少及分布、有无视网膜脱离等。

2. 激光光凝治疗 肿瘤直径<8 mm,厚度<3 mm,表面无视网膜脱离的脉络膜黑色素瘤患者,如肿瘤位于赤道部后,可考虑采用光凝治疗。

3. 经瞳孔温热治疗(transpulillary thermotherapy,TTT) 利用热效应使肿瘤细胞膜性结构破坏,蛋白质变性,肿瘤血管闭塞,从而达到杀伤肿瘤细胞的目的。对于厚度<3 mm 的有色素的肿瘤有较好的治疗效果,对于无色素性黑色素瘤的疗效较差。大的肿瘤可联合巩膜表面敷贴放疗,用以降低肿瘤复发率。

4. 光动力治疗(photodynamic therapy,PDT) 是指光敏剂在较低能量、特定波长的光激发下通过光化学反应造成血管的阻塞,使得肿瘤组织缺血缺氧,从而破坏肿瘤细胞。光敏剂与生长较快的肿瘤组织、新生血管等有较强的亲和力,可以在肿瘤组织局部形成高浓度的聚集,从而提高治疗效果。

5. 放射治疗 随着放疗技术的不断进展,已成为脉络膜黑色素瘤最主要的治疗方法。

(1)巩膜表面敷贴放疗:放疗效应的生物学机制是损伤肿瘤细胞的 DNA 使细胞死亡;损伤肿瘤血管内皮组织使血管闭合,最终肿瘤发生缺血缺氧而坏死。^{125}I 近距离放疗,辐射 γ 射线,因其具有良好的组织穿透力并且其半衰期短,易于应用,是目前美国使用最多的治疗方法。在欧洲,使用发射 β 射线的 ^{106}Ru 来进行脉络膜黑色素瘤的局部治疗则更为常用。^{106}Ru可用于厚度<5 mm 的脉络膜黑色素瘤的贴敷治疗,而对于肿瘤厚度达 10 mm 则需用^{125}I 贴敷治疗。其他用于近距离放疗的放射源包括^{60}Co、^{103}Pd、^{192}Ir 等。

(2)电荷粒子束放疗:目前最常用的是质子束放射治疗脉络膜黑色素瘤。通过加速器产生高能量的带电质子束,大部分的能量在突然停止运动时释放,形成 Bragg 峰,通过控制 Bragg 峰的位置使放射剂量精确地照射于肿瘤组织,且分布均匀,肿瘤之外的正常眼组织不受损伤。因此,与近距离敷贴放疗相比,质子束外部放射治疗的优点是使放射剂量均匀地传递到目标区域而不影响周围组织,而且肿瘤的大小、形状、位置等对治疗适应证的限制较少。

6. 手术切除

(1)局部切除:包括经巩膜的局部板层巩膜脉络膜切除术及经眼内的视网膜脉络膜切除术。肿瘤切除可以首先进行或是作为放疗术后的第 2 步治疗方案。局部切除手术的目的是在保留眼球的情况下,最大限度地保存有用视力,同时阻止恶性肿瘤细胞进入血液循环。局部切除常需合并放疗。

(2)眼球摘除术:对于肿瘤进展到晚期,患者视功能丧失时,需行眼球摘除术。

(七)预后

脉络膜黑色素瘤 20%~50% 最终死于转移。研究表明,不同的治疗方法对于预后的影响没有显著差异。影响脉络膜黑色素瘤患者预后的因素主要有:①肿瘤的大小。肿瘤基底部直径大于 12 mm 者,眼球外蔓延和全身转移的可能性就越大。②肿瘤的厚度。越厚的肿瘤,其预后也更差。③肿瘤所在的部位。位于赤道前者,其预后较位于赤道后者要差。④有无眼球外蔓延。肿瘤侵犯巩膜导管和巩膜壁组织,其预后较差。⑤肿瘤的病理类型。是影响预后的重要因素。梭形细胞型预后较好,含有越多的上皮样细胞则预后越差。⑥遗传基因。与预后不良相关的遗传基因包括 3 号染色体单体及 8 号染色体三倍体的出现。

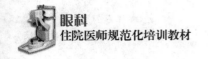

五、视网膜母细胞瘤

(一) 概述

视网膜母细胞瘤(retinoblastoma，RB)是发生于婴幼儿时期最常见的眼内恶性肿瘤,严重威胁患儿的视力,甚至生命。

(二) 临床表现

视网膜母细胞瘤的临床表现取决于就诊时肿瘤的位置和大小。最常见的表现是白瞳(图7-8-9,见彩插)、斜视和眼内炎,其他的少见表现包括自发性前房积血、眼眶蜂窝织炎等。由于患儿年龄较小,一般不能表达视力的障碍。

RB按照肿瘤的生长过程可分为:视网膜内生型、外生型及弥漫浸润型3种。在眼底镜下,视网膜母细胞瘤最初表现为透明的、灰色到白色的视网膜内肿瘤,有扩张迂曲的视网膜血管滋养和引流。随着肿瘤的生长,逐渐聚集和钙化,出现白色团块状外观(图7-8-10,见彩插)。外生型肿瘤在视网膜下生长,可以引起相应部位的渗出性视网膜脱离。随着肿瘤的生长,可以发展成为广泛的视网膜脱离,并掩盖下方的瘤体。内生型肿瘤在视网膜表面生长,进入玻璃体腔,有时瘤体表面看不到滋养血管。内生型肿瘤更容易形成玻璃体种植,种植的肿瘤细胞可以在玻璃体生长,引起广泛的眼内种植。玻璃体种植的肿瘤细胞可进入前房,聚集在虹膜上形成结节,或在下方房角聚集形成假性前房积脓。这类患者有50%伴有继发性青光眼和虹膜红变。弥漫浸润型RB是少见的类型,发病年龄较晚(年龄>5岁),单眼发病多见,诊断困难,尤其当玻璃体混浊明显而视网膜看不清楚时。这种类型的RB非常容易被误诊为特发性中间葡萄膜炎。

RB的远处转移最常见的是颅骨、远端骨、脑、脊髓、淋巴结和腹部器官。肿瘤细胞沿着视神经向外移行,进入蛛网膜下腔,也可以侵犯脉络膜和巩膜并侵入眼眶,造成眼球突出。肿瘤可能侵犯房角小梁网,引流到结膜淋巴管,进一步引起耳前和颈部淋巴结肿大。

(三) 病理

根据肿瘤细胞的特点可将RB分为未分化型和分化型两类。未分化型者瘤细胞排列不规则,细胞形态差异很大,胞质少、核大而深染、分裂象多见,可见大片坏死。分化型主要的标志为菊花团样结构,细胞核相对较小,细胞质较多,核分裂象少,恶性程度较低。

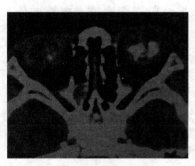

图7-8-11 视网膜细胞瘤的辅助
检查

(四) 辅助检查

眼部B超和CT检查可以探查眼内肿瘤和瘤体内是否有钙化(图7-8-11)。MRI扫描可以提供较好的软组织分辨率,并且避免放射线的影响。如果怀疑视神经受累,可行腰椎穿刺。进行眼底照相来记录肿瘤的位置和大小。

(五) 诊断

RB的诊断主要依靠全面的眼部检查,包括外眼检查、裂隙灯、间接眼底镜联合巩膜压迫进行眼底检查,全麻术中要测量眼压和角膜直径,并详细记录每个瘤体的位置和大小。RB患儿考虑化疗缩瘤者需要请儿科肿瘤医生进行全面的体格检查。询问父母和其他家庭成员是否有视网膜母细胞瘤或视网膜细胞瘤。

视网膜母细胞瘤分期如表 7-8-1 所示。

表 7-8-1　视网膜母细胞瘤的分期

分　期	International Intraocular Retinoblastoma Classification（IIRC）
A 期	小的视网膜内肿瘤（直径≤3 mm），距离黄斑直径>3 mm，距离视盘直径>1.5 mm
B 期	肿瘤局限于视网膜内的任何部位，直径>3 mm，视网膜下液清亮，并且距离肿瘤边缘≤6 mm
C 期	局限性的玻璃体和（或）视网膜下种植（距离肿瘤边缘<6 mm），如果为多发性玻璃体和（或）视网膜下种植，则种植灶的总直径<6 mm
D 期	广泛的玻璃体和（或）视网膜下种植（距离肿瘤边缘≥6 mm），如果为多发性玻璃体和（或）视网膜下种植，则总的种植灶直径≥6 mm。视网膜下液距离肿瘤边缘>6 mm
E 期	无功能眼，或有以下 1 个或多个表现：①前房内肿瘤；②肿瘤在睫状体上或睫状体内部；③新生血管性青光眼；④玻璃体积血遮蔽肿瘤或严重的前房积血；⑤眼球痨；⑥眼眶蜂窝织炎

（六）鉴别诊断

很多疾病需要与 RB 鉴别，多数可以通过详细的追问病史、临床检查和辅助检查来明确诊断。

1. 永存原始玻璃体增生症（PHPV，PFV）　2/3 的患者是单眼发病，伴有小眼球、浅前房、虹膜发育不全，晶体后出现纤维血管团块，牵拉睫状突。在间接检眼镜下，可以看到从视盘起源的血管延伸到晶状体后囊。B 超检查显示从视盘发出的玻璃体残留物，常伴有邻近部位的牵引性视网膜脱离。眼内没有肿块，而且眼轴缩短，可能伴有钙化。

2. Coats 病　多在 10 岁以内发病，常见于男孩。典型的表现为单眼视网膜毛细血管扩张，伴有视网膜内黄色渗出，没有明确的肿块。渗出的液体可以引起广泛的视网膜脱离和新生血管性青光眼。B 超检查没有瘤体存在，视网膜下液有胆固醇结晶。眼底荧光血管造影显示典型的毛细血管扩张。

3. 眼弓蛔虫病　多见于年龄较大的儿童，有猫、犬等宠物接触史。临床表现为后部和周边的肉芽肿，伴有葡萄膜炎。有的患者出现渗出性视网膜脱离、玻璃体视网膜牵引、白内障等。

B 超检查显示玻璃体炎症、视网膜牵引，脱离、肉芽肿形成。

4. 星形细胞瘤　视网膜星形细胞瘤或星形细胞错构瘤多表现为小的、白色、有闪光感的肿瘤，位于视网膜神经纤维层。可单个或多个肿瘤，单眼或双眼。有些患者肿瘤可能增大并钙化，典型的表现为桑葚样外观。有时星形细胞瘤来源于视盘，类似大的 drusen。星形细胞瘤多见于结节性硬化和神经纤维瘤的患者。多数与母斑病有关。

5. 髓上皮瘤　是从视杯内层起源的肿瘤，可以是良性或恶性。多在 4~12 岁出现临床症状，也可在成人时发病。多表现为起源于睫状体的色素团块，也可见于视网膜或视神经。有时小的病灶即可引起新生血管性青光眼。肿瘤可以侵犯虹膜根部，或沿着晶状体生长并进入前房。影像学检查中肿瘤表面或内部可以有大的囊肿。UBM 检查有助于诊断。

此外，RB 还要与早产儿视网膜病变、家族性渗出性视网膜病变、先天性白内障、眼内炎、葡萄膜炎等疾病相鉴别。

（七）治疗

目前采用多种方法的联合治疗，包括化疗、激光光凝、冷冻、外放射、巩膜敷贴近距离放

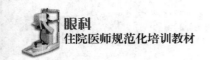

疗和眼球摘除等。有转移者应用强化的化疗、放疗和骨髓移植。RB 的治疗需要眼肿瘤医生、小儿肿瘤医生和放射科医生的协作来完成。

1. 化学疗法　全身化疗药物的应用能够使肿瘤体积缩小，从而进一步进行激光、冷凝或放疗等局部治疗；同时可以用来治疗转移性肿瘤和颅脑肿瘤。主要的化疗药物是卡铂，长春新碱、依托泊苷和环孢素。每 3～4 周进行 1 次化疗，共 4～9 个疗程。在化疗期间进行全麻下局部治疗，同时记录肿瘤对治疗的反应。

局部化疗：Tenon 囊下注射卡铂，对玻璃体种植和视网膜的肿瘤有效，但是卡铂的毒性可能引起眼外肌炎、眼周组织纤维化、视神经病变等。

2. 激光光凝　应用经瞳孔温热疗法（TTT），使瘤体温度升高，引起直接的细胞毒性反应，从而杀伤肿瘤细胞。

3. 冷冻疗法　对于基底直径＜10 mm，尖端高度＜3 mm 的治疗有效。在间接眼底镜下进行，每点进行 3 次冻融。一般来讲，对于靠近后极部的肿瘤用激光治疗，而对于偏周边部的肿瘤应用冷冻疗法。这两种方法都需要重复治疗，同时密切随访治疗过程中肿瘤的生长情况和治疗引起的并发症。

4. 外放射治疗　RB 对放疗敏感，目前采用的放射剂量为 4 000～4 500 cGy，在 4～6 周内完成。外放射存在的问题如下。

（1）对于 RB1 基因突变的患儿可能增加发生第 2 种恶性肿瘤的风险。

（2）放射相关的后遗症包括半侧眶骨发育不全、辐射性白内障、视神经和视网膜病变等。

目前倾向于应用低剂量的放疗与化疗等方法联合治疗，能够更有效地控制肿瘤的发展，挽救眼球，同时降低放射性风险。

5. 巩膜外敷贴治疗　用于基底直径＜16 mm，尖端厚度＜8 mm 的 RB。最常用的是 ^{125}I 和 ^{106}Ru。

6. 眼球摘除术　是 RB 的最后治疗手段，多数患者可以完整去除肿瘤。

适应证包括：①肿瘤体积超过眼球 50%；②可疑眼眶或视神经的侵犯；③眼前段受累；④新生血管性青光眼；⑤视功能无法恢复。

眼球摘除术中要尽可能长地切除视神经，要求断端长度在 10 mm 以上。对于较大患儿可以术中同时植入义眼座。

（张　锐）

六、脉络膜骨瘤

（一）概述

脉络膜骨瘤（choroidal osteoma）是一种良性的骨性肿瘤，通常起源于视盘旁的脉络膜，常见于青少年和年轻人，20～30 岁女性多见，20%～25% 为双眼发病。脉络膜骨瘤的病因学不明，某些病例可能与慢性低度的脉络膜炎症有关，Gass 认为骨瘤可能继发于外伤、炎症的异位骨化或海绵状血管瘤的骨质化。发生于正常眼中为先天性原始中胚叶残留的迷芽瘤。

（二）表现

（1）可无症状或轻微视物模糊、变形，病灶对应区域的视野缺损。

（2）脉络膜骨瘤的眼底特征性表现为视盘周围轻微隆起的黄色或橘黄色的病灶，病灶呈椭圆或类圆形，边界清晰，边缘可有伪足，表面凹凸不平并有特征性的斑点样色素沉着，可有脉络膜来源的血管丛（图7-8-12，见彩插）。

（3）脉络膜骨瘤生长缓慢，病灶累及黄斑时通常可造成视力损害，黄斑区脉络膜骨瘤常见的并发症为视网膜下的 CNV，可引起视网膜下的渗出和出血，久则形成盘状瘢痕，严重影响视力。

（4）脉络膜骨瘤的组织学构成为视盘旁的脉络膜中致密的骨质物，骨小梁间的空隙中充满了富含大小血管的疏松结缔组织、空泡样的间叶细胞、散在的肥大细胞，骨小梁含有骨细胞、黏合线、偶尔可见破骨细胞，肿瘤累及的脉络膜毛细血管狭窄、闭塞。

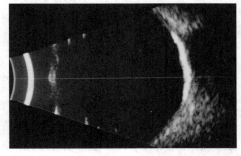

（5）脉络膜骨瘤在 B 超检查中表现为盘状的轻度隆起的骨性高回声脉络膜占位，骨瘤后方的正常球壁回声缺失（图7-8-13）。在 A 超上骨瘤内表面可出现高回声波峰。

图7-8-13　脉络膜骨瘤的 B 超检查表现为扁平的瘤体
注：伴有明显钙化，瘤体后方的球壁及球后组织回声缺失

（6）脉络膜骨瘤可通过 X 线检查及 CT 扫描发现，其特点为钙化。

（7）FFA 检查肿瘤早期呈斑驳状强荧光，晚期呈弥漫性高荧染色（图7-8-14、7-8-15），如并发 CNV 在 FFA 上有 CNV 的特征性表现。

（三）检查

检查包括：①眼底检查；②眼科超声检查；③眼部 CT 扫描；④FFA 检查。

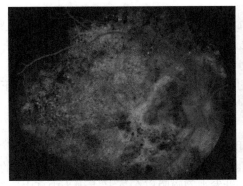

图7-8-14　脉络膜骨瘤的 FFA 早期呈斑驳状强荧光

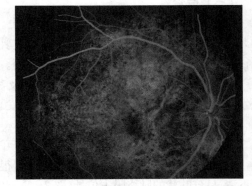

图7-8-15　脉络膜骨瘤的 FFA 晚期弥漫性荧光染色

（四）鉴别诊断

（1）无色素性脉络膜黑色素瘤：发病年龄较大，肿块隆起度高，边界不清，发展较迅速。FFA 可发现双循环征。

（2）脉络膜转移癌：继发于乳腺癌、肺癌等，可有既往肿瘤史，病灶呈黄白色，边界不清，

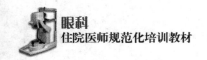
可多发,并伴有渗出性视网膜脱离。

(3)脉络膜血管瘤:呈橘红色圆顶状,表面光滑、边界清晰,通过双目间接眼底镜检查易于区分。

(4)后巩膜炎:常伴有眼痛、葡萄膜炎、视网膜下积液,B超检查发现巩膜增厚、"T"征、球壁水肿,可予鉴别。

(五)治疗

(1)随访。

(2)并发 CNV 时,可采用 PDT 或抗 VEGF 治疗。

七、脉络膜转移性肿瘤

(一)概述

色素膜各个部位均可发生肿瘤转移,其中后极部脉络膜因睫状后短动脉的供应血流丰富而成为血源性转移性肿瘤的好发部位。在女性,脉络膜转移肿瘤(metastatic choroidal tumor)的原发部位以乳腺癌居首位,在男性则以肺癌为首,其次是泌尿生殖系统和胃肠道的恶性肿瘤。原发恶性肿瘤的脉络膜转移通常在原发肿瘤确诊后 2 年内就可明显发现,也有少数可以很多年都不明显。在一些病例中,尤其是肺癌,脉络膜转移灶的出现有助于原发肿瘤的明确诊断。

(二)临床表现

(1)视力下降为主要症状,可伴有疼痛,和闪光感。

(2)转移灶呈灰黄或黄白色、无色素的、扁平的脉络膜隆起病灶(图 7-8-16,见彩插),可继发 RPE 改变,出现丛状棕色素团,呈豹斑样表现(图 7-8-17,见彩插)。偶有报道可呈纽扣状或蘑菇状,病灶表面视网膜色泽晦暗,伴有渗出性视网膜脱离(图 7-8-18,见彩插)。迅速生长的肿瘤发生坏死可引起脉络膜炎。肿瘤所在象限可见到扩张的眼球血管。

(3)约 25% 的脉络膜转移肿瘤为多发灶(图 7-8-18,见彩插),并累及双眼。

(三)检查

(1)病史与既往史:尤其既往肿瘤病史。90% 的乳腺癌转移病例有既往乳腺癌治疗史,10% 的病例在发现眼部可疑病灶时可通过乳腺检查发现原发肿瘤病灶。其他肿瘤转移常无既往肿瘤史,需详细询问家族史、吸烟史等。

(2)全身检查:包括乳腺、胸部、腹部及盆腔的影像学检查,如超声、钼靶、X 线、CT、正电子发射断层摄影(PET)等,有助于发现原发恶性肿瘤。

(3)眼部检查:

1)双目间接眼底镜检查与眼底彩照:可以发现孤立或多发的扁平的脉络膜病灶。

2)眼科超声诊断对脉络膜转移性肿瘤很有诊断价值:①B超检查可以发现中高回声的轮廓不清、呈分叶状的脉络膜占位灶(图 7-8-19)。②继发视网膜脱离在 A 超表现为中高内反射。

(4)细针穿刺活检:有助于鉴别诊断,转移灶的组织病理学表现常与原发肿瘤一致或分化更低,免疫组织化学染色有助于诊断和明确来源。

(四)鉴别诊断

(1)孤立的脉络膜转移性肿瘤容易与无色素性脉络膜黑色素瘤混淆,但脉络膜转移性肿瘤的生长速度比脉络膜恶性黑色素瘤迅速。

(2)FFA 检查有助于明确肿块的边界,但很难鉴别转移灶与原发肿瘤。在原发脉络膜黑色素瘤中常见的双循环征和显著的早期脉络膜充盈,在转移性肿瘤中很少见到(图7-8-20)。

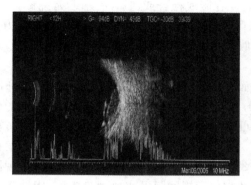

图7-8-19　脉络膜转移性肿瘤A超和B超
图像

注:显示后极部眼底前探及隆起的中等回声区,中等回声区表面及下方视网膜脱离

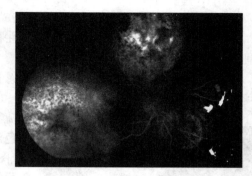

图7-8-20　乳腺癌脉络膜转移灶FFA晚期
图像

注:显示肿块呈不规则强荧光,夹杂弱荧光,边缘有针尖样强荧光

(五) 治疗

1. **目的**　保存和恢复视力,减轻疼痛。

2. **方法**

(1) 对于同时存在脉络膜和其他部位转移的病例采用全身化疗或联合局部治疗。

(2) 对于化疗或激素治疗敏感的肿瘤,如乳腺癌,不需联合眼部治疗。

(3) 如经过化疗视力仍受到转移灶危害,可联合局部治疗。例如,外放射、短距离放射、激光光凝、冷凝或经瞳孔透热疗法。

(4) 如仅有脉络膜的转移,也可仅选择局部放疗。放疗可迅速改善症状、减轻渗出性视网膜脱离、缩小瘤体,但可引起白内障、放射性视网膜病变和视神经病变。

(5) 严重持续的疼痛无法缓解,可采取眼球摘除。

(六) 预后

脉络膜转移性肿瘤提示原发肿瘤的广泛转移播散,预后不佳。存活期为1～67个月,因原发肿瘤而有异。乳腺癌转移者存活期为9～13个月,也有报道更长的。肺癌、消化道、泌尿生殖道肿瘤转移者存活期更短,由转移灶才发现原发肿瘤。

八、视网膜毛细血管瘤

(一) 概述

视网膜毛细血管瘤(retinal capillary hemangioblastoma)属于母斑病中的一类,又称为von Hippel病。本病为先天性血管发育异常,但多数患者直到20～30岁时才发现并确诊。发病率约为1/40 000。视网膜血管瘤由增生的毛细血管内皮细胞构成,可位于视网膜或视盘上。50%为双眼发病,可散发,或常染色体显性遗传,约20%具有家族史。如合并中枢系统和其他器官的血管瘤则称为von Hippel-Lindau病,合并中枢系统肿瘤的病例约为20%。von Hippel-Lindau的致病基因位于3号染色体,对患者进行基因亚型的筛查有助于明确其全身发病的风险。遗传咨询和基因筛查有助于早期发现,早期治疗。

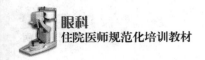
（二）临床表现

（1）本病早期可无临床症状或仅有黑影飘动，仅在眼底检查或造影时发现，常漏诊。

（2）病灶进展引起的血浆成分渗出可造成黄斑区渗出和渗出性视网膜脱离，从而影响视力。

（3）严重病例可有玻璃体积血、牵引性视网膜脱离，并引起视盘和视网膜新生血管，及虹膜新生血管，继发青光眼、眼球萎缩等。

（4）眼底检查早期病灶较小，容易被忽视。而发展完全的病灶呈橘红色的圆形或卵圆形瘤体，大小可达2～4 PD，凸起度达到2～6 DD，具有一根迂曲扩张的滋养动脉和粗大的引流静脉（图7-8-21，见彩插），瘤体周围可有黄白色渗出，黄斑区有硬渗。病灶可为单发或多发性（图7-8-22，见彩插）。如发生于视盘或周边视网膜的病灶常位于视网膜下或视网膜表面，因缺乏明显的滋养输出血管而不易辨认（图7-8-23，见彩插）。视盘上的毛细血管瘤常呈现包裹状，并可伴有假性视盘水肿。周边视网膜的毛细血管瘤受到玻璃体牵引可以突入玻璃体腔中形成玻璃体内肿块。

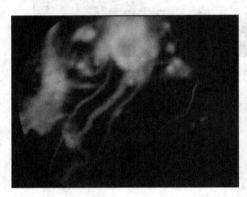

图7-8-24 视网膜毛细血管瘤FFA表现为迅速充盈的滋养动脉、瘤体及引流静脉

注：瘤体呈高荧，晚期广泛渗漏

（5）FFA表现为迅速的动静脉交通，供应瘤体的滋养动脉、瘤体、引流静脉迅速充盈，瘤体呈均匀的强荧光，附近的毛细血管有扩张。瘤体可有大量的荧光渗漏（图7-8-24）。合并黄斑水肿则可见黄斑区花瓣样荧光渗漏。

（6）合并中枢系统肿瘤者，病灶多位于小脑、延髓、脑桥和脊髓。合并内脏病灶多为肾脏、胰脏、肝脏、副睾丸、卵巢的囊肿，肾癌、脑膜瘤和嗜铬细胞瘤也可见。一旦发现眼部表现就需进行全身检查，小脑的血管网状细胞瘤和肾脏细胞癌是主要的致死原因。

（三）检查

检查项目包括：①病史及家族史；②眼底检查与FFA；③全身体检，von Hippel-Lindau病需行中枢系统及其他器官检查，包括CT、超声等影像检查。

（四）治疗

视网膜毛细血管瘤因毛细血管及间质细胞增生可随病程而长大，因而病灶越小、治疗越早则疗效越好，治疗过程中也可出现暂时性的渗出加重。随访很重要，以早期发现复发病灶与新病灶，及时治疗。

（1）常用的治疗方法是激光光凝滋养血管和瘤体，使其封闭萎缩，对于较小的病灶有效（图7-8-23，见彩插）。

（2）病灶位于极周边部，或病灶较大，具有粗大的滋养血管无法光凝时，可使用冷冻治疗。

（3）极大的病灶伴有广泛的视网膜脱离也可采用冷凝或透热疗法合并外加压。

（4）也有采用外放射或带电粒子放射治疗。

（5）PDT治疗也有效，有报道使用全量维替泊芬（维速达尔）和常规或经调整的激光照射量可使毛细血管瘤发生纤维化,并改善视力。罕见有视网膜毛细血管瘤经光动力治疗后自行消退的报道。

(6) 也有报道建议采用靶向性的抗血管增生治疗,尤其是对于 von Hippel-Lindau 病患者可能有益。采用全身和玻璃体内应用抗血管内皮生长因子(VEGF)药物治疗,目前的报道证实抗 VEGF 治疗可减轻黄斑水肿,但对于血管瘤病灶大小的影响结果有差异。

(7) 对于严重渗出、玻璃体积血、视网膜脱离的病例也进行显微玻璃体视网膜手术治疗,有报道术中结扎粗大的滋养血管获得成功的病例。

(王　玲)

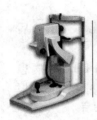

第八章

葡萄膜炎

第一节 葡萄膜炎概论

葡萄膜是眼球壁的中层,富含色素、血管结构,由虹膜、睫状体和脉络膜组成。葡萄膜炎广义上覆盖所有累及葡萄膜的炎症。

葡萄膜炎常与系统性疾病相关,因此既往史和系统性疾病的回顾是临床诊断必需的首要步骤。其次,通过彻底的眼科和相关系统器官检查可以确定葡萄膜炎的累及部位和解剖分类。然后根据获得的既往史和现病史结果,进一步分亚类,选择相应的实验室检查,并根据最终结果制订治疗方案。

一、葡萄膜炎的分类

葡萄膜炎分类方法多种多样,在临床应用中也各有优势,主要有以下几种。

1. 解剖部位分类(表 8-1-1) 按照炎症累及解剖部位可分为前、中、后和全葡萄膜炎。

表 8-1-1 葡萄膜炎的解剖分类

分 类	炎症部位	包 括
前葡萄膜炎	前房	虹膜睫状体炎,虹膜炎,前睫状体炎
中间葡萄膜炎	玻璃体	扁平部炎,后睫状体炎,玻璃体炎
后葡萄膜炎	视网膜或脉络膜	局灶、多灶或弥漫性脉络膜炎、脉络膜视网膜炎、视网膜脉络膜炎、视神经视网膜炎
全葡萄膜炎	前房、玻璃体、视网膜或脉络膜	

引自:The SUN Working Group Anatomical Classification of Uveitis. Am J Ophthalmol, 2005;140(3):510.

2. 病因分类 分为感染性和非感染性(免疫性)两种:感染性,如真菌性视网膜脉络膜炎、寄生虫引起的眼犬弓蛔虫病、疱疹病毒所致的急性视网膜坏死综合征、巨细胞病毒视网膜炎等;非感染性者多为自身免疫性葡萄膜炎,如小柳-原田综合征、贝赫切特综合征(白塞病)等。

3. 病理分类 分为肉芽肿和非肉芽肿性葡萄膜炎。

4. 病程分类 可分为急性、复发性和慢性。

(1)急性:突然发病,持续时间短。

（2）复发性：炎症控制，但停药 3 个月后又有复发。

（3）慢性：炎症持续存在，或缓解期不足 3 个月复发。

二、葡萄膜炎相关检查

1. 血液检查

（1）血管紧张素转换酶（angiotensin converting enzyme，ACE）：类上皮巨噬细胞在病理状态下分泌 ACE，所以 ACE 增高提示系统性肉芽肿病，怀疑结节病时，需要检测血管紧张素转换酶，特异性达 90%，但在结节病患者中也可表现为正常。但此检查敏感性仅 60%，不能作为常规筛查手段。

（2）红细胞沉降率：帮助判断有无潜在的严重的系统性免疫炎症或感染或恶性肿瘤。

（3）类风湿因子：阳性提示有系统性免疫疾病，尤其是类风湿关节炎。

（4）C 反应蛋白：C 反应蛋白是活体受急性炎症血清细胞因子刺激后产生。C 反应蛋白的升高提示系统性感染、炎症或恶性肿瘤。

（5）抗核抗体：抗核蛋白（DNA、RNA、组蛋白等）抗体升高在多种免疫性疾病有重要提示，如系统性红斑狼疮、类风湿关节炎、硬皮病、青少年特发性关节炎、视网膜脉络膜血管炎、巩膜炎等尤为重要。

（6）抗中性粒细胞胞质抗体：分为 c - ANCA 和 p - ANCA，抗体靶点分别是 anti-proteinase 3 和 anti-myeloperoxidase。c - ANCA 升高提示小血管炎，尤其是 Wegner 肉芽肿；p - ANCA 特异性略差，多见微小多动脉血管炎（microscopic polyangitis MPA）肾小球肾炎、强直性脊柱炎、溃疡性结肠炎。

（7）弓形虫抗体：血清抗体阳性提示有既往致病源接触史，但眼内液抗体如为强阳性则支持临床诊断。

（8）犬弓蛔虫抗体：血清阳性提示有犬弓蛔虫感染可能，如条件许可检测眼内液，如为强阳性支持临床诊断。

（9）梅毒检测：快速血浆反应素试验（RPR）如滴度 1：32 提示梅毒活动期，但在特殊免疫状态下可为假阴性；梅毒螺旋体明胶凝集试验（TPPA）是目前梅毒诊断的确诊试验，一旦试验呈阳性反应后，即使经过治疗，也终身不会转阴。

（10）人类白细胞抗原（HLA）：HLA 是编码免疫系统细胞表面标记的系列基因，分为 HLA Ⅰ 和 Ⅱ。其中已发现的与常见葡萄膜炎相关的是以下 4 个：①HLA - B27，与复发性前葡萄膜炎、强直性脊柱炎相关；②HLA - A29，与鸟枪弹样视网膜脉络膜炎相关；③HLA - B·0501，与贝赫切特综合征相关；④HLA - DR·0405，与小柳-原田综合征相关。

2. 其他检查　PPD、结核菌素试验，如怀疑葡萄膜炎与结核相关，需做此试验，红肿硬结范围＞15 mm 或出现水疱提示有结核菌接触史，需内科检查排除活动性结核。注意特殊免疫状态下可为假阴性。

3. 活检

（1）前房水：如怀疑病毒等感染，可前房穿刺取前房水 PCR 检测病毒 DNA 或抗体，如怀疑弓形体或犬弓蛔虫感染，血清抗体阴性时，可考虑取前房水用酶联荧光免疫测定（ELISA）方法检测抗体，阳性可支持诊断。

（2）玻璃体：怀疑细菌或真菌感染时，直接取玻璃体送双份涂片和培养，鉴定致病原。

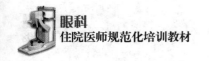
怀疑原发性眼内淋巴瘤时,做诊断性玻璃体切除,取标本做细胞病理,免疫组化等检查。

三、葡萄膜炎治疗

治疗葡萄膜炎前,首先须明确其为感染或非感染,感染性者针对感染原进行治疗,多数能取得良好疗效;非感染性多数为自身免疫性疾患,目前只能采用免疫抑制治疗,病程长且多复发。总的治疗目的是要有效地控制炎症,最大限度地减少解剖结构和功能损害保持视功能。葡萄膜炎治疗从单纯地观察,到药物主要是皮质激素和各种免疫抑制剂及至手术处理,随病种及病期的不同而有异。而且,有相当部分葡萄膜炎涉与其他学科,如风湿科密切相关,因而需要多学科医生共同协作,一起制定长期治疗方案。由于治疗的长期性和复杂性,并发症也较多,既涉及激素、免疫抑制剂的毒副作用,也关乎手术的并发症,因此在进行治疗前,都需签署知情同意书。并在制订长期治疗方案时,需综合考虑患者年龄、系统性疾病、免疫状态,甚至家庭经济情况。治疗过程中还须密切监测,发现不良反应或不能耐受时,应及时调整或停药。

1. 扩瞳剂和睫状肌松弛剂 眼局部使用扩瞳剂和睫状肌松弛剂可有效缓解睫状肌痉挛造成的畏光疼痛症状和预防瞳孔后粘。严重急性前葡萄膜炎必须使用长效药物1%阿托品滴眼液,如炎症较轻或是长期隐匿性前葡萄膜炎,可选择短效药物,如托吡卡胺或复方托吡卡胺(美多丽满)滴眼液。

2. 激素 激素是治疗葡萄膜炎的主流药物,用以控制眼部急性炎症和视网膜后极部的炎症浸润;防治并发症如黄斑囊样水肿。

3. 局部激素的适应证 前葡萄膜炎。

(1)用法:较多使用的为1%醋酸泼尼松龙或0.1%地塞米松。方法:根据病情轻重每日1次到每小时1次不等。

(2)并发症:有白内障(后囊下)、眼压升高、眼表感染(如角膜炎)、角膜巩膜变薄等。

4. 球周激素治疗

(1)适应证:常用于严重前节葡萄膜炎,中间葡萄膜炎或后葡萄膜炎伴黄斑水肿的病例。

(2)用法:常用甲泼尼龙针或曲安奈德20 mg或40 mg球旁或Tenon囊下注射,使激素在球周积存,在短时间内持续起效。

(3)并发症:除前葡萄膜炎局部激素治疗的并发症外,有结膜下出血和瘢痕;注射不当导致的巩膜穿孔,玻璃体积血,甚至眼球萎缩。

5. 玻璃体腔注射

(1)适应证:难治性葡萄膜炎及黄斑水肿。

(2)用法:曲安奈德针1~4 mg/0.1 ml玻璃体腔注射。

(3)并发症:除眼内压增高与白内障外,还有眼内炎(感染性或无菌性),玻璃体积血、视网膜脱离。

6. 全身激素治疗

(1)适应证:严重威胁视力的急、慢性葡萄膜炎,以后及全葡萄膜炎为主。

(2)用法:常用口服泼尼松或静脉注射甲泼尼龙或地塞米松。具体用法根据疾病种类和病情予个体化治疗。并发症:除上述激素并发症外,全身用药提高食欲、增加体重(向心性肥胖)、消化道溃疡、水电解质紊乱、骨质疏松、股骨头无菌性坏死、高血压、糖尿病、月经紊乱、精神症状、全身感染加重、伤口愈合延迟、痤疮等。

7. **免疫抑制剂** 适用于严重葡萄膜炎威胁视力,激素治疗无效或不能耐受、慢性激素依赖的病例。口服激素超过 3 个月,需考虑使用免疫抑制剂。使用时需其他科医生协同制定用药方案,并严格进行随访。

(1) 环孢素:T 细胞抑制剂。降低 T 细胞的活性及 T 细胞所产生的免疫反应。

1) 适应证:小柳-原田综合征、贝赫切特综合征及难治性中间葡萄膜炎等。

2) 用法:常用环孢素(商品名新山地明),口服 2.5 mg/(kg·d)起,可达 5 mg/(kg·d)。

3) 并发症:肾、肝毒性,高血压,多毛,神经系统症状、胃肠症状厌食、恶心等。

(2) 苯丁酸氮芥(瘤可然):烷化剂,为细胞周期非特异性药物。

1) 适应证:Wegner 坏死性肉芽肿等可能危及生命或对常规治疗无反应严重危及视力的葡萄膜炎。

2) 用法:常用剂量口服 0.2 mg/kg 起,可达 6~10 mg/kg。

3) 并发症:骨髓抑制,全血细胞下降,肝肾毒性,恶心、呕吐,精子缺乏或不育,白血病患者中易产生继发恶性肿瘤。

(3) 甲氨蝶呤:抗代谢药,细胞周期特异性免疫抑制剂。竞争性与二氢叶酸还原酶结合,阻止二氢叶酸向四氢叶酸的转化,抑制 DNA 复制。

1) 适应证:对多种葡萄膜炎有效,包括青少年特发性关节炎(JIA)、结节病、巩膜炎等。

2) 用法:常用剂量口服每周 15~25 mg,同时给予叶酸 1 mg/d 以减轻并发症。

3) 并发症:胃肠道反应、食欲缺乏、肝毒性、肺炎等。

(4) 硫唑嘌呤:剂量 1~3 mg/(kg·d)。

(5) 生物制剂:肿瘤坏死因子(TNF-α)阻滞剂。目前上市药品英夫利昔单抗(infliximab,商品名类克)。

(周　旻　王文吉)

第二节　非感染性(免疫性)葡萄膜炎

一、前葡萄膜炎

前葡萄膜炎(虹膜炎/虹膜睫状体炎)是最常见的葡萄膜炎类型,年发病率约为 8/10 万人。角膜或巩膜炎症可继发前葡萄膜炎,需注意鉴别。

1. 急性前葡萄膜炎

(1) 急性非肉芽肿性前葡萄膜炎:

1) 临床表现:急性起病,眼红、痛、畏光或伴视力下降。

2) 体征:细小尘状 KP,前房细胞、闪辉,严重者可出现纤维素渗出和前房积脓,瞳孔区可有纤维素膜形成,致瞳孔后粘,甚至瞳孔阻滞。极少情况下可伴前房出血。如瞳孔阻滞或炎症碎屑阻塞小梁网可导致继发性青光眼。

3) 治疗:以局部激素治疗为主,多使用 1%醋酸泼尼松龙和 0.1%地塞米松滴眼液日滴

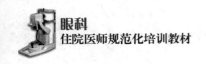

4 次,炎症控制后减量。严重者可增加至每小时 1 次;或球周注射激素甲泼尼龙或曲安奈德 20～40 mg。注意监测眼压,眼压如升高,及时加用降眼压眼物并病酌情减少激素用量。

(2) HLA-B27 相关前葡萄膜炎:HLA-B27 属于细胞表面抗原 HLA Ⅰ型,正常人群中 1%～8% 呈阳性,前葡萄膜炎患者中可高达 50%。前葡萄膜炎中 HLA-B27 阳性者与血清阴性的脊柱关节炎密切相关。血清阴性脊柱关节炎包括:强直性脊柱炎、Reiter 综合征(反应性关节炎综合征)、炎症性肠病,银屑病关节炎。其中强直性脊柱炎在我国较为多见。

强直性脊柱炎临床表现多样,从无症状到严重残疾。主要症状为下腰背部疼痛和晨僵。88% 强直性脊柱炎 HLA-B27 阳性,而 25% HLA-B27 阳性的强直性脊柱炎患者会发生前葡萄膜炎。此类病例多有相关家族史。

1) 临床表现:单眼严重前葡萄膜炎,常有纤维素性渗出或积脓,反复发作最终累及双眼。

2) 辅助检查:HLA-B27 检测;腰椎、骶髂部关节摄片。

3) 治疗:与风湿科共同制订治疗方案;眼部治疗除前葡萄膜炎常规外,严重者可加用全身激素和免疫抑制剂,或选用生物制剂如肿瘤坏死因子(TNF-α)阻滞剂。

(3) 青睫综合征:反复发作的单眼轻度虹膜炎伴眼内压升高。

1) 临床表现:主要是视物模糊、雾视。

2) 体征:发作时眼部多无充血。少量羊脂状 KP,无或微量前房细胞和闪辉,瞳孔轻度散大,无虹膜后粘连。眼压明显升高。发作间隙眼部正常。

3) 鉴别诊断:①闭角性青光眼。前房浅,有明显眼红,房角关闭。OCT 检查可确诊。②病毒性葡萄膜炎。可能以往有疱疹病毒感染史。虹膜呈节段或弥漫性萎缩是本病特征。对疑难病例行前房穿刺,房水送检疱症病毒 PCR。

4) 治疗:局部滴用激素合并抗青光眼治疗。

(4) 晶体相关性葡萄膜炎:因晶体成分免疫反应所致的葡萄膜炎。手术或外伤导致的晶体囊膜破裂和白内障过熟期晶体蛋白渗漏都可引发晶体相关性葡萄膜炎。

1) 临床表现:肉芽肿或非肉芽肿均可发生,严重程度变异很大,可出现前房积脓,多有虹膜后粘,也可伴眼压升高。前玻璃体可有炎症,但眼底多无影响。

2) 治疗:同前葡萄膜炎常规,局部激素、扩瞳剂,严重病例可使用全身激素治疗。手术去除晶体成分是治疗关键。仅有小块皮质残留,激素可能控制。白内障术后葡萄膜炎详见第五章第五节白内障手术相关并发症。

2. 慢性前葡萄膜炎　单或双眼发病。前节炎症持续存在或停药 3 个月内又有复发的定义为慢性前葡萄膜炎,此类型常可持续发作数年。隐匿者发作时可无眼红、痛、畏光症状。炎症程度变异大,黄斑囊样水肿多见。

(1) 青少年特发性关节炎(juvenile idiopathic arthritis, JIA):JIA 是青少年最常见的合并虹膜睫状体炎的系统性疾病。主要特征是关节炎,16 岁前起病且持续 6 周以上。临床上分 3 型:系统性病变(Still 病)、多关节型和少关节型。少关节型初起病时(6 月内)仅 4 个或更少关节受累。此类型中 80%～90% 并发虹膜睫状体炎。抗核抗体阳性。JIA 平均发病年龄为 6 岁,葡萄膜炎在关节发病前或后发生。女孩好多发。

1) 临床表现:起病隐匿,双眼累及。多无明显眼红,但可伴轻、中度眼痛,畏光及视物模糊。通常是学校常规检查视力时发现。

2) 体征:角膜带状变性为其特征。KP 细小,少量前房细胞和闪辉,虹膜后粘,并发性白内障常见。

3）鉴别诊断：①Fuchs 虹膜异色；②结节病；③贝赫切特综合征；④病毒性葡萄膜炎；⑤血清阴性脊柱炎。

4）治疗：诊断 JIA 后需进行长期而密切的眼科、风湿科观察。部分病例需长期跟踪，因关节损害可出现在眼病后。

眼部治疗以局部激素为主，并短效扩瞳剂防止虹膜后粘。严重者可给予短期口服激素，鉴于激素的不良反应尤其是影响儿童的生长发育，对那些顽固性炎症或控制不佳者，应请风湿科共同制订治疗方案或考虑使用生物制剂，如肿瘤坏死因子(TNF-α)阻滞剂。

并发性白内障常见，可手术摘除并植入人工晶体。但术前需控制炎症至少 3 个月，术后仍需加强抗感染治疗。

（2）Fuchs 虹膜异色综合征：Fuchs 虹膜异色综合征是临床上容易误诊的一类疾病，占葡萄膜炎专科病例的 2‰～3‰。病因不详，近年研究显示可能与病毒感染有关。

1）临床表现：80％单眼发病，年龄 20～40 岁。早期症状轻微仅有飞蚊或视力下降。

2）体征：一般无充血。无角膜带状变性，角膜后有弥漫分布的星形 KP。由于虹膜基质和色素上皮层萎缩，虹膜呈弥漫性萎缩状并出现异色。虽有前房炎症，但虹膜无后粘连是本病的另一特点。房角可能见到细小血管，房角镜检查见房角出血称 Amsler 征。玻璃体有细胞，眼底常正常。青光眼和并发性白内障是常见并发症而需手术干预。

3）诊断：特征性 KP，无虹膜后粘，和虹膜异色可帮助诊断。国人虹膜色素改变轻微，但仍可发现虹膜基质萎缩体征。

4）治疗：大多数 Fuchs 虹膜异色综合征患者不需治疗，局部炎症明显时可使用激素眼水，效果不太显著。无须用扩瞳剂。白内障手术预后好。青光眼较难控制，必要时手术处理疗。

二、中间葡萄膜炎

中间葡萄膜炎占葡萄膜炎的 15％，炎症主要部位在玻璃体，包括玻璃体基底部和周边视网膜。黄斑水肿和视网膜血管鞘在中间葡萄膜炎中常见。炎症细胞在玻璃体腔中可积聚成"雪球"；炎性渗出在下方睫状体平部积存成"雪堤"样。中间葡萄膜炎病因众多，有结节病、结核、梅毒、周边型犬弓蛔虫病、多发性硬化及无特殊病因的特发性等。

1. 扁平部炎(pars planitis) 是指中间葡萄膜炎有雪堤或雪球形成但未发现明确的感染和免疫病因。此型占中间葡萄膜炎的 85％～90％。患者发病年龄 5～40 岁。发病年龄呈双峰，一个是 5～15 岁，另一个是 20～40 岁。

（1）临床症状：80％患者双眼发病，但多不对称。可表现眼红、痛、畏光。起病年轻者多为隐匿起病，仅主诉眼前飞蚊。

（2）体征：前节炎症较轻，玻璃体炎症细胞，雪球，下方扁平部渗出，下方视网膜静脉鞘多见。长期病例可出现黄斑囊样水肿，黄斑囊样水肿是视力损害的主要原因。长期视网膜静脉炎缺血可致下方雪堤新生血管形成，并继发玻璃体积血。其他并发症包括白内障、牵引性或孔源性视网膜脱落、角膜带状变性、虹膜后粘及视网膜前膜、玻璃体混浊等。

（3）鉴别诊断：

1）结节病：7％结节病可中间葡萄膜炎，视网膜静脉周围炎和新生血管也很多见。血清

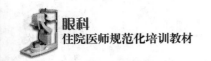

血管紧张素转换酶升高,肺部 CT 扫描可帮助诊断。

2）多发性硬化:20％多发性硬化可发生中间葡萄膜炎,详见下面多发性硬化部分。

3）犬弓蛔虫病:儿童多见,视网膜周边肉芽肿并有条索与乳头相连,相关抗体检测可帮助诊断。

4）梅毒:性病相关检查可明确诊断。

5）预后:中间葡萄膜炎病程长,黄斑囊样水肿发生需及时控制并调整治疗方案。75％的病例可长期保存 0.4 以上的视力。

6）治疗:如为感染性炎症,相应抗感染治疗。如为结节病,参照结节病章节。其他病因不明者,如视力下降、出现明显症状或黄斑囊样水肿和视网膜血管炎出现,需启动治疗。

7）激素治疗:曲安奈德 Tenon 下激素治疗,如炎症和黄斑囊样水肿减轻则为有效;如无效,口服激素治疗,1～1.5 mg/(kg·d);再无效,可选用激光光凝或冷凝治疗扁平部雪堤,或选择玻璃体手术治疗。在以上均无效情况下,开始免疫抑制剂治疗,如甲氨蝶呤、环孢素、环磷酰胺等,根据患者个性化选择。

2. 多发性硬化　白种人多发,我国少见。多发性硬化可发生各种表现的中间葡萄膜炎,多发性硬化发生葡萄膜炎风险较正常人群高出 10 倍。高达 15％的中间葡萄膜炎会最终发生多发性硬化。免疫机制并未完全明确,HLA-DR15 可能与多发性硬化合并中间葡萄膜炎相关。中间葡萄膜炎和全葡萄膜炎是与多发性硬化相关的最常见葡萄膜炎类型。

（1）临床症状:95％双眼发病,发病年龄在白种人群为 20～50 岁,中间葡萄膜炎临床表现多样。

（2）体征:炎症程度较特发性中间葡萄膜炎轻。黄斑水肿少见。多数病例只有轻微玻璃体炎和静脉周围炎。静脉周围炎可不与视盘炎,全身病的严重性相关。

（3）诊断:神经科诊断。

（4）治疗:由神经科治疗。目前干扰素治疗较常用。

三、后葡萄膜炎

主要是累及脉络膜、视网膜与玻璃体的炎症。以多灶性脉络膜炎(multifocal choroiditis panuveitis, MCP)为例进行说明。多灶性脉络膜炎病因不明。双眼受累,但常不对称。

1. 临床症状　年青女性有近视者好发,症状有视力下降,生理盲点扩大。

2. 体征　急性期,眼底后极视盘头周围及血管弓内见多发、散在黄白色(50～200 μm)病灶,伴视盘及玻璃体炎,前房可能出现细胞及闪辉。后期病灶边界变清晰,出现色素沉着或色素上皮层(RPE)斑块。黄斑囊样水肿、尤其是脉络膜新生血管是严重影响视力的主要并发症。

3. 荧光造影　早期病灶处低荧,以后染色呈高荧。萎缩病灶呈现窗样缺损。

4. 诊断　排除其他葡萄膜炎,如结节病、结核等。

5. 治疗　MCP 炎症持续长且有反复,需长期随访。黄斑囊样水肿予口服激素或激素球旁治疗。免疫抑制剂治疗适用于顽固病例和不能耐受激素者,能降低严重并发症的发生。

发现 CNV 时,玻璃体腔注射抗 VEGF 或光动力、激光(中心凹外)治疗有效。

四、全葡萄膜炎

全葡萄膜炎是指炎症累及前及后部葡萄膜。通常双眼发病,但可有先后,双眼严重程度也可不一致。以下是国内常见的几种全葡萄膜炎。

1. Vogt-小柳-原田综合征(Vogt-Koyanagi-Harada syndrome，VKH)　Vogt-小柳-原田综合征是我国常见的自身免疫性疾病，表现为双眼弥漫性、肉芽肿性全葡萄膜炎并伴皮肤、神经和耳症状。VKH 在有色人群多见，白种人较少见。占所有葡萄膜炎的比例，日本为8%，美国4%。在巴西和沙特，在非感染性葡萄膜炎中独占鳌头。尽管发病机制不全明了，但临床和实验室资料据表明，它是细胞介导的自身免疫反应，T 细胞直接攻击特殊基因型人群黑色素细胞相关的自身抗原。HLA-DR4 和 HLA-DR1 已证实与 VKH 相关。

临床上，VKH 分为前驱期、急性期、消退期和慢性反复发作 4 期。

(1) 临床症状：

1) 前驱期：表现流感样症状，如头痛、恶心、发热、耳鸣、颈项强直、眼眶疼痛、畏光、皮肤高敏感，头皮刺痛等。脑脊液检测 80% 病例有淋巴细胞增多。听力症状占 75%。

2) 急性期：出现双眼视力急剧下降。体征急性期有视盘充血，后极多发性浆液性视网膜脱离，可能伴下方视网膜脱离，可有玻璃体炎表现。前葡萄膜炎症为双眼肉芽肿性 KP，睫状体水肿或脱离致晶体-虹膜隔前移，前房变浅而致眼压升高。及时治疗进入消退期，视网膜脱离消退，脉络膜脱色素，呈现橘红色，也称"晚霞样"眼底。乳头周围脱色素，周边网膜出现多发性圆形边界清楚的脱色素病灶，称 Dalen-Fuchs 结节。皮肤改变包括白睫毛、白头发、脱发、白癜风。慢性反复发作期以肉芽肿性前葡萄膜炎反复发作多见，羊脂状 KP，虹膜结节和后粘连。后节炎症复发，如渗出性视网膜脱离、视盘水肿等不多见，并发症有白内障、青光眼、CNV 等。

3) 荧光素血管造影(FA)：早期 RPE 水平多发性点状高荧，后期染料聚集在网膜下；大部分病例可见视盘渗漏，视网膜血管渗漏和 CME 少见。消退期和慢性反复发作期，因 RPE 损伤和萎缩呈现多发窗样缺损或高荧。B 超检查表现后极脉络膜增厚、视盘肿胀与渗出性视网膜脱离等。OCT 亦可帮助诊断和观察疗效。

(2) 诊断：依照 VKH 国际标准(表 8-2-1)，结合临床体征，FA、ICG、OCT 与 B 超检查进行诊断。

表 8-2-1　VKH 国际诊断标准

分　型	表　现
完全型 VKH	Ⅰ. 无眼球穿通伤和手术史 Ⅱ. 无其他眼部和全身疾病的临床和实验室证据 Ⅲ. 双眼患病(符合 A 或 B) 　A. 早期表现 　　1. 弥漫性脉络膜炎伴下列表现之一 　　　a. 局灶性视网膜下积液 　　　b. 大泡性浆液性视网膜脱离 　　2. 有相应眼底表现，并同时符合 　　　a. FA 局部脉络膜充盈迟缓，针尖样渗漏，大片高荧，网膜下液荧光积聚，视盘着染 　　　b. B 超检查发现弥漫性脉络膜增厚，不伴后巩膜炎体征 　B. 晚期表现

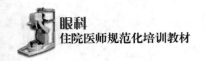

分　型	表　现
	1. 临床病史提示有Ⅲ A 表现,或同时满足以下 2 和 3 条,或符合以下 3 条的多个体征 2. 眼底脱色素病变 　a. 晚霞样眼底 　b. Sugiura(视盘旁脱色素环)征 3. 其他眼部病变 　a. 钱币样脉络膜视网膜斑 　b. RPE 色素堆积和迁移 　c. 复发性慢性前葡萄膜炎 Ⅳ. 神经/听觉系统 　A. 脑膜刺激 　B. 耳鸣 　C. 脑脊液细胞增多 Ⅴ. 皮肤 　A. 脱发 　B. 白发 　C. 白癜风
不完全型 VKH	符合标准Ⅰ～Ⅲ,以及Ⅳ或Ⅴ两者之一
可能 VKH 　(probable VKH)	符合标准Ⅰ～Ⅲ

修订诊断标准参考:Read RW, Holland GN, Rao NA, et al. Revised diagnostic criteria for Vogt-Koyanagi-Harada disease:report of an international committee on nomenclature. Am J Ophtha/mol,2001;131(5),647－652.

（3）鉴别诊断:交感性眼炎、葡萄膜渗漏综合征、后巩膜炎、原发性眼内淋巴等。

（4）治疗:急性期激素治疗,起始剂量 1.0～1.5 mg/(kg·d),以后 6 个月激素缓慢减量。

即使及时使用大剂量激素冲击,仍有部分病例进展到慢性反复发作期,此时需启动激素联合免疫抑制剂治,如环孢素,3～5 mg/(kg·d),尽快控制炎症,减少眼组织与功能的损害。

2. Behcet 病(Behcet disease,BD)　Behcet 病是系统性慢性、复发性阻塞性血管炎,致病机制不明。HLA－B51 被认为与 Behcet 病发病相关。葡萄膜炎是其特征性病变之一,可累及前节或后节,或前后同时发病。全世界各人种都有报道,但以北半球地中海东部、东亚尤其是沿丝绸之路为高发区。如土耳其 80～300/10 万,日本 8～10/10 万,美国仅0.4/10万。BD 也是我国全葡萄膜炎中较常见的类型。部分有家族史,但大多为散发病例。虽然 BD 是多系统疾病,可仅单个系统症状明显,如眼-Behcet 病。

（1）临床症状:典型发病年龄在 25～35 岁,也有 10～15 岁发病的。首发症状表现在眼部的仅 10%。眼红、痛、畏光、视力下降时常见症状。

（2）体征:非眼部表现中,口腔溃疡最为重要,反复性黏膜溃疡伴明显不适疼痛。溃疡呈圆或椭圆形,底部色白,有清晰的红色边缘,大小为 2～15 mm。每次发作 5～10 d 愈。复发性生殖器溃疡与口腔溃疡类似。皮肤病变包括结节性红斑、假毛囊炎、脓丘疹或发育期后的痤疮样病变。

70％的 BD 患者有眼部表现,80％双眼发病,男性更严重预后也差,25％可失明。眼部主要表现为动、静脉的坏死性阻塞性血管炎症,可累及葡萄膜的各个部分。前葡萄膜炎为非肉芽肿性炎症,瞬间起病。25％的患者有短暂的前房积脓,量少时仅在房角镜下见到。脓液平面能随头位变动,即使不予治疗积脓也能自行消退。前节的反复炎症导致虹膜后粘、虹膜膨隆、周边前粘及白内障、青光眼等并发症。后节病变对视力的威胁更大。阻塞性视网膜血管炎,可致分支静脉和(或)动脉阻塞。25％的病例累及视神经,导致视神经萎缩;黄斑区部血管炎致黄斑缺血萎缩;反复发生的血管炎,血管闭塞使视网膜缺血致视网膜和虹膜新生血管的发生。此外,玻璃体炎及黄斑水肿也不少见。活动性血管炎累及周围视网膜,视网膜出现黄白色,多灶炎性浸润灶。BD 反复发作最终产生不可逆性的眼部损害最终视力将低于0.1。

(3) 诊断:主要根据临床诊断,复发性口腔溃疡(1 年内至少复发 3 次)加以下标准中的 2条即可诊断:①复发性生殖器溃疡;②眼部炎症(前葡萄膜炎、后葡萄膜炎、玻璃体内细胞或视网膜血管炎);③皮肤损害(结节性红斑、假毛囊炎或脓丘疹或发育期后的痤疮样结节);④皮肤过敏反应性阳性(引自:Foster CS, Vitale AT. Diagnosis and Treatment of Uveitis. Philadelphia, PA: WB Saunders, 2002.)。

(4) 鉴别诊断:HLA – B27 相关前葡萄膜炎、结节病、Wegner 肉芽肿、系统性红斑狼疮(SLE)、坏死性病毒性视网膜炎等。

(5) 治疗:以全身激素加免疫抑制剂[环孢素、硫唑嘌呤、苯乙酸氮芥(瘤可宁)等]为主,前或全葡萄膜炎者加局部激素和扩瞳剂。

免疫抑制剂适用于威胁视力的病例,硫唑嘌呤已被欧洲临床试验证明是有效的一线药物,同时可控制口腔、生殖器溃疡和关节炎。环孢素、瘤可宁等也被证明能有效控制眼部炎症。生物制剂 TNF – α 抑制剂英夫利昔单抗(infliximab,商品名类克)也已被证明对眼部BD 有效。BD 为慢性炎症需长期随访

3. 交感性眼炎(sympathetic ophthalmia, SO) 交感性眼炎是临床少见的双眼弥漫性肉芽肿性葡萄膜炎。手术或外伤后一眼发生葡萄膜炎(激发眼),经过一段时间的潜伏期未受伤眼(交感眼)也发生葡萄膜炎。交感性眼炎均占全部葡萄膜炎 2％。尽管致病机制仍不明确,但外伤的合理处理使此病的发病率下降。目前发病率为 0.03/10 万人。至今,穿通性眼外伤仍是交感性眼炎最常见的原因。眼科手术尤其是玻璃体手术近年上升为高危因素。80％的 SO 在 3 个月内,90％在 1 年内发病。据近年统计,发病间隔有所延长,只有 50％在 1年内发病。

(1) 临床症状:主要有怕光、刺激、视力下降与调节障碍。双眼程度常不一致,激发眼炎症往往重于交感眼。交感眼的表现可轻重不等。

(2) 体征:双眼羊脂状 KP,虹膜增厚,后粘,眼压升高;中、重度的玻璃体炎,视盘充血,中周部视网膜、脉络膜上出现黄白色病灶,可伴渗出性视网膜脱离。并发症包括白内障、青光眼、CME、CNV,视神经萎缩等,长期顽固性炎症致睫状体破坏,眼球萎缩。眼外体征类似VKH,包括中枢神经系统、听力损伤和皮肤毛发脱色素改变,但不多见。荧光造影:急性病变在静脉期有多发性 RPE 水平的强荧光渗漏,持续至后期。渗出性视网膜脱离见荧光聚集。B 超检查多能发现脉络膜增厚。

(3) 诊断:依据继发于眼球开放性外伤或手术后的双眼肉芽肿型全葡萄膜炎。

(4) 鉴别诊断:全葡萄膜炎包括术后眼内炎、结节病、结核、梅毒等均需排除。

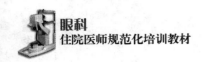
（5）治疗：及时合理的处理外伤尤为关键。严重外伤，如视网膜已大量脱出，视力恢复无望的病例，伤后 2 周内摘除眼球减少 SO 发病率。SO 一旦发生，此时摘除激发眼就于事无补了；今后伤眼可能成为最佳视力眼免疫抑制剂，如环孢素。局部激素和扩瞳剂控制前节炎症。球周激素控制炎症和 CME。及时有效激素治疗可使 60% 患者视力达到 0.5 以上，但仍有 25% 患者交感眼致盲。病程慢性，如不处理可致眼球萎缩。

4. 结节病 是指累及多系统包括眼部的肉芽肿性病变，致病机制不明。胸内胸部病变最多见，占 90%，其他常见的累及部位包括淋巴结、皮肤、眼、中枢神经系统、骨关节、肝和心脏。眼部病变占 50%，其中葡萄膜炎是最多见表现。肺部病变致死率高达 5%。

结节病多发区在世界范围都有分布，其中北欧高发，美国黑种人群发病率较普通人群高 20 倍。20～50 岁发病，儿童发病不常见且可呈不典型表现。HLA-DRB1 基因型与已知病理证实结节病相关。

结节病基础病理特征是非干酪样肉芽肿且无感染证据，由类上皮细胞、多核巨细胞和周边淋巴细胞组成。

（1）临床症状：年轻患者可发生急性虹膜睫状体炎，多在发病 2 年内缓解。系统性症状包括结节红斑、双侧肺腺炎、发热等。慢性病程多长于 2 年，持续发病，多伴肺间质病变，需较长期使用激素治疗。

（2）体征：可影响所有眼组织，包括眼眶和泪腺。皮肤也常见，可有眼睑肉芽肿。眼球结膜结节多发，可做活检诊断。前葡萄膜炎急慢性均可发生，占眼部病变的 2/3。典型体征包括：羊脂状 KP、Keoppe 或 Busacca 结节、下方玻璃体腔雪球样病变。角膜累及，如钱币样角膜浸润或角膜内皮混浊少见，晚期可发生角膜带状变性。并发症：虹膜后粘或结节致继发闭角性青光眼后严重影响视力预后。后节炎症占 20%，玻璃体炎症浸润，下方雪球。结节肉芽肿 1/4～1 个乳头大小多见在视盘旁，血管鞘、静脉周围炎伴"烛泪"也有发现。其他表现如阻塞性视网膜血管病变，周边视网膜无灌注可致新生血管和玻璃体积血。CME 和视盘水肿也不少见。

（3）诊断：肺部影像学检查，血管紧张素转换酶（ACE）和溶酶体升高可帮助诊断，病理活检是确诊的"金标准"。

（4）鉴别诊断：与任何前节葡萄膜炎表现均需排除结节病。儿童需排除 JIA 和家族性青少年系统性肉芽肿（Blau 综合征）。

（5）治疗：激素（局部和全身）为主，起始剂量泼尼松 40～80 mg/d。如激素不耐受，可选用免疫抑制剂。长期随访，避免发生严重后极部并发症。

（周 旻 王文吉）

第三节 感染性（免疫性）葡萄膜炎

一、病毒

1. 急性视网膜坏死综合征（acute retinal necrosis syndrome, ARN） 在 1971 年首次报道，可发生在免疫正常人群，或在免疫缺陷人群如 AIDS，也可在病毒感染后（如皮肤病毒感染带状疱疹、水痘或病毒性脑炎)数年发生。男女患者比例相当。

(1) 临床症状:一眼先视力下降、飞蚊、畏光、眼痛。36%病例对侧眼继发,常在6周内发病。

(2) 体征:羊脂状KP,眼压升高,严重玻璃体炎症,阻塞性视网膜动脉炎,视网膜多灶性黄白色坏死病变。早期的周边视网膜坏死病灶边缘清晰,后期360°融合,并向后极扩展,坏死累及视网膜全层。广泛的视网膜坏死灶、多发性后极部裂孔,增殖性玻璃体视网膜病变会继发孔源性或牵引性视网膜脱离,会发生在75%的病例。视盘肿胀也多见。

(3) 诊断:主要依据临床诊断。诊断标准为:①一个或多个边界清晰的视网膜坏死病灶,位于视网膜周边部;②若无抗病毒治疗,病变快速进展;③环形扩展;④闭塞性视网膜血管病变累及小动脉;⑤显著的玻璃体炎、前房炎症;⑥视神经病变/萎缩、巩膜炎、眼痛(此为支持诊断,并非诊断必需)[引自:Holland GN and the Executive Committee of the American Uveitis Society. Standard diagnostic criteria for the acute retinal necrosis syndrome. Am J Ophtha/mol,1994,117(5):663-667.]。

(4) 致病病毒检测:前房穿刺,取房水送疱疹病毒PCR检测,国内病例大多为水痘-带状疱疹病毒(VZV)、其后是单纯疱疹病毒(HSV)1或2,巨细胞病毒罕见。

(5) 鉴别诊断:巨细胞病毒性视网膜炎、不典型弓形虫视网膜脉络膜炎、梅毒,自身免疫性疾病如白塞氏病等。

(6) 治疗:及时抗病毒治疗尤为关键。静脉阿昔洛韦10 mg/(kg·d),分2~3次,维持10~14 d。肝肾功能受损是常见并发症。以后口服抗病毒药物阿昔洛韦800 mg,每日5次,8周以上。或可选用伐昔洛韦替代。对于静脉阿昔洛韦不耐受病例,可选用玻璃体腔注射更昔洛韦(2.0 mg/0.1 ml)联合静脉和口服抗病毒药物能快速控制病情。激素在抗病毒治疗启动后24~48 h使用,口服泼尼松起始剂量[1 mg/(kg·d)],根据炎症消退程度逐渐。阿司匹林预防阻塞性血管病变的效果还有待进一步临床检验。视网膜脱离可在发病数周至数月发生。如屈光间质允许,及时预防性激光光凝坏死后缘正常视网膜组织以减少视网膜脱离的发生。早期玻璃体手术联合眼内光凝解除玻璃体对坏死视网膜的牵引也已证明其比外路手术更有效。

2. 巨细胞病毒性视网膜炎 巨细胞病毒也属于疱疹病毒类,是先天性病毒性视网膜病变的最常见原因,常见于新生儿。也多见于免疫缺陷病例如白血病、肿瘤化疗器官移植后,HIV/AIDS等。

(1) 临床表现:有以下3种类型。

1) 典型急剧型巨细胞病毒性视网膜炎是大面积的视网膜出血伴白色水肿或坏死的视网膜病变,多在后极部,从视盘到血管弓,主要分布在神经上皮层,沿血管分布。

2) 颗粒状隐匿型多在视网膜周边部,少有视网膜水肿、出血和血管鞘,活动性视网膜炎从病灶周边开始。

3) 血管旁型多表现霜样血管炎,或特发性视网膜血管周围炎,患者为免疫正常儿童。

(2) 诊断:主要依据临床诊断,如不典型病例,可行房水或玻璃体的病毒PCR检测帮助确诊。

(3) 治疗:抗病毒治疗,更昔洛韦5 mg/kg,每日2次或膦甲酸(foscarnet)90 mg/kg,每日2次,2周后逐渐减量。HIV/AIDS病例需联合高效抗反转录病毒治疗(HAART)且抗病毒治疗时间更长。

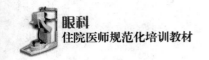

二、其他

1. 结核(tuberculosis，TB)　结核性葡萄膜炎曾是最常见的葡萄膜炎。发展中国家，如印度、中国等更是流行。发病率美国为 0.6%，印度 0.6%～10%，日本 7.9%，沙特 10.5%。近年，随着 AIDS 病发病的上升，TB 也见反弹。致病菌是结核分枝杆菌由飞沫传播。90% 的 TB 病例是继发感染。医疗工作者、老年人、与结核患者密切接触、免疫缺陷人群(HIV/AIDS、使用免疫抑制剂或慢性疾病患者)是高危人群。结核感染 80% 产生肺部病变，20% 是肺外 TB。结核性葡萄膜炎可以是结核分枝杆菌直接感染所致或是对结核分枝杆菌蛋白的高敏反应。

(1) 临床症状：全身症状发热，盗汗、体重下降。眼部症状有飞蚊、视力下降等。

(2) 体征：原发性眼 TB，主要累及结膜、角膜和巩膜，少见。继发性者常表现为慢性肉芽肿性葡萄膜炎。前节炎症有羊脂状 KP，虹膜结节，虹膜后粘，继发性青光眼。部分也可表现非肉芽肿性葡萄膜炎，病情迁延。后节有玻璃体炎或黄斑囊样水肿。播散性脉络膜炎或拟匐行性脉络膜视网膜炎在 TB 葡萄膜炎中常见，表现为深层多发性边界清晰、黄白色直径 0.5～3 mm 的病灶，可伴视盘水肿，神经纤维层出血和玻璃体炎。结核结节是免疫缺陷病患最多见的体征。结核瘤是单个局部隆起的脉络膜肿块，直径 4～14 mm，多伴视网膜神经上皮脱离。视网膜血管炎也较多见，网膜血管扩张，外围白鞘，附近视网膜出血水肿。Eales 病即视网膜静脉周围炎，可能与结核感染有关。荧光素血管造影(FA)：活动性病灶早期低荧，渐变高荧，晚期渗漏。瘢痕病灶早期荧光遮蔽晚期着染，无渗漏。视网膜血管炎，则见血管壁染剂后期渗漏，及视盘渗漏。视网膜无灌注及新生血管均可见及并作为治疗的重要参考。并发症有视网膜脓肿、眼内炎、全眼球炎、眼球穿孔及 CNV、玻璃体积血、牵拉性视网膜脱离等。

(3) 诊断：在组织和体液中找到结核分枝杆菌是确诊的依据。但在眼部，很难获得标本，只能更据间接证据推断。纯化蛋白衍生物(PPD)试验阳性提示曾接触结核分枝杆菌，但不能确定现有活动性感染。直径 15 mm 以上属阳性，免疫缺陷患者 10 mm 就可视为阳性。有结核接触史或 PPD 阳性，需排除全身感染，应做胸部影像学检查，痰培养或颈淋巴结活检等，阴性结果却不能排除，需进一步行肺外结核检查，眼内液 PCR 检测或必要时作脉络膜活检。

(4) 治疗：全身抗结核治疗适用细菌和 PCR 阳性者以及肺部影像学明确诊断的病例。WTO 建议用异烟肼、利福平、吡嗪酰胺及丁胺乙醇 4 种药物治疗 1～2 个月，继以异烟肼、利福平治疗 6～12 个月。注意药物的毒副作用，最好能联合结核专科医生共同治疗。对于肺部正常而 PPD 阳性的 TB 葡萄膜炎，除激素外，抗结核药物的使用能减少葡萄膜炎复发及提升视力。

2. 内源性眼内炎　白念珠菌感染是内源性眼内炎中最常见的致病原。念珠菌血症病患中如不给予抗真菌治疗，37% 将发生眼内炎，及时治疗使比例下降到 3%。高危因素有糖尿病，胃肠手术后静脉插管输入营养，身体他处感染灶(如肝、肺、肾、骨关节脓肿)，长时间使用抗生素或免疫抑制剂，吸毒及曾在基层医疗单位接受消毒不严格的静脉注射或小手术(如人流)等。

(1) 临床症状：视力模糊或下降、眼痛等。

（2）体征：双眼或单眼后极眼底出现一或几个白色边界较清，直径 1～2 mm 的脉络膜视网膜病灶，伴视网膜出血，血管鞘；玻璃体炎，玻璃体出现"串珠"样浸润。

（3）诊断：依据眼底典型表现并联合血或玻璃体培养的阳性结果。

（4）治疗：早期及时治疗预后良好。对念珠菌血症患者需监测眼底情况。出现脉络膜视网膜炎尚未累及玻璃体者，口服抗真菌药物氟康唑或伏立康唑，并密切监测炎症发展。玻璃体腔遭累及时，玻璃体腔注两性霉素 B 5 μg/0.1 ml，或联合地塞米松 0.4 mg/0.1 ml。严重病例或眼内炎需行玻璃体手术，术毕玻璃体腔注入抗真菌药，术后继续口服药物。

3. 眼弓蛔虫病　好发儿童和年轻人，农村地区多见，可引起严重视力丧失。占总葡萄膜炎病例的 1％左右。大多接触猫狗病史。感染途径多为食入了虫卵污染的食物或泥土。虫卵在小肠孵化成二期幼虫进入血液，最终侵入眼内。

（1）临床症状：单眼视力下降多见，可有眼痛、畏光、飞蚊，甚至斜视和白瞳症。

（2）体征：双眼发病极少。前节炎症通常轻微。

后节表现主要有 3 种类型：①眼内炎型，如慢性眼内炎、严重玻璃体炎症，约 25％，可表现为白瞳症。②后极黄斑视盘附近肉芽肿，约 25％。③周边视网膜肉芽肿，约 50％。

（3）并发症：牵引性或孔源性视网膜、视网膜前膜，CME、角膜带状变性、白内障等。

（4）诊断：依据临床典型表现。眼内夜弓蛔虫抗体（ELISA 检测）阳性支持诊断，但阴性却不能完全排除。

（5）鉴别诊断：视网膜母细胞瘤、眼内炎、ROP、Coats 病等。

（6）治疗：全身和球周激素治疗能帮助减轻炎症，减少并发症。牵引或孔源性视网膜脱离或黄斑前膜需玻璃体手术处理。至于抗弓蛔虫药物治疗的有效性还不确定。

（周　旻　王文吉）

第四节　伪装综合征

伪装综合征是眼内恶性表现为葡萄膜炎的一组疾病，它的早期诊断更关乎患者的生命。伪装综合征病例约占葡萄膜炎专科病例的 5％。主要有中枢神经系统淋巴瘤或继发于系统性的葡萄膜淋巴瘤、白血病、脉络膜黑色素瘤、视网膜母细胞瘤、转移癌等，其中以原发性中枢神经系统淋巴瘤最常见。

原发性玻璃体视网膜淋巴瘤（primary vitreoretinal lymphoma，PVRL）或称为原发眼内淋巴瘤（primary intraocular lymphoma，PIOL），是原发中枢神经系统淋巴瘤（primary central nervous system lymphoma，PCNSL）的一个亚型，起源于视网膜的色素上皮，以弥漫性大 B 细胞淋巴瘤多见。T 细胞来源罕见。PCNSL 年发病率 1/100 000 人，美国每年 PIOL 新增病例约为 300 例，我国还缺少这方面的资料。PCNSL 患者 15％～25％伴有 PIOL，而 PIOL 在其病程中 6％～85％出现中枢神经系统病灶。PIOL 发病率很低，多见 40 岁以上病例，80％的患者首先出现眼症状，多是双眼受累。

1. 临床症状　飞蚊或视物模糊是最常见的眼症状，其他有视物变形，畏光，眼痛等。

2. 体征　原发眼内淋巴瘤常误诊为"葡萄膜炎"长期给以激素治疗而不见效。典型病变在视网膜或色素上皮下的出现多发、黄白色、轻微隆起的浸润灶，表面的视网膜色素上皮因长期受压而出现色素萎缩或增生，因而呈现"豹纹状"改变。肿瘤细胞浸润视神经可表现

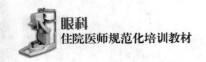

为视神经炎或视神经萎缩。玻璃体因肿瘤浸润而变混浊。中枢神经系统改变主要是行为异常，其他，如脑神经麻痹、癫痫、小脑症状等也可见及。B超检查可见脉络膜增厚或局部占位，玻璃体混浊或视网膜脱离等。FA见网膜下肿瘤血管或RPE造成的低荧或高荧改变。

3. 诊断　老年人原因不明的葡萄膜炎，长期使用激素疗效不佳；玻璃体内大量灰白色浑浊，或眼底见到多个黄白色视网膜下病灶时，应高度怀疑眼内淋巴瘤。首先做中枢神经系统影像学检查，如同时有颅内占位病变可助诊断。脑脊穿刺脑脊液中发现见淋巴瘤细胞则可确诊。当上述检查均阴性时，应考虑玻璃体活检，玻璃体的细胞学检查是诊断PIOL的"金标准"。玻璃体切除因能获得更多的标本因而优于玻璃体穿刺活检，且切除了浑浊的玻璃体患者明显感到视力有提升。单次玻璃体手术诊断成功率约65%，可疑病例需反复多次活检。其他，如玻璃体细胞因子IL–10∶IL–6比例升高，支持眼内淋巴瘤的诊断而非炎症。

4. 治疗　如不治疗，并发的颅内病变预后极差很快致命。最终治疗方案应由肿瘤或血液科医生制订。眼科治疗目标在于杀灭眼内淋巴瘤细胞改善视力，并预防中枢神经系统病变。目前使用的有MTX玻璃体腔注射、CD20（B细胞标记物）单克隆抗体利妥昔单抗（rituximab），以及眼部外放射，都能暂时有效地控制眼部病变，但复发率甚高。最后患者多数死于颅内病变。

（周　旻　王文吉）

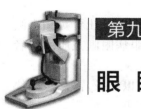

第九章

眼眶疾病

第一节 眼眶疾病的评估

眼眶疾病种类繁多,需要详细分析病史,进行全面的体格检查,并辅以必要的影像学和其他检查,最终才能得出正确的诊断。

一、病史

1. 发病的时间、发展速度 急性发病,数分钟或数小时内眼球突出且伴有眶压增高症状,如恶心、呕吐、视力丧失者,多为眶内出血、气肿;数日内病情变化者,见于急性炎症,甲状腺相关眼病(TAO)的恶性突眼或部分恶性肿瘤等;慢性发病和缓慢进展则多见于良性肿瘤。

2. 发病的年龄 有些眼眶病有较强的年龄倾向,如毛细血管瘤、视神经胶质瘤、转移性神经母细胞瘤、横纹肌肉瘤等为儿童眼眶肿瘤中常见的类型,而甲状腺眼病、非特异性眼眶炎症和多种眼眶良性肿瘤多见于成年人。

3. 疼痛 眼眶及邻近结构的感觉神经为三叉神经的眼支和上颌支,这个部位的疼痛与炎症刺激、眶压增高、眼眶骨壁和神经侵犯有关。因此,疼痛的性质对判断病因有一定帮助。

4. 视力下降、眼球突出、复视 能早期引起视力下降的眼眶疾病往往接近眶尖部和视神经或直接起源于视神经,如视神经鞘脑膜瘤和胶质瘤。直接接触眼球壁的瘤体可引起屈光不正或眼底改变导致视力减退。急性眼球突出更容易引起复视。

5. 侧别 眼眶肿瘤和急性炎症多见于一侧;甲状腺眼病、非特异性眼眶炎症可双侧发病,但可先后发生;颈动脉-海绵窦瘘、淋巴瘤、转移癌、绿色瘤等疾病可累及双侧。

6. 性别 甲状腺眼病、脑膜瘤患者中女性多见。

7. 全身疾病史 如甲状腺疾病和副鼻窦疾病常与眼眶病密切相关。

8. 外伤史 尤其是头面部的外伤,可以引起眼眶骨折、颈动脉-海绵窦瘘等,因此患者的受伤情况需仔细追问。

二、体格检查

体格检查应该包括眼科的常规检查和眼眶专项检查。

1. 眼球突出 眼球突出的方向可以提示眼眶占位所在的位置,而不同的位置如肌锥内、外,其好发的疾病种类也不同。例如,眼球向内下方移位提示病变位于眼眶外上方,泪腺疾病和皮样囊肿需首先考虑。值得注意的是眼球突出并非都由占位引起,甲状腺眼病和颈

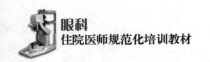

动脉-海绵窦瘘患者眼眶组织水肿、回流障碍也是眼突的病因。Hertel 眼球突出计可用来测量眼球突出度,双眼相差 2 mm 以上有临床意义。眼眶骨折和甲状腺眼病眼眶减压术患者手术前后都要仔细记录。

2. 眶区触诊　眼球赤道后的占位不易扪及,眶前部的肿块多数可以扪及,需注意肿块的位置、范围、边界、表面情况、有无压痛、搏动、波动,可否推动或还纳至眶内。

3. 眼睑和眼表的观察　眼睑水肿可由于眶内炎症或回流障碍引起;眼睑退缩及迟落见于甲状腺眼病患者;眼睑和结膜的瘀斑多和眶内出血蔓延有关;结膜血管螺丝状扩张和颈动脉-海绵窦瘘的异常交通有关;眼睑皮肤的增生和松弛可能和神经纤维瘤病有关。

4. 眶周组织和全身检查　鼻部和鼻旁窦疾病是继发性眼眶病的主要来源。因此,鼻内镜检查鼻腔、鼻咽和鼻窦应列为常规,必要的时候予以活检。

某些系统性疾病可引起眼眶疾病,原发部位可发现异常,如甲状腺眼病有甲状腺肿大、震颤和甲亢引起的体征。神经纤维瘤病、黄色瘤等都有对应的全身表现。

三、影像学检查

1. CT(computed tomography)扫描　CT 扫描是以 X 线为能源而显示人体的层面图像,常规扫描方向为水平位和冠状位。尽管各个方位的扫描都可实现,且分辨率极佳,但过程耗时且患者的体位放置有一定困难。因此,重建技术可以完成冠状位、矢状位的成像,比较清晰地显示视神经、眼外肌、眶骨及视神经管。冠状位 CT 扫描对于眼眶底壁骨折的诊断和 TED 眼外肌增粗与否的判断特别有价值。

CT 技术的应用极大地提高了眼眶疾病的诊断水平,可直观地了解眼眶病变的位置、形态、范围和特征,并可根据病变所在的外科间隙及相邻关系,指导手术入路的选择。

增强 CT 的运用,使病变和正常组织对比更为清楚。这是因为病变组织血管更多,且血与组织之间的屏障破坏,造影剂更易渗出。对于血管瘤或血供丰富的病变的鉴别诊断有意义。

三维 CT 是一种立体影像,是在常规扫描的基础上用计算机处理后形成的图像,可以增加临床医生对病变范围、形状和三维结构的全面了解。三维 CT 对先天性异常畸形、复杂性眼眶骨折和部分涉及骨壁的眼眶肿瘤特别有意义。

2. 磁共振成像(magnetic rasonance imaging,MRI)　MRI 的优点在于无损伤、无离子放射和多层面、多参数的显示功能,应用的范围日益广泛。对于眼内脉络膜恶性黑色素瘤的诊断、眼眶软组织占位、眼眶继发性肿瘤及眼眶肿瘤向外蔓延的显示,优于其他影像诊断方法。但体内有心脏起搏器或磁性异物、假体时忌用。

对于眼眶肿瘤,MRI 可提供更多信息,可根据病变的信号强度来判断疾病的性质。

(1) T1WI,T2WI 均为低信号或无信号:见于钙斑、硬纤维组织及骨性病变。

(2) T1WI 中信号或低信号,T2WI 高信号:眼眶软组织肿瘤,如海绵状血管瘤、神经鞘瘤、泪腺混合瘤、视神经胶质瘤等。

(3) T1WI 高信号,T2WI 低信号:眼内脉络膜黑色素瘤、眼眶亚急性出血等。

(4) T1WI 中信号,T2WI 也呈中信号:泪腺腺样囊性癌。

(5) T1WI 高信号,T2WI 也呈高信号:皮样囊肿等含液性病变等。

3. B 超检查　眶内病变由于声学性质不一,回声表现各异,检查时需注意病变的位置、形状、边界、内回声、有无可压缩性等。其中病变内部的回声强度是分析病变性质的主要参考因素。

（1）无回声性病变：超声显示病变内部为暗区，常见的有各种囊肿、淋巴性炎性假瘤和肉瘤。

（2）弱回声性病变：病变内有弱回声光点，见于神经鞘瘤、视神经胶质瘤及炎性假瘤等。

（3）中等回声性病变：见于泪腺混合瘤、皮样囊肿等。病变内回声分布均匀，但强度稍弱。

（4）强回声性病变：见于海绵状血管瘤、皮样囊肿、有强回声光点。

（5）静脉石或钙化显示为点状或小片状强回声光斑，后者常有声影。

4. 彩色多普勒检查　彩色多普勒探察血管可显示彩色血流和频谱图。在病理情况下可显示肿瘤供应血管和肿瘤内血管的彩色血流及频谱图，以了解血管分布、血流速度和血流量，因而对某些眼眶肿瘤的鉴别诊断有较大价值。

四、病理

眼眶疾病的诊断经常需要行病理学检查，因此组织标本的正确处理对最终确诊非常重要。绝大多数标本采用甲醛（福尔马林）固定，再经脱水、包埋、切片和染色，在光镜下检查。冷冻切片的结果通常不作为最后确诊的依据，但可作为活检是否已取得病变部位组织的证据。术中冷冻切片还可以作为安全切缘的判断依据，以确保肿瘤彻底切除，但送检必须及时。

特殊染色检查和免疫组织化学检查对于眼眶疾病的鉴别诊断具有非常重要的意义。例如，对眼眶淋巴细胞增生性病变就可以鉴别是良性反应性淋巴细胞增生还是恶性淋巴瘤。光镜下不能确定细胞来源的或分化程度低的肿瘤，通过免疫组化，可以提示其来源。

所有的标本必须及时固定，仔细处理，以避免人为因素导致错误的结论。当行细针穿刺活检时，由于组织量有限，通常仅能提供细胞学诊断。为提高检出率，对抽取物必须由有经验的技师进行处置。由于眼眶病的类型多样，临床医生需和病理科医生相互沟通，以提高诊断的准确率。

五、实验室检查

1. 甲状腺功能　对甲状腺相关眼病患者来说，实验室检查非常重要，包括血清 T_3、T_4，血清甲状腺刺激激素（TSH）测定，约 90％ 的患者指标异常。即使指标正常，如临床高度怀疑甲状腺相关眼病，需行甲状腺结合球蛋白等抗体的检查并长期随访。

2. 抗中性粒细胞质自身抗体（ANCA）　Wegener 肉芽肿是一种坏死性肉芽肿性血管炎，病变可累及肺、鼻旁窦和肾脏。眼部表现为角巩膜缘炎性浸润、巩膜炎和眼球突出，但表现千变万化。如有怀疑，ANCA 的检测有助于诊断。

3. 血清血管紧张素转化酶（ACE）　ACE 的检测有助于诊断结节病。作为一种原因不明的非干酪样坏死性肉芽肿，可致泪腺肿大，结膜、视神经、眼外肌侵犯，并累及肺部、皮肤、肝脾等器官。活检可以确诊。

（钱　江　袁一飞）

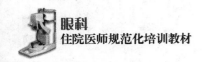
第二节 先天性眼眶疾病和发育异常

先天发育性眼眶缺陷可发生于妊娠的任何时期。畸形越明显越和早期的发育异常相关。先天性眼眶疾病和发育异常的种类很多,主要包括先天性眼球发育异常、眶骨发育异常、先天性眼眶肿瘤及眼眶异位组织。

一、先天性无眼球

1. 概述 由于胚胎早期原始眼泡未发生或发生后因为某些原因,眼泡变性退化,没有形成眼球的组织结构。先天性无眼球(anophthalmia)可分为 3 型:①原发性无眼球,发生于胚胎 2 mm 时脑泡未膨出。②继发性无眼球,主要影响胚胎神经管前端,常合并其他畸形,不易存活。③退行性无眼球,由于视泡的继发性变性所致。

2. 临床表现

(1) 一般眼睑发育正常,呈闭合状并内陷,缺乏眼球。

(2) 眼眶变浅,结膜囊存在。

(3) 眼外肌存在,视神经管小,视神经缺如。

3. 检查 B 超、CT 或 MRI 检查:未显示眼球存在。

4. 诊断要点 临床查体及影像学检查:单侧或双侧眼球缺如。

5. 治疗方案及原则

(1) 眼睑、结膜囊发育尚可者,尽量早期佩戴合适的义眼片,并定期更换,促进眼眶、眼睑和结膜囊发育。

(2) 3 岁左右可行义眼座植入术。

(3) 必要时行结膜囊和眼睑重建。

二、先天性小眼球

1. 概述 先天性小眼球(microphthalmia)较先天性无眼球常见,眼球发育停滞在不同阶段,眼球直径<15 mm。若胚裂未闭合,则导致眼眶囊肿形成。

2. 临床表现

(1) 一般眼睑呈闭合状并内陷,结膜囊存在。

(2) 眼球直径小,部分患儿眼内结构不清,多无视功能。

(3) 受累侧眼眶发育迟滞。

(4) 先天性小眼球合并眼眶囊肿者,常于眼球下方连接一囊肿。表现为下睑扁平隆起,淡蓝色,结膜囊内可见囊性肿物。囊肿内容物与玻璃体相似,且与小眼球内玻璃体相连通。

3. 诊断要点

(1) 临床查体:单侧或双侧眼球小。

(2) B 超、CT 或 MRI 检查:显示眼球存在,直径<15 mm,有时合并眼眶囊肿。

4. 治疗方案及原则

(1) 治疗目的:促进眼眶、眼睑及结膜囊发育,改善外观,达到眼眶的双侧对称。

(2) 尽量早期佩戴合适的义眼片,并定期更换,促进眼眶、眼睑和结膜囊发育。

（3）小眼球不必早期摘除,可于3岁左右行眼球摘除联合义眼座植入术。

（4）必要时行结膜囊和眼睑重建。

（5）自膨胀眶内植入物也是增大眼眶容积的有效方法。

（6）合并眼眶囊肿者,若囊肿小,不影响佩戴义眼片,可暂时观察。囊肿大,影响佩戴义眼片时,可行囊肿摘除,但暂时保留眼球。

三、先天性眼眶肿瘤

1. 错构瘤（hamartoma）和迷芽瘤（choristomas）

（1）错构瘤:是一种非肿瘤性发育异常,是指在病变部位形成由成熟细胞组成的异常组织结构。典型的眼眶错构瘤的是毛细血管瘤和神经纤维瘤。

（2）迷芽瘤:是在胚胎发育过程中,体内某些组织离开其正常部位,到达一些不该存在的部位,形成肿块。典型的眼眶迷芽瘤是皮样囊肿、表皮样囊肿、皮样脂肪瘤和畸胎瘤。

2. 皮样囊肿和表皮样囊肿

（1）概述:皮样囊肿和表皮样囊肿是儿童最常见的眼眶肿瘤之一。囊肿先天存在,逐渐增大。皮样囊肿为角化的上皮及皮肤附件衬里,如毛发、腺体,内容物为油脂和角质的混合物。表皮样囊肿仅有表皮衬里,内容物为角质成分,不含皮肤附件。

（2）临床表现:多位于额颧缝、额筛缝或蝶骨大、小翼的骨缝处,表浅者可触及活动或相对固定的表面光滑的类圆形肿块,眶深部者可出现眼球突出或移位。如囊肿破裂,可引起急性炎症反应,慢性者可引起皮肤瘘管。

（3）检查:

1）CT扫描:多见于眼眶外上方,呈表面光滑的圆形或类圆形囊性肿物,与骨缝关系密切。囊肿经骨孔向颅内或颞窝蔓延时呈哑铃形,可显示局部眶骨凹陷或骨孔形成。

2）B超检查:病变边界清楚,如果囊肿内容为液体,则内回声呈液性暗区。如果囊肿内既有液体又含角质等脱落物时,则表现为液性暗区和不同强度回声光团的混杂信号。骨质影响时,显示后界呈波浪状。

3）MRI扫描:囊性肿物,信号因囊肿内容物不同而有不同表现。增强MRI扫描可见囊壁增强,囊腔不增强。

（4）诊断要点:

1）临床表现:儿童或中青年,病变多位于眼眶外上方或外侧,可呈表浅可触及的光滑肿块,或渐进性单侧眼球突出。

2）CT扫描:显示病变内有负值区和骨吸收或破坏（图9-2-1）。

（5）治疗方案及原则:

1）手术完整切除。

2）若无法做到完整切除,应尽量清除囊壁,以减少复发。

3. 皮样脂肪瘤

（1）临床表现:

1）单眼或双眼发病,生长缓慢。

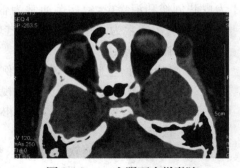

图9-2-1　左眼眶皮样囊肿

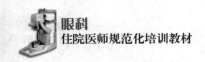

2) 多位于外上象限眼球表面结膜下及角膜缘后,向后可累及泪腺和提上睑肌腱膜,与眶脂肪相连。肿瘤呈黄白色,表面结膜上皮样变,有的表面可见毛发,则刺激症状重。

(2) 病理:大体标本呈黄白色,质软,可呈不规则形或分叶状。镜下肿瘤表面覆以鳞状上皮,部分角化,可伴皮肤附件,皮下为成熟脂肪组织。

(3) 诊断要点:外侧或外上象限眼球表面结膜下黄白色肿物,表面结膜上皮样变,有的表面可见毛发。

(4) 治疗方案及原则:

1) 肿瘤较小,可观察。

2) 肿瘤较大,影响外观,可手术切除,注意避免损伤提上睑肌、泪腺及眼外肌。

4. 畸胎瘤　起源于 3 个胚层的少见肿瘤。常表现为囊性肿物,出生时即可引起明显的眼球突出,眼球和视神经常常受累或发育异常。如果是恶性畸胎瘤,需行眼眶内容剜除。大部分囊性畸胎瘤可手术切除并保留视功能。

(张　锐　张艳青)

第三节　眼眶炎症和感染性疾病

眼眶炎症涵盖的范围很广,可分为感染性和非感染性炎症两大类。

一、感染性眼眶炎症

(一) 蜂窝织炎

1. 概述　蜂窝织炎是最常见的致病原因为细菌感染。细菌感染眼眶及其软组织的途径包括:①由邻近的鼻窦炎或泪囊炎蔓延而来;②外伤或皮肤感染后细菌直接侵入;③远处病灶,如中耳炎、肺炎,细菌播散所致。

根据感染部位的不同,以眶隔为界,分为:①眶隔前蜂窝织炎,感染位于眶隔前;②眶蜂窝织炎,感染位于眶隔后,常同时伴有眶隔前的炎症。

虽然根据感染部位如此分类,它们实际上是相连续的疾病过程,致病原因和治疗方案都是相似的。需强调的是有些找不到明确原因的蜂窝织炎,最常由深部的旁鼻窦炎所致。

2. 眶隔前蜂窝织炎

(1) 概述:急性炎症主要发生在眼睑,眶隔后组织无明显炎症反应。成人最常见的原因为皮肤创伤和泪囊炎,致病菌通常为葡萄球菌、链球菌和厌氧菌;儿童最常见的原因为鼻旁窦炎,致病菌通常为流感嗜血杆菌、链球菌和葡萄球菌。

(2) 临床表现:

1) 眼睑红肿,上睑下垂,部分病例出现"脓点"。

2) 眼球一般不受累,瞳孔反应、视力和眼球运动基本正常,无明显球结膜水肿。

3) 全身可表现发热、不适,耳前淋巴结肿大。

(3) 检查:

1) CT 扫描:眶隔前软组织增厚、密度增高,但眼眶深部影像正常。

2) 血常规检查:白细胞计数和中性粒细胞升高。

（4）诊断要点：有感染史、发热、眼睑红肿，结合白细胞计数和中性粒细胞计数升高，CT扫描发现眶隔前软组织增厚、密度增高即可诊断。

（5）治疗方案及原则：

1）及时行眼眶CT扫描，明确范围，尽早治疗。

2）抗生素治疗：较轻病例可口服，严重者应静脉滴注，最好根据细菌培养结果选择敏感的抗生素。

3）小儿伴有鼻旁窦炎者，同时滴鼻减轻鼻塞。

4）局部脓肿形成后，应切开引流。注意保护提上睑肌及眶隔。

3．眼眶蜂窝织炎

（1）概述：眼眶蜂窝织炎是指眶隔后深部眶组织感染，引起眼球运动障碍、视力损害。炎症主要集中在眶隔后，但眶隔前也可受累。一般由邻近鼻旁窦感染所致，其他常见原因包括眶内异物（特别是植物性异物）、细菌性眼内炎、视网膜脱离手术时使用的硅胶带感染等。多为混合细菌感染。

（2）临床表现：

1）患眼疼痛，眼球突出，视力下降，眼球运动障碍，眼睑结膜充血水肿，瞳孔传入障碍；较重时，视网膜静脉充盈，视盘水肿。

2）全身中毒症状，发热、不适。

3）白细胞和中性粒细胞计数升高。

4）压迫性视神经病变的表现：视力下降、色觉异常、视野损害、瞳孔反应异常，需马上检查，积极治疗。延误治疗可能导致视力丧失、海绵窦血栓形成、颅脑病变、脑脓肿，甚至死亡。

5）眼眶骨折相关的眶蜂窝织炎：患者常有潜在的鼻旁窦疾病。眼眶骨折伴有鼻旁窦炎的病例，需应用抗生素。尤其内侧壁骨折的病例更需谨慎。

6）眶脓肿形成：表现为进行性眼球突出、眼球移位或抗生素治疗无临床改善。脓肿常位于骨膜下，感染的鼻旁窦附近，也可扩展到周围软组织。需完善检查，以备手术引流。

7）海绵窦血栓形成的表现：快速进展的眼球突出、同侧眼肌麻痹及三叉神经第1支和第2支支配区域感觉减退；伴有对侧的眼肌麻痹，尤其是外直肌。头晕、恶心呕吐，或伴有其他脑膜刺激症状。

（3）检查：

1）CT扫描：眶内脂肪炎性浸润，呈边界不清的片状或团块状，眼环增厚，眼外肌增粗，视神经增粗（图9-3-1）。鼻旁窦病变，如黏膜增厚或有软组织密度影、肿块及液平等。如果有脓肿形成，可显示脓腔及脓肿与周围组织的关系，是否伴眶内异物、眼眶骨折、颅内病变。如果海绵窦血栓形成，可见一侧或双侧海绵窦扩大，软组织密度影增大。

2）血常规检查：白细胞及中性粒细胞计数升高。

（4）诊断要点：在抗生素应用之前进行血培养，但多数为阴性，主要依靠患者症状、体征和影像学检查。

1）临床表现：有感染病史如鼻旁窦炎等，发热，患眼疼痛，视力下降，眼球突出，运动受限，眼睑、结膜充血水肿，瞳孔传入障碍。伴有头晕、恶心呕吐，或脑膜刺激症状者需怀疑海绵窦血栓形成及颅脑病变。

2）血常规检查：白细胞及中性粒细胞计数升高。

3）CT扫描：参见检查部分。

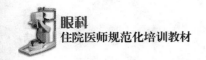

（5）治疗方案及原则：

1）早期大剂量广谱抗生素静脉输注。鼻旁窦炎或牙源性感染者，注意同时行抗厌氧菌治疗。

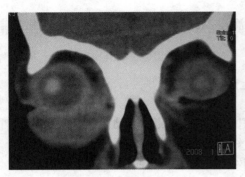

图 9-3-1　右眼眶蜂窝织炎

2）眼眶脓肿手术引流的指征：①年龄≥9岁；②伴有额窦炎；③非骨膜下脓肿；④大的骨膜下脓肿；⑤怀疑厌氧菌感染（CT 扫描发现脓肿内积气）；⑥引流后骨膜下脓肿复发；⑦慢性鼻旁窦炎表现（如伴有鼻息肉）；⑧急性视神经或视网膜并发症；⑨牙源性感染（高度怀疑厌氧菌感染）。

9岁以下儿童的眶脓肿，仅表现为单侧的筛窦炎、无视力障碍、中度突眼者，可药物治疗。

3）伴有鼻旁窦炎者，同时做鼻旁窦的开放引流。

4）急诊眶减压的指征：眼睑和眶内组织严重肿胀，眶内压力迅速升高，视力明显下降，甚至达光感。手术行外眦切开，同时切断外眦韧带。

5）怀疑海绵窦血栓形成、颅脑病变、脑脓肿时，请神经科治疗。

（二）坏死性筋膜炎

1．概述　坏死性筋膜炎是一种严重累及皮下软组织，特别是浅深筋膜的，潜在威胁视力和生命的细菌感染。常见的致病菌是 A 组 β 溶血性链球菌，也可由需氧和厌氧，G^+ 或 G^- 细菌引起。常见于免疫力低下的人群，如糖尿病、嗜酒者；也可见于免疫正常人群。

2．临床表现

（1）病情进展迅速，与体征不相符的疼痛主诉。

（2）早期体征：受累区域的感觉障碍（由于深部皮下神经受损导致）。

（3）临床表现：皮肤红肿疼痛，或伴有休克样表现。皮肤典型改变：颜色由玫瑰红转为蓝灰，形成皮肤大泡，或仅出现皮肤坏死。

（4）局限于眼周的相对较轻，有时病情可急剧恶化，进展为低血压、肾衰竭及成人呼吸窘迫综合征。

3．诊断要点

（1）临床表现：病情进展迅速，与体征不相符的疼痛主诉。皮肤红肿疼痛，颜色由玫瑰红转为蓝灰，形成皮肤大泡。

（2）中毒性休克表现。

4．治疗方案及原则

（1）早期手术清创联合抗生素治疗。早期致病菌不明时，使用覆盖 G^+/G^- 及厌氧菌的广谱抗生素。克林霉素对于对抗 A 组链球菌的毒素有特别的价值。

（2）为减轻毒素反应，可辅助使用糖皮质激素。

（三）眼眶结核

1．概述　眼眶结核是一种少见的眶内组织干酪样坏死性肉芽肿。近年来，结核发病率有升高趋势。主要通过两种途径感染：①血源性，不一定有活动性肺结核，病菌可来自心包、淋巴和骨等；②鼻旁窦结核侵犯眼眶。

2. 临床表现

（1）多单侧,有多种表现形式。

（2）可表现泪腺肿大、无痛性突眼、眼球运动受限、骨质破坏、慢性窦道形成。

3. 检查　CT扫描:眶内软组织肿块,少数可见死骨,有的伴鼻旁窦肿块。

4. 诊断要点

（1）诊断比较困难,如病程长,有死骨、冷脓肿和窦道形成对诊断有帮助。

（2）"金标准":眼眶活检,组织病理特点和结核杆菌抗酸染色阳性。

（3）辅助检查:PPD、T细胞斑点检测（T-SPOT）、眼外感染的检查等。

（4）诊断性治疗:抗结核药物治疗,病变减小或完全吸收。

5. 治疗方案及原则

（1）主要为抗结核药物治疗。

（2）病变局限,如结核瘤可手术切除。有死骨、冷脓肿或窦道形成者,应手术取出死骨、切开引流脓液和清除窦道。同时配合抗结核药物治疗。

（四）眼眶真菌感染

1. 毛霉菌病

（1）概述:毛霉菌病是眼眶最常见的真菌感染,组织破坏性大,如不治疗或治疗不及时,可向颅内扩散,危及生命。由毛霉菌属或根霉菌属引起,为机会致病菌。患者多免疫功能受损或身体虚弱。常由邻近鼻窦或鼻咽病变侵犯眼眶。

（2）临床表现:

1）面部或眶周疼痛。

2）鼻部、眼睑和面部皮肤坏死结痂。眼眶受侵犯常出现眶尖综合征的表现。

（3）检查:CT扫描可见软组织影,骨质增生或破坏,有助于了解病变范围及其与鼻旁窦和颅内的关系。

（4）诊断要点:

1）鼻部、眼睑和面部皮肤坏死结痂,及眶尖综合征的表现。

2）活检,查出菌丝。

3）CT扫描:有助于了解病变范围,与鼻旁窦和颅内的关系。

（5）治疗方案及原则:

1）治疗极为棘手,菌丝穿透力强,破坏性大,威胁视力和生命。

2）全身疾病的控制。

3）抗真菌治疗,两性霉素B全身使用。

4）必要时手术清除感染坏死组织,病变广泛可行眶内容剜除术。

2. 曲霉菌病

（1）概述:常发生在健康个体,起病缓慢隐匿,以肉芽肿和纤维病变为主。少数爆发型发生在免疫缺陷患者。由曲霉菌属引起,为机会致病菌,多由邻近鼻旁窦或鼻咽病变侵犯眼眶。

（2）临床表现:①早期无表现。②缓慢性眼球突出。

（3）检查:CT扫描可见软组织影,有助于了解病变范围,与鼻旁窦的关系。

（4）诊断要点:

1）缓慢性眼球突出、鼻旁窦及眼眶纤维肉芽肿改变。CT 扫描发现肿块，了解病变范围。

2）活检，查出菌丝。

（5）治疗方案及原则：

1）手术治疗为主，切除鼻旁窦及眼眶病变组织，鼻窦充分引流。

2）两性霉素 B 辅助治疗。

（五）眼眶寄生虫病

眼眶寄生虫病为非直接感染，寄生虫通过血液循环到眼眶引起病变。常见包虫病和囊虫病。

1. 包虫病

（1）概述：细粒棘球绦虫幼虫感染所致，引起纤维结缔组织增生、肉芽肿性炎症反应和囊性病变。主要发生在畜牧区，犬为传染源，人为中间宿主。

（2）临床表现：

1）病变进展缓慢，进行性突眼，眼球移位。

2）偶尔囊肿破裂，引起严重的炎症反应。

（3）检查：

1）B 超、CT 检查：可见眶内同质密度的囊性肿块，有时可见条状钙化影。

2）包虫囊血清试验：阳性。

（4）诊断要点：

1）患者有牧区生活史，单眼渐进性突眼，应怀疑包虫病。

2）血常规检查：嗜酸性粒细胞增多。

3）CT 扫描：可见眶内同质密度的囊性肿块。

4）摘除后，病理学检查查见虫体。

（5）治疗方案及原则：

1）手术摘除，尽量保持囊壁完整或将囊壁完整取出。注意有无多个囊腔。也可以在囊内注入 10％甲醛，杀死包虫后，吸除囊内容，再取出囊壁。

2）不能手术者，应用丙硫苯咪唑药物治疗。

2. 囊虫病

（1）概述：囊虫病是猪绦虫的幼虫囊尾蚴寄生在眼眶所致，多侵犯眼外肌，依次为结膜下、眼睑、视神经、球后间隙和泪腺。人为其终末宿主。发病率与地域相关，与当地的生活习惯及卫生条件有直接关系。

（2）临床表现：

1）好发于儿童和青年人。

2）表现取决于病变的位置、大小、与周围组织的关系及囊肿的发展阶段。

3）初期症状不明显，以后逐渐加重。主要引起眼眶慢性炎症和囊性病变，可引起突眼。如侵犯眼外肌，可致眼球活动受限。若病变压迫或损害视神经，可造成视盘水肿，视神经萎缩。

（3）检查：

1）CT 扫描：可见眶内高密度病变，多位于眼外肌及其邻近组织。典型表现：软组织密度中有一低密度区。

2）B 超检查：病变为暗区，其中有一强光点自发运动。

（4）诊断要点：

1）生活在疫区，有食不煮熟的猪肉史，单侧眼球突出，活动受限。

2）血常规检查：嗜酸性粒细胞增多。大便检查：查出绦虫卵或节片。

3）B超检查：病变为暗区，其中有一强光点（囊虫头节）自发运动。CT扫描：软组织密度中有一低密度区，多位于眼外肌及其邻近组织。

4）皮肤结节病理，玻璃体腔内发现幼虫，为可靠诊断依据。

（5）治疗方案及原则：

1）手术摘除。

2）不能手术者，使用吡喹酮、丙硫苯咪唑治疗。

3）泼尼松口服，可减轻眼外肌和眼眶的炎症反应。

二、非感染性眼眶炎症

（一）甲状腺眼病

1. **概述**　甲状腺眼病（thyroid eye disease，TED）是一种自身免疫性疾病，确切发病机制不清。发病年龄跨度大，青年到老年均可。年轻女性多见，与吸烟相关。病理改变主要特征为水肿、炎症细胞浸润、粘多糖沉积、脂肪变性、纤维增生和透明样变性。

2. **临床表现**　表现两种类型：第1种为TED同时伴甲状腺功能亢进（甲亢），习惯称为Graves眼病，好发于中青年女性，多双眼发病，炎症反应明显，糖皮质激素治疗敏感，软组织纤维化迟缓，易缓解，易复发；第2种为单纯具有眼病体征，甲状腺功能正常（少数甚至减低），但甲状腺刺激激素（TSH）或某些抗体可能异常，中青年男性多见，多单眼或双眼先后发病，临床炎症反应不一，病变持续进展，受累组织较早纤维化，糖皮质激素治疗反应差。

（1）症状和体征：眼部刺激症状、结膜充血、干涩或流泪、眼睑症、睑裂闭合不全、眼球突出、运动障碍、复视、视力下降；部分轻度眼压高；伴甲亢的患者，有甲亢症状。

（2）眼睑征：最常见，也较早出现。表现为眼睑退缩（上下睑均可退缩），呈凝视状态，上睑迟落，瞬目减少。急性期伴眼睑、结膜水肿。

（3）眼球突出：为主要就诊原因，可单侧或双侧。眼球突出的程度与眶脂肪增生、眼外肌肥厚、组织水肿、眼外肌纤维化的程度、眶腔形状容积及眼睑的松弛程度等相关，不完全取决于眶内压的高低。

（4）眼外肌病变：可表现为眼球运动障碍、复视。眼外肌肥大的影像学特征为：①受累频度依次为下直肌、内直肌、上直肌、外直肌；②受累部位在肌腹，止点多正常（与炎性假瘤区别）；③多两条以上肌肉受累，程度可不同；④眼外肌水肿和纤维化并存，导致患者眼位多样，多方向复视；⑤易致眶尖拥挤，引起压迫性视神经病变；⑥内直肌肥大，可引起筛骨纸板移位；⑦MRI扫描可反映眼外肌纤维化程度，纤维化重时，T2WI信号减弱。

（5）角膜病变：严重突眼，可致眼睑闭合不全、暴露性角膜炎、角膜溃疡，甚至穿孔、眼内炎。长期的角膜暴露，易并发真菌感染，导致真菌性角膜炎。

（6）视神经病变：主要为压迫性，主要与眶尖的压力增高有关，与突眼度不一定平行。早期出现视力下降，可出现视盘水肿，进一步视神经萎缩。压迫性视神经病变是眶减压的主要指征。

3. **检查**　甲状腺功能的相关实验室检查，如T_3、T_4、TSH、TRH等及其他相关抗体

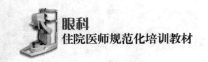

检测,如甲状腺球蛋白抗体(TGAb)、甲状腺过氧化物酶抗体(TPOAb)。

(1) CT 扫描:可显示多条眼外肌肥大,肌腹肥大,肌腱不受累。若双侧内直肌肥大,压迫眶内侧壁,形成细腰瓶征。冠状位 CT 扫描可显示眶尖拥挤的程度(图 9-3-2)。

(2) MRI 扫描:可以清楚地显示眼外肌特别是眶尖压迫情况,同时可显示眼外肌水肿或纤维化的程度。

(3) B 超检查:显示眼外肌肌腹增粗,水肿呈低回声,根据纤维化程度表现不同内回声。

(4) 眼球牵拉试验:阳性。

(5) 眼压:轻度升高,与眶压高、回流障碍及增粗肥大的眼外肌压迫有关。

4. 诊断要点

(1) 典型眼部体征:眼睑退缩、眼球突出、限制性眼球运动障碍、眼睑闭合不全、暴露性角膜炎、压迫性视神经病变。

(2) 典型影像学改变:多条眼外肌肥大,肌腹增粗,肌腱不受累;眶尖拥挤,视神经受压。

(3) 甲状腺功能检测异常,也可正常。甲状腺相关性抗体检测可为阳性。

5. 治疗方案及原则

(1) 不同的临床类型、不同的发展阶段表现不同,且有一定的自限性,因此治疗多为对症治疗。根据患者全身情况综合考虑,伴甲状腺功能异常者,需同时进行内分泌的治疗。

(2) 药物治疗:

1) 对症治疗:头高位睡眠、人工泪液点眼、戴有色眼镜、低盐饮食、戒烟。眼睑闭合不全时,睡前涂眼膏。

2) 糖皮质激素:适应证:①急性炎症表现,眼球突出明显伴结膜充血水肿,炎症刺激症状明显;②眶压高导致压迫性视神经病变,且不适宜进行眼眶减压手术;③伴甲状腺功能异常,正在进行内分泌治疗,为改善眼部症状可使用少量糖皮质激素;④眼眶减压患者术前术后使用;⑤部分患者在眼眶放射治疗中配合应用糖皮质激素辅助或维持治疗。

根据不同病例采取适当给药方法:①活动期,大剂量冲击,甲泼尼龙静脉输入 500～1 000 mg,用药期间应监测肝脏功能。②非活动期或轻度临床症状,一般不用口服激素治疗。

3) 免疫抑制治疗:环孢素比较常用,疗效好,毒性相对较低。可与糖皮质激素联合应用。

4) 肉毒毒素治疗眼外肌病:早期 TED 或暂不宜手术,而复视严重,可选用此方法治疗,但易复发。

(3) 放射治疗:可改善增粗的眼外肌功能,剂量为 20 Gy。可辅助糖皮质激素治疗。

(4) 手术治疗:分为眼眶手术、眼外肌手术和眼睑手术,若 3 种手术都需要时,手术顺序为由前到后。

1) 眼眶减压术:治疗突眼的有效方法。

适应证:①眼球突出,导致暴露性角膜炎;②压迫性视神经病变;③缓解眼球突出,改善外观;④减轻回流障碍。

手术方式:①脂肪减压;②骨性减压。目前多采用内外壁联合平衡减压,具体术式因人而异,非常个性化,需努力做到减轻原有复视,尽量避免产生医源性复视。

手术效果:主要目的是降低眶内压,减轻眼球突出,缓解视神经受压。效果主要观察视力恢复情况,一般急性视神经病变恢复快,长期病变或视神经萎缩者恢复困难。眼球突出的回复在术后 1～2 个月稳定。

2) 眼肌手术:主要解决眼位偏斜和复视。原则:①眼肌病变稳定 3～6 个月;②针对纤维化的眼外肌;③病变肌肉后徙,手术量较一般斜视大,稍欠矫。

3) 眼睑退缩矫正术:临床症状稳定 6 个月,且甲状腺功能正常可考虑手术。常用的方法包括 Müller 肌切除、提上睑肌延长、巩膜移植、眼睑缝合等。指征为眼睑闭合不全,可能或已经导致暴露性角膜病变者,也可为改善外观而手术治疗。

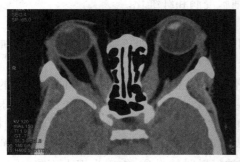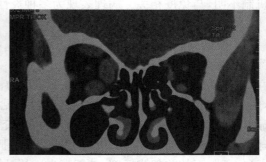

图 9 - 3 - 2　甲状腺眼病眼外肌肥厚的 CT 表现

(二) 结节病

1. 概述　结节病(sarcoidosis)是一种全身病,常累及肺、皮肤、淋巴结、肝脏、脾脏、中枢神经系统、心肌和唾液腺。在眼眶,通常侵犯泪腺,也可累及眼球及附属器。病理特点为非干酪样坏死性肉芽肿,上皮样组织细胞形成结节,结节内或结节间有散在的 Langhans 巨细胞。

2. 临床表现

(1) 全身表现:任何年龄均可发病,好发于中青年,女性一般多于男性。常侵犯肺,其次可能为眼部。可表现为双侧肺门结节、肺间质不同程度的侵犯,皮肤结节,可能伴有多关节炎、唾液腺病变、肝脾肿大、周围淋巴结肿大及中枢神经系统受累等。

(2) 眼部表现:可侵犯几乎所有的眼部组织及附属器,最易侵犯的部位为泪腺,常双侧发病。另外,可出现眼睑皮肤结节、结膜结节样浸润、干燥性角结膜炎、巩膜结节、葡萄膜炎、泪腺肿大、眼眶浸润等,眼外肌和视神经也可受累。临床表现为眶周肿块、眼部不适、干眼、上睑下垂、突眼、视力下降等。

3. 检查

(1) X 线、CT 检查:双肺门肿块影,特别是结节性团块影。

(2) 眼眶 CT 扫描:泪腺肿大,眶脂肪被浸润呈棉绒状影,眼外肌受累呈不规则肿大。

(3) 血清检查:血管紧张素转化酶(ACE)水平明显升高,溶菌酶水平升高,多种免疫球蛋白水平增高,Kveim 皮肤过敏反应试验阳性。

4. 诊断要点

(1) 泪腺肿大、结膜结节、眼睑皮肤结节,伴有全身病变。

(2) 血清检查:ACE 水平明显升高。

(3) X 线、CT 检查:双肺门结节影,眼眶尤其是泪腺的肿块。

(4) 对泪腺或可疑受累的结膜组织进行活检可明确诊断。

5. 治疗方案及原则

(1) 首选糖皮质激素治疗。对于糖皮质激素治疗效果不理想,或引起严重不良反应的

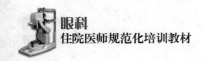

患者,可考虑应用环孢素等免疫抑制剂治疗。

(2)病变局限者,可行手术切除。

(三)非特异性眼眶炎症

1. 概述 非特异性眼眶炎症(nonspecific orbital inflammation,NSOI)又名特发性眼眶炎性假瘤,是一种特发性增殖性炎症,临床表现类似肿瘤,实质上是炎症。好发于青壮年,发病机制不明,与免疫相关。病理表现为多种炎性细胞浸润和纤维化。

2. 临床表现

(1)根据炎症侵犯的部位,可累及眼外肌、泪腺、眼眶前部(如巩膜炎)、眶尖部,视神经或弥漫受累。

(2)症状及体征:可急性起病,也可表现为慢性过程。根据受累部位的不同有不同的表现,泪腺炎型表现为单侧或双侧泪腺肿大,可见眼眶外上方肿胀、充血,局部触及肿块,压痛明显。慢性病变者肿块质地较硬,活动度差,充血症状不明显。眼外肌型主要症状为复视、眼球突出,眼球转动时疼痛。查体可见受累的肌肉附着点充血,眼球运动受限。表现为肿块者,可位于眼眶的前部或后部,甚至眶尖。累及视神经鞘膜的炎症,表现为视力下降、眼球突出,有时伴有眼痛和头痛,查体可见视盘水肿。

3. 检查

(1)眼眶CT扫描:肌炎型,显示眼外肌肥厚,常累及肌腹和肌腱,可与甲状腺眼病相鉴别,后者引起的眼外肌肥厚仅累及肌腹;泪腺炎型,显示泪腺弥漫性肿大,邻近的眼球壁和眼外肌可有增厚,一般无骨质增生及破坏,仅少数严重的病变可有邻近骨壁的侵蚀。累及巩膜和视神经者可见眼球壁增厚,视神经增粗,眶内脂肪条索、点状阴影。有时可显示眶内局限性肿块影,边界不清,密度较均匀。

(2)血清学:外周血嗜酸性粒细胞增多,红细胞沉降率和抗核抗体可升高。

4. 诊断要点

(1)眼睑红肿、泪腺肿大、眼球突出、眼眶肿块、眼外肌受累或弥漫性眼眶炎症。

(2)眼眶CT扫描:有助明确炎症累及范围。

5. 治疗方案及原则

(1)药物治疗:糖皮质激素治疗,急性期首选。无效时,可考虑免疫抑制剂如环孢素治疗。也可尝试眼眶外放射、生物制剂治疗等。

(2)手术治疗:病变局限静止,考虑手术切除。怀疑其他病变,如淋巴瘤、转移癌、Wegener肉芽肿时,应手术活检。病变位于眶尖和眼外肌者应尽量避免活检以防引起并发症。

(张 锐 张艳青)

第四节 眼眶肿瘤和畸形

一、血管性肿瘤、畸形和瘘

1. 毛细血管瘤

(1)概述:毛细血管瘤是儿童常见的眼眶原发性良性肿瘤。病变可以在出生后时或在出生后几周内出现,出生后 6～12 个月迅速长大,1 周岁后逐渐缩小。75％的病变会在 4～5 岁时消退。

毛细血管瘤可以很表浅,累及皮肤呈亮红色的软性肿块,或者位于皮下呈蓝紫色。位于眼球旁的毛细血管瘤,其好发位置是眼眶的鼻上方及上睑内侧。位于眼眶深部的毛细血管瘤可能仅表现为一个逐渐增大的肿块而没有表面皮肤的改变。但是,快速增长的肿块需要与恶性肿瘤,尤其是眼眶横纹肌肉瘤进行鉴别。磁共振成像(MRI)增强扫描可以通过毛细血管瘤特征性的表现而与其他病变鉴别开来。通常可以伴有身体其他部位的血管瘤。

(2)治疗:眼部毛细血管瘤的主要并发症是弱视、散光和屈光参差。大部分病变会自发消退,因此一线治疗方案是观察、屈光不正矫正及弱视治疗。严重影响外观和引起弱视者需要及时治疗。

如果有治疗指征,既往采取激素治疗,局部注射或口服。激素局部注射的不良反应包括皮肤坏死、皮下脂肪萎缩、生长发育延迟,以及眶内注射药物的存在引起眶内出血和视网膜血管栓塞导致视力丧失的风险。小的皮下病变或者对激素治疗没有反应的病变可以考虑手术切除。手术过程中必须进行细致的止血。硬化剂不推荐使用,因为它可以引起严重的瘢痕。

近来全身性应用 β 受体阻滞剂来成功地治疗该病,已成为毛细血管瘤的一线治疗方法。由于全身性的激素或 β 受体阻滞剂的治疗有可能出现并发症,因此这类治疗应该在与儿科医生的密切合作下进行。

2. 海绵状血管瘤

(1)概述:海绵状血管瘤是成人眼眶最常见的良性肿瘤,女性较男性多见。其主要临床表现是缓慢加重的突眼,在怀孕期间肿块生长会加速。其他临床表现有肿瘤压迫眼球引起的脉络膜皱褶、远视、眼内压增高及斜视,位于眶尖的肿瘤压迫视神经引起视力减退。

(2)辅助检查:

1)超声检查:A 型超声探及肿块边界清楚,内回声波峰较高。B 型超声有特征性表现,即内回声多而强,且分布均匀,声衰减中等,肿瘤有一定的可压缩性,超声探头压迫眼球可致肿瘤体积缩小。

2)CT 扫描:眼眶 CT 扫描可以观察到一个或多个均匀增强、边界清楚的肿块,多数呈类圆形(图 9-4-1)。

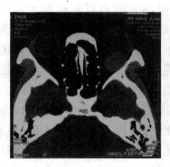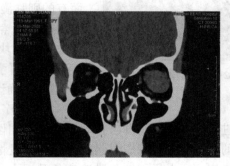

图 9-4-1　左眼眶海绵状血管瘤

3)增强磁共振成像扫描:可以看到肿块内的小血管并有流速较慢的血流,随时间延长

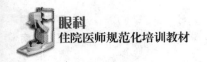

逐渐出现斑片状增强信号。T1WI 肿瘤为中等强度信号，T2WI 为高信号。

（3）病理：在组织学上，该病变有包膜且由包含红细胞的大血管腔构成。腔隙的间隔含有平滑肌。

（4）鉴别诊断：

1）神经鞘瘤：神经鞘瘤多位于肌锥外，B 型超声检查内回声少，彩色多普勒超声检查在肿瘤内部可见丰富的血流，CT 增强扫描不如海绵状血管瘤强化明显。

2）脑膜瘤：视神经鞘脑膜瘤多有视力减退、视盘水肿、视神经萎缩等。CT 扫描可有"车轨样"特征性表现。

（5）治疗：小的肿瘤可密切观察，如果病变影响了视功能则应进行手术摘除。手术的入路由肿瘤的部位决定。冠状位成像对判断海绵状血管瘤与视神经的相对位置非常重要。位于眶尖的肿瘤和与视神经粘连紧密的肿瘤，手术摘除可能造成视力的丧失。

3. 血管外皮细胞瘤　血管外皮细胞瘤是偶见于中年人的一种有包膜、高度血管化并且富含细胞的肿瘤。该病变在 CT 和 MRI 上的表现类似海绵状血管瘤，但是在术中可以看到病变接近蓝色。血管外皮瘤由大量周细胞围绕丰富的毛细血管网构成。组织学上，显微镜下呈现"良性"的肿瘤可能会复发或转移，而显微镜下"恶性"的肿瘤可能仍然是局限的，这一点是它独有的特征。有丝分裂的比例和临床表现之间并不相关。该病的治疗是手术完整摘除，因为它们可能会复发、恶变或转移。

4. 淋巴管瘤

（1）概述：淋巴管瘤是血管淋巴管发育不良导致的一种畸形，来源于原始多功能血管原基的异常，进而导致发育异常及先天性畸形。眼眶的淋巴管瘤通常在 10 岁前发病，也可以长在结膜、眼睑、口咽及窦腔。淋巴管瘤通常包括静脉和淋巴两种成分。它们会在上呼吸道感染时增大，这一点可能与病变内的淋巴组织反应性增生有关。病变的自发性出血会引起急性眼球突出。

组织学上，淋巴管瘤特征性表现为大的、充满血浆的管腔，其旁排列着扁平的内皮细胞，后者的免疫组织化学染色形态与毛细淋巴管一致。由于它们的内皮细胞并不增生，因此它们不是肿瘤。在间质组织中可以发现散在的淋巴组织囊泡。病变呈浸润性分布，没有包膜。

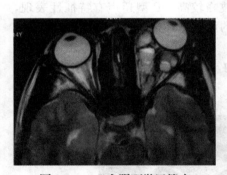

图 9-4-2　左眼眶淋巴管瘤

淋巴管瘤的自然病程多变，有的局限、进展缓慢，而有的则弥漫浸润于眶内且不断增大。间质组织里的毛细血管突然破裂引起的出血可能表现为眼球突然前突或呈一肿块。MRI 扫描可以显示出其显著的特征（多个葡萄样囊性病变，其中含有血浆和红细胞形成的液平）而明确诊断（图 9-4-2）。

（2）治疗：因为手术切除容易出血，所以应在视力受影响时才进行手术。由于淋巴管瘤多数为浸润性生长，因此手术只能部分切除病变以避免损伤重要的结构。淋巴管瘤引起的眼眶内自发性出血应首先考虑让其自行吸收；但是如果出现视神经病变或者暴露性角膜溃疡危及视力，可以尝试用空针将血吸出或手术探查清除积血。目前，眶浅部的瘤体可用平阳霉素注射治疗，深部可用 γ 刀治疗。

5. 静脉性血管畸形

（1）概述：眼眶的静脉性血管畸形（也称为眼眶静脉曲张）是一种由于血管发育不良而引起的低流速的血管病变。当病变没有充血时，可能表现为眼球内陷。当患者头低位或做 Valsalva 动作后出现突眼提示存在静脉性血管畸形。通过做 Valsalva 动作或其他阻碍静脉回流的方法时行增强快速螺旋 CT 扫描，若发现特征性的增大的静脉血管则可以明确诊断，图像中亦可出现静脉石（图9-4-3）。

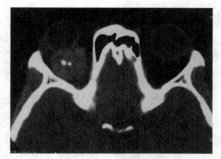

图9-4-3　右眼眶静脉性血管畸形
注：可见静脉石

（2）治疗：因为手术切除有出血的风险，通常行保守治疗，应避免进行活检。为了缓解严重的疼痛或者当静脉性血管畸形导致压迫性视神经病变时可以考虑手术。因为这些病变多与正常的眼眶结构交织在一起，并且可能与海绵窦直接沟通，因此手术完整切除病灶非常困难。术中对病变进行栓塞有助于切除病灶，也可在瘤体内注射平阳霉素使肿瘤萎缩。

6. 动静脉畸形　动静脉畸形是指由于血管发育不良而形成的高流速血管畸形。动脉和静脉直接相通，而没有介于其间的毛细血管床。表层巩膜血管可呈螺旋状扩张。通过行动脉造影显示出这些病变后，可以通过选择性地栓塞其滋养血管然后手术切除畸形的血管来治疗。然而手术中可能会出现动脉的驱逐性出血。

（1）动静脉瘘：是一种获得性的病变，由外伤或退行性变造成动脉和静脉之间形成异常的直接联系，血流直接从动脉进入静脉，而不经过其间的毛细血管床。动静脉瘘有两种：一种是颈动脉海绵窦瘘，通常继发于颅底骨折；另一种是自发性的硬脑膜海绵窦瘘，通常见于患有高血压和动脉粥样硬化的老年患者因发生退行性改变而形成。

颈动脉海绵窦瘘血流速度快，因此形成特征性的眼球表面血管曲张和杂音，后者可以被患者本人或检查者听到。另外，也可能出现搏动性突眼。由于动脉血流进入静脉系统，导致静脉流出受阻，因此可以造成眼部的缺血损伤，也可以引起眼内压增高、脉络膜渗漏、Schlemm 管淤血及非肉芽肿性的虹膜睫状体炎。海绵窦压力增高也可以压迫第Ⅲ对、第Ⅳ对或第Ⅵ对脑神经，引起相应的眼外肌麻痹。

硬脑膜海绵窦瘘是由小的脑膜动脉分支与静脉沟通而形成的。由于硬脑膜海绵窦瘘的血流流速比颈动脉海绵窦瘘慢，因此起病比较隐匿，通常只有轻微的眼部充血、突眼和疼痛。结膜静脉的动脉化可引起慢性红眼。表层巩膜静脉压增高导致患侧眼的眼内压非对称性升高，因此慢性硬脑膜海绵窦瘘的患者可出现青光眼性视神经损伤的风险。同时，由于眼上静脉压增高，视网膜静脉回流受阻，可能引起视网膜中央静脉阻塞。CT 扫描可见由于静脉充盈引起的所有眼外肌的一致性增粗，以及特征性扩张的眼上静脉。数字减影血管造影术（DSA）是诊断这种血管畸形最可靠的方法，能够揭示出这些小血管间的沟通。

（2）治疗：小的硬脑膜海绵窦瘘可以自发关闭。对颈动脉海绵窦瘘的患者应进行选择性的血管造影来评估动静脉瘘的情况。可以通过介入的方法经动脉放置球囊或线圈来封堵瘘管以达到栓塞的目的。

二、神经源性肿瘤

神经源性肿瘤包括视神经胶质瘤、神经纤维瘤、脑膜瘤和神经鞘瘤等。

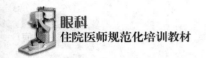

（一）视神经胶质瘤

1. 概述　视神经胶质瘤是一种不常见的良性肿瘤，主要见于 10 岁以下的儿童。恶性视神经胶质瘤（胶质母细胞瘤）非常罕见，主要见于成年男性。

视神经胶质瘤主要的临床表现包括缓慢无痛的单侧眼球前突，伴有视力下降和相对性传入性瞳孔阻滞。其他眼部表现包括视神经萎缩、视盘水肿、眼球震颤和斜视。约半数视神经胶质瘤的患者会累及视交叉。颅内受累可能会引起颅内高压及下丘脑和垂体功能的下降。半数以上的视神经胶质瘤合并神经纤维瘤病。

切除的肿瘤大体检查表现为一光滑的、纺锤形的硬膜内病变。显微镜下表现为青少年毛细胞型星形细胞瘤，伴有蛛网膜增生、黏液物质和 Rosenthal 纤维。神经纤维瘤病患者出现的胶质瘤通常在蛛网膜下腔增生。不合并神经纤维瘤病的患者其肿瘤通常在视神经内扩展而不侵犯硬脑膜。

视神经胶质瘤通常通过眼眶影像学来诊断。CT 和 MRI 扫描可以显示出纺锤形增粗的视神经，通常伴有视神经的弯曲。如果有囊样变性，MRI 扫描也可以显示出来，且 MRI 扫描能更能精确地显示视神经管和颅内病变的范围。由于影像学检查可以确诊，因此通常没有必要进行活检。而且，活检的组织通常来源于视神经周边，因此可能会取到视神经胶质瘤旁反应性脑膜增生的组织，从而导致纤维性脑膜瘤这一错误诊断，同时对视神经的活检可能会引起视野或视力的进一步丧失。

恶性胶质瘤的初发症状和体征包括严重的球后疼痛、单侧或双侧视力下降，典型者可出现视盘严重水肿和出血，后部的病变也可以看到视盘苍白。尽管经过大剂量放射治疗和化疗，该肿瘤仍会导致患者在 6～12 个月死亡。

2. 治疗　视神经胶质瘤的治疗是有争议的。虽然大多数病例保持稳定或进展非常缓慢，但是偶尔有病例进展迅速。有个别报道视神经和视路胶质瘤自行性退缩的病例。即使没有真正的细胞增生，由于病灶内囊腔的扩大也可以造成视力突然丧失。应针对每个患者进行个体化治疗。如果其影像学表现是特征性的或者胶质瘤局限于眼眶内，且患侧视力好，可以进行密切随访。随访时应定期进行眼科检查及适当的影像学检查，推荐行 MRI 扫描。许多患者可以保持好的视力且不需要进行手术治疗。眶内肿瘤快速生长时可考虑手术切除，将其与视交叉分开，以避免肿瘤侵犯视交叉。手术医生可以采取经颅入路来获得无肿瘤的手术切缘。其他对局限于眼眶内的肿瘤进行手术切除的指征为暴露性角膜炎及患者对于美容性的要求。经颅入路手术切除可以在最初诊断时进行，也可以在观察一段时间后发现肿瘤侵犯视交叉前的视神经颅内段时进行。如果肿瘤在视交叉前 2～3 mm，完整切除肿瘤是可能的。如果胶质瘤引起颅内压增高也应进行手术治疗。放射治疗是肿瘤无法手术切除或者症状（尤其是神经系统症状）加重时唯一的治疗方法。总的来说，任何治疗都应该针对患者个体进行设计。治疗措施应该根据肿瘤的生长特征、临床和影像学的评估得出的视神经和视交叉受侵犯的程度、患病侧及健侧的视力、伴发或不伴发神经系统或全身疾病、既往治疗史等来综合决定。

（二）神经纤维瘤

神经纤维瘤主要是由神经鞘膜内的雪旺细胞增生形成的。发生于眼眶的神经纤维瘤有 3 种类型：孤立型、丛状形和弥漫型。在组织学上可以看到轴突、神经内的成纤维细胞及黏液素。孤立性神经纤维瘤较丛状神经纤维瘤少见，该型可以手术切除而不复发。丛状神经纤维瘤由神经鞘膜内弥漫增生的施万细胞组成，主要见于Ⅰ型神经纤维瘤病。它们血管化丰富且浸润生长，因此手术完整切除非常困难，手术只限于视力受损或外观受损的患者。Ⅰ型神经纤维瘤病也称为 Recklinghausen 病，属常染色体显性遗传，呈不完全外显。Ⅰ型神经纤维瘤病特征性地表现为累及皮肤、眼、中枢神经系统和内脏的错构瘤，因此被归类为母斑病的一种。常见的眼部特征包括累及上眼睑外侧的丛状神经纤维瘤并导致上睑缘呈 S 型，触之柔软如面团状，出现典型的神经纤维瘤外观。常有颅骨缺失，可有继发于蝶骨发育不良的搏动性突眼、视神经胶质瘤。皮肤多发咖啡色斑、虹膜可见 Lisch 结节。

（三）脑膜瘤

1. 概述　脑膜瘤是指来自于蛛网膜的侵袭性肿瘤，通常起源于颅内，而后沿着蝶骨翼到达眼眶、眶上裂和视神经管。原发于眶内的脑膜瘤可以发生于视神经鞘、眼眶骨膜或异位脑膜细胞。其中最常见的是来源于视神经鞘膜的蛛网膜，多见于 30～40 岁女性。眼部表现与肿瘤的部位相关。脑膜瘤的起源靠近视神经者，早期引起视野缺损、视盘水肿或视神经萎缩。蝶骨翼脑膜瘤可以引起受累骨的过度骨化及相应软组织的增生。

视神经鞘脑膜瘤的症状包括缓慢、无痛、单侧的视力下降。检查发现相对性传入性瞳孔阻滞，也可同时出现突眼和眼外肌麻痹。视神经乳头外观可以正常、萎缩或水肿，可能看到视神经睫状分支血管。其中，视力下降、眼球突出、慢性水肿性视神经萎缩和视神经睫状静脉被称为视神经鞘脑膜瘤的四联征。偶尔视神经鞘脑膜瘤可以双侧发病且伴有神经纤维瘤病。蝶骨翼脑膜瘤一般到肿瘤引起功能缺损时才发现，如严重的突眼、压迫性视神经病变、运动受限或脑水肿等。

脑膜瘤的诊断通常根据影像学的表现就能明确。CT 和 MRI 扫描可以看到视神经管样增粗及强化，中间条状低密度影，被称作"双轨征"。在有些病例，CT 扫描可以显示出脑膜瘤内的钙化。对于蝶骨翼脑膜瘤来说，增强 MRI 扫描可以显示出肿瘤沿着硬脑膜延伸进入视交叉和颅内的范围。斑块状脑膜瘤则表现为视神经局灶性结节样瘤，CT 和 MRI 上都有强化。

2. 治疗　脑膜瘤的治疗比较棘手，应根据患者的情况进行个体化治疗。视力下降的程度及有无颅内累及对治疗方案的制订非常重要。如果肿瘤进展缓慢，没有累及颅内且对视力影响很小者可观察。对于手术不易完全切除的病例可应用 γ 刀治疗。如果肿瘤局限在眶内且视力下降明显或者进展迅速，则可行手术治疗。包括颅眶联合路径的肿瘤部分切除。肿瘤很难完全切除，因为肿瘤的硬脑膜尾端延伸至手术野外很远。手术的目的是缓解病变的体积所引起的压迫性改变。推荐手术后进行放疗以减少术后残余肿瘤复发和扩散的风险。

（四）神经鞘瘤

神经鞘瘤是指由增生的施万细胞组成，其外由神经束膜包裹。这个肿瘤有特征性的双相模式：栅栏状排列细胞核固体区和黏液样区。肿瘤生长缓慢，早期缺乏阳性体征，肿瘤增大可逐渐引起眼球突出（图9-4-4）。发生于眶尖的肿瘤，压迫视神经，早期即有视力减退。少数瘤体向颅内蔓延，利用增强 MRI 扫描可明确诊断。手术摘除应保持包膜完整，以免复发。位于眶深部的瘤体，可采用囊内法切除，即打开包膜将内容物

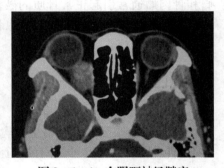

图9-4-4　右眼眶神经鞘瘤

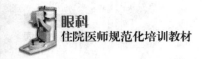

吸出,然后再提起包膜,分离并切除,整个过程要避免肿瘤组织和包膜的残留。

三、间叶细胞肿瘤

1. 横纹肌肉瘤

(1)概述:横纹肌肉瘤是儿童最常见的原发性眼眶恶性肿瘤,发病年龄多在 5～10 岁。横纹肌肉瘤来源于眼眶软组织中未分化的多能间叶细胞成分,而不是来源于眼外肌。病理上可以分为 4 型:胚胎型、腺泡型、多形型和葡萄簇型。典型的临床表现是儿童突发及快速进展的单侧突眼。通常伴有显著的附属器反应及眼睑的水肿和变色;也可能出现上睑下垂和斜视。浅表的肿块可能触及,深部的肿瘤可能位于球后的任一象限,引起眼球的高度突出。有时候患者可能会有一个和眼眶病变不相关的外伤病史,从而导致诊断和治疗的延误。

如果怀疑是横纹肌肉瘤,应紧急进行进一步检查。CT 和 MRI 扫描可以明确肿瘤的部位和大小。如果肿瘤有假包膜,那么完整摘除横纹肌肉瘤是有可能的。如果不能完整摘除肿瘤,则应尽可能多地摘除肿瘤,因为残余的肿瘤体积越小,辅助放疗和化疗越有效。应触诊患者的颈部及耳前淋巴结判断有无局部转移。同时检查胸片、骨髓穿刺活检及腰穿来进一步明确有无远处转移。

(2)治疗:以前横纹肌肉瘤的标准治疗方法是眼眶内容剜除术,且存活率低。现在局部切除联合放射治疗和全身化疗成为主要的治疗方法,而眶内容剜除术只用于复发的病例。局部放疗的总剂量为 4 500～6 000 cGy,在 6 周左右结束放疗。全身化疗可以消除转移的肿瘤细胞。如果眼眶肿瘤没有侵袭或转移到眼眶骨壁外,则手术联合放化疗的存活率超过90%。对儿童来说,放疗的不良反应常见,包括白内障、放射性皮炎、眶骨发育迟滞等。

2. 其他间叶细胞肿瘤 骨纤维异常增生症是一种良性骨发育性疾病,它可以累及一块或多块骨。CT 扫描可以显示出增生的骨质,MRI 增强扫描可以发现该疾病与脑膜瘤不同,没有硬脑膜的增强。如果同时伴有皮肤色素沉着和内分泌系统的疾病,则称为 Albright 综合征。当病变导致外观异常或由于视神经管狭窄导致视力下降时可以手术切除肿瘤或减容。

骨瘤是一种良性肿瘤,可以累及任何眼眶旁的窦腔。CT 扫描可以显示出边界清楚、致密的肥大骨。病变可以导致眼球突出、压迫性视神经病变及由于阻塞性鼻旁窦炎引起的眶蜂窝织炎。大部分病变生长缓慢,通常不需要进行治疗。如果肿瘤引起症状则建议手术切除。

恶性间叶细胞肿瘤包括脂肪肉瘤、纤维肉瘤、软骨肉瘤和骨肉瘤,在眼眶罕见。软骨肉瘤和骨肉瘤通常引起正常骨质的破坏并导致特征性的钙化,在影像学和 CT 片上可见。有双眼视网膜母细胞瘤病史的儿童患骨肉瘤、软骨肉瘤和纤维肉瘤的风险较高,即使他们没有接受过放射治疗。

四、淋巴增生性疾病

1. 淋巴样增生和淋巴瘤

(1)概述:眼眶的淋巴增生性病变根据临床表现、组织学、免疫学、分子生物和基因特征的不同包括多种肿瘤。国外有报道淋巴增生性肿瘤占眼眶肿瘤的 20% 以上。大部分淋巴增生性肿瘤为非霍奇金淋巴瘤。

根据 REAL 的分类,4 种最常见的眼眶淋巴瘤包括:黏膜相关淋巴组织淋巴瘤(MALT 淋巴瘤)、慢性淋巴细胞淋巴瘤(chronic lymphocytic lymphoma,CLL)、滤泡中心性淋巴瘤代表滤泡中心的低度病变、高度恶性淋巴瘤包括大细胞淋巴瘤、淋巴母细胞系淋巴瘤和 Burkitt 淋巴瘤。

(2) 临床表现:典型的淋巴增生性病变表现为慢性进展的、无痛性肿块。肿块通常位于眼眶的前部或者位于结膜下,表现为特征性的鲑鱼肉样外观。不论是良性的还是恶性的,淋巴增生性病变通常表现为包绕眼眶结构的铸型外观,而并不侵犯眼眶结构,从而很少引起眼球运动或视功能的异常。反应性淋巴增生性病变和低度恶性淋巴瘤通常有数月或数年缓慢生长的病史。眼眶成像表现为特征性的肿瘤包绕正常结构生长的铸型外观。除了高度恶性的淋巴瘤,骨质的侵蚀或浸润少见。超过 50% 的眼眶淋巴增生性病变位于泪腺窝。位于球后脂肪的淋巴瘤侵袭性更高。大约 17% 的病变为双侧性的。

(3) 诊断:对所有的淋巴增生性病变都建议活检获得部分组织标本来用于诊断,并根据 REAL 的分类来描述病变的形态、免疫学、细胞基因和分子生物学特征。

(4) 治疗:由于淋巴瘤的浸润性生长特性,手术通常不能完全切除。对于局灶的眼附属器淋巴增生性病变可以选择放射治疗,通常使用的剂量为 2 000~3 000 cGy。这个治疗方法几乎可以使所有患者的局部病变得到控制,而且,如果病变是孤立的,也可能阻止全身转移。

对于已经全身转移的低度恶性淋巴瘤的治疗是有争议的,因为增生不活跃的淋巴瘤通常对化疗敏感性不高,而且即使不治疗,存活期也比较长。许多肿瘤医生选择观察,仅治疗有症状的患者。对于恶性程度高的淋巴瘤则需要进行放疗、积极化疗或者两者联合治疗。

2. 组织细胞病 朗格汉斯组织细胞病以前也称为组织细胞病 X,是一类罕见的单核-巨噬细胞系统的疾病。这类病变目前认为与免疫调节异常相关。所有的亚型特征性地表现为增生的树突状组织细胞的聚集。该病常见于儿童,发病高峰在 5~10 岁之间,病变可以是良性的,部分甚至会自发消退,也可以慢性播散而引起死亡。以往的名字代表了组织细胞病的各种不同临床表现(骨嗜酸性肉芽肿、Hand-Schüller-Christian 综合征、Letterer-Siwe 病),目前它们已更名为孤立/多灶骨嗜酸性肉芽肿和弥漫性软组织组织细胞增多病。

眼眶的常见表现为骨溶解缺损,通常影响眼眶骨的颞上方或蝶骨翼,并引起反复发作的眼眶炎症反应,易被误诊为感染性眶蜂窝织炎。最终,肿块可以引起眼球突出。更小的儿童常表现为肿块表面软组织的炎症,也更容易出现多灶的病变或累及全身。对于年幼的儿童来说,即使最初就诊时没有发现全身转移,也应该定期进行随访检查有无多器官累及。

局灶的眼眶病变的治疗包括用以明确诊断的活检及减容,术中在病变内注射激素或者术后进行低剂量放射治疗。也有报道有些病变可以自发消退。虽然发病初期眼眶的骨质破坏可能会非常明显,但是眶骨通常可以完全再次骨化。全身组织细胞病的儿童需要进行积极的化疗。

3. 黄色肉芽肿 成人的眼眶及眼附属器的黄色肉芽肿通常伴有全身的表现。这些临床表现是进行分类的依据,根据它们常见程度的不同,可分为 4 类:①渐进性坏死性黄色肉芽肿(NBX);②成年起病的哮喘伴眼周黄色肉芽肿(AAPOX);③Erdheim-Chester 病(ECD);④成年起病的黄色肉芽肿(AOX)。

NBX 特征性表现为眼睑和眼眶前部的皮下病变;病变也可以见于全身。虽然皮肤病变见于所有的综合征,但是 NBX 中的病变易于发生溃疡及纤维化。常见的全身表现有多发性骨髓瘤和副蛋白血症。

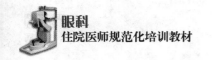

AAPOX 包括眼周黄色瘤、哮喘、淋巴结肿大,经常伴有 IgG 水平升高。

ECD 是成年黄色肉芽肿中危害最大的,特征性表现为眼眶和内脏器官致密的、进展迅速的、难治的纤维硬化,内脏器官包括纵隔、心包膜和胸膜、肾周和腹膜后腔隙。在 NBX、AAPOX 和 AOX 中,眼眶和眼附属器的黄色肉芽肿通常位于前部,而在 ECD 中病变弥散并可导致视力下降。即使进行积极地治疗,病变也常累及骨质并会引起死亡。

AOX 是一种孤立的黄色肉芽肿病变,它并不累及全身。青少年黄色肉芽肿是一种独立的非朗格汉斯组织细胞病,它通常是自限的、对激素敏感,幼时出现局灶的皮下病变。

五、泪腺肿瘤

大部分泪腺占位是非特异的炎症(泪腺炎),表现为急性炎症反应的症状,通常对抗炎药物治疗有反应。没有炎症症状和体征的泪腺肿大,则大部分是淋巴增生性疾病,只有一小部分泪腺窝的病变是泪腺上皮性肿瘤。

影像学检查对评估泪腺区的病变非常有帮助。泪腺的炎症和淋巴增生性病变通常导致泪腺弥漫增大及变长,而上皮源性的新生物则表现为孤立的球形肿块。炎症和淋巴增生性病变通常围绕眼球呈铸型生长,而上皮性肿瘤则会引起眼球移位及压迫变形。泪腺上皮性病变的缓慢生长会引起泪腺窝骨质的压迫重塑,而淋巴增生性病变通常不会引起骨质的改变。

1. 泪腺上皮性肿瘤　大约 50% 的泪腺上皮性肿瘤是良性混合瘤(多形性腺瘤),而另外 50% 是腺癌。大约一半的腺癌是腺样囊性癌,其余的是多形性腺癌、原发腺癌、黏液表皮样癌以及鳞癌。

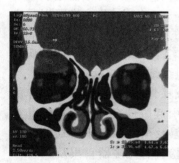

图 9 - 4 - 5　右眼眶泪腺多形性
腺瘤

(1)泪腺多形性腺瘤:泪腺多形性腺瘤(良性混合瘤)是泪腺最常见的上皮性肿瘤。通常见于 40~50 岁的成年人,男性较女性稍多。临床表现为进展性的、无痛性眼球向下向内移位伴眼球突出。症状通常长达 1 年以上。可以在外上眶缘触及一个坚实的、分叶状的肿块,眼眶片可以看到泪腺窝的扩大。在影像学上,病变通常边界清楚,可能伴有结节样表现(图 9 - 4 - 5)。

显微镜下,良性混合瘤由多种细胞结构组成,主要为增生的良性上皮细胞,基质由梭形细胞组成,偶伴有软骨、黏蛋白甚至骨变性产物或化生。这种变异代表了混合瘤这个名字。病变由一个假包膜包绕。

治疗:该病的治疗是手术完整摘除肿瘤及其假包膜,还包括邻近的眼眶组织。手术前不应进行活检:早期研究发现,活检造成假包膜的损伤会导致 32% 的手术复发率。对于复发病例,发生恶变的概率每 10 年增加 10%。

(2)腺样囊性癌:也称为圆柱瘤,是泪腺最常见的恶性肿瘤。这个高度恶性的肿瘤会因为神经的侵袭及骨质破坏而引起疼痛。病变发展相对较快,通常短于 1 年。早期出现的疼痛可以帮助鉴别恶性肿瘤和良性混合瘤,后者出现缓慢突眼的病程通常超过 1 年且无痛。由于肿瘤的侵袭性生长能力及缺少包膜,肿瘤通常延伸至眼眶的后部。

在显微镜下,细胞呈管状、坚实的巢状或者筛状的奶酪形状。基底细胞样的形态与存活率低相关,该种类型的存活率比筛状型的差。病理切片在显微镜下可以看到肿瘤沿神经的侵袭及对眼眶组织的浸润。

(3)多形性腺癌:病变的组织学特征与良性混合瘤类似,但是它们会有局部的恶性改变,通常是分化差的腺样囊性癌。它们通常来源于长期存在的原发性良性混合瘤或者由于良性混合瘤未完整切除或穿破假包膜后复发造成。

(4)泪腺恶性肿瘤的治疗:怀疑泪腺恶性肿瘤应进行活检得到明确的组织学诊断。有研究表明,眶内容剜除及扩大的眼眶切除,包括去除眶顶、外侧壁、眶底及其上的软组织、颞肌的前部并不能提高长期的存活率。大剂量的放射治疗联合手术减容可能是一个选择。有人提倡颈内动脉介入化疗联合眶内容剜除,然而随访时间不够长,不足以证明该治疗的有效性。即使经过了这些治疗,沿神经生长至海绵窦仍有发生,最终因为颅内转移引起死亡。少数引起全身转移,通常在最初起病后10年或更长时间后发生。

2. 泪腺非上皮性肿瘤 大部分泪腺非上皮性肿瘤是淋巴增生性病变或炎症。大约50%的眼眶淋巴增生性病变位于泪腺。淋巴增生性病变也可见于干燥综合征,或者局灶的泪腺病变加上唾液腺的病变(以往被称为Mikulicz综合征)。

在患者中,尤其是女性患者中可以看到淋巴细胞的良性浸润,她们可以出现双侧泪腺的肿胀从而引起干眼症状。可以隐匿起病或者在泪腺炎症后出现。泪腺增大在临床上不一定很明显。对受累腺体的活检可以看到淋巴细胞浸润,从淋巴细胞片状分布到淋巴细胞完全取代泪腺实质,仅保留内部的导管细胞,其外包绕增生的上皮肌上皮细胞岛。这种淋巴细胞和上皮肌上皮细胞岛的组合使一些作者将其命名为淋巴上皮病变。一些有淋巴细胞浸润的患者可能有系统性的风湿性关节炎,因此是典型的干燥综合征。这些病变可能会发展为低度恶性B细胞淋巴瘤。局部使用环孢素滴眼液可能会改善伴随的干眼症状。

六、眼眶继发性肿瘤

眼眶继发肿瘤是指从眼眶邻近结构,如眼球、眼睑、鼻旁窦或脑蔓延到眼眶的肿瘤。

1. 眼球和眼睑起源 眼内的肿瘤(尤其是脉络膜黑色素瘤和视网膜母细胞瘤)或者来源于眼睑的肿瘤(如皮脂腺癌、鳞癌和基底细胞癌)都可以侵犯眼眶。

2. 鼻旁窦来源 鼻腔或鼻旁窦的肿瘤也可以侵犯眼眶。常常可以引起眼球前突和移位。可以通过影像学检查作出诊断。

黏液囊肿和黏脓液囊肿是鼻窦腔里的囊样结构。由于窦腔引流管道的阻塞,使其有假性分层的纤毛柱状上皮通过扩张及侵蚀眼眶壁的骨质而侵犯眼眶。在黏液囊肿中,囊腔里充满了黏稠的分泌物;而在黏脓液囊肿中,囊腔里则充满了脓液。大部分的黏液囊肿起源于额窦或者蝶窦。手术治疗包括排空黏液囊肿、重建受累窦腔的引流,或者用黏膜条、骨或脂肪闭合窦腔。

鳞癌是第二大常见的侵犯眼眶的上皮性恶性肿瘤。该肿瘤通常来自于上颌窦,其后是鼻咽或口咽。鼻腔阻塞、鼻出血或者溢泪是主要症状。治疗通常是手术切除联合放射治疗,如果肿瘤侵犯眶周则需进行眶内容剜除。

从窦腔、鼻和颅面部侵犯眼眶的非上皮性肿瘤包括多种良性及恶性肿瘤。其中最常见的是骨瘤、骨纤维异常增生症和各种肉瘤。

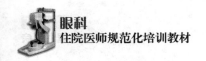

七、眼眶转移癌

1. 儿童转移癌　在儿童,远处的肿瘤更容易转移到眼眶而不是眼球(与成人不同,成人转移癌常见于脉络膜)。

(1)神经母细胞瘤:转移至眼眶的神经母细胞瘤通常会引起眼球突出,可合并眼睑瘀斑,可为双侧性的。在一部分病例中也可能出现明显的 Horner 综合征。通常,骨质破坏非常明显,尤其是外侧眶壁或者蝶骨骨髓。转移通常出现于疾病的晚期,患者腹部、纵隔或颈部可能发现原发病灶。治疗主要是化疗,放疗则用于那些压迫性视神经病变可能引起视力丧失的患者。存活率与患者发病的年龄有关。1 岁前诊断该病的患者存活率为 90%,而 1 岁后仅有 10%。颈神经节先天性神经母细胞瘤可能会引起同侧的 Horner 综合征伴虹膜异色。

(2)白血病:白血病进展期可能引起单侧或双侧突眼。以急性淋巴细胞白血病为最常见。眼眶部粒细胞白血病称为粒细胞肉瘤或者绿色瘤,罕见。其次常见的转移部位是转移到视神经鞘的蛛网膜下腔,表现为突然的视力下降及视盘的水肿,需要尽快进行眼眶放射治疗。通常眼眶病变在血液或骨髓出现白血病迹象前出现,一般提前数月。对细胞质中的酯酶进行特殊染色(Leder 染色)可以显示出粒细胞前体细胞。如果在发现白血病累及外周血或骨髓前进行化疗则可以增加存活的机会。

2. 成人转移癌　乳腺癌和肺癌是眼眶转移癌中最常见的原发病,其他如各个脏器的癌肿和皮肤黑色素瘤都可以转移到眼眶。疼痛、突眼、炎症、骨质破坏和早期的眼肌麻痹提示可能存在转移癌。

75% 的患者之前有原发肿瘤的病史,但是约有 25% 的患者眼眶转移是首发症状。眼外肌是最常受累的,因为其血供比较丰富。另一个常见的部位是蝶骨的骨髓腔,因为此处有相对丰富的低流速的血流。外侧眶壁的溶解破坏高度提示转移性疾病。血清癌胚抗原水平的增高也提示是转移癌。一些病例可以进行细针穿刺活检而避免行开眶手术。

(1)乳腺癌:女性眼眶转移癌最常见的原发疾病是乳腺癌。转移可能在乳腺切除后数年发生;因此问诊的时候一定要询问既往肿瘤手术史。乳腺癌眼眶转移可能会引起纤维反应导致眼球内陷,也可能引起眼球运动受限。

一些乳腺癌患者对激素治疗反应良好。通常与肿瘤组织中存在雌激素和其他激素受体有关。如果眼眶探查时发现乳腺癌眼眶转移,新鲜的标本应进行雌激素受体的检测,激素治疗对肿瘤中受体阳性的患者有效。

(2)支气管肺癌:男性眼眶转移癌最常见的原发病是支气管肺癌。原发灶可能很小,对怀疑有眼眶转移的患者应对肺部进行 CT 检查。

(3)前列腺癌:转移的前列腺癌可以引起类似急性非特异性眼眶炎症的表现。典型者可以在影像学检查上看到骨质溶解改变。

3. 眼眶转移癌的治疗　眼眶转移癌的治疗通常是治标不治本,主要是局部的放射治疗,并与肿瘤科医生合作。某些转移癌,如肾细胞癌转移可以进行眼眶病变的扩大切除,因为部分患者在切除孤立的转移病灶后可以存活数年。

（张　锐　任　慧）

第五节 眼眶外伤

一、眼眶骨折

骨折可发生在眶缘及眶壁的任何部位,常为钝伤所致,见于交通事故、拳击伤、跌伤等。眼眶爆裂性骨折常见,眶下沟的鼻侧眶底和眶内壁是最薄弱易受累的部位。

1. 诊断要点　包括外伤史、体检和影像学检查,任何能导致眶周淤青的较大打击力量均应排除骨折。

骨折后早期可出现眼球突出、眼睑肿胀和眶周淤血等,1~2周后水肿消退。典型表现如下。

(1) 复视及眼球运动障碍:骨折范围小者,更易发生肌肉或附近软组织嵌顿;青少年骨壁弹性好,也容易因嵌顿造成眼球运动受限。被动牵拉试验可以判断肌肉运动障碍有无机械原因,有时对轻症病例有治疗作用。

(2) 眼球内陷:与眶腔扩大和眶脂继发萎缩有关,相差2 mm以上的内陷可引起上眶区凹陷、外观改变及视物疲劳。

(3) 眶周麻木:与眶下神经受损有关。

(4) 眶内气肿:外伤及手术后需避免用力擤鼻,以防鼻腔内的气体通过创口进入眶内。

(5) 鼻出血:内壁骨折导致的出血经筛窦引流引起鼻出血。

(6) 眼部损伤:外伤时组织肿胀影响检查,需排除外伤性视神经病变,眼球破裂伤或钝挫伤。

辅助检查:需要行水平及冠状位CT扫描,如累及眶缘,可行三维重建了解眶骨移位情况。CT扫描可以确定骨折的面积和范围,有无软组织或肌肉的嵌塞。

2. 治疗原则

(1) 多数眼眶骨折手术应在外伤后10~14 d后进行,但青少年骨折因肌肉嵌顿出现复视、恶心、呕吐,甚至前段缺血的眼部表现,如角膜水肿、前房渗出、虹膜节段性萎缩等时应列为急症手术。

(2) 手术适应证:眼球内陷超过2 mm者,有证据表明:眶容积增加1 ml,引起0.8 mm眼球内陷;CT扫描显示肌肉嵌顿,牵拉试验阳性,复视不能缓解者。

(3) 手术原则:手术目标并非眼眶骨折片的复位和固定,而应称为眼眶成形术,基本步骤为采用皮肤或结膜入路到达骨折部位,回复疝出的肌肉和软组织,暴露骨折边缘,应用钛网或人工骨片材料修补缺损,缩小眶腔或增加眶容积。

二、眼眶内异物

(1) 因多数有明确的外伤史,异物诊断并不难。放置角膜定位器拍摄眼眶X线片可以显示金属异物的整体形态,并得到相关测量数据有利于手术寻找。CT扫描可以发现各种性质异物的位置和相邻结构间的关系,但可能漏诊部分植物性异物,MRI扫描可以弥补这种不足,通过异物和周围眼眶组织的信号不同发现异物,但MRI扫描需要首先排除有磁性的金属异物。

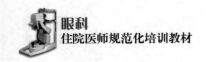

（2）眼眶异物是否需要取出取决于以下几个因素。

1）异物的性质：异物种类不同，组织反应各异。惰性金属异物和玻璃异物等可被纤维结缔组织包裹伴轻度肉芽肿反应，可以观察，如果感染引起瘘道，手术反而有迹可循。部分磁性异物患者因其他疾病需行 MRI 扫描，需尝试先取出异物。植物性异物可导致肉芽组织增生、脓肿、真菌感染和瘘道形成，必须取出。部分异物体积较大、边缘锐利，可能损伤正常组织或贴近视神经的异物，也应积极取出。

2）异物取出的难易程度和风险：临床上最终能取出的异物往往停留在眼球壁、眶骨壁、眼外肌等相对"固定"的结构附近，而包裹在脂肪内的小异物寻找如同"大海捞针"。邻近眶尖和视神经的异物因潜在视力丧失的风险需医生谨慎选择及操作。

三、眼眶出血

因外伤、全身凝血功能障碍或先前存在的眼眶病变（血管淋巴管瘤、静脉曲张等）患者可以自发或在诱因下发生眼眶出血，通常急性起病，眼球突出，如出血量大或形成骨膜下血肿，可以引起剧烈疼痛和眶压增高带来的恶心、呕吐表现，眶周也可有淤血表现。

诊断依据包括急性起病的病史，B 超检查显示液性或低回声病变，骨膜下血肿在 CT 上显示与眶壁邻近的基底较宽的圆丘性隆起，眼眶组织被推压移位。

绝大多数患者可以经过保守治疗、甘露醇降眶压等对症治疗，等待出血自行吸收，进而治疗原发疾病，减少再出血风险。

如视功能发生威胁，必须及时行外眦切开或开眶引流清除积血，降低眶压。术后需加压包扎以防再次出血。

（钱　江　袁一飞）

第六节　眼眶手术

对眼眶手术而言，并无固定模式可遵循，即使相同位置和相同性质的病变在手术中也会遇到不同的变数。因此，有经验的医生必须根据术中的情况随机应变以达到最终的目的：切除病变，保留功能。

一、眼眶减压术

（1）TED 患者的手术治疗包括眼眶、眼肌和眼睑手术，如果都有必要进行，必须先完成眼眶减压术，其适应证包括以下：①眼外肌肥大在眶尖处压迫视神经引起视野缺损、视力下降，糖皮质激素冲击疗法效果不著者。②眼球突出所致的暴露性角膜炎、角膜溃疡。③患者有美容性的要求。④眼眶回流障碍。

（2）眼眶减压术创伤较大，必须充分评估患者的全身情况：甲状腺功能是否稳定半年以上，电解质、心血管功能需特别关注。

（3）根据患者的突眼程度采取一到三壁减压。眶内壁减压尤其是靠近视神经孔处骨壁的去除对缓解视神经的压力非常有效，由 ENT 医生在鼻内镜下行眶内壁减压具有暴露充分，手术更加安全有效的优点，同时也避免了皮肤瘢痕。对于眼球突出较轻，视神经未受到压迫者,为改善外观也可进行单纯眼眶脂肪减压术。

(4)复视是手术后常见的并发症,为减少不平衡减压引起的眼球位置及眶内结构的变化,现在多提倡眼眶内外壁平衡减压,而非之前的眶底和内壁切除。

(5)眼眶减压术的疗效取决于骨壁切除的范围、骨膜切开的范围和眶内软组织的弹性。为加强减压效果,可以同时去除一部分脂肪。

二、眼眶手术的术后护理

(1)眼眶手术后的局部冰敷有助于减轻水肿、疼痛。适当地抬高头部也利于水肿的消退。适当的选用全身抗生素和激素可以预防感染,减轻术后反应。

(2)眼眶手术后的护理重点在于预防并早期发现、治疗眼眶出血所导致的视力丧失。如出现眶压增高、疼痛等情况,必须监测视力,其处理原则类似于其他原因导致的眼眶出血。

(3)眼眶手术如涉及骨壁切除和筛窦、上颌窦相通者,如眶减压术等,需提醒患者避免用力擤鼻以防眼眶气肿发生。

三、术后并发症

(1)眼眶手术的并发症重在预防,术前详尽的评估和患者及家属耐心的沟通、合理的手术入路选择、术中精细的操作、充分的止血,包括必要的和耳鼻喉科、脑外科、颌面外科医生的密切协作都可以降低并发症发生的概率。

(2)视力丧失是最严重的并发症。术后发生者多和眶内出血有关,可以通过放置引流条,密切观察、及时处理加以预防。术中发生者往往缘于视神经直接损伤或视网膜中央动脉损伤,取决于病变的位置深浅及其与视神经的粘连情况,有时难以完全避免。术中瞳孔大小的观察和眼底的检查可发现征兆。避免长时间过度牵拉或压迫眼球,尽可能地直视下的谨慎操作可以降低并发症的风险。

(3)术中并发症包括出血、角膜损伤、眼外肌、感觉神经损伤、脑脊液漏等。术后近期并发症有眶压增高、感染等,远期并发症指6个月仍不能恢复者,包括眼肌麻痹、上睑下垂、眼球内陷、瞳孔扩大等,可对症处理。

(钱 江 袁一飞)

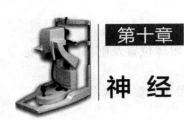

第十章

神经眼科

神经眼科(neuro-ophthalmology)是介于眼科学和神经科学的交叉学科,它涵盖所有与视觉有关的中枢神经系统的疾病,包括视觉传入系统(视觉传入和处理视觉信号的通路)和传出系统(控制眼球运动和瞳孔功能的通路)的疾病。

第一节 传入视觉系统检查

传入视觉系统的检查是神经眼科检查的核心,通过认真询问病史、眼科检查(验光、裂隙灯检查、眼底检查、瞳孔功能评估等)、视功能的心理物理检查(视力、立体视、色觉、视野、对比敏感度等)、客观视功能检查(ERG、VEP、mfERG、mfVEP)和相关辅助检查如频域OCT等,可对传入系统进行评估,为诊断和鉴别诊断提供依据。

一、病史

仔细询问病史是神经眼科检查最重要的部分之一,应询问患者视力障碍是单眼还是双眼,是突然发生、间歇性发生还是逐渐加重。视野有无缺损,是视野中央、周边、水平缺损还是偏盲。询问闪光感、视物变形和阳性暗点也很重要。视物变形、变小和阳性暗点多见于黄斑病变的患者,而闪光感多见于视网膜和视神经疾病,或见于偏头痛或其他大脑功能异常。

患者的既往史、用药史和系统回顾等也是神经眼科检查的重要内容。

二、临床检查

视力、屈光状态、色觉、立体视、对比敏感度、视野检查、突眼计、外眼及眼前节检查、眼底检查及视觉电生理检查的内容详见眼科检查部分,脑神经和瞳孔检查详见本章相关章节。

(王　敏)

第二节 视神经疾病

一、视神经炎

(一)特发性脱髓鞘性视神经炎(合并多发性硬化)

1. 概述　特发性脱髓鞘性视神经炎(idiopathic demyelinating optic neuritis,IDON)是

45 岁以下人群中最常见的急性视神经病变,也是视神经炎中最常见的类型和多发性硬化(multiple sclerosis,MS)的常见表现。

2. 临床表现 该病在女性中更为普遍(女:男＝3:1),通常单眼(偶尔双眼)发病,出现急性或亚急性的视力下降和明显色觉异常,大多数患者有眼球转动痛,在过热和运动时加重(称之为 Uhthoff 现象)。儿童患者常同时累及双眼。

3. 检查

(1)单眼(或不对称)的 RAPD。

(2)正常(2/3 的病例,球后视神经炎)或水肿(1/3 的病例)的视盘。

(3)正常黄斑和视网膜(无出血、无渗出)。

(4)视盘苍白(发作后 4～6 周或既往有视神经炎的发作)。

(5)视野检查:常出现中心暗点,Humphrey 视野检查出现弥漫性敏感度降低。

4. 诊断和鉴别诊断 根据以上症状和体征可做出诊断。神经影像学方面,磁共振成像(MRI)扫描可作为检查项目,但患者若有典型的临床表现,就不需要用 MRI 扫描去排除压迫性病变或证实诊断。MRI 扫描可用于检查颅内是否有亚临床脱髓鞘斑以判断是否发展为 MS。几乎所有患者的视觉诱发电位出现异常,表现为 $P100$ 波潜伏期延迟和振幅降低。

鉴别诊断主要是排除其他病因导致的视神经炎。

5. 治疗方案及原则 西方国家的 IDON 患者不治疗预后也不错,但根据中国台湾和国内的研究显示中国人群中的 IDON 患者视力预后并不理想。治疗方面我们参照美国一项著名的随机双盲多中心对照研究(optic neuritis treatment trial,ONTT)的结果,根据国内患者的具体情况提出以下原则:

(1)大剂量糖皮质激素冲击治疗:静脉滴注甲泼尼龙 1 g/d 或 0.5 g/d,持续用 3 d,随后改口服泼尼松片[1 mg/(kg·d)],持续用 11 d,以后减量,短期内减完。

激素冲击治疗的好处是加快视力恢复的速度,但不改变视力最终恢复的程度;延缓 MS 的症状和体征 2 年,但 2 年后仍有发生 MS 的危险。

(2)单独使用口服泼尼松片 1 mg/(kg·d)会使视神经炎复发的危险增加 1 倍(ONTT 研究结果),对视力恢复和延缓 MS 发生无益处,所以不应该给 IDON 的患者单独口服泼尼松片。

(3)注意激素不良反应,可联合使用胃黏膜保护剂,补钾,使用一段时间激素后注意检查骨密度。

(4)可使用神经营养剂。

(5)一些延缓 MS 发生和治疗的药物如干扰素 β-1α(avonex,rebif)和干扰素 β-1b(betaseron)已在美国使用 15 年以上。

(6)肽类制剂醋酸格拉替雷(copaxone)对复发缓解型 MS 显示出疗效。

(二)感染性视神经炎

该类视神经炎常见于以下疾病。

(1)副鼻窦炎:反复发作,伴有严重的头痛和蝶窦-筛窦炎。

(2)猫抓病:为视神经视网膜炎的常见病因。

(3)梅毒:发生于一期和二期梅毒的急性视盘炎或视神经视网膜炎。

(4)莱姆病:常发生视神经视网膜炎。

(5)艾滋病患者的隐球菌脑膜炎、急性视神经炎。

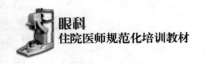

（6）带状疱疹病毒：由邻近视网膜炎扩散形成的视盘炎。

（三）视神经视网膜炎

1. **概述**　该病的特点是视力下降合并间歇性视盘水肿和黄斑星芒状硬性渗出，虽然它是视网膜的原发病，但常和视神经炎相混淆，所以把它包含在本章内。

视神经视网膜炎是一种感染性或免疫介导的疾病，约 50% 的患者在视觉症状发作的几周前有呼吸道的前驱病毒感染，虽然任何年龄都可发病，但儿童和年轻人多见。大多数患者病因不明，可能和猫抓病、梅毒、莱姆病和弓形体病有关。

2. **临床表现**

（1）无痛性视力下降。

（2）单眼或不对称 RAPD。

（3）色觉异常。

（4）典型眼底表现：轻至重度视盘水肿，黄斑星芒状渗出（常发生在视盘水肿出现之后）。

（5）荧光血管造影显示视盘血管染料渗漏，而黄斑区的血管通常完全正常。

（6）视神经视网膜炎的自然病程呈现一种自限倾向，视盘水肿一般在 4～8 周后消退，黄斑星芒状渗出数月，甚至到 1 年后消退，大多数患者视力恢复良好。

3. **诊断和鉴别诊断**

（1）有被猫抓病史，接触的猫和猫抓热的患者共处过，在此情况下，应检测汉氏巴尔通体（Bartonella henselae）的滴度。

（2）视盘水肿和黄斑区星芒状渗出，但要注意高血压性视神经病变和视盘水肿也会出现类似体征，后两种情况黄斑的渗出常位于黄斑鼻侧，属视盘水肿向黄斑区的蔓延，此时应给患者测血压。

（3）该病的眼底改变在视神经炎患者是看不到的，也不会有发生 MS 的危险。

4. **治疗方案及原则**

（1）根据病因进行治疗。

（2）有猫抓热的患者可用抗生素治疗。

二、视神经脊髓炎

1. **概述**　视神经脊髓炎（neuromyelitis，NMO）又称为 Devic 病，是一种少见的严重特发性自身免疫性炎性疾病，可导致中枢神经系统星形胶质细胞丢失，视神经和脊髓脱髓鞘，从而引起视力丧失和截瘫。因为有病情有复发，常会被误诊为 MS。

NMO 的具体病理过程不是十分清楚病，但已知特异性抗体（NMO - IgGs）与中枢神经系统中的星形胶质细胞水通道蛋白 - 4（aquaporin-4）结合，可破坏视神经和脊髓周围髓鞘的完整性，导致视力和神经系统受损。NMO 多见于女性和亚洲人。

2. **临床表现**　NMO 的临床过程多变，临床特征包括单眼或双眼的视神经炎、横断行脊髓炎，或两者都有。视神经炎双眼多见，通常单眼先起病，数小时，数周少数为数天后另一只眼发病，视力下降严重且迅速，无光感的病例并不少见。脊髓病变早于神经病变或在发生在视力丢失之后。神经眼科特征包括眼球转动痛、中心视力丢失、视野重度损害、色觉障碍、瞳孔偏大、视盘正常或不同程度水肿，可有视网膜静脉迂曲扩张、视盘周围渗出，病程后期出现视盘苍白,OCT 检查可见视网膜神经纤维层变薄。其他神经系统改变包括协调能力下降、截瘫或四肢瘫痪、感觉受损、膀胱和胃肠道功能受损、呼吸衰竭。

NMO 的预后一般较差,复发周期较频繁且病情较严重,视力损害严重且为永久性,常合并截瘫。

3. 检查　除进行视神经炎的常规检查外,须做脊髓和头颅 MRI 检查,脑脊液和血清 NMO-IgG 抗体检查。

4. 诊断

(1) 双眼急性视神经炎持续发作。

(2) 脊髓炎发作。

(3) 有自身免疫性疾病。

(4) MRI 检查见脊髓(颈髓多见)扩大和空腔改变(长 T2 加权高信号)至少累及 3 个连续的脊椎节段,头颅 MRI 扫描大多正常,也可显示 T2 加权高信号,但不是典型的 MS 改变。

(5) 脑脊液血清/白蛋白比值降低伴 IgG 合成率正常,寡克隆带缺失(75% 的患者出现)。

(6) 血清 NMO-IgG 抗体阳性。

5. 治疗方案及原则

(1) 急性发作:大剂量激素冲击:甲泼尼龙 1 g/d 静脉滴注,持续使用 3~5 d,以后改为口服泼尼松片,逐渐缓慢减量。通常联合使用免疫抑制剂,如咪唑硫嘌呤。难治性或进展性 NMO 可用血浆置换法。

(2) 预防复发:作为免疫调节长期使用泼尼松、咪唑硫嘌呤或利妥昔单抗有助于预防复发。

三、非动脉炎性前部缺血性视神经病变

(一) 概述

非动脉炎性前部缺血性视神经病变(nonarteritic anterior ischemic optic neuropathy, NAION)是较常见的神经眼科疾病,主要表现为无痛性视力下降伴视盘水肿。

NAION 被认为是影响视神经远端的后睫状循环血管灌注不足所致,但还有待证实。50 岁以上多发,平均发病年龄在 55 岁和 65 岁之间(范围:40~70 岁),但在合并一些危险因素的年轻患者中也有发生。以下是一些重要的危险因素:①小杯盘比和小视盘(也称之为先天异常的视盘或危险视盘);②高血压;③糖尿病;④其他血管危险因素:和小血管相关的疾病,如凝血障碍;⑤大量失血后(自发、手术或严重低血压);⑥白内障术后;⑦视盘玻璃疣;⑧5 型磷酸二酯酶相关药物[如西地那非(伟哥)、他达拉非(西力士)]尚有争议,世界卫生组织把此类药物列为有相关可能。

(二) 临床表现

患者有无痛性视力下降,有的患者可无症状,视力变化可从 1.0 合并视野缺损至光感,NAION 患者出现无感光极少见。

体征上有视力下降,存在 RAPD,色觉异常,色觉降低和视力降低成比例,不像视神经炎,色觉降低和视力降低不成比例。患者有前视路视野缺损,最常见的是水平性下方视野缺损。视盘呈弥漫或节段性水肿,水肿呈充血状比苍白多见,常伴火焰状出血,视盘水肿出现

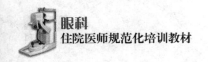

在视力下降之前或同时发生。对侧眼查见先天异常视盘(危险视盘)。

(三) 诊断和鉴别诊断

根据以上症状和体征可做出诊断,但需排除其他前段视神经病变。所有 55 岁以上的 AION 患者需排除巨细胞动脉炎(giant cell arteritis,GCA),需做 GCA 相关症状和体征的全面检查,以及红细胞沉降率(血沉)、C 反应蛋白和颞浅动脉活检。血压、空腹血糖、胆固醇水平有助于发现其他血管性的危险因素,但没有证据表明控制这些危险因素就能防止对侧眼的发作。睡眠呼吸暂停和同型半胱氨酸血症也和 NAION 相关。

NAION 的视盘水肿一般在 6～8 周后消退,若视盘水肿持续 2 个月以上,需做进一步检查明确其他病因。视盘水肿消退后视神经出现萎缩,视盘边缘小动脉弯曲。有 12%～40% 的患者对侧眼有发生 NAION 的危险,同一只眼复发的危险<5%。

(四) 治疗

目前对 NAION 尚无有效治疗,根据 IONDT(ischemic optic neuropathy decompression trial)的研究,认为视神经减压对 NAION 无效并可能引起损伤。没有措施可确切预防 NAION。有专家建议在 NAION 初次发病是服用阿司匹林,希望能够降低有血管病变人群脑卒中和心肌梗死的风险。

四、视盘水肿

(一) 概述

视盘水肿是指由于颅内压升高引起的视盘抬高,几乎都是双眼发生。

(二) 临床表现

视盘水肿根据病因在病程发展的过程中有不同的分期。

1. 早期　视盘轻度充血,视盘旁神经纤维层轻度模糊,自发性静脉搏动可消失。

2. 急性期　视盘旁经神经纤维层明显模糊,伴视盘周围神经纤维层出血。

3. 慢性期　视盘充血较急性期轻,较少发生出血,视神经上可见白色凝固样物(假性玻璃疣),被认为是水肿本身引起的轴浆淤滞所致。眼睫状短路血管可在此期开始形成,视力丧失也在此期加速。

4. 萎缩期　是视盘水肿的最后一期,表现为视盘苍白,有时视盘平坦,通常有明显的视力丧失和视野缺损。

患者可以完全无症状,可有头痛,持续几秒钟的一过性视物模糊,通常发生在患者体位改变或俯身后突然站起来。慢性期出现视力下降,黄斑区积液和皱折也可引起视力下降,甚至在急性期。可出现恶心呕吐。

体征上视盘可出现:①双侧视盘充血水肿;②视盘边界和视盘周围神经纤维层模糊,盘周血管看不清;③视盘或视盘周围视网膜出血;④静脉搏动消失;⑤视网膜静脉扩张迂曲。

视野缺损开始表现为生理盲点扩大,慢性期出现视野普遍敏感度降低,然后发展为弓形视野缺损,晚期累及中央固视区。

慢性期视力丧失,在急性期若视盘水肿导致黄斑区皱折、渗出或出血也可引起视力下降。可出现单侧或双侧的展神经麻痹。

(三) 检查

眼底镜检查可发现视盘水肿,肉眼不易辨认的视盘水肿可通过频域 OCT 发现。

（四）诊断和鉴别诊断

通过以上临床表现可做出诊断，一旦诊断视盘水肿，不论哪一期都视为急症，需要及时做影像学检查排除颅内占位或脑积水。MRI 扫描是最佳影像选择。

在鉴别诊断上要注意视盘水肿并不是视盘抬高的唯一原因，炎症、缺血和浸润性改变都可导致视盘水肿。另外还须和假性视盘水肿鉴别，后者属先天异常，有家族倾向。

常见视盘水肿的原因如下：①颅内肿瘤（原发或转移）；②假性脑瘤；③矢状窦血栓形成；④导水管狭窄；⑤动静脉畸形；⑥蛛网膜下腔出血；⑦其他，如脑脓肿、脑炎、脑膜炎。

（五）治疗原则

视盘水肿的治疗应根据原发病因，若找不到原因，为保护视功能可考虑行短路手术或视神经鞘开窗术。

五、Leber 遗传性视神经病变

（一）概述

Leber 遗传性视神经病变（Leber hereditary optic neuropathy，LHON）是一种母系遗传的线粒体疾病，表现为双眼同时或先后发生的视神经病变。LHON 的病因是线粒体 DNA 的异常，几个线粒体 DNA 突变位点被认为是原发突变，它们是 11 778、3 460 和 14 484，其中一个位点突变就可导致疾病。还有一些继发突变位点已被证实。患病的母亲会传给她所有的子女，但只有女儿会把疾病传到下一代。男女都会患病，但男性远远大于女性，比例是9∶1，发病年龄较早，大多在 10～20 多岁。

（二）临床表现

LHON 的唯一症状是视力下降，通常双眼视力下降有先后，后发病的眼通常在先发病眼数周或数月起病，很少双眼同时起病或单眼起病。视力下降通常在 0.01 或更差，视力会发生突然下降，单眼或不对称的 RAPD，色觉障碍，视野缺损，常出现中心暗点或旁中心暗点，周边视野相对正常。视盘改变有特征性，可出现抬高，边界不清，似视盘水肿，视盘周围毛细血管扩张，视盘充血，视盘颞侧苍白伴视盘黄斑束神经纤维的丢失。

（1）急性期：视盘水肿充血，盘周毛细血管扩张是 LHON 的特征性改变，神经纤维层外观模糊不清，但荧光血管造影视盘不出现渗漏。

（2）慢性期：视盘苍白，常出现在视盘颞侧即乳头黄斑束集中的区域。

LHON 还和合并一些其他的临床特征如心脏的预激综合征，以及类似多发性硬化的一些表现。

LHON 的视力预后差，但少数患者在发病数月或数年之后视力会有一定程度的自然恢复，患者会感觉中心暗点变淡或中心暗点中出现小的清晰的区域使视力变好。14 484 突变的患者视力预后最好，11 778 突变的患者视力预后最差，发病年龄越小，视力恢复的机会越高。男性视力丧失的比例高于女性。

（三）检查

应做视力、视野（中心和周边）、色觉、VEP、频域 OCT 检查。线粒体 DNA 检测可确诊，可筛查 11 778、3 460 和 14 484 3 个原发突变位点，11 778 突变最为常见。神经影像学检查不是必须。

（四）诊断和鉴别诊断

根据以上临床表现和检查可做出诊断。

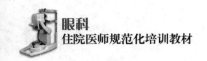

鉴别诊断中首先要和视神经炎鉴别,大多数患者因为有单眼视力下降,视盘水肿,发病年龄轻而被误诊为视神经炎。缺血性视神经病变从发病的年龄段上很容易排除。还需和视盘水肿鉴别,但急性视盘水肿一般不出现急剧的视力下降,从这一点可与之鉴别。

(五)治疗方案及原则

目前对 LHON 尚无有效治疗。最近一项随机双盲多中心对照研究发现一种抗氧化和脂质过氧化抑制剂艾地苯醌对急性发作的患者有一定作用。

六、外伤性视神经病变

(一)概述

外伤性视神经病变(traumatic optic neuropathy,TON)发生在闭合性头部外伤,机制多样。最常见的原因是在眼眶出血的情况下由眶间隔综合征而来的压迫性视神经病变。

TON 最常发生在年轻人,这类人群最常发生穿通伤或非穿通伤。产生 TON 的机制有以下几种。

(1)头部钝击伤,通常在前额,产生一种减速损伤。当头部撞击到硬的物体时,颅骨和面部突然停止运动,而软组织(大脑、眼球、视神经等)仍在继续向前运动,直到它们的固定点才停止。视神经鞘膜在视神经管内和硬脑膜融合在一起,对视神经产生固定作用,在减速损伤时产生对滋养软脑膜血管的剪切。若排除眶内出血,后段间接性 TON 是 TON 最常见的形式。

(2)TON 来自于视神经管骨折的骨折碎片压迫或在闭合狭窄间隙(如视神经管、眶尖)内引发活动性出血,眶间隔综合征是眼科急症,需紧急处理。

(3)穿通伤是直接性 TON 的一个少见原因。由于视神经眶内段相对松弛,可缓冲穿通物的影响;另外硬脑膜组织较厚,可抵抗撕裂。如果视神经的硬脑膜的确发生穿通,那么 TON 的发生可有几种机制包括视神经纤维切断、出血压迫、水肿、异物撞击视神经。

(4)完全或部分视神经撕脱常发生在作用于眼球的直接旋转力,大多数病例伤后较快发生视盘前的玻璃体积血,遮挡了视盘的观察,有时难做出肯定的诊断,眶尖或眶尖后的撕脱也可能发生,且常合并有颅底或颅内的损伤。

(5)直接性 TON 的另一个少见原因是视神经鞘血肿,典型表现是进行性视力下降、视神经病变、眼底静脉扩张或阻塞。CT 成像可见视神经鞘扩张,但这一特征也可见于肌锥内的眼眶出血,出血在脂肪间隙内围绕视神经鞘,造成真性视神经鞘血肿的假象。

(二)临床表现

TON 的主要症状是完全或部分视力丧失,若残留部分视力,可有明显视野缺损,视力丧失的速度对判断病因很重要,后段间接性 TON 的剪切力可导致视力立刻丧失。出血所致的压迫性 TON 引发的视力丧失速度较慢,患者受伤当时可有视力,几个小时后视力丧失。视神经撕脱可导致视力突然丧失。

TON 的体征主要有视力下降,色觉损害,RAPD 可见于单眼或双眼不对称性的视神经病变,眼眶出血可表现为眼睑的出血斑或血肿,上睑下垂和眼肌麻痹常见,触诊眶压高,眼睑紧绷,眼底可见血管改变。眼底镜下可见完全或部分视神经撕脱伴损伤部位的出血环。视力骤降伴视盘前玻璃体积血也提示视神经撕脱。

（三）诊断

以上临床表现是重要诊断依据。

有头部钝击伤病史的患者应首先做 CT 扫描，重点观察视神经管有无压迫性骨折，若无金属异物，可行 MRI 扫描了解有无可导致压迫的血肿，但 MRI 扫描不是必须的。如果患者外伤后还有视力或视力相对保存，之后开始出现视力丧失，CT 扫描和 MRI 扫描就十分重要。只要确认有骨折或血肿压迫，须立即行视神经减压手术去除压迫。

虽然有的病例不做任何检查，根据头部外伤后视力突然丧失的病史就可做出诊断，但视神经很可能受到剪切力损伤，建议至少要给患者做头颅 CT 扫描排除颅内损伤。

（四）治疗

对视神经撕脱无有效治疗。若存在眼肌麻痹或明显玻璃体积血，B 超检查有助于排除眼球破裂或眼外肌撕脱。若 B 超检查可疑，可行眼球或眼外肌探查。怀疑后部视神经撕脱可行颅底和头部的影像学检查排除垂体、颈动脉和大脑损伤包括颅内出血。

对于后部间接性 TON 的治疗也很有限，超大剂量激素静脉冲击治疗也未证明有确切的疗效。最近一项应用激素治疗外伤性脑损伤的研究表明，使用激素组的长期发病率和死亡率高于对照组，所以后部间接性 TON 和外伤性脑损伤的患者不应该使用激素。一项急性脊髓损伤的研究得出结论，外伤后 8 h 给超大剂量激素有效，并推断延伸到急性 TON 的治疗中，但是 TON 的动物模型上显示和不用激素组相比，激素组可导致进一步的轴突损伤。所以最安全的办法是不使用超大剂量激素，甚至不使用任何剂量的激素去治疗后部间接性 TON。

有报道采用视神经管减压手术治疗后部间接性 TON，即便 CT 扫描正常，术后视力也有提高。这一结果有争议，美国大部分神经眼科医生和眼眶专科医生不用该手术治疗后部间接性 TON。由于手术本身的风险的发生率和病死率，该手术要求手术医生精通颅底解剖学知识，并具有丰富的颅底外科手术经验。最近一项由 Cochrance Collaboration 做出的 Meta 分析发现该手术无任何肯定疗效。

下方眦部切开是眼眶出血所致的眶间隔综合征的有效治疗。在有视神经病变的患者，手术应及时进行，以获得最大限度的视力恢复。静脉使用激素可软化眶内软组织，但只应该用于没有伴随外伤性脑损伤的病例。

七、放射性视神经病变

（一）概述

单侧或双侧的视神经病变可发生在放射治疗后。颅内、颅底和鼻旁窦肿瘤放疗区域包含视神经的放疗患者可发生放射性视神经病变，总剂量超过 6 000 cGy，分剂量 200 cGy 可引起放射诱导的视神经病变。糖尿病放疗后也可出现放射性视神经病。还应该记住化疗患者若同时接受放疗，即便是低剂量也会引起放射性视神经病变，化疗能增强放疗对视神经的影响。

放射性视神经病的具体机制还不清楚，推测是放疗诱导损伤血管内皮细胞，进而导致血管阻塞和坏死。通常表现为球后视神经病变，表现为前部视神经病变伴视盘水肿的较为少见。

（二）临床表现

单眼或双眼视力急性下降，且进行性发展直至视力完全丧失。视力丢失常发生在放疗

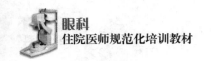

后平均 18 个月，也可能在放疗后的第 1 年内，20 年后发病的也有报道。

体征上可出现视神经或视交叉源性的视野缺损，视盘外观早期正常，随后出现苍白。

（三）诊断和鉴别诊断

接受一定放射剂量治疗的患者出现视神经病变，排除其他原因引起的视力丧失即可做出临床诊断。CT 平扫正常，对比无增强，但增强 MRI 的 T1 加权像在视神经、视交叉，甚至视束部位增强，视功能稳定后增强消除，未增强的 T1 和 T2 加权像显示无异常。

鉴别诊断上须排除原发肿瘤复发、继发性空蝶鞍综合征合并视神经和视交叉下垂、放射诱导的鞍旁肿瘤、蛛网膜炎。

（四）治疗

单独使用大剂量激素或联合高压氧治疗是治疗手段之一，但疗效不是很肯定。

大脑的放射性坏死对抗凝治疗有反应，但还没有研究证明该治疗对放射性视神经病变有用。

从预后上讲，尽管经过各种治疗，大约有一半的患者最终视力发展为无光感。视功能保持下来的，视力一般低于 0.01。

八、高血压性视神经病变

（一）概述

高血压性视神经病变表现为高血压患者的双眼视盘水肿，伴高血压性视网膜病变。患者血压明显增高，舒张压大于 100 mmHg。

（二）临床表现

视力下降是唯一的症状，常规体检或眼科检查能发现视盘水肿、动脉变细、动静脉交叉压迫、视网膜渗出或视网膜/脉络膜梗死这些高血压病特征性的改变。视力下降是基于视神经或视网膜受累。可出现视野缩小、相对性传入性瞳孔障碍（RAPD）。

（三）诊断和鉴别诊断

根据以上临床表现和高血压病史可做出诊断。鉴别诊断应考虑和视盘水肿、缺血性视神经病变和尿毒症性视盘病变鉴别。

（四）治疗

降低血压，但要注意过快降低血压会引起视神经梗死。

高血压性视神经病变被认为是缺血性视神经病变的一种形式，但也有因为高血压脑病所致的颅内高压导致，患者除了有视盘水肿外，还有弥漫性脑病的症状。

九、糖尿病性视盘病变

（一）概述

糖尿病性视盘病变是指糖尿病患者出现单眼或双眼的视盘水肿，是一种非典型性的 NAION。

糖尿病性视盘病变首先在 1 型糖尿病患者身上发现，2 型糖尿病患者也可发生。

（二）临床表现

常表现为视力下降，也是唯一的症状。单眼或双眼视盘水肿，和 NAION 相比视盘周围出血更多；存在单眼或不对称的 RAPD；视野缺损可呈中心暗点或弓形暗点；常存在糖尿病性视网膜病变;常有黄斑水肿。

糖尿病性视盘病变的自然病程常是良性的,很多患者视力恢复,视盘水肿数月后消退。

（三）治疗

除了控制糖尿病外无特殊治疗。

十、营养性和中毒性视神经病变

（一）营养性视神经病变

1. 概述　过去营养性视神经病变指的是烟草、酒精弱视,认为两者相加的毒性作用导致神经病变。现在认为是一种营养性视神经病变。

从病因上看并未发现有特殊营养元素的缺乏,原因可能是多因素的。这些患者通常吸烟和饮酒过度,饮食结构差,少吃蔬菜。烟草中的氰化物被认为是吸烟者发生视神经病变的原因。

2. 临床表现　营养性或毒性暴露所致的视神经病变的特点是双眼同时发生的无痛性视力下降。

症状上可出现进行性视力下降,常为双眼,早期可有一定程度的不对称,进展速度快,视力下降的程度不一,中心视力一般好于数指。早期出现色觉障碍,有可能是首发症状。

体征上双眼中心或旁中心暗点伴周边视野正常是中毒性视神经病变的特征。瞳孔反应通常迟钝。因双眼视神经对称性受累,故无 RAPD。视神经萎缩常累及视盘的视盘黄斑束区域,在晚期出现,早期视盘正常或充血。

3. 检查　眼底检查、中心和周边视野、频域 OCT 可发现神经纤维层变薄。

4. 诊断　仔细询问病史,特别注意询问食物摄入、吸烟习惯、饮酒情况和其他相关病史。

体检中注意寻找营养缺乏的体征。行 MRI 扫描时静脉注射钆-二乙三胺五醋酸有助于排除双眼视神经和视交叉的压迫性病变。

一些特殊检查如维生素 B_{12} 水平可排除恶性贫血。可查红细胞叶酸水平,但可能正常。

5. 治疗

（1）戒烟戒酒。

（2）改善饮食结构,多吃绿叶、黄叶蔬菜。

（3）给口服维生素 B_1（硫胺素片）100 mg, bid 和叶酸 1.0 mg, qd。

（4）有的患者可肌内注射维生素 B_{12}。

（5）治疗的目的是防止视力进一步丧失,大多数患者来就诊时视神经已萎缩,视力丧失已定型。若能在视盘尚正常或充血时得到早期诊断和治疗,部分视功能有恢复可能。

（二）维生素 B_{12} 缺乏

1. 病因

（1）恶性贫血:是最常见原因。

1）由于胃黏膜的壁细胞不产生内因子,使回肠吸收维生素 B_{12} 差。

2）巨幼红细胞贫血。

3）自身免疫性疾病,在中老年高加索人中最常见。

4）神经科症状:亚急性联合变性。

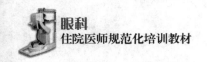
（2）饮食结构差：多见于严格素食者。

（3）其他吸收受损的原因：①胃肠手术；②小肠疾病；③裂头绦虫病；④小肠绦虫。

2. 治疗　肌注羟钴胺。

（三）毒性视神经病变

1. 甲醇

（1）临床特征：患者常误食甲醇，属急性事件。症状上患者在食入早期出现恶心呕吐，18～48 h内出现呼吸性窘迫，腹部不适和头痛。患者还会出现意识模糊，全身无力和嗜睡。可有代谢性酸中毒。视力丧失快且严重，但视力下降可到任何水平。保留视力的患者可出现特征性的中心、旁中心暗点或向心性视野缩小。

体征上眼底镜检查会有以下发现：①早期视盘充血，边界模糊；②晚期视盘苍白，出现杯凹，小动脉变细。

瞳孔对光反射迟钝，若视力完全丧失，则瞳孔散大，无对光反射。

（2）诊断：具有食入甲醇病史，急性严重视力下降，血清甲醇水平＞20 mg/dl，视盘改变即可做出诊断。

（3）治疗：应给乙醇治疗，因乙醇能干扰甲醇代谢。若及时治疗，视力丧失可减少到最小。

2. 乙胺丁醇　是一种抗结核药，L型乙胺丁醇和毒性视神经病变有关，而D型和治疗效果有关。眼部毒性和药物的剂量相关，若剂量＞25 mg/（kg·d），则很有可能发生视神经病变，低剂量用药也有发生视神经病变的报道。

一般在用药2个月内不会发病，平均发病时间在用药后7个月。肾性结核的患者要高度警惕发生视神经病变，因为药物从肾脏排泄。

体征上出现视野中心暗点、双颞侧或周边视野缩小。视神经早期正常，晚期萎缩。

从预后上看停药后患者视力可缓慢改善，但有些患者会留下永久性视力损害。

3. 烟草　烟草在导致视神经病变中的作用尚未阐明，营养不良的患者有可能倾向于发生烟草性视神经病变。烟草可损害维生素B_{12}的吸收，有研究提示烟草中的氰化物可产生氰化物性视神经病变，但结论有待证实。吸烟斗或烟筒者易患本病。

（王　敏）

第三节　视交叉病变

一、概述

双侧视神经向中线延伸至颅内交汇形成视交叉，视交叉位于鞍背上约10 mm，在视交叉处代表颞侧视野的鼻侧视神经纤维交叉到对侧视束，代表鼻侧视野的颞侧视神经纤维向后走行，沿视交叉同侧加入鼻侧交叉过来的纤维形成同侧视束，视交叉后的视束包含同侧的颞侧纤维和对侧的鼻侧纤维。

几个视交叉的解剖特征和视交叉病变导致的视野缺损相关。我们已知视交叉位于垂体窝顶部上方10 mm，故垂体微腺瘤不会引起视野缺损。来自黄斑的神经纤维（占视神经纤维的 90%）经过视交叉的后部。代表上方视野的下方神经纤维位于视交叉的下部。

视交叉的位置会影响视交叉周围病变所致的视野损害，最常见的位置（占 80%）是在鞍膈上投向鞍背的位置，前置视交叉（占 15%）位于鞍结节上或鞍膈上，后置视交叉（占 5%）垂体窝后的鞍背。垂体周围的重要结构还有海绵窦，海绵窦构成的静脉空间位于蝶骨两侧的硬脑膜和骨膜之间，它从眶上裂的末端延伸到颞骨岩部的尖端。海绵窦包含了颈内动脉和第Ⅲ、第Ⅳ、第Ⅵ对脑神经。垂体周围肿瘤可引起视野缺损和眼球运动障碍。

视交叉的病变起初会有视力下降，最重要的用以判断视交叉受累部位的并非影像学检查而是视野检查。视神经的汇合、鼻侧纤维的交叉、在经过视交叉时有 90°的旋转、将视神经纤维转向垂直子午线，所以视交叉和视交叉后的视野缺损会出现以垂直中线为分界的特点。

二、视交叉疾病的视野改变

（一）连接暗点

经典的连接暗点是一眼的中心暗点合并另一眼的颞侧偏盲视野，这种视野缺损的病变定位是在一眼视神经与视交叉的连接处。这种视野损害的原因是由于 Wilbrand 膝这一解剖结构的存在，它是鼻下交叉纤维的前部延伸，所以右侧视神经的损害产生右眼中心暗点和左眼颞上视野缺损。尽管在猴的研究上没有发现 Wilbrand 膝，但连接暗点仍是诊断视神经和视交叉连接处疾病的有效体征。

病变也可能只累及视交叉前角的交叉纤维，产生单眼的颞侧偏盲而对侧眼的视野正常。

（二）双颞侧偏盲视野

这种视野改变是典型的视交叉体部病变。偏盲视野可以是完全的或不完全的，但总是以垂直中线为分界线，通常会出现单眼或双眼的视力下降，双侧中心颞侧偏盲可在前置视交叉或肿瘤向后生长的患者出现，因为黄斑的纤维位于视交叉后部。

（三）同向偏盲视野

累及视束的鞍旁病变可产生不协调的同向偏盲视野，这种情况可发生在占位病变靠后或视交叉前置。同向偏盲常在占位病变同侧合并中心暗点和 RAPD，称为视束综合征。

（四）双鼻侧视野缺损

极为少见。可发生在视交叉后置的患者，病变位置在双侧视神经之间视交叉的前部，双侧视神经向外侧移位，紧靠床突上段颈内动脉或大脑前动脉的 A1 段。

任何不明原因视力下降的患者都需要做视野检查，若视野检查发现有和视交叉相关的视野缺损时，下一步的检查就是 MRI 扫描。

三、病因

引起视交叉综合征的约 90%的疾病是肿瘤，最常见的是垂体腺瘤，其次是颅咽管瘤、脑膜瘤、胶质瘤。

四、临床表现

（一）症状

（1）视力下降是最常见和最重要的症状。

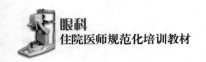

（2）垂体瘤患者可有头痛，提示病变局部区域的脑膜牵拉。

（3）复视。引起复视有以下原因：

1）肿瘤增大，扩大到单侧或双侧的海绵窦，累及第Ⅲ、第Ⅳ、第Ⅵ对脑神经，根据累及脑神经的多少，复视会有多种表现。

2）半视野幻灯片现象（hemifield slide phenomenon）是一种预先没有眼位偏斜的复视形式。这种现象发生在患者丧失融合功能时，因为双颞侧视野偏盲会产生双眼视无视野重叠区，所以眼球会在垂直面上移动，患者不能将数字纵行排列。

（4）固视后盲：这是视交叉疾病患者的一种特殊视觉障碍，双颞侧偏盲导致患者看近处时在固视点后出现一片盲区。发生的原因是因为当双眼会聚在某一点时，会聚点以后的区域落在双颞侧盲的区域。

（5）深度觉障碍：患者会有深度觉、近距离工作和使用精细工具的困难。

（6）畏光：鞍旁肿瘤患者可有畏光症状，可能的机制是三叉神经末梢敏感性增高、化学性脑膜炎或下丘脑-丘脑轴损害引起的中心性眩晕。

（二）体征

通常有视力下降，单眼或双眼色觉异常，视野缺损，存在 RAPD，视盘正常或苍白，视盘水肿少见，但可出现在颅咽管瘤患者，有双颞侧偏盲的患者会出现视盘鼻侧的带状萎缩，海绵窦内第Ⅲ、第Ⅳ、第Ⅵ对脑神经受累可出现眼位异常。视交叉疾病患者还可出现内分泌的症状和体征，包括垂体功能不足、闭经-泌乳综合征、阳痿、肢端肥大症、青春期早熟、尿崩症。眼球突出可继发于海绵窦内血管阻塞，但少见。跷跷板式眼球震颤少见，常和鞍旁病变相关，发生该眼球震颤时，一眼抬高内旋，另一眼降低外旋，常见于颅咽管瘤。

1. **垂体瘤** 是引起鞍区综合征的最常见原因，可无内分泌症状，也可分泌多种激素，产生的症状比视交叉压迫的症状明显。

肿瘤若分泌催乳素可导致女性闭经-泌乳综合征和男性阳痿。肿瘤若分泌过量的生长激素可导致肢端肥大症。Nelson 综合征以获得性皮肤色素沉着和 ACTH 水平升高为特征，类似库欣综合征肾上腺切除后的表现。

各种类型垂体瘤的诊断需靠影像学和内分泌检查，MRI 扫描的典型表现是鞍内肿块与蝶鞍扩大，因为视交叉的位置在鞍背上 10 mm，小的垂体肿瘤绝不会引起视野缺损，肿瘤必须大到超出蝶鞍才会引起视野缺损和视力障碍，这样的改变从影像学上就可作出诊断。

有几种类型的垂体瘤需重点认识。

（1）催乳素分泌垂体肿瘤产生高水平的催乳素，但可调整和用药物治疗。该肿瘤若引起视力障碍通常也会使催乳素水平超过 1 000 ng/ml（正常＜100 ng/ml），经过多巴胺激动剂（如溴隐亭、卡麦角林）治疗肿瘤会明显缩小，视野缺损在几周内就可完全消失。

（2）内分泌不活跃的垂体瘤是垂体瘤中最常见的类型，产生的内分泌异常包括甲状腺功能减退和垂体功能减退，这些肿瘤不能通过药物治疗去调整，为了解除视路压迫只能手术或放疗。

（3）垂体卒中是垂体肿瘤的一种特殊表现，起病急骤。患者会有头痛（常和蛛网膜下腔出血引起的头痛的程度一样重），单眼或双眼突然视力丧失和（或）眼肌麻痹。垂体卒中是因为垂体水肿导致出血进到垂体内，使原已存在的瘤体快速增大所致。患者有垂体功能和肾上腺皮质功能减退，在进行侵入性治疗之前，应做药物治疗恢复正常激素水平。

无论患者做了垂体肿瘤的任何治疗，眼科医生的作用是给患者做视野系列随访，结合系列 MRI 扫描,尽早记录和发现垂体肿瘤的复发。

常规视野检查的时间是:术后第 1 年每 3 个月 1 次,之后每年 1 次,连续随访 5 年。5 年后每 2 年 1 次。

2. 颅咽管瘤　颅咽管瘤起源于位于垂体腺前后叶之间的 Rathke 囊,常见于儿童,成人也可发病,瘤体可以是实质性或囊性,囊性瘤体常充满含胆固醇样颗粒的黏液。

颅咽管瘤的症状和体征包括单眼或双眼的视力下降,视野异常,视盘水肿(不常见),内分泌异常,成人可出现痴呆或思维混淆。诊断依据视野和 MRI 扫描的特征性改变。治疗靠手术。大多数情况下颅咽管瘤不能被完整切除,术后需放疗或化疗,肿瘤易复发,需密切随访视野和 MRI 扫描。

3. 脑膜瘤　鞍周脑膜瘤可位于蝶鞍上部、鞍结节或碟骨平面,是一种生长缓慢的肿瘤,通常只引起视力损害,很少发生内分泌异常。需手术治疗,不主张过度切除,否则会导致视力损害加重。眼科医生的作用是术后做视野随访。

4. 胶质瘤　视交叉的神经胶质瘤不常见,也会引起视交叉综合征包括视力下降和视野缺损,可合并神经纤维瘤病。大约 1/3 的神经纤维瘤病 1 型(NF1)患者 MRI 上可见前视路的胶质瘤。症状上可出现视力下降和视交叉部位的视野异常,NF1 患者可能会患视交叉胶质瘤。胶质瘤在成人可累及视交叉,此时胶质瘤侵犯性较强,被称之为成年恶性胶质瘤,实际上这是一种前视路的胶质母细胞瘤,病情进展迅速,患者常在 1 年内死亡。

胶质瘤的治疗有争议,有主张放疗的,也有患者接受化疗,特别是 5 岁以下的儿童,儿童做放疗会导致长期的智力缺陷。

(王　敏)

第四节　传出视觉系统检查

传出视觉系统的疾病可导致眼位不正或无眼位不正的眼球运动异常。复视是最常见的症状,需做神经眼科检查。其他症状,如歪头、转面等,即使患者没有感觉到有复视,也应该做传出系统检查,寻找眼球运动障碍的疾病。

表现为复视的患者应采取系统的方法,最有效地确认复视的原因,并确认复视是否存在神经眼科的病因。以下几个步骤有助于获得正确诊断。

一、确认单眼复视

复视评价中最重要的一个方面是判断双眼还是单眼视物时有复视。单眼复视几乎完全是由于眼部疾病所致,很少有神经眼科疾病的表现。所以单眼复视的患者不需要做神经科和神经放射学的进一步检查。如果患者没有交替遮盖过自己的双眼去感受是否单眼视物时有复视,那么医师首先要做的就是交替遮盖患者的双眼。若遮盖一眼,患者感另一眼有重影即为单眼复视。单眼复视最常见原因为:①屈光不正,特别是散光;②白内障,通常是核硬化性;③角膜瘢痕;④虹膜异常,如萎缩或多个虹膜周切孔;⑤脱位的晶体或人工晶体;⑥非生理性原因。

由于屈光不正或眼前节问题所致单眼复视最容易的检查方法是针孔法。将带有针孔的

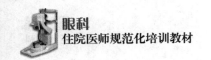
遮光板置于患眼前,询问患者单眼复视是否改善或消失,若答案肯定,那么屈光不正或眼前段疾病的病因可以确定。

二、确定眼位不正是共同性或非共同性

若患者的复视是在双眼睁开时出现,则患者有真正的双眼复视,这一症状几乎总是由于眼位不正引起。本检查步骤和以下步骤的目的就是确认眼位不正的形式是否符合单一或多支脑神经麻痹。

共同性斜视和非共同性斜视的概念见斜视章节。共同性眼位不正常使先天性偏斜失代偿;非共同性斜视通常是获得性疾病,常由麻痹或机械损伤所致。某些先天性代偿性隐斜视,如先天性滑车神经麻痹可引起非共同性眼位不正。共同性偏斜的存在,特别是转向和共轭旋转都完全时,常提示复视的原因是非神经科的。

这里有几种方法测量眼位不正的形式。

1. 三棱镜遮盖试验　在一眼前放置三棱镜,用遮盖/去遮盖或交替遮盖试验,可测量出三棱镜的屈光度,即眼位不正的量。至少6个注视方位需测量:第1眼位、左、右、上、下和视近。特殊情况下还需做偏头斜肌凝视和测量。测量结果记录在表上。在有些情况下,如滑车神经麻痹或怀疑有眼倾斜反应时需要让头偏右或偏左来测量眼位不正。患者端坐,头偏右和偏左时测量偏右和偏左时的垂直偏斜。在滑车神经麻痹时,头偏向麻痹侧,垂直斜视会更明显。

原发性偏斜是指患者用无麻痹眼注视时测出的偏斜量。继发性偏斜是指患者用麻痹眼注视时测出的斜视角。非麻痹性斜视患者不需要测量原发性和继发性偏斜的不同,用任何一只眼固视,斜视程度都一样。但是有麻痹性斜视的患者用麻痹眼注视(继发性偏斜)时,偏斜角度明显大于用非麻痹眼注视(原发性偏斜)时。当眼转向麻痹肌方向时偏斜角度最大。

2. 红色镜或 Maddox 杆　使用这种方法时,左右眼分开测量,常规先测右眼。在一只眼前放一红色镜片,要求患者看远处的白色注视光源,患者会从每只眼看到不同颜色的图像(光点);在一只眼前放一 Maddox 杆,要求患者看远处的白色注视光源,患者会看到不同的形状(一条红线和一个白色光点)。若看到两个分开的图像,要问患者在看远处注视点时红色图像是在注视点的右侧还是左侧。内斜视患者红色图像在红色镜片遮盖眼侧(非交叉复视)。外斜视患者红色图像在红色镜片遮盖眼的对侧(交叉复视)。垂直复视时,在眼位高(上斜视)的眼前放一红色镜片或 Maddox 杆,看到的红色图像低于注视点。在眼位低(下斜视)的眼前放一红色镜片或 Maddox 杆,看到的红色图像高于注视点。

Maddox 杆可用于测量扭转。测量可在综合验光仪或试镜架上完成。也可用双 Maddox 杆(白色在左眼、红色在右眼)测量,患者或检查者在试镜架上转动调节柄或在综合验光仪上做适当调节,直到两条线平行,扭转的度数可从放置 Maddox 杆的装置上直接读出。

三、转向和共轭运动检查

转向(ductions)是指单眼运动;共轭运动(versions)是指双眼协调运动。

要求患者跟随一个目标做水平运动,然后垂直运动,判断眼球移动幅度在一个或多个注视方向上是完全还是受限。可用百分数记录转向不足。有时转向不足可能看不到,但可见眼外肌的过度作用。这在滑车神经麻痹常见,麻痹上斜肌同侧的下斜肌在内收时趋向抬高,这是由于 Hering 定律所致。

四、扫视和追随的检查

做扫视试验时,要求患者从一个方向的凝视迅速回到第 1 眼位。例如,从右侧凝视回到第 1 眼位或从左侧凝视回到第 1 眼位。注意扫视速度、程度和稳定性。正常情况下,眼球重新故视运动很快通过一个动作完成。异常时,为把眼球带回到要求的眼位,扫视可出现迟缓或缺失、超过终点或出现一系列小的扫视运动(扫视过低)。

五、牵拉试验

不是所有出现复视的眼位不正都是因为眼球运动瘫痪引起。眼眶炎性疾病引起的限制性眼肌病变或甲状腺眼病是眼位不正和复视的常见原因。同样,重症肌无力可有复视,复视的形式可模拟任何一条单纯眼外肌的麻痹、单纯一支脑神经的麻痹、多支脑神经的麻痹或核上眼球运动异常。

若怀疑限制性眼肌病变是引起复视的原因,则应行牵拉试验。让患者朝转向受限的方向注视,检查者抓住转向受限的眼外肌止端,并拉向受限的方向。若容易将眼球拉向受限方向,则牵拉试验为阴性,提示不存在眼肌限制。若眼球不能拉向受限方向或牵拉困难,则牵拉试验为阳性,提示有眼肌限制,且眼球运动异常不是神经科原因,局部眼眶疾病是最可能的原因。

六、眼睑和瞳孔的检查

对所有复视患者需特别注意眼睑位置和瞳孔大小,复视合并眼睑和(或)瞳孔异常通常会给检查者提供患者复视的准确原因。

七、眼脑运动的评价

双侧转向受限的患者重要的是确定有无核间性或核上性损害。核上性病变会产生随意凝视时的转向受限,但在行娃娃头转动试验(doll head maneuvers)时,眼球能正常地转到转向受限的区域,这在背侧中脑综合征和进行性核上麻痹多见。

八、眼球震颤的评价

传出系统检查的一部分是观察眼球运动的异常节律。若存在眼球震颤,震颤的方向是根据快相(右快动或左快动)的方向和存在什么样的主要注视(cardinal gaze)命名。应记录震颤的幅度。记录扭转震颤时检查者需注视患者,记录是顺时针还是反时针。

九、双眼单视视野检查

复视患者最好的随访方法是行双眼单视视野检查跟踪眼位不正的进展。患者双眼睁开坐在动态视野计前,嘱双眼跟随光标,当光标从单个变成两个时按下反应按钮,最后画出能看到单个光标的视野范围图。该图可用于以后的随访,了解患者双眼单视视野是否有变化。

(王　敏)

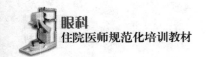

第五节 眼位不正和其他眼球运动疾病

一、动眼神经麻痹

（一）概述

动眼神经（第Ⅲ对脑神经）支配上、下、内直肌和下斜肌，同时也支配提上睑肌，其副交感纤维还支配瞳孔。动眼神经受累会产生一些综合征，累及一条或多条肌肉，常导致复视。

（二）解剖

动眼神经的亚核（核下部）位于中脑。这些亚核发出的神经束到达支配的每条眼外肌，上直肌的亚核发出的纤维有交叉，故支配右上直肌的纤维来自左上直肌亚核。动眼神经核结构另一个特殊性是提上睑肌的核是一个单一的中线结构，支配双侧的提上睑肌。瞳孔括约肌及其调节肌受同侧亚核支配。

当动眼神经离开脑干靠近大脑脚的内面，进入蛛网膜下腔时，它走行在小脑上动脉和大脑后动脉之间，紧邻基底动脉尖端（顶端），然后沿后交通动脉内侧和颈内动脉外侧走行。当动眼神经进入海绵窦时，它位于外壁，滑车神经的上方，然后经过眶上裂分为上下两支。上支包含支配上直肌和提上睑肌的神经纤维，下支包含其他动眼神经纤维包括来自睫状神经节的副交感纤维。

（三）病因和病理

动眼神经的病变可由多种原因引起，最常见的原因是神经本身的微血管梗死或压迫。微血管梗死发生在50岁以上患者，是由于神经滋养血管堵塞引起，梗死累及动眼神经的轴心部分。因为瞳孔纤维在神经的周围部分，所以轴性微血管梗死通常不累及瞳孔，这些患者通常有糖尿病、高血压病、动脉粥样硬化和高脂血症这些危险因素。

压迫性动眼神经麻痹可由于肿瘤或血管瘤导致。认识血管瘤性动眼神经麻痹比较重要，因为这是一种急症，患者常表现为伴疼痛的动眼神经麻痹，原因通常是后交通动脉瘤所致，动脉瘤向外产生压力，瞳孔纤维早期受累，于是动眼神经麻痹表现为上睑下垂、眼位不正和瞳孔散大。

（四）临床特征

因微血管梗死或压迫引起的动眼神经麻痹可有疼痛，完全或不完全性的上睑下垂，复视（通常是斜肌麻痹所致）。眼肌麻痹常表现为第1眼位的外斜视，内转、上转和下转受限。瞳孔不等大发生在压迫性麻痹，否则瞳孔正常。瞳孔散大是诊断血管性麻痹的关键体征，所有诊断为动眼神经麻痹的患者必须检查瞳孔。若引起完全性动眼神经麻痹的原因是微血管梗死，瞳孔大小正常；若是压迫性病变，特别是后交通动脉瘤，则出现瞳孔散大，对光反射减弱。

（五）动眼神经麻痹相关综合征

1. **核性动眼神经病变** 包括：①动眼神经核性麻痹，极其少见；②同侧动眼神经麻痹，对侧上直肌麻痹（上直肌受对侧亚核支配）和双上睑下垂（提上睑肌受中线核支配）；③双侧动眼神经麻痹，无上睑下垂；④只有双侧上睑下垂；⑤任何受动眼神经支配的单一的眼外肌麻痹。

2. **动眼神经束综合征** 包括：①Weber综合征，同侧动眼神经麻痹伴对侧偏瘫（大脑脚受累）；②Nothnagel综合征,同侧动眼神经麻痹,小脑共济失调（小脑上脚受累）；③Benedikt综合征,同侧动眼神经麻痹伴对侧不随意运动（红核受累）。

3. 动眼神经段蛛网膜下腔病变

（1）后交通动脉瘤:发生在后交通动脉和颈内动脉交叉处的动脉瘤是引起单纯瞳孔散大并累及动眼神经的最常见原因。

（2）颞叶沟回疝形成:当动眼神经经过蛛网膜下腔时,它依靠在小脑幕边缘,大脑颞叶钩部在其上方,小脑幕上肿瘤可引起跨过小脑幕边缘的钩部向下移位和疝形成,并压迫动眼神经。此类患者通常有精神状态改变。

4. 海绵窦综合征 海绵窦内的动眼神经麻痹常合并其他脑神经（第Ⅳ、第Ⅴ、第Ⅵ对脑神经）的麻痹。

5. 眼眶综合征 由于动眼神经在进入眼眶后分为上下两支,累及眼眶的病变可导致受这两支神经支配的结构瘫痪。

（六）诊断

动眼神经麻痹一经确诊,下一步就要判断麻痹是否为孤立（单纯）性的。合并展神经麻痹通常容易判断,但合并滑车神经麻痹表现可能就不太明显。滑车神经的主要作用是下转时内收,但在动眼神经麻痹的情况下,眼球不能内收,也就不能判断滑车神经的主要功能,只能判断滑车神经的次要功能即内旋。方法是嘱患者看下,检查者注意有无内旋,若没有则提示滑车神经麻痹。孤立性动眼神经麻痹的检查需根据患者的年龄、麻痹的完全程度和瞳孔状态。

动脉瘤所致动眼神经麻痹在10岁以下儿童非常少见,但眼肌麻痹性偏头痛是动眼神经麻痹的常见原因,并有瞳孔受累。所以在选择影像学检查上,动眼神经麻痹的儿童应做MRI和MRA扫描,而不做导管血管造影。

处于易发血管病变年龄段且有危险因素的患者应做进一步检查寻找未知的危险因素,如血糖、血压情况。另外,巨细胞动脉炎可出现任何脑神经的麻痹,在询问病史时要特别注意问及有关巨细胞动脉炎的症状和体征。红细胞沉降率和C反应蛋白会对诊断有帮助。

若瞳孔受累,应让患者立即做MRI/MRA或CT/CTA检查,若结果为阴性,后交通动脉瘤的可能性还是很高,应进一步做导管血管造影。

10岁以上,血管病变年龄段以下的动眼神经麻痹患者即使瞳孔正常也须做MRI和MRA扫描排除肿瘤和动脉瘤。若瞳孔异常,即便神经影像学是阴性的,也应做导管血管造影。若所有影像学检查都没有异常发现,应进一步做血液系统和脑脊液检查。

（七）鉴别诊断

多种疾病群可导致眼球运动综合征,使得诊断容易和完全与部分动眼神经麻痹混淆。

甲状腺疾病常导致下直肌功能受限,但典型病例也存在内直肌受限产生的内斜视,而不是动眼神经麻痹引起的外斜视。眼睑退缩和牵拉试验阳性可有助于修正诊断。

重症肌无力也可模拟任何形式的动眼神经麻痹,但瞳孔从不受累,上睑下垂和眼球运动异常的形式多样。

眼眶外伤所致的下直肌内陷或外伤性眶尖/眶上裂综合征可引起眼球上转受限。使用球后麻醉的白内障术后患者可出现垂直复视。上直肌无力的原因是下直肌的外伤和（或）球后注射损伤支配下直肌的神经。这些原因导致的眼位异常可在几个月后恢复,但有时也需

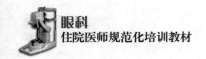

要手术矫正。

眼眶的炎症累及眼外肌也可出现类似部分动眼神经麻痹的表现,眼眶影像学检查会揭示眼位异常的原因。

从自然病程上讲,血管病变性动眼神经麻痹会在 6～12 周后自然缓解,残留复视的情况很少见。压迫性动眼神经麻痹在压迫因素解除后可缓解,或在被称之为"异常再生"后缓解。

动眼神经麻痹在观察过程中若出现以下情况须及时做进一步检查:瞳孔散大、1 周后不完全性动眼神经麻痹有进展、出现其他神经科症状和体征、出现异常再生和 3 个月后无解决办法。

(八) 动眼神经的异常再生

动眼神经的异常再生最常发生在后交通动脉瘤和垂体卒中后出现急性动眼神经麻痹之后,呈现出一种立体模式,上睑下垂完全恢复或只残留很少部分,眼球上转、下转好,内收恢复,异常再生可为眼睑-注视运动障碍或瞳孔-注视运动障碍。在瞳孔-注视运动障碍中,部分支配内直肌的神经纤维也支配瞳孔括约肌,所以眼球内收时瞳孔缩小的程度比光照更明显(假性 Argyll-Robert 瞳孔)。在眼睑-注视运动障碍中,部分支配下直肌和内直肌神经纤维还与提上睑肌联系,所以眼球内收和向下注视时会出现上睑上抬。这种向下注视时出现的睑裂增宽称为假性 Graefe 征。

异常再生是压迫性或外伤性动眼神经麻痹的一种独特形式,血管性动眼神经麻痹不会出现。

原发性异常再生是指有的患者从未出现过急性动眼神经麻痹,但发展成一种慢性进行性动眼神经异常再生,压迫性病变慢性(通常位于海绵窦内)进展可产生这一综合征。这些病变通常是脑膜瘤或海绵窦动脉瘤,其他病因也有报道。

(王　敏)

二、滑车神经麻痹

(一) 概述

滑车神经(第Ⅳ对脑神经)仅支配上斜肌,引起眼球内转时下转和内旋。滑车神经是仅有的从脑干背侧发出的脑神经,在颅内有最长的行走路径。滑车神经也是交叉支配,因此右侧滑车神经核最终支配左眼上斜肌。滑车神经包裹在前髓帆中,此处最易受到头部外伤的影响。

病因包括:①头部外伤;②微血管阻塞;③先天性;④其他原因,如肿瘤、多发性硬化,以及较为少见的炎症。

(二) 临床表现

1. 症状　包括:①复视,为斜肌麻痹所致;②阅读或下楼梯困难。

2. 体征

(1)垂直斜视:通常在滑车神经病变同侧出现上斜视。眼向对侧注视和头位向病变侧倾斜时,上斜视加重(如右侧滑车神经麻痹,眼向左侧注视时和头向右侧倾斜时,右眼上斜视加重)。最简便检测这一斜视的方法是 Parks 3 步法,使用遮盖-去遮盖检测是否有:①第 1 眼位存在上斜视;②向左或向右侧注视时上斜视加重;③头位倾斜时上斜视加重

（Bielschowsky 头位倾斜试验）。

（2）头向病变对侧倾斜，下颌可以内收。

（3）同侧上斜肌的拮抗肌下斜肌功能亢进明显，内转时上转。

（4）使用以下方法可以记录到眼球外旋：①双马氏杆或 Lancaster 红绿屏。②检眼镜：通常黄斑位于经过视盘几何中心虚拟水平线以下 0.3 mm。使用直接检眼镜检查，如果存在外旋，则黄斑的位置会更低。如使用间接检眼镜，则相反，黄斑位置会更高。③垂直融合范围：通常垂直融合范围为 1～3 个棱镜度。而先天性滑车神经麻痹患者垂直融合范围明显增加。

3. 伴随第Ⅳ对脑神经麻痹的综合征

（1）核-束性病变：由于交感神经向下经过邻近滑车束的中脑，可出现滑车神经麻痹伴随对侧 Horner 综合征。

（2）蛛网膜下腔病变：通常引起孤立的滑车神经麻痹；当损伤位于前髓帆时，可以出现双侧滑车神经麻痹。

（3）海绵窦病变：滑车神经麻痹时可以同时伴动眼神经麻痹。为确诊滑车神经麻痹，患者应被要求外转然后向下看。在此位置时，眼球如能内旋，这表明滑车神经功能未受影响。

（4）眼眶病变：在眼眶，滑车神经麻痹常和其他脑神经麻痹及眼眶病变的其他特征性表现如眼睑下垂，结膜水肿或结膜充血一起出现。

（三）诊断评估

当出现孤立的滑车神经麻痹时，要寻找头部外伤史。缺乏头部外伤史时，在年龄超过 50 岁以上患者的孤立的滑车神经麻痹被认为本质上与血管病变有关。若患者年龄较发生血管病变的年龄组小时，需进行神经影像学检查。患者年龄超过 55 岁时，需进行排除巨细胞动脉炎的检查。先天性滑车神经麻痹可较晚才表现出来。这些患者主诉间歇性复视变得越来越频繁及持续时间延长。检查若提示垂直融合范围增加，则进一步确定了先天性发病这一诊断。检查患者家庭旧照，同样可以发现长期的头位倾斜，这是先天性斜视的另一线索。在垂直融合范围增加的患者中，无须再进一步检查。垂直融合范围应当在所有滑车神经麻痹患者中进行测量。

处于血管病变年龄组患有孤立滑车神经麻痹具有正常垂直融合范围患者，须对危险因素进行评估（如糖尿病和高血压）。由于绝大部分这些患者在 6～12 周内自行缓解，因此仅需观察。

外伤性滑车神经麻痹患者也可以进行观察。然而合并斜视的，可能需要更长时间才能缓解。

（四）治疗

可以尝试佩戴棱镜，但是由于这种眼位偏斜的非共同性及有时眼球旋转的特性，常不能获得成功。手术矫正眼位常是这些患者的最终解决方案。

（五）双眼滑车神经麻痹

外伤常导致双眼滑车神经麻痹。双眼发病的过程可能被掩盖，患者有时表现为单眼的滑车神经麻痹。双眼受累及的线索包括以下几点。

（1）大角度的旋转性斜视：患者表现为明显的"单眼"滑车神经麻痹，但是旋转角度若超过 10°应当怀疑双眼滑车神经麻痹。

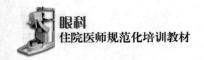

（2）V 征伴内斜。

（3）交替性上斜视（左侧注视时右眼上斜视，右侧注视时左眼上斜视）。

（六）扭曲偏斜

扭曲偏斜是指一种由核上性病变引起的垂直/旋转斜视，需与滑车神经麻痹相鉴别。通常由核前前庭输入到动眼神经核通路上的病变引起。可以是眼倾斜反应的一部分（见下）。扭曲偏斜包括以下特征。

（1）共同性的或非共同性的垂直偏斜。

（2）脑干下部病损时，同侧眼通常下斜，而脑桥或中脑病变时，同侧眼上斜视。交替性扭曲偏斜是以小脑退变和外转眼上斜视为特征的。

（3）立-卧位实验：从站立位转为卧位时，垂直偏斜减轻 50% 提示扭曲偏斜。

（4）罕见的可以表现为眼位交替，右侧注视时右眼上斜视，左侧注视时左眼上斜视。

（5）扭曲偏斜可以是眼倾斜反应的一部分，后者包括以下三联征：①扭曲偏斜；②眼球旋转——双眼垂直轴的上极和头位倾斜方向一致的旋转（如低位眼外旋、高位眼内旋）。这种反应与生理性的抗旋转相反，即双眼垂直轴上极旋转和头位倾斜的方向相反。③头位倾斜——病理性的头位向低位眼倾斜。

三、展神经麻痹

展神经（第Ⅵ对脑神经）是颅内走行最长的脑神经之一。累及展神经整个核外段的病变将导致内斜视和同侧外展受限。

（一）解剖学

展神经的解剖特点是其神经核的病变不会导致孤立的同侧展神经麻痹。展神经核包含除支配同侧外直肌的运动神经元外，还包含中间神经元，后者的纤维终止于对侧动眼神经核的内直肌亚核。这样的解剖联系保证了眼球的水平共轭运动，然而这也意味着病变累及展神经核时，不是引起同侧外展功能不足而是导致同侧凝视麻痹。

展神经的束支和周围走行毗邻某些特定的结构。它在脑干水平靠近面神经，并与动眼神经、滑车神经、三叉神经眼支伴行通过海绵窦。这些区域发生病变可能出现多个神经麻痹而不是孤立的展神经麻痹。

（二）病因

展神经麻痹最常见的原因包括：①血管病变，（微血管）阻塞；②外伤；③脑膜炎病程（炎症、感染及坏死）；④占位；⑤任何原因引起的颅内压升高；⑥多发性硬化；⑦腰椎穿刺后或脊髓麻醉；⑧脑卒中（中风）；⑨先天性。

（三）伴随展神经麻痹的综合征

1. 脑干病变累及展神经核或神经

（1）Foville 综合征：由于脑桥被盖（脑桥背外侧）受损引起，表现为：①同侧展神经麻痹或凝视麻痹；②同侧面神经麻痹；③同侧 Horner 综合征；④同侧面部无痛感；⑤外周性耳聋；⑥舌部前 2/3 味觉丧失。

（2）Millard-Gubler 综合征：是由于脑桥旁正中腹侧病变所致，表现为：①同侧展神经麻痹；②同侧面神经麻痹；③对侧偏瘫。

（3）Raymond 综合征：①同侧展神经麻痹；②对侧偏瘫。

2. 蛛网膜下病变　展神经麻痹可能是一种"非局部化"的信号,升高的颅内压可能引起脑干向下移位并牵拉拴系在脑桥和 Dorello 管出口处的展神经。

3. 岩尖综合征

(1) 展神经在 Dorello 管与岩骨尖端相联系,在这个位置病变引起的特征性神经功能异常包括:①展神经麻痹;②同侧三叉神经分布区域的面部疼痛;③同侧面瘫(面神经);④同侧听觉丧失(听神经)。

(2) 引起此区域异常的常见原因:主要有局部炎症/感染并发的中耳炎(Gradenigo 综合征)和岩尖部骨折。小脑脑桥角肿瘤也可引起除视盘水肿和共济失调外的上述症状。

4. 海绵窦综合征　展神经可能单独受累或同时累及动眼神经、滑车神经、交感神经丛、视神经或视交叉。

5. 眶部病变　展神经受累通常伴随眼球突出或其他眶部表现,可能累及视神经。

(四) 临床表现

1. 症状　包括:①复视;②取决于病因,有时眼周疼痛。

2. 体征

(1) 通常第 1 眼位表现为内斜,向外侧注视时内斜加重。当麻痹眼注视时,内斜加重(第 2 斜视角大于第 1 斜视角)。这不同于先天性内斜,其内斜斜视度在任何一眼注视时均相同。

(2) 可表现为外转功能部分或完全丧失。

(3) 向麻痹方向的眼球扫视常减慢。

(五) 先天性展神经麻痹

(1) 独立的展神经麻痹大多由产伤引起。

(2) 几种同时合并展神经麻痹的综合征具有不同的特征。

1) Möbius 综合征:此病患儿由于双侧面瘫而呈假面具状容貌,展神经麻痹通常双侧发病,偶表现为单侧。第 1 眼位可能无内斜表现。完全缺乏水平注视可能为其特征。

2) 眼球后退综合征:具有 3 种类型,Ⅰ型表现为单侧或双侧的外转障碍,患者第 1 眼位通常无内斜、无复视。然而患者眼球内转时可出现同侧睑裂缩小的异常眼睑运动。

眼球后退综合征实际上是由于出生前展神经核病变所引起,展神经核以及展神经缺失。因此一部分动眼神经支配外直肌产生内外直肌共同收缩,导致 Duane 综合征特征性的眼球后退。

(六) 诊断评估

(1) 进行诊断检查的手段和程度取决于多种因素,包括患者的年龄、相关眼科学及神经病学发现,以及单侧或双侧展神经麻痹。

(2) 年龄大于 50 岁、单侧发病、孤立的展神经麻痹的患者通常由所谓的血管性病变引起外转功能不足。这是一种供应展神经本身血供的血管闭塞,神经的梗死经常无痛性的突然发作,尽管孤立的血管病变性展神经麻痹可以具有偶发疼痛的特点。这些麻痹大多是自限性的,并在 3 个月内趋于缓解。在血管病变发生年龄段患有孤立的展神经麻痹并具有血管病变高危因素,如糖尿病、高血压、高胆固醇血症等的患者,进一步全面的系统检查可以推迟。如果展神经麻痹在规定的时间内缓解,则可以推断病因为血管病变。如果出现以下情况,建议行 MRI 的检查:①展神经麻痹在 3 个月内不能缓解。②发病 2 周后内斜加重。

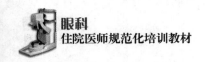

③出现其他症状或体征。④任何有恶性肿瘤病史的患者,即使展神经麻痹是孤立的,在我国尤以鼻咽癌多见。

（3）尽管血管病变性的展神经麻痹有可能在同侧或对侧复发,但双侧同时起病不应考虑血管病变引起。在这种情况下,应针对其他病因进行检查。

（4）所有单侧或双侧展神经麻痹的患者,应通过眼底镜检查视盘是否有视盘水肿。任何原因引起的颅内压升高可造成单侧或双侧展神经麻痹,这是颅内压升高的非局部性体征。

（5）年龄＜50岁的获得性单或双侧展神经麻痹的患者需进行系统检查。如果无外伤既往史或其他明显的展神经麻痹病因,应进行全面的病史询问和神经病学检查。MRI扫描是这类患者检查中的关键一部分,所有这些患者均应接受此项检查。如果MRI扫描未见异常,要考虑进行腰穿检查脑脊液。

（七）治疗

展神经麻痹的治疗显然应依赖于起病原因。在孤立的血管病性情况下,控制危险因素可能预防复发,但并不能使内斜视更快地好转。

内斜视本身的治疗同其他形式的眼位偏斜类似,即遮盖、佩戴三棱镜,若斜视持续存在可行手术治疗。

（八）假性展神经麻痹

不是所有的展功能不足都是展神经麻痹。各种其他的疾病也能导致外展受限,包括:①Duane后退综合征(见上文)。②甲状腺眼病。③眼眶炎性疾病(肌炎、假瘤)。④重症肌无力。⑤内直肌嵌顿。⑥近反射痉挛(SNR)。SNR的患者通常有间歇的内斜视。这由于患者自动地激活了集合、调节及瞳孔缩小三联征。每次内斜视及外展受限出现的同时,伴随瞳孔缩小。SNR几乎不是由于器质性疾病所引起。

（王 敏 刘 睿）

四、核间性眼肌麻痹

（一）概述

内侧纵束(从脑桥延伸至中脑的通路)连接展神经核和对侧内直肌动眼神经亚核,产生共轭眼球运动。内侧纵束也包含连接前庭和眼球运动核的纤维。内侧纵束的损伤会导致眼球运动异常,称为核间性眼肌麻痹(interneclear ophthalmoplegia,INO)。

任何疾病过程累及内侧纵束可引起INO,多发性硬化和脑卒中(中风)是两个最常见的病因。

（二）临床特征

INO患者通常不会有明显的复视症状,患者有视觉干扰的症状,但患者难以说清。有复视症状的患者会感觉视物成双,并有神经科表现如眼球反侧偏斜(skew deviation)。体征上可看到内收麻痹和对侧展性眼球震颤。典型的INO表现为一眼或双眼内收受限(类似单独的内直肌麻痹),合并外展眼的分离外展眼球震颤。若有完全性内收麻痹,则称之为核间性眼肌麻痹;若是不完全性的内收麻痹,则称之为核间性眼肌轻瘫。有内收不全的一侧命名为有INO的一侧,所以右侧INO会出现右眼内收不全,左眼外展眼震。少见的情况是,患者可能没有内收不全,但内收时扫视速度减慢,称为扫视迟缓。

内聚功能可能完好或受损。

眼球反侧偏斜在单眼 INO 常见,少见于双眼 INO,受损侧通常在上斜眼。

(三)诊断

INO 的存在提示有中脑损害,所以应做 MRI 扫描,MRI 扫描正常也不少见。

(四)治疗

INO 无特殊治疗,患者的治疗取决于病因。多发性硬化的年轻患者常会发生 INO,且为双侧,能自行缓解。脑卒中(中风)的年长患者易发单眼 INO,也可自行缓解。

(王　敏)

五、重症肌无力

(一)概述

重症肌无力(myasthenia gravis,MG)是一种导致随意肌肌力减弱的自身免疫性疾病。神经肌肉接头处的胆碱能受体在神经信号传递到肌肉的过程中起重要作用。当抗体和这些受体结合后使受体不能发挥作用时,即发生 MG。这些抗胆碱能受体的抗体是引起 MG 的直接原因。

(二)临床表现

MG 所致肌无力的基本特征具有可变性和易疲劳性。

1. 眼科症状

(1)几乎所有 MG 患者最终都出现上睑下垂,约 50% 的患者上睑下垂为首发症状。患者早晨醒来时无上睑下垂或有轻度上睑下垂,随一天的时间延长和疲劳加重,可累及一侧或双侧眼睑,常不对称,有时患者需用手提起完全下垂的上睑以便视物。

(2)复视:随疲劳和时间延长加重。

2. 非眼科主诉

(1)一组或多组肌群无力,如近端肢体肌肉无力导致行走或从椅子上站起来困难。

(2)咽部肌肉变化:患者可能会注意到他们说话的声音有改变,出现鼻音。

(3)吞咽或呼吸困难可构成急症。

3. 上睑下垂

(1)让患者向上注视 2 min 后上睑下垂加重。

(2)用手提起下垂重的上睑引起另眼上睑下垂更加明显,此现象称为上睑下垂增强(enhanced ptosis)。

(3)让患者从向下注视再回到第 1 眼位(平视),上睑会过分抬高,然后又回到习惯的位置,此现象称之为 Cogan 征。

(4)眼位不正和眼球运动障碍:MG 可表现为任何眼球运动的异常,通常有复视,但不是总是出现。经常出现的眼球运动异常包括以下几点。

1)上视轻瘫:眼球上转困难,特别在上睑下垂存在时。

2)假性核间麻痹:存在单眼或双眼的内收障碍,模拟脑干疾病所致的核间麻痹。

3)眼肌麻痹:眼球不能向所有眼位转动。

4)模拟脑神经麻痹。

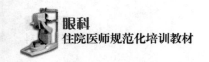

（5）扫视：速度减慢伴随疲劳；可有异常快速飞镖样扫视（颤抖眼动）。

（6）眼睑无力：在用力闭眼时，眼睑容易被分开，提示眼轮匝肌无力。

（7）眼内肌正常（瞳孔大小和反应正常）。

（三）诊断

1. 诊室里对 MG 的试验

（1）依酚氯胺（腾喜龙）试验：静脉注射依酚氯铵后在大多数 MG 患者见上睑下垂和眼球运动恢复，约 2 min 后患者眼部情况又回复到基线状态。

（2）冰试验：将冰放在闭合的下垂眼睑上 2 min，下垂的眼睑有明显改善，其他原因引起的上睑下垂不会好转，5 min 后眼球运动有改善。

（3）休息试验：让患者闭眼 20 min 后，上睑下垂改善。

2. 实验室检查

（1）胆碱能受体抗体含量测定：阻断抗体滴度升高即能诊断 MG。30%～50% 的眼部 MG 患者有抗体滴度升高。

（2）肌电图：反复刺激受累肌可见递减反应。常规肌电图不能诊断时，单纤维肌电图可诊断 MG。

（3）所有诊断为 MG 的患者应行胸部成像，了解有无胸腺增大或胸腺瘤。

（4）MG 患者甲状腺功能障碍的发病率升高，应检测甲状腺功能。

（四）治疗

MG 的治疗选择包括胆碱酯酶抑制剂、糖皮质激素或其他免疫抑制治疗、胸腺切除和血浆置换。

（王　敏）

六、眼球震颤

眼球震颤（简称眼震）通常是指眼球有节律的颤动。总的来说，眼震的眼球运动要么是急动，要么是摆动。急动型眼震是指有快相和慢相的眼球节律性来回运动。按约定，眼球震颤是以快相运动的方向来定义的。钟摆型眼球震颤是指眼球节律性地来回摆动，但在两个方向的速度是一致的。眼震可以是上述两种的混合类型。本章内容仅涉及基于解决临床实践需要的眼震，更多眼震方面的内容请参考其他文献。

眼震可以引起视物模糊，但是通常不引起其他临床症状或体征。表 10-5-1 列举了一些病变位于中枢神经系统特定部位的特殊类型的眼球震颤。

对下列问题进行询问可以更好地了解患者眼球震颤的性质。

1. 单眼还是双眼震颤　以下情况最常见单眼眼球震颤。

（1）核间性眼肌麻痹：在内侧纵束病变对侧眼可以出现外转时分离性的水平注视眼震。

（2）Heimann-Bielschowsky 现象：长时间的视力丧失（包括视神经疾病，严重弱视，致密白内障等任何原因引起），可以导致受累眼低频率，垂直钟摆或冲动型眼球震颤。

（3）点头痉挛：包括通常为垂直分离、快速的、单眼或双眼、小幅度及钟摆型眼球震颤，点头及斜颈三联征。此病病因不明，通常 4～12 月龄起病，2 岁前消失。由于视交叉神经胶质瘤常伴随这种异常的眼球运动，这些儿童应当进行常规 MRI 检查。

（4）上斜肌肌纤维颤搐是一种单眼周期性颤动。

1）症状：单眼模糊或周围环境闪光感持续不超过 10 s，但是通常 1 d 内多次发作。

2）病因：多数无潜在疾病。

3）向下注视或集合可能促使该病的发作。

4）体征：检查时很难引出。但是如果发作，将出现小幅度，不规则单眼内旋颤动。

5）病程：通常自发缓解。

表 10-5-1　眼球震颤的定位

眼球震颤类型	定　位	病　因
跷跷板型	Cajal 间质核或其连接	蝶鞍旁占位，脑干卒中，中隔-眼发育不良，先天性
会聚退缩型	中脑（后连合，背侧中脑）	松果体区肿瘤
旋转型	前庭中枢连接	脱髓鞘、梗死（Wallenberg 综合征）、肿瘤、延髓空洞症、动静脉畸形
Brun 型	桥小脑角	听神经瘤
上跳型	小脑	小脑变性、脱髓鞘、梗死
周期交替型	小脑	Chiari 畸形、脱髓鞘、小脑变性、梗死、小脑大面积病损
下跳型	颅颈移行部、小脑	Chiari 畸形、颅底内陷、小脑变性、梗死、脱髓鞘、中毒代谢疾病

2. 双眼眼球震颤是生理性的还是病理性的　生理性眼震包括以下形式。

（1）终点性眼球震颤：极度向一侧注视时出现的细小的跳动性眼震。

（2）视动性眼震：是一种视野中重复移动刺激诱发的跳动性眼震。

1）慢相：物体移动的方向。

2）快相：物体移动的相反反向。

（3）温度实验诱发的前庭性眼震：

1）耳道灌冷水：产生快相为测试耳对侧方向的眼震。

2）耳道灌热水：产生快相和测试耳同方向的眼震。

3. 病理性眼球震颤是否分离　最常遇见的分离形式的眼震包括以下几种。

（1）会聚退缩型眼球震颤：会聚样运动伴随眼球向眶内退缩。常见于松果体肿瘤和其他中脑异常病变。

（2）跷跷板型眼震：一眼上升内旋，对侧眼下降外旋。病变常位于视交叉或第三脑室，常见于颞侧偏盲患者。

（3）上跳型：上升时为快相，上视时跳动幅度达到最大。病因包括药物（苯妥英）作用或脑干、小脑蚓部和后颅窝病变引起。

（4）下跳型：下跳时为快相。这是由于颅颈移行部病变所引起。通常在第 1 眼位时表现出来，但是振动幅度可以很小而不被察觉。遵循 Alexander 法则（当眼球向快相方向注视时眼震幅度增加），也就是说，向下注视时眼震幅度最大，但常在向下并向一侧注视时，最易使得眼震幅度增强。

（5）先天性眼球震颤。

（6）回跳型：这是一种跳动型眼球震颤，快相为注视方向。然而，持续一段注视后，快相改变方向。当注视回到第 1 眼位时，眼球在此方向的快相增加。这常由于小脑病变所引起。

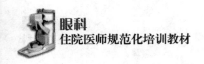

（7）周期交替型：快相的方向在每 60～90 s 的周期内发生改变。

（8）凝视诱发：第 1 眼位时不出现眼球震颤，不致视力障碍。是一种快相为注视方向的跳动型眼震。

1）Brun 眼球震颤：桥小脑角病变患者，当向病变侧注视时可引起低频率，大幅度的眼震，而向病变对侧注视时出现高频率，小幅度的眼震。

2）药物诱发：抗惊厥药/镇静药。

3）注视麻痹。

（9）前庭性：前庭性眼球震颤可分为周围性或中枢性。周围性是由前庭器官或神经疾病所引起，如迷路炎、梅尼埃病。周围性眼震通常伴有严重的眩晕，可因头部运动加剧，通常不伴随运动障碍。注视可以抑制眼震，当眼球向快相方向转动时，眼震的水平成分强度增加，快相远离病变。中枢性前庭眼震是由于脑干和前庭小脑连接处病变所致。如果有的话，患者仅主诉轻度眩晕（除外 Wallenberg 综合征）。眼震不能被注视所抑制，也不会由头部运动而诱发。可能存在伴随扫视或追随缺陷。

（10）隐性眼球震颤：当双眼同时注视时，不出现跳动型眼震，但一眼遮盖时出现眼震。双眼向注视方向（快相）跳动。

（11）获得性钟摆型眼震：见于多发性硬化，由于振动幻视而无法视物。

4. 先天性眼球震颤的临床特征　包括：①出生时或即围产期发病；②总是共轭及水平方向眼震；③垂直注视时眼震仍旧为水平性的；④集合时减轻，固视时加重；⑤可能具有潜在性眼震的成分；⑥反向性视动反射；⑦可以有头部颤动；⑧存在零眼位；⑨缺乏振动幻视症状；⑩常见斜视；⑪头位倾斜常见。

（刘　睿　王　敏）

第六节　瞳　孔

瞳孔功能对于视野缺损和神经性疾病的患者是一项重要且客观的临床指标。在评估瞳孔时需要提出 4 个问题：①瞳孔为圆形还是不规则？②双侧瞳孔是否等大？③瞳孔对光反射是否灵敏？④若否，瞳孔近反射是否灵敏？

正常瞳孔大小根据周围环境的照明而变化。通常双侧瞳孔大小相等，但也有大约 20％ 的正常人有临床可以检查到的瞳孔不等大（anisocoria），即瞳孔相差≥0.4 mm，称为生理性瞳孔不等大。

一、瞳孔检查

瞳孔检查需在暗室中进行，光源要小而亮，患者向远处固视。检查瞳孔时，需评估以下情况：①大小（单位：mm）；②是否存在瞳孔不等大；③对光反应情况（直接和间接对光反应）；④是否存在相对性瞳孔传入障碍（relative afferent pupillary defect，RAPD）；⑤在暗环境内的散大程度；⑥在视近物时的缩小程度。

用裂隙灯检查眼前段和虹膜是对瞳孔异常患者的基本检查。裂隙灯检查可以发现影响瞳孔大小和形状的虹膜粘连、葡萄膜炎、虹膜撕裂、虹膜节段收缩、虹膜肿瘤和晶体半脱位等异常。

二、瞳孔的临床解剖和生理

光线直射任一眼后通常导致双侧瞳孔同时收缩。每只眼睛都同时受到交感纤维(瞳孔开大肌:开大瞳孔)和副交感纤维(瞳孔括约肌:缩小瞳孔)的支配。瞳孔任一时刻的大小都是瞳孔括约肌的副交感状态与瞳孔开大肌的交感状态相互平衡的结果。这种平衡是不断变化的,因此双侧瞳孔的大小也随时在对称性地变化。

虹膜震颤(hippus)是光照任一眼时瞳孔正常的节律性振动。双眼的振动同步,且振幅和频率可有变化。

支配瞳孔的神经纤维兴奋性的改变可导致瞳孔的开大与缩小。此外,虹膜局部的病变,如肿瘤、虹膜粘连、外伤后虹膜撕裂及手术后的瞳孔等均可改变瞳孔的形状或反应性。

瞳孔的大小取决于虹膜两种对立肌群的作用平衡:瞳孔开大肌(负责开大瞳孔)和瞳孔括约肌(负责缩小瞳孔)。瞳孔大小的改变基于其对周围光线强弱的反射机制。这种改变可随着患者年龄、情绪状态(肾上腺素水平)、清醒程度和眼内压的不同而不同。

1. 瞳孔对光反射通路 瞳孔受到光刺激后收缩是由动眼神经的副交感(胆碱能)神经纤维所介导。光照一眼后,双侧瞳孔对称性收缩(直接和间接对光反应)。视网膜神经节细胞所接受到的光信息,通过视神经、视交叉(鼻侧纤维交叉)和视束,到达中脑背侧顶盖前核。

光反射传入纤维在接近外侧膝状体核时离开视束,经四叠体上丘臂终止于顶盖前核。

每侧顶盖前核都接受同侧和对侧的传入纤维,并且发出纤维至双侧的 E-W(Edinger-Westphal)核(大部分交叉到对侧核)。支配瞳孔括约肌的副交感纤维由 E-W 核发出,随同侧动眼神经入眼眶,终止于同侧的睫状神经节。由此发出的节后副交感纤维支配睫状肌(负责晶体调节)和瞳孔括约肌(负责收缩瞳孔),两者的比例为 30:1。瞳孔括约肌的神经肌接头处乙酰胆碱的释放促使了瞳孔的收缩(图 10-6-1)。

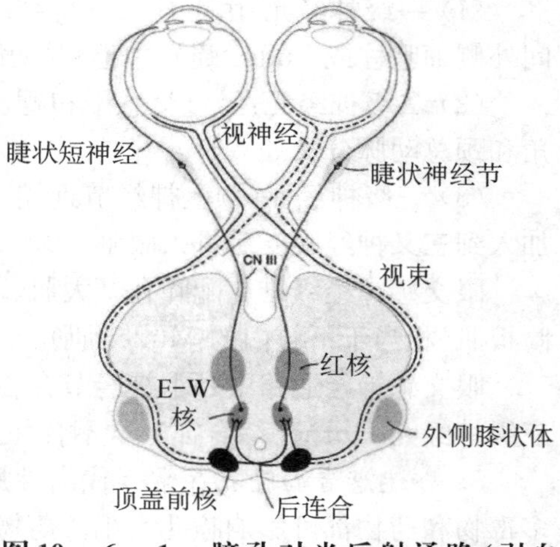

2. 相对瞳孔传入障碍(relative afferent pupillary defect,RAPD) 当光线照入任一眼时,双侧瞳孔同等程度收缩;光源越亮,瞳孔收缩的程度越大。因此,经同一光源直接照射时两眼瞳孔的收缩程度理应是相同的。

相对瞳孔传入障碍是指光线刺激某一眼时双眼的瞳孔收缩程度小于刺激另一眼时的收缩程度,是提示视神经病变的一项重要的客观指标。RAPD 在床旁检查即可发现,并且能够定量测量。

单侧视神经或视网膜神经节细胞受损时,同样的光源照射病变眼时脑干传出中心接受的光信号相对较少。因此在同一光源照射下,刺激病变眼时双侧瞳孔收缩程度较小,刺激正常眼时双侧瞳孔收缩程度较大。

RAPD 伴同侧视力减退提示患者存在视神经病变或严重的视网膜病变(眼底检查显示视网膜异常)。角膜异常、白内障及大部分的视网膜病变等眼病不会导致 RAPD。

图 10-6-1 瞳孔对光反射通路(引自 BCSC2011—2012 版)

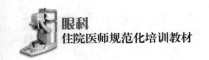

单侧顶盖前核或上丘臂的病变若损伤来自同侧视束的瞳孔传入纤维,可导致对侧眼的RAPD,其症状类似视束受损,但并无视力减退或视野缺损。

检查者可以通过在正常眼前添加中和滤镜来中和RAPD并以对数单位定量。滤镜的范围通常从0.3对数单位(轻度RAPD)到1.8对数单位(重度RAPD)。

RAPD的病因包括:①单侧或不对称的视神经病变(0.3→1.8对数单位)。②严重的单侧视网膜病变(0.3→1.8对数单位)。③视力低于20/200的黄斑病变(0.3对数单位的轻度RAPD)。④弱视(0.3对数单位的轻度RAPD)。⑤浑浊的单眼白内障:可致对侧眼轻度RAPD(由于白内障眼的视网膜已暗适应,同时浑浊的晶状体可致光线向多方折射,导致患侧视网膜获得额外的光刺激)。⑥单眼遮盖(或完全性上睑下垂)可致对侧眼暂时的RAPD(遮盖眼已暗适应,对光刺激更敏感;可出现最大1.5对数单位的RAPD,持续到遮盖去除后30 min)。⑦视束受损可致对侧RAPD(0.3→0.6对数单位),同时存在对侧同向偏盲。⑧上丘臂或顶盖前核的病变可致不伴有视力减退或视野缺损的对侧RAPD。

3. 瞳孔缩小伴随调节 视近处物体时瞳孔缩小是通过副交感传导通路完成的。近反射通路绕过中脑背侧的顶盖前核,由高级皮质中枢发出的纤维下行至E-W核。

光反射和近反射通路的分离称为光-近反射分离(light-near dissociation)(亦即瞳孔对光反射受损而对近物反射正常),提示患者中脑背侧和顶盖前核受损,而近反射通路和E-W核则正常。

由于光反射和近反射的传入通路在解剖学上是分离的,因此患有严重视神经疾病的患者虽然对光刺激丧失或仅残留较弱的反应,但却可保持完整和灵敏的视近物的反应。

4. 瞳孔扩大 是由下丘脑来源的交感(肾上腺素能)传导通路介导的。负责开大瞳孔的交感传导通路(眼交感纤维)由三级神经元构成。

(1)一级神经元:由下丘脑下行纤维到达位于颈髓的第1个突触($C_8 \sim T_2$,也称脊髓中间外侧细胞柱或Budge睫脊中枢)。交感神经在中脑内位于滑车神经核附近。

(2)二级神经元:经过交感干和臂丛到达肺尖,之后上行至颈上交感神经节(靠近下颌角和颈总动脉分叉处)。

(3)三级神经元(颈上神经节远端):在颈内动脉外膜内上行,经海绵窦(邻近展神经),加入到三叉神经眼支后进入眼眶。

眼交感神经纤维支配瞳孔开大肌、Müller肌(上睑内辅助提高上睑的小平滑肌),以及下睑板肌(相当于下睑内的Müller肌)。

眼交感神经通路中颈上神经节存在负责面部排汗和血管舒缩的分支(这解释了为什么三级神经元Horner综合征通常不合并无汗症)。

5. 昏迷患者的瞳孔异常 代谢性原因导致的昏迷常出现反射尚存的缩小的瞳孔。很多毒物和药物都可影响瞳孔大小。药物性瞳孔散大可以是拔除气管插管后使用气溶胶时的不良反应。

6. 瞳孔不等大 急诊室内常出现焦虑的瞳孔不等大的患者。动眼神经麻痹导致的瞳孔不等大确实可能提示患者存在颅内动脉瘤,如果未能及时发现,动脉瘤破裂导致的蛛网膜下腔出血很可能危及患者生命。对于潜在危险,如颅内动脉瘤的担忧常使医生施行诸多检查。其实,基于瞳孔不等大的机制,一个简单而符合临床逻辑的方法就可以帮助医生识别患者是否为真正的急症,同时避免了昂贵和侵入性的检查。

(1)诊断:判断瞳孔不等大的原因,第1步是判断哪只瞳孔是异常的(较大的还是较小的瞳孔),通过在暗环境和亮环境仔细检查瞳孔的反应来确定。

接下来是寻找相关的症状和体征:①较小瞳孔侧出现睑裂变窄提示存在 Horner 综合征。②复视伴瞳孔扩大,上睑下垂,眼外肌运动障碍提示动眼神经麻痹。③不伴有上睑下垂或复视的孤立性瞳孔散大提示 Adie 瞳孔或药物性瞳孔散大。④瞳孔散大的患者通常主诉因调节能力障碍所致的近视力下降和畏光。

(2) 瞳孔不等大的原因:

1) 生理性瞳孔不等大:生理性瞳孔不等大,是一种瞳孔大小随时改变的良性瞳孔不等大,约占正常人群的 20%。

A. 生理性瞳孔不等大通常持续存在,回顾患者驾驶证或身份证上的旧照片,通过放大镜或裂隙灯可以帮助确诊。

B. 生理性瞳孔不等大的程度在暗环境和亮环境通常相同(暗环境可比亮环境稍明显)。

C. 生理性瞳孔不等大常 < 0.5 mm。

D. 根据周围光线的明暗变化,瞳孔不等大可出现或消失。

E. 偶尔瞳孔不等大可两侧交替出现。

2) 眼部疾患所致瞳孔不等大:使用裂隙灯对眼前段检查可帮助确诊。虹膜结构损伤可导致瞳孔不等大和瞳孔形状异常。

先天性缺陷,如无虹膜、虹膜缺损、先天性异位瞳孔、永存瞳孔膜、多瞳症、先天性虹膜异色、虹膜角膜内皮综合征,以及其他眼前段的发育异常等,均可在儿童时期即出现瞳孔不等大。诸多获得性眼部疾患,如眼内炎(前葡萄膜炎)、前段缺血、虹膜新生血管、外伤、术后或外伤后瞳孔括约肌萎缩、眼内肿瘤所致机械牵拉以及闭角型青光眼等,均可导致瞳孔不等大,常伴随视力下降、眼红、疼痛等。

3) 瞳孔缩小(Miosis)(小瞳孔眼为异常):瞳孔缩小,即瞳孔过小或过度收缩,在暗环境中该侧瞳孔开大程度亦小于另一侧。

瞳孔缩小可发生于妨碍瞳孔开大的情况(如葡萄膜炎、眼部手术后、假性剥脱综合征)或与缩瞳药物(如毛果芸香碱)相关。若排除以上两种原因,瞳孔缩小通常由同侧交感神经通路受损所致,即 Horner 综合征。

三、相关疾病

1. Horner 综合征(眼交感神经不全麻痹)

(1) 特征和诊断:

1) Horner 综合征的表现包括:①睑裂变窄。由交感神经支配的 Müller 肌瘫痪所致轻度上睑下垂,累及上下睑。②假性眼球内陷。睑裂变窄所致。③单侧瞳孔缩小。④在暗环境中瞳孔散大迟滞(患侧瞳孔散大慢于正常眼)。⑤虹膜异色:见于先天性 Horner 综合征(患侧颜色较浅)。

2) 相关的神经性症状和体征包括:①同侧面部无汗症,提示为节前交感神经病变(一级或二级 Horner 综合征)。②脑干和脊髓受损的相关症状和体征,提示为一级 Horner 综合征。③手臂疼痛、手部无力、颈部手术或外伤史,均提示为二级 Horner 综合征。④同侧面神经痛,提示为三级 Horner 综合征。⑤药物试验可帮助确诊 Horner 综合征。

3) 可卡因(cocaine)试验:曾经最为常用,但如今可卡因不易获得。目前采用阿可乐定

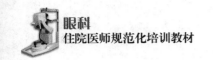

(apraclonidine)代替可卡因用于诊断 Horner 综合征(阿可乐定常用于青光眼的治疗)。这一试验即使在儿童也同样可以应用(滴滴眼液时需用手指按压泪小点以限制其全身效应)。

可卡因试验方法:①双眼滴入 4% 或 10% 的可卡因滴眼液 2 滴。②45 min~1 h 后正常瞳孔散大;Horner 瞳孔散大不明显;瞳孔不等大程度增加。

可卡因可阻断瞳孔开大肌的交感神经末梢对去甲肾上腺素的再吸收,它使交感神经支配完整眼的瞳孔散大,而对失交感神经支配眼的瞳孔则没有影响,无论病变部位在何处(突触间隙中极少或没有去甲肾上腺素传递)。

4) 阿可乐定试验:①双眼滴入 0.5% 或 1% 的阿可乐定滴眼液 2 滴。②30~45 min 后正常瞳孔不散大;Horner 瞳孔散大;瞳孔不等大逆转;睑裂增宽。

阿可乐定是直接的 α 受体拮抗剂(较强的 α_2 和较弱的 α_1 拮抗作用),它对完整交感神经支配眼的瞳孔没有影响,而使失交感神经支配眼的瞳孔散大,无论病变部位在何处(失神经支配超敏感性促使 α_1 效应散大 Horner 瞳孔,提高下垂的眼睑)。阿可乐定可逆转 Horner 综合征。

在交感神经冗长的传导通路上(图 10-6-2),无论头部、眼部、颈部哪个部位损伤,都可导致 Horner 综合征。相关的伴随症状和体征常常能够帮助我们判断病变的位置。

药物试验有助于判断病变位于交感神经通路的哪一段(羟化苯丙胺试验)。对于成人患者,除非是罕见急症,在进行任何神经影像学检查前都理应先行药物试验以定位病变。该试验对于儿童通常不可靠,因此基本不用于儿童。

5) 羟化苯丙胺试验:①双眼滴入 1% 的羟化苯丙胺滴眼液 2 滴。②45 min 后正常瞳孔散大;若病变位于节后(三级神经元),Horner 瞳孔散大不明显;若病变位于节前(一级或二级神经元),Horner 瞳孔散大。

羟化苯丙胺可促使节后肾上腺素能神经末梢释放储存的去甲肾上腺素,它使完整交感神经或完整节后神经纤维支配眼的瞳孔散大,而对受损的节后神经纤维支配眼的瞳孔则没有或仅有部分影响(对于三级神经元 Horner 综合征没有影响)。

由于可卡因可能干扰羟化苯丙胺的摄取和效应,建议两个试验之间至少间隔 72 h。这就是为什么 Horner 综合征总为临床诊断,且在定向检查前需先做羟化苯丙胺试验。

(2) 成人 Horner 综合征:病因诊断主要依赖于病变的定位判断。

最典型的导致一级神经元 Horner 综合征的原因是延髓背外侧损伤(Wallenberg 综合征);其他原因包括各种丘脑、脑干和脊髓的损伤。二级神经元 Horner 综合征则多由下部颈髓、臂丛、肺尖的新生物或肿瘤导致。颈内动脉病变是造成三级神经元 Horner 综合征的常见原因,如颈动脉夹层瘤、海绵窦血管瘤等。

面对一个仅存在孤立性 Horner 综合征的成人患者,医生需首先询问症状持续时间、是否伴有疼痛等症状和体征,然后判断病变部位是在一级、二级还是三级神经元,最后进行体格检查(包括眼科、神经系统、颈部、锁骨上和胸部)。

辅助检查可根据病变的部位、伴随的症状和体征、检查的紧急程度及放射科医师的偏好决定。

1) 对于一级或二级神经元 Horner 综合征,检查需包括胸部 X 线片、胸部 CT 或 MRI 扫描(以观察肺尖)和头颈部的 MRI 增强扫描。可根据情况进行主动脉弓 MRA 或头颈部 CTA 扫描。

2) 对于三级神经元 Horner 综合征,检查需包括头颅 MRI 增强扫描、头颈部的 MRA 或

CTA 扫描。

3）若病变定位不明确，则需对脑部、颈部、脊髓、颈动脉及肺尖进行多项影像学检查。其中头颈胸部的 CT/CTA 检查最为便捷，它对颅脑、脊髓、软组织、头颈胸部大血管均有较好的呈现，并且可帮助观察肺尖的情况。

（3）婴幼儿和儿童 Horner 综合征：病因与成人有所不同。最典型的原因包括产伤、神经母细胞瘤、大动脉血管畸形和胸部手术等。

面对一个仅存在孤立性 Horner 综合征的婴幼儿患者，医生首先需询问患儿既往是否有产伤史，然后进行体格检查，重点进行锁骨上和腹部肿块的检查。为排除神经母细胞瘤，可行头颈胸部 MRI 增强扫描，若高度怀疑，还可行腹部 MRI 检查，以及尿儿茶酚胺［香草扁桃酸（VMA）和高香草酸（HVA）］的检查。颈部和主动脉弓的 MRA 扫描也较为常用。

对于年幼的儿童，头颈胸部的 MRI 扫描可与头部和主动脉弓的 MRA 扫描同时在镇静后进行。腹部 MRI 扫描常需分开检查（因此需另一次镇静），它对于腹部体检阴性的孤立性儿童 Horner 综合征患者并不是必须的。

（4）Horner 综合征的治疗：大部分 Horner 综合征的患者存在不伴有视力下降的轻度上睑下垂。对于极少数顽固性上睑下垂的患者，可行眼睑手术进行矫正。阿可乐定可暂时（几小时内）纠正 Horner 综合征的上睑下垂症状，常为美观或下垂的眼睑遮挡上方视野时使用。

2. 瞳孔散大（myriadsis）（大瞳孔眼为异常）　若大瞳孔在亮环境下收缩程度仍小于另一侧则为异常。需追问患者病史及相关症状与体征，如视力下降、复视、上睑下垂等以帮助诊断。

只有在理解瞳孔散大的机制后才能进行进一步的检查。事实上，为瞳孔不等大的急症患者进行头颅 CT 平扫，不仅是没有意义的，还可能使医生错误地放松警惕。

（1）病因：

1）眼部疾患：眼部妨碍瞳孔缩小的疾患，如虹膜后粘连、闭角型青光眼、眼科术后、眼外伤、假性剥脱综合征、长期使用扩瞳药等，均可导致瞳孔不同程度的散大，对光反应较差或消失。

2）外伤性瞳孔散大：眼外伤后瞳孔散大常由瞳孔括约肌受损所致。瞳孔形状常不规则。瞳孔的光反应和调节反应均因外伤程度的不同而不同。因瞳孔括约肌损伤导致的瞳孔收缩障碍使瞳孔不等大在光亮的环境中更为显著。瞳孔异常通常不伴有上睑下垂或复视。

3）药物性瞳孔散大：药物是导致孤立性单侧或双侧瞳孔散大的常见原因，通过激动支配瞳孔开大肌的交感神经或拮抗支配瞳孔括约肌的副交感神经均可达到散大瞳孔的效果。局部用药（滴眼液或毒物有意或无意入眼）通常导致单侧瞳孔散大，全身用药则常影响双侧瞳孔。药物性瞳孔散大也可在患者用接触过具有自主神经效应物质的手指揉搓眼睛后发生。

局部用药，如散瞳滴眼液，所致药物性瞳孔散大通常很明显（瞳孔直径至少 7～8 mm）。视近物时视力下降（睫状肌调节功能麻痹），瞳孔光反射和近反射均消失。阿托品的散瞳作用最多可持续 10 d。

药物试验可帮助确诊药物性瞳孔散大：①双眼滴入稀释到 0.1% 的毛果芸香碱滴眼液 2 滴，以排除强直性瞳孔（由于失神经支配超敏感性而强烈收缩，但该浓度一般不引起正常或药物性瞳孔发生变化）。②若 45 min 后瞳孔仍无变化，双眼滴入 1% 的毛果芸香碱滴眼液

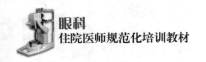

2滴。正常瞳孔收缩。若散大的瞳孔仅部分或无收缩,则可确诊为药物性瞳孔散大。

3. 同侧副交感通路功能障碍 支配瞳孔括约肌的副交感神经纤维沿着动眼神经走行到达眶内的同侧睫状神经节。因此,动眼神经麻痹或睫状神经节麻痹所致强直性瞳孔(Adie瞳孔)均可引起伴有对光反应较差或消失的瞳孔散大。

4. 强直性瞳孔(Adie瞳孔) 强直性瞳孔是睫状神经节或节后睫状短神经(眶内)损伤导致的孤立性瞳孔括约肌和睫状肌损伤,属于神经支配异常。

强直性瞳孔的症状和体征为:散大的瞳孔对光反应较差或消失。

视近物时瞳孔可缩小(因为负责调节与收缩瞳孔的神经纤维之比为30:1,视近物时大量的调节纤维作用而瞳孔括约肌的神经支配异常;这可以解释强直性瞳孔时典型的光-近反射分离现象)。

撤除近反射刺激后,瞳孔恢复缓慢,是因瞳孔括约肌的失神经支配超敏感性所致。患者常主诉视物模糊(由于调节麻痹)和畏光(由于瞳孔散大)。

药物试验可帮助确诊Adie瞳孔。稀释的毛果芸香碱可用于强直性瞳孔的药物性诊断。去神经支配超敏感性使得强直性瞳孔对于稀释的毛果芸香碱非常敏感。终末器官的胆碱能超敏感性从去神经支配的5~7 d开始。操作该试验时,双眼滴入稀释到0.1%的毛果芸香碱滴眼液2滴,若瞳孔括约肌具有胆碱能超敏感性,30~45 min后散大的瞳孔(强直性瞳孔)强烈收缩,甚至小于正常的瞳孔(稀释的毛果芸香碱对正常眼无影响)。毛果芸香碱滴眼液可由0.1 ml 1%毛果芸香碱和0.9 ml无菌盐水混合入1 ml的注射器内制得。

强直性瞳孔的病因包括各种影响眶内睫状神经节的因素,如外伤、肿瘤、缺血(巨细胞动脉炎)及感染(病毒,如带状疱疹病毒或单纯疱疹病毒、梅毒等)。它可发生于全视网膜光凝(激光)术后,或可作为全身性疾病的一部分(糖尿病、淀粉样变性、干燥综合征等)。Adie综合征为一种多发生于20~40岁女性的特发性疾病,以下肢腱反射消失为特征。大部分患者为单眼发病,但大约20%的患者会逐渐发展为双眼累及。

强直性瞳孔的诊断多依赖于伴随的症状和体征、感染或外伤史、患者年龄等,同时可参考血细胞计数、红细胞沉降率、C反应蛋白、空腹血糖、糖化血红蛋白(HbA1c)、梅毒和HIV检查,以及眼部影像学检查。更多的时候,尤其是对于20~40岁的女性患者,药物试验诊断Adie瞳孔已经足够,不需要再做其他检查。

随着病程延长,强直性瞳孔具有缩小的趋势。患者可能需要佩戴眼镜来纠正调节麻痹,畏光的患者可佩戴墨镜。尽管稀释的毛果芸香碱可纠正瞳孔散大并且偶尔用于美观的目的,但并不推荐长期使用。

5. 动眼神经麻痹 孤立性动眼神经麻痹导致的瞳孔散大常合并眼球运动障碍(导致复视)和(或)上睑下垂。

动眼神经麻痹的症状和体征有上睑下垂、瞳孔散大、眼球向上、向内、向下运动异常。一部分患者动眼神经麻痹不完全,但仍有眼外肌轻瘫导致的上睑下垂和复视。

完全孤立性的瞳孔散大几乎不可能与动眼神经麻痹有关,需进行仔细的临床评估,在施行进一步检查前应先行药物试验以排除Adie瞳孔或药物性瞳孔散大。

并非所有的动眼神经麻痹都会累及瞳孔。瞳孔散大多见于核性、束性和蛛网膜下腔段动眼神经麻痹。支配瞳孔的神经纤维分布较表浅,易被周围组织压迫导致损伤,如动脉瘤的压迫效应、各类肿瘤、垂体卒中和颞叶沟回疝。

动眼神经麻痹的诊断依赖于相关的症状和体征,眼球运动情况和患者的年龄。动眼神经麻痹的诊断思路详见动眼神经章节。

6. 其他瞳孔异常

(1) 蝌蚪样瞳孔(tadpole pupil):表现为类似于蝌蚪形的瞳孔变形,是一种可自行逆转的良性现象。瞳孔在恢复正常前有持续几分钟的扇形散大(瞳孔开大肌的节段性痉挛所致)。蝌蚪样瞳孔可在几天或1周内反复多次出现和消失。

(2) 中脑瞳孔异位:中脑喙病变的患者偶尔可见偏心或卵圆形的瞳孔,称为中脑瞳孔异位。

(3) Argyll Robertson 瞳孔(Argyll Robertson pupils):为直径<2 mm 的不规则瞳孔(常双侧对称)。其特征性表现为:对光无反应,近反射正常(光-近反射分离),常有虹膜萎缩和虹膜透照缺损,对散瞳药物反应性差。它是三期梅毒的典型表现,糖尿病患者中也较常见,还可由脑炎引起。

(4) 光-近反射分离(light-near dissociation):是指瞳孔对光刺激无反应但对近物刺激有反应。

(5) 反常性瞳孔反应(paradoxical pupillary reactions):经亮环境暴露后进入暗环境时瞳孔反而缩小,见于患有严重先天性视网膜疾病如先天性静止性夜盲和先天性全色盲的儿童。

(6) 良性阵发性瞳孔散大(benign episodic pupillary mydriasis):也称作弹簧瞳孔(springing pupil),是一种良性阵发性瞳孔散大,常发生于健康的年轻人。一般持续数分钟到数小时,有时与偏头痛有关。症状可自行缓解,且不与任何潜在的异常相关。

(7) 双侧瞳孔散大(bilateral mydriasis):双侧对光反应消失的瞳孔散大可见于全身强直性阵挛发作。双侧发作性瞳孔散大或缩小的病例较罕见。对于昏迷的患者,双侧瞳孔散大常与脑死亡相关。清醒患者的双侧瞳孔散大多是生理性的(暗环境下更显著,或患者处于焦虑或疼痛所致的肾上腺素增高状态),也可以是药物性的。双侧对称的强直性瞳孔较罕见。

(8) 近反射三联征痉挛(spasm of the near triad):也称为辐辏痉挛,是近反射三联征(瞳孔缩小、晶体调节和双眼会聚)的间歇性亢进。它可以模拟单侧或双侧的外展功能障碍。患者"试图"外展某一只眼睛时,瞳孔缩小,不自觉的形成双眼会聚。由于近反射三联征是自主控制的,故此种异常通常是功能性的(非器质性),并不提示存在潜在的病变。

与神经眼科有关的眼眶疾病,如甲状腺眼病、特发性眼眶炎性综合征(眼眶假瘤)和海绵窦瘘等详见眼眶疾病部分。

(王 敏)

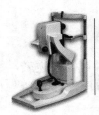

第十一章

屈 光 不 正

第一节 物 理 光 学

有关光的本质很早就有许多学者关注，经过发展，逐步形成了两种学说。一个是波动说，最初由荷兰物理学家惠更斯提出，他认为光是一种机械波，以波的形式传播，这一学说证明了光的反射定律和折射定律，也较好地揭示了光的衍射、双折射现象，但在解释光的直进和影子形成原因时遇到困难，因为波能绕过障碍物，不会像光那样在物体后面留下清晰的影子。后来英国物理学家托马斯·杨进行了著名的双缝干涉实验，首次提出光的干涉概念和干涉定律，进一步完善了波动学说。另一个是由牛顿提出并由普朗克证实的微粒说，他认为光是从发光体发出的而且以一定速度向空间直线传播的微粒，微粒说很容易解释光的直进现象，影的形成，但在解释一束光在两种介质分界面同时发生反射和折射现象发生很大困难。最终科学家们发现这两种理论在对所有光学现象的解释过程中都是必不可少的。20世纪，普朗克和爱因斯坦提出了光的量子学说，将光的波动性和粒子性联系起来，揭示了光具有波粒二象性。

对光学现象的描述划可分成了物理光学、几何光学和量子光学 3 部分。物理光学描述光的波动性现象，几何光学则是将光假设为线来解释其在透镜或镜中的成像现象，量子光学更关注于光和物质间的相互作用，并认为光具有波粒二象性。

在眼科学中我们更多地关注光在透明的眼组织中的传播，所以我们更集中于光的波动性和线性的讨论，偶尔提及光的粒子性。本章主要简要介绍与眼科相关的一些光学现象及其应用。

一、光的波动说

水波是光波一个贴切的类比。水波传播时水表面质点上下运动，但并不随着水波向前运动。对于光来说，光传播时没有物质的运动。更确切地说，是每个点的电场以正弦曲线的方式随着光的传播升高，下降，改变方向，电场方向与传播方向垂直。

描述光波主要特性的是波长（λ）和振幅（A）。波长是两相邻波峰的距离。振幅是光波传播过程中上下所能达到的最大距离，决定了光波的强度。光波的第 3 个特性：频率，即每秒通过固定点的波峰数。振幅相同的混合波称为同相波，光波强度加倍；异相波则表明各波互相抵消为零或是引起中级强度的波。

电磁波光谱包含了占小部分的可见光。通常将波长 400～700 nm 的光称为可见光，但这个界定较为粗略,某种条件下的人眼也能看到紫外线和红外线。例如,在无晶状体眼中,因为没有晶状体吸收紫外线,视网膜就观察到了 400 nm 以下波长的光线。X 线也能引起视网膜反应,但这不是眼内光学的主要研究因素。

真空中光传播速度(c)是自然界的一个常量,大约 3×10^8 m/s。真空中波长(λ)与频率(v)、速度的关系:$v = \lambda c$。

当光在非真空介质中传播时,速率减小,频率不变。介质的折射率(n)是光在真空中传播速率与光在已知介质中传播速率的比值:$n = c/v$。

通常树脂镜片(CR‐39)的折射率为 1.5,但是典型高折射率透镜为 1.66。折射率越高,透镜越薄。

光波的频率不会随着传播介质的改变而改变,波长的变短取决于下式:$n = c/v = \lambda v/\lambda m$,$\lambda v$ 是光在真空中传播的波长。

二、光的微粒说

当光与物质间相互作用时,会释放或吸收单个光子能量。每个光子能(E)等于普朗克常数与频率的乘积:$E = hv$。这里 v 是光波的频率,h 是普朗克常数,约为 6.626×10^{-34} J/s。因为蓝光频率大于红光频率,所以蓝光的每个光子能大于红光光子能。

荧光素的诊断作用就是这个公式的实际应用。例如,一个荧光素分子可以吸收一个蓝光光子。而当这些荧光素分子再发出光(即荧光)时,会释放出较低的光子能,大致等于处于波谱中黄‐绿光部分,剩余的能量转化为热能和化学能。所以荧光素所再发光比激发光的波长要长。

三、干涉、相干及其应用

同一光源同时发出的两道光波会发生干涉。单色光易发生干涉,即干涉存在于窄频带波长的光中。但在一定条件下,白光也能发生干涉。

干涉是波特有的现象。只有频率相同、相位差恒定、振动方向相同的波源——相干波源才能产生稳定的干涉现象。两列相干光波相遇时,使某些地方振动始终加强(显得明亮)或者始终减弱(显得暗淡)的现象,叫光的干涉现象。

产生干涉的方法有多种,如杨氏双缝干涉、薄膜干涉、等厚干涉等,采用激光光源,因激光光源的频率、相位、振动方向及传播方向都相同,是最好的相干光源。

干涉效应在眼科有一些特定用途,如激光干涉度量分析法,是一种评估白内障,视网膜功能的技术。在激光干涉度量分析法中,一束激光光束分成两束通过瞳孔的不同部分,使光束被白内障所分散激光束仍会在视网膜上重合并形成干涉条纹。

干涉在减反射膜和滤波器中有很重要的应用。两光束振幅相同且恰是一个异相波长的一半,那么它们就会发生相消干涉而阻止光线的反射。现代的低反射涂料就是在透镜上形成几层薄的涂层以减少光线的反射。

光学相干断层成像术(OCT)因其低相干的成像技术能显示视网膜和视神经生动清晰的图像而被引入眼科,这种技术能将由视网膜发回的信号载有光与从旁路传来的已知波长的光进行干涉。

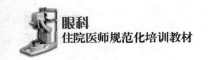
四、偏振及其应用

通常情况下，人眼对光的偏振并不敏感。但是，偏振在视觉和眼科学中都有很多应用。光波从光栅通过可以得到较好的偏振模型。这种光栅只允许某种方向的光波通过而阻挡其余光波。

某些透明晶体如电气石晶体，方解石能吸收某一方向的光振动，而让与这个方向垂直的光振动通过，形成偏振光，将这种材料涂于透明薄片上就制成了偏振片。

眼睛所能看到的偏振是一个特殊现象，称作海丁格尔刷现象，这是以 1844 年第 1 个描述内视现象的海丁格尔的名字命名的。海丁格尔刷现象已在临床得到证实。当一个偏振器在一个灰蓝区不停转动时，正常人眼就可以看到一个像双头刷或推进器样的旋转结构。这种现象可用于评估中央凹黄斑 Henlen 纤维的功能。

偏振太阳镜能有效减少眩光。例如，划船时水面反射的太阳光有一部分是偏振光，又因为大部分偏振光是同一水平面上的，而这种偏振镜则只能通过垂直光。同样的，开车时从路面或其他车辆漆面或玻璃面反射的光也是同一水平面上的部分偏振光，因此戴偏振镜可以减少眩光，提高视觉质量。

偏振光用在一些眼科设备中来消除强的角膜反射。眼科医生用偏光器做检查时常把它放在与被检眼入射偏振光成 90°处。偏光器消除了尤其是来自于角膜的反射光，同时转化了部分视网膜散射光。

偏振投影图尤其有用，是因为它能够在患者通过一对特殊偏振镜双眼同时视物时检测一眼功能。例如，视力表的替代字母可以偏振 90°故而可以单独检测每只眼。这种视力表可用于检查双眼同视功能或对比敏感功能，例如立体视，固定差距和物象不等等方面的异常。

五、反射及其应用

位于两介质之间的一个界面上的反射量主要取决于这两种介质的折射率的不同。空气-玻璃界面的反射量大于 4%，空气-角膜界面反射量大约为 2%，角膜-房水界面反射量只有 0.02%。界面反射很大程度上取决于入射光的角度。

当光线从一个高折射率的介质倾斜投射入一个低折射率介质时所有光线都被反射（称为全反射）。光纤中光线的传递就是基于光线在纤维内表面被全反射的原理。这种光线纤维通常是由低折射率的包层玻璃包绕高折射率的芯玻璃组成的。

全反射发生在高折射率和低折射率两种玻璃间的界面。这个界面必须干净无污染并能与其他不能完全反射的材料相接触。某些金属，如银和铝的反射量高达 85%～95%，与其他材料协同后反射量随着入射角度的增加还能增加。用于眼科设备的镜片通常外涂一层在真空中蒸发形成的一氧化硅膜来防止铝膜被氧化和磨损。

半透明镜片有时被用作单面镜，通常涂有一层可透射一部分光线的金属涂层。在一些较严格的应用中则要用某些几乎可完全吸收光线的材料制成。

光的传播实质是通过一种介质或空间的辐射能的传播。用透射率来衡量，表示通过一种特定介质的能量百分比。对于吸收性材料来说，透射率通常是波长函数式。吸光度常用光密度（OD）来表示，1 OD 表示 10%的透射率，2 OD 表示 1%的透射率，3 OD 表示 0.1%的透射率。表达式可记为：$1\ OD = \log 1/T$，T 为透射率。

六、衍射及其应用

光在透过物边缘周围的弯曲能力称为衍射。所有光波在透过障碍物,光圈或介质中不平坦时都会发生衍射。衍射改变了光波的方向并伴随有光线的弯曲。波长越短衍射的作用越小。衍射极少单独被观察到,常与其他效应共同出现,如干涉和折射。衍射作用常见的一个例子就是毛巾反复擦拭后的挡风玻璃上会看到亮纹,每道划痕都将光线沿垂直于划痕的方向衍射,也就是说衍射是以垂直于衍射物方向而发生的。

当瞳孔直径小于 2.5 mm(双眼正视)时,衍射降低了视觉精确度。一个较远的小光源将会在视网膜上形成一个中间光亮,周围为暗环的图形,称为艾里斑。中心光亮斑的直径与瞳孔直径成反比:

$$d = 2.44 f\lambda/a$$

式中:λ = 波长,a = 瞳孔直径,f = 人眼焦距。这个等式还显示了衍射的另一特性:波长越长越易发生衍射,艾里斑也越大。衍射会降低光学仪器的分辨率,最短分辨率距离大约等于艾里斑的直径。因此,望远镜的分辨率会随着物镜光圈的增大而增大,但是物镜直径大于 10 cm 的天文望远镜的分辨率仍会受到大气湍流的影响。在远高于地面大气层的真空环境中运用天文望远镜就能免受大气干扰了。

衍射同其他光学效应共同使视网膜上的模糊圈增大。因此,光学系统的分辨率受到衍射的限制,所以光学组件本身精确度的提高对成像质量并无太大意义。

七、散射及其应用

散射的发生是由于光线传播路径中物质的不规则性。例如,一些颗粒或介质内含物。很小的颗粒(如大气中分子)引起的散射叫做瑞利散射。散射颗粒的效应度(X)为颗粒周长($2\pi r$)与波长(λ)的比值:

$$X = 2\pi r/\lambda$$

瑞利散射很微弱,并取决于颗粒大小和光波长,波长越短散射越强。尤其是在发生协同散射时,散射光强度是波长 4 次方的倒数。天空呈现蓝色是因为蓝光比其他波长的光发生更多散射。

眼内组织发生光散射是由多种眼内因素引起的。如角膜上皮下雾状浑浊是因为角膜基质水肿破坏了基质中紧密排列的胶原蛋白而引起的。早期白内障时,晶体中的大分子也会引起散射。房水中蛋白质则引起前房闪辉和丁道尔现象。这些散射现象可干扰视力,其中最重要的是眩光、星芒和光晕效应。例如,当一个光源——太阳或迎面而来的大灯——发出光线照进眼内,一部分光线通过眼内介质散射后最终落在视网膜上,那些落在中心凹的散射光就会降低像的对比度而使成像模糊。

八、明亮度

光线的定量计算有两种方法。辐射线测定法由功率表示,单位是 W,表面辐照度就是透射界面的每平方米面积上所入射光线的瓦数。光度测定法则是基于人眼的灵敏度,基本单位是

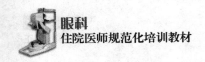

cd,比老的烛光单位更为准确。一个发出 1 cd 亮度的点光源共释出 4π 流明,界面明亮度就是入射到每平方米界面的流明量。界面流明量是界面所反射光线总数或界面射出光线数。

已知一光源的功率,是可以测定出它的光通量的,又已知灯光的光谱特性,即可知道每种波长光波的功率。每种光波波长与人眼对这一波长光的敏感度的积和是人眼对此光源所发出光线的敏感度。如一个单色光光源所发出光线波长使眼对光敏感度最高(555 nm),换算因数为每瓦 685 lm(流明)(1 lm＝1 cd·sr),其他波长的换算因数则较小。

阿熙提用来定义一个完全分散的界面每平方米释放或反射 1 lm 的光流量,常运用于视野检查中背景和目标的流明量的描述。亮度是视网膜对流明量的主观感觉。

九、亮度和辐照度

亮度是一种视觉的主观感觉,描述的是神经系统对进入人眼光线的灵敏度。人对亮度的感觉不仅取决于到达视网膜的光线总量,还受其他许多因素的影响,比如暗适应程度和病理改变。辐照度能更好地反映成像特征,它是一种纯粹测量所成图像每单位区域光线总量的物理方法。

辐照度与亮度之间的关系类似于波长与颜色之间的关系。如果一束波长相同的光线同时被一名色觉正常和色觉不正常的人观察,那么这两名观察者会看到不同颜色的光,因为波长是光线本身的物理特性,而颜色却取决于视觉功能。同样,辐照度与光本身有关,亮度则是一种感觉。辐照度最重要的应用是对各种检测仪器(如视野计)的校准,定期的校准对于检测的可重复性来说是必不可少的。

十、光的危害

尽管人眼需要光刺激来维持功能,但是过度光照,尤其是某些波长光的照射,会引起眼内不同部分的损坏。

角膜和晶状体极易受到波长在 180～400 nm 范围的紫外线的损害,引发电光性眼炎和白内障。

视网膜易受到波长在 400～550 nm 的蓝光(无晶状体眼是 310～550 nm)引起的光化学损害,某些人工晶体设计紫外线屏障和蓝光生色团屏障即基于此理论。视网膜还易受到波长在 800～3 000 nm 的近红外线光线的热损害。

角膜和晶状体易受到波长在 400～1 200 nm 射线的热损害。角膜还易受到 1 400～1 000 000 nm 波长光线的热损害。

十一、激光基础

激光是被激发放射放大光(light amplification by stimulated emission of ratio,LASER)的首字母缩写。一个能量源激发活性介质(空气、液体、固体)中的原子从而使之发射出特定波长的光线,再通过光学反馈系统将光线反射得到放大的光线,其后经过活性介质增强这些光线的相干性,最终形成激光。1960 年,Theodore 用红宝石第 1 次得到了激光。

(一) 激光特性

激光只是光的能量来源之一,但是激光的某些独有特性使它尤适用于医学。激光的特性包括单色光性、方向性、相干性、偏振性和高强度性。

1. **单色光性**　激光发出的光波是只有一个波长或易分离的几个波长的混合,因此就得到了单色光或"纯色"光。所发波长虽不是极小,但气体激光相比于白光所发的 300 nm 范围的波长可小至 0.01 nm。最长的波长是通过用滤波器消耗大部分白光能量从而减少白光入射产生的 5 nm 波长的彩色光。出于医疗目的,这种彩色光具有以一定的吸收光谱增加靶组织对其的吸收或透射的特性,激光以特有的波长大大增加组织上荧光的吸收。除此之外,单色光不受晶体系统色差的影响,从而比白光聚焦的点更小。

2. **方向性**　第 2 个特性是方向性。激光的方向性很好,是准直光的有效机制。典型的激光光束每传播 1 m,光束直径增大约 1 mm。方向性有助于晶体系统收集所有光能并把光汇聚成一点。

3. **相干性**　相干性意味着来自同一光源的传播能量是同相的,也是与激光紧密联系的术语。激光投射到一个粗糙的界面可产生闪亮的激光散斑。这种现象的发生是因为高相干光不规则反射可形成干涉或散斑。利用激光的相干性可以制出激光干涉仪的干涉边缘,在运用激光治疗眼科疾病时,激光的相干性与方向性一样都具有增加聚焦作用的特性,这使相干性也变得很重要。

4. **偏振**　大部分激光发射出线性偏振光,激光系统合并偏振可以使光线最大限度的透射过激光介质而不发生光线的反射丢失。

5. **高强度**　医学中应用最多的是激光的高强度特性。强度是指一道一定视角光线所具有的功率。自身"亮度"感觉就是指每单位区域面积上的强度。医学激光应用中,最重要的有关辐射度的术语是能量、功率、辐射能量密度(J/cm^2)和辐照度(W/cm^2)。用焦耳和功率都可描述激光发射量,能量是所做功,功率是所做功速率。1 焦耳 = 1 瓦 × 1 秒或 1 W = 1 J/S。组织的反应是由焦点大小决定的,而焦点又取决于能量密度或辐照度(简单来说即功率密度)。眼科学激光焦点的大小通常是已设定的一定直径,直径为 50 μm 的焦点面积是 $\pi(25 \times 10^{-4})^2$ cm^2 或约为 $2 \times 10^{-5} cm^2$。

方向性、相干性、偏振和一定程度的单色光性都能增强激光光强度。太阳有 10 ~ 26 W 的功率,但却放射出各个方向的光线,使能量在到达地面之前的长距离间也分散为各个方向。因此,1 mW 的氦氖激光的辐照度是太阳的 100 倍。高强度的辐射与单色光性(使激光能靶向选中组织,避免其他基础光谱的吸收)为激光在医疗方面赢得了不可取代的地位。在眼科学中的应用尤为如此,因为眼睛能使大部分光线透射过它的眼内结构。

6. **脉冲时间**　激光发射时的每个脉冲时间也会影响激光的性能,如飞秒激光是指脉冲时间以飞秒为单位的激光,时间单位有 s、ms(10^{-3} s)、μm(10^{-6} s)、ns(10^{-9} s)ps(10^{-12} s)、fs(10^{-15} s)、as(10^{-18} s)。

(二) 激光光源

医学应用中常见的固体激光光源是红宝石和 Nd:YAG,屈光手术中常应用准分子激光为气体激光,氩气、氦氖、二氧化碳和氟化氩是医疗应用中最常见的气体激光器,不同气体产生激光波长不等:氟化氩为 193 nm;氪-氟为 249 nm;氙-氟为 351 nm。染料激光是用于眼科的唯一一种液态激光器。而半导体二极管激光器是极其精密和高效的固体激光器。常应用于视网膜光凝术和一些青光眼方面疾病。

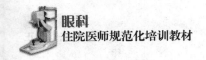

（三）激光的生物效应

1. **光凝（热效应）** 早期光凝效应来自于对日蚀性视网膜炎的观察,并被用来治疗各种视网膜病变和青光眼。激光照射眼内靶组织,如视网膜、虹膜、睫状体等靶组织内的吸光色素摄取光束中的光子,在一定的曝光时间内,其能量使组织内的分子运动和撞击增加,组织温度升高,并向周围组织扩散,当温度升高至足以发生治疗性组织改变时称为热效应。根据组织温度升高程度不同和靶组织形态学变化的不同,热效应分为:①光凝固作用。组织升高温度在100℃以内,主要用于眼底病及青光眼(如SLT)的激光治疗,这一作用在眼科临床应用最广泛。②光气化作用。局部温度>100℃以上,以CO_2激光为代表,用于浅表切割和止血,激光治疗皮肤浅表病变最为常用。③光碳化作用。温度更加升高,使组织发生碳化,主要用于凝固止血和切割作用。这些过程和治疗效果依赖于激光波长和激光脉冲持续时间。现临床上应用的有多种激光器:氩、氦、染料激光;固态砷化镓激光器等。

2. **光爆破（电离效应）** 这是高能脉冲激光(如Nd:YAG激光)在极短的时间内导致激光焦点部位组织内的分子或原子发生电离作用,形成等离子体后急剧扩张,形成强大的冲击波,使靶组织破坏裂解,故称光爆破或裂解。临床实践中,光爆破作用可用作微型手术刀来打开眼内组织(如混浊的晶状体后囊膜、虹膜残膜、玻璃体机化膜、视网膜内界膜等),而且不会造成周围眼内结构的损害。Nd:YAG和EY:YAG是临床上运用最多,也是最主要的光爆破激光器。近年来,热门的飞秒(fs)激光也是光爆破效应在临床应用的一大飞跃,用来代替角膜微型刀来进行角膜晶状体等组织的切开。

3. **光消融（化学效应）** 第3种激光组织作用是光化学效应。它的特征是温度升高极不明显,作用时间较长,具有累积效应。光化学效应对光波长的选择有极强的依赖性,光波长越短,光子能量越大,光化学效应越大。临床上,老年性白内障、年龄相关性黄斑变性、日光性黄斑病变均可能与光化学效应有关。近几年来,利用光敏剂血卟啉衍生物静脉注射后,应用激光照射治疗眼底肿瘤、新生血管等,称为光动力学治疗(PDT)。还有典型的应用就是准分子激光治疗屈光不正。193nm波长的紫外线的单个光子的能量大于角膜蛋白共价键的键能。这种强度的激光脉冲切除了角膜的亚微粒子层,不会造成热损伤及临近角膜组织。经过10多年的实验室及临床研究,准分子激光光消融术现已成功应用于临床屈光手术和角膜治疗中。

（王晓瑛）

第二节 几何光学

几何光学(geometric optics)是指应用几何原理研究光和成像的一门学科。物体通过眼球光学系统成像于视网膜的过程都遵循几何光学的原理。因此,作为一名合格的眼科住院医师,非常有必要了解几何光学的基本理论及它的眼科临床应用。

一、几何光学的三大定律

经典的几何光学三大定律分别为直线传播定律、反射定律和折射定律,具体内容将不再赘述,可以说,几何光学的全部内容就是在这三大定律的基础上,通过数学方法来研究光的传播问题。

二、基本概念

在研究几何光学的时候,为了能够充分理解后续内容,首先应该掌握它的一些基本概念。

(一)符号规则

因为几何光学涉及很多数学计算,因此正负符号的统一非常重要。同时,几何光学需要画图来描述光线的传播,因此字母符号也需要统一使用。现将符号规则介绍如下。

1. 入射光线 统一从左到右,作为评判标杆。

(1)距离:物距、像距、曲率半径和焦距均以折射面和主轴的交点为起点,判断到物、像、圆心和焦点的方向,若与入射光线的方向一致(顺光线),则为正,若方向相反(逆光线),则为负。焦物距(z)、焦像距(z')分别以物侧主焦点、像侧主焦点为起点,判断到物点、像点的方向,正负符号规定同前。

(2)高度:物、像的高度,在主轴上方正立者为正,下方倒立者为负。

(3)角度:从主轴或法线出发到光线的方向判断,顺时针为正,逆时针为负。

这里需要特别注意一点,在几何光学的正负号,不单单是作为代数加减的符号,它还有特有的定义:如$f'=+5\,mm$,说明像空间焦距数值是$5\,mm$,焦点在折射面的右面;如透镜屈光度$F=-5\,D$,说明透明屈光度数值是$5\,D$,它是负透镜,发散光的。

2. 字母符号 点的位置用大写正体字母(如 F、A 等)表示;屈光度、聚散度用大写斜体字母(如 D、V 等);距离、线段用小写斜体字母(如 f、s、r 等)表示;描述物空间不带上标(如 l、f 等),而描述相应的像空间则要带上上标 $'$(如 l'、f' 等)。

如图 11-2-1 所示,物距 l 为负值,像距 l' 为正值,曲率半径 r 为正值。

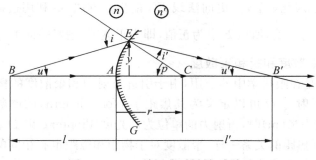

图 11-2-1 单一球面折射:光线法

(二)折射率

某一介质的绝对折射率是指光线从真空折射入此介质时比值($\sin i/\sin i'$),用 n 表示,对某特定波长而言,是个恒量:$n=c/v$(c 为光在真空中的速度,v 为光在某介质中的速度)。严格地说,描述名词"折射率"的时候必须考虑某一特殊的波长,但通常我们所讲的折射率是介质对于氮光谱的 d 线的折射率。

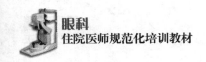

表 11 - 2 - 1　常见介质的折射率

介　质	折射率	介　质	折射率
空气	1	玻璃	1.523
水	1.333	PMMA	1.492
角膜	1.376	丙烯酸	1.460
房水/玻璃体	1.336	硅油	1.438

那么,折射率的改变会带来什么呢? 举例:为什么硅油眼的患者注入硅油后会向远视化发展呢? 其实就是晶体后表面因为玻璃体腔内的折射率发生改变而更加发散光线造成。根据透镜屈光度公式 $F = \dfrac{n_2 - n_1}{r}$,n_2 是玻璃体腔的折射率,n_1 是晶体的折射率,r 是晶体后表面的曲率半径,根据符号规则 r 为负值,如表 11 - 2 - 1 所示硅油的折射率大于玻璃体的折射率,因此当 n_2 增大时,F 的负值增大,即晶体后表面发散光的能力增大,因此将光线聚焦到视网膜后,造成了远视化。

(三) 像的形成

关于像的形成,有两种根本不同的途径,即"光线法"和"曲率法",在这里,我们重点探讨"光线法"。如图 11 - 2 - 1 所示:B 是发光点,位于折射率为 n 的介质中,EAG 是曲率半径为 r 的球面的截面,球面曲率中心在 C,n' 是光密介质的折射率,从 B 发出一条对着 C 的光线,垂直交球面于 A,该条光线折射后无偏向,也称为对称轴。入射光线 BE 经球面折射后,交 BC 的延长线于 B',根据定义,B' 是 B 的像,B 和 B' 是共轭点(conjugate point)。物距 AB 和像距 AB' 各以字母 l 和 l' 表示。应该注意,在此例中,根据符号规则,取 l 为负值,l' 和 r 为正值。

如图 11 - 2 - 1 所示,在两种不同的介质中($n' > n$),光线经过单一球面发生会聚,为什么会这样呢? 我们用两个方法互相验证。方法一:利用折射定律 $n \times \sin i = n' \times \sin i'$,因 $n' > n$,所以 $i' < i$。因此,光线是更向法线 EC 偏折。方法二:利用透镜屈光度公式 $F = \dfrac{n' - n}{r}$,因 $n' > n$,r 为正值,所以 F 也为正值,即为正透镜,刚好验证了它会聚光线的特性。

(四) 折射力、聚散度和折和聚散度

几何光学,尤其是在眼科学中的应用,由于引进折射力和聚散度的概念,因而被极大地简化。光学元件的折射力 D 可以定义为其焦距 f'(focal length)的倒数,也就是说,$D = 1/f'$。当焦距的单位为米(m)时,折射力的单位为屈光度(diopter),以 D 表示。

如同折射力对于焦距的关系一样,聚散度对于物距和像距也有相同的关系。也就是说,光束从起点到折射面的距离为 l,则其聚散度 U(vergence)为 $1/l$。同样,在像空间的聚散度 $V = 1/l'$,(l' 为像距)。如同折射力一样,当相应的距离以米为单位的时候,聚散度的单位也会是屈光度(D)。

以距离表达时,对于在空气中的薄透镜的共轭焦点关系如下:$1/l + 1/f' = 1/l'$;当应用屈光度表示法时,此公式变为 $U + D = V$。这不仅将计算简化为简单的加法,而且在形式上表达了共轭焦点显而易见的关系,即折射光线的聚散度 = 入射光线的聚散度 + 透镜折射力。当光线在不同折射率的介质中传播时,我们就需要把介质的折射率计算在内,于是物空间的折合聚散度定义为 $U = n/l$,而在像空间的折合聚散度定义为 $V = n/l'$,透镜的折射力为 $D =$

n/f'，最后公式不变，仍为 $U+D=V$。

（五）几个基本公式

单一球面折射力，n' 是像空 $D=\dfrac{n'-n}{r}$ 间的折射率，n 是物空间的折射率，r 是球面的曲率半径。

薄透镜折射力相当于两个单一球面折射力的代数和 $D=D_1+D_2$，D_1、D_2 分别代表第 1 个和第 2 个球面的折射力。

厚透镜因为要将厚度计算在内，所以公式为 $D=D_1+D_2-\dfrac{t}{n}D_1D_2$，$t$ 为透镜的厚度，n 为介质的折射率。横向放大率公式如下：

$$横向放大率=\frac{像的高度}{物的高度}=\frac{像距}{物距}=\frac{物的聚散度}{像的聚散度}$$

棱镜折射力（prism power）定义为棱镜使光线偏移主轴的能力。单位棱镜屈光度（prism diopter）定义为在 1 m 远的时候，光线偏离主轴 1 cm。公式为 $\Delta=100\tan\theta$，如图 11-2-2 所示。

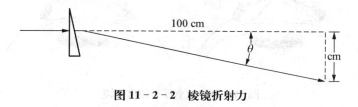

图 11-2-2　棱镜折射力

这个公式看着很别扭，也很容易混淆。主要是定义中出现了两个距离单位，但是公式计算中又必须统一单位，所以我们从头推导一下公式，看是否符合定义。$\Delta=100\tan\theta=100\times\dfrac{1\text{ cm}}{1\text{ m}}=100\times\dfrac{1\text{ cm}}{100\text{ cm}}=1$，还是比较符合的，但是还是容易混淆。所以简单点，我们可以重新定义棱镜屈光度的计算公式：

$$\Delta=100\times\frac{光线偏移的垂直距离}{光线偏移的水平距离}$$

举个例子：如果光线经过一个棱镜在 2 m 处偏移了 2 cm，问这个棱镜是多少屈光度？根据公式可以算得：

$$\Delta=100\times\frac{2\text{ cm}}{2\text{ m}}=1\text{ D}$$

三、几何光学的眼科临床应用

几何光学在眼科临床的应用是十分广泛的，它能帮助我们解释一些临床的现象，让我们更好地理解我们的临床行为。接下来我们介绍一些比较常见的临床应用。

（一）小孔成像

当我们无法判断患者的视力能否通过屈光矫正而提高的时候，在患者的眼睛前面放一

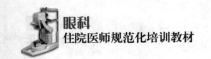

个小孔镜,如果患者能透过小孔得到视力的提高,提示我们这个患者可以医学验光提高视力。这是什么原理呢? 其实这就是简单的小孔成像原理。当物体通过小孔成像的时候,会加大像的焦深,从而更大范围看清物体。

(二) 房角镜和全反射

当光线从折射率高的介质射入到折射率低的介质,入射角达到一个特定的临界角时,就会发生全反射。在这种情况下,入射光线不会通过分界面,所有的光线会反射回高折射率介质中。反射定律决定了反射光的方向。临界角可以通过以下公式获得:$n_i \sin\theta_i = n_t$。这里 $n_i =$ 入射介质折射率,$n_t =$ 折射介质折射率。全反射有很大的应用价值。例如,应用全反射原理的棱镜广泛使用于双目望远镜、裂隙灯、手术显微镜等。然而,临床上,全反射却让我们无法观察到前房角的结构。因为来自前房角的光线经过角膜/泪膜平面的时候发生了全反射,因此只有通过房角镜我们才能消除全反射的影响,改变光线的传播方向,观察到前房角,如图 11-2-3 所示。

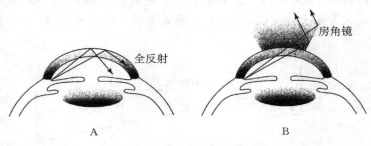

图 11-2-3 全反射和房角镜

(三) 棱镜和屈光参差

球镜在除了中心之外的任何一点都会产生棱镜作用。例如正镜,棱镜作用把光线折向光轴,而负镜刚好相反,把光线折离光轴。棱镜屈光度随着偏离光心距离的增加而增大,同时与棱镜的屈光度成比例,这种关系被定义为 Prentice 法则,可以通过相似三角形算得,如图 11-2-4 所示。

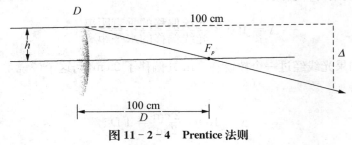

图 11-2-4 Prentice 法则

$$\frac{h}{\frac{100 \text{ cm}}{D}} = \frac{\Delta}{100 \text{ cm}}$$

式中:$\Delta = hD$(Prentice 法则),h 的单位是 cm。

临床上,透镜的棱镜作用会困扰屈光参差的患者。当他们阅读时,眼睛往下看,不同度数的透镜就会产生不同的棱镜作用,当患者不能耐受像的偏移之后便会有垂直复视的症状。

(四)色差和红绿判断

我们在主觉验光判断终点的时候会让患者看红绿视标,如果红色清楚,我们加负镜片;反之,如果绿色清楚,我们则是加正镜片。那么这样的临床操作又是基于怎样的光学原理呢?这就要从几何光学的色散说起了。在光学中,对于不同的波长,介质的折射率 $n(\lambda)$ 也不同,因此白光在折射时,不同颜色的光线分开,这种现象就称为光的色散。一般波长越小,折射率越大:蓝色光折射率大,红色光折射率小。阿北系数 V 就是用来描述介质的色散,计算公式为:

$$V = \frac{n_D - 1}{n_F - n_C}$$

式中:n_D,n_F 和 n_C 代表不同光线 D、F 和 C 的折射率。低色散的介质,阿贝系数大,色差低。

如图 11-2-5 所示,绿光聚焦在视网膜前,红光聚焦在视网膜后,在这个时候,患者看红绿视标是一样清楚的。如果患者主诉红色视标清楚时,说明红光的像点更靠近视网膜,换言之,光线会聚太强了,所以我们需要给患者一个负镜片,将像点往后挪;反之,如果患者主诉绿色视标清楚的时候,说明绿光的像点更靠近视网膜,换言之,光线发散太强了,所以我们需要给患者一个正镜片,将像点往前挪。这也刚好验证了我们的临床行为。

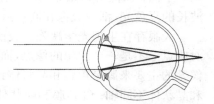

图 11-2-5　色差和红绿判断

(五)散光和眼镜处方

当我们看到一位患者的眼镜处方为 $+1.00/+3.00 \times 90$ 时,很显然,该患者有散光,但我们能否知道患者的散光类型呢?众所周知,根据最大屈光力所在的子午线位置分为顺规散光、逆规散光和斜轴散光。我们都可以通过屈光度的十字图来解读。刚才的处方变成屈光度的"十"字图如图 11-2-6 所示。

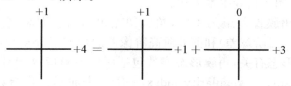

图 11-2-6　眼镜处方的"十"字图

从图 11-2-6 可以看出,眼镜处方在 90°会聚光线较 180°要小,从而推导出眼球屈光系统在 90°方向屈光力要比 180°大,所以可知该患者患有顺规散光。

(六)像差和屈光手术

像差,简单来讲,就是成像出现了偏差。因为人眼是一个不完美的光学系统,不能理想地成像,因而会出现像差。像差分低阶和高阶。低阶像差就是我们所熟知的离焦(近视、远视)和散光,高阶像差原先有个旧的名字"不规则散光",因为现在的像差仪都能分析出我们的高阶像差,所以我们对高阶像差也有了更多的了解,如彗差、球差、三叶草等。传统的屈光

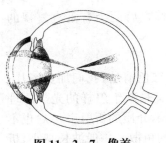

图 11-2-7 像差

手术能够很好地矫正低阶像差（近视、远视和散光），患者能得到满意的术后视力，但是有些患者会在晚上主诉看到光晕、炫光等现象，影响他们的视觉质量，这是为什么呢？这种现象多见于一些高度近视且切削光学区较小的患者。如图 11-2-7 所示，在暗环境下，瞳孔散大超过切削光学区时，未切削的周边角膜会造成一个近视化的离焦，这个离焦光线会产生球差，从而患者会主诉光晕。

（郑 克 吴 莹 周行涛）

第三节 人眼生理学缺陷

人眼理想光学系统的成像要求：①点状物成一点状像；②所有点像都在垂直于光轴的同一平面；③像与物相似，各点对应都有相同的比例；④不论物点上所发出光含有多少不同波长的复色光，都应成像在同一点上。

人眼存在生理光学缺陷。波前像差，即光线偏离理想光路，导致物体上一点在视网膜的对应点上不是一个理想的像点，而是一个发散的光斑，整个视网膜像对比下降而视觉模糊。像差的主要来源是角膜和晶状体：①角膜和晶状体的表面不规则，存在局部偏差；②角膜和晶状体不同轴；③角膜和晶状体的内含物质不均匀，折射率有局部偏差。正常人眼波前像差的构成与分析、近视眼患者的波前像差的分析、调节时正常人群自然晶状体运动的像差变化等尚未完全阐明。

部分视力超出正常水平的人眼仍可测出显著高阶像差，而部分人眼的高阶像差虽小但其最佳矫正视力不一定很好。人类大脑具有补偿整合功能，在一定程度上适应高阶像差，视觉质量基本不受较小的高阶像差影响。

检测波前像差的仪器有多种，大多基于以下 4 种原理：Hartmann-Shack、Tscherning、光路追踪和视网膜检影。波前像差技术广泛用于屈光手术、白内障手术等眼科领域，不但可以检测视觉质量，还可用于指导手术方式。

人眼总像差中以角膜像差最为主要，角膜像差包括前表面总彗差（一阶彗差、二阶彗差）、总球差（一阶球差、二阶球差）和前 6 阶高阶像差的均方根（root mean square，RMS）值等。角膜像差与角膜形态有关，角膜形态指数包括区域差异指数（differential sector index，DSI）、表面规则指数（surface regularity index，SRI）、表面不对称指数（surface asymmetry index，SAI）和角膜偏心指数（corneal eccentricity index，CEI）等，解析像差数据时须注意可分析面积（analyzed area，AA）。

激光角膜屈光手术后可引起像差变化，来源 3 部分：术前已有的像差、手术产生的像差、角膜修复愈合过程中产生的像差。如常规 LASIK 后暗视力下降与像差增加，激光切削本身占 75% 多为球差，可预测。角膜瓣可增加 25% 像差，包括散光和彗差，预测性差。

人眼是复合光学系统。角膜屈光力为 48.83 − 5.88 = 43.05 D。晶状体屈光力为 19.11 D。光线进入眼球时，最大的折射发生在空气与角膜的交界面上，因为这两种媒质折射率的差值较眼内任何相邻两种媒质折射率的差值大。生理学上常常把眼睛进一步简化为一个单球面折射系统，眼球光学系统的近似光学模型的简化：简略眼（reduced eye）或模型眼设计眼（schematic eye）。人眼静息屈光力：58.64 D，最大调节 70.57 D。

一、单色光成像

单色光成像时产生的单色像差可分为 5 类：①球面像差（球差，spherical aberration）；②彗星像差（彗差，coma）；③散光（像散差，astigmatism）；④像面弯曲（场曲，curvature of field）；⑤畸变（distortion）。白色光成像时，白光中各单色光成分除了产生单色像差外，还产生两种色差轴向色差和垂轴色差，影响视网膜像的像差因素中以球面像差和色像差最为重要。

1. **色像差** 不同波长的光经过屈光介质时，短波光行进慢，在透镜内行程中的弯曲度大，短波中的蓝光比长波中的红光先集合成焦点。

2. **球面像差** 透镜周边部的屈光力量比中央部强，经过周边部的光比中央部形成焦点早。角膜周边平，晶状体中央密度和弯曲度大，瞳孔小，可代偿弥补球差。

3. **彗差** 近轴光不对称引起。放射状散光，像变形。偏心切削等可致彗差增加。

二、人眼光学系统的轴

1. **光轴** 光轴是指角膜表面的光学中心与晶状体前后表面的光学中心的连线。

2. **视轴** 视轴是指固视点结点与黄斑中心凹的连线。

3. **固定轴** 固定轴是指注视点与眼球旋转中心的连线。

4. **α 角** α 角是指光轴与视轴在结点所成的角度。视轴在鼻侧为正值，高度近视可为负值。

5. **γ 角** γ 角是指光轴与固定轴的所成角度。

6. **κ 角** 角膜曲率中心定位困难，光轴难找，瞳孔中心垂直于角膜的瞳孔轴。α 角和 κ 角在临床上等同，临床上瞳孔线与光轴可合一对待。

视觉中心：注视点与注视该目标位置时瞳孔中心所对应的角膜点。

人类对屈光要求随年龄改变：生理屈光度参考值为年龄＜18 岁＋2.50～＋1.50 DS；18～30 岁＋0.75～＋0.50 DS；31～54 岁 0～－1.50 DS；55～70 岁－2.25～－1.50 DS；年龄＞70 岁－3.0 DS；4～5 岁＋2.1～2.2 DS；6 岁 1.5～1.6 DS。

屈光检查用来确定眼屈光状态的性质和程度，主要分为 3 类：①以诊断为目的即诊断性验光；②以配镜为目的即配镜性验光；③以屈光矫正手术为目的即手术性验光。像差检查是屈光手术常规检查项目。

屈光手术术前验光对于手术设计非常重要，特别需要重视：①判别终点的设定，屈光度的测定需要利用好红绿平衡的方法；②双眼调节平衡；③主视眼，确定主视眼，一般设计使术后主视眼与术前保持一致；④其他，如老视的测定、眼位、职业与运动爱好、双眼视功能、辐辏、隐斜、AC/A 等。术前设计考虑到各方面因素，有助于使手术矫正视力的同时兼顾改善双眼视觉。

（周行涛）

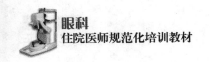
第四节 验光配镜

一、客观验光

眼球的屈光度测量可以采用客观验光和主觉验光。所谓客观验光,是指不依靠被检者的主观反应,完全由检查者判断眼睛的屈光度。所谓主觉验光,是指依靠被检者的主观反应来判断眼睛的屈光度。

客观验光包括检影和电脑验光。

(一)检影

视网膜检影不仅可以确定球镜和柱镜度数,而且可以发现像差、不规则散光和屈光间质浑浊。临床上常用带状光检影,由 Copeland 发明。

1. 检影准备和注意点 检影位置:检查者用右眼检查被检者的右眼,用左眼检查被检者的左眼。检查者与被检者的位置并非完全正中,而是稍微偏离正中。如果位置完全正中,试镜片的反光会干扰检影光的观察;如果太偏离正中,检测到的是周边屈光,与中央屈光往往有较大差异。

必须让被检者处于调节放松状态。在自然状态下,让被检者注视 5 m 处较大的视标,在检影的过程中不断观察被检者是否保持注视 5 m 的视标。对于年龄较小或调节特别紧张的被检者,睫状肌麻痹后检影才是最佳选择。

检查者通过检影镜窥孔观察从视网膜反射回来的检查光在瞳孔平面的特征,由此确定被检眼的屈光状态。如果检查者处在被检眼的远点,则反射光全部进入检影镜窥孔,因此在瞳孔平面的反射光充满整个瞳孔。如果检查者不在被检眼的远点,则反射光只有部分进入窥孔,因此在瞳孔平面的反射光只占据部分瞳孔。

2. 反射光的"逆动"和"顺动"分别表示近视和远视 如果被检眼的远点位于被检眼与检查者之间(近视),则反射光先汇聚后分散进入窥孔,因此检影光带的移动方向与瞳孔平面反射光的移动方向相反,称为"逆动"。如果被检眼的远点位于检查者后面(远视),则反射光汇聚进入窥孔,因此检影光带的移动方向与瞳孔平面反射光的移动方向相同,称为"顺动"。

3. 透镜矫正到达"中和" 逆动表示被检眼为近视,逐渐增加凹透镜,直至观察到瞳孔平面反射光全亮或全暗,称为"中和"。同样,顺动表示被检眼为远视,逐渐增加凸透镜,直至观察到中和。

中和的判断方法:在中和点上,检查者稍向被检眼靠近,则变为"顺动";检查者稍远离被检眼,则变为"逆动"。

4. 检查者工作距离影响的换算 "中和"对应的远点是检查者的位置,而非无穷远处。例如,检查者工作距离 50 cm,则"中和"对应的屈光度是 -2.00 D。因此,被检眼的实际屈光度要加上检查者工作距离的影响。例如,检查者工作距离 50 cm,被检眼前加 -2.00 D 透镜到达"中和",则被检眼的屈光度为 $-2.00+(-2.00)=-4.00$ D。

5. 瞳孔平面视网膜反射光的 3 个特征

(1)反射光移动速度。反射光移动速度越慢,表示检查者离被检眼的远点距离越远,即屈光度越高。当检查者越来越靠近被检眼的远点时,反射光移动速度也越来越快。

（2）反射光亮度。检查者离被检眼的远点距离越远，反射光亮度越暗；反之，则越亮。"逆动"反射光通常比"顺动"反射光暗。

（3）反射光宽度。检查者离被检眼的远点距离越远，反射光宽度越窄；反之，则越宽，直至"中和"时充满整个瞳孔。

6. 规则散光的检影　多数人眼有一定规则散光。带状光检影每次只检测某一子午线的屈光度。如果转动带状光方向，我们可以检测不同子午线的屈光度，由此发现散光轴位和度数。

散光轴位主要依据以下 4 个特征。

（1）破裂。当带状光与散光主子午线任一条的方向不平行时，瞳孔平面的反射光带与虹膜上的入射光带不能重合，出现破裂现象。转动带状光使得瞳孔平面的反射光与虹膜上的入射光重合就找到了散光主子午线的位置。

（2）宽度。当带状光方向与散光主子午线任一条一致时，瞳孔平面的反射光最窄。当接近散光主子午线任一条时，我们可以把带状光变窄，以便更准确地找到散光轴位。

（3）亮度。当带状光方向与散光主子午线任一条一致时，瞳孔平面的反射光最亮。

（4）倾斜。当带状光方向与散光主子午线任一条一致时，瞳孔平面的反射光移动的方向与带状光移动的方向平行。当带状光方向与散光主子午线不一致时，瞳孔平面的反射光移动的方向与带状光移动的方向不平行，有倾斜现象。

如何确定散光的度数？当找到散光轴位后，采用球镜分别中和两条主子午线的屈光度，或采用柱镜联合球镜中和两条主子午线的屈光度，由此得到散光度数。

（二）电脑验光

电脑验光是目前最常用的客观验光方式，其准确性已经比检影验光高很多，而且大大提高检查效率，可以同时检查屈光度和角膜曲率。电脑验光仪分为闭合式和开放式。闭合式电脑验光仪采用内置式模拟看远视标，但由于近距离效应，往往容易诱导近觉性调节。开放式电脑验光仪采用真实的远处视标，基本避免了近觉性调节；同时，由于视标的可变性，还可用于调节反应和周边屈光度的测量，其代表仪器是 WAM - 5500。

二、主觉验光

主觉验光是指采用主觉方法找到调节放松状态下眼球的屈光度。主觉验光的关键是保持调节处于放松状态，在验光的每个步骤中都应考虑调节是否保持放松。此外，由于双眼的调节一致性对于保持双眼视功能十分重要。因此，在完成单眼主觉验光后必须进行双眼平衡。

（一）单眼主觉验光

关键是控制调节和散光的判断。

1. 最佳视力的最大正镜或最小负镜

（1）第 1 步：初始度数的选择。以客观验光＋雾视为初始度数。雾视的目的是放松调节，一般为＋1.0～＋2.0 D。需要注意：雾视后检查矫正视力来判断雾视是否合适。矫正视力为 0.5～0.7，表示雾视合适；矫正视力低于 0.5，表示雾视太多，或患者的最佳矫正视力较差；矫正视力高于 0.7，表示雾视不够，需要增加雾视。

（2）第 2 步：逐渐减少雾视到达最佳视力的最大正镜或最小负镜。终点判断一般以 E 字视标为准。在终点处，如果再增加负镜，患者报告视标变黑变小但清晰度基本不变。同时，采用红绿视标复合。在终点处，红绿视标的清晰度是一样的。如果红视标更清晰要增加

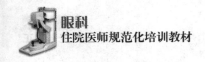

负镜,如果绿视标更清晰要减少负镜。使用红绿视标时需要注意:先看绿视标再看红视标,因为绿视标放松调节,而红视标使调节紧张。

2. 散光的确定　散光的主觉验光比较复杂,通常采用 Jackson 交叉柱镜,也可采用散光表。

图 11-4-1　散光表

(1) 散光表(图 11-4-1):是由放射状线条组成的用于判断散光轴位和度数的视标图。使用散光表时,要保证眼球的两条主子午线都位于视网膜之前(眼球处于雾视状态)。当没有散光时,散光表的每条线都一样模糊,表现为颜色深浅一致。当有散光时,有一条主子午线离视网膜更近,与这条子午线同向的放射状线比其他线更清晰、颜色更深,据此找到散光轴位。综合验光仪只有负柱镜,因此散光轴位与颜色最深线的方向垂直。换算成正柱镜表示的话,散光轴位与颜色最深线方向相同。

把柱镜轴位调好后,逐步增加散光度数,直至散光表各线条颜色一样,表示散光已中和。

用散光表检查的散光轴位与度数往往比较粗略,需要结合客观验光与主觉视力来综合判断其结果是否可靠。

(2) 交叉柱镜法:Jackson 交叉柱镜是最常用的精确调整散光的方法,需要在客观验光的基础上进行。Jackson 交叉柱镜由度数相同而轴位垂直的正负柱镜组成(通常采用±0.5 D柱镜)。

主觉验光第 1 步——最佳视力的最大正镜或最小负镜结束后,散光的两条主子午线分别位于视网膜前后相同距离的位置,形成混合型散光,在此基础上进行 Jackson 交叉柱镜检查。

首先是散光轴位的精调。通常采用蜂窝视标(图 11-4-2),把交叉柱镜的正负柱镜轴位置于与初始散光轴位成 45°夹角。翻转交叉柱镜,询问患者哪一面蜂窝视标更清晰,跟着清晰面负柱镜的轴位转动散光轴位,每次 5°,直至两面视标的清晰度一致。

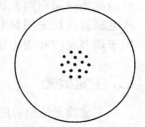

图 11-4-2　蜂窝视标

其次是散光度数的精调。必须在轴位调好后再进行度数的精调,顺序不能颠倒。把交叉柱镜转动 45°角,使得正负柱镜其中一个的轴位与散光轴位一致。翻转交叉柱镜,询问患者哪一面蜂窝视标更清晰。如果清晰面是负柱镜轴位与散光轴位一致,则增加散光度数-0.25 D;反之,如果清晰面是正柱镜轴位与散光轴位一致,则减少散光度数-0.25 D。在加减散光度数时,要始终保持等效球镜不变。例如,增加-0.50 D 散光时,要减少-0.25 D 球镜。重复翻转交叉柱镜,直至患者报告两面的清晰度一致。

3. 球镜的再次确定　散光调整好后,检查矫正视力,通常比散光矫正之前有所提高或保持不变。此时,需要再次确定球镜,以保证没有因诱发调节而导致过矫。方法如下:雾视+0.50 D,检查矫正视力,如果矫正视力下降 1 行说明先前没有过矫,球镜再次确定完成;如果矫正视力没有下降说明有过矫,要继续雾视直至矫正视力下降,然后逐渐减少雾视到达最佳视力的最小负镜或最大正镜。

(二)双眼平衡

双眼平衡是双眼分别主觉验光后必须进行的重要步骤。所谓双眼平衡,不是指视力的平衡,而是指调节的平衡。由于单眼分别主觉验光时所诱发的调节往往不同,因此要平衡双眼调节,以保证配镜的舒适性。

双眼平衡要在有双眼视的前提下进行,最好双眼的最佳矫正视力比较接近。如果双眼最佳矫正视力差异非常大,那么双眼平衡的意义有所减少,并且不适合采用垂直分离棱镜法。

最常用垂直分离棱镜法。双眼分别雾视+1.00 D,一眼前加垂直分离棱镜(4ΔBU 或 BD),使得双眼看到的视标上下分离,通常采用单行视标以便于垂直分离,让被检者比较上下视标的清晰度,在较清晰的眼前增加雾视,每次+0.25 D,直至上下视标清晰度一样,移去棱镜,在双眼前同时减少雾视直至最佳矫正视力。

三、睫状肌麻痹剂的使用

验光的关键是调节放松。有些时候,被检者张力性调节非常高。例如,年龄小、长期近距离作业、远视、内斜视等,自然状态下极易诱导调节,此时需要使用睫状肌麻痹剂。初次验光的患者也推荐睫状肌麻痹验光。

常用的睫状肌麻痹剂是 1%阿托品、1%环戊酮和 0.5%托吡卡胺。阿托品和环戊酮是长效强效麻痹剂,托吡卡胺是短效弱效麻痹剂。1%阿托品常用于年龄 5 岁以下、伴有内斜的远视眼,使用方法为:滴眼剂每天 3 次,持续 3 d;眼膏每晚 1 次,持续 1 周。1%阿托品用药后 1~2 h 到达峰值,作用持续 1~2 周。阿托品的不良反应包括:脸红、过敏、口干等,要交代患者。环戊酮的调节麻痹作用与阿托品相似,但恢复时间较短,一般 1 d 左右。1%环戊酮的用法是:滴眼剂每 5 min 1 次,每次 1 滴,连续 3 次后等 20 min。0.5%托吡卡胺常用于儿童、青少年和初次验光患者,使用方法为:滴眼剂每 5 min 1 次,每次 1 滴,连续 5 次后等 20 min。0.5%托吡卡胺用药后 20~40 min 到达峰值,作用持续 4~6 h。

睫状肌麻痹剂都有散大瞳孔的作用,但并非所有散瞳药物都有睫状肌麻痹的作用。例如,复合散瞳药托吡卡胺(美多丽满)其中的去氧肾上腺素就只有散瞳作用,而没有睫状肌麻痹作用。扩瞳本身对验光没有意义,并且瞳孔过大导致视觉质量下降反而不利于验光。

四、镜眼距

屈光不正矫正通常使用框架眼镜。框架眼镜平面与角膜平面的距离称为镜眼距。镜眼距直接影响框架眼镜的配镜处方,可以通过几何光学公式进行计算。一般说来,镜眼距减小会增加负透镜作用(或减少正透镜作用),因此要减少配镜处方的负透镜度数(或增加配镜处方的正透镜度数);反之亦然。

透镜度数越高,镜眼距对其影响也越大。在临床上,如果透镜度数大于±4.0 D,就必须考虑镜眼距对配镜处方的影响。镜眼距最常用于框架眼镜与角膜接触镜配镜处方的换算上,角膜接触镜的镜眼距为 0 mm。举例说明:如果框架眼镜配镜处方为-6.0 D,镜眼距为 12 mm,那么换成用角膜接触镜的配镜处方为-5.50 D。

五、儿童配镜处方原则

儿童配镜比成人配镜更具有挑战性,因为儿童配镜更多需要考虑到对双眼调节集合的平衡,并且儿童的主观配合性较差。对于不配合的儿童或 3 周岁以内的儿童,主要依据客观验光结果给予配镜处方。

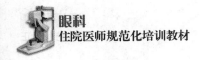
（一）近视

近视发病多在学龄期，近年来有提前的趋势。儿童阶段近视多是进展性的，因此必须每半年验光配镜。近视配镜原则有以下几点。

（1）必须睫状肌麻痹验光。对于婴儿、内斜视、高度近视（>10 D），要采用阿托品麻痹验光。

（2）近视不主张欠矫，而要足矫。如果伴有散光，根据散光类型给予配镜处方，一般顺规散光欠矫−0.50 D，逆规散光与斜轴散光足矫。

（3）一般给予单焦配镜处方。渐进多焦眼镜用于近视控制有严格的适应证，即看近隐内斜并伴有调节滞后的儿童，一般近附加−1.50 D。

（4）近视足矫对于控制间歇性外斜的显斜频率有一定疗效，但近视欠矫对于内斜通常没有改善作用。

（5）角膜塑形镜具有严格的适应证，对近视控制有一定疗效，但个体差异较大。

（二）远视

儿童远视配镜比近视配镜更复杂。首先，较大度数情况下（>5 D）远视比近视对视功能的影响更大，因为近视至少看近是清楚的，而远视看远看近都不清楚。其次，儿童远视经常与斜视、异常 AC/A 有关，从而导致双眼视功能异常。以下是儿童远视配镜处方原则。

（1）在保留生理性屈光度的情况下，只有在内斜视或明显矫正视力低常时，才对低度远视儿童给予配镜处方。在配镜处方时，散光配镜原则与近视相同。

（2）当远视伴有内斜时，阿托品麻痹验光远视足矫。戴镜 3～6 个月后，根据戴镜矫正的眼位和立体视决定是否可以减少远视配镜度数。

（3）对于学龄期儿童，因为调节无法放松，远视足矫可能导致视力模糊，此时可以适当减少远视度数给予配镜处方。有时也可以配合使用睫状肌麻痹剂帮助远视儿童适应远视配镜处方。

（三）屈光参差

屈光参差的儿童或婴儿，不论年龄、是否有斜视和屈光参差程度，通常都需要配镜来弥补双眼之前的屈光度差异。屈光参差性弱视很常见，治疗时不仅需要配镜而且需要遮盖好眼。屈光参差性弱视常见于远视性屈光参差，少见于近视性屈光参差或混合性屈光参差。屈光参差伴高度屈光不正可导致双眼弱视。

（四）散光

散光常常伴随近视或远视，表现为近视性散光、远视性散光或混合性散光。在配镜时，医生首先要区分视力差是离焦导致的，还是散光导致的。儿童的调节力较强，对于 1.50 D 以内的散光一般没有视力症状，因为可以通过调节力看清各个方向的物体。因此，散光是否配镜首先应确定散光是否导致了弱视。一般来说，大于 2.0 D 的散光是弱视的高危因素。同时，双眼散光的差异也是要考虑的，当双眼散光差异大于 1.0 D 时，散光较大眼往往会产生弱视。

散光配镜处方主要依据主觉验光结果；但如果儿童年龄过小（年龄<4 岁），则主要依据客观验光与角膜地形图结果。配镜时可以保留−0.50～−0.75 D 的顺规散光，斜轴散光与逆规散光要足配。

六、临床常见调节异常性眼病的处理

（一）老视

老视是指由于年龄上升逐渐丧失调节力而出现的看近不清。调节幅度随年龄上升而下降(表11-4-1)。当调节幅度下降到不足以维持近距离工作时,老视的临床症状就产生。老视症状可以通过佩戴凸透镜来解决。

表11-4-1 不同年龄段的平均调节幅度

年龄(岁)	平均调节幅度(D)	年龄(岁)	平均调节幅度(D)
8	14(±2 D)	40	6(±2 D)
12	13(±2 D)	44	4.5(±1.5 D)
16	12(±2 D)	48	3(±1.5 D)
20	11(±2 D)	52	2.5(±1.5 D)
24	10(±2 D)	56	2(±1 D)
28	9(±2 D)	60	1.5(±1 D)
32	8(±2 D)	64	1(±0.5 D)
36	7(±2 D)	68	0.5(±0.5 D)

老视症状通常始于40岁以后。老视症状与原有屈光不正、焦深(瞳孔大小)、视力需求等都有关。

1. 调节不足 调节不足是指年轻人调节幅度异常低下,与老视的区别主要是年龄。临床症状为近距离工作不能持久、头痛、视物模糊等。调节不足的病因包括:服用抑制副交感神经的药物、闭合性头颅伤、脑炎等,但临床上经常找不到任何病因。如果有明确病因,需要治疗原发病,调节不足也可随原发病的好转而改善。没有任何原发病的调节不足要佩戴凸透镜。

2. 调节过强 调节过强是由于睫状肌痉挛所致。临床症状为:头痛、眉弓痛、看远不清等。调节过强可以继发于某些眼病,如虹膜睫状体炎;可以是药物不良反应,如青光眼用的毛果芸香碱;可以是长期不矫正的远视所致,也可以是长期佩戴过矫近视眼镜所致。调节过强也可以在长时间近距离工作后暂时出现。

3. 调节性集合/调节(AC/A)异常 调节反应会产生一定比例的集合运动,我们把每1 D调节反应所引起的集合变化(△)称为AC/A。AC/A的正常范围为3∶1~5∶1。对于每个人而言,AC/A通常是比较恒定的,但在人群中,AC/A有很大个体差异。

在临床上,测量AC/A都为刺激性AC/A,其中分母A是调节刺激值,而非真正的调节反应值。调节刺激与调节反应有时有很大差异,因此刺激性AC/A并不可靠。最可靠测量应该要测反应性AC/A,需要使用开放式电脑验光仪测量调节反应值,多用于科研。

AC/A异常常常伴随斜视。AC/A过高型斜视可以通过调整配镜屈光度处方来矫正斜视,而AC/A正常或偏低型斜视对于调整屈光度矫正的疗效较差。

4. 框架眼镜与角膜接触镜对调节集合的不同影响 框架眼镜与角膜接触镜对调节与集合的需求都是有差异的。随着矫正度数的增加,这种差异也增大。患者在两种矫正方式之间切换时,有时会有不适症状,可能与调节集合的改变有关。

首先是调节需求与屈光矫正方式的关系。框架眼镜与角膜接触镜的镜眼距不同导致了近距离物体在角膜平面产生的调节需求也不同。两种矫正方式对调节需求的差异随屈光度增高而增大。对于近视眼而言,角膜接触镜比框架眼镜的调节需求大。因此,当近老视的患者(年龄>40岁)从框架眼镜换成角膜接触镜时,可能加重老视症状。对于高度近视眼,如果

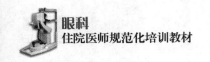

佩戴框架眼镜则对调节需求比较小。例如，-20 D近视眼患者戴框架眼镜时，在30 cm处的调节需求只有1 D。对于远视眼，角膜接触镜比框架眼镜的调节需求小，与近视眼正好相反。

其次是集合需求与屈光矫正方式的关系。角膜接触镜跟随眼球移动，而框架眼镜不能跟随眼球移动，因此两种矫正方式对近距离物体的集合需求也不相同。对于近视眼而言，看近集合时框架镜片产生BI棱镜效应，因此减少了看近对集合的需求（此时对集合需求的减少与对调节需求的减少是平行的）。与此相反，对于远视眼而言，看近集合时框架镜片产生BO棱镜效应，因此增加了看近对集合的需求。远视框架眼镜的这一特性有利于矫正看近内斜和调节性内斜。

七、渐进多焦镜的配镜处方

渐进多焦镜具有两个以上的屈光组件，分别用于矫正不同距离的屈光度，使得各个距离物体都能看清。

1. 双焦镜近附加值的确定 双焦镜配镜需要以下信息：①准确地看远屈光度；②调节幅度；③日常习惯用眼距离（阅读、电脑等）。

（1）调节幅度：在远用屈光度矫正的基础上通过以下方法测量调节幅度。

1）调节近点法：调节近点法是简便而实用的调节幅度测量法。分为单眼测量与双眼测量，结果往往不同。单眼调节近点仅反映调节系统功能，而双眼调节近点反映调节与集合系统的综合功能。具体步骤为：让患者看清近视标（最佳视力的上一行视标），逐渐把近视标移近患者直至不能看清视标，此时视标与患者的距离称为调节近点，调节近点的倒数就是调节幅度的屈光度值。例如，调节近点在20 cm处，则调节幅度为5 D。调节近点法的误差主要来自视标移近时的放大效应，使得测得的调节幅度值偏大。

2）负透镜法：负透镜法与调节近点法的区别在于，负透镜法不移动近视标的位置，取而代之的是在患者眼前逐渐增加负透镜，直至视标模糊。此时，近视标距离的倒数＋负透镜屈光度值＝调节幅度。负透镜法的误差在于负透镜的缩小效应，使得测得的调节幅度值偏小。

（2）调节范围：与调节幅度一样，是决定近附加的重要数据。调节范围是指维持清晰视力的屈光范围。最佳近附加是在调节范围的中点，使得正负相对调节的范围相同，这样患者用药的清晰度、舒适性最佳。

（3）如何选择近附加：根据习惯用眼距离计算调节需求。例如，距离40 cm的调节需求为2.5 D。近附加＝调节需求－调节幅度/2。这里保留了一半调节幅度作为调节储备，以保证近距离用眼的清晰度与舒适度。有些患者甚至要保留大于一半调节幅度作为调节储备才能达到最舒适用眼。因此，在实际应用时，以患者试镜后的主观感受为准来确定最终的近附加。

2. 渐进多焦镜 老视眼调节力不足所带来的远近配镜处方不一致是配镜的难点所在。最早出现的是双光镜片，即镜片中心部分用于远用屈光矫正而下方用于近用屈光矫正，它满足同时矫正远近屈光度。但双光镜片的最大不足是中距离物像不清晰与远近物像的跳跃感，这些缺陷导致目前双光镜的应用逐渐在萎缩。渐进多焦镜正好弥补了双光镜的缺陷，它通过屈光度连续渐变的矫正镜片使得各个距离成像清晰，同时没有物像跳跃感。渐进多焦镜的这些优势使得它在老视配镜领域越来越占据主流市场。

渐进多焦镜片的设计主要包括以下4个组件，分别为中央远用区、下方近用区、中间过渡区和周边畸变区。屈光度渐变是通过镜片凸面的非球面设计实现的，而镜片凹面始终保持远用屈光度不变。

渐进多焦镜也存在一些缺陷,主要是周边物像畸变。周边畸变的原因是非球面设计所致的周边像差的增大,在镜片下部周边尤其明显。

渐进多焦镜的中央部分远近矫正效果较好,而在中央以外的周边区由于畸变导致视觉质量下降。根据中央非畸变区的大小,渐渐多焦镜的设计分为软性和硬性。软性设计是指中央非畸变区相对较小,而中央至周边的过渡区相对较大,它的优势是周边畸变程度轻,但中心区远近物像的跳跃感有所加重。硬性设计正好相反,是指中央非畸变区相对较大,而中央至周边的过渡区相对较小,它的优势是中心区视觉效果好,但周边畸变程度较重。总体而言,两种设计都有缺陷。

渐进多焦镜的最佳适应证是早期老视、既往从未佩戴双光镜、近距离视觉需求范围不大、并且本人有强烈意愿的患者。

3. Prentice 法则 给屈光参差患者配镜时,要考虑到 Prentice 法则的影响。

透镜的棱镜效应:当视线通过非透镜中心注视时,透镜都会产生棱镜效应。棱镜效应的大小取决于透镜度数与偏中心距离。具体说来,棱镜效应($\triangle$) = 透镜度数(D) × 偏中心距离(cm),这就是 Prentice 法则。

当屈光参差患者配镜阅读时,由于视线向下通过非透镜中心而产生垂直棱镜效应。由于双眼透镜度数差异较大,因此垂直棱镜效应差异也较大,从而导致垂直性眼位偏斜。例如,双眼透镜差异 3.0 D,如果视线偏中心 1 cm,则双眼垂直性眼位偏斜为 3$\triangle$。由于垂直融合范围较小(通常<2$\triangle$),因此较大的屈光参差配镜后会由于双眼垂直棱镜效应的差异而产生严重不适感,甚至出现垂直性复视。

八、特殊配镜处方

1. 无晶体眼配镜处方 无晶体眼的屈光状态是高度远视,配镜有以下特点:①放大率 20%~35%;②由于放大率导致景深改变;③枕形畸变;④手眼协调困难;⑤透镜边缘的棱镜效应引起环形暗点;⑥对镜眼距、镜片倾斜与高度的高度敏感性;⑦单眼无晶体眼由于双眼放大率的差异不能形成有用的双眼视。

此外,高度远视透镜也会带来外观上的影响,包括眼睛变大,斜看眼睛移位,以及镜片过厚外观。

由于以上种种原因,无晶体眼矫正最佳方式是植入人工晶状体或角膜接触镜。对于年龄过小儿童的双眼无晶体眼选择框架眼镜是合适的。

2. 吸收性镜片 在高亮度环境中,太阳眼镜可以通过以下作用来提高视功能。

(1) 提高对比敏感度:晴天太阳的照度范围为 10 000~30 000 Lux。这样高照度光使得视网膜已经处于饱和,因此高频对比敏感度下降。太阳眼镜的主要作用是保持视网膜的对比敏感度。多数深色太阳眼镜可吸收 70%~80%的所有波长入射光。

(2) 提高暗适应:长期在高照度环境中(海滩、滑雪场所)导致暗适应明显减弱可长达 2 d。因此,长期高照度环境应该佩戴太阳眼镜。

(3) 降低对眩光的敏感性:许多种类太阳眼镜可以降低对眩光的敏感性。由于从水平面反射的光线在水平面是偏振的,因此采用合适的偏振镜片可以降低从路面、窗玻璃面、金属表面和水面反射的眩光。渐变太阳眼镜从镜片上皮到中心颜色由深变浅,有助于消除视

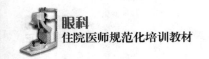

线上方来的眩光。颞侧增宽太阳眼镜有助于消除侧面来的眩光。

（4）提高对比度：黄橙波段滤光片的太阳镜可有效吸收蓝绿波段光线，使得这一波段颜色成为暗色。因此，佩戴者就可以清晰分辨从绿色至橙色波段的颜色。虽然，此时色觉有些不真实感，但是色觉对比度提高了。对于患有影响色觉对比度眼疾的患者，例如白内障、角膜水肿等，佩戴这种镜片可以提高色觉对比度。

（5）光致变色镜片：当光致变色镜片遇到短波长光，镜片内的银离子发生化学反应而转变为单价银，使得镜片颜色变深。这个化学反应与感光胶片的作用原理是一样的，区别在于光致变色镜片的反应是可逆的。光致变色镜片的颜色变深可以吸收大约80%的入射光。当光线变暗时，镜片颜色又变浅，可以吸收大约20%入射光。光致变色镜片颜色变深的速度比变浅的速度快。对于汽车驾驶员来说，在车内光线较暗，光致变色镜片的颜色不会变深。当光致变色镜片颜色变深时，具有很好地吸收紫外线（UV）光的功能。

（6）吸收紫外线光镜片：紫外线光根据光谱可分为3种，即长波紫外线（UVA），波长范围400～320 nm；中波紫外线（UVB），波长范围320～290 nm；短波紫外线（UVC），波长范围290 nm以下。

大气层中的臭氧层几乎吸收所有太阳光来的短波紫外线。多数短波紫外线是工业来源，包括杀菌灯、准分子激光等。照射到地面的太阳光中，大约5%是紫外线光，其中90%长波紫外线、10%中波紫外线。

几乎所有的深色太阳眼镜吸收大部分紫外线光。镀CR-39或聚碳酸酯的玻璃镜片和树脂镜片可同样可以吸收紫外线光。

3. 特殊镜片材料　框架镜片材料的四大主要特性十分重要。

（1）屈光指数：屈光指数变高则同样屈光度情况下镜片变薄。

（2）特定重力：材料特定重力下降则镜片更轻。

（3）*Abbe*值：代表色像差或畸变的程度，主要是镜片边缘由于光线散射导致的。*Abbe*值高则色像差和畸变小，因此镜片的光学质量好。

（4）抗冲强度：

1）玻璃镜片：具有优越的光学性质并且耐刮，但是有许多缺陷，包括低抗冲强度、镜片厚。因此，目前玻璃镜片的使用已经较少。

2）树脂镜片：具有优越的光学性质并且镜片轻，是目前使用最多的镜片。树脂镜片的重量只有玻璃镜片重量的一半。树脂镜片可以加工成很好的太阳眼镜。由于树脂镜片容易被刮伤，通常要在镜片外加膜以防刮伤。

3）高指数镜片：屈光指数达到1.60或以上的镜片被称为高指数镜片。镜片材料可以是玻璃或树脂，通常应用在高度数配适上以减轻镜片重量。镜片重量、光学性质和抗冲轻度取决于所用材料特性和屈光指数。通常，材料的屈光指数增高会带来材料的重量增大、光学性质下降和抗冲强度下降。高指数镜片也需要加膜。

4. 棱镜的使用　小角度的水平和垂直斜视可以用棱镜来矫正。

（1）隐性水平斜视：隐性水平斜视患者（通常是成人）如果没有足够的水平融合范围则会有视疲劳症状，甚至出现间歇性复视。隐性外斜看近时，如果没有足够的辐辏范围会出现症状。有些患者通过视觉训练提高融合范围可以有效改善症状。但有时还需结合水平棱镜来进一步刺激融合功能的提高（BO棱镜用于加强辐辏功能）。

有些患者的疲劳症状是由于异常高AC/A导致的，表现为看近隐性内斜，而看远正位。

这种情况可以采用双光眼镜,减少看近调节从而矫正看近内斜。对于成人患者,如果镜片矫正和视觉训练都无效的情况下,可以采用棱镜或手术矫正。

棱镜的最佳适应证是隐性水平斜视初发症状时。配适棱镜是为了维持双眼视功能,多数情况只是暂时使用,注意要选择最小度数棱镜。

(2)隐性垂直斜视:垂直融合范围较小,通常<2△,因此垂直斜视很容易导致视疲劳甚至复视的症状。较小度数的垂直斜视可以采用棱镜矫正。与水平棱镜使用相同,要选择最小度数棱镜矫正垂直斜视。对于非共同性垂直斜视而言,棱镜要矫正正前方的眼位。对于同时伴有水平和垂直斜视而言,棱镜先矫正垂直斜视,水平斜视也可得到很大程度的改善;如果水平斜视也需棱镜矫正,可采用斜向棱镜(Fresnel 棱镜)。一次斜视检查经常不能完全暴露隐性眼位偏斜,因此要重复斜视检查以充分暴露隐性眼位偏斜。棱镜有其适应性,即在配适一段时间后,斜视度数会增加,此时也要相应增加棱镜度数。

(3)棱镜矫正的方法:采用试镜架,在屈光不正矫正的基础上加上棱镜,检查眼位来评价棱镜矫正效果。与普通棱镜相比,Fresnel 棱镜有以下优点:重量轻、对外观影响小(贴附在镜片凹面)、矫正范围大(最大为 40△)、对视觉影响小。

还可通过移动透镜中心达到棱镜效应来矫正眼位偏斜。这种方法的矫正效果取决于透镜度数,透镜度数越高同样移位达到的棱镜效应越大。有柱镜的透镜不适合采用中心移位的方法。

九、单眼复视

单眼复视是眼科常见症状。其原因是屈光系统的不规则性,可以来自角膜或晶状体。角膜的不规则形多来自于角膜前表面,如长期佩戴角膜接触镜、睑板腺囊肿压迫、圆锥角膜等。晶状体的不规则多见于白内障。

屈光系统的不规则可以通过检影、针孔镜、RGP 等确诊。治疗关键是采用交叉柱镜主觉验光判断最佳的散光轴位和度数,采用角膜接触镜矫正的疗效往往比框架眼镜更好。

(吴　莹　周行涛)

第五节　接触镜临床应用

自从 20 世纪 40 年代开始出现 PMMA 镜片,到 70 年代开始盛行的水凝胶镜片,以及其后的透氧性硬性接触镜材料(RGP)的出现,到近 10 年被广泛接受的硅水凝胶镜片,接触镜已经成为一种非常重要的光学矫正医疗器具。无论是矫正视力、美容,还是治疗眼部疾病,现今世界越来越多的人享受到了接触镜带来的益处。所以了解接触镜相关的知识,对于眼科专业人员而言也是非常重要。

一、接触镜主要参数

1. 光学区　镜片光学区为外界光线通过进入瞳孔的镜片中央区域,镜片的屈光度主要是由这部分起作用的。原则上光学区直径应该覆盖瞳孔,所以其直径一般至少为 7.0~8.5 mm。

2. 基弧　镜片光学区后表面的弧度(曲率)称为基弧,可以用屈光度(D)表示,也可用曲率半径来表示。

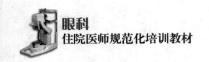
3. **直径** 镜片的宽度为直径,以 mm 为单位。镜片直径的设计与材料和角膜直径、睑裂高度有关,一般软镜直径为 13~15 mm,硬镜为 9~10 mm。

4. **屈光度** 镜片的屈光度是由镜片的形态、屈光指数决定,确定镜片屈光度时仍要考虑厚度因素,可根据公式 $F = (n_2 - n_1)/r$,分别得出前后表面的屈光度,再根据 $F = F_a + F_b - (t/n)F_a F_b$,得出镜片的屈光度。

5. **透氧性(Dk)** 材料氧的通透性为材料的氧的弥散系数 $D(cm^2/s)$ 和溶解系数 K $(mlO_2/ml \times K)$ 的乘积,即 DK,反映的是材料本身的特性,和镜片厚度无关。

6. **氧传导性(DK/T)** 氧通过一定厚度(T)的镜片的实际量称为镜片的氧的传导性,用 DK/T 表示。

二、接触镜的光学特性

接触镜虽然和框架眼镜在光学上有很多相似之处,但由于接触镜贴附在角膜表面,角膜顶点距离几乎为零,且角膜与镜片之间有泪液膜作为介质,所以有不同于框架眼镜的光学特性。

1. **视野** 静止状态时,佩戴框架眼镜的视野范围取决于入射瞳孔中心与镜片边缘的角对边和镜片的类型(正或负度数镜片)。动态眼:佩戴框架眼镜的视野范围取决于眼的旋转中心与镜片边缘所成的角对边和镜片的类型(即正或负度数镜片)(图 11-5-1、11-5-2)。佩戴正镜片视野范围缩小,形成"环形盲区",量取决于镜片度数和框架的厚度。负镜

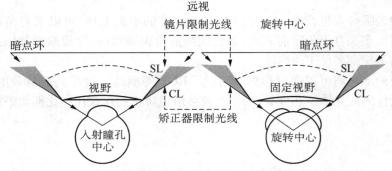

图 11-5-1 远视佩戴框架的视野

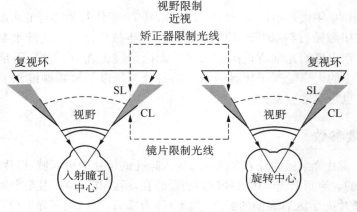

图 11-5-2 近视佩戴框架的视野

片比正镜片的视野大,一些区域的影像可以在镜片范围内清晰可见,而同时在镜片外面的区域被模糊的看见,形成"环形复象区",其程度取决于镜片度数和框架的厚度。

接触镜因为更接近入射瞳孔及没有眼镜的框架(一般认为框架会降低20°左右的视野范围),所以视野范围更大。且减少周边视野的畸变,如球差,而框架眼镜随度数增高球差会增加。

2. **接触镜的屈光度** 接触镜的曲率非常小,所以从曲率和厚度关系而言,不能将接触镜看成"薄"镜片,而必须看成有一定厚度的"厚"镜片。如接触镜的后表面弧度曲率为 r_p,镜片材料的折射率为 n,前表面曲率为 r_a,镜片轴性厚度为 t,计算时曲率和厚度必须换算成米为单位。则根据 $F = (n_2 - n_1)/r$,分别得出前后表面的屈光度,$F_a = 1000(n-1)/r_a$,$F_p = 1000(1-n)/r_p$,再根据 $F = F_a + F_p - (t/n)F_a F_p$ 可以得出接触镜的屈光度数值。

例如,前表面曲率半径 $r_a = 9.3$ mm,后表面曲率半径 $r_p = 8.0$ mm,镜片厚度 $t = 0.3$ mm,镜片屈光指数 $n = 1.49$,则镜片前表面屈光度 $F_a = 1000(n-1)/r_a = 1000(1.49-1)/9.3 = 52.69$D;镜片后表面屈光度 $F_p = 1000(1-n)/r_p = 1000(1-1.49)/8 = -61.25$ D,则接触镜的屈光度为:

$$F = F_a + F_p - (t/n)F_a F_p = 52.69 - 61.26 - (0.003/1.49)[52.69 \times (-61.26)] = -8.0D.$$

3. **角膜接触镜的有效屈光度** 隐形眼镜镜片直接贴附在角膜表面,而框架眼镜在角膜顶点前 10～15 mm,所以同样情况佩戴框架眼镜和接触镜的度数是不一样的。如图 11-5-3 所示,眼镜距角膜顶点距离为 d,眼球的远点在 M,眼镜将远物聚焦在远点 M 所需镜片的焦长为 f,镜片的焦点 F 与 M 共扼。眼距 M 点的距离为 h,则眼的屈光度为 $D' = 1/h = 1/(f-d) = 1/(1/D - d) = D/(1 - dD)$。如角膜顶点距离为 12 mm,则 $D' = D/(1 - 0.012D)$。举例:如框架眼镜度数 $D = -6.00$,如改戴接触镜,则接触镜度数 $D' = D/(1 - 0.012D) = -6/[1 - 0.012 \times (-6)] = -5.60$ D。

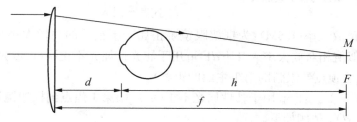

图 11-5-3 有效屈光度

所以为达到相同的矫正效果,屈光度低于 ± 4.0 DS,框架眼镜与接触镜度数相差很小,可忽略距离效应;屈光度高于 ± 4.0 DS,则要考虑镜片的距离效应,正接触镜度数高于框架眼镜,负接触镜度数低于框架眼镜。

4. **接触镜的放大率** 框架眼镜与接触镜所产生的视网膜像的大小是有差异的,了解其特性对于临床正确指导光学矫正方法是有意义的。与矫正镜片有关的放大效应包括眼镜放大和相对眼镜放大。

(1)眼镜放大:指戴镜后矫正眼的视网膜像的大小与未戴镜时视网膜像大小比值,如图 11-5-4 所示。一近视看角度为 ϕ 的轴上远物,屈光度为 D 的矫正镜片位于 P 处,镜片在与眼球的远点面重合的第 2 焦面形成一直立的虚像,像在 P 处对应的角度是 ϕ,而像在眼的

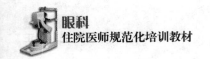

结点处 O 对应的角度位 ω,而如果没有戴眼镜,像应在角度是 ϕ 对应眼的结点。

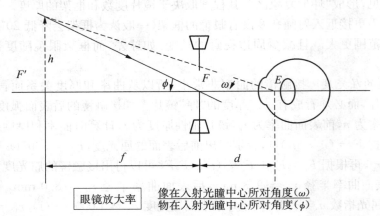

眼镜放大率	像在入射光瞳中心所对角度(ω)
	物在入射光瞳中心所对角度(ϕ)

注: $tg\,\phi = h/-f$; $tg\,\omega = h/-f+d$;眼镜放大率 $= tg\,\omega/tg\,\phi = -f/(-f+d) = 1/(1-dD)$

图 11 - 5 - 4　眼镜放大率

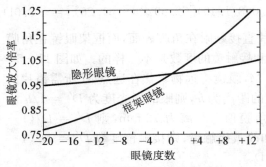

图 11 - 5 - 5　眼镜与接触镜放大率

从等式中可以看出,除非 d 等于 0,即镜片位于入射光瞳孔平面,否则戴镜前后视网膜像的大小是不一样的。对于正透镜,眼镜放大率总是大于 1,对于负透镜,总是小于 1。使用接触镜时 d 为 3 mm,非常小,故镜片放大率接近 1。如图 11 - 5 - 5 所示,接触镜的放大率几乎为 1,即使很高度数,放大率变化不大,物与像大小接近;而框架眼镜从－20 D 时放大率为＋0.76～＋12 D 时放大率为 1.25,所以物像大小差异很大。

(2) 相对眼镜放大率(RSM):为框架眼镜矫正屈光不正后的物像大小和正视眼的物像大小的比率。近似值相对放大率 $=1+d$FSp 用于屈光性屈光不正眼(FSp 为框架眼镜度数,$d=$ 从框架眼镜后顶点到眼睛的第 1 主面的距离)。

相对放大率 $=1-g$FSp 用于轴性屈光不正($g=$ 眼第 1 焦点到框架镜片后顶点),需要注意 $f=-(g+d)$。举例如下。

1) 屈光性的屈光不正眼 RSM $=1+d$FSp,框架眼镜($d\approx$ 顶点物离)RSM $\neq$ 标准物象。在隐形眼镜中,$d=1.55$ mm 在整体量值中 1.55 mm 可忽略(≈ 0),RSM $\approx$ 标准物像

2) 在轴性屈光不正眼 RSM $=1-g$FSp:对于框架眼镜($g\approx0$ 即 $d\approx-f$),RSM $\approx$ 标准物像。

对于接触镜 $g=f_{眼睛}-(d+1.55)f$ 是负值,g 和 d 是正值,RSM $\neq$ 标准物像。

总结:①屈光性屈光不正,戴接触镜形成的图像接近正视眼的图像大小。戴框架眼镜形成的图像分别在远视和近视眼中形成较大或较小的像,所以如果屈光参差来源于屈光性屈光不正眼,因隐形眼镜产生的放大率透可忽略不计,因此隐形眼镜是最好的选择。②轴性屈光不正眼,相比接触镜,佩戴框架眼镜产生的物像大小最接近正视眼的像大小。如果屈光

参差来源于轴性屈光不正,则框架眼镜较接触镜是更好的选择。

(3) 相对放大率应用:相对放大率用于临床上屈光参差的矫正的选择,还用于调整因两眼屈光性和轴性屈光不正引起的两眼像不等患者的成像大小。为了使视网膜像大小接近,对于屈光性屈光参差,可选择接触镜,而对于轴性屈光参差,框架眼镜是最好选择。

1) 无晶状体眼:白内障摘除术后的无晶状体状态,如果选择佩戴框架眼镜,则视网膜像增加 $20\%\sim50\%$,而戴接触镜,像增加仅 $\pm2\%$。所以,此时选择接触镜,更有利于建立双眼视功能。

2) 显著性散光:在显著性散光中,两子午线的眼镜放大率不均等,造成视网膜的变形,角膜接触镜可明显减少此现象。

5. 泪液镜的屈光力 当一柔软的镜片放置在角膜上,镜片下泪液镜片是很薄的。因为镜片形态符合角膜形态,因此是没有度数的。当佩戴硬性镜片时,角膜接触镜对眼的总有效度数为镜片屈光度加上镜片与角膜之间的泪液层所产生的屈光度的总和。泪液透镜取决于镜片后表面和角膜形态关系,以及材料硬度。如图 11-5-6 所示,当镜片曲率大于角膜曲率,平坦配适时,会产生一负屈光度的泪液镜,反之则产生正屈光度的泪液镜。

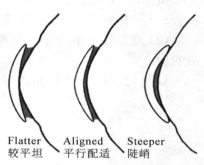

图 11-5-6 镜片不同配适泪液镜情况

(1) 泪液镜的计算:

假设:$n_{泪液} = 1.336$;$n_{镜片} = 1.490$;$n_{空气} = 1.000$;$r_0 = 8.0$ mm(镜片基弧);$r = 7.80$ mm(角膜曲率)。

$$泪液透镜前表面屈光度 = 1\,000(n_{泪液} - n_{空气})/r_0 = +42.00$$
$$泪液透镜后表面屈光度 = 1\,000(n_{空气} - n_{泪液})/r = -43.08$$

则:泪液镜屈光度 $= -1.08$ D,如果此时配镜的接触镜的屈光度为 -4.5 D,则总体屈光度为 -5.58 D。

(2) 镜片配适与屈光度:通过上述粗率计算得出关系式,基弧变化 0.05 mm,后顶焦度补偿 0.25 D(泪膜度数)。如镜片为平坦配适,则产生负的泪液镜,每平坦 0.05 mm,则产生 -0.25 D 泪液镜;如镜片为过陡配适,则产生正的泪液镜,每陡直 0.05 mm,则产生 $+0.25$ D 泪液镜。

6. 散光中和 如散光的角膜佩戴一硬性隐形眼镜,角膜表面的泪液镜的前表面被镜片的后表面"球性化",所以可能来通过硬镜来矫正角膜散光。

例如,角膜 K 读数为 8.00 mm/7.60 mm,折射率:$n_{角膜} = 1.376$,$n_{泪液} = 1.336$,则:

空气中角膜度数为:$D_1 = 1\,000(1.376 - 1.000)/8 = 47.00$ D

$$D_2 = 1\,000(1.376 - 1.000)/7.6 = 49.47 \text{ D}$$

$$角膜散光 = D_2 - D_1 = 2.47 \text{ D}$$

泪液中角膜度数:$D_1 = 1\,000(1.376 - 1.336)/8 = 5.00$ D

$$D_2 = 1\,000(1.376 - 1.336)/7.6 = 5.26 \text{ D}$$

$$角膜散光 = D_2 - D_1 = 0.26 \text{ D}$$

通过上述计算可以看出,通过泪液镜的作用,可矫正 90% 以上的角膜散光,但是这种方

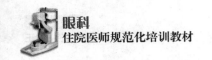

法是有一定的物理限制,即镜片会沿角膜平坦经线上下翘动使得该方法"矫正"散光的量有一定限制,通常矫正角膜的散光量不超过2.00D。

7. **接触镜佩戴调节需求变化** 视近物时需要调节,才能将目标看得清楚,佩戴框架眼镜和接触镜时的调节需求是有差异的。佩戴框架眼镜由于角膜顶点距离的因素角膜平面的屈光度及调节需求将发生不同的变化。

(1) 接触镜:佩戴接触镜,由于镜片贴附在角膜表面,角膜顶点距离几乎为零,所以戴接触镜时对近物的调节量 A_{cl} 基本与正视眼相同,如近物距离在 S 处,则:

$$A_{cl} = -1/S$$

例如,一屈光度为 $-5.00\ D$ 患者,注视距离角膜412 mm处物体,所需要的调节力 $= -1/S = -1\,000/-412 = 2.43\ D$。

(2) 框架眼镜:由于框架眼镜距离角膜有一顶点距离,近物至角膜处的会聚程度不同于正视眼。

如图 11-5-7 所示,近物 O 至眼镜的聚散度 V_g 为:$V_g = 1/S_g = 1/S + d$。

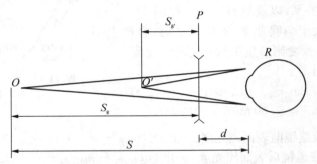

图 11-5-7 框架眼镜视近物调节需求

近物 O 经眼镜(屈光力为 D)成像于的 O',像 O' 至眼镜聚散度 $V'_g = V_g + D$,像 O' 至角膜聚散度 $V_e = 1/(1/V_g - d)$,眼的屈光力 R 与眼镜屈光力关系为 $R = D/(1-dD)$,戴眼镜时视近物条件力为 $A_g = R - V_e$,得到近似公式 $A_g = 1/S(1-2dD)$,根据此公式,如上例该患者佩戴 $-5.00\ D$ 镜片,角膜顶点距离为 12 mm,则得到 $A_g = 2.78\ D$。

所以,当佩戴隐形眼镜时,屈光不正眼需要的调节与正视眼相近似。近视者佩戴隐形眼镜的调节需求比戴框架眼镜大。

远视眼佩戴隐形眼镜的调节需求比戴框架眼镜小。

8. **戴接触镜时集合**

(1) 佩戴角膜接触镜时,镜片随眼球运动而运动,故任何时候都能通过镜片的光心视物,故视近物时的集合需求和正视眼相同。戴框架眼镜视近物时,由于视线向内,偏离光心,产生棱镜效应,从而改变了集合需求。图 11-5-8、11-5-9 近视和远视佩戴框架眼镜和接触镜时集合需求的差异。对于远视患者,配镜框架眼镜时,视线向内时,偏离光心,产生基底朝外棱镜,则增加了集合需求,相对接触镜而言,框架眼镜佩戴增加集合;对于近视患者,配镜框架眼镜时,视线向内时,偏离光心,产生基底朝内棱镜,则减少了集合需求,相对接触镜而言,框架眼镜佩戴减少集合需求。

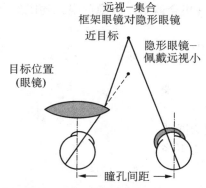

**图 11－5－8　远视框架眼镜与接触镜
集合需求比较**

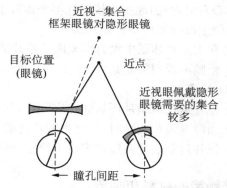

**图 11－5－9　近视框架眼镜与接触镜集合
需求比较**

如图 11－5－10 所示,视近物时偏离光心通过透镜处产生的棱镜为 L,$L = ieD/2s$,i 为瞳距(单位:cm),e 为眼镜至眼转动中心的距离(单位:m);D 为镜片屈光度,s 为近物至眼距离(单位:m)。

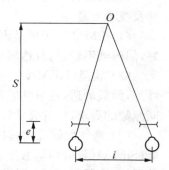

**图 11－5－10　视近物时集合
需求**

一般近物位于眼正中,两眼视线偏心距离相等,所以总棱镜效果为:

$$L_T = ie(D_1 + D_2)/2s$$

例如,框架眼镜度数为－5.00 D,s 为 330 mm,i 为 60 mm,e 为 26 mm,则 $L_T = ie(D_1 + D_2)/2s = -2.36\triangle$(负值为基底朝内),此时戴框架眼镜使集合需求比戴接触镜或正视眼减少 2.36$\triangle$。

(2)结论:

1)远视眼佩戴隐形眼镜比框架眼镜所需集合少。因视近物时框架眼镜形成的基底向外的棱镜,使得比正常的需要更多的集合力来观察近物离物体,而隐形眼镜在眼睛上随着眼球转动,没有棱镜效应。

2)近视眼佩戴框架眼镜比接触镜(或正视眼)需要更少的集合力。当佩戴框架眼镜视近物时,会产生有一个基底向内的棱镜,故减少眼睛对集合的需要,而接触镜没有棱镜效应。

9.隐形眼镜光学特点总结

(1)优点:

1)没有斜向散光,因镜片与眼球一起移动。

2)没有图像变形失真,因镜片与眼球一起移动。

3)没有色像差。没有明显的横向色差。因镜片随眼睛移动,光线不是倾斜的。且偏离光学的中心距离总是很小的。

4)没有视野的限制。

5)没有框架眼镜的复视现象。

6)没有框架眼镜的视野盲区。

7)在屈光参差患者中没有棱镜性不平衡现象。在屈光参差,当眼睛不同时通过镜片的

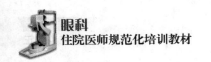
光学中心看时,会引起垂直棱镜性不平衡或不对称性集合运动。因隐形眼镜随眼球移动,在各种眼位上没有如此不平衡现象。

8）在无晶状体眼中没有框架眼镜镜片放大作用。

9）角膜不规则散光减少90％。

（2）缺点：

1）镜片偏位从镜片周远区产生"鬼影"或眩光。

2）当散光镜片旋转时,可产生镜片性散光或视力降低。

3）镜片运动过度或镜片定位不稳定,可引起视力下降。

三、接触镜的材料和制造

（一）接触镜的材料

接触镜的材料会影响镜片的透氧性能、湿润性、抗沉淀的特性、柔软性、患者佩戴的舒适性及视觉质量等。

（1）PMMA（聚甲基丙烯酸甲酯）镜片：是最早出现的接触镜材料,此种镜片光学性能好,但佩戴不舒适,且透氧性能几乎为零,所以临床上已不在再使用。

（2）软镜（HEMA）：是由柔软吸水的塑胶聚合物材料制成,称为水凝胶镜片。镜片柔软性好,佩戴舒适,透氧性能较PMMA镜片大大提高,但仍然无法满足连续过夜佩戴、超长时间佩戴的需求,镜片光学性能不如硬镜。

（3）透气性硬性角膜接触镜（RGP）：通常由醋酸丁酸纤维素（CAB）、硅氧烷甲基丙烯酸酯（SiMA）、氟硅丙烯酸酯（FSA）或氟多聚体制成。此种镜片特点是：光学性能好,矫正散光效果好,有很好的透氧性能,耐用,易操作,但佩戴舒适度不如软镜,需要一定的适应期。

（4）硅水凝胶镜片（silicone hydrogel）：一种结合高氧通透性的硅和良好液体传送能力的水凝胶的技术,镜片含水量低,硅（硅胶和氟）为携带氧份的主要渠道,透气性高,比传统镜片高6倍透氧,适合连续过夜佩戴,材质较传统水凝胶镜片稍硬,比传统硅胶镜片提供更好的持续湿润性和抗沉淀特性,对护理产品有新要求（表11-5-1）。

表11-5-1 镜片材料比较

特 性	水凝胶（HEMA）	RGP	硅水凝胶
DK/L	++	++++	++++
材料柔软性	++++	+	+++
水通透性	++++	+	+
抗脱水性	+	++++	++++
湿润性	++++	+++	++

（二）接触镜制造

接触镜的制造工艺包括旋转浇铸法、车削法、模压法和稳定性膜压法。

1. 旋转浇铸法　主要用于软镜的生产。将聚合物以液体形式注入旋转模具中高速旋转,最后镜片的形态、度数取决于注入材料量、旋转速度、温度、重力、离心力、表面张力等综合因素,镜片前表面取决于模具的曲率,后表面形态取决于上述综合因素,随后接受热和紫外线固化,加工处理后水合。这种生产工艺经济、重复性好,缺点是无法生产几何性质复杂的镜片,如散光镜片。

2. **车削法**　主要用于硬镜和特殊软镜的生产,最大的优点是加工的多面性,可对不同设计不同要求的镜片进行不受限制的加工。车削法过程包括:车削、抛光和水合。车削法最适合个体化定制镜片,但生产成品高。

3. **模压法**　将液态的聚合单体置于两个模子(母模和子模)之间,使其聚合形成所需要的形态。抛弃型镜片的出现,需要大量的重复性好的镜片,模压法主要用于抛弃型软镜的生产,特别是1981年开始出现的稳定型模压法,使高含水的水凝胶在生产和水合时的膨胀为最小。

四、接触镜验配

(一)患者选择

1. **询问病史**　希望佩戴隐形眼镜的动机,是否为工作、运动或娱乐需要,还是他人驱动。工作环境、个人卫生状况,有无戴接触镜史,有无接触镜所致问题等。了解有无眼部疾病和全身系统性疾病,如高血压、糖尿病等,有无免疫相关性疾病,妇女怀孕和哺乳情况,有无全身使用一些特殊药物,如皮质类固醇类药物等。

2. **眼部检查**　排除明显眼部疾病,屈光检查帮助确定镜片,眼部相关参数检查为确定镜片参数作准备。

3. **接触镜合适人群**

(1)有很好的镜片佩戴动机,有个人和职业需求,用于屈光不正的矫正。无自理能力的儿童或老年人若有需求必须在医师和监护人的密切监督下使用。

(2)除屈光不正外无其他眼疾和全身疾患者。

(3)用于一些特殊眼病的矫正和治疗,如圆锥角膜的治疗,眼表疾病的治疗性镜片的使用等。

4. **接触镜不适合人群**

(1)眼部:眼部任何活动期急性炎症、慢性角膜炎、慢性葡萄膜炎、慢性泪囊炎、慢性睑缘炎、干眼症、角膜知觉减退、眼睑闭合不全、上睑下垂、麻痹性斜视、晶状体混浊和急、慢性青光眼等。

(2)全身:急、慢性鼻旁窦炎,严重的糖尿病,类风湿关节炎等结缔组织病和精神病患者、过分神经质者等。

(3)个体条件相对非适应证:个人卫生不良、大量吸烟、依从性差、不能定期复查者。

(4)对护理产品溶液中的成分过敏者。

(5)生活、工作环境差,如烟雾,粉尘,酸、碱性尘雾工作环境等。

(二)验配前检查

验配前检查包括裂隙灯检查、眼球参数测量、泪液膜评估和屈光检查。

1. **眼前节的裂隙灯检查**　裂隙灯检查是角膜接触镜的验配的必要项目,在佩戴者初选评估、佩戴配适评估、配发镜片和随访复查中都是主要的项目。在验配前的检查中,主要是为了确定眼部的适应证和禁忌证,并且评估眼球的整体情况。裂隙灯检查的流程如下:泪液→缘睑/睫毛→球结膜→角巩缘→睑结膜→角膜→前房→虹膜和晶状体。

2. **眼球参数测量**　包括角膜曲率、角膜和瞳孔直径、眼睑位置等。

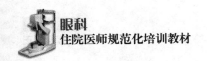

3. 泪膜评估　侵犯性方法包括泪膜破裂时间测定（BUT 或 TBUT）、Schirmer 试验、酚红棉线法、孟加拉红试验。非侵犯性方法包括非泪膜破裂时间测定（NIBUT），泪棱镜高度、脂质层评估。

4. 屈光检查　眼镜平面的主客观验光。

（三）镜片选择

镜片选择包括选择适当的镜片参数或特性。

1. 镜片材料　软镜佩戴舒适性好，适应快，参数齐全，散光软镜的成功设计，使软镜能满足各种屈光不正人群的需求。特别是近年的硅水凝胶镜片的出现，为连续佩戴接触镜提供了透氧性能的保证，所以软镜现在仍然是大多数人的选择。越来越多的人选择频繁更换性镜片、日抛性镜片，可以减少传统性镜片佩戴相关的并发症。透气性硬镜（RGP）因其矫正散光效果好，视觉效果好，仍然被一部分人接受，缺点是适应期长，舒适性差，验配技术要求高。

2. 镜片基弧（BOZR）　测量角膜曲率（用 mm 表示）有助于选择镜片的基弧，通常情况下软镜的基弧比最平坦角膜曲率平坦 $0.4 \sim 0.8$ mm，硬镜平坦 0.1 mm。

3. 镜片总直径（TD）　镜片 TD 通常参考可见水平虹膜直径（HVID），软镜＋2 mm，硬镜－2 mm。

4. 镜片中央厚度　这取决于隐形眼镜的镜片度数，通常正镜片比大多数负镜片中心厚度大。

5. 镜片含水量（对软镜而言）　含水量越高，镜片透氧性能越高。

6. 镜片设计（缩径、多弧度等）　理想的镜片佩戴可以通过试戴多个镜片来达到。例如，验配师可使用透镜缩径设计来改进高度近视镜片的中央定位，或使用后表面多弧度设计使镜片更符合角膜的形态。

7. 镜片类型（球性、散光、双光等）　镜片类型的选择取决于眼的屈光状态和角膜曲率，当球性镜片对某些佩戴者不能提供令人满意的视力时，可能需要考虑散光镜片。

8. 镜片材料　氧传导性（DK/t）是镜片材料的最重要的特性，理想的镜片的材料必须能满足患者佩戴方式的需求，不会导致缺氧的一系列并发症。

（四）镜片配适

在镜片佩戴后，需评价佩戴效果和视力，评估应该包括定量和定性。

1. 理想的软镜 SCL

（1）镜片定位中央：好的软镜中央定位为镜片能均匀地覆盖在角膜和巩膜上，瞬目引起的镜片运动后能快速回复到原来的中心位置上。

（2）完全的角膜覆盖：确保镜片在所有的情形下覆盖角膜。

（3）足够的镜片运动：为了排除镜片下面新陈代谢的终产物，需要有 0.2 mm 和 1 mm 之间镜片运动。

（4）舒适度：佩戴软镜开始时通常是很舒适的，任何可能影响眼睛健康的佩戴因素都会引起戴入镜片的不适感。

（5）清晰和稳定的视力：在精确的戴镜验光的基础上视力应该是清晰和稳定的。

2. 理想的 RGP 镜片验配

（1）中央匹配：镜片中心部分后面无荧光素，表明镜片后表面弧度接近角膜曲率。

（2）中度边缘翘起：镜片边缘较亮的荧光素带。

（3）中央定位好：镜片定位中央，静息位时与角巩缘处于同心圆的位置，而且镜片中央光学区足够覆盖瞳孔。镜片有一定的运动度，且在瞬目后镜片快速地回复到中央位置。

（4）足够的镜片直径，镜片直径应该允许正常的注视状态下镜片可接触上睑并且没有过度的镜片运动，动态观察时它将可能是一个较稳定的配适。

（5）视力在精确的戴镜验光的基础上视力应该是清晰和稳定的。

（五）镜片的护理

应教育佩戴者正确使用和护理镜片，正确使用和护理镜片是隐形眼镜戴入成功的保证。

（六）随访检查

提供口头和书面指导包括镜片适应过程中的（适应和不适应）症状及隐形眼镜佩戴时应该做的事情和不应该做的事情。练习镜片戴入和取出技术，直到能够熟练操作取出隐形眼镜，教育佩戴者理解可能出现的并发症症状，并告知如果发生意外佩戴者需采取何种行动（如果有疑问首先取出镜片），以书面的形式记录下随访的时间。随访时需要了解患者的依从性，做一般眼部检查和戴镜验光、评价佩戴者镜片配适、回顾镜片护理情况及预约下次随访。

五、接触镜的临床应用

接触镜在临床上主要用于屈光不正的矫正，球性软镜和透氧性硬镜的应用最广泛，散光软镜能为散光的患者获得更好的视力效果。接触镜在老视人群中的应用，延续了接触镜人群使用范围。除此之外，临床上，在一些非常特殊眼部的情况下，角膜接触镜发挥着很重要的作用，有些甚至是不可替代的作用，角膜接触镜的作用不仅仅是作为一种非常重要的光学器具，获得和改善佩戴者的视力，同时也可能起到治疗眼疾、减轻创伤反应促使伤口愈合等作用，包括角膜接触镜在圆锥角膜、角膜手术后的验配、角膜接触镜的治疗作用及美容治疗性镜片的应用。

（一）球性软镜和透气性硬镜的临床应用

软性球性角膜接触镜是目前临床上使用最普遍的角膜接触镜，特别是近几年硅水凝胶镜片的出现，大大提高了软镜的透氧性能。镜片特点是有非常好的可塑性，透氧性能能够满足角膜生理的需求。硬性透氧性角膜接触镜在材料、设计和制作及验配原则上都有其独特之处，除了和软镜一样，主要用于屈光矫正外，由于其有非常好的光学特性，对角膜散光有非常好的矫正效果，所以在一些角膜疾病如圆锥角膜中有很好的应用。

（二）散光角膜接触镜的应用

屈光不正人群中大概 30％～40％ 有散光存在，虽然球性接触镜，特别是硬镜可以矫正一部分的角膜散光，但在角膜散光比较高，或存在内源性散光时，必须要通过环曲面设计的镜片来矫正散光，获得理想的视觉效果。对于散光镜片的设计，非常重要的是如何保持镜片的散光轴向的稳定性，并和眼睛散光轴向一致才能矫正视力。散光接触镜一般采用下列稳定方法：棱镜垂重法、镜片截边、周边棱镜垂重法、反转棱镜设计、双边削薄法等。镜片稳定的基本原理是类似"西瓜子原理"，隐形眼镜类似西瓜子，镜片两边被削薄，特别是棱镜垂重或双边削薄设计的散光镜片，泪眼产生润滑作用，眼睑张力产生"挤压"力，从而使镜片从上下眼睑下面受到挤压，使镜片"稳定地"位于眼睑上下之间。

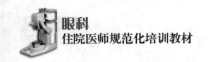

　　散光接触镜的验配与球性接触镜的验配有很多相似之处,比较特殊的是必须了解镜片在眼内偏位的情况,需要进行轴向异位的测量和校正。所以试戴镜片均有标记,用于了解镜片轴向在眼的偏转程度,对偏转程度进行"顺加逆减"的补偿原则。

(三)角膜接触镜在老视人群中的应用

　　老视眼的矫正方法包括使用框架眼镜、接触镜和手术等三大类。老视眼选择接触镜矫正可采用接触镜联合框架眼镜、单眼视接触镜、改良的单眼视接触镜、双焦或多焦点接触镜。

　　接触镜联合框架眼镜矫正老视是用接触镜矫正远距或近距视力,同时联合框架眼镜矫正近距或远距视力。

　　单眼视(monovision)接触镜矫正老视是指一眼用接触镜矫正作为视远,另一眼用接触镜矫正作为视近。

　　双焦和多焦点接触镜根据材料的不同可分为软性和硬性透气性接触镜;根据设计原理的不同可分为同时视(simultaneous vision)和交替视(alternating/translating)双焦和多焦点接触镜。硬镜可有同时视和交替视设计的双焦和多焦点接触镜,软镜一般采用同时视设计为主。同时视双焦和多焦点接触镜包括同心双焦点接触镜、非球面老视接触镜和衍射接触镜等多种镜片设计。

　　单眼视接触镜矫正老视眼具有验配简单、经济、验配成功率高的优点,但降低了部分立体视,中间距离视力可能下降。而双焦和多焦点接触镜验配较复杂,验配成功率低,且费用较高。因此,出现了改良单眼视接触镜矫正老视,具体方法是老视者一眼采用单眼视接触镜矫正近距视力或远距视力,而另一眼采用双焦或多焦点接触镜以加强其远距视力或近距视力。改良单眼视接触镜可改善远距离、中间距离和近距离视力,验配单眼视、双焦或多焦点接触镜失败者可试用改良单眼视接触镜。

(四)角膜接触镜在特殊眼部情况下的应用

　　角膜接触镜用于矫正近视、远视和散光等屈光不正已为人们所熟知。除此之外,临床上,在一些非常特殊眼部的情况下,角膜接触镜发挥着很重要的作用。

　　1. **角膜接触镜在圆锥角膜治疗中的应用**　　圆锥角膜早期,角膜不规则散光不明显时,框架眼镜或者一般软性角膜接触镜可以达到较好的矫正视力。随着病变的进展,框架眼镜或软性角膜接触镜无法获得满意的矫正视力时,则可采用硬性角膜接触镜,也可考虑行板层角膜移植术或表层角膜镜片术。如果圆锥向前突起很明显,且角膜有全层混浊时,则应施行部分穿透性角膜移植术。

　　硬性透气性角膜接触镜(RGP)佩戴的主要目的是提高视力,不能延缓病程的进展,不能称之为"治疗"。早期和部分中期的圆锥角膜患者配用普通的球面 RGP 镜片就可以获得比较满意的配适状态。但部分中期和晚期的圆锥角膜患者,可以佩戴专门针对圆锥角膜特殊设计的 RGP 镜片,如非球面设计镜片、逆几何型设计镜片和圆锥角膜设计镜片等。

　　角膜不规则散光不明显的早、中期圆锥角膜可用一般软性接触镜进行矫正;也有患者不能耐受 RGP 镜片,而选择软镜;或者在佩戴软镜的基础上,再通过框架眼镜矫正散光。

　　Piggy-back 镜片系统是用软性接触镜与角膜相接触,作为基底,在此基础上再佩戴 RGP 镜片。使用软性接触镜的目的是为了减轻镜片对圆锥角膜锥顶的机械刺激,改善舒适度;同时,也可增加 RGP 的稳定性,以达到更好的视力矫正效果。中、晚期的圆锥角膜,如果单独使用 RGP 不能达到满意的效果,可以使用 Piggy-back 镜片系统。另一种软-硬结合镜片

(hybrid softperm lenses)的中央为 RGP 材质镜片,软镜材质作为镜片裙边。其目的是提高患者的佩戴舒适度和获得较好的视觉效果。但软硬镜结合部位,透氧率会下降。

现代巩膜镜是采用高透氧 RGP 材料制成的大直径的镜片,镜片直径可达 16 mm,可提高镜片配适。对于严重圆锥角膜患者、RGP 佩戴不理想者,可选择此种镜片获得较好的配适和视觉效果,延迟进行角膜移植手术。

2. 角膜手术后的接触镜验配　角膜屈光手术,有一部分患者会存在屈光残留、手术导致散光、偏心切屑、光学区直径过小等问题,需要通过接触镜佩戴来进一步提高视力和改善视觉质量。因各种角膜病变行角膜移植术后,由于供体角膜和植床之间的匹配及伤口愈合的影响,术后并不能完全矫正屈光不正,术后会产生高度、不规则散光。其他外伤或者手术后角膜的瘢痕或畸变,都会影响视力和视觉效果。接触镜由于覆盖在角膜表面,特别是硬性透气性接触镜,组成了一个新的光学表,能够矫正一定程度的不规则散光,获得比较理想的光学表面。

对经过手术的角膜,如从光学角度出发必须选择接触镜,一般应在角膜伤口趋于稳定,术后 3 个月才考虑接触镜的佩戴。接触镜的佩戴,必须根据角膜地形图的特征选择镜片,在选择镜片时特别要考虑透氧的性能,以高透氧镜片为首选;由于术后角膜的不规则性,又以选择 RGP 镜片最常见,在患者无法耐受硬镜时,可选择球性软镜或散光软镜,一般建议使用日戴抛弃型硅水凝胶镜片,或者使用 Piggyback 软硬镜结合的镜片。戴镜目的是佩戴舒适,提高矫正视力,改善视觉质量。

3. 治疗性接触镜　利用接触镜作为一种光学绷带(bandage)来治疗某些角膜病变,即为治疗性镜片,另外也可利用软镜的亲水特性,将其作为药物的载体,起药物缓释与增加局部药物浓度的作用,在眼部某些疾病下使用,可减少频繁滴眼的并发症,增加疗效。

治疗性接触镜作用机制:镜片覆盖了由于角膜病变而致裸露的神经,减少疼痛;减少了眼睑对角膜的作用,故利于角膜上皮保持其稳定性,有利于上皮的愈合,同时减少角膜上皮层与前基质层的脱离;增加角膜上皮或屈光手术后角膜瓣的稳定性,防止移位;镜片覆盖在角膜表面,防止角膜表面的泪液蒸发,保持角膜表面一定的湿润性;使用接触镜可覆盖角膜微小穿孔,利于伤口的修复;矫正角膜的不规则性,组成新的光滑的光学表面;镜片的亲水特性,可以吸收某些眼局部用药,起储存和药物缓释的作用。

目前用于治疗性的镜片主要有水凝胶镜片和硅水凝胶镜片。硅水凝胶镜片采用的是将高氧通透性的硅和良好液体传送能力的水凝胶结合起来的材料,透氧性高比传统镜片高 6 倍透氧,适合连续过夜佩戴,所以更适合作为治疗性镜片。

佩戴镜片时根据不同需要选择镜片的含水量、直径、厚度、基弧等。镜片的配适同一般接触镜的验配,但治疗性镜片仍有其特性。如在治疗反复角膜上皮糜烂患者,应选择镜片的配适较紧,这样可减少镜片的活动而有利于上皮的修复,而在治疗角膜微小穿孔时,则希望镜片能直接接触角膜穿孔处等。镜片一般主张使用抛弃型,避免反复使用。

治疗性镜片临床上主要用于治疗一些眼表疾病,如大泡性角膜病变、反复角膜上皮糜烂、持续性角膜上皮缺损、丝状角膜炎、干眼、外伤或面瘫等因素导致的眼睑闭合不全,眼球暴露等,还可用于角膜屈光手术后,用于保护角膜上皮,促使伤口的愈合;作为局部药物载体治疗眼病。

4. 彩色美容接触镜的佩戴　接触镜的作用不仅在于屈光矫正、治疗眼表疾患,同时兼有美容和提高视觉效果的作用,在某些特殊眼前节疾病中有很好的应用。此种情况通常使

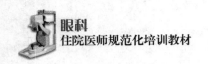

用的是彩色(染色)镜片。彩色镜片作为一种修复器具,主要用于严重损伤、变形眼。其目的是改善外形、增进视力,如角膜白斑、无虹膜症、无法手术的白内障等。另外,完全不透明的镜片也有用于弱视眼做遮盖用。近年,美容镜片通过其图案设计更能起到改变虹膜颜色及使眼球变得更大的外观效果,成为时尚产物。

不透明彩色镜片(opaque tinted lens)的设计目的是完全改变眼的颜色。镜片彩色区为同心环形,通常有蓝色、绿色、灰色及褐色等,外表上有仿制的虹膜纹理。此彩色区域完全或部分阻挡了光线的进入,故能改变原虹膜颜色,而瞳孔 3~4 mm 区则为透明区。此种镜片主要用于化妆,也用于先天性虹膜缺损、手术性虹膜缺损等。另外还有一种不透明镜片,瞳孔透明区的大小根据患眼角膜瘢痕的部位和大小做调整,为 1.5~6 mm 不等,如瘢痕较大,且患眼无视力,瞳孔区可为完全黑色。

透明彩色镜片,一般中央区为透明,周边为设计出各种图案的有色花纹区。一般理想的镜片,镜片色素层应安全隔离在透明镜片当中,色素层不接触眼睛。

(瞿小妹)

第六节 屈光手术相关角膜光学

角膜屈光手术是通过改变角膜形状,改变角膜屈光状态达到矫正屈光不正的作用。掌握角膜基本属性、角膜成像和屈光手术对角膜的影响,对于理解角膜屈光手术,减少手术相关并发症,提高手术疗效十分重要。眼的屈光力主要来源于前角膜面(产生约 2/3 的眼屈光力,约 +48.0 D),角膜后表面为负的屈光力(约 -6.00 D),角膜总体屈光力约为 +42.00 D。角膜曲率计和 placido 盘为基础的角膜地形图仪,可测量角膜前表面的曲率半径。Pentacam、OCT、Obscan 等设备可以测量角膜后表面曲率半径,可精确推算总体角膜屈光力。正常角膜从中央到周边逐渐变平坦,并且鼻侧比颞侧更平坦。泪膜是维持正常角膜生理特性和保持正常角膜光学特性的重要成分,角膜屈光手术常引起泪膜出现异常,而至角膜光学质量下降,导致视觉质量下降,视力波动和下降。

一、波前像差和个体化切削技术

1. **波前像差** 光在某一瞬时振动传播的方向上同位相的点能形成一个面,称为波阵面,简称为波前(wavefront)。在一个光学系统中,如果入射光为单色近轴光,在理想成像的情况下,点光源经过光学系统后所形成的像,应是一个以理想象点为中心的球面——理想波前,实际的波前与理想的无偏差的波前之间的偏差,称为波前像差。

人眼并不是一个理想的光学系统,表现在:①角膜表面和晶状体表面存在局部偏差;②角膜与晶状体不同轴;③角膜与晶状体的内含物不均匀。由于以上特点,以致光线经过眼球各个屈光间质折射后出现偏差,偏离了理想的光路,使物体上一点在视网膜的对应点不是一个理想像点,产生了波前像差。从几何光学角度可将像差分为单色像差和色像差,单色像差又可分为 5 类:①球差;②彗差;③像散;④场曲;⑤畸变。在影响视网膜像的像差因素中,以球差和色像差最为重要。波前像差反映了整个人眼的屈光状态,是衡量视觉成像质量的重要指标。

描述波前像差方式有两种：Zernike 多项式和波前像差图。前者用于定量表达，后者便于直观理解（图 11-6-1，见彩插）。Zernike 多项式计算各条光线的光程（实际波前）与通过瞳孔中心的主光线的光程（理想波前）的差值，即为各光线的波前像差，以均方根（RSM）值来表达总体像差和组成总像差的各个分阶像差大小。各种波前像差函数都能通过数字公式推导出来。目前，在临床眼科中常用 7 阶 35 项的 Zernike 系数，一阶和二阶为低阶像差。一阶像差是无视觉显著性意义的像差，近视、远视和规则散光为二阶像差。三阶以上为高阶像差，包括彗差、球差、像散、场曲、畸变等。这些用常规的验光手段是无法测量出来的。大部分患者的总 RMS 值<0.3 μm。大部分高阶像差 Zernike 系数的平均值接近零。影响视觉质量的最重要 Zernike 系数有彗差、球差和三叶草像差。球差导致点图像周围产生光晕，它可能会增加焦深，但是会降低对比敏感度。彗差（三阶像差）的存在使瞳孔一侧边缘的光线在对侧边缘的光线之前聚焦。效果图像形似彗星，包含垂直和水平成分。彗差在角膜移植、圆锥角膜和激光偏心切削的患者很常见。三叶草像差也是三阶像差，常见于角膜屈光手术后。在 RMS 大小相同的条件下，与彗差相比，三叶草像差对成像质量的降低程度较小。像差图是通过分析光线经过屈光系统后的光程差，以二维或三维的伪彩形式表示这种差异，类似于角膜地形图。

波前像差的测量基于两种理论：光路追踪理论和干涉理论。光路追踪理论是指整合进入人眼瞳孔中的列阵光线斜率，重现波前像差平面，包括 Hartmann-Shack、Tscherning 和 Scheiner-Smirnov 三大理论，分主观和客观两种测量方法。目前临床上常用的波前像差仪多以光路追踪理论设计，包括以 Hartmann-Shack 原理为基础的出射型光学像差仪，以 Tscheming 原理为基础的入射型光学像差仪。1994 年，Liang 等第 1 次利用 Hartmann-Shack 原理设计了人眼像差仪，描述了人眼的高阶像差。该像差仪为客观像差仪。Liang 等于 1997 年用 Hartmann-Shack 波前传感器测量眼球像差，然后用一个自适应光学可变性反射镜来矫正眼球的低价和高阶像差，首次证实高阶像差的矫正可使普通眼获得超视力。干涉理论以 Twyman-Green 干涉仪为代表，由于稳定性差，在临床中较少应用。

波前像差是瞳孔大小的函数，随着瞳孔扩大高阶像差逐渐增加。随着年龄的增长高阶像差也增加。虽然激光矫正术后低阶像差降低，但是在常规近视激光矫正术后，高阶像差（特别是球差和彗差）常增加，这种增加与术前近视的程度相关。标准的远视激光矫正后高阶像差的增加程度（趋向负值）可能超过近视激光矫正后，但是方向相反。与传统的治疗相比，个体化准分子激光治疗可以减少术源性高阶像差的数量和提供更高的视觉质量。

2. 波前优化和波前像差引导的个体化切削技术　常规准分子激光矫正近视后，球差、彗差等高阶像差常出现显著性变化，尤其是球差增大最明显。球差导致远轴光线进入眼内时聚焦在近轴光线之前，在视网膜上形成弥散光斑，当暗光下瞳孔直径较大时，远轴光线形成的次焦点会使视觉质量明显下降。早期准分子激光仪没有眼球自动跟踪系统，易出现偏心切削而导致彗差的增大。激光矫治术中患者配合不佳也容易导致彗差增大。高阶像差是影响术后视觉质量的重要因素。这些像差的出现和投射到周边角膜的激光脉冲不如中央区激光脉冲有效也有关。波前优化激光切削是通过将角膜曲率考虑进来和增加周边激光脉冲的数量来改善术后角膜形状。这种方法将高阶像差的诱发降低到最小，从而获得更好的视觉质量和更少的夜间视力不适。这种手术没有直接解决已存在的高阶像差，但是，最近的研究发现绝大多数患者术前没有明显的高阶像差。

波前像差引导的个体化切削是根据不同个体的像差特点，通过波前像差仪测量，得出眼

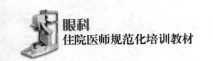
的像差,将像差资料输入准分子激光仪进行精确的切削,消除像差,使激光矫正后的人眼成像达到理想程度。波前像差引导切削通过应用复杂的角膜切削模式矫正波前偏差来治疗低阶像差和高阶像差。高阶像差的矫正需要非径向对称模式的切削。期望波阵面和实际波阵面之间的差异被用于生成一个计划切削的三维地图。为了确保切削治疗确实根据预期模式传送到了角膜上,必须精确定位。在获得波前模式之前,通过应用角膜缘的标记或通过虹膜定位(以抵消眼球旋转)来完成定位。然后应用瞳孔跟踪系统在治疗中帮助维持居中,使个性化切削模型精确进行。近视、远视和散光波前优化和波前引导激光切削治疗的结果都非常好,虽然常规激光治疗可以获得比较好的视力效果,但是大多数的报道证明:应用个体化治疗模式时更能改善视觉质量。除了那些术前有显著高阶像差的患者,大多数患者波前优化治疗的结果和波前引导治疗的效果相当。

1997 年,Liang 等首次报道用自适应系统矫正人眼像差,使受试者视力提升到 2.0。该研究成果为进一步采用手术方法矫正像差以提高视觉质量提供了坚实的基础和可能。1999年,Seiler 利用 Tscherning 波前像差测量系统进行了世界上第 1 例波前像差引导的准分子激光原位角膜磨镶术(laser *in situ* keratomileusis, LASIK)个体化切削,术前患者最佳矫正视力为 20/12,术后裸眼视力达到 20/10,取得了良好的效果。之后,波前像差引导的个体化切削逐渐得到广泛应用。

不规则散光通常是由导致角膜形状不规则的因素(如圆锥角膜、之前的屈光手术、角膜移植和角膜瘢痕)造成的。框架眼镜、软性角膜接触镜和传统的角膜屈光手术都不能充分矫正不规则散光。显著的不规则散光通常需要佩戴硬性透气性角膜接触镜来达到最佳视觉质量复。波前像差引导的个体化切削也是一种有效的矫治不规则散光的方法。

二、角膜非球面性和 Q 值调整的个体化切削技术

1. 角膜非球面性 生理状态下,人眼的角膜形态并不是一个球面,而是一个中央陡峭、周边平坦的非球面,即中央角膜屈光力高而周边角膜屈光力相对较低。角膜的屈光力在眼球总屈光力中占 2/3,而其前表面的屈光力则占总量的 83%,角膜的前表面在人眼成像及像差产生中起着重要作用。

描述角膜非球面形状的常用参数有:偏心率(e),非球面参数(Q)和形状因子(shape factor, SF)等。其中以角膜 Q 值最为常用。它们之间可相互转换:$Q = -e^2$,$SF = e^2$。角膜 Q 值描述角膜曲率由中央到周边的变化趋势,定量非球面性的程度。当 $Q = 0$ 时,角膜为完美的球面;$-1 < Q < 0$ 时,角膜为长椭圆形(prolate),是以眼球 z 轴为长轴的椭圆形非球面,角膜曲率由中央到周边逐渐变平。正常人角膜前表面形态是非球面的长椭圆形。$Q > 0$ 时,角膜为扁椭圆形(oblate),以眼球 X、Y 平面为长轴的椭圆形非球面,角膜曲率由中央到周边逐渐变陡。$Q = -1$ 为抛物线,$Q < -1$ 为双曲线。角膜存在球差,Q 值为负值可以补偿球差。角膜的这种非球面形态有助于减轻瞳孔散大时光线通过周边角膜时产生的像差。Q 值被广泛应用于角膜形态异常性眼病的诊断、角膜手术尤其是准分子激光屈光性手术前后角膜形态变化的评价以及 Q 值调整的个体化切削等。

Q 值由角膜地形图测定角膜中央 30°范围的偏心率(e)获得,$Q = -e^2$。经典的 Navarro 模型眼 Q 值为 -0.26,这也是目前国际上广泛通用的参考值。人群正常 Q 值范围为 $-0.03 \sim -0.42$,不同学者测量所得 Q 值稍有不同:Kiely 等(1982)测得值为(-0.26 ± 0.18);Carney

（1997年）为（－0.33±0.23）；David（2005）为（－0.15±0.11），这些作者采用Placido环为原理基础，使用计算机辅助的角膜地形图为检测工具测量获得。

2. **Q值调整的个体化切削技术**　人眼存在球差，球差导致远轴光线进入眼内时聚焦在近轴光线之前，在视网膜上形成弥散的光斑。暗光下瞳孔直径变大，球差增大使视觉质量明显下降。角膜前表面的负性非球面形态有利于减轻光线通过周边角膜产生的球差，使得进入眼内不同位置的光线能聚焦于一点，保持清晰的视力。传统的准分子激光切削模式在矫正近视的同时引起角膜前表面的球面化，即角膜前表面曲率的分布特点由中央陡周边平向中央平而周边陡转化，球差增加，角膜的Q值向0或正值转变。球差大是患者术后出现眩光、夜视力差等视觉质量下降的重要原因。因此，采用非球面切削模式修边，保持角膜原来的形态，减少手术产生的球差，有利于提高视觉质量，尤其是改善夜间视力。最常用的非球面切削模式是Q值引导的个体化切削，Q值调整的个体化切削是以角膜前表面在球差产生中的作用为理论基础，根据每个患者的特点设定术后角膜的目标Q值。根据目标Q值进行准分子激光切削，使角膜的曲率分布仍然保持或接近术前中央屈光力高而周边相对较低的生理特征，以降低术后球差，提高视觉质量。目标Q值是将角膜的术前Q值、切削直径和切削深度输入，由Q值调整切削软件计算得出。

Q值调整的个体化切削适用人群为：采用传统手术方法容易产生较大的球差，而又不太适合于或者不必要行波前像差引导的个体化切削的患者，如高度近视、暗瞳孔大、术前Q值较小（偏球面）而高阶像差又不大的患者。相对于波前像差引导的个体化切削，Q值调整的个体化切削具有操作简单、重复性好、适应证更广泛的优点。

三、角膜成像

1. **角膜地形图**　角膜屈光手术前需常规检查角膜地形图。角膜地形图是一种计算机辅助角膜地形检查系统，基于Placido盘投射系统设计。角膜不同部位的屈光力用不同的颜色表示，暖色代表屈光力强，冷色表示屈光力弱。角膜地形图提供了关于角膜曲率的详细信息。一个标准的没有散光的角膜地形图显示为：中央区的色谱相对均匀，周围则自然扁平。规则散光是角膜沿着一个单一的子午线均匀变陡，可以用柱镜完全矫正。表现为圆形、椭圆形或蝶形领结形对称性散光。不规则散光是多种原因引起的不均匀角膜变陡，不能通过柱镜矫正，会降低最佳矫正视力，还会降低对比敏感度和增加视觉像差。角膜地形图在不规则散光眼的评估中非常有用，可以非常清楚地显示角膜前表面不规则情况，对于评估角膜屈光手术疗效有重要的临床意义。传统的准分子激光切削能够治疗常规屈光不正，但是不能有效治疗不规则散光。角膜地形图引导的个体化切削对治疗角膜前表面不规则散光是有效的。不同厂家生产的角膜地形图的描述术语存在差异，其测量的准确性受泪膜稳定性影响，屈光手术后模拟角膜计读数（Sim K）的精确度常下降。

2. **角膜断层扫描**　角膜地形图只能显示角膜前表面形态，而角膜断层扫描能很好地显示整体角膜形状，包括角膜厚度、角膜高度、角膜后表面形状等。各种各样的成像系统（包括裂隙扫描技术和Scheimpflug为基础的成像系统）可以用来获取多种裂隙图像，然后将它们重建成角膜形状剖面图，包括角膜前表面高度和后表面高度数据。为了直接体现形状，可以用彩色图显示来自任意平面的高度。OCT、Pentacam和Obscan是目前临床上常用的可显示角膜整体形状的检测设备（图11-6-2，见彩插）。

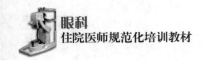

3．角膜成像检查在角膜屈光手术中的应用　角膜地形图和角膜断层扫描在屈光手术患者的术前评估中是必不可少的。角膜地形图查出的不规则散光可能是由干眼、佩戴角膜接触镜、圆锥角膜和其他角膜扩张疾病、角膜手术、创伤、瘢痕和炎症后或退行性病变造成的。角膜屈光手术前应对发现的异常情况进行充分评估，对于明确为圆锥角膜等应禁行手术，对于可疑圆锥角膜或性质不明确的不规则散光，应慎行手术，定期随访，并反复进行角膜地形图和断层扫描检查。有不规则散光的接触镜佩戴者在屈光手术前长时间脱镜有助于使角膜地形图和屈光状态稳定。

角膜地形图和断层扫描还可以用来确定角膜屈光手术的效果。可以通过对比术前和术后地形图来确定达到的屈光矫正效果；还可以帮助解释意外结果，包括欠矫和过矫、术源性散光和来自小光学区的诱发像差、偏心切削或中央岛等。

四、圆锥角膜

圆锥角膜表现为渐进性角膜变薄，导致非对称角膜变陡和镜片最佳矫正视力降低。圆锥角膜眼地形图通常显示为明显的鼻下或颞下变陡，角膜中央变陡，甚至上方变陡也可能会出现。屈光手术术前评估中发现没有明显临床症状的圆锥角膜十分重要。角膜地形图可以揭示细微的异常，虽然新的筛选指数考虑了各种各样可以高度怀疑亚临床圆锥角膜的地形因素，但是没有一个指数是决定性的。$I-S$ 值（Inferior-Superior，角膜下方与上方平均屈光度差值）在圆锥角膜的筛查中是有帮助的。通过计算上方和下方角膜曲率测量值（测量点是位于水平子午线以上和以下已确定的 5 个点）的差异可以得到 $I-S$ 值。$I-S$ 值＞1.4、中央角膜曲率＞47.2 D 和倾斜的径向轴都提示有角膜扩张疾病可能，但是正常眼和异常眼之间有一些重叠。

角膜断层扫描对圆锥角膜的诊断十分有意义（图 11-6-3，见彩插）。早期圆锥角膜前表面可以完全正常，仅仅表现为角膜后表面向前膨隆，角膜断层扫描可清楚地显示角膜后表面高度、最薄点位置、厚度等，早期发现亚临床圆锥角膜。

五、角膜屈光手术对角膜的影响

所有的角膜屈光手术都是通过改变角膜曲率来改变屈光的，不同手术方式、矫正的屈光不正性质不同对角膜的改变是不同的。近视的治疗需要使中央角膜曲率变平或降低，而远视的治疗需要使中央角膜曲率变陡或增加。屈光手术后患者的总体满意度取决于屈光不正的成功矫正和使视觉质量最优化的角膜形状的塑造。角膜的自然形状是长椭圆形的，即中央比周边陡。相反，扁椭圆形角膜的周边比中央陡。自然的长椭圆形角膜形成一个能够降低球面像差的非球面光学系统，随着瞳孔大小的变化能够最大限度地保持最佳视力。而扁椭圆形角膜会增加球面像差，球面像差明显的患者常主诉有眩光、光晕和夜间视力下降。

1．角膜切开手术　角膜切开手术包括放射状角膜切开术（radial keratotomy，RK）和散光性角膜切开术（astigmatic keratotomy，AK）。垂直于角膜表面的切口对角膜形状的改变是可预测的，这取决于切口方向、深度、位置和数量，所有类型的切口均引起角膜局部变平。放射状切口导致切口子午线和90°以外的子午线变平。切线（弧形或线状的）切口使切口子午线变平和90°以外的子午线变陡。放射状切口离视轴越近（即光学区越小），效应就越大；同样的，切线切口离视轴越近，效应就越大。放射状切口越长，效应越明显，直到超过约11

mm 直径范围,效应开始逆转。切线切口分开的角度越大,效应越明显。

为了获得最佳效果,切口应该达到 85%～90% 的深度,以保持后板层的完整和其他板层前隆的最大化。基于有限元分析可以计算出切口数量和光学区大小的列线图,而手术列线图一般是通过经验获得的。放射状和散光性切口手术的重要变量包括患者年龄和切口数量、深度和长度。同样的切口,老年患者的效应大于年轻患者。眼压和术前角膜曲率不是手术效果的重要预测因素。角膜切开手术因术后并发症较多,近年来已越来越少开展。

2. **准分子激光角膜屈光手术** 准分子激光是一种 193 nm 波长激光,通过打破化学键作用达到消融组织的作用。这种激光能量相当精确,组织内热扩散很小,有非常低的组织穿透力,因此对周围组织的损伤小。准分子激光切削模式包括宽带扫描、裂隙扫描和飞点扫描。宽带扫描激光光束较大、重复率较慢,依靠光学器件或反光镜可以生成直径大约 7 mm 的多模激光光束。这些激光每脉冲的能量很高,仅需要少量的脉冲就可以切削角膜。裂隙扫描激光应用一个较窄的光束在组织表面扫描,可改善被切削角膜的光滑度和允许更大直径的切削区。飞点扫描激光应用较小直径的光束(0.5～2.0 mm)以更高的重复率进行扫描,它需要一个跟踪装置进行精确定位。飞点扫描激光可对角膜进行个体化切削。目前,临床应用中的大多数准分子激光使用飞点扫描切削模式。

矫治近视手术中准分子激光对中央角膜组织的切削量可以通过 Munnerlyn 公式估算:

$$消融深度(\mu m) \approx 近视屈光度(D) \times 光学区直径(mm)^2/3$$

临床经验证明对屈光度数的有效矫正不依赖于初始角膜曲率,对角膜组织的切除量随着光学区面积的增加而增加,但是光学区减小会导致眩光、光晕和屈光回退等并发症增多。为了减少这些不良反应的发生,光学区直径应该 ≥6 mm。

近视治疗是切除中央角膜组织,而远视治疗是通过切除旁中央组织的一个环形部分使角膜变陡。多区域角膜切削术应用几个同心光学区生成所需的总屈光度,这种方法能够使中央区完全被矫正,而逐渐递减的周边区减轻症状,从而使更高度数的近视能够获得治疗。如 -12.00 D 的近视可以这样治疗:用 4.5 mm 的光学区矫正 -6.00 D、5.5 mm 的光学区矫正 -3.00 D、6.5 mm 的光学区矫正 -3.00 D。所以,通过应用比一次性切削更浅的切削深度(103 μm 取代 169 μm)实现中央区 -12.00 D 完全被矫正。角膜切削的过渡区对于光学区边缘和周边角膜的平缓过渡是必需的。

准分子激光上皮瓣下角膜磨镶术(laser subepithelial keratomileusis, LASEK)等表层切削时,激光治疗在前弹力层和前基质层进行,而 LASIK 角膜切削在角膜瓣下基质床进行。LASIK 角膜瓣厚度从超薄(80～100 μm)到标准(130～160 μm)不等。LASIK 角膜瓣的厚度和直径取决于使用的仪器、角膜直径、角膜曲率和角膜厚度。屈光矫正时应充分考虑术后的角膜厚度,必须谨慎确保角膜切削和 LASIK 角膜瓣制作后还留有足够的基质组织,以维持适当的角膜结构。虽然确保角膜生物力学稳定性要求角膜组织剩余的确切厚度并不知晓,并且可能存在个体差异,但是传统的标准是激光切削后基质床至少要留下 250 μm 厚度的组织。

3. **激光角膜热成形术和传导性角膜成形术(conductive keratoplasty, CK)** 激光角膜热成形术是通过钬激光(非接触)加热角膜胶原蛋白。CK 是通过插入角膜的射频热疗探头来加热角膜胶原蛋白,将角膜胶原加热到 58～76℃ 的临界温度,会引起胶原收缩,引起角膜曲率变化。由于激光角膜热成形术和传导性角膜成形术会导致瘢痕生成,所以禁用于角膜

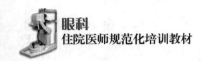
中央区,一般用于周边区,使局部胶原蛋白收缩和中央角膜变陡,治疗低度远视。如果温度太高,会发生局部坏死;如果热源不均匀或加热不均匀,则会诱发不规则散光。角膜胶原收缩还可改变角膜生物力学。

六、角膜屈光手术后角膜伤口愈合

所有形式的角膜屈光手术都依赖于角膜伤口愈合来达到预期的结果。散光性角膜切开术开始时切开部位的角膜屈光力减弱,切开伤口为上皮栓填充,之后角膜持久愈合,胶原蛋白取代上皮栓,重塑的胶原蛋白以确保角膜的稳定性和避免长期的远视漂移。

准分子激光屈光性角膜切削术(photorefractive keratectomy,PRK)去除角膜上皮和前弹力层组织,术后角膜上皮下雾状混浊(haze)的发生率很高,度数越高 haze 越明显,程度越重。Pallikaris 等报道超过-8 D 近视行 PRK 术后所有患者均有 haze 形成,平均 haze 超过1 级,haze 的出现导致近视回退、最佳矫正视力下降。目前,关于 haze 的形成机制主要认为与角膜的创伤修复有关。Wilson 在 1996 年就提出了角膜创伤修复理论:角膜创伤修复过程的始动因素是受损区角膜细胞的凋亡,凋亡后会产生一个相对的无细胞区,然后周边和深层的角膜细胞活化、增殖、迁移、分化、合成新的胶原。凋亡区边缘的角膜细胞在活化迁移的过程中会转变为一种平滑肌样的细胞,它含有特征性的 α-平滑肌肌动蛋白(α-SMA),与伤口的收缩有着密切的关系。由此可见,角膜细胞凋亡后发生的这一连串反应与创伤修复的最终结果关系密切。PRK 术后上皮的损伤会导致炎症级联反应,包括细胞因子的释放使角膜细胞凋亡,同时使其向肌成纤维细胞转化,从而导致新胶原的合成、生长因子的释放、最终导致 haze 的产生。对于 haze 的组织学研究发现 haze 处原先透明的角膜细胞变成了粗大的肌成纤维细胞。这种细胞内的晶体蛋白含量下降,整个细胞的透明性远不如原先的角膜细胞。这样的细胞在创伤处的大量堆积将会影响角膜组织的透明性,同时影响屈光手术的最终效果。PRK 术后的炎症级联反应程度依赖于上皮缺损的持续时间和基质损伤的深度。切削越深、表面不规则和上皮缺损的时间较长,形成 haze 的可能性就越大。虽然前弹力层缺失,但是会形成数量正常甚至更多的半桥粒和锚原纤维保护上皮和基质。

LASEK 和微型上皮刀法准分子激光上皮瓣下角膜磨镶术(epipolis laser *in situ* keratomileusis,Epi-LASIK)保留了完整活性的角膜上皮瓣。前者用 20% 乙醇浸泡,后者用机械刀制作,患者术后疼痛等刺激症状较 PRK 明显减轻,术后 haze 的发生也明显减少。上皮瓣可能在细胞因子与基质角膜细胞相互作用水平上阻止了该反应通路,即上皮瓣可以作为机械屏障,避免切削面直接裸露,阻止细胞因子和生长因子的释放,从而减轻角膜级联修复反应,减轻 haze 产生。Alessandra 等利用共焦显微镜观察研究示 LASEK 术后 1~3 个月 haze 发生率较 PRK 低。有人认为上皮瓣相当于 PRK 术后覆盖的羊膜,避免泪膜与角膜基质的直接接触,减少术后炎症细胞对切削区的侵蚀,减缓级联反应强烈程度。炎症反应减轻,疼痛递质减少,使术后疼痛感缓解。同时上皮瓣很好地保护了裸露的角膜神经末梢,上皮细胞分泌的可溶性营养因子可以促进神经轴突再生,加快角膜知觉的恢复。减少表层切削术后炎症反应,减轻 haze 发生,最常用方法是术后应用逐渐递减量的激素。术中丝裂霉素 C 用于表层切削后的基质床,也可有效减少 haze 的形成。

LASIK 术后角膜瓣界面的中央没有 haze 形成,但角膜瓣和其下基质床之间的愈合非常薄弱,即使术后多年,板层界面还可以被分离,角膜瓣还可以被掀开,这说明愈合不完全。

LASIK 角膜瓣在术后多年因为外伤而被移位的报道并不少见。

（戴锦晖）

第七节　角膜屈光手术术前检查与评估

完善的术前检查与评估是杜绝和减少手术并发症和后遗症的前提，要把不适合进行手术的患者通过这一过程筛查出来。在角膜屈光手术前的检查与评估中，医生的主要目的是评估患者是否适合接受角膜屈光手术、适合何种手术方式及了解手术后的预期屈光度和矫正视力。

一、病史采集

当门诊接诊到有意向行角膜屈光手术的患者时，我们首先进行病史采集，通过和患者的交流初步判断患者是否为合适的手术候选人。

（1）询问患者屈光手术的目的及对手术的期望值。屈光手术的作用是摘镜，用通俗的话说，屈光手术起到一副不用取下的隐形眼镜作用，如果患者手术的目的主要不是为了摘镜，而是为了阻止近视加深或降低高度近视并发症（如视网膜脱离）的发生率，那患者的预期目标和屈光手术的作用就相去甚远。在这一过程中医生需要了解患者是否有不切实际的期待，需要对这些患者进行耐心的解释和告知，让患者对这个手术的作用和可能出现的并发症、后遗症有较为充分的了解后，再决定是否手术。因为屈光手术在绝大多数情况下属于一个可选手术。在医患沟通的过程中，医生需要告知患者术后视力不可能超过术前测得的最佳矫正视力。另外，这个手术属仅仅取到了一副眼镜的作用，并未降低或增加近视本身并发症（如视网膜脱离）的发生概率，通过这个手术是无法还原一个真正健康的眼睛。如果患者对这个手术的作用以及其属于微创眼表手术的性质无充分了解，在手术后，这些患者对术后视觉症状的焦虑和不良主诉都可能很多。

（2）询问患者的全身疾病、既往手术与用药情况，排除手术禁忌证。有些全身疾病是角膜屈光手术的禁忌证。例如，未控制的系统性免疫性疾病、免疫缺陷性疾病、糖尿病。有些药物可能影响角膜愈合。例如，皮质类固醇激素、免疫抑制剂等。长期服用皮质类固醇也会增加白内障的发生，导致视力减退，需要充分告知患者。

要了解患者有无艾滋病、乙肝或丙肝。艾滋病患者的免疫功能低下，术后容易发生感染，当前认为不宜进行手术。对于乙肝、丙肝表面抗原阳性的患者尽可能采用一次性手术材料，并安排在当天手术的最后。

（3）询问患者的眼部疾病、眼部外伤与手术。关注干眼、睑缘炎、角膜上皮糜烂、视网膜裂孔或脱离。对于有既往眼部疾病、外伤与手术史的患者，需要完善的术前检查来确定是否适合手术。

（4）询问患者职业和社会地位以了解患者对视力的需求，帮助选择合适术式。不同职业人群对视力需求是有区别的。例如，军人和警察需要最佳远用视力、教师需要臂长距离阅读最清晰。不同职业人群选择不同术式。例如，警察和运动员受眼部外伤的概率相对较高，选择表层切削手术更为安全。

（5）询问患者近 2 年内的屈光状态是否稳定。对于屈光状态不稳定的患者（2 年内近视增加超过 0.75 D），需要告知患者手术不能达到控制近视的作用，术后近视持续加深导致视力下降。如果患者有不切实际的期待，则不建议行屈光手术。

（6）询问患者以往屈光矫正方式。以往屈光矫正方式与术后满意度有关。了解角膜接触镜佩戴情况，包括镜片类型、佩戴时间和停戴时间。长期佩戴角膜接触镜导致角膜屈光度变化、角膜水肿，需要停戴一定时间让角膜恢复才能进行屈光手术。通常，软性接触镜停戴 1～2 周，RGP 停戴 2～3 周。然而，由于角膜恢复影响因素多，因此，还需结合裂隙灯显微镜与角膜地形图检查来最终确定停戴时间是否充分。

二、术前检查

完善而准确的术前检查是成功手术的保证。通过术前检查，医生最终确定患者是否可以行角膜屈光手术、哪种手术方式最合适、手术疗效是否达到患者期待值。为保证检查的准确性，我们应该定时调试或更新检查设备。特殊检查技术员与验光医生保持相对固定有利于保证检查结果的准确性。

术前检查包括：手术设计相关检查（视力与验光、角膜地形图、角膜厚度、波前像差、瞳孔）、常规眼部检查（裂隙灯显微镜检查、眼压、三面镜眼底检查），以及视觉质量评估（对比敏感度）。

1. 视力与验光　对于屈光手术而言，屈光度决定了激光切削量，是至关重要的。在验光前，对裸眼远视力、原有屈光矫正的配镜视力、配镜处方必须了解。

（1）自然状态下电脑验光与主觉验光：电脑验光的准确性十分重要，需要定期模型眼校准。主觉验光仍是验光的"金标准"，主觉验光的关键是对调节的控制。推荐采用综合验光仪进行主觉验光。主觉验光时，球镜终点以最小负镜或最大正镜的最佳矫正视力为判断标准，同时结合红绿视标平衡来辅助判断终点；柱镜的确定通常采用交叉柱镜＋蜂窝视标，但注意需结合电脑验光、像差与角膜地形图等客观检查结果。在柱镜调整时，如果发现柱镜度数或轴向与客观检查有较大差异，必须重新调整确认。对于 40 岁以上人群，需要在主觉验光后检查近附加（ADD）、正负相对调节（PRA/NRA）和远用主导眼。对于已经有老视的患者，可以采用单眼视设计方案，即主导眼近视足矫而非主导眼近视欠矫，达到远近距离视力兼顾的疗效。单眼视设计可能对双眼视功能有一定影响，而且模糊像对清晰像的干扰可能导致不适感。因此，在手术前必须进行试镜架模拟，以患者主观舒适性和清晰度为首要标准，选择合适的单眼视设计方案。

（2）睫状肌麻痹（散瞳）验光：通常采用 0.5％托比卡胺滴眼液每 5 min 1 次，连续点 3～5 次，等待 20 min 后进行电脑验光。对于近视患者，核对散瞳电脑验光与自然状态主觉验光以判断调节控制情况。如果散瞳电脑验光比自然状态主觉验光的近视度数下降 0.5 D 或以上，那么需要进行散瞳主觉验光，并且在术前再次行自然状态主觉验光以确认近视度数。近视患者调节过强多见于长期佩戴过矫眼镜，如果在自然状态下调节无法放松，建议患者先治疗调节痉挛再行屈光手术。远视患者在自然状态下调节往往处于紧张状态，因此散瞳电脑验光后必须再次进行主觉验光，并且在术前再次行自然状态主觉验光。自然状态下查到的远视为显性远视，而隐性远视必须在散瞳后查到。对于调节特别紧张的远视患者，多见于从未戴矫正眼镜者，可以建议患者佩戴一定时间矫正眼镜来放松调节，再进行屈光手术矫正。

需要注意的是,散光度数和轴位以自然状态为准,而非散瞳状态。

2. 角膜地形图　在角膜屈光手术前行角膜地形图检查不仅是了解角膜曲率,更重要的是发现圆锥角膜,特别是亚临床圆锥角膜,把这些患者排除在角膜屈光手术之外,圆锥角膜是角膜屈光手术的绝对禁忌证。需要指出的是圆锥角膜是一种原发性角膜疾病,与角膜屈光手术没有直接关系。角膜屈光手术由于不可避免地减弱角膜生物力学,可能加速圆锥角膜病情进展,因此不适宜应用于圆锥角膜。

角膜地形图是亚临床圆锥角膜筛查的最重要检查。角膜地形图技术的不断改进也使得亚临床圆锥角膜诊断敏感性不断增高。传统的角膜地形图采用 Placido 环,其主要不足之处是只能检查角膜前表面,而不能检查角膜后表面,有些圆锥角膜在早期仅有后表面异常就无法发现。此后出现采用裂隙光扫描模式的角膜地形图 Obscan,它的进步在于可同时检查前后角膜表面,但对于角膜后表面检查的准确性较差。最近出现了采用旋转式 Scheimpflug 技术的眼前节诊断仪 Pentacam Oculus,它可同时检查前后角膜表面并测量角膜各点厚度。研究显示 Pentacam 对于亚临床角膜后圆锥的诊断敏感性较高。

亚临床圆锥角膜的角膜地形图表现包括:中央或旁中央角膜曲率的异常增高(中央正常<47.2 D,圆锥角膜>48.7 D)伴角膜厚度变薄、上下角膜曲率不对称(即 I - S 值,正常<1.4 D,圆锥角膜>1.9 D)、角膜后表面高度异常增高(diff 值>50 μm)、双眼不对称等。对于明确的亚临床圆锥角膜或圆锥角膜,禁忌行角膜屈光手术。对于可疑亚临床圆锥角膜的患者,建议暂缓手术,定期随访角膜地形图和角膜厚度半年至一年,如果角膜形态稳定,排除亚临床圆锥可能,可考虑行表层切削手术。对于眼内散光为主的患者,角膜屈光手术矫正不是最佳方案。

角膜地形图也是判断长期佩戴角膜接触镜对角膜影响的主要检查之一。长期佩戴接触镜的角膜地形图表现为角膜球形化、角膜不规则性、角膜水肿增厚等。通过角膜地形图检查可帮助医生判断接触镜停戴时间是否充分。

角膜地形图结合验光可判断散光来源。角膜屈光手术的最佳适应证是角膜散光为主的患者。

3. 角膜厚度　角膜厚度不仅是判断角膜屈光手术是否可行的重要指标,而且与屈光度共同决定手术术式与手术预期疗效。

角膜厚度测量的传统方法是 A 超仪。这种方法有很多缺陷,包括接触式、受检查者经验和患者配合度影响、不能同时测量各方位角膜厚度,因此逐渐被新型仪器所淘汰。目前,我们采用 Pentacam 同时获得角膜地形图和角膜各点厚度图。在手术设计时取最薄角膜厚度作为参数。经对照研究,我们发现 Pentacam 与 A 超仪对角膜中央厚度测量差异非常小,而 Pentacam 更易操作、一次测量获得角膜多点厚度。Pentcam 的角膜厚度图也是辅助诊断亚临床圆锥角膜的重要参考。

角膜厚度是判断角膜屈光手术是否可行的重要指标。当角膜厚度过薄(<450 μm),即使角膜地形图检查正常,也不建议行角膜屈光手术,因为角膜过薄增加术后角膜膨隆的风险。角膜厚度<500 μm 时,不适合 LASIK 手术,无论是微型角膜刀辅助或者飞秒激光辅助的 LASIK 手术。

假如术前角膜地形图显示异常陡峭(>48 D)或平坦(<40 D),使用微型角膜刀切开角膜制作角膜瓣时风险显著增加:陡峭的角膜容易造成纽扣瓣,过于平坦的角膜容易造成游离瓣或者瓣过小。角膜地形图上的角膜曲率读数有利于在手术中帮助我们选择负压吸引环的

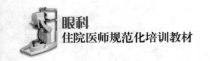

大小。

平均矫正−1.00 D 的屈光度,术后角膜曲率 K 值约降低 0.8 D。如果术前角膜 K 值<38 D,不建议行高度近视的准分子激光矫正,因为术后角膜曲率过于平坦会导致视觉质量的明显下降,同时手术的预测性也大大下降。

角膜厚度结合屈光度决定哪种术式更适合,以及预期手术疗效。手术术式的选择最重要的考虑是角膜生物力学。LASIK 手术的角膜瓣对角膜生物力学几乎没有贡献,因此适用于角膜厚度正常或偏厚的患者。为了减少对角膜生物力学的影响,尽量采用薄角膜瓣更安全。研究显示,LASIK 安全角膜厚度为基质床厚度>250 μm,并且残余基质床厚度大于原角膜厚度的 1/2。表层切削手术对角膜生物力学的影响相对 LASIK 较小,可以适用于近视度较高而角膜相对偏薄的患者。但要注意的是表层切削手术后也会发生角膜膨隆,因此也要保证安全基质厚度>360 μm。

通过角膜地形图检查,除了能显示角膜屈光力和高度外,角膜地形图还可以评估角膜的非球面性,并用 Q 值进行量化表示,横椭球形(prolate)角膜 $Q<0$;竖椭球形(oblate)角膜 Q 值>0。横椭球形角膜中央较周边陡峭,可减少球面像差,视觉质量较好;相反,竖椭球角膜周边比中央角膜陡峭,增加了角膜球面像差。准分子激光近视矫正术后,角膜通常从横椭球形变为纵椭球形,球面像差会有所增加。球面像差的增加使得平行光线在眼球内聚焦成一条与光轴一致的焦线,增加了成像的焦深,利用这一现象可治疗老视。

4. 波前像差 波前像差理论和检查方法详见第六章波前像差理论与个体化切削技术。波前像差检查提供客观屈光度,通常在主觉验光前进行。波前像差检查最重要的作用是对高阶像差相关并发症的诊断与波前像差引导激光切削。通过像差引导或像差优化程序,可减少术源性球差增大,提高术后视觉质量。通过像差检查,可以找到患者视觉主诉的光学原因。例如,光晕征是由于球差导致、拖尾征是由于彗差导致。采用相应的像差引导补矫手术可有效改善视觉质量。波前像差检查还是评估手术疗效的重要指标。

目前,临床常用像差检测设备主要采用 4 种测量原理:Hartmann-Shark、Tscherning、ray tracing(光线寻迹)和 optical path difference(光程差),检查可以在自然状态下进行,也可在睫状肌麻痹下进行以减少调节对球差的影响。通过像差检查能够帮助我们选择手术方法,决定是否需进行像差引导的个体化切削,同时也可预测和解释患者术后出现的视觉症状。

5. 瞳孔检查 由于瞳孔直径与激光切削光学区大小设计、术后视觉质量直接相关,在散瞳验光之前必须对所有患者检查暗室瞳孔直径。我们采用电脑验光仪自带的瞳孔照相来测量瞳孔直径,在暗室下进行。对于暗室瞳孔大的患者(>7 mm),如果同时近视散光度数较高,术后出现光晕及眩光的概率与程度都会增大,甚至可能影响夜间驾驶,我们必须与患者充分沟通。

6. 裂隙灯显微镜检查 裂隙灯显微镜检查眼前节与后极部。严重的睑缘炎、干眼症需经过治疗改善后再行角膜屈光手术。对于泪液分泌过少的患者,需要排除干燥综合征等免疫性疾病。结膜瘢痕如果在接近角膜的位置,可能影响负压吸引,可考虑采用表层切削术来避免负压吸引问题。角膜上皮脱落,尤其是长期角膜接触镜佩戴患者,停戴接触镜直至角膜恢复。角膜混浊需确定病因后再决定是否可行激光矫正。角膜颗粒样营养不良在激光切削术后会复发,对于年轻患者需要慎重手术。范围较大并且靠近瞳孔的虹膜色素痣可能影响手术跟踪,可以让患者在激光仪下模拟,或通过增加侧向照明减少这种影响。晶状体疾病,如白内障、晶体半脱位等不是角膜屈光手术的适应证。

对于有睑缘炎症和睑板腺功能不良的患者,应暂缓手术,先行治疗,如清洁睫毛根部、眼睑按摩、热敷、使用抗生素眼膏。个别严重患者可使用多西环素(强力霉素),100 mg,每天 2 次,持续 2 周,待睑缘表面恢复正常后再进行手术。否则有发生术后角膜感染的风险。

对于疱疹性角膜炎的患者,激光消融时会增加病毒的脱落及促使炎症复发。因此,疱疹病毒性角膜炎患者如果角膜知觉检查敏感度明显减退、角膜新生血管形成、有明显角膜上皮脱落,不宜行准分子激光手术。

7. 角膜直径(白到白距离)测量　角膜的横径可用 IOL Master 检测,即测得的所谓白到白距离。飞秒激光辅助的 LASIK 手术,应为有负压环对角膜吸引的过程,负压环对角膜的直径有一定的要求,一般要求用角膜的白到白距离为 10~13 mm,负压吸引环才能较为稳定地吸引和固定眼球。在这个范围之外,手术过程中容易发生脱环,造成制瓣并发症。因此,角膜白到白在这个范围之外,不建议行飞秒激光辅助的 LASIK 手术。

8. 眼压　眼压的测量对于角膜屈光手术有双重意义。首先是帮助排除青光眼。对于眼压>21 mmHg 或者眼底检查可疑青光眼的患者还需进一步行视野和光学相干断层扫描(OCT)检查,以排除青光眼。其次,角膜屈光手术后必须使用激素滴眼液,术前基础眼压是我们判断激素性高眼压的主要参考指标。我们通常采用非接触眼压计测量 3 次取平均值。如果非接触眼压较高,建议再用压平眼压复核。

9. 三面镜眼底检查　散瞳验光后进行三面镜眼底检查。特别需要注意视盘(杯盘比)、黄斑(变性)与周边视网膜(裂孔和脱离)。眼底疾病并非角膜屈光手术的绝对禁忌证,必须先治疗再行角膜屈光手术。杯盘比>0.5 或双眼不对称需要排除青光眼。矫正视力<1.0 的患者要关注黄斑,必要时行 OCT 排除黄斑变性、劈裂等疾病。黄斑疾病并非角膜屈光手术的禁忌证,但必须在患者充分理解病情与对屈光手术有正确认识的基础上才能考虑屈光手术。

对于高度近视的患者,视网膜裂孔及视网膜脱离发生的风险显著增加。有研究表明,在中低度近视中,孔源性视网膜脱离的近为万分之 1.5,而高度近视视网膜脱离的发生率为 3.20%,增加了约 200 倍。在三面镜检查的过程中如果发现有牵引的视网膜裂孔或者周边部的视网膜浅脱离,则应立刻进行视网膜光凝,甚至视网膜脱离的修复手术。对于周边视网膜格子样变性或者变薄区,如果不存在玻璃体牵引等的视网膜脱离危险因素,或者病灶周围已有色素沉着,可随访而不做光凝治疗,定期进行眼底检查。我们对周边视网膜裂孔常规行氩激光封闭,等待 2 周后再行角膜屈光手术。尽管在视网膜脱离和屈光手术之间无明确因果关系,但 LASIK 和 Epi - LASIK 手术过程中都存在对眼球的负压吸引,在切割角膜瓣的时候有一定的眼球挤压变形和眼压的骤升、骤降,可能对玻璃体视网膜有一定的影响。因此,有眼底疾病的患者采用 LASEK 和 PRK 手术更为安全,因为可避免负压吸引对眼底的干扰。

10. 对比敏感度　对比敏感度检查并非用于手术设计,而是评价视觉质量。对比敏感度曲线反映了对不同空间频率的对比度辨别能力。角膜屈光手术后高阶像差的增大往往不引起视力的下降,而是表现为对比敏感度的下降。因此。相比视力和屈光度,对比敏感度更全面反映了角膜屈光手术后患者的实际视觉体验。对比敏感度检查可采用国际通用的 CSV - 1000E 对比敏感度仪。

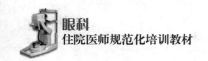

三、术前谈话签字

尽管经过完善的术前检查,我们已经把绝大部分禁忌证排除在外,同时手术的矫正疗效也可比较准确地预测,但是由于检查设备敏感性的局限、激光能量反应的个体差异、术后角膜愈合胶原增殖的个体差异等多种不确定因素,医生必须在术前与患者进行详细谈话,告知预期手术疗效与可能存在的不确定因素,取得患者的充分理解后签署知情同意书。

在某些高危因素存在的情况下,例如屈光度过高存在欠矫与回退风险、瞳孔大屈光度高存在夜间视力障碍风险、年龄40岁以上存在由于晶体老化导致屈光度不稳定与老视风险等,医生需要特别强调,并取得患者充分理解。

(周 浩 吴 莹)

第八节 激光角膜屈光手术

首先需要强调的是,包括近视矫正手术在内的屈光矫正手术是选择性手术,需要一个良好的社会环境、非常理性的态度和健康的精神与心理状态。屈光手术的第1原则是:将患者的利益放在首位,对每个屈光不正患者的安全性、预测性、稳定性、有效性及风险-效益比进行全面的衡量。屈光手术的最高境界是真正的个体化矫正并获得完善的视觉。

屈光矫正手术包括改变眼的屈光状态或阻止近视病理过程的手术。根据手术靶组织的不同,分为角膜屈光手术、巩膜屈光手术、晶体屈光手术。其中,激光屈光矫正手术为当前的主流屈光手术。优化表层切削、飞秒激光手术(包括全飞秒手术)、高度近视屈光晶体植入术、老视矫正是屈光手术发展的重要方向。

近视准分子激光手术的原理是应用波长为193 nm的准分子激光将角膜削平一定值或削陡一定值从而改变眼屈光度。鉴于每一脉冲的激光击射消融的角膜组织约2.96 μm,其切削的精度是前所未有的。

准分子激光上皮瓣下角膜磨镶术包括乙醇法的LASEK和微型角膜刀法的Epi-LASIK。优点在于创建一个能在激光切削后立即覆盖角膜基质的完整的活性上皮瓣,病理依据在于角膜上皮基底膜完整性和上皮瓣细胞器的活性。

LASEK/Epi-LASIK术后立刻重建有效的上皮屏障,不仅起保护作用,同时可阻止细胞因子对基质的作用,包括减少基质细胞激活、增殖等,减少角膜混浊和回退的发生,也避免LASIK角膜基质瓣的并发症。LASEK/Epi-LASIK与早期表层切削的代表术式去除角膜上皮后激光切削角膜从而改变前表面的屈光力(PRK)比较,其术后刺激症状及haze情况均明显减轻。又如LASEK只需把角膜表面的上皮层揉起来成为一个上皮瓣就可,LASEK消除了用刀的后顾之忧,对于轻中度近视者十分理想。特别是我国有些轻度近视的青年因参军、招工等原因要求手术,如果做LASIK,毕竟是用刀的,存在远期潜在风险,而选择LASEK就较安全。

准分子激光原位角膜磨镶术LASIK是用微型角膜刀或飞秒激光作一带蒂角膜瓣,在角膜基质床上行激光切削,再将角膜瓣复位,术后无明显刺激症状、屈光状态稳定、有效视力恢复快为其特点。其优点是保留了角膜上皮层及前弹力层,符合角膜生理,术后基本无 haze 出现,目前为止为占主导地位的术式。薄瓣的优势是可保留更多的角膜后基质。飞秒 LASIK 是主流术式,飞秒激光制作角膜瓣更精确可靠,飞秒激光可制 $70\sim80\ \mu m$ 的角膜瓣,厚度标准差 $\pm5\ \mu m$,离散度更小。

飞秒激光基质透镜切除术(FLEX)及微小切口的透镜切除术(SMILE)是全飞秒激光术式的代表,可以保留更好的角膜生物力学特性,减少角膜扩张的风险。最新一代的飞秒激光会更安全稳定,而且扫描速度也会加快,从而使手术效率更加改善。

角膜地形图引导的个体化切削目前多用于补矫手术或在外伤、炎症及其他角膜手术后遗留的角膜瘢痕等不规则性角膜的手术治疗,使角膜具有更好、更平滑的前表面。波前像差引导个体化切削:在波前像差仪测量分析术眼像差的基础上,术中进行激光个体化切削,减轻或消除像差,使激光术后的视力和视觉质量较理想。

激光角膜屈光手术(PRK、LASEK/Epi‐LASIK、LASIK)的适应证为:①年龄>18岁、精神心理健康有摘镜愿望并有合理期待的屈光不正患者;②合适的屈光不正范围,如球镜+6~−12 D,柱镜在 6 D 以内;③近 2 年屈光度数相对稳定;④角膜厚度合适;⑤无眼部急性感染或自身免疫性疾病;⑥排除圆锥角膜。

一、激光角膜屈光手术的不良反应

1. 医学不良反应　LASIK 有因角膜基质瓣可引起一系列并发症,如瓣不全、碎裂、游离、纽扣瓣;角膜扩张、圆锥角膜;角膜混浊;角膜感染;干眼。

处理:预防为主。合理设计,规范操作,保留足够的角膜厚度。一旦发生瓣异常,可暂停手术。

2. 光学不良反应　术后视觉质量下降。在矫正近视、远视、散光这些低阶像差的同时造成慧差、球差等高阶像差增加。术后出现夜间视力下降、眩光、光晕等。

处理:注意暗瞳大小,选择非球面切削。

二、其他屈光角膜手术

1. 表层角膜镜片术　是一种简单、有效、可逆的屈光手术。角膜基质环(ICR)植入术是一种矫正低、中度近视的角膜屈光手术,具有安全性、稳定性及可逆的优点,但矫正屈光度的范围较小,也可在圆锥角膜中应用。

2. 传导性角膜成形术(CK)　是一种非激光屈光矫正手术,主要用于正视或轻度远视的老视人群中的远视、老视矫正。CK 矫正原理主要是通过射频能量产生热量直接作用于角膜基质适当的深度,使角膜胶原组织收缩,达到角膜中央曲率变陡来实现远视矫正以及改善老视的症状。CK 不损伤角膜中央光学区,不切削角膜组织,具有较好的安全性、有效性与可预测性,但有一定回退。

3. 其他　如外科性角膜切开术(如角膜放射状切开术 RK)和切除术等目前开展较少、角膜微波技术等有待探索。

巩膜屈光手术的主要目的在于阻止近视发展,防止近视眼底病变进展。以 synder‐Thompsan 改良法为主的后巩膜加固术,对病理性近视眼有临床效果。

(1)适应证:①高度近视伴黄斑变性;②每年因后巩膜扩张造成 1 D 以上的进行性高

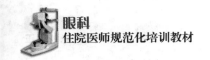

度近视；③明确的遗传性病理性近视患者。

（2）并发症及处理：①玻璃体或视网膜出血：常因加固的条带裹扎黄斑区巩膜太紧引起，应适当放松条带，以贴附巩膜为度。②复视：因下斜肌束分离不完全，或因条带放置部位欠佳而影响眼外肌运动。若复视明显者需适当调整条带位置。③植入物排斥，可予以取除。

激光角膜屈光手术发展迅速，从准分子激光 PRK 到 LASIK，从 LASEK 到 Epi-LASIK，从飞秒 LASIK 和全飞秒激光术式 ReLex，不仅使手术更安全更可靠，而且更从早期单纯追求视力提高视觉质量的改善和患者综合满意度的提高。激光手术的围术期用药，包括抗生素、糖皮质激素、人工泪液等的应用是十分重要的环节。

激光角膜屈光手术的创伤修复是复杂的病理生理学过程，在临床中合理应用糖皮质激素，抑制与调控上皮屏障缺如后的再生与增殖、减少细胞因子的分泌与细胞外基质的增殖、减轻新胶原的合成与分泌等，对于防治 haze、减少回退、减轻术后角膜刺激症状、快速恢复有效视力都有实用意义。激光角膜屈光手术均需要抗感染治疗，离不开糖皮质激素眼药水的常规使用。

三、激素用于激光手术

1. 激素用于激光角膜手术的适应证

（1）包括近视、散光、远视的常规手术。

（2）表层切削包括 PRK、LASEK、Epi-LASIK。

（3）板层手术包括微型角膜刀 LASIK 和飞秒 LASIK。

（4）全飞秒 ReLex 包括 SMILE。

（5）激光治疗性角膜手术 PTK。

2. 激光手术的激素应用原则

（1）手术结束即刻开始使用。

（2）点用次数及用药时间视表层切削还是板层切削需要调整，逐渐减量直至停止。

（3）注意监测激素不良反应。用药期间每 2 周检测眼压 1 次。

（4）可与非甾体激素协同使用。

3. LASEK 应用激素方案

（1）手术当天：手术最后一步骤置角膜接触镜时即可应用激素滴眼液 1 次，移至休息室的半小时内，可每 10 min 点 1 次。然后每 4 h 1 次。

（2）手术次日至取镜片前：每天 4 次。

（3）取接触镜后：每天 6 次开始，每 10 d 减少 1 次，直至疗程结束。高度近视 LASEK/Epi-LASIK 术后，建议激素应用不少于 3 个月。使用频率和时间要根据切削深度、年龄、眼压情况和术中是否应用丝裂霉素进行调整。

4. 飞秒 LASIK 应用激素方案

（1）手术当天：手术最后一步骤结束时应用激素滴眼液 1 次，然后每 4 h 1 次。

（2）手术次日：每天 4 次，每 3 d 减少 1 次，直至疗程结束。

高度近视 LASIK 术后，激素眼药水可每天 8 次开始，每 2 d 减少 1 次，有助于减轻术后反应，减少角膜基质胶原增殖所致的屈光回退。

5. 全飞秒 SMILE 用激素方案

（1）手术当天：手术最后一步骤结束时应用激素滴眼液 1 次，然后每 4 h 1 次。

（2）手术次日：每天 4 次，每 2 d 减少 1 次，直至疗程结束。

6. PTK 应用激素方案

（1）手术当天：手术最后一步骤置接触镜片时应用激素滴眼液 1 次，然后每 4 h 1 次。

（2）手术次日：每天 4 次至取接触镜片。

（3）取镜片后：每天 6 次，每 7 d 减少 1 次，直至疗程结束。

7. DLK 应用激素方案　DLK 需要及时干预。激素滴眼液的应用如下。

（1）Ⅰ C 级：每 3 h 1 次。

（2）Ⅰ B、Ⅰ A、Ⅱ C、Ⅱ B 级：每 2 h 1 次。

（3）Ⅱ A：每 10 min 1 次连续 3 次，每 2 h 重复 1 轮。

（4）Ⅲ B 级：加球旁注射甲泼尼龙。

（5）Ⅲ A、Ⅳ B、Ⅳ A 级：加口服泼尼松或地塞米松静脉用药。

8. haze 的激素应用方案　PRK 术后 haze 的处理：激素冲击，可每天 8 次联合晚上激素眼膏。必要时激光 PTK。

四、激素使用中的注意事项

（1）激光术毕可立刻应用糖皮质类固醇激素滴眼液。在上皮屏障修复前注意联合用抗生素滴眼液以防止感染。

（2）LASIK、FS‑LASIK、LASIK 术后皮质类固醇滴眼液应用可减轻术后反应，减少角膜基质胶原合成所造成的屈光回退、防治角膜上皮下混浊（haze）。也可联合应用非类固醇激素滴眼液。

（3）应用激素滴眼液务必检测眼压，可每 2～3 周检测 1 次。术后出现角膜上皮下混浊者可用较强作用的激素滴眼液并增加频度，根据眼压及时调整用量或停滴药液。如眼压明显增高，须及时减少频度或停用。必要时需用降眼压滴眼液。

（4）术后感染是激光角膜屈光手术最严重并发症之一，必须与无菌性的 DLK 相鉴别，否则使用糖皮质类固醇药物会使病情加重。

DLK 分级如图 11‑8‑1，见彩插所示。

附表 11‑8‑1　DLK 分级

分　级	C	B	A
Ⅰ	Ⅰ C	Ⅰ B	Ⅰ A
Ⅱ	Ⅱ C	Ⅱ B	Ⅱ A
Ⅲ	—	Ⅲ B	Ⅲ A
Ⅳ	—	Ⅳ B	Ⅳ A

（周行涛）

第九节　眼内屈光晶状体手术

很长一段时间，人们常常把屈光手术等同为角膜屈光手术，即通过改变角膜前表面的曲

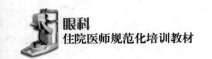

率来改变屈光度。后来白内障医生发现白内障手术后不仅能复明,而且通过植入人工晶状体同时还能解决屈光问题,并且随着现代技术的发展,如 A 超、IOLmaster、人工晶状体计算公式、多焦点人工晶状体等的发展,使术后屈光度的计算达到了相当精确的程度。这使眼内晶状体植入术成为屈光手术很重要的一部分,并且大大拓宽了屈光矫正的范围,主要包括白内障人工晶状体植入术、透明晶状体摘除加人工晶状体植入术、有晶状体眼人工晶状体植入术。本节主要阐述有晶状体眼人工晶状体植入术(phakic intraocular lenses,PIOL)。

一、背景

有晶状体眼人工晶状体植入术用于矫正屈光不正始于 20 世纪 50 年代,但由于当时的人工晶状体制造工艺落后、显微手术尚不成熟,术后产生的严重并发症使这一技术未能发展而被摒弃。80 年代,人工晶状体材料创新、工艺完善,眼科显微技术日趋成熟,这一技术重新得到认识和重视,先后出现了前房房角支撑型、前房虹膜夹持型、后房睫状沟支撑型和后房悬浮型等有晶状体人工晶状体。目前通过美国 FDA 审批的有 2 种人工晶状体:后房睫状沟支撑型(implantable collamer lens,ICL,by STAAR Monrovia,CA)和前房虹膜夹持型(Verisyse,by Abbott Medical Optics,AMO Santa Ana,CA)。带散光的 Toric - ICL 目前FDA 正在审批中。

二、优点

(1) 矫正屈光度的范围广:+10～−28 D。

(2) 可逆性:必要时人工晶状体可取出或更换。

(3) 保留了自然晶状体的调节功能。

(4) 对眼后段的干扰小,视网膜脱离的风险大大降低。

(5) 所需的手术设备和仪器简单,和常规白内障手术的一样。

三、缺点

(1) 是内眼手术,存在内眼手术可能的风险(如眼内感染等)。

(2) 不同类型的有晶状体眼人工晶状体引起的并发症不一样:如前房房角支撑型,最主要是角膜内皮细胞丢失引起角膜内皮失代偿,瞳孔变形;后房型最主要的是白内障、房角关闭等;虹膜夹持型主要是虹膜损伤,人工晶状体脱位等;其他如人工晶状体为 PMMA 材料制造的,则需要大切口植入,可引起术源性散光。

(3) 对前房深度有一定要求,一般要求 2.8 mm 以上。因此,在远视患者中的应用受到大大限制。

四、有晶状体眼后房型(ICL/TICL)人工晶状体植入术

(一) 适应证

(1) 屈光度基本稳定,不能耐受框架眼镜或接触镜的患者。

(2) 角膜厚度过薄或角膜曲率过平或过陡,角膜有异常(如亚临床圆锥角膜),这些患者行准分子激光手术有较大风险或效果不良。

（3）中央前房深度＞2.8 mm（前房深度在 2.7～2.8 mm，有特殊需要植入患者，可在全面、严格评估眼部综合情况和风险后谨慎开展），初学者建议 3.0 mm。

（4）房角开放，房角及虹膜无解剖结构异常。

（5）双眼晶状体透明。

（6）角膜内皮细胞计数≥2 000 个/mm^2。

（7）年龄在 20～55 周岁之间，全身状况良好。

（8）暗视下瞳孔＜7 mm，如＞7 mm，患者对眩光理解并可接受者，可考虑尝试。

（9）眼底视网膜情况稳定。

（10）眼压正常，排除正常眼压性青光眼、无葡萄膜炎病史、无白内障家族史、无相关眼底疾病、无糖尿病及自身免疫疾病等。

（11）角膜屈光手术术后残留近视度数患者及白内障人工晶状体植入术后由于度数计算误差屈光不正者，如符合以上眼部条件者在严格评估风险利益后也可考虑用 ICL 进行矫正。

（12）能充分理解手术风险，同意并能耐受手术。

（二）禁忌证

（1）年龄＞55 岁。患者可能出现白内障，或已经出现早期白内障的表现。

（2）晶状体位置或结构异常，如晶状体半脱位、球形晶状体等。

（3）进行性发展的近视眼。造成术后视力和屈光度不稳定，可考虑行后巩膜加固术后近视进展稳定后再行该手术。

（4）角膜内皮细胞计数＜2 000 个/mm^2 或角膜内皮形态异常或有遗传性角膜内皮细胞病变家族史。

（5）中央前房深度＜2.7 mm，周边房角≤30°。

（6）活动性角膜炎。

（7）葡萄膜炎（活动期），有既往病史已稳定患者也不推荐。

（8）房角结构异常（虹膜高褶型、多发性睫状体囊肿、虹膜根部结构异常）或有青光眼、剥脱综合征、色素播散综合征等。

（9）屈光间质混浊。

（10）眼部有感染病灶，如结膜炎、睑缘炎、慢性泪囊炎等，建议先治疗后再考虑。

（11）孕妇、全身情况不良，有影响局部和全身激素应用的疾病，如糖尿病或自身免疫性疾病等。

（12）患者不能理解手术风险、过分焦虑或有不切实际的期望。

（三）术前检查及准备

（1）必须停戴软性角膜接触镜至少 7 d，停戴硬性角膜接触镜（RGP）至少 3 周，角膜塑形镜（OK 镜）4 周。全面的术前眼部检查包括以下内容：①详细询问眼科病史；②主觉验光和睫状肌麻痹验光；③裸眼视力和矫正视力；④角膜地形图；⑤角膜厚度测量；⑥前房深度 ACD（从角膜内皮细胞至晶状体前表面）；⑦正常光线和暗光下的瞳孔直径；⑧角膜内皮细胞计数；⑨眼内压；⑩散瞳后进行眼底检查；⑪角膜水平直径白到白（WTW）距离；⑫前房角检查；⑬晶状体检查；⑭眼轴测量。

（2）周边虹膜切除（PI）：在进行 ICL 植入手术前，必须进行两处周边虹膜切除。必须进行周边虹膜切除术的原因是：在瞳孔收缩之后，ICL 可能会阻止房水从晶状体之后向前房的

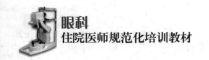
流通,导致急性瞳孔阻滞。

手术中黏弹剂清除不彻底,可能会导致眼内压急性升高。在晶状体植入手术之前必须确保周边虹膜切除孔开放。

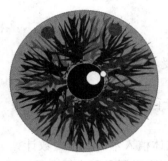

图11-9-1 术前,YAG激光行PI

注:于10:30和1:30钟位(圆孔处)

一般推荐用YAG激光进行周边虹膜切除术。两个周切孔应位于上方,呈90°角分开,位于中周边部。每个周切孔的直径应为至少0.5 mm。激光治疗之后,通常应用的药物包括1%醋酸泼尼松龙滴眼液,每天4次,用药3~5 d,不建议用药超过7 d,以免引起激素性高眼压。激光虹膜周切后,部分患者会有暂时性眼压升高,可根据眼压升高程度使用降眼压药水,一般建议眼压恢复正常后再进行手术。经验丰富的手术医生也可选择手术中进行周边虹膜切除术(图11-9-1)。

(3)角膜标记(行Toric-ICL专有步骤):对于植入Toric-ICL的近视患者,在进入手术室之前,应该先在裂隙灯下进行角膜标记。

1)打印出植入表,以明确旋转的度数和方向。

2)眼部表面麻醉。

3)在裂隙灯下进行角膜的0°和180°方向行标记。

(4)术前用药:术前2~3 d使用抗生素滴眼液(如左氧氟沙星滴眼液)和非甾体抗炎药(如双氯酚酸钠滴眼液),每天4次。

(四)麻醉

(1)一般应用表面麻醉,为稳定患者情绪,可根据情况加用口服或静脉镇静剂。

(2)也可采取球周麻醉。

(3)高度近视眼患者眼轴长且常合并有后巩膜葡萄肿,需要谨慎应用球后麻醉。

(五)手术步骤

1. 散瞳 术前30 min开始应用扩瞳剂,托吡卡胺(美多丽满)每10 min 1次,共3次,必要时可延长时间或增加次数。建议充分散瞳。如果瞳孔直径<8 mm,手术操作要非常谨慎。应该在装载ICL之前进行散瞳。

2. ICL/TICL装载技术 装载ICL是整个手术过程中至关重要的一步,建议在手术显微镜下进行操作。

手术的器械有晶状体舱、泡沫活塞、推注器、长嘴镊、定位器(TICL散光定位专用)等(图11-9-2~11-9-6)。

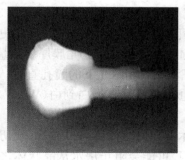

图11-9-2 泡沫头

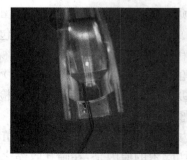

图11-9-3 晶状体舱

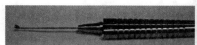 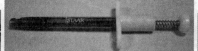 

图 11 - 9 - 4　长嘴镊　　　　图 11 - 9 - 5　助推器　　　　图 11 - 9 - 6　定位器

　　首先在晶状体舱内充满 BSS,然后部分填充入甲基纤维素类的黏弹剂,并在晶状体舱后面形成脱出的一部分黏弹剂。

　　应用泡沫头轻轻将 ICL/TICL 取出小瓶,然后将晶状体置于晶状体舱的后面。将晶状体凸面向上,边缘卡在晶状体舱槽内。将泡沫头放回至小瓶内以进一步水化(图 11 - 9 - 7、11 - 9 - 8)。

　　应用长嘴镊夹住 ICL,在手术显微镜下进行检查,以确定晶状体的位置是否正确。看到晶状体的前右襻和后左襻的脚板标记,提示晶状体的正面(突起面)是向上的。另外的中央标记是用于在将晶状体装载入推注器晶状体舱时做校准的(图 11 - 9 - 10、11 - 9 - 11)。

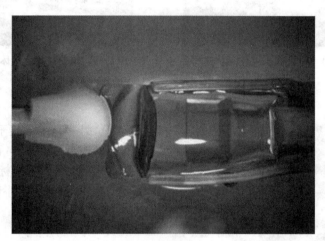

图 11 - 9 - 7　应用泡沫头轻轻将 ICL/TICL 取出小瓶

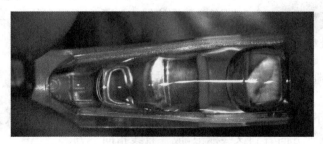

图 11 - 9 - 8　ICL 晶状体凸面朝上,卡于晶状体舱内

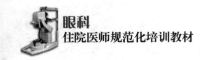
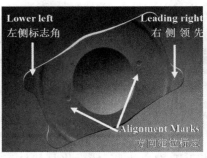

图 11-9-9　ICL 晶状体形态及表面标记

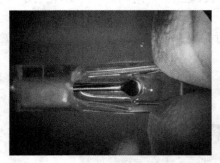

图 11-9-10　用长嘴镊夹住晶状体将晶状体拉入晶状体舱前部

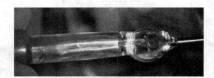

图 11-9-11　ICL 晶状体被拖入晶状体舱前端

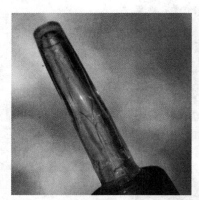

图 11-9-12　正确装载的 ICL 晶状体

注:平行呈漏斗状,不扭曲

一只手持晶状体舱,另一只手用镊子夹住 ICL,将晶状体缓慢拉入装载筒内,同时朝相反方向移动晶状体舱。注意观察 ICL 光学区两侧的晶状体定位标记,以确保在推进 ICL 时保持对位准确。继续推进,直到 ICL 进入到晶状体舱内,使其前缘距离晶状体舱为 2 mm。放开 ICL 并取出镊子(图 11-9-12)。

将泡沫头活塞基底部导入推注器内。将垂直标记对好位置,将推注器的活塞向前推进,直到泡沫头活塞的球形后端连接于推注器内。活塞正确定位后,会感觉到和听到"咔嗒"的声音。将完全装载的晶状体舱滑向推注器前端,并将垂直标记锁在适当位置。

向前推进活塞,直至接触晶状体。晶状体的最终位置是在晶状体舱末端的大约 1 mm 之内。

在手术显微镜下检查定位。晶状体舱呈现清晰的漏斗状,可以辨认光学区两侧的中央标记。可以在 12 点钟方向看到这些标记,成一直线指向下方。

装配好的推注器应该尖端朝下,置于装有 BSS 的容器内保持晶状体水化。装载好的 ICL,在手术前存储于推注器的推荐时间最长为 1~2 min。

3. 手术操作步骤

(1) 常规消毒铺巾,无菌手术敷贴等与白内障超声乳化术相同。

(2) 切口。手术者于患者颞侧操作较为方便。于 12 点和 6 点钟位行 2 个 1 mm 的前房穿刺口,也可根据需要只做 1 个,以右手操作为例,左眼做在 12 点,右眼做在 6 点。在角膜颞侧做透明角膜切口,方向与虹膜面平行。宽度为 3～3.2 mm(图 11-9-13、11-9-14,见彩插)。

(3) 向前房内注入黏弹剂,注意不要过度充盈(图 11-9-15,见彩插)。推荐使用羟丙甲基纤维素类黏弹剂,易于清除,且对 ICL 展开抵抗力较小。

(4) 将装载好的 ICL 移至手术区,并将晶状体舱的尖端插入到透明角膜切口。晶状体舱的尖端应恰好伸入超过角膜后弹力层。缓慢地将 ICL 推注入前房内。ICL 逐渐推出,并在控制下缓慢展开。在 ICL 展开时,必须要注意观察晶状体的右上方脚板的小圆孔标记,以确保 ICL 定位正确。如发现晶状体有反转倾向,需缓慢调整旋转晶状体舱头部,直到定位正确后方可继续推注。一般来说,只要 ICL 还在晶状体舱内,就可以控制植入过程。当 ICL 从推注器中推出一半至 3/4 时,ICL 就会开始缓慢展开。如果这个时候 ICL 还没有展开,暂停一下,使前脚板展开之后再推注剩余的部分。如发现晶状体已经进入前房,并且反转,建议取出晶状体,装载后重新植入(图 11-9-16、11-9-17,见彩插)。

(5) 当 ICL 进入前房之后,在 ICL 上方注入黏弹剂以加深前房,并将晶状体后推(靠近虹膜平面)。继续注入黏弹剂,直至虹膜和晶状体的间隔向后移动。此时须将 ICL 调整到虹膜平面之后。经前房穿刺切口插入 ICL 调位钩。首先要调整远端或鼻侧脚板。再调整近端或颞侧的脚板(图 11-9-18、11-9-19,见彩插)。

(6) 不接触 ICL 中央的光学区。前房内的所有操作建议都要保持在 ICL 的光学区之外的周边区域(图 11-9-20,见彩插)。操作时应该用 ICL 调位钩接触脚板的周边部,正确的操作是轻轻地向后施压,同时用指力轻轻旋转调位钩,旋转幅度应该不超过 1 个钟点位置。先将其中一个脚板移至虹膜后方,然后重复上述操作,直至所有脚板移至虹膜后方。一旦 ICL 置于虹膜之后,应该避免旋转 ICL。ICL 位于虹膜后方时,可对晶状体主体部分(脚板和光学区之间)进行操作以作轻微的调整。不可对光学区直接施加压力。

(7) 调整 Toric ICL 轴向(TICL 专有步骤)。根据晶状体定位图表和角膜标记将 TICL 调整至适当的轴位(最大调整幅度不可超过 22°!)调整时只可以对晶状体的襻部或者"主体"进行操作,切勿接触光学区(图 11-9-21,见彩插,图 11-9-22)。

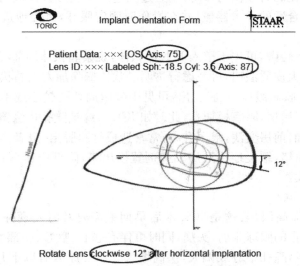

图 11-9-22　TICL 晶状体植入后旋转的度数及方向指示图

（8）清除黏弹剂：用 BSS 进行前房冲洗，轻轻对切口施压就可以完全清除眼内的黏弹剂。清除完黏弹剂后，应再次确认 TICL 的轴向有无移位。

（9）缩瞳：在确认晶状体脚板位于虹膜后方，晶状体的位置定位良好，所有黏弹剂已经清除后，应用卡米可林进行药物缩瞳（图 11-9-23，见彩插）。

（10）术后用药：手术后局部应用抗生素和抗炎药。抗生素需要每天 4 次，用药 1 周，皮质类固醇滴眼液，开始应用每天 4 次，以后逐渐减量，用药总时间为 2~3 周，或在 1 周后改为非甾体抗炎药每天 4 次，用 2~3 周。

4. 术后处理　ICL/TICL 术后观察对于及时发现和处理可能的并发症具有重要作用，因此需要重视，并建议作为常规。术后 1~2 h，观察眼压，尤其要警惕急性高眼压。观察晶状体拱高，一般术后拱高不应太大（理想拱高为 0.5~1.5CT），手术切口是否密闭，前房深度等情况（图 11-9-24，见彩插）。

（六）并发症及其处理

1. 术中并发症

（1）ICL 人工晶状体破损：主要是操作不当或不熟练造成。ICL 人工晶状体的特点是非常柔软，较脆，伸拉性较好，脱离水后容易黏附于玻璃瓶的口子或内壁上。常见的有用锋利的有齿镊夹取人工晶状体，造成人工晶状体裂伤，牵拉人工晶状体时用力过猛造成人工晶状体撕裂，脱离水后人工晶状体黏附于玻璃瓶内不易取出。一般建议用附带的海绵头充分水化后拨取人工晶状体，或用光滑扁平的镊子夹取，避免损伤人工晶状体。

（2）ICL 人工晶状体植入后翻转：主要见于初学者。没有注意观察植入时的正面标记，或植入速度过快造成。一般建议推注时尽量缓慢，人工晶状体展开后看到标记确认方向正确后继续推注，如发现有翻转趋势，需要向逆方向缓慢转动植入器，以调整人工晶状体的展开方向，使之朝需要的方向展开并植入，一般如人工晶状体尚未完全展开和进入前房，均可通过此方法调整好。如人工晶状体已完全展开或翻转，建议取出人工晶状体，重新装载后再次植入，不建议在前房内直接操作。

（3）自然晶状体损伤：见于初学者，偶尔也可见于熟练的超乳手术者。有晶状体眼人工晶状体植入术与其他手术最大的区别在于保留了自然晶状体，因此术中保护自然晶状体不受损伤非常重要。常见的有在做切口时，用力过大造成穿刺刀直接损伤晶状体，包括辅助切口或主切口。应选择合适的手术器械，并在操作时固定眼球，可控地进刀，使用黏弹剂维持眼压和保护晶状体。

如只损伤囊膜，且轻微，可先不植入 ICL 晶状体，观察晶状体局部混浊不发展，以后再考虑手术。如囊膜破损大皮质溢出，可考虑行透明晶状体摘除加人工晶状体植入术。

（4）术中瞳孔阻滞、高眼压、虹膜脱出：可见于虹膜周切孔较小或不开放，也可发生于黏弹剂注入过多，积聚于后房，阻塞根切孔，此时如 ICL 边缘被瞳孔边缘覆盖，房水前后交通即被阻断，后房压力增加，前房变浅，眼压升高，常常造成虹膜脱出，患者会感觉眼部胀痛，甚至黑矇，需要稳定患者情绪，缓慢地将后房黏弹剂置换出来，降低眼压后将虹膜回纳。注意操作轻柔，避免损伤虹膜。

2. 术后早期并发症

（1）急性瞳孔阻滞高眼压：这是 ICL 术后早期最需要及时发现并处理的急性并发症。患者可感觉越来越严重的眼球胀痛、头痛，同时可伴有恶心、呕吐、眼部裂隙灯观察可见角膜透明性下降，前房变浅，瞳孔中等或偏大，拱高增大。主要原因有以下几种：①虹膜周切孔太小,或不开放,此时如瞳孔已覆盖 ICL 晶状体边缘,房水无法从后房向前房引流,造成后房压力增加,推移虹膜根部向前,导致房角关闭。除了使用甘露醇进行快速脱水降眼压外,及时通畅根切孔很重要。可在原孔位置用 YAG 激光再扩大孔,如前房过浅,角膜水肿,打激光困难,可考虑进行手术虹膜周切。②黏弹剂残留过多引起眼压升高。如根切孔开放,但拱高大、眼压高、前房浅,一般考虑黏弹剂清除不彻底,积聚在后房,暂时阻塞根切孔,导致瞳孔阻滞,可考虑使用扩瞳剂,将瞳孔扩大至露出 ICL 边缘,在后房高压力下,房水伴随黏弹剂可很快从瞳孔区进入前房,前房即刻加深,拱高可降低,此时从主切口处放出少量房水及黏弹剂即可降低眼压。③ICL 直径过大。也表现为拱高大、眼压高、前房浅,但根切孔开放,经过扩瞳后前房不加深或加深不明显,拱高也不减小,考虑为 ICL 直径过大,可导致周边房角关闭,引起眼压高,建议尽快置换小号 ICL 人工晶状体。

(2) 急性眼内炎:可以是急性的(术后 5 d 内)或亚急性的(术后 6 周内)或迟发慢性感染。尽管发病率非常低,极罕见,但却是灾难性的。因此,必须术中严格无菌操作术后密切观察,及早诊断发现。

3. 远期并发症

(1) 角膜内皮细胞损伤:由于后房性人工晶状体并不与角膜内皮细胞直接接触,因此,产生角膜内皮细胞损伤的可能性小,术后内皮细胞减少的主要原因是手术创伤所致。大量的临床研究显示这种减少主要再术后 3 年内,一般在 4 年后基本保持稳定,目前未见到长期植入 ICL 术后角膜内皮细胞持续减少的报告,显示这一人工晶状体在这方面优良的安全性。

(2) 并发性白内障:由于后房性人工晶状体离自然晶状体较近,因此许多研究者关心是否会有可能引起前囊下白内障的形成。尽管白内障形成的原因多种多样,但目前认为以下因素可能对 ICL 术后前囊下白内障的形成有关。拱高过小或 ICL 晶状体直接贴附于自然晶状体;手术创伤(包括虹膜打孔时能量过大直接损伤晶状体囊膜,手术操作时接触囊膜,术后较长时间的慢性炎症);超高度近视;年龄较大者;长期使用皮质类固醇激素;不同调节状态下,ICL 与自然晶状体可能的间歇性接触。其中术后拱高观察,对于白内障发生的预测具有一定意义,越来越受到大家关注和重视。

发生白内障后,如最佳矫正视力下降不明显,有些白内障发展缓慢,可继续观察,如白内障明显,并不断进展,最佳矫正视力明显下降,可考虑行白内障超声乳化加人工晶状体植入术,术前的检查和测量与常规白内障手术一样,ICL 并不影响人工晶状体度数计算,手术中可先将 ICL 晶状体取出,然后直接行超声乳化手术。以往的报道及我们的经验均表明:ICL 晶状体取出容易,并不与眼内组织产生粘连。在不产生其他并发症的情况下,患者术后最佳矫正视力一般不下降。

(3) 色素播散:部分患者在术后随访中可发现 ICL 人工晶状体表面有色素沉着,但多数为稳定,考虑为手术操作中虹膜表面色素脱落后沉积,一般并不随时间推移而增加。而有研究者认为 ICL 与虹膜后表面可能接触,从而引起持续的色素播散,造成虹膜括约肌损伤,前囊下白内障、虹膜透照、色素性青光眼等,但尚未有确凿的证据。我们的临床经验也并不支持 ICL 会引起持续性色素脱失。

(4) TICL 的旋转:对于 ICL 来说,人工晶状体是否在眼内旋转,对屈光影响并不大,但对 TICL 旋转直接的后果就是散光矫正作用的降低或消失。一般认为 ICL/TICL 人工晶状体旋转主要原因有:①人工晶状体放置位置不到位,造成人工晶状体不平衡,随眼球运动而造成旋转,这种情况可进行手术调整。②ICL/TICL 人工晶状体过小,人工晶状体在睫状沟

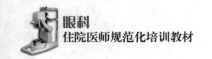

支撑位置不固定,随眼球运动引起人工晶状体旋转。临床上常可观察到拱高过小,紧贴于自然晶状体表面,而且经过再手术旋转调位后往往又会发生旋转,这种情况常常需要置换更大直径的人工晶状体,使人工晶状体能固定于睫状沟,位置稳定。

五、有晶状体眼前房房角支撑型人工晶状体植入术

1. 适应证　同有晶状体眼后房型人工晶状体植入术。

2. 禁忌证　同有晶状体眼后房型人工晶状体植入术。

3. 术前准备、手术过程及术后处理

(1) 术前检查:同有晶状体眼后房型人工晶状体植入术

(2) 周边虹膜切除(PI):可在术前用 YAG 激光打孔,一般上方一个孔即可,也可在术中直接作虹膜根切。

4. 麻醉　可以使用表面麻醉、球后麻醉、球周麻醉、前房内麻醉等方法。一般表面麻醉即可达到手术要求,对于初学者或紧张及配合差的患者建议球周麻醉以利手术操作。

5. 手术步骤及注意

(1) 手术步骤:这里主要介绍国内使用最多的 phakic6H 型前房型人工晶状体的植入方法。

1) 术前缩瞳:1‰毛果芸香碱滴眼液,每 5 min 1 次,共 4 次,然后每 10 min 1 次,2 次。观察瞳孔已缩小无对光反应,即可开始手术。

2) 常规消毒铺巾,使用开睑器撑开眼睑。

3) 做上方以穹窿部为基底的结膜瓣。

4) 在 10 点至 1 点钟位做一长 6~7 mm 的角巩缘板层切口,穿刺刀进入前房,注入黏弹剂使前房空间利于手术操作。

5) 如术前没有进行激光虹膜周切,可先在 12 点钟位做一虹膜周切。

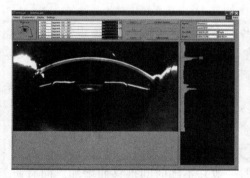

图 11 - 9 - 25　Pentum 显示房角支撑型 IOL 在前房的位置

6) 扩大穿刺口同板层切口大小,将一条宽约 6 mm 的硅胶滑板(随人工晶状体附带)插入前房,从盒中取出人工晶状体,并注意人工晶状体正反面(光学面朝前,襻朝后),用无齿镊夹住人工晶状体光学面,一边将 IOL 沿硅胶滑板表面小心地推入前房,使其远侧襻的两个支点达到下方房角,一边缓慢地将滑板退出(图 11 - 9 - 25)。

7) 用 Sinskey 钩将近侧襻的两个支点植入上方的房角。

8) 观察人工晶状体在前房的位置,是否居中,瞳孔是否保持圆形,虹膜有无牵拉,用 Sinskey 钩适当再做调整。

9) 清除前房黏弹剂(一般不建议用超乳的注吸头,因其灌注力量过大,可用双套管配合手动抽吸逐步清除)。

10) 可用 10 - 0 尼龙线缝合切口 1~2 针。注意缝线松紧,以减少引起的医源性散光,一般密闭良好的板层切口,也可不缝。

（2）注意事项：术后常规给予抗生素滴眼液和激素滴眼液，一般可用氧氟沙星滴眼液、妥布霉素/地塞米松（典必殊）滴眼液和非类固醇消炎药如双氯酚酸钠滴眼液等。每 6 h 1 次，维持 1 周左右，妥布霉素/地塞米松（典必殊）滴眼液可停用，氧氟沙星滴眼液和非甾体抗炎药（如双氯酚酸钠滴眼液）可持续到 2 周。另外，如患者术后有高眼压，可给予 20% 甘露醇静滴或乙酰唑胺（diamox）0.25 g 1 片，以后每 12 h 给 1 片，共 2 片。

6. 术中术后并发症

（1）角膜内皮细胞损伤：这是前房型人工晶状体最大的并发症，也是影响其继续广泛开展的最重要的因素。不同研究者报道角膜内皮细胞丢失率各不相同。以往的报道认为内皮细胞的丢失主要是术中和术后早期，但近年来，却发现内皮细胞随时间延长，丢失率逐年增高。2007 年，法国已停止使用房角支撑型 IOL（包括 PMMA 和折叠型 IOL），主要原因就是因为发现在一部分病例中角膜内皮细胞丢失严重而导致角膜失代偿。引起角膜内皮细胞损伤的原因有多种，有研究者认为与前房深度（≤3.4 mm）负相关、与人工晶状体度数（≥−11.0 D）正相关（度数越大人工晶状体越厚）、与年龄（≥45 岁）正相关（年龄越大晶状体越厚）。这些因素造成角膜与人工晶状体距离变小，在患者用力揉眼或接触性角膜检查时均可造成角膜与人工晶状体接触。也有研究者认为角膜内皮损伤是由于眼前段持续存在的慢性亚临床炎症造成的。有研究者认为当角膜内皮细胞下降 30% 以上，或计数到 1 500 个/mm^2 时需要将人工晶状体取出。

（2）继发性青光眼：术后眼压升高一般有两种情况：一种是术后早期的一过性高眼压，常常在术后 24 h 内发生，眼压可高达 50 mmHg 以上，主要原因有黏弹剂清除不彻底，虹膜周切口较小或被堵住，引起瞳孔阻滞后房压力升高，可在术后给予降眼压药物，或通过侧切口放出少量前房房水快速降低眼压；另一种情况是术后持续慢性高眼压，眼压一般在 30 mmHg 左右，可能的原因有色素播散后阻塞小梁网引起高眼压，也可能为高度近视眼并发青光眼。如经药物治疗后仍不能控制眼压，要考虑取出人工晶状体并行抗青光眼手术。

（3）人工晶状体偏位或旋转：当人工晶状体大小与房角距离不匹配，如人工晶状体直径过小，可引起晶状体旋转和偏位，如图 11-9-26 所示（见彩插），IOL 旋转后上方襻的一端穿过虹膜周切孔进入后房，引起 IOL 偏位。

（4）瞳孔变形：主要与人工晶状体直径过大，对房角压力不平衡有关，尤其是在较早期型号的人工晶状体中比较常见（图 11-9-27，见彩插）。另外，手术操作中虹膜在切口反复嵌顿脱出也可造成虹膜脱色素、局部萎缩，引起瞳孔变形。

（5）光晕或眩光：主要是人工晶状体的有效光学直径较小，光线通过人工晶状体边缘时产生折射和散射造成，文献报道发生率为 2.78%，主要见于瞳孔较大的患者。但部分患者术后可逐渐减轻和适应。

（6）虹膜松弛综合征：又称瞳孔括约肌麻痹综合征、Urrets-Zavalia 综合征。可能的原因为一过性高眼压，引起瞳孔括约肌缺血麻痹。临床表现为瞳孔麻痹性中度散大、直接和间接对光反射消失、虹膜基质萎缩。大部分患者瞳孔不能恢复，主诉畏光、晕环、眩光等。作者曾碰到的一例患者在术后第 1 天发现瞳孔麻痹性散大，对光反射消失，但虹膜萎缩不明显，给予 1‰ 毛果芸香碱滴眼液尚有轻微反应，在术后 2 月随访时瞳孔大小及对光反射恢复正常（图 11-9-28）。

（7）白内障：一般来说，由于术前缩瞳，而且有滑板保护，术中损伤晶状体的可能性较

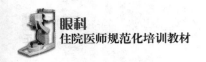

小,但也需要注意操作的轻柔,避免柔软弯曲的襻插入瞳孔后损伤晶状体。术前虹膜激光周切注意激光能量,避免能量过强损伤后部的晶状体,图 11-9-29 为 1 例由于激光能量过大而损伤晶状体,可见后囊放射状混浊

(8) 其他并发症:早期角膜水肿、浅前房,色素播散综合征等。一般术后早期由于炎症反应或手术操作引起,可在术后观察到少量的虹膜色素播散在人工晶状体上,常为静止性,对视力及眼前段影响不大。

六、有晶状体眼前房虹膜夹持型人工晶状体植入术

1. **适应证** 同有晶状体眼后房型人工晶状体植入术。

2. **禁忌证** 同有晶状体眼后房型人工晶状体植入术。

3. **术前准备、手术过程及术后处理**

(1) 术前检查:同有晶状体眼后房型人工晶状体植入术。

(2) 周边虹膜切除(PI):可在术前用 YAG 激光打孔,一般上方一个孔即可,也可在术中直接做虹膜根切。也有部分研究者认为可不做虹膜周切,但大多数研究者认为,虹膜周切可有效避免术后急性眼压升高。

4. **麻醉** 可以使用表面麻醉、球后麻醉、球周麻醉、前房内麻醉等方法。一般建议球周麻醉比较好。

5. **手术步骤**

(1) 术前缩瞳:1‰毛果芸香碱滴眼液,每 5 min 1 次,共 4 次,然后每 10 min 1 次,共 2 次。观察瞳孔已缩小无对光反应,即可开始手术。

(2) 常规消毒铺巾,使用开睑器撑开眼睑。可以有两种方法可将人工晶状体固定于虹膜上:一种是用镊子夹取的方法将中周部虹膜夹起后嵌入人工晶状体襻的裂隙中;另一种是采用专用的钩子将虹膜推起一个皱褶后推入人工状体襻的裂隙中。

1) 镊子夹取法:做上方以穹窿部为基底的结膜瓣,在 10 点半至 1 点钟位做一个长约 6 mm 的角巩缘隧道切口,在 3 点及 9 点方位各做 1 个角膜缘侧切口。前房内注入黏弹剂,从上方切口植入人工晶状体,用调位钩将人工晶状体转为水平位(图 11-9-30)。在人工晶状体的上方(即人工晶状体与角膜内皮间)再注入少量黏弹剂,进一步加深前房,以保护角膜内皮。一手从上方主切口伸入手术专用的人工晶状体镊子(图 11-9-31)夹住固定人工晶状体,另一手从侧切口伸入另一虹膜镊子(图 11-9-32),夹起颞侧少量中周部虹膜组织,和另一手配合将其嵌入人工晶状体一个襻的裂隙间;用同样的方法将鼻侧少量中周部虹膜嵌入另一个襻的裂隙内。

2) 钩子钩挑法:做上方以穹窿部为基底的结膜瓣,在 10 点半至 1 点钟位做 1 个长约 6 mm 的角巩缘隧道切口,在 2 点及 10 点钟位各做 1 个角膜缘侧切口。前房内注入黏弹剂,从上方切口植入人工晶状体,用调位钩将人工晶状体转为水平位。在人工晶状体的上方(即人工晶状体与角膜内皮间)再注入少量粘弹剂,进一步加深前房,以保护角膜内皮。一手从上方主切口伸入手术专用的镊子夹住固定人工晶状体,另一手从侧切口伸入虹膜钩子(图11-9-33),用钩子将中周部虹膜推起一个皱褶慢慢将推起的虹膜挑入人工晶状体的裂隙中。用同样的方法(用钩子另一端)将鼻侧少量中周部虹膜推起嵌入另一个襻的裂隙内。

3）用冲洗针头注吸清除前房内的黏弹剂。

4）根据切口密闭情况，可不缝或缝合切口 1～3 针。

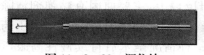

图 11 - 9 - 30　调位钩

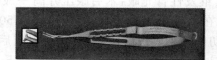

图 11 - 9 - 31　人工晶状体镊子

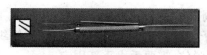

图 11 - 9 - 32　虹膜镊子

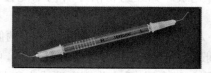

图 11 - 9 - 33　虹膜钩子

6. 术后处理　术后用药：术后常规给予抗生素滴眼液和激素滴眼液，一般可用氧氟沙星滴眼液、妥布霉素/地塞米松（典必殊）滴眼液和非甾体抗炎药（如双氯酚酸钠滴眼液）等。每 6 h 1 次，维持 1 周左右，妥布霉素/地塞米松滴眼液可停用，氧氟沙星滴眼液和非甾体抗炎药（如双氯酚酸钠滴眼液）可持续到 2 周。另外术后可给予乙酰唑胺 0.25 g 2 片，以后每 12 h 给 1 片，共 4 片。

7. 并发症及处理

（1）角膜内皮细胞损伤：这是前房型人工晶状体最大的并发症，也是影响其继续广泛开展的最重要的因素。引起角膜内皮细胞损伤的原因有多种，有研究者认为与前房深度（≤3.4 mm）负相关、与人工晶状体度数（≥−11.0 D）正相关（度数越大人工晶状体越厚）、与年龄（≥45 岁）正相关（年龄越大晶状体越厚）。这些因素造成角膜与人工晶状体距离变小，在患者用力揉眼或接触性角膜检查时均可造成角膜与人工晶状体接触。也有研究者认为角膜内皮损伤是由于眼前段持续存在的慢性亚临床炎症造成的。对于角膜内皮细胞术后需要密切随访，有研究者认为当角膜内皮细胞下降到 1 500 个/mm² 时需要将人工晶状体取出。

（2）前房浅，虹膜反复脱出：常常在从主切口伸入前房夹人工晶状体时发生虹膜脱出。原因主要是患者紧张，后房压力高，以及主切口位置不良，可以用 10 - 0 尼龙线缝合切口一部分，重新注入少量黏弹剂后再操作。

（3）色素播散综合征：一般术后早期由于炎症反应或手术操作引起，可在术后观察到少量的虹膜色素播散在人工晶状体上，常为静止性，对视力及眼前段影响不大。这里所说的色素播散综合征是指术后进行性的，色素逐步沉积在人工晶状体相对的瞳孔区下方位置，常引起视力下降和瞳孔缘色素外翻，甚至后粘连。Baikoff 报道在 273 眼中有 9 例发生色素播散综合征，其中 8 例是远视眼，1 例为近视眼，并分析了发生色素播散的原因是晶状体高耸引起。虹膜被人工晶状体和自身的晶状体夹在中间，形成如三明治一样的结构。当晶状体高耸＞600 μm 时，发生虹膜色素播散的危险性大大增加。因此，晶状体高耸可作为一个新的安全性指标用于虹膜夹持型人工晶状体植入术的术前检查指标。由于自身晶状体随年龄增加逐渐变厚和前移，还可以通过它来计算和预测人工晶状体在眼内停留安全期的时间。

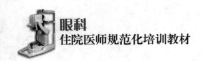
对于已引起明显视力下降的色素播散综合征，一般要将人工晶状体取出，并处理相应的色素和可能伴随的白内障等并发症。

（4）继发性青光眼：术后眼压升高一般有两种情况。一种是术后早期的一过性高眼压，常常在术后 24 h 内发生，眼压可高达 50 mmHg 以上，主要原因有黏弹剂清除不彻底，虹膜周切口较小或被堵住，引起瞳孔阻滞后房压力升高，可在术后给予降眼压药物，或通过侧切口放出少量前房房水快速降低眼压。另一种情况是术后持续慢性高眼压，眼压一般在 30 mmHg 左右，可能的原因有色素播散后阻塞小梁网引起高眼压，也可能为高度近视眼并发青光眼。如经药物治疗后仍不能控制眼压，要考虑取出人工晶状体并行抗青光眼手术。

（5）人工晶状体偏位或脱位：手术中两侧中周部虹膜夹的位置不对称，造成人工晶状体偏位，一般只要光学区基本位于瞳孔中央，可不予处理。脱位常由于一侧虹膜组织夹得过少，未夹到虹膜全层，重力作用下造成人工晶状体脱位，需要手术重新固定。

（6）虹膜撕裂和瞳孔变形：可能与两侧虹膜夹的部位不平衡有关，或手术操作中对虹膜的牵拉过猛，造成虹膜撕裂和局部萎缩。

（7）光晕或眩光：主要是人工晶状体的有效光学直径较小，光线通过人工晶状体边缘时产生折射和散射造成。文献报道发生率为 2.78%，主要见于瞳孔较大的患者。但部分患者术后可逐渐减轻和适应。

七、对各种人工晶状体的临床评价

（一）短期效果

对于各种类型的有晶状体眼人工晶状体植入术的短期效果，几乎所有研究者一致认为非常好，主要表现在屈光矫正方面具有很高的精确性、可预测性和稳定性及优良的视觉质量。Baikoff、Alio、Jimenez-Alfar 等研究前房房角支撑型（Phakic 6H）人工晶状体的临床研究结果显示，75% 的眼睛术后屈光度误差在 ±1.0 D 以内，术后最佳矫正视力平均提高两行。术中及术后早期的一些并发症，如急性眼压升高、角膜内皮细胞损失、轻微虹膜炎症、虹视、眩光等发生率低且轻微，尤其是在对高度及超高度近视眼的矫正中，和 LASIK 等相比显示出强大优势。因此，大部分患者的满意度非常高。美国 FDA 的对于前房虹膜夹持型（verisyse）临床研究：72% 眼的屈光度在预期的 0.5 D 之内，95% 在 1 D 之内。84% 获≥20/40 裸眼视力，52%≥20/25。植入 3 年内，内皮细胞计数保持稳定。只有 3 眼发生晶状体混浊，2% 出现瞳孔异常（收缩延迟、虹膜炎、椭圆瞳孔），5 眼发生网脱。美国 FDA 对于后房型人工晶状体（ICL）的研究显示：70% 眼屈光度在预期的 0.5 D 之内，90% 在 1 D 之内。94.7% 获≥20/40 裸眼视力。几乎所有的报道都显示有晶状体眼人工晶状体植入手术后视觉质量大大优于角膜屈光手术（如 LASIK），最佳矫正视力提高显著也优于 LASIK。

（二）长期效果

然而，在长期效果上，这 3 种类型的人工晶状体却存在较大的差异。对于房角支撑前房型人工晶状体的长期效果，主要问题着眼于植入该晶状体后，对于前房结构存在一些安全性问题，如角膜内皮细胞和前段葡萄膜功能和结构的完整性难以维持、进行性及不可逆的瞳孔变形和虹膜节段性萎缩、引起眼内炎的可能、玻璃体视网膜并发症等。其中角膜内皮细胞丢失和虹膜萎缩变形是两个发生率高且最令人担忧的问题。Baikoff 等报道术后内皮细胞的丢失为 3.3%（术后 6 个月）、5.6%（术后 2 年）、5.5%（术后 3 年），平均每年的丢失率为 0.49%，只比正常的 0.33%略高。Ferez-Santoja 等报道内皮细胞丢失率为 11%（术后 6 个月）、12%（术后 1 年）、12%（术后 2 年），均表明角膜内皮细胞丢失主要在术中和术后早期。然而，近年来，研究者发现植入房角支撑型人工晶状体后 2～3 年，有些病例角膜内皮细胞计数急剧下降。西班牙医生 Dr Elies 报道有 2 例患者植入（可折叠型房角支撑型人工晶状体）（I-care）后 2 年内，角膜内皮细胞从 2 000 个/mm²，下降到 500 个/mm²，差不多下降了 75%。在意大利，医生们被警告需密切随访植入房角支撑型人工晶状体眼的角膜内皮细胞，当内皮细胞下降 30%以上或计数<1 500 个/mm²，需要考虑取出人工晶状体。2007 年，法国宣布停止销售房角支撑型人工晶状体（包括 GBR、I-care、NewLife 等型号）。在我国，Phakic 6 H 房角支撑型人工晶状体从 2001 年通过国家药品监督局批准进入临床使用，到 2007 年，累计植入超过 3 000 枚。相关报道及会议文章近 50 余篇，但大多随访时间没有超过 1 年，对内皮细胞丢失率报道与国外相近，从 3.4%（术后 1 年）至 6.19%（术后 6 个月）不等。几乎所有的报道者都提出了对其长期安全性的进一步关注。近几年来，这一类型引起的角膜内皮失代偿的病例时有发现，最终的结果是做角膜内皮移植或穿透性角膜移植。目前，房角支撑型（PMMA）人工晶状体在国内已经停止使用。近几年，针对内皮细胞问题，美国 Alcon 公司推出的 AcrySof® CACHET™ 人工晶状体在材料上改为软性，可通过 3 mm 小切口植入，同时在设计上也进行了改良。目前，初步的研究认为对内皮细胞影响很小，但随访时间没有超过 5 年，也尚未通过美国 FDA。因此，在国内也没有广泛应用。

前房型中的另一类型，虹膜夹持型人工晶状体在美国通过 FDA，由于其固定于虹膜上，与角膜内皮细胞距离相对稳定，因此在角膜内皮细胞安全性上优于房角支撑型，但如果虹膜固定不充分，可引起人工晶状体脱位，对虹膜的损伤，可引起色素脱失等，而且也是 PMMA 材料，需要行大切口，后来虽然也推出可折叠型的（光学部为柔软材料，固定脚为 PMMA 材料），可通过 3.2 mm 小切口植入，但其操作较繁琐，目前在全球应用也逐渐减少。

相比之下，近几年来，后房型人工晶状体在材料和设计上更新后，长期的安全性稳定而可靠，重新焕发出生命力，其中 ICL 在 2005 年通过美国 FDA，在 2006 年通过中国的 SFDA，并且在日本、韩国、印度等国家也分别通过认证，其材料柔软而有弹性，通过 3 mm 小切口即可植入，操作简单，学习曲线短，术后长期的主要并发症之一白内障发生率在 1%～2%（7 年），并且对白内障的处理也相对简单而可靠，白内障术后最佳矫正视力基本不丧失，长期观察角膜内皮细胞计数稳定。这些优点使它越来越得到屈光手术医生的青睐。尤其是近 5 年来全球植入数呈几何级增长，目前全球植入已超过 30 万片。STAAR 公司目前仍在不断改进人工晶状体的设计，最新推出的 V4B 型号（中央带孔型），已在欧洲通过 CE，并上市。该新型人工晶状体进一步降低了白内障、瞳孔阻滞等主要并发症，并且避免了虹膜打孔，使手术更加简单和微创。后房型中的 PRL 为后房悬浮型，在国内也通过了 SFDA，目前在国内也逐步开展，其安全性方面和 ICL 类似。

综上所述，在目前的有晶状体眼人工晶状体类型中，后房型比前房型人工晶状体在长期安全性方面更有优势，因此发展更好，我们期待着科技不断发展、技术不断改良，创造出更加符合生理、微创的人工晶状体，屈光晶状体手术将成为屈光手术中不可缺少的一部分。

（王晓瑛）

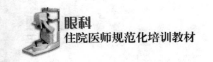

第十节 老 视 矫 正

一、老视及老视矫正概况

老视(presbyopia)的本质是生理性、进行性调节功能下降,是人类一生中必定经过的生理过程。无论近视眼、正视眼还是远视眼都不可避免地在 45 岁以上出现不同程度的老视,主要表现为屈光不正矫正状态下近距离阅读困难和视疲劳。特别是对于正视眼或轻度远视眼,年轻时一直拥有很好的裸眼视力,中年以后不得不面临近视力下降和对近用眼镜的依赖,导致心情的苦恼和生活质量下降。因此,随着人口老龄化,老视的矫正越来越成为人们的生活需求,也向屈光手术医生提出了新的挑战。

一些老视手术以增加调节幅度为目的,包括各种类型的巩膜扩张术,以及可以通过在眼内前后位置的移动来改变去屈光力的可调节性人工晶状体。还有一些老视手术通过改变角膜屈光度产生多焦效应,或采用多焦点人工晶状体,达到增加近用视力的效果。老视手术中,相当一部分的原理是与已经被长期接受的 Helmholtz 调节理论相悖的,这些手术方式都基于新的调节理论——Schachar 调节理论。

二、老视发生的解剖学基础

在了解老视发生机制之前,我们先了解一下与调节有关的解剖结构(图 11 - 10 - 1),主要是睫状体、悬韧带和晶状体。

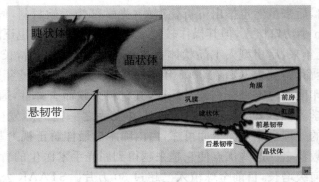

图 11 - 10 - 1　与眼调节有关的解剖结构

睫状体里与调节有关的成分主要是睫状肌(图 11 - 10 - 2),这是调节发生的动力源。睫状肌有 3 种肌纤维成分,分别是纵形肌、环形肌和放射状肌,起调节作用的肌纤维主要是放射状肌。

悬韧带的起点在睫状突,止点可以位于晶状体前囊、后囊和赤道部,对于晶体屈光力的改变,赤道部的悬韧带是起决定作用的,而前、后悬韧带的作用是固定晶体(图 11 - 10 - 3)。

晶状体的前囊和后囊本身都具有一定的张力,同时又受到悬韧带的牵拉,前囊和后囊的形状决定晶状体前后表面的曲率。在调节时,晶状体的前囊和后囊分别向前后突出,同时晶状体的前后径增加,使整个晶状体的屈光力明显增大,其中前表面曲率的改变是主要的,是

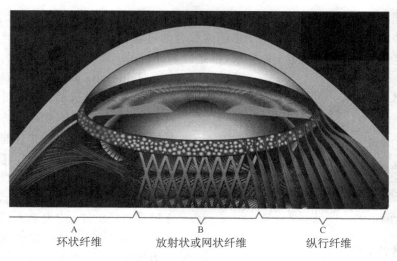

A 环状纤维　　B 放射状或网状纤维　　C 纵行纤维

图 11-10-2　睫状肌纤维成分

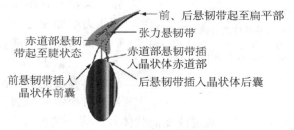

前、后悬韧带起至扁平部
张力悬韧带
赤道部悬韧带起至睫状态
赤道部悬韧带插入晶状体赤道部
前悬韧带插入晶状体前囊
后悬韧带插入晶状体后囊

图 11-10-3　悬韧带附着点

调节的主要成分(图 11-10-4)。

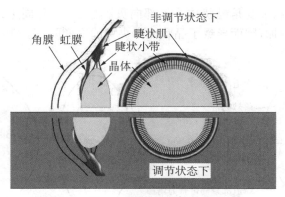

非调节状态下
角膜　虹膜　睫状肌　睫状小带　晶体
调节状态下

图 11-10-4　调节时晶状体的改变

三、老视发生机制——调节理论

老视的发生机制包括两大部分:一是晶状体理论,即老视是由于年龄相关的晶状体形状或晶状体本身的理化性质改变所引起的;二是晶状体外部因素,即老视是由于睫状肌、悬韧

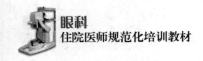

带和晶状体周围组织的改变及由此引起的晶状体改变所致。也有人认为,这两方面在老视的发生发展中都起作用,即老视是一个多因素综合的过程。

经典的老视发生机制,在近160年来,都是以Helmholtz调节理论为主导的(图11-10-5)。Helmholtz调节理论又称为"囊袋"理论。它认为,视远时,睫状肌是处于放松状态的,位于睫状体和晶体赤道部之间的晶体悬韧带处于绷紧的"休息状态",而调节时,环形的睫状肌收缩,释放了对晶体悬韧带的张力,晶状体悬韧带松弛后,晶状体囊袋因自身弹性而变凸,导致晶状体赤道部直径缩小,前表面和后表面弯曲度变大,晶状体的这种形状改变直接导致屈光力增加,补偿了近用视力的不足。当调节结束后,睫状肌松弛,晶状体悬韧带的张力又恢复到紧张的状态,对晶状体赤道部张力增加使之变扁平,晶状体前表面和后表面弯曲度下降,晶状体屈光力也随之下降。根据Helmholtz理论,老视是由于晶状体囊袋随着年龄增加而弹性丧失,当悬韧带松弛时,晶状体不能像年轻时那样改变形状。因此,老视的逆转只有通过改变晶状体及其囊袋的弹性。

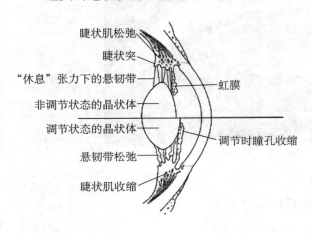

图11-10-5　Helmholtz调节理论

注:睫状肌收缩引起悬韧带松弛,晶状体囊袋弹性回缩,导致晶状体前后表面曲率增加。引自:Basic and Clinical Scieuce Course, Refractive Surgery, Section 13

与Helmholtz持相反意见的是Schachar调节理论。Schachar认为,调节时,睫状肌各种纤维的作用是不同的,环行纤维收缩引起晶状体前、后悬韧带松弛,而放射状纤维收缩引起赤道部悬韧带紧张(图11-10-6),而不是Helmholtz认为的悬韧带无选择性松弛;相应地,所造成的晶状体形状改变是晶状体赤道部向巩膜靠近,引起周边部晶状体容积减少,中央部晶状体容积相应增加,因而导致了晶状体中央弯曲度变陡(图11-10-7)。Schachar认

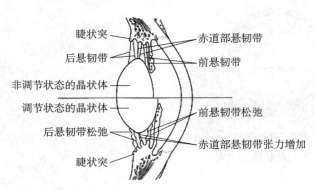

图11-10-6　Schachar调节理论

注:调节时只有赤道部悬韧带处于紧张状态,而前、后悬韧带纤维只起到被动支撑和固定晶状体的作用。引自:Basic and Clinical Science Course, Refractive Surgery, Section 13

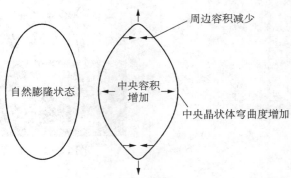

图11-10-7　Schachar调节理论假设

注:赤道部悬韧带张力增大导致周边部晶状体容积减少,中央部晶状体容积增加,以及中央晶状体弯曲度的改变。引自:Basic and Clinical Science Course, Refractive Surgery, Section 13

为，老视发生时调节力逐步丧失，是由于晶状体不断生长的结果。由于晶状体直径增加，晶状体与睫状体之间距离缩小，其结果就是悬韧带张力的下降，因此任何可以增加悬韧带张力的措施，都可以恢复调节功能。Helmholtz 调节理论认为调节发生时悬韧带是"被动"增加张力，而 Schachar 调节理论中，悬韧带增加张力是一个"主动"的过程。

近年来，对人类和非人类哺乳动物的研究，向 Schachar 调节理论提出了质疑。人类组织学和扫描电镜研究揭示，在虹膜根部或前部睫状肌没有发现悬韧带的插入。各种影像学技术一致发现，在调节时晶状体的直径是减小的。在体外实验中，激光扫描成像显示，当增加或减少放射状的牵拉力时，晶状体的焦距并没有发生改变。这些结果与 Schachar 理论的假设恰恰相反。

四、老视的非调节矫正方法

1. 单眼视　在美国，单眼视是目前矫正老视最常用的方法，常常将一只眼的屈光度调整为改善近视力。单眼视可以通过佩戴角膜接触镜、LASIK 手术、表层切削、传导性角膜成形术，甚至晶体手术来实现。治疗过程包括有目的地欠矫近视度数、过矫远视度数，或在正视眼上制造轻度近视。历史上，"单眼视"这个名词特指患者一眼佩戴远用角膜接触镜，另一眼佩戴近用角膜接触镜，通常两眼屈光度的差异可以达到 +1.25～+2.50 D。因为当生活需要时，患者随时可以用远用镜片代替近用镜片。但显而易见，这种方法不可能用于屈光手术，大部分屈光手术医生常规会为老视或接近老视时的患者保留 -0.50～-1.50 D 的目标近视度数。这种"改良单眼视"保留了较低度数的近视，可能更加适合有近用要求的患者。尽管并没有达到足够的调节幅度，这种较低度数的近视仅仅造成远视力轻度下降，保留了较好的立体视功能，而对中距离的功能视力有明显的改善。中距离的焦深是很多日常生活所需要的。例如，看电脑显示屏、储物架或汽车仪表盘。患者的远用眼仍然保持很好的远视力，而近用眼的近视力和中间视力也会明显改善。对于许多患者而言，与其双眼都具有很好的远视力但近视力下降，不如一眼具有很好的远视力但近视力得到改善，对于每天都离不开近用眼镜的老视患者，这的确不啻为一种很有吸引力的选择。对于一些对近视力有更高要求的患者，我们可以选择 -1.50～-2.50 D 或更高度数的单眼视矫正，尽管伴随而来的是远视力下降和立体视功能的丢失。

患者的选择：选择合适的患者对于单眼视治疗取得成功非常重要。尽管单眼视矫正的效果可以通过在检查室里佩戴试验镜片加以评估，但最好还是能让患者回家后尝试在日常生活中佩戴角膜接触镜。通常，没有老视或尚未接近老视的患者都希望双眼都有最佳的远视力，他们无法理解和体会单眼轻度近视长期的裨益。因此，这些患者并不是单眼视治疗的最佳适应证。

改良单眼视最佳的适应人群是那些 40 岁以上的轻度近视患者，他们还保留了一些有用的近视力，他们非常理解近视力的重要性，经常采取脱掉眼镜的方法获得足够的近视力。而那些没有良好裸眼近视力的患者，如超过 -4.5 D 的近视、高度散光、远视或接触镜佩戴者，更加容易接受近用的阅读眼镜。

另外，大多数患者都希望获得 20/25 或更好的裸眼远视力，而老视矫正量较大的患者往往不太可能达到这样水平的远视力，对他们而言，双眼都进行远视力的足矫可能更加合适。对于希望进行老视矫正的患者，屈光手术医师的目标则是非主导眼保留 -0.5～-0.75 D

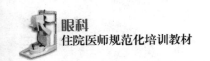

（有时也会达到－1.5 D），术前试戴框架眼镜或角膜接触镜试验来确定患者的接受程度以及近用要求的确切度数。

2. **传导性角膜成形术** 近10年来，射频作为角膜热成形术的一种方法，重新受到关注。2002年，FDA批准了Refractec公司的ViewPoint CK系统用于短期治疗轻中度远视。2004年，传导性角膜成形术（conductive keratoplasty，CK）获得FDA批准用于在老视患者的非主导眼上造成－1～－2 D的近视来治疗老视。无论是远视还是老视，患者都必须年龄在40岁以上，屈光状态稳定12个月以上。

（1）手术原理（图11-10-8）：CK手术是利用射频能量通过胶原的热收缩实现角膜的重塑，不需要切削角膜组织。射频实际上是一种电流，而人的角膜是一种电阻，当电流通过电阻时会产生热量，由于角膜组织是非常均匀的，因此射频产生的热量也是非常均匀的，这样就可以在角膜的不同深度同时、均匀的进行加热，胶原升高同样的温度，产生同样程度的变性。而且这种变性的程度必须是可控的，如果变性太严重会导致角膜瘢痕的产生，影响角膜的透明性；变性程度太轻微又不能使角膜长久保持固定的变形。因此，恰到好处的中度胶原变性才是最理想的。

这一切都要通过计算机精确控制的射频能量来实现。射频能量通过直径90 μm、长450 μm的细小传导针刺入周边部角膜，在周边部角膜形成环形烧灼点，传导针周围的角膜胶原发生皱缩，形成剖面为柱状的变性胶原，各个皱缩点连在一起形成环形的角膜皱缩线，使中央角膜的弯曲度变陡。

CK与以往的角膜热成形术（LTK）相比有着根本性差别（表11-10-1）。CK的治疗点大而且均匀一致，呈一个直径150 μm深度500 μm的圆柱体，在整个治疗点范围内温度是一致的，为65℃，不存在温度梯度，这正是我们所需要的，利用不同数量的治疗点可以达到矫正100°～300°的远视的目的。

表11-10-1 CK与LTK的区别

区别要点	LTK	CK
能量	Ho:YAG（热探针）	射频电流（冷探针）
加热均匀性	轴向衰减	温度均一，为65℃
作用剖面	圆锥形	圆柱形
作用深度	50%角膜	80%角膜
效果	回退明显	持久、稳定
预测性	差	好

CK对角膜的生物学作用是通过周边角膜的皱缩，使中间角膜周围产生收缩力量，从而在角膜上生成4个区域：角膜顶点、顶点周围陡峭区域、治疗地带区和周围平坦区域（图11-10-9，见彩插）。这4个区域的形成一方面使角膜中央变陡，增加了角膜的屈光力，降低远视度数；另一方面增大了角膜的球差，增加了眼球屈光系统的景深，使老视患者的调节功能获得一定程度的代偿。

CK手术所能矫正的远视度数，是由周边部角膜烧灼点的数量和位置决定的（图11-10-10，见彩插）。传导针的能量0.6 W、暴露时间0.6 s是事先设定的。根据需要在周边角膜以瞳孔为中心的6 mm³、7 mm³、8 mm³ 3个环形区域做1～3排烧灼，可以矫正＋0.75～

＋3 D远视。CK一般在表麻下进行,手术时间不超过 5 min,角膜皱缩线在手术早期比较明显,裂隙灯下可以看得很清楚,随着时间推移,皱缩线会慢慢变淡消失。

(2)手术适应证:①阅读困难,渴望拥有看近的视力。②年龄 40 岁以上的远视老视患者。③屈光度数相对稳定;④角膜散光<1 D;⑤角膜上 6 mm 处平均厚度>560 μm。⑥角膜平均曲率不>46 D。⑦IOP<22 mmHg

(3)手术禁忌证:①角膜 6 mm 光区上厚度<560 μm;②患者以前接受过 RK(AK)手术;③患者有单纯疱疹及其他类型的角膜炎、角膜变性等;④全身禁忌证,如糖尿病、自身免疫系统疾病、结缔组织病、正接受全身皮质类固醇治疗或其他抑制免疫力的治疗,可能影响伤口的愈合和任何免疫功能不全的患者;⑤窄房角、浅前房(周边扁平带、皱缩带);⑥瞳孔、角膜顶点明显偏移者;⑦患者有圆锥角膜;⑧患者有瘢痕体质的历史;⑨患者有植入电子设备。

(4)手术疗效:在 FDA 的一项 401 眼的研究中,平均入组年龄 55.3 岁(40.2～73.9 岁),平均球镜当量为＋1.86±0.63 D,随访 12 个月。92%的患者术后裸眼视力达到 20/40 或以上,74%达到 20/25,54%达到 20/20 或更好。术后慢慢地还是会出现远视漂移,在术后 12 个月和 24 个月时屈光回退分别为＋0.21 D 和＋0.48 D。总的来说,2 年后会丧失 20% 的治疗效果,这种效果的丧失可能是真正的屈光回退和正常的随年龄增加的远视漂移共同作用的结果。

(5)安全性:在 FDA 的研究中,接受 CK 手术的患者术后视力都不低于 20/40,没有患者术后丢失 2 行以上视力。391 例患者中只有 1 例术源性散光大于 2 D,术前矫正视力在 20/20 以上的患者术后 1 年时裸眼视力均不低于 20/25。不过,轻度的术源性散光还是很常见的,术后 1 年时大约 6%的患者术源性散光大于 1 D,术源性散光的程度随着时间会逐渐降低。CK 术后角膜中央不会发生雾状混浊(haze),角膜内皮数量与术前相比没有差异。

尽管 CK 术后早期报道屈光状态比较稳定,但长期随访的结果显示,屈光回退非常明显。一项平均 73.1 个月(44～90 个月)的长期随访中,25 只眼中有 16 只眼的屈光度几乎完全退回到术前状态。

3. 多焦点人工晶状体植入　近年来,白内障手术的患者可选择的人工晶状体越来越多。患者可以选择传统的单焦点人工晶状体,其目标屈光度可以是正视眼、轻度近视眼或者单眼视(一眼看近,一眼看远)。也可以选择多焦点人工晶状体或可调节性人工晶状体来获得更大的焦深范围。

多焦点人工晶体是应用折射和(或)衍射的光学原理,使经过镜片的光线产生多个焦点,使远处和近处物体发出光线均能聚焦于视网膜(图 11 - 10 - 11、11 - 10 - 12)。多焦型人工晶体有折射型、衍射型、渐进衍射型等不同设计。

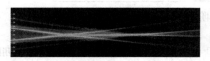
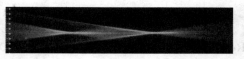

图 11 - 10 - 11　折射型多焦点 IOL 的光学原理　　　图 11 - 10 - 12　衍射型多焦点 IOL 的光学原理

Array 硅胶后房型多焦人工晶状体(advanced medical optics,AMO)是在美国通过 FDA 认证的第 1 款多焦点人工晶状体,2005 年被同样来自 AMO 公司的 ReZoom 人工晶状

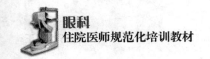
体所替代,但其基本设计思想也是基于 Array 人工晶状体的设计。ReZoom 人工晶状体是一种以丙烯酸酯为材料的三片式、柔软的、以远用为主的折射型人工晶状体,可以通过 2.8 mm 的透明角膜切口植入眼内。这种晶状体是由 5 个屈光度逐渐变化的同心圆镜片组成,在 6 mm 的光学区内可以提供相当于 2.8 D 的近视力。图 11-10-13 中可以看到来自不同折射区的多个光束汇聚形成两个主焦点,屈光力高的用于看近,屈光力低的用于看远。其中第 1、第 3、第 5 环形区为视远区,第 2、第 4 区为视近区。折射型多焦 IOL 的成像是依赖瞳孔大小的,为了达到近用的效果,选择这种晶状体的患者瞳孔必须在 2 mm 以上,当瞳孔直径小于 2 mm 时,就只剩下看远一个焦点了。

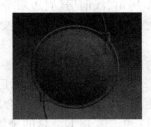
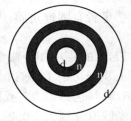

图 11-10-13　ReZoom 多焦点 IOL 的 5 个同心圆折射区
n:视近区;d:视远区

　　2005 年,另一种多焦点人工晶状体 AcrySof ReSTOR(Alcon 公司)获得了 FDA 批准。ReSTOR 人工晶状体有一片式和三片式的设计,以丙烯酸酯为材料,是一种非球面、可折叠式的衍射型人工晶状体,与其他的多焦点人工晶状体相似,来自远处和近处目标的光线可以同时在视网膜上成像。图 11-10-14 中,ReSTOR 人工晶状体的中央 3.6 mm 光学区为衍射区,由大小、高低不等的坡环组成,近屈光力大小由坡环本身的高度及坡环间距离的大小所决定。由于中央衍射区采用阶梯渐进设计,阶梯的高度从中央的 1.3 μm 逐渐下降到周边的 0.2 μm,因此保证了光线的均匀分布,从理论上造成了远距离、中距离和近距离焦点的连续变化。3.6 mm 以外的周边区域为单焦点的折射区,没有衍射,所有的光线都用于看远。由于是基于衍射的原理,衍射型多焦 IOL 的成像与瞳孔大小无关。

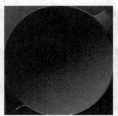

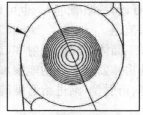

图 11-10-14　ReSTOR IOL 的阶梯渐进衍射设计

　　ReSTOR 人工晶状体的近用加光有 +4.00 D 和 +3.00 D 的设计。在 +4.00 D 加光晶状体的 FDA 研究中,84% 的患者裸眼远视力达到 20/25,近视力达到 J2 或更好。80% 的患者完全摆脱了眼镜,满意度则达到 94%。但是在某些情况下,患者会觉得近用焦点太近而表示不满意。因此,Alcon 公司又生产了 +3.00 D 加光的人工晶状体,并于 2008 年通过 FDA 批准。研究表明,使用 +3.00 D 加光晶状体的患者在远距离、中距离和近距离裸眼视力达到

20/20 的比例是使用＋4.00 D 加光晶状体的患者的 4 倍,而且患者满意度达到 95%。

2009 年,FDA 批准了一种可折叠式、疏水性、非球面、衍射型的丙烯酸酯人工晶状体 Tecnis 多焦点人工晶状体(AMO 公司),提供衍射的阶梯位于晶状体的后表面,而且完全延伸到晶状体周边部(图 11 - 10 - 15)。FDA 的研究中,术后 4～6 个月,双眼植入 Tecnis 的患者 94% 以上达到 20/25 或更好的远视力,近视力则在 20/32 以上,脱镜率达到 93.8%,患者满意度为 94.6%。

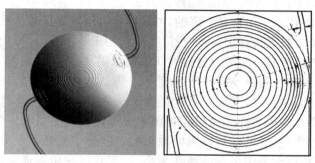

图 11 - 10 - 15　Tecnis IOL 光学区的衍射设计

折射型人工晶状体的特点:随瞳孔大小的变化,暴露于瞳孔区的向心环面积发生改变,光线能量随之改变,导致夜间眩光。

衍射型人工晶状体的特点:光线能量平均分配,不受瞳孔大小影响,但高阶衍射丢失部分光能,对比敏感度下降,夜间视力受影响。

阶梯渐进衍射型人工晶状体的特点:强光线瞳孔较小时,光线能量主要在中央衍射渐变区进行平均分配。当夜间大瞳孔时周边折射区参与,增加远距离的光线能量,从而增加对比敏感度,减少夜间眩光。

并发症:囊膜混浊对于多焦点人工晶状体更加令人关注,因为囊膜轻微的改变都会导致视力受到严重影响。为了达到理想的视力,植入多焦点人工晶状体的患者需要进行 Nd:YAG 激光后囊切开的机会更高,而且可能更早就需要进行。然而,其他一些导致视力下降的因素(如不规则散光、囊样黄斑水肿、视网膜前膜)在进行 Nd:YAG 激光后囊切开之前必须先被排除,这使得人工晶状体置换的情况变得更加复杂。

多焦点人工晶状体引起夜间眩光和晕轮的发生率增加,尽管新型的多焦点人工晶状体整合了许多新技术,显著降低了这些光学现象的发生。此外,这些症状大部分会随着时间逐渐减轻,也可以通过佩戴夜间驾驶眼镜或局部点溴莫尼定眼药水缩小暗瞳直径,来获得进一步的减轻。总的来说,术前对患者的选择需要非常仔细和审慎。

4. 个性化和多焦点切削　采用准分子激光切削人为制造一个个性化的、多焦点的角膜,也是治疗老视的一种选择。眼科医师在研究中发现,在近视或远视的表层切削或 LASIK 手术后,许多患者的近视力比预期改善要明显。于是,学者们开始研究在不明显降低远视力的情况下改善近视力的可能性,通过远视切削引起角膜中央相对较小的光学区变陡,在周边部形成相对较大的过渡区。

采用这种多焦点切削的方法,既可以提高远视力,又可以改善近视力。一些受到广泛认可的多焦点切削模式包括:①中央保持较小的陡峭区,用于看近,中周边部相对平坦的区域用于看远;②角膜下方区域采用近用切削模式;③下方偏心的远视切削;④中央角膜采

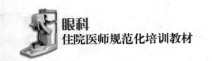
用远用切削,中周边部采用中距离或近距离用切削。

这些切削模式中有的以兼顾远近视力为基础(类似于双焦角膜接触镜或 ReZoom 人工晶状体),有的利用近反射时的瞳孔缩小将光线集中在中央较陡的切削区。

加拿大 Ottawa 大学眼科研究所开展了一项多中心研究,评估多焦点切削的安全性和有效性。到目前为止,这项研究已经发现多焦点切削矫正老视并没有牺牲远用矫正的精确性。根据初步的研究结果,术后 12 个月时,47 名患者的 75 眼中,裸眼远视力在 20/20 或以上者占到 57%,20/40 或以上者占到 98%,而近视力 J1 占 67%,达到 J5 占 97%。在 50～75 岁年龄组中,对比敏感度在术后早期是下降的,但是逐步可以恢复到基线水平。

也有一些研究者主张老视切削时,中央区光学区用于矫正看远,周边用连续的同心圆式的切削矫正用于看中距离和近距离。这样的切削模式需要 10 mm 的光学区,因而角膜瓣要做得非常大,最终导致整个角膜变成非球面形。

尽管研究数据还非常有限,准分子激光提供了一些可能会超过其他老视矫正方法的优越性。准分子激光手术的侵袭性不像巩膜扩张术或可调节人工晶状体注入那么大,但比角膜镶嵌术的损伤要稍大些,后者是可以随时取出的。准分子激光手术可以同时矫正远视力和近视力,使用计算机模型考虑患者的瞳孔大小、切削直径和角膜形状,结合远期的临床观察数据,持续改进多焦点切削模式,会进一步优化和改善准分子激光的治疗效果。

目前,市场上比较常用的多焦点切削模式有:①Nidek EC5000 PAC,先将全角膜中央及周边变成近视,再对中央区切削变成正视,过渡区为渐进变化;②TECHNOLAS217P SUPRACOR,进行更为复杂的多焦切削,使角膜中央区(2 mm)变陡峭进行老视治疗,术后中央角膜形态改变没有明显的过渡区;③Zeiss MEL80 Shotfile:主视眼用标准的治疗模式,非主视眼用老视补偿切削模式,采用波前像差引导,结合瞳孔大小,保留轻微近视,同时增加角膜的正向球差,从而增加非主视眼的焦深,增进近视状态下的远用视力。

5. 角膜镶嵌术(Onlay 和 Inlay) 老视的手术矫正也可以通过在角膜层间植入具有生物相容性的聚合物材料的镜片,镜片可以放置在 LASIK 刀制作的角膜瓣下,也可以通过宝石刀或飞秒激光制作的角膜隧道植入,一般植入位置位于角膜中央。这些角膜内镶嵌物可以通过不同的方式获得较好的近视力,有的改变角膜中央曲率,有的产生多焦点效应,有的则是通过小孔成像增加眼球的景深。

以往的角膜镶嵌体为角膜基质制成的角膜镜片,但由于矫正屈光度的预测性较差、最佳矫正视力下降及角膜供体来源困难,逐渐被人们所遗弃。人工合成材料制成的镶嵌体相对于角膜供体具有更加精确的形状,而且可以批量生产,逐渐取代了角膜镜片。

角膜镶嵌术包括角膜高嵌(Onlay)和角膜内嵌(Inlay)。角膜高嵌是指在角膜上皮层与基质层之间植入镜片,角膜内嵌是指在角膜基质层间植入镜片。由于合成材料的表面上皮化存在问题,所以合成材料的镶嵌体一般都采用角膜内嵌方式,通过特定器械(刀片、飞秒激光等)制作部分或完全的角膜层间切开植入。早期的镶嵌体采用玻璃或塑料材料制成,但由于不能透过水分、氧气和营养物质,而导致下方的角膜基质坏死。目前的镶嵌体采用渗透性更加理想的水凝胶材料,并在镜片上增加无数细小的微孔,以增加氧气和营养物质的通透性。

角膜内嵌(Inlay)矫正老视的最新进展是 AcuFocus 公司的 KAMRA™ 镶嵌体(图 11-10-16,见彩插)。这种镶嵌体独特的小孔设计是一种经过验证的延伸景深的方法,能同时改善患者近距离和中距离视力,而远距离视力维持不变。

五、老视的调节矫正方法

1. 巩膜手术 基于 Schachar 调节理论,只要能够增加巩膜和晶状体赤道部之间的距离,就能够增强调节功能。因此,一些眼科医师创造各式各样的巩膜手术,并评估了巩膜手术矫正老视的安全性和有效性。这些手术的共同目的都是通过减弱睫状体表面的巩膜硬度或改变巩膜形状使其被动扩张,来增加悬韧带的张力。

Thornton 最早提出用钻石刀在自角膜缘后界至睫状体扁平部的巩膜上做 8 道甚至更多等距离放射状巩膜切开,类似于角膜放射状切开(RK),深 0.6 mm,长 3 mm,这样可以解除前房和晶状体的"拥挤现象",前部巩膜切开后由于眼压的作用睫状体向外膨出,睫状肌与晶状体赤道部距离增宽,导致调节时悬韧带张力增加。这种手术被称为前睫状巩膜切开术(anterior ciliary sclerotomy,ACS),但手术效果众说纷纭,即使报道手术有效也只限于短期效果。还有一项 ACS 的前瞻性研究采用 4 条巩膜切口,但由于严重的并发症而不得不中止,包括眼前节缺血。2001 年,美国眼科学会发表声明,称 ACS 治疗老视是无效的,并存在潜在的风险。目前,ACS 在全世界范围基本已经被淘汰。

取而代之的是激光老视逆转术(LaserACE)(图 11-10-17,见彩插)。LaserACE 是用 Er:YAG 激光在鼻上、鼻下、颞上、颞下 4 个象限的角膜缘后 0.5 mm 的 5.5 mm×5.5 mm 区域内,做 4×9 点巩膜切削,切削点直径 600 μm,深 500~550 μm,切削深度约占巩膜全厚的 85%~90%,切削处巩膜出现裂隙,增加了巩膜的弹性,巩膜变形能力的增加,通过带动睫状肌增加晶状体的变形能力。术后在巩膜切削处覆盖抑制瘢痕形成的生物胶膜,可以减少术后远期的效果回退(图 11-10-18,见彩插)。有研究报道,这种手术可以增加调节力 1.5 D 左右。

另一项老视巩膜手术采用植入巩膜扩张带的方法,通过植入巩膜层间的巩膜扩张带向外扩张前部巩膜,增加睫状肌与晶状体赤道部之间的生理空间,以恢复睫状肌纤维和悬韧带的张力,达到增加调节力的目的。具体的做法是在角巩缘后 2.75 mm 处做 4 对 0.3 mm 深 1.5 mm 长巩膜切口,从切口处做 4 mm×1.5 mm 巩膜隧道,分别植入巩膜扩张带(图 11-10-19,见彩插)。巩膜扩张带在一部分患者身上已证实能短暂地改善近视力,而且其安全性比以往其他类型的巩膜扩张术要好得多。

尽管近期的 FDA 临床试验取得了一些令人鼓舞的结果,这些巩膜扩张术能否真正取得持久的效果,并保证其安全性能够被人接受,这一切还不明朗。术后近视力的短暂提高是否真的是由于晶状体调节力的恢复,也尚未得到证实。不过,即使这些手术的理论依据尚有争议,但也不能说手术一定是无效的,因为一些假性调节的因素可能会间接起作用,如巩膜扩张术可能会导致晶状体位置前移,产生近视漂移,从而改善近视力。

2. 可调节性人工晶状体 巩膜扩张手术可以用于有晶体眼的老视患者,可调节性人工晶状体则用于增加白内障术后人工晶体眼患者的真性调节力。最初,一些植入硅胶襻人工晶状体的患者被发现术后近视力优于其术后屈光度所相应的近视力,这才引起了人们对可调节性人工晶状体的研究兴趣。研究表明,IOL 植入到囊袋后,看近时利用睫状肌收缩导致 IOL 支架变形,人工晶状体通过光学区前移,增加整个眼球系统的有效屈光力,从而改善近视力。前房型 IOL 的 A 常数比后房型 IOL 要低,也就是这个道理。然而一些研究也质疑,单单靠 IOL 光学区的前移究竟能增加多少幅度的真性调节力,其他的因素,如瞳孔大小、顺

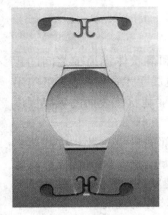

图11-10-20　Crystalens 在近端结合部有弹性的铰链设计，远端为聚酰胺的支撑部

注：支撑部的作用是与囊袋和睫状肌接触最大化，铰链传导水平力量引起光学部的前后运动（courtesy of eyeonics）

规性散光及轻度近视，也可能对近视力的改善有帮助。

采用这种方法来增加调节功能的人工晶状体的代表是 Crystalens（Bausch & Lomb）。Crystalens 是一种改良硅胶材料的人工晶状体，具有双凸光学面和铰链式的结合部，后者具有在调节时使 IOL 前移的作用（图11-10-20）。另一种理论是睫状肌收缩引起 IOL 光学区前表面变陡，因而获得较好的近视力。

尽管 IOL 运动的确切机制尚不明确，但看起来，这应该是后房对 IOL 后表面压力与睫状肌对 IOL 结合部压力的共同作用，使 IOL 光学区的向前膨隆。当睫状肌收缩时，增加的压力通过玻璃体传导到聚酰胺的结合部，对结合部的挤压导致 IOL 向前呈弓状隆起。一种理论认为，IOL 光学区前运动导致有效屈光力的增加和近视力的改善。另一种理论假设调节时 IOL 形成的弓形，导致了焦深的增加。

在 FDA 对 Crystalens 植入后1年的随访中，100% 患者可以看到 J3 或更好，50.4% 患者可以看到 J1 或更好。在术后3年，能看到 J1 的患者增加到 67.7%，能看到 J3 的患者保持稳定。大部分患者在术后1年和3年具有非常好的裸眼远视力和中距离视力。此外，双眼植入 Crystalens 的白内障患者 98.4% 能够不戴眼镜通过驾校的体检，98.4% 的患者的视力足以能够不依赖眼镜阅读报纸和电话号码簿。自从 2003 年被准入，Crystalens 已经经历了多次改良，包括大小及光学区和结合部的设计，以增强 IOL 的稳定性、视觉质量和阅读能力。

Crystalens 是通过改变光学区在眼内的位置而增加屈光效力的，但是调节变化的幅度有限，而且手术后远期晶体囊膜纤维化和固缩会限制这种位移调节性 IOL 位置的移动，对远期效果会有影响。更多的研究着眼于光学面调节型 IOL 或注入式 IOL 的创新。

Synchrony 是一种双光学面的可调节性人工晶状体，在欧洲已经被许可使用，在美国也进入了三期临床试验。这种 IOL 有前、后两个硅胶光学面，由一个类似弹簧的支架连接起来，可以把两个光学面分开，前面的镜片屈光度为 +34 D，后面的镜片为与之相匹配的负度数镜片，这样可以产生一个适合特定患者的有效净屈光度。调节发生时，限制在囊袋内的 IOL 光学系统通过两个硅胶镜片之间距离的调整，产生 IOL 有效屈光力的增加。这种 IOL 可以通过 3.5 mm 的角膜切口注入眼内。

SmartLens 是一种热塑性的丙烯酸酯制成的人工晶状体，可以根据医生的需要加工成任何大小、任何形状或任何屈光度。亲水性的丙烯酸材料通过化学键的作用结合形成蜡状，当注入眼内后在体温的作用下熔化，形成预定的形状，产生预定的屈光度。理论上，这种可变形的 IOL 在囊袋的挤压下，可以以一种类似于人体晶状体变形的方式调整有效屈光度。其他可变形的人工晶状体有 FlexOptic（AMO）、FluidVision IOL（PowerVision，Belmont，CA）和 NuLens（NuLens，Herzliya Pituach，Israel），都还处于研制的初级阶段。

另外，还可以通过从晶状体侧面做一个微小的切口切开囊袋，进行白内障摘除，然后将柔软而有弹性的聚合物注入一个几乎完整的晶体囊袋里。正在研发中的其他 IOL 可能会具有更好的调节功能，其中之一就是 NuLens 可调节人工晶状体。NuLens 不是依赖改变在眼内的位置来改变屈光度的,它由一小管硅凝胶以及后面的注射器活塞组成,前面有一个小的开口,柔软的硅凝胶在注射器的推注下通过开口进入晶状体囊袋。

目前尚处于研究阶段的光调节性人工晶状体,是一种三片式的后房型 IOL,光学区由硅酮材料制成,其中含有的硅酮母体是由被称为"macramers"的硅酮亚单位组成。当紫外线通过一个裂隙灯系统照射 IOL 时,硅酮亚单位就会发生聚合反应而衰竭。在没有受到紫外线辐射的 IOL 光学区,硅酮亚单位的浓度相对较高,由于这种人为造成的渗透梯度差,硅酮亚单位会向被紫外线照射过的区域迁移,导致这个区域的 IOL 膨隆增大。这样光线就可以诱导 IOL 的形状发生改变。对于近视眼来说,对周边部 IOL 照射可以引起 IOL 中央厚度减少,对于远视眼来说,对 IOL 中央区的照射,可以引起中央区变厚(图 11-10-21)。矫正散光可以通过环曲面模式的照射得以实现。据称,采用特定的计算方式,通过光线调节可以矫正大于 5 D 的近视、远视和散光。一旦达到预期的屈光度,在术后 1~2 周内,IOL 的其他部分就会接受弥漫性的紫外线照射,这样剩下的所有硅酮亚单位就会在现有的位置发生聚合,停止进一步的弥散,锁定 IOL 的形状。在这个过程之后,IOL 屈光度的改变将不可逆转,不再具有可调节性。

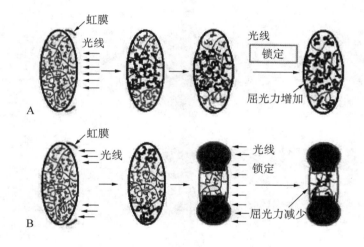

图 11-10-21　光调节性 IOL

A. 当 IOL 中央区被光线照射时,硅酮亚单位发生聚合反应,周边部的硅酮亚单位向中央迁移,增加 IOL 屈光力;B. 当 IOL 周边部被光线照射时,硅酮亚单位发生聚合反应,中央区的硅酮亚单位向周边迁移,降低 IOL 屈光力

理论上,开始照射产生的效应在一定程度内是可逆的,如果残留近视被过矫,患者变成远视状态,那么在 IOL 定形前,原来没有被照射过的 IOL 中央区可以先接受光线照射,将屈光度调整回到预期值。

如果患者在术后 1 周内不能很好地适应的话,这种 IOL 还可以被用来诱导可调整的单眼视状态。在实验室研究中,多焦点模式也被应用于这种 IOL 的光学区,而且可以针对特定大小的瞳孔进行设计。理论上,这种 IOL 还可能用来矫正高阶波前像差。

这种 IOL 是可折叠的,在兔眼中的生物相容性已有报道,在体外实验中,在不同的照射水平下可以精确地产生预期的屈光度改变。目前,这种 IOL 已在欧盟国家允许使用,在美国

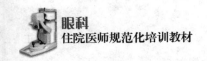

的临床试验正在进行中。

这种 IOL 的缺点在于,在植入后到锁定度数前,必须保护其不能在日光下暴露。还有,在紫外线照射过程中可能会出现中心定位不准或治疗参数误差所导致的偏差,这可能会导致 IOL 光学性能的不可逆改变,甚至有必要做 IOL 置换手术。

老视治疗的前景是光明的,越来越多的新技术不断涌现,使得人类原本不可避免的老视过程,变得越来越希望得以解决,但是只有时间的检验,才能告诉我们这些创新技术中最终哪些会在临床实践中取得成功。

（于志强）

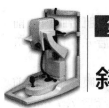

第十二章

斜视与弱视

第一节 斜视的介绍

斜视是指两眼视轴不能同时注视同一目标,当一眼注视目标时,对侧眼视轴偏离目标。斜视是常见眼病之一,在我国发病率约 3‰,不仅影响外观,更严重的是破坏双眼视功能。

依据不同的分类方法,斜视分成以下不同的类型。

1. 根据发病年龄分类

(1)先天性斜视(婴儿型斜视):生后 6 个月内发生的斜视。

(2)获得性斜视:斜视发生较晚,经过正常的视力发育后发生。

2. 根据融合状态分类

(1)隐斜:能够被融合控制的一种潜在的眼位偏斜。

(2)间歇性斜视:部分时间可被融合控制的眼位偏斜。

(3)斜视:不能被融合控制的显性斜视。

3. 根据不同诊断眼位或不同注视眼的斜视度变化分类

(1)共同性斜视:斜视度不随诊断眼位和注视眼的变化而改变。

(2)非共同性斜视:斜视度随诊断眼位和注视眼变化而改变,大多数非共同性斜视是麻痹性或限制性。

4. 根据偏斜方向分类

(1)水平斜视:分为内斜和外斜。

(2)垂直斜视:分为上斜和下斜。

(3)旋转斜视:分为内旋和外旋。

(4)混合斜视:有水平斜视、垂直斜视、旋转斜视或两种类型斜视同时存在。

(刘 红)

第二节 眼外肌及周围组织的解剖

一、眼外肌的起端、走行、止端、神经支配及运动

每眼有 6 条眼外肌,包括 4 条直肌和 2 条斜肌。

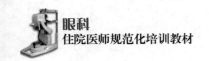

1. 水平直肌　水平直肌包括内直肌和外直肌,均起自 Zinn 总腱环。内直肌沿眶内壁前行,止于角膜缘后 5.5 mm 的巩膜上。外直肌沿眶外侧壁前行,止于角膜缘后 6.9 mm 的巩膜上。原在位时内直肌的作用是内转,外直肌的作用是外转。

2. 垂直直肌　垂直直肌是上直肌和下直肌。上直肌起自 Zinn 总腱环,在眼球上方向前上外侧走行,在原在位与视轴形成 23°夹角(图 12-2-1)。上直肌止于角膜缘后 7.7 mm 巩膜上。上直肌的主要作用是上转,次要作用是内旋,第 3 作用是内转。

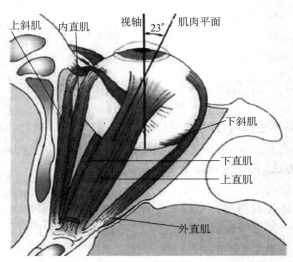

图 12-2-1　原在位眼外肌示意图(俯视图)

下直肌起自 Zinn 总腱环,沿眶底壁向前下外侧走行,在原在位与视轴形成 23°夹角(图 12-2-2)。下直肌止于角膜缘后 6.5 mm 巩膜上。下直肌的主要作用是下转,次要作用是外旋,第 3 作用是内转。

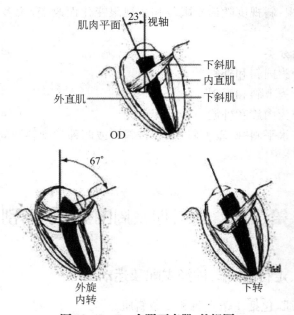

图 12-2-2　右眼下直肌,仰视图

3. 斜肌　上斜肌起自 Zinn 总腱环上方的眶尖,沿眶内上壁向前上行,通过眼眶内上的滑车前肌肉延续为腱膜。通过滑车后肌腱向下、后、外侧走行,在原在位与视轴成 51°夹角(图 12 - 2 - 3)。肌腱在上直肌鼻侧止端的鼻侧 2 mm 后 5 mm 处进入 Tenon 囊,并在上直肌下方止于眼球后上象限。原在位上斜肌的主要作用是内旋,次要作用是下转,第 3 作用是外转。

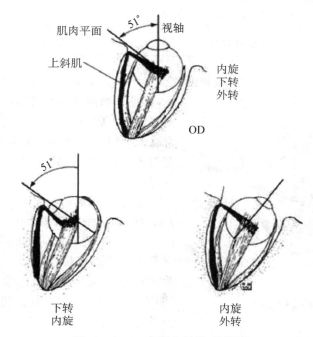

图 12 - 2 - 3　右眼上斜肌,俯视图

下斜肌起自上颌骨骨膜,向外、上、后方走行于下直肌下方,在外直肌下方止于眼球后外侧部。原在位下斜肌与视轴成 51°夹角,其主要作用是外旋,次要作用是上转,第三个作用是外转。

4. 提上睑肌　提上睑肌起自眶尖 Zinn 总腱环正上方的蝶骨小翼,肌肉起端在下方与上直肌、中部与上斜肌肌肉混合,提上睑肌紧贴上直肌上方前行,它们的筋膜鞘紧密相连,并在上穹隆变成腱膜,止于皮肤和睑板。表 12 - 2 - 1 总结了眼外肌的特征。

表 12 - 2 - 1　眼外肌的特征

肌　肉	起　点	止　端	作用方向	作　用	神经支配
内直肌	Zinn 环	角膜缘后 5.5 mm	90°	内转	动眼神经
外直肌	Zinn 环	角膜缘后 6.9 mm	90°	外转	展神经
上直肌	Zinn 环	角膜缘后 7.7 mm	23°	上转 内旋 内转	动眼神经
下直肌	Zinn 环	角膜缘后 6.5 mm	23°	下转 外旋 内转	动眼神经

续 表

肌 肉	起 点	止 端	作用方向	作 用	神经支配
上斜肌	眶尖	颞上象限赤道后	51°	内旋 下转 外转	滑车神经
下斜肌	泪腺窝后	黄斑区	51°	外旋 上转 内转	动眼神经
提上睑肌	眶尖	皮肤和睑板	—	提上睑	动眼神经

5. 神经支配 第Ⅵ对脑神经(展神经)支配外直肌,第Ⅳ对脑神经(滑车神经)支配上斜肌,第Ⅲ对脑神经(动眼神经)分为上、下两支,上支支配提上睑肌和上直肌,下支支配内直肌、下直肌和下斜肌。支配下斜肌的第Ⅲ对脑神经下支与支配瞳孔括约肌和睫状肌的副交感神经伴行。

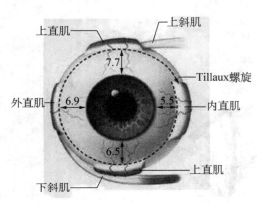

图 12-2-4 Tillaux 螺旋(右眼)

6. 直肌止端的关系 所有直肌起于眶顶的 Zinn 环,止于距离角膜缘的不同位置,肌止端宽 10～11 mm。内直肌肌止端距离角膜缘最近,上直肌肌止端距角膜缘最远。从内直肌肌止端开始向外螺旋到上直肌肌止端,称为 Tillaux 螺旋(图 12-2-4)。垂直肌止端的颞侧比鼻侧离角膜缘更靠后。

二、眼外肌的血供

1. 动脉系统 眼动脉的肌肉分支提供眼外肌的主要血供。外侧肌支供养外直肌、上直肌、上斜肌和提上睑肌,内侧肌支供养下直肌、内直肌和下斜肌。

外直肌部分血供来自泪腺动脉,下斜肌和下直肌部分血供来自眶下动脉。眼动脉的肌肉分支形成睫前动脉伴随直肌走行。每条直肌有 1～3 条睫前动脉,它们到达眼球的巩膜外层并提供眼前部血供,上、下直肌提供大部分血供。

2. 静脉系统 静脉系统与动脉系统伴行,注入眶上和眶下静脉。通常 4 条涡静脉位于赤道后面、上直肌和下直肌的鼻侧和颞侧缘附近。

三、眼外肌的结构

眼外肌分为外层眼眶层和内层眼球层。眼眶层仅在结缔组织 pulley 处起作用,眼球层止于巩膜使眼球转动。眼外肌肌纤维神经支配的有单一的或多重支配类型。80%的眶层肌纤维和90%的肌层肌纤维是单一神经支配。眶层单一神经支配的肌纤维对维持眼位起主要作用,多重神经支配的眶层和肌层的肌纤维在精细注视和平滑运动尤其在集合控制方面起作用。

四、眼眶和筋膜的关系

在眼眶内,肌肉纤维弹性结构支撑眼球、眼外肌并分隔脂肪垫。

1. 脂肪组织　眼球在眶内由大量的脂肪组织支撑。在肌锥外,脂肪组织充填直肌周围,止于角膜缘后 10 mm 处。脂肪组织也存在于肌锥内,通过 Tenon 囊与巩膜分开。

2. 肌锥　肌锥位于赤道后,包括眼外肌、眼外肌鞘、肌间膜。

3. 肌肉鞘膜　每一条直肌从起点到巩膜附着处包绕一层鞘膜,这层筋膜囊在后极部薄,在近赤道部增厚穿过袖套状的 Tenon 囊,向前到肌止端附着处。但在赤道部到肌止端,直肌与巩膜之间几乎没有鞘膜,仅有结缔组织连接肌肉与眼球。肌肉鞘膜有利于直肌在眼球表面平滑的滑动。

4. Tenon 囊　Tenon 囊是主要的眶内筋膜,形成眼球运动时的包囊,Tenon 囊向后与视神经鞘融合,向前在角膜缘后 3 mm 与肌间隔融合。Tenon 囊的后部薄且富有弹性,使眼球运动时视神经、睫状神经、睫状血管自由运动,并使肌肉圆锥内的眶脂肪与巩膜分隔开来。在赤道后,Tenon 囊厚且坚韧,与眶周组织相连,使眼球悬于眶组织内。眼球壁层 4 条直肌在肌止端后约 10 mm 处穿过 Tenon 囊增厚的这一弹性纤维组织。斜肌穿过 Tenon 囊的前部到达赤道部。Tenon 囊覆盖 6 条眼外肌,并将它们与眶脂和肌圆锥外的结构分隔开来。

5. Pulley 系统　pulley 由胶原、弹性蛋白和平滑肌构成,pulley 包绕 4 条直肌,利于其收缩和放松。pulley 是直肌的功能起点,形成袖套状,防止直肌产生侧向或垂直的运动。眼外肌的眼眶层止于 pulley 结构,控制其在眶内的位置。下斜肌起源鼻下方邻近的泪前嵴,从旁边进入下直肌的 pulley 结构的下方,穿过 Tenon 囊。下斜肌的 pulley 与下直肌的 pulley 重叠处形成 Lockwood 韧带。下斜肌的眶层部分插入与下斜肌/下直肌的结合的 pulley,部分在下斜肌鞘膜的颞侧,部分在外直肌 pulley 的下部,形成通过眼眶下方的结缔组织的吊带。下睑的平滑收缩肌(müller 下眼睑软骨肌)和结缔组织延伸至下眼睑软骨盘,也与下直肌/下斜肌 pulley 结合,在眼球垂直运动时使下睑位置协调。另外,一个紧密的包含斜肌运动神经的神经纤维血管束也附着在下直肌/下斜肌 pulley 复合体。据分析神经血管束附着于眶尖可作为下斜肌的副起点,使其附着在下方。活动 pulley 的假说提出 pulley 的位置随着 pulley 悬挂位置的弹性眶层的收缩而改变。直肌 pulley 的位置异常是非共同性斜视的一个原因,并通过使直肌力量方向变化模拟斜肌功能异常。骨性异常能通过使 pulley 位置异常改变眼外肌的牵拉方向。Pulley 的外旋伴随 V 征,内旋伴随 A 征。在眼球固定综合征,高度数的轴性近视伴随内斜和下斜视,外直肌 pulley 下移,眼球向颞上方移位。正常情况下 pulley 仅在冠状面轻微移动,即使是大的眼球运动。1 个或多个 pulley 不稳定引起的大的注视相关移动与非共同性斜视有关。内转时外直肌 pulley 的轻微移动能引起类似 Brown 综合征的限制性下斜视,或产生 X 型外斜视。另外,Faden 手术或眼外肌后固定术是通过减小眼外肌的接触弧和旋转力臂减小其作用野的眼外肌效果。MRI 扫描提示 Faden 手术的实际效果是阻碍收缩的眼外肌 pulley 的后移动,机械性限制眼外肌的作用。

（刘　红）

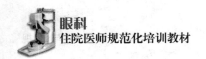
第三节 运动生理

一、基本原则和术语

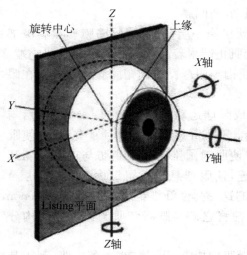

图 12-3-1　Fick 轴、旋转中心和 Listing 平面

1. Fick 轴、旋转中心及平面　眼球绕一个理论上的旋转中心运动,两个重要的概念是 Fick 轴和 Listing 平面(图 12-3-1)。Fick 轴为 X、Y 和 Z 轴。X 轴是穿过赤道部眼球中心的横向轴。眼球的垂直运动是绕此轴。Y 轴是通过瞳孔的矢状轴,眼球的旋转运动是绕此轴。Z 轴是垂直轴,眼球的水平运动绕此轴。Listing 平面包括旋转中心和 X、Z 轴,与 Y 轴垂直。

2. 眼位

(1) 原在位即向正前方注视时眼球的位置。

(2) 第 2 眼位是向上、下、左、右注视。

(3) 第 3 眼位是 4 个斜向注视:右上、左上、右下、左下。

(4) 基本眼位是右上、左上、右、左、右下、左下。

3. 接触弧　肌肉作用的有效止端是肌肉最先接触眼球的部位,眼外肌的运动可以视为从此点作用旋转眼球。接触到眼球的肌肉长度构成了接触弧。因为视轴和肌肉平面的夹角,在 6 个主要眼位每条肌肉的作用效果不同。在视轴和肌肉平面夹角最小的眼位,肌肉的次要作用和第 3 作用最小。在 6 个主要眼位可以评价 6 条眼外肌的功能。

4. 不同注视方向眼外肌作用的变化　在原在位,视轴在水平肌肉的肌肉平面上,因此水平直肌在原在位的只绕 Z 轴(垂直轴)做水平转动。水平肌肉功能强弱可以通过眼球内外转判断。

垂直肌肉和斜肌的功能更复杂,因为在原在位肌肉与视轴不是平行的。原在位,上下直肌平面与视轴(Y 轴)成 23°夹角并止于 Z 轴前面。因此,在原在位上直肌收缩产生 3 个作用:主要是绕 X 轴上转,其次绕 Y 轴内旋,绕 Z 轴内转。评价上直肌力量强弱可以通过使视轴与肌肉平行,即眼球外转 23°,此时上直肌仅有上转功能。如果要弱化上直肌的上转功能,视轴则要内转 67°,此时上直肌只有内旋功能,但是因为眼球不能内转这么大度数,因此在眼球最大内转时上直肌仍有上转功能。下直肌和上直肌相似,因为其附着于眼球下方,原在位时其主要功能是下转,次要作用是外旋和内转。其下转功能在外转 23°时最大。

2 条斜肌的平面从眼球前中到外后方,与视轴(Y 轴)形成 51°夹角。因此,原在位时其主要作用是内旋,次要作用是下转和外转。因为肌肉平面在极度内转位与视轴平行。因此,上斜肌可视为下转肌,眼球外转时视轴与肌肉平面垂直,其作用为内旋。

下斜肌作用相似,原在位时其主要作用是外旋,其次为上转和外转。内转位时其上转作用最强,外转位时为外旋。各眼外肌的作用总结如表 12-3-1 所示。

表 12-3-1　眼外肌的作用

肌肉*	第1作用	第2作用	第3作用
内直肌	内转	—	—
外直肌	外转	—	—
下直肌	下转	外旋	内转
上直肌	上转	内旋	内转
下斜肌	外旋	上转	外转
上斜肌	内旋	下转	外转

*：上斜肌和上直肌司内旋；下斜肌和下直肌司外旋；垂直直肌司内转；斜肌司外转

5. 肌肉生理

（1）休息眼位：休息眼位是指眼外肌不受神经支配时在眼眶内的位置。正常人休息眼位时轻微外展。

（2）运动单元：一条运动神经纤维及其支配的肌肉纤维为一个运动单元。肌电图记录运动单元的电活动。肌电图可以判断肌肉的神经支配是否正常及记录肌肉麻痹、麻痹恢复情况、Gravis 眼病和肌肉萎缩。随眼球向外运动，越来越多的外直肌运动单元被激活以协助眼球运动。另外，当眼球极度外转注视，每个运动单元的活动频率提高直到峰值（许多运动单元每秒有几百次收缩）。

二、眼球的运动

1. 单眼运动

（1）主动肌：在固定方向运动眼球的主要肌肉。

（2）协同肌：某一方向运动与主动肌同一眼起辅助作用的肌肉，如眼球上转时下斜肌是上直肌的协同肌。

（3）拮抗肌：与主动肌同一眼运动方向相反的肌肉，如内直肌是外直肌的拮抗肌。

（4）Sherrington 法则：当主动肌接受神经冲动进行收缩，拮抗肌也要同时受到抑制而松弛。

2. 双眼运动

当双眼在相同方向做共轭运动时，称为同向运动，当双眼在相反方向做非共轭运动时，称为异向运动（如集合和分开）。

（1）同向运动：配偶肌是指两眼在同一运动方向上的两条主动肌，如向右注视时，右眼外直肌和左眼内直肌同时收缩。每条眼外肌在对侧眼有一条配偶肌。

Hering 法则是指两眼的配偶肌接受等量和同步的神经支配。其主要的临床应用是麻痹性和限制性斜视。因为双眼神经支配的数量取决于注视眼，所以斜视角的大小根据何眼注视而不同。当健眼注视时，斜视度称为第 1 斜视角，当麻痹眼或限制眼注视时，斜视角称为第 2 斜视角。因为麻痹眼注视时到达两眼的神经支配的量必须大于健眼注视时到达两眼的神经支配的量，所以第 2 斜视角大于第 1 斜视角。

Hering 法则也可以解释以下情况：如右眼上斜肌麻痹的患者，右眼注视其左上方，右眼下斜肌的神经支配减少，因为右眼下斜肌不需要拮抗正常右眼上斜肌的作用。因此，根据Hering 法则，右眼下斜肌的配偶肌即左眼上直肌的神经支配也减少，这样会引起左眼假性

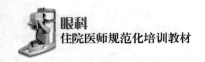

上直肌麻痹。

（2）异向运动：集合是双眼向鼻侧运动，分开是双眼向颞侧运动，内旋异向运动是指双眼角膜垂直线上部向鼻侧旋转，外旋异向运动是指双眼角膜垂直线上部向颞侧旋转。垂直异向运动较少发生，指一眼向上运动，另一眼向下运动。

（3）张力性集合：清醒和警觉状态时眼外肌的持续神经张力。因为眼眶的解剖形状和直肌起点的位置，肌肉完全麻痹时眼位是分开的。因此，集合张力对在清醒状态下眼位的维持很重要。

（4）视轴的调节性集合：视近反射的一部分。每一度调节带来的持续的调节性集合的增加是 AC/A 值，AC/A 异常很常见，这也是引起斜视的常见原因。高 AC/A，视近时调节产生的过度的集合会引起内斜，低 AC/A，视近时引起外斜。

（5）自主性集合：有意识地控制视近反射。

（6）融合性集合：调整眼的位置使物象成在视网膜对应区域。融合性集合不伴随屈光状态的改变，由双眼颞侧视网膜图像差异引起。

（7）融合性分开：分开的仅有的临床意义的形式。是分开和调整眼位的视动反射。因此，投射相似视网膜图像到视网膜对应区。融合性分开不伴随屈光状态的改变，由双眼鼻侧视网膜图像差异引起。

3. 眼球运动的核上控制系统　有许多核上眼球运动系统。扫视系统产生所有的快速眼球运动（高至 400°～500°/s），如重新注视的眼球运动。这一系统的功能是使物体成像于黄斑中心凹或使视线从一个物体转至另一个物体。扫视运动要求眼外肌产生突然强劲的冲动以对抗眶脂和筋膜的力量阻力使眼球快速运动。扫视速度的研究对确定麻痹肌肉和异常支配有重要意义。

平滑追随运动产生跟随或者追随眼球运动。追随的潜伏期比扫视运动短，但是最大峰值速度为每秒 30°～60°。异向运动系统控制非共轭眼球运动，如集合或分开。其核上控制系统还没有完全清楚。非视反射系统整合眼球运动和机体运动，这一系统最重要的是迷路反射系统，包括半规管和内耳。另外，还包括内耳的椭圆囊和球囊。颈部受体也为这一非视觉反射控制提供输入。

（刘　红）

第四节　感觉生理及病理

一、双眼运动的生理

1. 对应　双眼视网膜有共同视觉方向的视网膜成分，即同一视觉方向上的物体同时刺激产生的主观感觉，这些视网膜区域或点称为视网膜对应。如果双眼视网膜区域的同时刺激产生 2 个单独的感觉，或者复视，称为非视网膜对应。如果双眼视网膜对应部分与黄斑中心凹位置相同，为正常视网膜对应。位置不同，介于视网膜对应区和中心凹之间，为异常视网膜对应。视网膜对应对双眼单视非常重要。

如果双眼有正常视网膜对应，并且双眼中心凹注视同一物体，只要注视点在 Vieth-

Müller 圆,水平双眼物像落在视网膜对应区形成被感知为单一物像。Vieth-Müller 圆通过双眼的光学中心和注视点。所有双眼单视界上的点刺激对应的视网膜成分因此产生双眼单视。位于双眼单视界外的注视点刺激非对应的视网膜成分因此产生复视。然而,在双眼单视界圆周围有限范围内并不会产生复视,因为视觉系统能融合两个分离的视网膜图像而形成双眼单视。双眼视差刺激立体视觉的产生(图 12－4－1)。

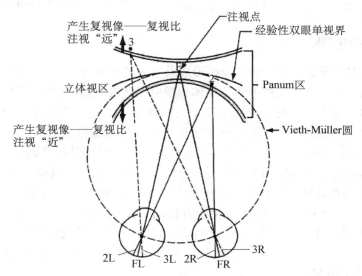

图 12－4－1　实验性双眼单视界、F 注视点、FL 和 FR、左眼和右眼中心凹

注:Point 2 落在 Panum 区内,双眼单视和立体视觉;Point 3 落在 Panum 区外,复视

　　三维物体部分在双眼单视界前,部分在双眼单视界后,刺激不同的视网膜区,形成立体的感知。只要三维物体都在 Panum 双眼单视界内,就被感知为单一物体。如果物体在 Panum 双眼单视界外,则被感知为两个图像。因为大脑皮质不能将其融合为单一物像。

　　2. 融合　融合是指大脑皮质将视网膜对应区的同时刺激感知为单一物像。对融合的视网膜图像,其大小、形状、清晰度要一致。因为能接受的范围很小,复视产生前中心凹(中心融合)附近只允许很小的重叠。更大的重叠在周边视网膜区(周边融合)。融合被分为感觉融合、运动融合和立体视觉。

　　(1)感觉融合:感觉融合的基础是视网膜和视皮质固有的有序的位置关系。视网膜对应的位置投射到视皮质的同一位置,其邻近视网膜投射到邻近的皮质。

　　(2)运动融合:是指维持同一个视网膜图像在视网膜对应区的异向眼球运动,即使有人为或自然的偏斜倾向。如注视目标时在双眼前放置底朝外的三棱镜,如果双眼保持固定位置,则视网膜图像向颞侧移动。然而,融合性集合保持视网膜图像在视网膜对应,可以看到双眼集合。这一反应称为融合性集合。运动融合可以被看做避免复视的机制,是中心凹外的周边视网膜独有的功能。融合性集合的幅度可以用旋转三棱镜及其他仪器测量。

　　(3)立体视觉:不能被认为是一种融合的形式,其发生是由于两个方向的视差太大不能允许简单的重叠或融合,但是还没有引起复视那么大。因此,立体视觉是介于简单的感觉和

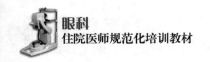

运动融合及复视之间的状态。立体视觉使物体在深度或三维空间形成主观排序。它是双眼合作的最高形式。

立体视觉和深度知觉不是同一个概念。单眼线索有助于深度知觉，单眼线索包括物体重叠、相关的物体大小、亮度、阴影、运动视差和视角。立体视觉是水平视差引起的相对深度的双眼感觉。大脑认为两个相似的视网膜图像的鼻侧视差比注视点远，颞侧视差比注视点近。远于 20 ft(1 ft＝0.3 m)的物体，我们几乎完全依靠单眼线索形成深度知觉。

二、视觉的神经生理

视神经交叉对双眼视觉和立体视觉的形成是重要的。视觉信息从双眼视网膜对应区通过邻近的平行的单独的环路经过外侧膝状体和视束到达视皮质，将双眼信息整合。

最近大量的研究集中于视觉神经生理。我们将聚焦于视网膜神经节细胞层；外侧膝状体，它代表了 6 个单眼薄层(4 个背侧小细胞和 2 个腹侧大细胞层)；视皮质，也称为纹状皮质，V1 或 brodmann17 区。这一视皮质通路提供了视觉知觉的神经基础。

外侧膝状体是连接视网膜和纹状皮质的主要丘脑视觉核。视网膜 100 万神经节细胞大约 90％终止于外侧膝状体。外侧膝状体包括大约 180 万神经元，产生神经节细胞与神经元的比率大约为 1∶2。经过外侧膝状体相对直接的传递之后，信号激活纹状皮质包括大约 1 000 个处理元素的一个单元。根据传统的观点，纹状皮质执行膝状体传入信号的基本分析，并将信息传输给更高级的皮层进行进一步翻译。这些皮质被为 Brodmann 18、19 或 V2、V3、V3a、V4 和 V5。

1. 视觉通路 大细胞(M)系统和小细胞(P)系统是视觉通路最主要的神经系统。M 系统的细胞体很大，有大的树突野和大的轴突，在黄斑区较少，越向周边数量越多。它们在外侧膝状体与大细胞神经元建立突触。M 膝状神经元终止于纹状皮质(V1)4Cα。这一系统的神经元反应时间很快，但是当刺激持续存在时反应衰退很快。因此 M 系统对运动刺激敏感但对不动的刺激不敏感。M 系统对颜色也不敏感。在猕猴并且可能在人类，大约 10％的外侧膝状体的视觉输入来自 M 细胞。

P 系统起源于小型视网膜神经节细胞。它们细胞体较小，有小的树突野，在黄斑中心凹密度较高，越向周边密度降低。P 视网膜神经节细胞与小细胞性外侧膝状体细胞建立突触。P 膝状体轴突终止于 V1 区 4 cβ。P 系统对视觉刺激产生慢反应，对物体边界和颜色对比度产生高分辨率信息，对形状知觉的形成和静止物体的细节很重要。大约 80％的视网膜输入来自 P 神经节细胞。

K 系统起源于有大的树枝野的神经节细胞，这些细胞与外侧膝状体的 K 细胞建立突触。膝状体轴突终止于 V1 的 3 层和 1 层。这一系统与颜色视觉，尤其是与蓝色有关。

视束的纤维终止于外侧膝状体。膝状纹层 1、4、6 接受来自对侧鼻侧视网膜的轴突，2、3、5 接受来自同侧颞侧视网膜的轴突。这一单眼视网膜对应区分离通过外侧膝状体持续至纹状皮质(V1)。在此来自左右眼的膝状轴突末端整合为一个互相平行的条纹系统，称为眼的优势柱。从这里配对的左右眼单眼细胞最终集合至 V1 区 2、3、4 cα 和 4 cβ 的双眼细胞。双眼视觉和双眼运动融合可能是通过使两个单眼柱信息能共享的水平联结实现的。

2. 视觉发育 在人类视网膜，大多数神经节细胞在胚胎第 8～15 周开始发育，到第 18 周达到 220 万～250 万。第 30 周以后，在持续 6～8 周的快速细胞死亡期，神经节细胞数量急剧下降。视网膜神经节细胞数量降至最终 100～150 万。

人类外侧膝状体的神经元可能形成于胚胎第 8～11 周。第 10 周,第 1 个视网膜神经节细胞侵入发育中的外侧膝状体。M、P 和 K 系统神经节细胞分离的发生与外侧膝状体薄片的时间同步。视网膜传入反馈它们的轴突末端,因此仅在合适的膝状体薄层保留突触连接,这一过程发生于胚胎第 22～25 周。目前认为如果轴突不能成功与大脑的目标建立突触,神经节细胞就会死亡。外侧膝状体薄层变为定向的,如果用正确定位的针经过 6 层会刺穿来自每眼视网膜对应区的细胞。

分化为纹状皮质的细胞形成于胚胎 10～25 周。最开始,代表双眼广泛重叠的膝状体传入纤维在 4C 层,眼优势柱的发育要求左右眼传入纤维逐渐松开它们重叠的轴突末端。这一分离发生于孕期最后几周,在出生时几乎全部完成。

出生后视功能的持续发育伴随与中央视觉通路同时发生的大部分解剖改变。黄斑中心凹仍然被多细胞层覆盖,并被稀疏的视锥细胞包裹。因此,出生时的视力大约为 20/400。出生后第 1 年,视网膜光感受器细胞重新分布,黄斑中心凹的视锥细胞密度提高约 5 倍,以达到成人视网膜结构,并达到 20/20 的视力。在新生儿,视觉通路上的白色物质并不是完全有髓鞘的。在生后 2 年内,髓鞘快速增大,在前 10 年持续在较低比例。出生时,外侧膝状体的神经元仅为它们平均大小的 60%。它们的体积逐渐增大至 2 岁。出生后数年内纹状皮质改善它们的突触连接。突触的密度下降 40% 在 10 岁左右达到最终的成人水平。

胎儿的生理活动对视觉系统正常的解剖连接的发育是非常重要的。在子宫里,哺乳动物的视网膜神经节细胞在没有视觉刺激的条件下释放自发活动的潜力,通过河豚毒素可以消除这一潜力来阻止视网膜膝状体轴突分离为合适的膝状体层并阻止纹状皮质眼优势柱的形成。因此,虽然视觉系统功能性构建是由基因决定的,其特异性和改善可以通过胎儿期和出生后生理视觉依赖活动进行。

3. 异常视觉经验在视觉通路上的作用 异常视觉经验对视觉通路发育的影响重大。形觉剥夺、屈光参差或者斜视引起的异常发育可以导致初级视皮质的改变,从而停止视觉信号的准确传递。视觉系统的发育用活动的模式来改善神经联结并对不平等的双眼竞争和竞争抑制非常敏感。

如果新生猴子在黑暗的环境中生长或者双眼缝合,纹状皮质的细胞最终会丧失敏感的定位和正常双眼反应。许多细胞自发和无规律的对视觉刺激无反应,剩余的单元则反应迟钝、不可预测,恢复的潜力减小。纹状皮质的细胞不能恢复正常反应。

过了出生后的关键时期,视觉系统不再受形觉剥夺的影响。如果成年猴子被缝合双眼,纹状皮质的细胞不会受到影响。

对年幼的猕猴进行单眼缝合通常会引起轴性近视,但是没有其他解剖改变。剥夺眼的外侧膝状体接受输入的 M 和 P 细胞有较小的缩小,但是这些细胞对视觉刺激的反应迅速,这表明外侧膝状体的缺陷并不引起弱视。在纹状皮质,单眼形觉剥夺引起遮盖眼的优势柱非常小,这是由于在皮质双眼竞争突触联结。结果剥夺眼丧失了许多出生时已经形成的联结。这导致剥夺眼驱动的大量膝状细胞的末端大量丢失。然后眼优势柱开始萎缩,导致 4C 层要求维持降低的轴突末端数量的外侧膝状体细胞体积减小。未遮盖眼的轴突末端由于侵入了遮盖眼的位置而生长更好。但是,其优点并不清楚,因为未遮盖眼的视力不会超过正常。正电子发射试验(PET)已经证实弱视眼视皮质血流和葡萄糖代谢降低,提示视皮质是弱视发生的主要位置。单眼形觉剥夺也会破坏双眼驱动细胞的作用。

缝合眼睑对猕猴视觉发育的破坏有一个关键期。这一关键时期是纹状皮质易受形觉剥

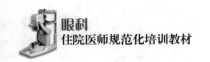

夺影响的时期。在这一关键期，反向眼睑缝合可以逆转眼睑闭合的有害作用——即打开缝合的眼并缝合对侧眼。反向缝合以后，原先缝合眼的优势柱逐渐正常，表明打开缝合眼并缝合对侧眼可以使萎缩的优势柱得到解剖恢复。然而，当缝合时间超过关键期后重新打开并缝合对侧眼，优势柱不能恢复。

幼龄猕猴眼睑缝合是很好的形觉剥夺性弱视的动物模型。在儿童，屈光间质的混浊和眼睑遮盖可以造成这样的情况。形觉剥夺可以形成快速严重的弱视。

其他原因也可以造成儿童弱视。屈光参差造成的光学离焦可以引起离焦眼的皮质神经元敏感度降低（尤其是高空间频率因为它们对模糊更易感）并发出更弱的信号。这引起双眼神经元不平衡，降低双眼活动，眼优势柱的缩窄，小细胞层的细胞萎缩。屈光参差性弱视仅有 P 系统功能的异常。高空间频率的刺激时双眼视觉的缺陷也非常明显。

屈光参差性弱视的关键期始于单眼屈光间质模糊超过双侧神经系统模糊的减轻。这一关键期可能比斜视性弱视发生晚，并可能要求单侧模糊持续较长时间。出生后第 1 年不发生散光性弱视，并且可能到 3 岁才会发生。

可以通过将猴的眼外肌部分切除制作斜视的模型。许多猴子术后发生交替性注视，单眼视力良好。纹状皮质的检查证明细胞有正常的接受野，双眼对刺激的反应细胞数量相当。然而，皮质丧失双眼视细胞。一条眼外肌切除后，一些猴子不是交替注视而是单眼注视，偏斜眼发展为弱视。斜视性弱视发生的一个重要因素是图像不相关引起的单眼抑制。斜视引起纹状皮质异常输入是由于阻止双眼黄斑中心凹提供同时的图像。另外一个因素是斜视眼的光学离焦。主视眼聚焦于注视的物体，而斜视眼注视不同的方向；对斜视眼来说，物体聚焦可能太近或太远。每个机制都会引起一套纹状皮质 4C 层信号的不同步和抑制。在斜视性弱视，4C 层，尤其是小细胞接受层的活性降低，双眼视活动下降，但是眼优势柱的宽度改变较小。

发生斜视性弱视的关键期始于大约 4 月龄，即眼优势柱分离和对双眼关系敏感的时期。

三、异常的双眼视

当有明显斜视时，双眼视网膜对应区不注视同一物体。这使患者有 2 种不同视觉现象，即混淆视和复视。

1. 混淆视　是指 2 个不同的物体投射到视网膜对应区的同时感知。双眼黄斑中心凹不能接受不同物体的同时感知，于是最近的中心凹区域发生视网膜竞争，两个图像快速交替。混淆视仅发生在非中心凹视网膜区域，临床上有意义的混淆视比较少见。

2. 复视　复视通常是由于获得性眼位不正引起的一眼成像于中心凹，对侧眼成像于非中心凹处。出现重影的患者，成像于非对应点的物体一定是位于 Panum 区外。在主观空间同一物体被视为在 2 个不同的位置，位于中心凹处的图像总是比非注视眼位于非中心凹处的物体清楚。复视的症状与发病年龄、病程和主观认知有关。年龄越小，抑制非中心凹图像的能力越强。

中枢融合干扰是一种难治性复视。其特征是双眼中心凹刺激的缺失、抑制的缺少和融合幅度的丧失。斜视角可能很小或发生变化。它可以发生于一系列临床情况，如长期的融合干扰、头部外伤，少数发生与长期斜视后。临床治疗非常棘手。

四、斜视后的病理生理改变

为了避免混淆视和复视,视觉系统会发生抑制和异常视网膜对应(图12-4-2)。病理性的抑制和异常视网膜对应仅发生于未发育成熟的视觉系统。

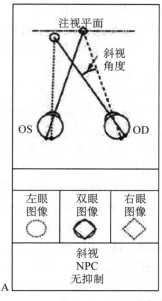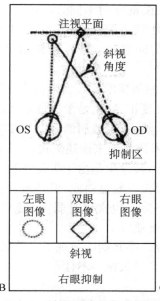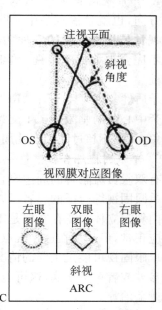

图 12-4-2　斜视的视网膜对应和抑制

A. 正常视网膜对应的斜视患者,无抑制,则有复视和融合,2 个单独物体的注视方向;B. 通过抑制偏斜的右眼图像消除复视和融合;C. 通过异常视网膜对应消除复视和融合,偏斜右眼视觉方向适应

生理性抑制发生的机制是为了防止生理性复视(Panum 区外的物体引起的复视)的发生。

1. 抑制的分类

(1)中枢性和周围性:中枢性抑制是指为了阻止偏斜眼中心凹的图像形成意识,也就是为了防止混淆视的发生。周围性抑制是指通过阻止落在偏斜眼周边视网膜的图像、与落在注视眼中心凹的图像相似的图像的认知来消除复视。这种抑制的形式很明显是病理性的,仅在视觉系统未发育成熟时作为皮质适应发生。成年人则不能发生周围性抑制。因此,如果不遮盖偏斜眼则不能消除注视眼看到的周边第 2 个图像。

(2)非交替性和交替性:如果抑制是单向的,或者总是引起优势眼的图像比偏斜眼的图像占优势,这种抑制是非交替性的。这种机制可能会导致斜视性弱视的发生。如果这一过程是双向的,或者在两眼图像间转换,这种抑制是交替性的。

(3)偶发的和固有的:偶发的是指抑制仅在偏斜状态时发生。例如,间歇性外斜视的患者,当眼位偏斜时经常感到抑制,而眼位正时则立体式觉良好。相反的,固有的存在于所有的时间,不管眼位偏斜还是正位。偏斜眼的抑制可以是相对的(可以有视觉感知),也可以是绝对的(无光感)。

2. 抑制的检查　如果斜视患者有正常视网膜对应,并且没有复视,抑制的存在使感觉

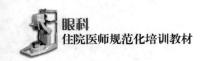

通路完整。许多简单的检查对抑制的临床诊断是有用的。

3. 抑制的治疗　治疗抑制通常需要治疗斜视：①矫正屈光不正；②遮盖疗法或药物治疗，使双眼视力平衡或交替用眼，治疗弱视；③矫正眼位，使双眼视网膜对应区接受注视物体的同时刺激。

4. 异常视网膜对应（ARC）　是指注视眼的中心凹与偏斜眼周边网膜有异常的共同视觉方向，也就是说双眼中心凹视觉方向不同。ARC 是保留一些双眼协作的适应。异常双眼视觉是优于抑制的一种功能状态。在 ARC 发展过程中，正常感觉发育逐渐被替代，并且不完全被替代。斜视持续时间越长，ARC 就越稳固。ARC 发育的时间可能持续 10 岁以前。

矛盾性复视发生于有 ARC 的斜视术后。当内斜患者眼位正位或接近正位后，术后中心凹或旁中心凹的刺激会产生交叉复视，这就是矛盾性复视。临床上，矛盾性复视是常见的术后现象，几乎不超过几天至几周，然而，少数病例可以持续更长时间。

5. 单眼固视综合征　这一术语是用来描述斜视的一个特殊的感知状态，其基本特征是不伴有双眼黄斑融合的周边融合，其发生是由于生理性黄斑盲区。

单眼固视综合征的患者可以没有明显斜视，但是通常有小度数的斜视（小于 $8^\triangle$），最常见的是内斜。立体视觉存在但是下降。也常伴有弱视。起先认为不管有没有明显斜视，视网膜对应正常，但是现在这一观点被质疑。

单眼固视可能是主要的情况。婴儿期的斜视手术效果较好。这一综合征也可能是由于屈光参差或者黄斑疾病，这可能是单眼视力不佳而无明显斜视的主要原因。如果弱视明显，则需遮盖治疗。

6. 抑制及异常视网膜对应（ARC）的主观检查　异常视网膜对应的检查为感觉适应的主观实验。所有的实验都因检查情况不能重复而受到影响。双眼分视越高，日常生活中实验刺激越少。实验需要结合遮盖试验来判断融合反应是因为正视还是异常视网膜对应。

（1）红玻璃实验：半暗室内，红玻璃置于患者一眼前，注视 1 m 处光源。

1）患者看到一个红光，一个白光。如果患者有内斜，图像是非交叉的（如红玻璃在左眼前时，红光位于白光的左侧），称为同侧性复视，或非交叉性复视。我们可以简单记忆为内斜患者红光位于红玻璃同侧。如果患者为外斜，图像是交叉性的。称为交叉性复视。如果测得的两个图像的距离与预想的一致，就是正常视网膜对应。

2）如果患者尽管有内斜或者外斜，但看到两个光点重叠呈粉色，被称为和谐异常视网膜对应。

3）如果患者看到两个光点（内斜患者非交叉复视、外斜患者交叉复视），但是两个图像的距离小于预想的结果，这时为非和谐异常视网膜对应，许多学者认为非和谐异常视网膜对应是实验位置的假象。

（2）Worht 4 点灯实验：患者戴红绿眼镜。戴红镜片的眼睛只能看到红光，戴绿镜片的眼睛只能看到绿光。偏振 Worth 4 点灯实验与传统检查基本一样，除了用偏振光镜片代替红绿镜片。红绿眼镜在非抑制的正常视网膜对应患者可以产生复视，在异常视网膜对应患者可以产生复视或融合，其取决于异常视网膜对应适应的程度。如前所述，这一检查必须结合遮盖试验。

当检查单注视综合征的患者时，Worth 4 点灯可以检查周边融合的存在及双注视的缺失。当注视 10 ft 时标准的 Worth 4 点灯投射至中心 1°或更少的视网膜区域,在单眼注视综合征 1°～4°盲区内。因此,单眼注视综合征的患者可能会看到 2 或 3 个灯,这取决于他们的注视优势。当将灯靠近患者,直到融合反应时,灯会投射至中心单注视盲区外的周边网膜,通常是 2～3 ft。

(3) Bagolini 线状镜:Bagolini 线状镜是没有屈光度并有许多平行窄线的镜片。这样的镜片使注视光源形成延长的线,像小型马氏杆的镜片一样。镜片通常置于右眼前 135°,左眼前 45°。Bagolini 线状镜的优点是检查条件接近自然状态,而且检查时可以进行遮盖实验。单眼注视综合征的患者中心暗区被感知为注视光源周围的光线有缺如。

(4) 4[△] 底朝外三棱镜检查:这是为了检查单眼注视综合征并且没有明显斜视的患者是否存在偶发暗点而进行的诊断性操作。检查时,双眼注视时快速将 4[△] 的底朝外的三棱镜置于一眼前,然后置于对侧眼前,观察眼球运动。双眼注视的患者通常看到双眼异向运动,三棱镜遮盖的眼睛内动,伴随对侧眼融合性集合运动。不管三棱镜置于何眼反应相同。通常,单眼注视综合征的患者当棱镜置于非注视眼前时观察不到眼球运动,当棱镜置于注视眼前时,可以观察到重新注视的眼球运动,但是没有融合性集合运动。

4[△] 的底朝外三棱镜是检查黄斑暗点的一种可靠方法。如果三棱镜置于一眼前,但是没有引起集合运动时,双眼注视的患者偶尔会有复视。单眼注视的患者不管检查哪只眼睛,都没有眼球运动。

(5) 后像检查:这个检查是用黑纸遮盖相机的闪光,然后仅留一个窄隙,并在中心遮盖一个黑带作为注视点,同时保护黄斑不被照射。这一检查包括黄斑用水平和垂直不同线状后像刺激、或者标志。因为抑制点沿水平视网膜子午线延伸,并使水平后像模糊,所以仅通过每眼分别注视线状光隙使垂直后像置于偏斜眼前,注视眼的水平后像。

遮盖线状光的中心区使中心凹注视并保持未标记,患者指出感到的后像相对位置。

(6) 同视机检查:同视机是斜视的一个主要检查。同视机可以检查水平、垂直及旋转斜视,抑制和视网膜对应的诊断,检查融合幅度及立体视觉;也可以检查患者的双眼视功能。

(刘　红)

第五节　斜视、弱视诊断技术

一、病史和主诉

首先要了解母亲怀孕及患儿出生及发育的基本情况。患儿幼时照片可以提供斜视及相关症状初发时间。记录患者的治疗史,包括弱视训练、屈光矫正及手术治疗等情况。注意患者的头位,了解斜视家族史及其他眼部疾病史。

另外还需询问以下病史:①有无与斜视相关的外伤或者疾病;②斜视是持续性还是间歇性;③看远斜视,看近斜视,还是看近看远都出现斜视;④斜视是单眼还是双眼交替;⑤斜视是否只在注意力不集中或疲劳时发生;⑥患儿是否喜欢闭上一眼。

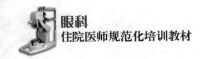

二、视力评估

(一) 远视力

许多方法都可以评估患者的远视力,应根据不同的情况合理选择远视力的测量方法。表 12-5-1 列举了不同年龄段的视力检查方法。

表 12-5-1 儿童视力的不同检查方法

年龄(岁)	检查方法	年龄(岁)	检查方法
0～2	视觉诱发电位(VEP)	2～5	HOTV
0～2	优先注视法	2～5	E-game
0～2	固视行为	5+	Snellen 法
2～5	Allen 画片		

儿童的视力评估通常比较困难,临床上要结合多种方式进行综合评估。不会说话的儿童可以采用角膜映光法。斜视患者若能交替注视,说明双眼视力无差异或差异不大。若不能交替注视说明双眼视力有差异。因此,不会说话的儿童如果一直使用一眼注视,那么另一眼可能为弱视。也可用交替遮盖患儿双眼,观察是否会出现回避动作:当好眼被遮盖时患儿试图移去遮盖物,而当视力差眼被遮盖时不会出现这种动作。

学龄前及更大的患儿可以使用 E 视标、字母、数字或者图形检查视力。眼球震颤的患者双眼的视力比单眼视力要好。为了更好地检查单眼的视力,常常另一眼采用雾视法,即在屈光完全矫正的基础上加上 +5 D 的镜片。

(二) 睫状肌麻痹验光

环戊通(1%)在儿童尤其是合并使用肾上腺素的验光中是首选药。婴儿的使用浓度为0.5%。但在临床上也发现环戊通会对儿童的心理造成负面影响,应引起注意。5.0%后马托品和 0.25%的东莨菪碱有时可以用来代替环戊通,但是不如环戊通快速有效。0.5%或 1.0%的托吡卡胺配合2.5%肾上腺素点眼可用于日常扩瞳,但睫状肌麻痹作用不强。一些眼科医生联合使用环戊通和托吡卡胺将瞳孔扩到最大。许多眼科医生建议 1%阿托品滴眼液或者眼膏,但是阿托品会导致长时间的视物模糊及一些毒性反应和过敏反应。但是 1%阿托品滴眼液可以安全用于弱视的治疗。

表 12-5-2 列举了常见睫状肌麻痹药物的使用方法及作用时间。药物作用的时间差别很大,由于瞳孔扩大比睫状肌麻痹出现得早且持续的时间长,因此瞳孔的扩大不代表睫状肌的麻痹。对于有调节性内斜视的患者,为了控制调节需要经常性睫状肌麻痹验光。

表 12-5-2 睫状肌麻痹药物的使用方法及作用时间

药 物	用 法	起效时间	持续时间
托吡卡胺	1 滴/5 min×2 次,等 30 min	20～40 min	4～6 h
环戊通	1 滴/5 min×2 次,等 30 min	30～60 min	6～24 h
东莨菪碱	1 滴/5 min×2 次,等 60 min	30～60 min	4～7 d
后马托品	1 滴/5 min×2 次,等 60 min	30～60 min	1 d
阿托品*	1 滴×3 次×3 d,检查前早晨加用 1 滴	45～120 min	1～2 周

*:一些医生认为眼膏效果更好,每天 1 次,连用 3 d

（三）不良反应

睫状肌麻痹肌的不良反应包括结膜的过敏反应，眼睑水肿及皮肤炎症。阿托品的不良反应与其他睫状肌麻痹药相比更加常见。嗜睡常见于东莨菪碱，偶发与环戊通或后马托品。

阿托品的系统毒性作用包括发热、口干、面部潮红、脉快、头晕、皮肤红斑等。处理方法是停药，如需要给予支持治疗。如果反应严重，给予毒扁豆碱。1 滴 1.0% 的阿托品含量是 0.5 mg。

三、斜视检查

斜视检查有 3 个方面的检查：眼位检查、眼球运动检查和双眼视觉的检查。

1. 眼位检查　眼位检查分为客观检查和主观检查。

（1）客观检查法：

1）角膜映光法：可根据角膜反光位置判断眼位分离的状况。Kappa 角的存在会对角膜映光的结果产生影响。Kappa 角是视轴与光轴的夹角，大部分情况下黄斑在瞳孔轴的颞侧，角膜反光会在角膜中央稍鼻侧。这是正 Kappa 角，类似于外斜视。Kappa 角可以通过遮盖法加以区分，若是 Kappa 角导致斜视的假象，遮盖检查会发现眼球不动。

2）遮盖法：可以测近和测远。如果患者不能注视，则不能使用这种检查方法。遮盖法有 3 种：交替遮盖法、遮盖-去遮盖法和三棱镜加遮盖法。

A. 交替遮盖法（alternate cover test）：①检查目的。发现 2° 以上的隐斜和显斜。②方法。首先用遮挡板遮盖一眼，另眼注视目标，很快将遮挡板移向另眼，观察遮挡眼的运动状况。③结果判断。眼球由内向正位移动说明患者有内斜倾向。若遮蔽后眼球由上至正位移动说明有垂直斜度倾向。

B. 单眼遮盖与去遮盖（cover-uncover test）：①检查目的。可判断是隐斜还是显斜；可查第 1 斜视角和第 2 斜视角是否一致；何眼为注视眼。②方法。用遮挡板遮盖一眼，令一眼注视眼前目标，遮挡超过 5 s 时间后，将遮挡板撤离该眼，并观察该眼的运动情况，同方法再用遮挡板遮盖另眼，观其运动情况。③结果判断。挡板撤离遮盖眼后，此眼从其他方向很快地回到正位，说明是隐斜。挡板撤离遮盖眼后，此眼暴露出某种斜位，并停留此位，说明是显斜。挡板撤离遮盖眼后，两眼均暴露出相同的斜度，说明第 1、第 2 斜视角相等。挡板撤离遮盖眼后，一眼暴露斜度大，另眼斜度小，说明第 1、第 2 斜视角不一致，说明有麻痹因素。挡板撤离后，该眼停留在斜视位，另眼仍在注视目标，说明遮盖眼为斜视眼，另眼为注视眼。挡板撤离后，该眼虽为斜视眼，但立刻回到注视位，而另眼原注视目标不能维持而滑向斜视位，说明原遮盖眼为注视眼。

C. 交替遮盖加三棱镜法：①检查目的。为客观的斜视度定量检查。②检查方法。先用交替遮蔽法暴露患者的某种类型的斜视度，再用三棱镜中和所出现的斜视度直至交替遮盖检查眼球不动。此时所中和的三棱镜度数即为患者的他觉斜视度。三棱镜的尖端指向斜视方向。

（2）主观检查法：最常用的检查是马氏杆＋三棱镜检查、红玻片＋三棱镜、双马氏杆检查。

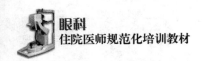

1）马氏杆（Maddox）+三棱镜法：

A. 检查目的：为自觉的斜视度定量检查。

B. 方法：检查时一眼注视灯光，而另眼前放马氏杆，点光源通过马氏杆后所见到的是一条直线，用三棱镜中和至线条与灯光重合为止，这时中和的三棱镜度数即为斜视度数。

马氏杆对于水平斜视的定量检查不是最佳选择，因为调节性辐辏不能控制。

2）红玻片+三棱镜：

A. 检查目的：为自觉的斜视度定量检查。

B. 方法：检查时一眼注视灯光，而另眼前放红玻片，点光源通过红玻片后所见到的是一红灯，用三棱镜中和至红灯与注视灯光重合为止，这时中和的三棱镜度数即为斜视度数。

3）双马氏杆用来检查旋转性斜视：马氏杆通过试镜架或者综合验光仪垂直放在患者双眼前，患者可以看到两条水平线。患者转动其中一侧马氏杆的方向直到看到两条平行的直线。为了使患者能看到两条线，通常可以在其中一眼放一个小度数的底朝上或下的三棱镜。度数和方向（内旋或者外旋）可以通过使两条线变成水平且平行时旋转的角度来表示。

四、眼球运动检查

眼球运动检查是斜视检查的一个重要内容，主要有 3 个方面的检查，即单眼运动检查、双眼运动和集合运动检查。检查者应仔细观察患者 9 个诊断眼位的眼球运动。眼球在这些眼位运动的限制及偏离的不对称性都要记录。

（一）单眼运动检查

1. 检查目的　判断单眼某条肌肉最基本的功能状态。

2. 检查方法　遮蔽一眼后，观察另眼各方位眼球运动是否到位。

3. 结果判断　内转时，内转眼瞳孔缘可达上下泪小点连线；外转时，颞侧角膜缘达外眦部；上转时，下角膜缘和内、外眦连线相切；下转时，上角膜缘与内、外眦连线相切。

（二）双眼眼运动

1. 检查目的　检查一组配偶肌的协调情况。

2. 检查方法

（1）比较双眼映光法在各方诊断眼位上的光点位置。上方注视时，映光点高者说明眼位低，下方注视时光点低者，说明眼位位置高。

（2）交替遮盖法观察双眼运动的方向。

（3）双眼运动能暴露出单眼运动不能发现的问题。

（三）集合运动

集合近点的检查是将视标放在距患者头部 40 cm 的正中矢状面上。当患者注视目标时将视标渐渐向着患者方向移动，直到患者一眼不能注视产生偏斜。这个点就是患者的集合近点。保持注视的眼是患者的主视眼。集合近点的正常值为 8～10 cm。

五、双眼视觉的检查

双眼视定义为：同时使用双眼并对落在双眼各自视网膜上的像产生最终像的识别。通常，正常的知觉双眼视觉取决于正常的融合能力。常规的检查有 Worth 4 点灯、线状镜和立体视检查。

（一）Worth 4 点灯

只有具有双眼同时视功能的人才能看到 4 个灯。如果右眼抑制（在右眼偏斜的患者中经常发生），由于白灯被看成绿灯，患者告知看到 3 个绿灯；如果左眼抑制，由于白灯被看成红灯，患者告知看到 2 个红灯。如果交替抑制，患者将交替看到 2 个红灯和 3 个绿灯。复视的患者告知看到 5 个灯。

（二）Bagolili 线状镜

线状镜检查是在自然条件下唯一的双眼视检查手段，他的最大优势是不破坏双眼融合。检查时将线状镜放在双眼前，注视点状光源，询问患者看到的影像，分别检查视远和视近（图 12 - 5 - 1）。

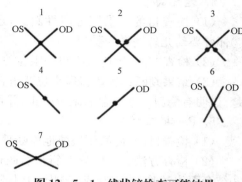

图 12 - 5 - 1 线状镜检查可能结果

（三）立体视检查

Worth 4 点灯可以判断抑制，而立体视检查评估双眼的立体视功能。有两种立体视检查方法：轮廓立体图和随机点。轮廓立体视检查将注视目标分离（通过偏振片或者红绿眼镜），使单眼对于深度的判断处于低水平的立体视。而随机点将单眼的线索藏于随机点的背景中。

临床上有多种不同的随机立体视检查方法。近随机点立体图配合偏振片可以检查 20 s 的立体视。随机 E 视标采用了优先注视法来检查立体视，同时用于小儿视力的筛查。随机点立体度检查使用红绿镜片分开左右眼的图像。朗式立体视测试不需要镜片制造随机立体效果，用于拒绝戴镜的儿童的立体视检查。

（四）特殊检查

1. 牵拉试验

（1）被动牵拉试验：用镊子牵拉眼球向各个方向运动，确定眼球运动受限的方向。通常在术中检查，但对于配合的患者，可在术前点表麻药以后进行检查。

（2）主动牵拉试验：检查者用镊子固定住患者眼球，然后嘱患者眼球向特定方向运动，感受牵拉的力量。如果肌肉麻痹，检查者感觉到牵拉的力量减弱。

2. 三棱镜耐受试验　患者佩戴合适度数的棱镜保持正视。许多患者可以恢复同时视甚至立体视功能。同样棱镜可以评估患者术后是否能恢复融合功能。

有些患者尤其是获得性的内斜视患者，佩戴三棱镜会加重斜视度数。这些患者存在异常视网膜对应，即使佩戴棱镜，患者斜视依然会朝已经习惯的斜视角度发展。戴上棱镜后，斜视度会变得更大。棱镜适应用于一些获得性内斜视的患者。患者每 1～2 周随访 1 次，如果有需要，增加棱镜的度数，直到患者斜视度数稳定。再按照这个新的、更大角度的、棱镜适应的斜视度数设计手术。这种棱镜适应的手术与常规手术相比，欠矫的发生率降低。

3. 歪头试验（bilschowky test）

（1）检查方法：当头向某肩倾斜的代偿头位时，可将头位向反方向倾斜，对比观察，有无眼球上下转现象。

（2）结果判断：一眼上斜肌麻痹时可出现患眼眼球上转现象而另眼上直肌麻痹时则无

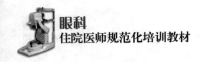

此现象。一眼下斜肌及另眼下直肌麻痹时,患眼下转说明下斜肌麻痹,而下直肌麻痹时无此现象。

4. 遮盖试验

(1) 检查目的:①区分眼性斜颈,还是骨科性斜颈;②区分隐斜状态的麻痹性斜视;③怀疑婴幼儿外展是否受限。

(2) 检查方法:用遮蔽物将一眼盖住。

(3) 结果判断:①遮盖后头位变正,说明为眼性斜颈。②遮盖一眼后,一眼视物反而清楚,说明有隐斜。③遮盖后眼位变正,并可外转者,说明外转肌肉功能正常。

5. Parsk 三步法

(1) 检查目的:可简便快捷地诊断垂直肌的异常。

(2) 检查方法:①区分上斜是右眼还是左眼;②左侧注视与右侧注视时哪侧斜度大;③结合歪头试验,头向左或右侧倾斜时,哪侧为阳性。

(3) 结果判断:①若上斜为右眼,表明右上斜肌、下直肌、左上直肌、左下斜肌麻痹。②左侧注视垂直偏位变大,可表明为右上斜肌及左上直肌麻痹。③头向右肩倾斜时,歪头试验阳性,说明右上斜肌麻痹。

6. 复视像检查

(1) 检查目的:自觉的定性眼球运动障碍的检查。

(2) 检查方法:患者一眼前放红绿镜片,令其注视眼前灯光,并在各个诊断眼位上注视,观其各个方向的水平,垂直复视的情况。最主要观察:①第 1 眼位复视是垂直还是水平;②左右注视时哪方向分离最大;③周边物像属哪眼。

(3) 结果判断:①水平复视主要在左右注视最为突出,周边物像属患眼。②垂直复视时不仅左右注视时突出,重点在右上、右下、左上、左下寻找分离最大的方向,周边物像属患眼。

7. 代偿头位检查

(1) 检查目的:发现头位倾斜的类型,协助麻痹性斜视的诊断。

(2) 检查方法:嘱患者保持正常的视物习惯,由检查者直观望诊。

(3) 结果判断:①面向左右转,为代偿水平肌功能不足。②下颏内收或上抬,为代偿垂直斜度的某垂直肌功能不足。③头向某肩倾,为代偿旋转斜视而出现头位向某肩倾斜。

代偿头位并非麻痹性斜视所独有,其他眼病、颈部疾病也会有同样的头位倾斜情况

8. 调节性集合与调节的比例 调节性集合与调节的比例简称 AC/A。定义为患者每单位(度)调节所产生的集合量(三棱镜度)。临床上有两种计算方法(见第 3 章临床光学):增减透镜法和隐斜计法。

(1) 增减透镜法:通过改变三棱镜度数来测量患者斜视度。嘱患者看 6 m 处的注视目标,在患者眼前加正透镜或负透镜(如 +1、+2、+3、-1、-2、-3)来改变调节需求。测得的结果为刺激性 AC/A 而非反应性 AC/A。后者只能通过视力计来记录调节的量。

(2) 隐斜计法:利用远近斜度的不同来计算。如患者近距离的外斜更大或者内斜更小,那么集合功能不良,或者说 AC/A 低;反之,AC/A 高。对于调节性内斜视,视远比视近时内斜大于 10△ 则被认为是高 AC/A。

异常的高 AC/A 可以通过光学、药物或者手术来治疗。例如,正透镜可以使远视眼的调节减少从而减少集合性辐辏。这是临床上配镜治疗内斜视的理论基础。双光镜可以使患者视近时调节减少或者不使用调节。这种眼镜也适合集合过强即视近内斜度数更大的患者。过矫

的负镜或者欠矫的正镜都需要更多的调节。过多的调节导致过多的会聚从而使外斜减少。

长效的胆碱酯酶抑制剂如硫胆碱曾用来减少调节性辐辏。这种药物直接作用于睫状体,促进神经肌肉间信号的传递,提高中枢对调节冲动的敏感性从而减少调节引起的辐辏。

9. 融合性集散 集散是双眼的异向运动。它可以消除双眼垂直,水平和旋转的不一致。它们按功能进行如下分类:①融合性集合消除双颞侧的视网膜像差,控制外斜视。②融合性发散消除双鼻侧的视网膜相差,控制内斜视。③垂直融合性集散控制上下斜。④旋转融合性集散控制内外旋。

融合性集散可以通过同视机、旋转棱镜来检查。逐渐增加棱镜的度数直到出现复视。融合辐辏试验必须在调节被控制的条件下进行。融合性辐辏可以在以下情况下改变。

(1)代偿机制:随着斜视的进展,患者表现出超常的融合性集散。长时间代偿的垂直斜视和外斜视患者通常有很大的融合性集散。

(2)屈光度数的改变:视力的提高可以使融合性集散增加。降低患者的视力可以使有症状的间歇性斜视变成无症状的隐斜。

(3)意识状态:疲劳、疾病、药物或者酒精可以降低融合性集散,使隐斜变成显斜。

(4)训练:融合性集散(主要是融合性辐辏)可以通过训练来提高。训练适合近融合性辐辏,特别适合缓解融合功能不良的症状。

(5)融合性集散的光学刺激:①控制调节性内斜,减少远视或者双光镜诱导内斜视来刺激融合性发散。②对于复视采用三棱镜治疗的患者,逐渐减少三棱镜度数可以刺激代偿性的融合集散。

10. 双眼单视注视野的检查 可在 Goldmann 视野计或者弧形视野计上进行。该检查用于评估麻痹肌的恢复情况或者术后复视改善情况。嘱患者双眼注视一个白色的视标,将视标由内向外在各个主要的方向移动,当患者告知视标为两个时记下该位置。正常的双眼单视区除了被鼻子遮挡的区域外均为 45°~50°。

11. 器械检查

(1)Hess 屏检查 Hess 屏检查:

1)检查目的:眼球运动功能状态的定性、定量检查。

2)检查方法:利用红绿互补的原理,患者戴一红绿眼镜注视眼前棋盘格状黑色幕布,黑色幕布中央每距 15°设红色注视目标,共 9 个结点,代表 9 个诊断眼位方向。透过红镜片可清楚地看到不同位置的红色标志点,而绿眼镜片不能看到。令患者手持一绿色标志,其绿镜片可以看到,在注视红色标志同时,将手持绿色标志套在红色标志上,当肌肉麻痹时会出现两眼分离。注视红色目标时,所注视到的绿色标志不能套在红色标志上,而指投到眼位所偏斜的位置上,通过指投到幕布上的不同变化以体现肌肉功能的状况。检查距离 1.4 m,自然光线下检查,也有利用电子 Hess 屏在暗室内进行检查。

3)结果判断:重点观察 9 个诊断眼位的图形变化。肌肉功能变弱时,所查 Hess 屏眼球运动图形变为狭小。而肌肉功能亢进时,所查 Hess 屏图形扩张变大,此检查能一目了然地了解眼球运动的配偶肌功能状况(图 12-5-2)。

(2)同视机检查:

1)检查目的:通过诊断方位的检查,以数字大小的变化反应肌肉功能状况,以判断麻痹肌、过强肌。

2)检查方法:利用同视机,可在第 1 眼位及各个诊断眼位上不同位置的斜度变化,最好

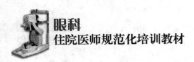
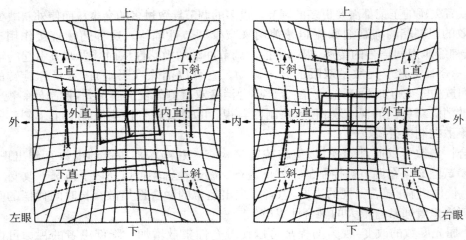

图 12 - 5 - 2 左眼上斜肌麻痹 Hess 屏结果

+2° R/L 6° EX 2°	+1° R/L 4° EX 4°
+1° R/L 7° EX 5°	
+2° R/L12° EX 6°	+1° R/L 6° EX 8°

图12 - 5 - 3 同视机检查斜视度(右上斜肌麻痹)

选用隐斜画片("十"字画片)可易将水平、垂直、旋转斜度清楚显示出来,并做详细记录。

3)结果判断:眼位偏斜度数最大的方位即为麻痹肌所在处,或为眼球运动受限明显处。水平肌的功能状态可在左右注视位上表现出来,垂直度或旋转度可在左上、左下、右上、右下位置上表现出来(图 12 - 5 - 3)。

(3)双马氏杆检查:

1)检查目的:主要用于旋转度的定量检查。

2)检查方法:将 2 个马氏杆同方向放在试镜架上并置于两眼前,注视灯光目标后观察两眼的光线条是否平行或倾斜,如有倾斜,移动一侧马氏杆使两线平行,所移动角度会在试镜架上的刻度上显示出来。

3)结果判断:若垂直放置双马氏杆,两眼显示水平光线条如一眼鼻侧线高、颞侧线低时为内旋,反之为外旋,将一眼所倾斜的光线逐步移动,使之平行后,所移动的角度即为旋转斜度的定量。

(4)眼底照相检查:

1)检查目的:利用眼底像的某些成分分析旋转斜度。

2)检查方法:散瞳后做眼底后极部照相,观察中心窝与视盘中心线的位置关系。

3)结果判断:正常黄斑中心窝位于视盘颞侧缘外 2.5 PD 视盘下 1/3 处,向下移位过多说明有外旋,向上移位则说明有内旋。检查目的:用来鉴别斜肌与直肌麻痹。

(刘 红)

第六节 | 内 斜 视

内斜视是指视轴潜在的或者显性的向内偏斜,是儿童中最常见的斜视类型,约占 50%。

最常用的分类方法是根据患者融合能力划分：①内隐斜能被融合机制控制，因此在双眼同时视的情况下不表现出斜视。②间歇性内斜可被融合机制控制，但是在一些特殊情况下如疲劳，疾病，压力或者破坏融合时可表现出内斜视。③显性内斜视不能被融合机制控制，所以是恒定性的斜视视。

内斜的原因可以是神经性、解剖性、机械性、屈光性和调节性原因。

一、假性内斜视

假性内斜视是指外观上表现出内斜，而视轴未偏离。可能是由于鼻梁扁平而宽，内眦赘皮，瞳距过小引起。观察者可以看到鼻侧露出的巩膜较颞侧少，特别是患儿向左或者向右注视时，就会出现内斜视的假象。由于没有眼位的偏斜，因此角膜映光和遮盖试验均正常。儿童发生内斜视有时候伴有假性内斜视，因此，当患儿内斜视没有改善时要注意重新评估。

二、婴幼儿性（先天性）内斜视

出生后 6 个月内出现的内斜视为婴幼儿型内斜视。内斜视常常有家族史。先天性内斜视患儿由于双眼交叉注视，视力通常是正常的。患儿由于大角度的内斜视，通常用内斜眼注视对侧的目标。当患儿只用一只眼注视时，通常会发生弱视。

先天性内斜视由于斜视角度大（>30 PD）。双眼由于交叉注视会出现外展功能受限。如果存在弱视，则好眼各方向运动正常，而弱视眼外展功能不足。患儿的外展功能检查可以通过娃娃头试验或者遮盖一眼的方法。检查者也可以使患儿旋转。50%的先天性内斜视患儿合并下斜肌功能亢进和垂直斜视。但是 1 岁之前不容易发现。

1. 发病机制　婴幼儿型内斜视的病因尚不明确。目前有两种相互冲突的理论。Worth 的知觉理论认为大脑中融合中心功能的缺陷。根据这个理论，双眼视功能的恢复是无望的，因为神经系统的功能缺失没有办法恢复。而 Chavasse 认为婴幼儿型内斜视是机械性的问题，因此如果在婴幼儿期斜视得到矫正，功能是可以恢复的。一些学者报道了在 6 个月到 2 岁期间手术治疗后恢复视功能的病例，这为早期治疗先天性内斜视提供了理论基础。

2. 治疗　睫状肌麻痹验光显示 1～2 D 的远视（幼儿正常的屈光度数），如果有显著的散光和近视则需要矫正。因为调节性内斜视早在 4 个月就可以发生，因此需要睫状肌麻痹状态下检影验光来矫正屈光不正。早期发病的内斜视需要手术来矫正。手术前要矫正屈光不正及治疗弱视。

大多数眼科医生认为应尽早手术。2 岁时应使双眼的正位以利于双眼协调的优化。在无合并其他疾病的儿童可在 4～6 个月行手术治疗从而使双眼视功能如立体视功能发育。对于 2～4 个月的患儿斜视度数>40 PD 的恒定且稳定的内斜视几乎不能自愈。因此手术医生建议早期手术以达到最好的感知功能。小度数的斜视由于可能自愈，可以随访观察。

婴幼儿型内斜视治疗有许多不同的手术方式。最常用的是双眼内直肌的后退，同时可选择一眼内直肌的后退联合同侧外直肌的缩短术。对于斜视度数>50 PD 的患者，一些医生同时做 3 条，甚至 4 条肌肉的手术。对于合并的下斜肌功能亢进的患儿常同时做下斜肌的减弱手术。

治疗的目的是使患者的眼位正位或接近正位，不仅使患儿双眼视力正常，同时有一些可以使双眼保持正位的知觉融合功能。许多儿童需要多次手术。8 PD 之内的偏斜会导致单

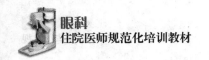

眼固视综合征的发展,表现为周边融合,中心抑制,但外观正常。因此手术成功,被作为治疗婴幼儿型内斜视的目标。这种小度数的斜视虽然没有双眼融合功能,但通常代表稳定的,成功的手术结果。

三、眼球震颤及内斜视

眼球震颤 1/3 伴有内斜视。

1. 调节性内斜视　有如下特点。

(1) 在 6 个月到 7 岁发病(平均为 2.5 岁,可以早在 4 个月发病)。

(2) 开始表现为间歇性,随后恒定性。

(3) 常伴遗传。

(4) 有时由外伤或疾病引起。

(5) 常伴弱视。

(6) 可能出现复视(特别是大龄儿童),患眼出现抑制后可消失。

2. 屈光调节性内斜视　发病机制包括 3 个:①未矫正的远视;②调节性辐辏;③发散功能异常。未矫正远视使患者动用更多的调节从而向物像投射在视网膜上,引起了调节性辐辏。如果患者发散机制受损,从而引起会聚的痉挛,也会发生内斜视。内斜视的角度通常为 20~30 PD,远近相同。平均远视度数为 4 D。

治疗为睫状肌麻痹验光后配镜足矫远视。如果存在弱视也要同时治疗。先天性内斜视延迟治疗将会增加一部分内斜视抗调节治疗无效的可能性。

家长要重视全天戴镜矫正治疗。停止戴镜一段时间,即使之后戴镜矫正,斜视度数也会增加,在给处方时与家长说明比事后说明效果好。另外要向家长解释戴镜的目的是控制斜视而不是治疗。使家长发现孩子摘掉眼镜眼睛仍然斜视时不会失望。

当戴镜不能恢复融合功能或者一部分调节性内斜视转变为非调节性时应进行手术治疗,眼科医生应该在充分矫正患儿远视的情况下进行手术。

3. 高调节性辐辏/调节性内斜视(AC/A)　患者调节性辐辏过强,患者发散能力不足产生内斜视。由于视近时更加需要调节,因此内斜度数视近大于视远。可以通过 +3.0 D 的双光镜来减少斜视度数。注视一个需要适当调节的视标来测量斜视度对诊断该类斜视非常重要。

高 AC/A 调节性内斜视可以发生在远视眼、正视眼,甚至近视眼中。在后两者中,这种内斜也称为非屈光性调节性内斜视。患者屈光度数平均为 +2.25 D。

高 AC/A 调节性内斜视没有统一的治疗方法。

(1) 双光镜:最常用的用于非屈光性调节性内斜视的治疗方法。镜片类型事先确定或者为 35 mm 的平顶型镜片,近附加为 +2.5 D 或者 +3 D。子片的顶部要横过瞳孔,双光镜的垂直高度不能镜片远视区的高度。具体的细节要求要向眼镜制造商说明。渐变镜已经成功运用于临床,但是传统双光镜更佳。理想的双光镜佩戴后可以恢复视远视近的双眼视功能(融合视及立体视)。戴双光镜视远正位而视近有 10 PD 之内的内斜是可以接受的。

(2) 长效的胆碱酯酶抑制剂:一般从最大剂量(0.125% 二乙氧膦酰硫胆碱滴眼液)开始,双眼每天 1 次,连用 6 周。如果治疗有效,再减到最低最低剂量。不良反应包括:血液中拟胆碱酯酶含量的减少,如对琥珀酰胆碱产生的去极化肌松作用的敏感性增高。二乙氧膦酰硫胆碱碘化物可以形成虹膜囊肿,一些眼科医生建议使用2.5%去氧肾上腺素溶液每天2次点眼预防。二乙氧膦酰硫胆碱在美国很难获得。

(3) 手术:可以使AC/A恢复正常。适用于不接受双光镜,希望通过单视眼镜或者接触镜来控制内斜视的患者。

(4) 随访:随着时间的推移,一些患者视近的斜视度逐渐减小最终可以在视远和视近均获得双眼单视。如果视远斜视度有利于融合功能的发育或者患者无症状,那么对于视近偏斜仅需随访。

在长期治疗屈光性或者非屈光性调节性内斜视的治疗中值得注意的是,在5~7岁之前患儿远视度数是增加的。因此,如果患儿戴镜时内斜度数增加则需要睫状肌麻痹验光足矫配镜。5~7岁之后,远视度数减少,全矫配镜会使患儿视力下降因此降低度数。

当儿童5~6岁时,如果配镜或者药物矫正全部或者大部分的内斜视,或者存在双眼融合,那么应该减少镜片的度数或者药物剂量以保持小度数的内斜视从而刺激发散功能。发散功能的增强、双眼远视度数及高AC/A的降低可以使患儿无须佩戴眼镜或者双光镜而保持正位。

4. 部分调节性内斜视　患儿戴镜后斜视度数减少,但是在经过弱视治疗及足矫配镜后仍然存在内斜视。有时部分调节性内斜视由完全调节性内斜视失代偿而来,但是也可能是发生内斜视后伴随着调节性内斜视。调节性内斜视发生后经过数周或者数月后再配镜足矫常常会残余一些内斜视,甚至戴上合适的眼镜后也会出现。因此,调节性内斜视需及时处理。单纯性调节性内斜视的患者如果及时的戴镜矫正了斜视度,相对于伴有高AC/A的患者而言,不容易产生非调节成分的内斜视。

部分调节性内斜视的治疗包括治疗弱视和远视的足矫。非调节部分斜视的手术治疗要根据斜视的度数以及家长的意愿。手术的目的必须在术前与患者及父母说明:使患者术后在戴镜的情况下双眼正位而非使患者不需佩戴眼镜。

5. 非调节性获得性内斜视

(1) 基本型(获得性)内斜视:出生后6个月之后发病,与调节无关的内斜视叫做基本型或者获得性内斜视。与婴幼儿型内斜视相同,获得性内斜视与调节和远视无关,视远视近斜视度相同。大部分患儿其他方面是健康的,但不排除中枢神经系统的占位。治疗包括弱视训练及早期手术治疗。

在术前,一些眼科医生会先让患儿戴棱镜适应。

(2) 急性内斜视:急性起病,并且出现复视。仔细检查眼球运动排除调节性或者麻痹性的成分。人为的双眼视破坏如眼部手术的损伤或弱视的遮盖治疗可以导致急性内斜视。大龄儿童出现的共同性内斜视可能提示有潜在的神经系统疾病。大部分患者出现急性内斜视之前双眼视功能是正常的。因此,三棱镜或者手术治疗后能获得双眼单视功能。患者在等待手术的过程中可以佩戴三棱镜。

(3) 周期性内斜视:周期性内斜视发病率比较低,为斜视的1:50 000~1:30 000。绝大部分在学龄前发病,婴幼儿与成人周期性内斜视偶有报道。这种内斜视的发病呈周期性(通常48 h 1个周期)。周期不定或者24 h也有报道。

患者融合功能及双眼单视功能在斜视时消失或者缺陷,在正视时改善。复视少见,仅在不能抑制复视像的老年人中出现。

周期性斜视的治疗效果好坏不一,但手术通常有效。遮盖疗法可以将周期性斜视转变

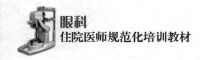
为恒定性斜视。

（4）知觉剥夺性内斜视：许多疾病如白内障，角膜瘢痕，视神经萎缩或者长期视网膜的模糊或者变形物象都可以导致性觉剥夺性内斜视。障碍物使物体无法在视网膜上聚焦，此时应尽早处理，使双眼对称成像。动物实验及临床研究中均发现若想避免形成无法逆转的弱视，早期恢复正常，对称的视觉信息输入非常重要。移除了障碍物之后因治疗弱视。残余的内斜视需手术治疗。手术同早期发病的内斜视相同，除非存在不可逆转的弱视或者器官缺陷导致视力无法恢复。在这种情况下，斜视手术通常只在患眼上进行。

（5）发散功能不足：典型的表现是内斜视，通常在成年发病，视近大于视远。水平或者垂直方向注视时斜视角度不变，融合性发散功能减弱。发散麻痹比发散不足更加严重。但是通常不记录发散麻痹，因此通常诊断为发散不足。发散功能不足分为原发型和继发性（通常是由于脑桥肿瘤或者严重的颅脑外伤导致的中枢系统的损害）。全面的临床检查可供鉴别。原发型通常发病于 50 岁以上人群，慢性发病，症状可在数月内缓解。继发型在神经系统疾病治疗（如激素治疗一过性动脉炎，颅内高压的治疗等）后症状可缓解。复视可以通过佩戴底朝外的三棱镜或者手术治疗。

（6）近感知反射痉挛：这是一种近感知反射的异常。患者可以表现为过度地集合，过度地调节及缩瞳。通常是功能性的，与心理因素有关，少数情况下与器质性疾病有关。患者表现为急性的持续性的内斜视，在其他时候可正位。患者双眼水平方向不再产生集合运动而是凝视。单眼的外展功能正常，可发生假性近视。治疗包括阿托品或者后马托品睫状肌麻痹，对显著远视的患者予正透镜以及双光镜。

（7）手术性（连续性）内斜视：外斜术后导致的内斜视，其治疗包括：底朝外的三棱镜、正透镜或者缩瞳剂（尤其是伴有远视的患者）、交替遮盖及手术。除非斜视度很大或者症状很明显，否则手术宜推迟到数月之后，因连续性内斜视可能自动恢复。

外直肌的滑脱或者丢失斜视度数改变较大，通常与滑脱的量有关。如果患者术后存在持续性的内斜视伴有严重的外展功能障碍，应当怀疑外直肌的滑脱。此时需要手术探查并将肌肉复位。如果肌肉找不到则需要做转位手术。对于滑脱的肌肉，复位时应加强肌肉的力量。

6. 非共同性内斜视　非共同性内斜视斜视角度随着注视方向的改变而改变。

7. 第Ⅵ对脑神经（展神经）麻痹　先天性展神经麻痹曾有报道但是不常见。大多数怀疑先天性展神经麻痹的内斜视表现为交叉固视的婴幼儿型斜视。先天性展神经麻痹的病因被认为是婴儿出生时眶内压的增高导致神经的受压，通常可自行恢复。展神经麻痹在儿童期比婴幼儿期常见。年长的患者主诉复视，通常面向展神经麻痹侧转以避免复视。大约 1/3 的神经麻痹与颅脑病变有关，可能合并神经病变。其他病因包括感染或者免疫疾病累及展神经。自发的良性病变可在数月恢复。

如果不伴有斜视性弱视或者结构性病变，通常双眼视力是等同的。在往麻痹的外直肌方向注视时斜视度数增大。扫视速率检查显示麻痹的外直肌速率减慢，主动牵拉试验显示麻痹肌力量减弱。患眼外展功能不足或者缺失。

仔细询问病史明确感染、头部创伤或者其他导致展神经麻痹的病因。当出现神经系统的症状或者体征是需要做神经系统的评估及 CT 和 MRI 扫描。

在弱视发病的年龄，尤其是不伴有代偿头位来维持双眼视功能的患儿，需眼罩维持患眼的视力。压贴三棱镜可以消除第 1 眼位的复视。显著远视的屈光矫正可以预防调节性内斜视的发展。

8. 其他类型的非共同性内斜视 包括：甲状腺眼病、眼眶内侧壁骨折、内直肌的过量切除等可能导致内直肌的限制。

（刘　红）

第七节　外　斜　视

大部分的外斜视病因不明,已知的原因包括眼眶的解剖或者机械性因素及神经异常,如过度的强直性偏斜。

一、假性外斜视

患者外观上表现为外斜视但是实际上眼位为正位。假性外斜视的原因如下：①瞳距过宽；②负 kappa 角不伴其他眼部异常；③负 kappa 角伴有眼部异常,如早产儿视网膜病变造成的黄斑颞侧牵拉。

二、间歇性外斜视

排除视近时的外隐斜,最常见的外斜类型是间歇性外斜视,外斜视时隐时显。

（一）临床特点

发病年龄较早,通常 5 岁前发病,但是可能很晚才被发现。当融合功能可以代偿时,眼位为正位。当注意力不集中、疲劳或者压力大的时候外斜便显现出来。家长诉患儿在疲劳、生病、发呆,刚醒来困倦时发生斜视。强光下会反射性地闭上一眼。

疾病早期,看近斜视度数大于看远,注视目标较远时容易发生斜视。随后,即使在融合功能尚可的情况下视远视近均表现出相同的斜视度。可以合并有上斜视,A－V 征及斜肌功能障碍,以上均在第九和第十章讨论。

许多未进行治疗的患者间歇性外斜视发展成为恒定性外斜视。在此过程中,轻微疲劳便可发作并且持续的时间延长。小于 10 岁的儿童最初可能产生复视,但随着时间的推移大脑皮质适应而产生抑制和异常视网膜对应。但是当眼位为正位时则为正常视网膜对应并且双眼视功能良好。弱视少见除非发展早期成为恒定性或者基本恒定性外斜视或者存在着产生弱视的其他因素如屈光参差。

（二）评估

临床评估第 1 步为病史的采集：初次发病的年龄及外斜视的发生是否变得更加频繁。记录发病频率及何种诱因下变为显性。记录外斜的控制程度是评估的重要部分。

1. 控制良好 交替遮盖时出现外斜,不需眨眼或者重新注视即可快速恢复融合。

2. 控制一般 交替遮盖时出现外斜,眨眼或者重新注视时恢复融合。

3. 控制较差 自发产生外斜并且可以持续一段时间。

一些眼科医生采用 Newcastle 控制评分在评估患者对间歇性外斜的控制能力。同时也评估将来手术的必要性。

三棱镜加交替遮盖试验在 20 ft 注视距离测量外斜棱镜度。100～200 ft 的远距离的检

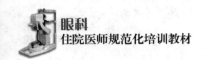
查(在走廊尽头或看向窗外)可以使隐斜斜视表现出来,或者引出更大的斜视度数。视近时的斜视度数通常小于视远。斜视度的差异可能由于高 AC/A 或者顽固的邻近性融合。高 AC/A 是一种使视近保持正位的代偿性机制。顽固的邻近性融合是一种部分间歇性外斜视患者发生的邻近融合的后效应;这种后效应源自一种缓慢融合消散机制:可以在快速遮盖试验中使患者视近不会出现显性斜视。对于视远斜视度明显大于视近的患者,可以在单眼遮盖 1 h 消除顽固的邻近性融合后再在近处做交替遮盖试验,可以鉴别真性高 AC/A 和假性高 AC/A。假性高 AC/A 的患者在遮盖后表现出视远和视近的斜视度相同,而真性 AC/A 患者视近的斜视度仍然明显偏小。视近加+3 D 镜片或者视远加-2 D 镜片可以测量。

(三)分类

间歇性外斜传统上分为几类,根据视远视近出测得的不同三棱镜度数及单眼遮盖后以及加+3 D 镜片后测出的视近斜视度的差异来分类。

1. **基本型外斜**　外斜度数视远视近相同。

2. **分开过强型**　外斜度数视远大于视近。分为真性分开过强型及类似分开过强型(见评估部分)。

3. **集合不足型**　外斜度数视近大于视远。这一型包括孤立的集合功能不足,本章下文中将会讨论。

知觉检查结果通常为:在隐性状态表现为良好的立体视功能及正常的视网膜对应;在外斜状态表现为抑制及异常的视网膜对应。如果斜视度数不大,则在出现该状态时表现为复视。

(四)治疗

虽然许多间歇性外斜视患者最终需要手术治疗,然而在手术时机的选择及采用非手术方式延缓或者取代手术治疗的问题上存在许多探讨。一些眼科医生对低龄患儿推迟手术治疗时机,认为术前患儿可以存在较好的视力及立体视功能,术后虽然矫正了外斜视,却可能导致小角度的内斜视、弱视及立体视功能的降低。另有医生认为推迟手术可能导致永久性的抑制及斜视术后度数的不稳定。

1. **非手术治疗**　近视、散光、远视需要镜片矫正。即使低度近视,矫正后也可以提高对外斜视的控制力。儿童间歇性外斜视伴有低到中度的远视不常规矫正,因为矫正后容易加重外斜视。但是大于 4.0 D 的远视(或者大于 1.5 D 的远视性屈光参差)屈光矫正后反而可以更好地控制外斜视。高度远视的患儿不能通过适当的调节获得清晰的物像,调节能力的减弱导致物象的模糊及显性外斜视的出现。屈光矫正后可以保持物象的清晰从而控制外斜视。

一些眼科医生采用欠矫 2~4 D 的方法刺激调节性集合从而控制外斜视。此方法在学龄儿童中可能导致视疲劳,但是在视觉发育尚不成熟的阶段,可以暂时性地刺激融合,延缓手术。

每天遮盖健眼 4~6 h 或者隔天交替遮盖(交替注视时)可以有效地治疗低到中度术的外斜视。这种方法是暂时性的,最终患儿需要手术。遮盖控制间歇性外斜视的机制尚不明确;一方面可能是由于遮盖破坏了抑制,成为被动的正视训练。但是另一方面,遮盖阻止了融合,可能加速病程。

主动地正位训练包括脱抑制疗法及融合性集合的训练可单独使用或者配合遮盖、负镜片及手术。对于<20 PD的外斜视,有报道单独的正位训练相对于手术有更高的长期成功率。另有报道对于斜视控制能力较差的患儿正视训练不如手术有效。

底朝内的三棱镜可以刺激间歇性外斜视的融合功能,但是该方法由于会导致融合性集合集散的幅度而不用于长期的治疗。

2. **手术治疗** 当患儿出现恒定性外斜视,外斜视的出现变得显著或者频繁或者控制能力差时通常采取手术治疗。对于手术的具体适应证各家报道不一。但是7岁前或者发病5年内治疗或或者斜视仍然为间歇性时可以获得最好的知觉效果及眼球运动功能。一些医生在斜视超过50%的时间行手术治疗。

最常见的术式是双眼的外直肌后退。对于基本型的间歇性外斜视患者可采用单眼的内直肌缩短加外直肌后退。对于斜视度数较小的患者,一些医生倾向于采用单眼外直肌的后退术。

3. **连续性内斜视的治疗** 双眼外直肌后退后产生的10～15 PD之内的过矫是合适的。持续性的内斜视(超过3～4周)成为连续性内斜视。这种斜视需要底朝外的三棱镜(通常为压贴三棱镜)或者交替遮盖一眼预防弱视或者缓解复视。如果远视明显,则需镜片矫正或者缩瞳。高AC/A患者可采用双光镜。除非肌肉的滑脱或者丢失产生了内转功能障碍,否则二次手术应该延迟几个月,因为患者常常自行恢复。如果不能自行恢复,可行单眼或者双眼内置肌缩短。单眼的外直肌后退/内直肌缩短术过矫后可行对侧眼的内直肌后退/外直肌缩短。内直肌注射肉毒杆菌毒素可能对连续性内斜视有效,尤其是患者融合功能尚存时。

4. **残余性外斜视的治疗** 小到中等度数的残余性外斜视如果融合功能良好时只需随访。但是,常常再次出现显性外斜。因此一些医生采用底朝内的三棱镜治疗残余性外斜视,并逐渐减少三棱镜度数。此外,还有术后遮盖及正位训练治疗。对于小度数的残余性外斜,也可以采用注射肉毒杆菌毒素的方法,但是缺少数据支持。

5. **恒定性外斜视** 恒定性外斜视通常出现在年龄较大患者的显著性知觉性外斜视或者间歇性外斜视的失代偿。

手术方式包括双眼外直肌的后退或者单眼的内直肌缩短加外直肌后退。有些患者由于快速的交替性注视可能拥有较大的周边视野,当眼位矫正后可能会感到视野的缩小。

6. **婴幼儿型外斜视** 患儿6月之内发病,伴有恒定性大角度的斜视。许多患儿伴有神经系统损害或者颅面部异常。同婴幼儿型内斜视一样,婴幼儿型外斜视也需要早期手术治疗。早期手术可以产生初级的双眼视功能,但是完善的双眼视功能罕见。这些患儿常合并垂直斜视以及下斜肌功能亢进,需要密切随访,观察伴随的运动功能异常情况。

7. **知觉性外斜视** 任何导致一眼严重视力下降的疾病都可以产生知觉性外斜视。这些疾病包括:屈光参差;角膜或者晶体混浊;视神经萎缩或者发育不全;黄斑病变及弱视。单眼视力丧失后一些患者表现为内斜视,另一些则为外斜视,其机制不清。儿童中知觉性内斜视和外斜视均常见。但是知觉性外斜视主要发生在1岁之内的婴儿,大龄儿童以及成人。如果患眼的视力恢复,而知觉性外斜视持续的时间不长,斜视术后可以重建周边融合功能。

如果患者中枢融合已经破坏,而知觉性斜视已经持续了多年,那么在视力恢复以及眼位矫正后可以导致持续性的复视。这些患者即使正位,这种难治性的复视仍然存在。

8. **连续性外斜视** 连续性外斜视为内斜视矫正术后产生的外斜视。治疗受多种因素影响,包括斜视度数、发生之前的斜视手术的类型及手术量、内转受限情况、侧位的非共同性及双眼视力。

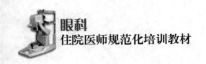

9. 眼球后退综合征　可以表现为外斜视,伴有面向患眼转。内转功能明显受限;其他体征包括眼睑狭窄,眼球回退,特征性的上射及下射。进一步阐述见第十一章眼球后退综合征。

10. 水平分离性斜视　合并的斜视包括垂直性、水平型及旋转性成分。如果分离的外展运动占主导,成为水平分离性斜视(DHD)。虽然不是一种真正的外斜视,但是 DHD 可以与恒定性或者间歇性外斜视相混淆。DHD 常伴有垂直斜视及隐性的眼球震颤。治疗包括双眼或者偶然单眼的外直肌后退术,必要的时候加行垂直直肌或者斜肌的手术。

11. 集合功能不足　集合功能不足的临床表现为视疲劳、视近模糊、由于视近时集合幅度不足导致的阅读困难以及集合近点的远离。患者,尤其是大龄儿童及成年人可能视近时存在外隐斜但是不会出现显斜。极少数情况下,如果调节和辐辏同时动用从而克服集合功能不足时,就会出现调节痉挛。此处的调节功能不足应当与上文提到的集合不足型间歇性外斜视中的集合不足相鉴别。此处提到的集合功能不足多见于帕金森病。

集合功能不足的治疗主要是正位视训练。在阅读中使用底朝外的三棱镜可以刺激融合性辐辏。立体图、铅笔笔尖移近法及其他近点训练均常使用。如果训练无效,则需要佩戴底朝内的阅读用三棱镜。单眼或者双眼内直肌的缩短在训练无效时被个别病例采用。手术存在产生视远视持续性复视的风险。同时存在集合及调节功能障碍的患者阅读时可以采用正镜片或者底朝内的三棱镜。

12. 集合麻痹　与集合不足不同,集合麻痹通常由颅脑损伤引起。表现为内转及调节功能正常,视近时存在外斜视及视疲劳。集合麻痹相对急性起病,患者不能适应任何底朝外的三棱镜。通常由于四叠体或者第Ⅲ对脑神经核团的病变。可以合并帕里诺综合征。

治疗局限为应用底朝内的三棱镜缓和患者视近时产生的复视。偶然的,如果患者合并调节功能异常,尤其是慢性发病的患者应同时使用正透镜满足视近的需要。这些患者几乎没有融合性聚散功能,因此不能恢复舒适的双眼单视。可以通过遮盖一眼以视近,手术为禁忌证。

(刘　红)

第八节　"A"型和"V"型水平斜视

一些水平斜视患者向上和向下注视时斜视度不同。当患者向上注视时水平斜视度较向下注视时斜视度变小,两者相差 $10^\triangle$ 称为"A"型水平斜视,向下注视时斜视度变小向上注视时变大,两者相差至少 $15^\triangle$ 则为"V"型水平斜视。15%～20%的水平斜视患者可以发现 A 或 V 征。

一、临床特征和诊断

A、V 征是通过测量患者第 1 眼位向上和向下注视时的偏斜度来确定的。测量时需进行适当的屈光矫正,否则调节因素可引起向下注视时过度集合。下述因素可能导致 A、V 征。

1. 斜肌功能障碍　下斜肌功能亢进和 V 征有关(图 12-8-1),上斜肌功能亢进和 A 征

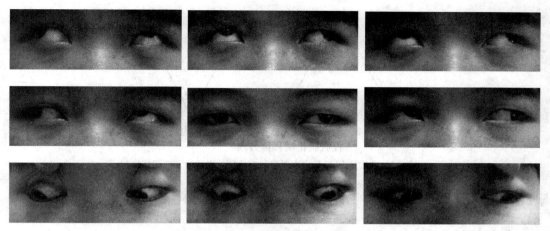

图 12 - 8 - 1　Ⅴ型外斜伴下斜肌亢进

有关。由于这些肌肉的作用，分别在眼球上转或下转时出现了额外的外转。

2. 水平直肌功能障碍　有观点认为 A、V 征与垂直注视时外直肌的上半部分肌肉和内直肌的下半部分肌肉作用改变有关。依据这种理论外直肌和内直肌作用增加将产生 V 征；相反这些肌肉作用减弱将导致 A 征。临床上水平直肌肌肉止端的移位在某种程度上对 A、V 偏斜有效。

3. 垂直肌肉的功能障碍　向上或向下注视时这些肌肉的内转作用可以解释相应 A、V 征，肌肉功能的增强或减弱引起向上或向下注视时的集合不足或发散过度。

4. Pulley 系统异常　近年来有研究表明眶 Pulley 除了可以影响直肌的路径还可以影响斜肌。这些眶 Pulley 系统的异常引起类似斜肌功能亢进、改变直肌作用的路径和功能导致 A 或 V 征。

二、处理

临床显著的 A、V 征常通过手术治疗，同时矫正存在的水平斜视。

（1）当下斜肌减弱时，水平斜视的直肌手术量和没有 A、V 征时是一样的，因为下斜肌减弱术不改变第一眼位。

（2）有明显 A、V 征患者通常需行减弱术，下斜肌减弱术可以矫正 $15^\triangle \sim 20^\triangle$ 的 V 征。

（3）上斜肌功能亢进在外斜中更常见。双眼上斜肌断腱或延长术可以矫正 $35^\triangle \sim 40^\triangle$ 的 A 征。上斜肌的手术存在诱发旋转斜视的风险，特别是在有融合能力的患者。适当的水平直肌肌止端移位术也是可选择的治疗术式。

（4）关于双眼上斜肌减弱术对第 1 眼位水平斜视的影响尚存在争议。一些术者认为这会引起第 1 眼位时 $10^\triangle \sim 15^\triangle$ 集合，建议修正水平斜视手术量。

（5）在没有斜肌功能障碍或伴有非共同性时通常行 1/2 肌腱移位来改变水平直肌肌止点位置。内直肌总是向 A 或 V 征的顶点移位，比如 A 征向上 V 征向下移位，外直肌向开口端或"基底"部移位，如 V 征向上 A 征向下（图 12 - 8 - 2）。一些术者通过将水平直肌肌止端的一角缝在比另一角离角膜缘更远的位置来代替类似肌止端移位的效果。

（6）由于存在其他相关因素水平直肌的退-截术成为首选术式时，依据上述方式，直肌肌止端将向相反的两个方向移位。不同于眼球的两条直肌向同一方向移位，这可能会对第 1

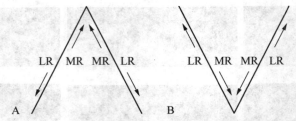

图12-8-2 治疗A征A或V征B斜视时内直肌和外直肌肌止端移位方向

注:记忆方法是 MALE 内直肌向顶端移位外直肌向开口端移位

眼位垂直方向上产生很小的影响,同样也可能对旋转产生影响。

三、治疗方案小结

1."V"型内斜或外斜

(1)采用常规量行水平直肌手术。

(2)如果存在亢进减弱下斜肌。

如果没有下斜肌功能亢进则行水平直肌肌止端移位术。

2."A"型内斜 常规量行水平直肌手术;不管是否存在上斜肌功能的亢进均行水平直肌肌止端移位术。

3."A"型外斜 常规量或略微减少量行水平直肌手术;如果存在大角度A征则减弱上斜肌;不管是否存在上斜肌功能亢进,特别是有融合功能的患者当A征较小时行水平直肌肌止端移位术。

(刘 红)

第九节 垂直斜视

垂直斜视可以是共同性的,也可以是非共同性的。两者可以单独发生,也可以和水平斜视有关。

大部分垂直斜视是非共同性的。它们与上斜肌和下斜肌亢进或不足、一条或多条垂直肌肉麻痹或垂直运动限制有关。麻痹性斜视在发病初期是非共同性的,但是随着时间的推移可变为共同性,除非存在一些伴随的限制因素,如眶爆裂骨折或甲状腺相关眼病等。

垂直偏斜是依据非注视眼的偏斜度来描述的。因此,如果右眼比左眼高左眼是注视眼则被定义为右眼上斜视;反之则称为右眼下斜视。如果存在交替注视偏斜通常以高眼位来命名。

一、下斜肌功能亢进

下斜肌功能亢进如果与上斜肌麻痹无关则称为原发性,如果下斜肌的拮抗肌上斜肌或配偶肌上直肌存在部分或完全麻痹则称为继发性(图12-9-1)。

1.临床特征 文献报道,原发性下斜肌亢进在1~6岁患者有高达2/3的比例合并先天性内斜。也可以伴随获得性内斜或外斜,但并不常见,偶有患者不伴其他类型的斜视。双眼的下斜肌亢进可不对称。

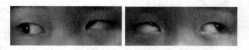

图 12-9-1　双眼下斜肌功能亢进

注:内转眼眼位高,向上注视时最显著

眼球会从一侧注视转向相反一侧注视,交替遮盖时高位眼向下运动,反之低位眼则向上运动。当双眼存在下斜肌功能亢进时,高位眼和低位眼在向另一方向注视时也发生交换。这些特征可将下斜肌功能亢进和垂直分离斜视(DVD)区别开来。DVD 无论在第 1 眼位外转或内转时均不会出现向上运动的重新注视。伴随 A、V 征的水平斜视和外旋在下斜肌功能亢进中也常见。

2. 处理　适度的下斜肌后退与前转位效果类似,这一手术技术的改进现在用于矫正显著的下斜肌功能亢进和 DVD,尤其是两者同时存在时。这一术式同样可以改善外旋。下斜肌减弱术对第 1 眼位的水平眼位无明显影响,伴随的水平斜视可以在同一次手术进行矫正。

二、上斜肌亢进

几乎所有的双眼上斜肌功能亢进都是原发的,因为下直肌和下斜肌麻痹并不常见。

1. 临床特征　第 1 眼位垂直斜视通常在单眼或双眼不对称的上斜肌功能亢进时出现。较低的眼为该眼上斜肌亢进或双眼中上斜肌亢进较明显的眼。同时伴随水平斜视最常见的是外斜。上斜肌亢进也可以导致内转眼下斜,在向下注视时更明显。对这一现象的另一种称法是内转时过度下转。

2. 处理　在临床有显著的上斜、下斜或 A 征时,可行上斜肌肌腱减弱术。对有双眼单视患者,因为有时术后会出现不对称的旋转和(或)垂直斜视而导致复视,不能采取此种术式。同样,伴随的水平斜视可以在一次手术内矫正。

三、垂直分离斜视

垂直分离斜视(DVD)是一种神经支配异常的疾病。在超过 50% 先天性斜视或其他类型的斜视中出现。DVD 产生的可能原因是隐性眼球震颤的代偿机制,斜肌具有主要的作用。

1. 临床特征　DVD 通常在 2 岁以后才出现,不管通常伴有的水平斜视是否已经手术矫正。当一眼遮盖或没有视物、不集中时该眼缓慢向上和向外漂移,同时伴外旋(图 12-9-2)。

一些患者试图通过歪头来代偿,原因不明。

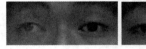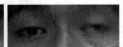

图 12-9-2　双眼 DVD

注:中性滤光片示双眼上漂

当注视眼被遮盖,垂直偏斜眼将向下向内旋而固视目标,被遮盖眼不发生向下的眼球运动。真正的上斜视是当上斜眼重新注视时对侧眼将向下运动处于下斜位置,而 DVD 患者上斜眼重新注视时对侧眼不会出现相应的下斜视。

DVD 通常为双眼,但可不对称。可以自发出现显性 DVD 或者当一眼遮盖时出现隐性 DVD。除了 DHD,DVD 常伴随隐性眼球震颤和水平斜视。

精确的测量 DVD 比较困难。一种方法是在遮盖时将底朝下的三棱镜置于上漂眼前,然后将遮眼板移向较低的注视眼,调整底向下的棱镜度数直到上漂眼重新注视时不再向下运

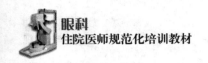

动。也可以使用红色马氏杆让上斜眼产生水平横线，另眼注视点光源，用垂直棱镜的度数去使点线合一。对于双眼 DVD 每眼分别测量偏斜程度。

2. 处理　如果 DVD 的偏斜比较明显，而且经常出现时需进行治疗。通过压抑来改变注视优势眼对大多数的单眼或极不对称的双眼 DVD 有效。上直肌后退手术可以改善但很少能完全消除。DVD 和下斜肌功能亢进的鉴别是重要的，因为绝大多数病例两者的手术方式不同。

四、上斜肌麻痹

最常见的单眼垂直旋转肌肉麻痹是滑车神经麻痹引起其支配的上斜肌麻痹，可以是原发性或获得性。后者常见于闭合性颅脑外伤或中枢神经系统血管疾病、糖尿病和脑肿瘤。肌腱或滑车区的损伤是单眼上斜肌麻痹的不常见原因。

临床特征可以由于先天性功能减弱，甚至上斜肌腱缺如，以及不常见的肌肉路径或者眶Pulleys 的功能所致。上斜肌功能不足也可在几种颅面畸形中发生。

临床上区分先天性和后天性上斜肌麻痹可以从通过老照片发现儿童时期的代偿头位。长期歪头导致的颜面不对称及较大的垂直融合幅度也提示发病时间较长。区分先天性和后天性很重要，因为新发生的麻痹如果没有明确的外伤史，可能存在严重的颅内病变而需要进行神经学检查。

1. 临床特征　双眼均能注视。检查通常能发现上斜肌功能不足及下斜肌功能亢进。然而上斜肌的作用可以表现正常。如果因为眼球不能内转而无法对眼球下转进行评估时，可以通过标记观察患者向下注视时是否存在眼球内旋来评估上斜肌的功能。上斜肌麻痹的进一步确诊通过 3 步法的结果和双马氏杆检查去测量旋转程度，然而 3 步法结果会受干扰因素的影响。双眼或单眼的上斜肌麻痹鉴别如表 12 - 9 - 1 所示。

表 12 - 9 - 1　单眼和双眼上斜肌麻痹的鉴别

特　征	单　眼	双　眼
上斜视	向一侧注视时内转眼出现明显上斜视，第 1 眼位>5 PD	向两侧注视时内转眼均出现明显上斜视，第 1 眼位<5 PD（除外双眼不对称）
V 征	没有或很小（<10 PD）	大（>10 PD）
头位倾斜实验	病变侧阳性	两侧均阳性
主观外旋（双马氏杆）*	<10°	>10°
客观外旋（眼底照相）	单眼外旋	双眼外旋

*：先天性单、双眼上斜肌麻痹患者通常无主观外旋表现

2. 处理　三棱镜可以克服轻度复视和缺乏明显旋转的有症状的偏斜。有明显异常头位的垂直斜视，复视视疲劳时手术治疗。

3. 单眼上斜肌麻痹　当第 1 眼位的上斜视不超过 15△ 时通常的手术方式为下斜肌减弱术，通过减弱术矫正第 1 眼位的偏斜程度和下斜肌亢进的程度成比例。这一术式对旋转斜视无效，因为下斜肌的减弱会加重高位眼的内旋。

如果第 1 眼位偏斜大于 15△ 或者下斜肌减弱后仍存在欠矫，应当行对侧下直肌后退术，还可使用调整缝线。如果存在明显的上斜肌麻痹行上斜肌折叠术，被动牵拉实验可确认肌

腱的力量。

后退 1 mm 垂直肌肉可以矫正第 1 眼位大约 3$^\Delta$ 的斜视。上斜肌肌腱折叠是非定量手术,会有发生 Brown 综合征的风险。

如果被动牵拉实验提示高位眼下转受限,应行同侧上直肌后退术。在长期的上斜肌麻痹中可以有共同性扩散,因为向下注视功能障碍同侧上直肌挛缩,右眼外侧注视和左眼外侧注视的偏斜接近。在反侧实验中这一现象表现为正常眼上斜肌功能亢进。如果对正常眼行上斜肌断腱术,会将单眼的上斜肌麻痹变成双眼导致复视的发生。

第 1 眼位垂直斜度大于 35$^\Delta$ 的病例需要行 3 条肌肉的手术。可以减弱下斜肌、同侧上斜肌肌腱折叠术及依据被动牵拉实验来确定同侧上直肌后退或对侧下直肌缩短。在成人单眼上斜肌麻痹患者应避免过矫,过矫将会随时间加重并引起复视。

4. 双眼上斜肌麻痹　需行双眼手术,可行双眼下斜肌减弱,但是有的可能效果不佳。其他术式包括 Harada-Ito 手术及用于单眼麻痹的术式。当行下直肌后退术时需注意避免术后发生下睑退缩。

Harada-Ito 手术适于主要以旋转复视为主诉的患者,术中将上斜肌前部分肌腱移植到外直肌上缘肌止端后 8 mm。这一术式可以使用调整缝线矫正内旋,但是对第 1 眼位的垂直斜度无影响,手术效果随时间会减弱。

五、单眼上转不足双上转肌麻痹

尽管双上转肌麻痹这一术语意味着同一只眼的上斜肌和上直肌麻痹,但是这一术语已成为所有表现上转不足斜视的涵盖性术语。因为这一异常运动模式可以由上转受限,也可以由一条或两条上转肌功能不足所致,双上转肌麻痹是不恰当的涵盖性术语,已被"单眼上转不足"所代替。

1. 临床特征　单眼上转功能不足时受累眼下斜,上转时加重,下颌上抬伴向下注视以获得融合。可有真性或假性上睑下垂。50% 的患者出现真性的上睑下垂。如果出现其他任何动眼神经麻痹的体征需怀疑其他诊断而不是"单眼上转功能不足"。

2. 类型　单眼上转功能不足包括以下 3 种类型。

(1) 限制型:①上转被动牵拉实验阳性;②正常的上转肌力和上转扫视速度没有肌肉麻痹;③试图上转时常表现更深和更低的眼睑皱褶;④无或不完全的 Bell 现象。

(2) 上转肌力量不足型:①被动牵拉实验阴性;②上转力减弱以及上转扫视速度下降;③常存在 Bell 现象,提示核上病因。

(3) 综合型:①上转被动牵拉实验阳性;②上转肌力及扫视速度均减弱。

3. 处理　治疗的指征包括第 1 眼位明显的垂直斜视及代偿头位。如果存在下方的限制因素行下直肌后退术,如果可能的话可使用调整缝线技术。如果不存在限制因素则可行内外直肌转位到上直肌 Knapp 式。上睑下垂的矫正术需在垂直斜视矫正后进行。

六、眶底骨折

颜面部的钝挫伤是眶底骨折的常见原因。如果眶缘未受损伤,则称为爆裂性骨折。眶底骨折被认为是由于眶闭合损伤引起眶内压急性升高或眶缘挤压导致眶底扭曲变形所致。眶底骨折可以是范围更广的眶和面中部骨折的一部分。在一些病例,导致眶底骨折的机械

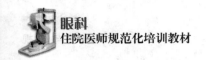

力可延伸至内壁并引起水平转动受限。

除了限制因素以外，对下直肌或其神经的损伤可以由出血或缺血引起。这既可以在眶骨折时就发生，也可以在骨折修复时发生。本章主要讨论与之相关的眼球运动异常。

1. 临床特征　眶下神经分布区域皮肤知觉减退，尤其是局部水肿消退后仍然存在，这是眶骨折的附带表现。

存在上转受限的病例，被动牵拉试验阳性提示限制因素的存在。当嵌顿涉及眶底靠前的部分或当合并下直肌损伤，也可以表现下转受限。心动过缓、心传导阻滞、恶心呕吐或晕厥等嵌顿后副交感神经反应的症状也可以发生。扫视速度和肌力测试有助于确定眼球是否因为减弱的肌肉运动而出现进一步的运动限制。眶 CT 扫描有助于显示骨折及其范围。

临床上有一种称为"白眼样爆裂眶骨折"的特殊类型。这一类型尽管发现嵌顿的软组织很少，但是存在明显的上方和下方垂直运动障碍。这种限制是由于下直肌嵌顿于骨折的活瓣下，或者在儿童嵌顿于由眶底扭曲变形引起的线状骨折中。对这一类患者须进行早期手术干预来减少肌肉和神经的永久损害。

2. 处理　一些临床医生建议所有病例都进行探查，尤其是大范围的骨缺损，眶内容可以逐渐疝出到邻近的上颌窦导致眼球内陷。有的医生建议等到 2 周血凝块吸，他们认为手术的主要指征是出现限制因素。伤后早期可能出现复视，但这不是急诊干预的必要指征。

不伴嵌顿的下直肌力量减弱首先是观察，因为下直肌的功能可能会随时间恢复。如果 6 个月后肌力没有完全恢复，则可以行受累肌的缩短联合同侧上直肌的后退术，术中可以使用调整缝线。另一种方案，行对侧眼下直肌后退术同时使用或不使用后固定缝线技术可以限制该眼的下转，并使其和受累眼下直肌运动协调。这一术式称为"强制固定"，特别适用于第 1 眼位没有斜视但是阅读时出现复视的患者。对于下直肌完全麻痹患者必须使用内外直肌转位到下直肌来进行治疗（反 Knapp 术）。

不管之前是否进行过嵌顿组织松解的眶手术，许多病例仍持续存在部分限制，即使影像学检查也未提示残余的组织嵌顿。对于这种情形的斜视患者，患者在常规下进行评估，需重点强调对任何转动限制的分析。如果限制因素不能克服，对非手术眼进行手术形成如上文所述的"强制固定"，并可以联合任何一种矫正原在眼位斜视的手术。

（刘　红）

第十节　特殊类型斜视

一、Duane 综合征

Duane 综合征有几种形式，以眼球在内转或试图内转时眼球后退为特征，是一种先天性脑神经异常支配的疾病。在内外转时，眼球的水平转动存在不同程度的限制。MRI 影像学研究证实，收缩的外直肌 1～2 mm 的垂直滑动是引起 Duane 综合征患者受累眼上射或下射的原因。另一种理论认为异常的垂直肌肉运动导致了眼球的上射或下射，但这一观点尚缺乏证据支持。

大部分患者仅有 Duane 综合征。临床上也观察到许多伴随全身缺陷，如 Goldenhar 综

合征(半侧面部肢体发育不良,眼皮样瘤,耳朵异常,耳前赘皮及眼睑缺损)和 Wildervanck
综合征(感觉神经性听力丧失,Klippel-Feil 异常伴颈椎骨融合)。依据对出生前暴露于沙立
度胺这种镇静药的患者研究表明,孕期第 4 周发育缺陷是导致 Duane 综合征的原因。
Duane 综合征以散发为主,但是 5‰~10‰为常染色体显性遗传。本病女性多见,且左眼
高发。

解剖和影像学研究发现,展神经核缺失,动眼神经的异常分支支配外直肌。肌电图研究
结果和这些发现相一致。尽管 Duane 综合征被认为是一种神经支配异常的疾病,术中常可
发现紧张而宽阔的内直肌,纤维化的外直肌及被动牵拉异常。

最常用的分型方法是将 Daune 综合征分为Ⅲ型:Ⅰ型是外转不能,第 1 眼位常表现内斜
(图 12-10-1);Ⅱ型则内转不能,伴有第 1 眼位的外斜(图 12-10-2);Ⅲ型则是内外转均
不能,可伴内斜、外斜或第 1 眼位无偏斜(图 12-10-3)。大约 15‰的病例为双眼发病,每只
眼的类型可以不同。

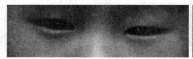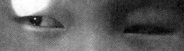

图 12-10-1 Daune 综合征Ⅰ型

注:第 1 眼位正,左眼内转睑裂变小,左眼外展受限

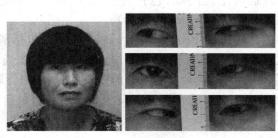

图 12-10-2 Daune 综合征Ⅱ型

注:代偿头位:面向左,视线向右。第 1 眼位内斜视,向左注视,左眼不能外
转,向右注视,左眼睑裂变小

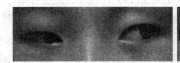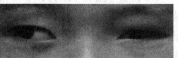

图 12-10-3 Daune 综合征Ⅲ型

注:左眼内转受限,睑裂变小,出现下射,左眼外展时睑裂变大处理

Ⅰ型 Duane 综合征是最常见的类型(报道介于 50‰~80‰)。患者常认为其正常眼过
度内转,而没有意识到患眼不能外转。另一个和外直肌麻痹不同的指征是第 1 眼位没有斜
视或内斜很轻微,和明显的外转不足不同。另一点区别是,即使在内斜的 Duane 综合征患
者,当向受累眼反方向注视时,经常出现小角度的外斜,而在外直肌麻痹患者中不会出现这
一表现。

手术方式不能使眼球恢复正常转动。对第 1 眼位存在斜视,代偿头位,明显的眼球后退

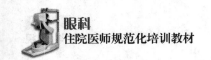

或者上射或下射时可手术治疗。许多 Duane 综合征患者在某些注视位时眼球能保持正位，因此能形成双眼视。手术的目的之一是将双眼单视野移到中央并扩大。对于本病患者建议不要采取直肌缩短术，因为可能加重眼球的后退。

对于Ⅰ型 Duane 综合征，对受累眼的内直肌进行后退是矫正第 1 眼位斜视和消除面侧转最常用的手术方式，对于第 1 眼位大于 $20^\triangle$ 的斜视可以行对侧眼内直肌行后退术。这些术式并不能改善外转功能。当行内直肌后退时可能发生第 1 眼位过矫，如受累眼内转时出现外斜。行非受累眼外直肌后退可以抵消这种过矫。

对于Ⅱ型 Duane 综合征的推荐手术方式和Ⅰ型是相似的：对于小角度的斜视可以后退受累眼的外直肌，对于大角度斜视则采用双眼外直肌后退，避免使用内直肌缩短的术式。

Ⅲ型 Duane 综合征患者在第 1 眼位或近第 1 眼位的附近眼球保持正位。如果有头位的话，也仅是轻度。严重的眼球后退可以通过内外直肌的后退加以改善，且这一术式对该综合征导致的垂直眼球漂移有用。对于上射或下射所建议的术式是外直肌"Y"型劈开，并采用后固定缝线及近来采用外直肌断腱重新缝合到眶外侧壁。

二、Brown 综合征

Brown 综合征被认为是一种特殊形式的斜视。其特征是眼球内转时上转受限，以前认为是由于上斜肌腱鞘缩短所致，现在认为是肌腱-滑车复合体的各种异常所致。最近有证据表明，远离上斜肌肌腱的眶内结构问题，包括外直肌 Pulley 的不稳定性，可以呈现出和 Brown 综合征一致的临床特征（假 Brown 综合征）。

大部分病例是先天的。后天性 Brown 综合征的主要原因包括滑车区域的外伤和全身炎症。后者常导致间歇性 Brown 综合征，可以自行缓解。鼻旁窦炎也可导致 Brown 综合征。因此，当患者出现急性 Brown 综合征表现而原因不明时，应当行眶和鼻旁窦 CT 扫描排除可能的病因。约 10% 的病例是双眼发病。先天性 Brown 综合征自愈少见，但是最近有报道 75% 的病例可以改善。

（一）临床特征

Brown 综合征的临床特征包括内转时上转不足，外转时上转可以改善，但是常不完全。本病需和下斜肌麻痹相鉴别。

明确的被动牵拉试验阳性表明内转时上转受限是诊断该病的要点。在伸展上斜肌肌腱时，眼球后退可以加重上转限制。而与之不同的是，在下直肌或其周围组织限制时，被动上转限制可以引起眼球突出加重而不是眼球后退。

试图直接上转时，通常引起 V 征。这一表现是和下斜肌麻痹的重要区别。内转时，睑裂开大，在严重病例中，受累眼内转时出现下射。这可以和上斜肌功能亢进相鉴别，后者在眼球内转增加时引起的下射没有 Brown 综合征那么突然。轻度 Brown 综合征患者，在第 1 眼位没有下斜。严重的 Brown 综合征患者不仅内转时下射，还有第 1 眼位的下斜视，常伴下颌上举，有时面转向健侧眼。中等程度的病例其表现介于轻度和重度之间。

（二）处理

对于轻度的 Brown 综合征合适的处理是观察。当 Brown 综合征伴随风湿性关节炎或其他全身炎症疾病时，在进行全身治疗或滑车附近注射皮质类固醇病情可以缓解。

对于严重病例采用手术治疗。术中应仔细处理肌间膜可减少本病发生率，也可通过在上斜肌腱切口末端缝合一钝性垫片或用调整缝线来控制切口两端的宽度来降低发生率。无论使用以上哪种术式,术者均应修复肌间膜阻止垫片或缝线和附近结构的接触。因此,可以避免和眼球鼻上象限粘连引起的下转限制。为进一步减少断腱术后出现上斜肌麻痹,一些术者同时行下斜肌减弱术。80%上斜肌后部肌腱部分断腱是有效的,并且可以避免术后上斜肌麻痹这一并发症。

三、动眼神经麻痹

儿童第Ⅲ对脑神经(动眼神经)麻痹可以是先天性的(40%~50%),或由外伤、炎症、病毒感染或偏头痛造成,也可以继发于疫苗接种和不常见的肿瘤病变。成人常见的原因是颅内动脉瘤、微血管梗死、糖尿病、炎症、外伤、感染或肿瘤。

(一)临床特征

动眼神经损伤的部位,如中枢或周边神经,决定其临床表现。完全的外周麻痹(瞳孔回避)导致眼球内转,上转及下转功能障碍引起内斜,常伴下斜。这些表现由于未麻痹的外直肌(外转)和上斜肌(外转和下转)没有拮抗肌抵抗可以预见,除非引起麻痹的原因也涉及支配这些肌肉的神经。由于受累眼的下转,常存在假性上睑下垂。由于受损神经迷走再生,可以有复杂的临床表现,表现为异常的眼睑上抬,瞳孔缩小,眼球垂直漂移。任何或以上几种表现可以在眼球试图向由受损神经支配的外直肌作用方向转动时出现。在一些先天的病例,不管是否存在神经的迷走再生,可以查见瞳孔缩小。

(二)处理

除外先天性病例,建议先观察3~6个月看是否有自发缓解的可能。至少部分恢复的患者治疗后有更好的功能和外观。由于儿童患者的视功能仍处于发育期,弱视在儿童患者中常见,治疗中需加以重视。

对于之前有良好双眼视功能的成人患者,上睑上举,眼位偏斜,无有用的双眼单视野可能加重患者存在的复视。成人患者术前通过棱镜试戴实验若能达到双眼单视,则术后预后较好。8岁之前儿童患者复视的发生率很低,这是由于儿童的双眼视觉系统可以抑制这种不一致的视觉信息。

由于动眼神经麻痹涉及多条眼外肌及提上睑肌,因此手术复杂。恢复眼球所有方位的肌力是不可能的。因此,手术的目的是调整眼位使得患者在第1眼位获得足够的双眼视功能,并且轻度下转便于阅读。

手术计划的方案取决于受累肌肉的数量及程度,是否存在显著的眼球矛盾性转动。通常,用水平肌肉大量退-截术来矫正外斜,同时肌止端向上移位矫正下斜,尤其是对不完全的动眼神经麻痹有效。最大限度减少外直肌作用力可以通过将外直肌断腱后缝合到外侧眶骨膜来达到。一些术者通过上斜肌断腱来矫正下斜;也可以通过将上斜肌肌腱转位到眼球的鼻上象限来矫正下斜。但是这一方法可能导致术后眼球的异常运动。多数医生为了进行更精确的术前评估,常将上睑下垂矫正术延期至下一次手术。

四、展神经麻痹

展神经麻痹在成人中更常见。儿童期发生此病的主要原因是和病毒感染有关。在这种情况下,恢复通常很迅速,但是可以复发(图12-10-4)。

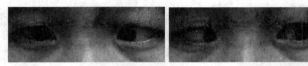

图 12 - 10 - 4　患者右眼展神经完全麻痹,右眼外转不能过中线

(一) 临床特征

本病和 Duane 综合征的区别包括,前者第 1 眼位出现的内斜和外转限制的严重程度相一致,后者则存在上射或下射及内转时眼球后退。由于眶内壁骨折导致外转限制会表现被动牵拉试验阳性(如果可以进行这样的测试),在大部分病例中后有明确的头面部外伤史。

(二) 处理

在外伤引起的病例中超过一半的患者可以自行缓解,尤其是单眼。拮抗肌内直肌注射肉毒杆菌毒素可以临时麻痹内直肌使眼球恢复正位。然而没有证据表明注射肉毒杆菌毒素对提高该病的缓解率有益。

如果患病后 6 个月或更长随访时间仍没有自行缓解,可施行手术治疗。对于外直肌有部分功能的患者,可行内直肌的大量后退联合外直肌缩短术。对于外直肌完全麻痹患者,常需行直肌转位术。

五、甲状腺眼病

甲状腺眼病通过多种方式影响眼球和眼眶。其他关于本病的名称还包括甲状腺眶病变、甲状腺相关性免疫性眶病变及 Graves 病。本章只叙述该病相关的眼球运动异常。

这一病变中由于淋巴细胞的浸润可以引起眼外肌的水肿、炎症和纤维化,不仅限制眼球的运动,还可以导致眼外肌的明显肥厚引起压迫性视神经病变。眼眶超声、CT 或 MRI 扫描可以检测肌肉的肥厚,有助于本病的确诊。

眼肌病变不是由于甲状腺功能障碍引起。这两者更可能都是由同一常见自生免疫性疾病所致。一些患者伴有重症肌无力(本章后部分讨论),可以加重本病的复杂性。近来,甲状腺眼病和吸烟之间的相关性得到证实。

(一) 临床表现

按本病容易受累肌肉的频率和严重性递减排序,分别为下直肌、内直肌、上直肌和外直肌。本病最常见双眼非对称发病。在一个或多个方向上,被动牵拉实验常阳性。

本病患者最常表现为不同程度的上睑退缩、眼球突出、下斜视和内斜视。甲状腺眼病是成人获得性垂直斜视常见原因,特别是女性患者,儿童罕见。

(二) 处理

复视和异常头位是本病进行斜视手术治疗的主要指征。由于肌肉的限制因素,手术可以消除患者第 1 眼位的复视,但是几乎不能恢复眼球的正常运动。在原发病仍未愈的情况下,需进行眼外肌的超量后退来恢复患者的第 1 眼位。

术前需要得到稳定的斜视度测量,因此建议等至少 6 个月。三棱镜可以减少患者的复视。对严重代偿头位的患者在斜视度稳定前进行手术的效果进行了研究,结果支持这一手术处理,尽管半数患者需要更进一步的手术治疗。

受累肌肉的后退术是首选的术式,加强术式往往加重限制。对复杂病例可以采用调整缝线技术。初次术后理想状态是轻度欠矫,因为后期进展常导致过矫,特别是大量的下直肌后退。下直肌后退术后眼球下转受限常干扰患者使用双光镜片。眼外肌后退术后,眼球突出常变得更明显。

如果患者需要施行眶减压术,通常建议眶减压术后行斜视矫正术。同样的,眼睑手术通常被推迟,因为上睑退缩可以在患者上转时不再紧张而改善。

高度紧张的下直肌在进行大量后退后也可导致严重的下睑退缩,并需手术矫正。切断下睑缩肌可以阻止这种并发症的发生。如果必要,可使用保存的巩膜或合成材料来延长下睑软骨。

六、慢性进行性眼外肌麻痹

1. 临床特征　慢性进行性眼外肌麻痹(CPEO)通常儿童期发病,伴随上睑下垂,逐渐进展为眼睑和眼外肌的全麻痹。CPEO可以散发或有家族史。尽管通常缺乏真性色素性视网膜色素变性,可以发生视野缩窄和电生理诊断异常。一些患者可以发现线粒体DNA的缺陷。基-塞综合征(Kearns-Sayre syndrome)包括视网膜色素改变,CPEO及心肌病变(特别是心脏传导阻滞)。

2. 处理　重要的是需对患者的心功能状态进行评估。因为基-塞综合征患者可以发生威胁生命的心律失常。治疗眼球运动异常的手术方式有限。通过手术悬吊上睑可以减轻下颌上抬的异常头位。

七、重症肌无力

儿童时期发生重症肌无力不常见。有一种一过性的新生儿类型的重症肌无力,是由胎盘转移母亲乙酰胆碱受体抗体而导致,通常可以迅速缓解。另一些不同形式的重症肌无力不是免疫调节的,而表现家系发病。

这一疾病可以单纯表现为眼部发病,但是在大多数严重的类型中,眼部表现为全身系统疾病的一部分,也可以累及骨骼肌,尤其是对于那些没有接受免疫抑制治疗的患者中。

(一)临床特征

主要的眼部表现为眼外肌的麻痹,还包括提上睑肌。大部分病例(90%)既表现有上睑下垂,也表现为眼球转动受限。即使在罕见的单纯下直肌麻痹患者,眼部的体征可以和单眼或双眼的眼肌麻痹表现相似。受累肌肉会出现迅速疲劳,所以典型的病例中,当患者向上注视30 s后,上睑下垂的程度会变得明显。在睡眠测试中,当患者在暗室中眼睑闭合20～30 min后,上睑下垂的程度会缓解。当表现Cogan眼睑颤动征时,也即患者向下方注视几分钟,再嘱其向正前方注视时,上睑出现过度上抬,也高度提示本病。

使用冰敷2～5 min,可以改善提上睑肌和其他受累眼外肌的功能,这是一种快速、可靠确诊该病的方法,而无须进行药物实验。

经典的依酚氯铵(腾喜龙)药物试验,可以确诊本病。作为一种替代的药物,由于新斯的明较依酚氯铵起效时间迟,作用时间更久,具有允许更多的时间去测量眼肌变化程度的优点。

在受累肌肉进行延长的自主神经支配的活动后,肌电图检查提示受累肌的电活动降低,

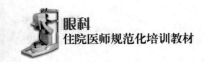

给予依酚氯铵或新斯的明后,肌电活动增加(包括扫视速度)。通过单纤维机电描记术可以记录到异常,或存在循环的抗乙酰胆碱受体或抗 MuSK 蛋白抗体。尽管这些指标的阴性并不能排除这一疾病。表 12-10-1 比较了甲状腺眼病、CPEO 及重症肌无力的不同。

表 12-10-1 上睑下垂和眼外肌受累疾病鉴别诊断

项　目	甲状腺眼病	慢性进行性眼外肌麻痹	重症肌无力
年龄	任何年龄	任何年龄	任何年龄
易受累眼外肌	下直肌,内直肌	提上睑肌,眼外肌	提上睑肌,眼外肌
疲劳实验	阴性,除非合并重症肌无力	阴性	阳性
依酚氯铵实验	阴性,除非合并重症肌无力	阴性	阳性
其他眼征	外眼体征	色素性视网膜病变,视神经病变	没有
被动牵拉实验	限制	限制(如果病程长)	正常
临床病程	可以缓解或进展	缓慢进展	反复,可能出现全身情况
眼睑	退缩	上睑下垂	上睑下垂
复视	存在	无	存在
其他症状和体征	心动过速,心律不齐,震颤,体重下降,腹泻,怕热	心传导阻滞(表现为 Kearns-Sayre 综合征)	吞咽困难,咀嚼无力,四肢无力,呼吸困难

(二) 处理

常规的系统的肌无力治疗通常对眼部的表现无效。当眼球偏斜稳定后,常规的眼外肌手术,对恢复一些注视方位的双眼视功能有效。对于上睑下垂,可行上睑手术。

八、先天性纤维化综合征

先天性纤维化综合征是一组少见的先天性异常,眼外肌被纤维组织所替代,眼球运动受限。一些类型与遗传有关,常表现为常染色体显性,但偶尔表现为常染色体隐性特征;同时伴有脑神经及神经核发育缺陷,导致神经支配异常和眼外肌的迷走反应。先天性纤维化综合征现归于一组称为先天性颅神经异常支配的一组疾病中。

1. 临床特征　这一疾病有几种类型。全身纤维化综合征是最严重的形式,影响双眼的所有眼外肌,包括提上睑肌。先天性的单眼纤维化是非家族性的。

仅仅下直肌受累可以是单眼或双眼,散发或家族的。本型常常表现为常染色体显性遗传的特征。水平直接受累引起的固定性斜视,常为内直肌受累引起严重的内斜。本型常为散发,后天获得。垂直后退综合征影响上直肌,眼球下转不能。先天性纤维化综合征的诊断依赖于自主运动受限的临床表现,被动牵拉实验提示限制因素。本病先天发病,是与甲状腺眼病的重要区别。

2. 处理　手术治疗很困难,需要松解限制的肌肉(如减弱术式)。也可能存在邻近组织的纤维化。良好的术后结果是使得患者第 1 眼位获得正位,但是不能完全恢复眼球各方位的转动,且预测性差。

九、Möbius 综合征

1. 临床特征　Möbius 综合征是一种少见的以第Ⅵ对和第Ⅶ对脑神经麻痹为特征的疾病,后者可以引起假面具样面容。患者因为脑桥正中旁网状结构和展神经核异常引起注视麻痹。许多患者还表现四肢、胸廓及舌头缺陷。一些遗传学家认为,Möbius 综合征是一种家系综合征,四肢发育异常缺陷和口面部及脑神经缺陷有关。Poland 综合征(无胸肌)是另一种形式的变异。

Möbius 综合征患者可表现为内斜或第 1 眼位正位。眼球内转和外转均可能受限。一些患者集合时内转功能比眼球转动时要好,类似于注视麻痹。一些患者在内转时出现睑裂改变或出现垂直肌肉受累。

2. 处理　建议行内直肌后退术,但是存在内转明显受限时要谨慎。一些手术医生在内直肌限制被解除后采取垂直肌的转位术来改善眼球的外转。

十、高度近视相关的内斜

高度近视患者,由于眼轴极度延长,可以导致外直肌 Pulley 和其他支持组织的拉伸和滑动而引起内斜。不同术式的设计用来克服这一缺陷并稳定外直肌的位置。

十一、核间性眼肌麻痹

内侧纵束集中了控制眼球运动的脑神经核,并主要同前庭核发生联系。功能完整的内侧纵束是产生眼球共轭运动的基本条件。内侧纵束的病损可以导致典型的眼球非共轭运动称为核间性眼肌麻痹。内侧纵束通路异常常见于脱髓鞘疾病患者,但是也可见于脑血管意外或脑部肿瘤患者。

1. 临床特征　病变侧眼球内转缓慢,不足或完全不能,而对侧外转眼表现特征性的水平震颤。双眼集合时内转正常。除外斜外,可以出现倾斜偏斜。

2. 处理　如果存在外斜,特别是双侧病例,行内直肌缩短联合对侧眼外直肌后退(限制眼球外转时的外斜)对于消除复视有益。

十二、其他形式的斜视

屈光手术用单眼视设计(主要用于成人处于老视阶段的患者)让患者视远清晰,同时看近无须光学辅助。在一些易感患者中,上述术式导致的双眼感觉输入不同足以引起眼外肌运动控制受损,融合破坏。

视网膜脱离手术也可以导致眼球转动受限,因为分离眼外肌所形成的瘢痕及视网膜复位所使用的材料均能导致转动受限。尤其是要去除这些限制因素时,矫正手术相当困难。黄斑转位手术可以引起旋转复视和其他双眼感觉障碍。

青光眼患者使用的房水滤过装置是另一种引起瘢痕并干扰眼球转动的原因。治疗可能需要去除,移位或替代原装置,如果原滤过装置功能正常,这对于手术医生来说是一个两难的选择。

眼外肌也可以因球后注射时直接损伤肌肉或药物的毒性作用而受损。由于常规的注射

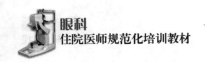

部位,最易损伤垂直作用的肌肉。

眼睑注射肉毒毒素可以引起药物的弥散而直接麻痹其他眼外肌。

内直肌的撕裂及切除是翼状胬肉切除术和鼻旁窦内镜手术几种严重的眼部和眶部并发症之一。手术恢复内直肌的功能非常困难。

(刘　红)

第十一节　复　视

一、概述

复视是指将外界的同一物体视作两个的现象,可称为"双影""重影"等,可有单眼性复视和双眼性复视。

正常情况下,双眼在其单眼视功能的基础上外界物像投射到双眼视网膜对应点上,分别形成两个倒立缩小的实像,由视路传导到视中枢,通过大脑皮质的综合融合成为一完整的具有立体感觉的形象,可据此判断物体的大小形态、位置距离、明亮度等,这就是双眼单视功能。

如果由于某些原因造成眼位偏斜,使得物体的影像不是聚在双眼视网膜对应点上,如一眼的物像在黄斑部,而另一偏斜眼的像落在黄斑外区域,即正位眼的非对应点上,则这两个点在视野中所投射的空间位置不同,在视觉感知上没有融合为一的可能,结果在大脑视觉水平上被知觉为两个印象,因而产生双眼复视。

而与此同时,两眼的正常视网膜对应点,由于两眼的视线的偏斜,将各自感受外界不同的物像,而视网膜各对应点将感受传到视中枢,将在大脑知觉水平仍会将对应点上的像综合为一个印象,这样就出现了两个不同影像重叠在一起的感受,于是造成了视觉混淆现象。所以,复视与视觉混淆是两种不同的视觉障碍。复视与视觉混淆一般易在斜视患者的发病早期发生,但由于斜眼的黄斑部较早受到抑制,故一般混淆现象不引起特殊注意,复视则引起明显的临床症状。

二、复视产生的原因

首先必须明确复视系单眼复视还是双眼复视。

(一) 单眼复视

由于各种原因导致外界的物体经过一眼的光学路径不同,因而同一物体的像落在视网膜的不同部位,经过大脑的融合过程形成为两个印象。此即为单眼复视,常见于角膜不规则畸变、虹膜根部断离、过大的虹膜根切口、晶状体不均匀浑浊、晶状体脱位、视网膜水肿等。单眼复视往往都是由患眼光学径路上异常所造成,且容易发现局部的异常,比较容易诊断。常见原因如下。

1. 光学因素

(1) 屈光不正,因球面差的关系可造成单眼复视,但以未经矫正的近视多见,未经矫正的散光或散光配镜不当可引起单眼复视。

（2）角膜：表面不规则，如外伤后角膜瘢痕、圆锥角膜等。

（3）晶状体：核硬化、不均匀浑浊导致屈光指数不同，产生三棱镜效应，可引起单眼复视。

（4）普通眼镜及接触镜：镜片本身发生翘曲等问题。

（5）多瞳：如虹膜根部断离，虹膜根切口过大等。

2．非光学因素

（1）眼睑：对角膜施加任何有压力的外在因素，如睑板腺囊肿、上睑下垂。

（2）视网膜脱离术手视网膜皱褶、黄斑病变。

（3）异常视网膜对应，由于施行手术，改变了斜位，于是斜眼的先天网膜对应和获得异常网膜对应之间原先协调的关系遭到破坏，使得外界的目标，刺激斜眼的一个视网膜区域，在正常和异常视网膜对应同时作用下，形成单眼复视。

（4）中枢系统疾病，如脑血管瘤、脑炎、多发性硬化、枕叶外伤、梗死等。

（二）双眼复视

双眼复视是指遮盖任一眼均无复视，只在同时使用双眼注视时产生复视。

1．生理性复视　与人们建立深度觉与立体觉密切有关。两眼视网膜对应点各依自身固有的视觉方向投射于空间，这些点可联结为一个假定的圈，凡在此圈上的一切点均将被两眼主知觉为单一印象，此圆圈称为视界圈（horopter）。凡在视界圈外之点能引起双眼复视的称生理性复视。如双眼注视眼前 33 cm 处的一支铅笔，则同时感知位于 2 m 远处一支钢笔即会有成双感，成为同侧不交叉性复视，因钢笔影像落在两眼中心凹的鼻侧。相反，两眼注视 2 m 远处的钢笔，则同时感知 33 cm 处的铅笔，即会有成双感，成为对侧交叉性复视，因铅笔影像落在中心凹的颞侧。正常人在日常生活中并不感觉有这种明显的复视存在，主要是由于生理抑制的结果，一般不引起注意。相反在视界圈外不大的距离内之点，两眼产生的物像，因有轻度差异，非但不是复视，且有深度感，人们可据此判断物体的远近和立体感觉。但产生生理性复视的范围是有一定限度的，称 Panum 区。

2．眼球偏斜引起的复视　双眼单视功能建立后，如双眼视轴发生明显偏斜时，则外界的物像，将落在视网膜非对应点上，超出了 Panum 区，此时就产生了复视。常见有麻痹性斜视、共同性斜视、辐辏不足、发散不足等。在共同性斜视的早期，尚未形成抑制与建立异常视网膜对应时，会有复视产生。间隙性斜视在出现眼位偏斜时会产生复视。发生在成人的失代偿性斜视：水平或垂直性隐斜，随着年龄的增长，调节及融合能力相应减退，可出现显斜，出现复视。已有代偿头位的先天性上斜肌麻痹，成年后因某种原因失代偿，也会出现复视。有单眼抑制的病例，抑制眼受到人为的或病理的影响，有时使得已习惯的抑制暂时停止，而会出现复视，如斜视伴有白内障，尤其一眼白内障，拖延时间较久，未行手术，失去术后融合功能恢复的机会，一旦白内障手术植入人工晶状体后，常出现顽固性复视。麻痹性斜视，有眼外肌损伤或病变、眼外肌痉挛及眼球运动神经的麻痹或中枢控制眼球运动机制的障碍，均会出现复视。

3．视网膜异常对应引起的复视　抑制与视网膜异常对应都是一种视觉适应形式。抑制是当双眼视觉出现紊乱时，双眼视觉活动中一眼视网膜功能全部或部分被另一眼压抑的现象。当双眼正常对应点失去共同的视觉方向，非对应点之间建立了共同的视觉方向称为异常视网膜对应。应该说视网膜异常对应是适应的更高阶段，在视觉适应的早期，只有抑制时，病眼等于失去作用。当发展形成视网膜异常对应时，患眼还保持一部分视功能。建立了

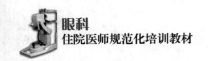

视网膜异常对应后,患者并不感复视的存在,但当由于自发的或手术的缘故,眼位发生了改变,这种已建立起来的异常双眼视受到了破坏,就会引起病理性复视。

4. 融合障碍引起的复视　由于各种原因导致双眼融合障碍,而出现复视,有些是由眼本身引起的,如双眼影像不等、视网膜退行性变;还有一些是中枢性融合性障碍,如头颅外伤等。

(1) 视网膜变性:当视网膜黄斑部发生变性时,中心融合受到干扰,如高度近视引起的黄斑变性,由于黄斑部锥体细胞的位置改变或视网膜术后形成的固定皱褶,如落在黄斑区,均可使双眼的中心融合发生困难而产生复视。

(2) 影像不等(aniserkonia):与视网膜变性不同,此时双眼中心凹注视属正常,由于影像大小不等,使双眼融合发生了障碍,造成双眼单视困难,先天性影像不等常引起抑制,而后天性常引起复视。

在后天性影像不等中,主要原因有单侧晶状体性近视及单侧无晶状体两种,如两者用普通眼镜纠正后可致复视,最好用接触镜。

双眼屈光参差(anisometropia),每差 0.25 D 则视网膜上成像大小相差 0.5%,视网膜成像差别的允许限度为 5%,故双眼屈光不正相差 2.5 D 或 3 D 以上时,双眼视网膜上的成像大小不一,就会产生复视。

屈折性屈光不正,如角膜及晶状体的屈折力有改变,这种屈光不正,不经矫正,无影像不等形成,如给予眼镜矫正,则视网膜成像大小不同,就会产生复视。

(3) 视野异常:视野缺损可导致融合能力低下,但一般很少主诉有复视。如在视网膜色素变性的患者及青光眼晚期患者,视野呈管状,失去了双眼单视,或者没有双眼共同的视野,可产生混淆或混乱及定位不正;在双眼颞侧偏盲患者,由于失去了双眼视野,不能保证双眼正位,同时无周边融合及发生休息眼位的偏斜,而造成复视。

(4) 中枢性器质性的改变:虽然没有眼局部、眼球运动系统的病变,但由于中枢性疾病的影响,也可以发生中枢性融合力不足而产生复视,如头颅外伤后脑震荡及脑挫伤,引起的融合及辐辏不足,发热、疲劳及中毒等,均会引起中枢性融合障碍性复视。

(5) 神经心理性因素导致的融合障碍:感觉性融合是视觉皮质的神经生理和心理过程。在没有任何器质性病变的情况下,由于神经紧张性因素和心理活动的异常,而影响感觉性融合过程,导致复视的产生。临床上可见一些长期近距离阅读患者,出现明显视觉疲劳症状,甚至产生复视,辐辏过强、辐辏不足及调节力过强、调节力不足的患者在长时间近距离阅读后也会出现复视。

5. 眼肌病变造成的复视

(1) 内分泌性:甲状腺相关性眼病是引起成人单眼和双眼突出的最常见原因。病变主要损害提上睑肌和眼外肌。眼外肌主要表现为肥大,早期出现水肿、细胞浸润,晚期发生变性及纤维化,限制眼球运动。首先受累的常为下直肌,其次为内直肌、上直肌,外直肌受累少见,由于眼外肌受累,常引起复视,且往往多肌肉受累,复视情况复杂。比较多见垂直性复视,主要因上直肌的对抗肌——下直肌发生了纤维化。糖尿病患者可出现眼球运动神经麻痹,从而引起复视或眼外肌运动障碍。

(2) 炎症:见于巩膜炎及眼球筋膜炎等,可引起眼外肌的水肿和麻痹,会造成突眼、运动障碍,出现复视。

(3) 重症肌无力:此病为一种自身免疫性疾病,临床症状可突然发生,也可慢慢发病,眼外肌受累为首发症状者最为常见,患者可有上睑下垂、复视、眼外肌运动障碍等症状,可侵犯一条或数条肌肉,除上睑下垂为患者的一主诉而来就诊外,其次为复视。

6. 眼眶骨折及其他眶内病变引起的复视

（1）眼眶骨折:骨折的结果造成球后水肿、出血,影响眼球运动,伤及支配眼外肌的神经,直接伤及眼外肌可使肌肉止端离断,撕裂如常见的爆裂性框底骨折,可使下直肌、下斜肌嵌塞而造成复视。

（2）眶内病变:眶内软组织疾病,如伤后软组织中修复组织炎症、网脱术后引起的眼球运动障碍、肿瘤组织的伸展蔓延直接侵犯眼肌组织或眼外肌局部受压,而产生运动障碍,造成复视。

（3）其他病变:如化学伤后及结膜严重炎症、复发性翳肉等造成的睑球粘连,眼球运动障碍,出现复视。

7. 光学矫正不合适　如镜片的光学中心与瞳孔不符,将会产生三棱镜作用,镜片中心左右移动,将产生三棱镜底向内或向外的作用,镜片中心的上下移动,将产生棱镜底向上或向下的作用,此时如融合能力不能克服这种棱镜作用,则要出现复视或疲劳。

8. 各种原因造成眼部脑神经麻痹　最常见原因为血管疾病,其次为外伤、炎症等,也会造成复视。此外,眼球运动肌肉及颈部肌肉的本体感受传入纤维的轻度麻痹、脊髓痨患者发病的初期,可见到复视。

三、双眼复视的临床分类

（一）按复视的方位分类

1. 水平复视(horizontal diplopia)　复像呈侧方分开,假像位于真像的左侧或右侧,一般见于水平肌肉异常,可见于分开麻痹、辐辏麻痹、辐辏痉挛、急性内斜视等。

2. 垂直性复视(vertical diplopia)　是指复像一高一低呈垂直分开,假像位于真像的上方或下方,主要是由于垂直肌肉异常,多数常合并有水平复视,如双上转肌麻痹、眶底骨折引起的机械性障碍等。

3. 旋转性复视(rotational diplopia)　是指复像带有倾斜者(即复像上下端向一侧倾斜)根据形成的假像上端向内或向外侧倾斜,称为内旋性或外旋性复视。垂直肌肉有旋转作用,所以能引起物像的倾斜,倾斜的方向与受累眼所产生的异常旋转方向相反,也即与受累眼外肌正常旋转的方向一致。例如,上斜肌与上直肌均为内旋肌,它们麻痹时,其虚像也均为内旋(因它们麻痹,则眼球呈外旋,故所呈假像则是内旋)。

4. 混合性复视　是指同时包括上述2种或2种以上成分者。

（二）交叉性复视与非交叉性复视

1. 非交叉性复视(uncrossed diplopia)或同侧性复视(homonymous diplopia)　右侧物像来自右眼,左侧物像来自左眼。如一患者右眼内斜,目标物发出的光线落在右眼黄斑部鼻侧的视网膜非对应点上,形成的物像将投射到目标的颞侧处,也即在目标物的右侧空间成一模糊的虚像。即虚像出现在病眼的同侧,此时形成的复视为非交叉性复视,见于外直肌麻痹,分开麻痹,急性内斜视等引起的眼位偏斜。

2. 交叉性复视(crossed diploia)　右侧物像来自左眼,左侧物像来自右眼,呈交叉表现。如右眼呈外斜位,左眼注视目标时,右眼向外斜,由目标发出的光线落在右眼黄斑颞侧的视

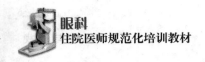

网膜非对应点上形成的假像向视野中投射的空间位置,在左眼真像的左侧。同理左眼外斜,其虚像在右眼真像的右侧,这种假像交叉到斜眼对侧形成的复视,称为交叉性复视,如内直肌麻痹、辐辏麻痹等。下转肌麻痹引起的上斜视,其虚像在下方,上转肌麻痹引起的下斜视,其虚像在上方。

(三)调和性复视与非调和性复视

1. 调和性复视(congruous diplopia)或一致性复视 在斜视发生早期,处于视网膜正常对应阶段复视中真像与假像的距离与斜视的度数符合时,此即为调和性或一致性复视。

2. 非调和性复视或不一致性复视 斜视发生一段时间后,逐渐产生了视网膜异常对应,此时复视中真像与假像的距离与斜视的度数不一致,小于或大于斜视角,此时称为不一致性或非调和性复视。一般自觉斜视角常小于他觉斜视角,即复像的距离逐渐缩小向同侧移位。在建立起完全的异常视网膜对应以后,则复视消失。

(四)暂时性复视、间歇性复视与持续性复视

1. 暂时性复视(transient diplopia) 在斜视发生早期或治疗过程中发生的短暂的复视。如在小儿斜视发生的初期,可以产生暂时性复视,常见患儿闭一眼以消除复视,还可见于斜视在正位视训练过程中,抑制消除后发生的复视,也可见于斜视手术后,因眼位改善,知觉系统尚未与新的视网膜对应关系相适应,可产生短时间的复视。

2. 间歇性复视(intermittent diplopia) 在眼位偏斜或疲劳、注意力不集中等情况下出现复视。如度数较大的隐斜,在疲劳或全身情况差时,由于视轴发生明显偏斜,出现间歇性斜视时,可发生复视。如内隐斜看远时出现水平位复视,外隐斜时,因融合力不足时,出现看近物体成水平位复视,上隐斜出现垂直位复视等。

3. 持续性复视(persistent diplopia) 复视继续存在,其形成与暂时性者不同,复视时间长有时呈永久状态。持续性复视说明患眼知觉的适应能力差,有缺陷,一般多见于成年人的麻痹性斜视,也见于成年人行斜视矫正术后,一些斜视因弱视治疗及正位训练或手术过矫均能产生持续性复视。少数患者在年幼时,因无融合,同时也不发生抑制及异常视网膜对应,可以因眼位偏斜而发生持续性复视。

(五)矛盾性复视

斜视患者在手术前无明显复视存在,在行手术突然改变其斜度时,若视网膜异常对应仍然保留,患者反而常感复视,如内斜患者出现交叉性复视,外斜则出现同侧性复视。这种反常的或矛盾的反应出现是由于已经建立起异常视网膜对应的患者已将黄斑外的一个视网膜区与固视的黄斑建立了对应关系,当手术突然将眼位矫正到正位时,对异常的知觉联系来讲,无异于将一正位突然摆到内斜或外斜位的情况,这样的复视称为矛盾性复视。

(六)共同性复视与非共同性复视

1. 共同性复视 复像像间的距离在各个注视方位均相等,见于分开麻痹,即急性内斜视、辐辏麻痹等的核上性病变。

2. 非共同性复视 复像间的距离在各个方向有差异,见于眼肌麻痹、核间麻痹、眼外肌炎症、重症肌无力、眼外肌病、眶内病变引起机械性限制等。

(七)可接受复视和不能接受复视

1. 可接受复视 有些复视其虚像并不干扰真像,患者在心理上能接受,而不感到难受。见于先天性及婴儿性非共同性斜视及少数共同性斜视。在后天性非共同性斜视的晚期也可发生。

2. 不可接受的复视　因复视,虚像对真像产生干扰,影响患者的视觉效果,患者在心理上难以接受,主诉症状明显。一般见于各型斜视的早期,一些有辐辏功能不足的患者,以及已建立了双眼单视后发生的非共同性斜视,或手术后过矫造成的复视。

四、复视的检查

(一) 一般检查

1. 询问病史　如发病的时间、诱因、伴随情况、复视的情况、症状的变化、全身情况、既往病史、药物史等,从中可以了解复视产生的背景,复视的性质及推断可能的原因。

2. 眼科的一般检查　如眼前节及眼底检查,了解视力情况、屈光状态、调节、辐辏状态、注视性质、眼球各方位运动情况及突眼等,以及瞳距、所戴镜片的度数、瞳距测定。

3. 眼球运动检查　通过双眼运动检查和比较,可以判断眼外肌作用的亢进和不足。令被检查者双眼注视检查者手持的视标,并追随视标的移动作水平左右转、垂直上下转、右上转、左上转、右下转、左下转运动,观察每一运动方向一对配偶肌作用的亢进与不足。

(二) 头位异常检查

眼肌麻痹是复视最常见原因,头位倾斜是麻痹性斜视的一个重要症状。可由4部分组成,即头向某侧肩头倾斜、脸向某方向转、下颌上举或内收、视线向某侧看。有头位偏斜者往往有上下直肌或上下斜肌的麻痹,而脸向某方向转时可有水平肌肉及上下直肌或上下斜肌的麻痹;下颌上举或内收者见于上睑下垂,A－V征,上下直肌或上下斜肌麻痹,在很轻的水平斜,可利用生理上两眼视线向上看有分开趋向及向下看有集合趋向的特点,用下颌内收或上举来代偿轻度内外斜。如外直肌轻度麻痹的内斜患者,往往只用下颌内收,两眼视线向上即可对抗少量内斜,外斜则下颌上举,两眼视线向下即可对抗之。

(三) 复视的定性和定量检查

必须取得患者很好的合作,儿童不合作者、单眼抑制者、异常视网膜对应则检查有一定难度。复视检查的目的在于了解有无复视、何种性质的复视、复视程度、哪根肌受累、可能的原因为何,在此基础上探讨可能的解决方法。

1. 复视的定性检查

(1) Worth 四点法:内有照明的黑色小箱器械,上面装有4块圆形有色玻璃,上方为红色,中间两个为绿色,下方为白色,或采用相同图形的红绿视标,如图12-11-1所示(见彩插),患者戴用与该玻璃互为补色的红绿眼镜,通过绿镜片将不见红色,通过红眼镜将不见绿色。双眼视觉正常者将看见4个灯光,上为红色,两侧为绿色,下方之白色玻璃,如显示何种镜片的颜色,证明该眼为主导眼。在双眼视觉不正常者,如仅见2红光,说明带绿镜片眼有抑制;如仅见3绿光,说明戴红镜眼有抑制;如见5个灯光,说明可能存在水平或垂直注视偏斜,可能有复视存在。此法可在6m远处检查,也可制成小型者在阅读距离使用。

(2) Baqolini 直线镜片试验:线状镜上刻有许多极细的斜向平行线条,两眼的线条方向是互相垂直的,患者戴上试镜架,将镜片分别置于两眼前,如一眼镜片上的线条方向是45°轴,另一眼镜片上的线条方向是135°轴,嘱患者通过此镜片观察前方一光点,正常双眼视情况下,患者可见两条明亮的直线,光点正好在交叉处(图12-11-2)。如点状光源位于线状光交点的上方或下方,表示有复视:交叉性复视,点光源位于线状光交点的上方;同侧性复视,点光源位于线状光交点的下方;垂直复视,点光源位于线状光交点的左侧或右侧。

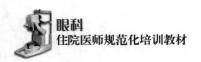

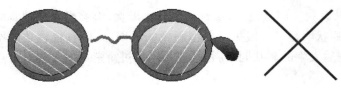

图 12 - 11 - 2　线状镜

（3）红玻璃试验：检查复视，简便又快速，不但可测有无复视，而且能查出哪条肌肉受累，是麻痹性斜视最常用的检查方法。检查在半暗室内进行，患者注视 1 m 远处一长形灯光，右眼前置一红玻璃，检查时患者头部固定于正直位，仅眼球转动以注视各方向的灯光，检查距离与所用的角度各方向要比较一致，一般眼球不需做极度转位，向各方向转只需 15°～20°即可。检查时正常双眼视者仅见一粉红色灯光，有复视者则见一红一白两个灯光。检查按需解决的问题分 3 个步骤进行检查。

1）复视是何种性质：在第 1 眼位就要决定复像的相互关系，是水平还是垂直、旋转复视，是交叉还是同侧复视。如患者称两个影像一样高，仅侧方分开，则属水平复视。如两个影像一高一低，兼有少许（或没有）水平分开，则属垂直性复视，有时患者还反映其中某一像向一侧倾斜，说明带有旋转成分。对水平复视还应了解右眼的红像在哪一侧，如在右侧，示为同侧复视，眼为内斜，涉及一条外展肌的功能障碍。如红像交叉到左侧为交叉性复视，有外斜位，涉及某一内转肌的功能障碍。

对垂直复视应了解何像为高，处于高像的眼实际是低眼位，而低像的眼实际是眼位高，此时的高低是相对的，故不能确定是哪根肌肉受累。

2）两像间的距离在哪个方向最大：对水平性复视的患者，将灯光向左侧及右侧移动，如患者诉右侧距大，向左侧变小，则示受累肌是右转的配偶肌之一（右外直肌或左内直肌），对垂直复视将灯光向上方及下方移动，如患者诉向上方两像的垂直距离大，向下方减少，则表明受累肌肉属上转肌组。此时，再把灯光向右上及左上方移动，如右上方距离最大，则表明向右上方的配偶肌中的一条肌肉受累，也即右眼的上直肌或左眼的下斜肌。

3）周边像（虚像）属哪一只眼：在明确最大复像距离的方向后，只要区分何眼的像在周边（离中央最远），就可找出有关肌肉受累。如上述水平复视患者，两眼向右转时复像距离最大，这时如最周边（即最右边的）像是红色的，则明确右眼的外直肌麻痹，如为白色则为左眼内直肌麻痹（呈外斜）。同样道理在上述垂直性复视的患者，两眼向右上方复像距离最大，此时最周边的像是红色，则为右眼上直肌麻痹；如为白色则为左眼下斜肌麻痹。一般情况下，两像距离最大的方向就是该方向运动肌肉组中的一根肌肉有功能障碍。表 12 - 11 - 1 所示为各方位复视最大处与可能的眼肌麻痹的关系。

表 12 - 11 - 1　复视最大处与可能的眼肌麻痹

方　位	麻痹肌组		方　位	麻痹肌组	
右上方	右上直肌	左下斜肌	左上方	左上直肌	右下斜肌
右方	右外直肌	左内直肌	左方	左外直肌	右内直肌
右下方	右下直肌	左上斜肌	左下方	左下直肌	右上斜肌

有时复视检查各注视方向像与像的关系及规律性（如几个方向的复像距离都很大）则示

可能有 1 条以上的眼肌功能障碍。这时需寻找与之有关的肌肉,同时结合反复观察眼球运动情况决定可能的麻痹肌肉。

2. 复视的定量检查　在定性检查的基础上,如患者检查合作,检查方法固定,患者常自己估计出复像距离的改变,以此作为临床观察病程疗效的依据。但如欲较确切地得出结果,则需用定量检查,尤其对需要手术的患者更属必要。

1）屏画法:方法简单,利用红玻璃法,将光源放在平面视野计或其他屏布之前,令患者指出复像距离最大方向的两像在屏上的位置,然后用尺测量屏上两像的距离即可得出结论。

2）马氏杆加三棱镜法:检查时患者一眼裸露,一眼前置马氏杆,嘱注视眼前一点状光源,此时裸露眼所见为一光点,而通过马氏杆的眼则见为一条与杆垂直的光亮直线。正常双眼视时,光亮直线正好穿过光点。有复视者则可见点线分开,然后在一眼前加置棱镜,观察点与线的关系,逐渐加减三棱镜,以改变点线间的距离直到点线重合,此时所用的三棱镜度数即代表复像间距离的数值。在马氏杆与 1 m 远处灯光配合使用时,可将灯光向不同注视方向移动,测得各方向所需的三棱镜度数,以明确各不同眼位的复像距数值。

3）Lancaster 屏法与 Hess 屏试法:两法皆利用红绿色互补原理设计。方法基本类似,现介绍 Lancaster 屏法:用一白色屏幕,幕上划垂直与水平线的方格图,线间距为 7 cm。在 2 m 距检查方格的视角等于 $2°(4^\triangle)$,在 1 m 距视角等于 $4°(8^\triangle)$。检查在暗室进行,患者戴红绿眼镜,坐于幕前 1 m 或 2 m,两眼与幕中央"0"处对应。医生先将红色条状光投射灯,先向中央 0 处照射,嘱患者将绿灯投射灯合之(将绿光合在红光上),然后医生将红光向 6 个主要方位投射,嘱患者分别以绿光合之,如两光能重合,则无斜视与复视;反之则有斜视与复视。同时可从屏上读出两灯光间的距离,也即复像距离。检查时还应注意投射光的倾斜,将所测得结果记于布上,按 6 个方向红绿灯分离的情况进行麻痹肌的分析。

4）双 Maddox 杆试验:在暗室检查,将红色 Maddox 杆放在右眼,白色放在左眼,Maddox 杆垂直刻度与试镜架 90°对准,被检查者分别注视 33 cm 和 6 m 处光源,可看到两条水平线,如右眼的红线向鼻侧偏斜,说明有右眼外旋斜视,右眼 Maddox 杆向颞侧转动,使红线与白线平行,此时所转动的 Maddox 杆刻度对应的眼镜架的弧度就是外旋斜视度。如红线向颞侧偏斜,为内旋斜视,右眼 Maddox 杆向鼻侧转动,使红线与白线平行,此时所转动的 Maddox 杆刻度对应的眼镜架的弧度就是外旋斜视度。

5）同视机检查:将同视机的同时视画片(如一图像为笼子,另一图像为狮子)分别放入同视机的画片筒中,一眼镜筒手柄置于"0"位置,然后转动另一手柄,使两画片重合(如狮子进入笼子中央),此时从同视机上读出的度数即为患者的主觉斜视角或复视情况,可用三棱镜度和弧度来表示。交替开闭每侧画片后的灯,并移动镜筒,使其反光点位于角膜中央,直至两眼不动时,此时同视机上的读数为客观斜视角。以此判断复视的性质和程度。

（四）其他检查

1. 视网膜情况的检查　如 Amsler 表检查,了解是否存在黄斑病变,影响双眼融合。

2. 影像不等的检查　通过双眼影像大小不等图的检查,判断双眼影像大小的差异。

3. 牵拉试验　用以鉴别眼球运动受限是麻痹性还是机械性引起的。

4. 新斯的明肌注试验　用来鉴别重症肌无力、眼肌麻痹及肌痛等,如有好转则为重症肌无力。

5. 生理检查　如肌电图检查可分辨肌肉麻痹、重症肌无力或眼球后退综合征等。

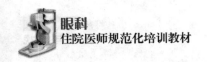

6. CT、MRI 扫描　排除眼眶内病变。

7. 全身检查　排除糖尿病、甲状腺功能亢进等内分泌疾病。

五、复视的诊断

（一）水平复视的诊断

（1）了解病史，常规眼部检查。

（2）复视定性、定量检查，了解复视性质。

（3）检查眼球水平方向运动，右外展障碍，如后天性者常见为外展神经麻痹，引起外直肌麻痹；如为先天性者，需作内转运动检查，观察有无眼球后退，典型的眼球后退综合征为眼球外转受限，内转时睑裂变窄，眼球后退，因此不能忽略此综合征可能。如发现内转障碍，则应考虑到内直肌麻痹，此时应检查集合，如内转不能，而集合尚可，则为核间麻痹，如内转及集合均不能，则初步诊断为内直肌麻痹。核间麻痹起因是内侧纵束的病变，可造成集合、水平注视运动、外转等异常。

有水平复视而无明显水平运动异常，应疑为散开麻痹、辐辏麻痹、辐辏痉挛。如两眼的侧方运动及单眼的各方运动正常，仅在近距离内两眼不能集合而出现复视症状，看近水平复视明显，看远消失，为辐辏麻痹，造成辐辏麻痹的原因为中枢附近的急性炎症、多发性硬化、血管疾患、肿瘤等。反之，如看远水平复视明显，看近消失，则为散开麻痹。造成散开麻痹的原因为脑干处的炎症、肿瘤、出血等。与这些相反，看远为同侧复视，看近为交叉复视，则为辐辏痉挛。造成辐辏痉挛的常见原因为神经官能症，也见于脑炎等。

（二）垂直复视的诊断

除上述常规检查外，必须了解垂直复视的特点。上下直肌与上下斜肌，不但有上下运动，而且具有旋转及水平运动的作用，故复像变得复杂，如患者伴有上睑下垂，且双眼发病，或病程中有反复发作，且哪条肌肉麻痹不稳定，发病轻重与疲劳有关，应考虑重症肌无力。重症肌无力可用药物试验鉴别；单眼如有瞳孔扩大，眼球内转、上下转受累，则为动眼神经受累；眼外肌肌炎有眼局部红、肿、疼痛等炎症表现及突眼，用肌电图可确诊；先天性单眼上睑下垂，且眼球上转受限，常见上直肌麻痹患者；无上睑下垂的情况下，向下注视有上下及旋转复视，内下转运动受限，头向健侧倾斜，常见于上斜肌麻痹；外伤后上转或下转受限伴眼球内陷，应疑为眼眶骨折，尤为眶底骨折，X 线摄片及牵引试验可作诊断。当某一垂直肌麻痹时，初期均出现第 1 眼位的倾斜及运动受限，时间较久后，非但病眼之肌肉，即使健眼的某些肌肉均将发生某些变化，结果使斜视逐渐变为共同性的特点，这样就难以区分原发性麻痹是哪一条。如右上斜肌麻痹，可造成右下斜肌功能过强，左下直肌功能也过强，左上直肌继发性抑制性麻痹，这样就很难区分原发性麻痹是右上斜肌还是左上直肌，此时可从以下的一些检查来鉴别，如 Parks 3 步法等进一步检查判断。

（三）旋转复视的诊断

旋转复视多数是由于垂直斜视或 DVD、A-V 征等引起，患者可能有眼外肌解剖异常、脑血管意外史、眼外伤、斜视手术史等也可引起旋转性复视。临床特征主要为复像带有倾斜、常伴由斜肌功能改变，双 Maddox 杆法、同视机或眼底照相可检测旋转性斜视。

六、复视演变和处理

（一）双眼复视的演变

在某些共同性斜视及先天性眼肌麻痹患者,其复视始终存在。但在绝大部分斜视出现的复视,渐被一些其他形式取代,从而使复视得以消除。

1. 矫正性融合反射　对双眼视觉已建立而斜视又轻的患者,只要其斜视程度在其矫正性融合反射能够克服的范围内,常可借以消除斜视与复视,使之成为隐斜,但这必须某些眼外肌多作额外的工作,于是常易引起眼肌的疲劳。

2. 异常视网膜对应　主要见于共同性斜视,早期其复像距离与所测得的斜视度一般相同。当建立起一定的异常视网膜对应后,其主觉斜视角常小于他觉斜视角,复像距离也渐次缩小,到后来异常网膜对应牢固建立,此时复像也就完全消失了。

3. 单眼抑制　见于共同性与麻痹性斜视。斜视后无法继续保持双眼单视,大脑高级皮层中枢采取主动性的生理过程,将一眼物像抑制,致使复视消除。在交替性斜视,两眼交替固视与交替抑制,一般两眼视力较好。在单眼斜视由于斜眼经常处于抑制状态,抑制强度渐加深,最终可形成抑制性弱视。

4. 姿势代偿　麻痹性斜视患者,在不同的注视方向其复像之间的距离不等,如注视目标处于麻痹肌作用范围之内,则因该肌肉麻痹(不起作用)而出现斜视,复视也随之发生,且越向该麻痹肌作用方向注视,复像距离越大。先天性部分眼外肌麻痹患者,为了克服复视,常采用将头部转向麻痹肌起作用方向的代偿位置,以使双眼转向麻痹肌起作用的反方向视物从而消除复视。

5. 目的性斜视　有时在眼位分离后,机体使眼球更主动地趋向偏斜以加大斜度,从而使复像间距离增大,虚像离真像更远,更不清楚,因而不易引起注意,有的甚至消失在有效的固视野之外。

（二）复视的处理与预防

1. 针对病因治疗　如颅内病变,需神外科手术或放疗,眼眶肿瘤引起复视需行肿瘤摘除术,外伤后眶骨折,则需尽早行骨折复位术,如糖尿病、甲状腺功能亢进所致,需行内分泌治疗。

2. 原因不明的神经麻痹　应考虑为神经炎,用激素与抗生素等治疗。

3. 复视干扰大　可暂时性遮盖或交替性遮盖,如经过这些原因及药物治疗,复视仍明显,可考虑三棱镜或手术治疗。

4. 三棱镜治疗　程度较轻的复视可考虑三棱镜治疗,现用的压贴或膜状三棱镜,其优点为棱镜甚薄(最厚仅1mm),可直接贴在镜片后面,美观舒适,节约易更换,引起影像扭转少,而且可随时更换三棱镜度数。三棱镜处方原则如下。

（1）非共同性斜视:复像距离在各向不同,而三棱镜治疗的目的,主要改善矫正正前方及正下方主要视野的复视,保证功能性视野内的双眼单视。配镜后嘱患者眼球转动幅度不能太大。

（2）三棱镜开始配在病眼上,当偏斜转变成共同性时,三棱镜可平均分配在两眼上。

（3）度数为取消复视的最低度数或偏低,有时取近1/2棱镜度数配起,如需要垂直位及水平位两种三棱镜,则第1步先处方垂直位,如需要配置水平位三棱镜,当偏斜恢复时,三棱

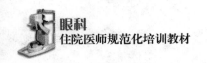

镜可减少,如看近、看远偏斜有不同时,则可处方不同度数的三棱镜。

5. **双眼融合功能训练** 可使用同视机及双眼融合训练光盘训练,辐辏麻痹近距工作时,可用三棱镜,功能性辐辏不足,可戴三棱镜或作正位视训练。

6. **手术治疗** 眼肌麻痹经治疗、训练观察 6 个月后,未见改善,用三棱镜也无法消除复视,可考虑手术治疗。目的使术后在正前方及正下方等视野范围内保持双眼单视。如术后仍有少量残余斜视及复视,再加三棱镜治疗。一般首选直接对抗肌的后退术。其次选配偶肌的后退,当 4 条直肌中任何一条完全麻痹时,可考虑肌肉转位术或肌肉联结术。

7. **复视的预防** 斜视术后发生复视一般见于有正常或试图正常视网膜对应的患者,可能同时合并或不全合并有功能性的异常网膜对应,同时患者融合功能很差,融合范围很少,称融合无力性复视,可为斜视欠矫患者,更多见于斜视过矫患者,此种复视为最严重。复视常发生于有异常视网膜对应的患者,称为矛盾性复视。从临床上看,术后过矫与异常网膜对应是造成术后复视的原因。应特别注意,在术前能加以判断和预防。单眼白内障手术后,如未置入人工晶状体,双眼单视困难,产生难于治疗的复视,为了防止这种复视,应早矫正影响双眼单视的各种因素。

(瞿小妹)

第十二节 眼球震颤

眼球震颤(nystagmus)是指一种有节律的不自主的眼球摆动。眼震的形式可分为水平型、垂直型、旋转型及混合型。根据眼颤的节律可分为钟摆型和冲动型,前者眼球往返摆动的速度一样,后者眼球往返摆动的速度不一样,一侧为慢相,一侧为快相。慢相是眼震的基本运动,而快相是代偿性运动,一种矫正性运动。

一、眼球震颤概述

1. **病因** 眼球震颤是一种知觉、迷路及中枢等控制眼球位置有关的因素所导致的眼位异常,根据产生的原因不同,可将眼球震颤分为眼性眼球震颤、前庭性眼球震颤和中枢性眼球震颤和先天性特发性眼球震颤。

2. **症状** 先天因素导致的眼球震颤,一般视力低下,但视外界物体无动荡感觉;而后天因素导致的眼球震颤常常视力低下,视外界物体有动荡感,而觉头昏、呕心,复视并有代偿头位。

二、眼球震颤分类

(一) 眼性眼球震颤

1. **生理性注视性眼球震颤**

(1)注视偏斜引起的眼球震颤:是指当两眼向双眼视野周边转达到极限时,为了维持这一状态引起的冲动性眼球震颤。一般快相为眼位偏斜方向,说明此位置是通过努力达到的。

(2)视动眼震:当双眼追随一通过其视野的运动物体时,由视网膜像的视觉流动引起的急促的眼球震颤,由慢相和快相组成。这是一种生理性的来自中枢的视觉心理反射,凭藉此对外界的运动的物体做出反应。视动眼震分为主动性和被动性眼震。主动性眼震由平滑的跟随运动和自发性的扫视运动组成,受运动物体的刺激而产生。而迷路性眼震则是被动性的本体感觉对体位的代偿运动。视动眼震的发生必须要有良好的视力及分析能力,利用视动眼震的特性,临床上可用于估计婴幼儿与不合作患者的视力情况。

(3)隐性眼球震颤:正常双眼注视情况下并不出现震颤,而当遮盖一眼,另一未遮盖眼出现眼球跳动性震颤,其快相向注视眼侧,一般情况下双眼交替出现此现象。此类患者在检查视力时,其单眼视力明显较差,但双眼注视,则视力明显提高,通常情况下双眼视力可有明显差异,可同时伴有斜视等。由于双眼注视时无明显震颤,患者无特殊症状。

2. 病理性注视性眼球震颤　其中知觉缺陷型眼震颤,主要是由于眼本身的病变所造成,引起黄斑部成像不清,常见的有先天性白内障、先天性青光眼、角膜营养不良、白化病、高度屈光不正等疾病,眼球无固视能力而呈现摆动,多为水平震颤,钟摆型。

3. 其他原因引起眼球震颤　长期失明之眼可有摆动性或冲动性眼球震颤,称为黑矇性眼球震颤。这种震颤可以是持续性的,也可仅见于注意力集中时。以往煤矿工人工作条件差,也有一种与职业病相关的眼球震颤,在眼球震颤同时,伴头部震颤、阵发性眼睑痉挛等。

(二)先天性特发性眼球震颤

先天性特发性眼球震颤,又有称为运动缺陷型眼震颤,是由于神经中枢或神经传导径路的病变而致,而眼部本身无病变。眼震颤呈冲动型。

1. 临床表现

(1)多数出生后即发生,但常常在生后数月才被发现,出现不自主的持续的较有规律的眼球跳动或摆动。

(2)先天性眼颤往往为双眼弱视。

(3)常常伴发斜视。

(4)先天眼颤的代偿头位,主要表现为面部的左右偏转;也有表现为下颌的上抬或内收,或头的左右倾斜。

(5)无晃视感:尽管眼球不停地颤动,但视周围物体并无明显晃动感,无头晕、呕心等中枢神经系统症状。

2. 眼球震颤的抑制机制　临床上患者会采取各种方法,减轻震颤,以提高视力。

(1)双眼持续性内斜性抑制震颤(集合型):表现为视近时眼震颤不明显,可呈内斜位,又称视近抑制眼球震颤,眼球震颤阻滞综合征。

(2)持续性增强的成对配偶肌的神经冲动(水平、垂直):冲动性震颤的成对配偶肌持续收缩到一定程度,眼震颤减轻。

(3)通过双眼视觉来抑制眼球震颤(隐性眼震颤)。

(4)通过反向摇头抑制眼震颤(单向、多维)。

(5)通过以上双重机制抑制眼震颤。

3. 眼震颤视力特点

(1)代偿头位视力优于非代偿头位。

(2)双眼视力优于单眼视力(隐性震颤)。

(3)近视力优于远视力。

(4)眼震颤轻重与视力不完全成正比。

(5)震颤患者视力检查方法,应该在维持双眼融合状况下,在代偿头位时检查视力。

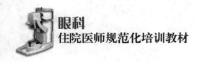

4. 眼震颤检查

（1）观察：先天性特发性眼球震颤一般都有静止眼位，即震颤最轻的位置，又称休止眼位。为获得静止眼位而产生代偿头位。了解静止带方向、代偿头位、方向、震颤幅度、震强。

（2）眼震图检查：ENG。

（3）中间带的寻找：与代偿头位吻合，有代偿头位即有中间带。

5. 治疗

（1）非手术治疗：包括屈光矫正，进行规范验光，必要时行睫状肌麻痹验光，尽早进行正确的屈光矫正。先天性眼震在静止眼位，使用集合时，可减少或抑制眼震，故可通过三棱镜消除异常头位，增进视力。

（2）手术治疗：目的是改善或消除头位，以增进视力，减轻眼震程度，使静止眼位由侧方移向中央。手术方法有多种，有行双眼水平位-对配偶肌后退术，减弱慢相侧-对配偶肌。如患者的代偿头位面向右侧，双眼静止眼位在左侧，则行左外直肌后退及右内直肌后退术。也有行加强快相侧-对配偶肌手术。

（三）前庭性眼球震颤

1. 迷路性眼球震颤　各种原因如摆动、旋转、压力、温度、电流等刺激迷路感受器，会引起眼球震颤，称为迷路性眼球震颤。由于每一迷路与一眼的眼外肌直接发生联系，迷路性眼球震颤是由皮质下组织所调控的。所以在一般损伤大脑皮质功能或麻醉情况下，仍可能存在迷路性眼球震颤存在。迷路性眼球震颤为细小的、频率快的水平旋转型冲动性震颤。慢相是两眼同时转向半规管兴奋不平衡，而刺激兴奋强的一侧，快相是矫正性运动。迷路性眼球震颤除出现眼球震颤外，还有眩晕、呕吐等中枢症状。

2. 前庭神经损伤所致眼球震颤　前庭损伤所致眼球震颤表现同迷路性眼球震颤，破坏性损伤，眼球震颤为向健侧的水平旋转性眼球震颤，且向该侧注视时加重。而刺激前庭神经则引起向刺激侧的眼球震颤，且向该侧注视时加重。

（四）中枢性眼球震颤

因炎症、肿瘤、退行性变、血管性疾患导致脑干与前庭器官间的皮质中枢的损害，也会出现眼球震颤。此种震颤为中枢性眼球震颤。中枢性眼球震颤呈冲动性，与周围损伤不同，多为单纯水平、垂直或旋转，眼球倾向一侧旋转时更明显。中枢性眼球震颤一般比较恒定，眩晕感不明显。

（瞿小妹）

第十三节　斜视手术的基本原则

一、斜视手术的目的

通过加强或减弱眼肌的力量，改变其解剖因素及神经因素以达到矫正异常眼位和恢复双眼单视为其目的。即眼位恢复后促使两眼恢复同时视融像功能和立体视功能，配合训练使之建立正常视网膜对应和正常固视。所以，手术的目的是恢复双眼单视功能，矫正偏斜，改善美容，消除精神与社交上的不良影响。

二、斜视手术适应证

（1）水平斜视度在 15$^\triangle$ 以上，垂直斜视度在 10$^\triangle$ 以上可以考虑手术。

（2）水平斜视度在 15$^\triangle$ 以内，但有明显复视或者视疲劳症状也可考虑手术。

（3）垂直斜视度在 10$^\triangle$ 以内，但有明显头位，也可考虑手术。

（4）各种肌性因素引起的复视，在药物等治疗 6 个月以上，仍无恢复，且光学矫正效果不明显时，可考虑手术。

（5）因斜视、眼球震颤引起代偿头位，可以通过手术矫正。

（6）隐性斜视，明显肌性视疲劳，可通过手术减轻症状。

三、手术时机选择

（1）斜视手术的目的，不仅是为了改善外观，更希望通过手术后，恢复正常眼位，建立双眼同视和融合功能，从而建立正常的立体视觉。人类双眼视觉的建立从生下 4～6 个月已经开始，6 岁之前是关键期，直到 9 岁以前还在反复使用，不断训练、巩固和完善。所以从恢复双眼视觉角度考虑，斜视最合适时机是在这一可塑期内。

（2）一般先天性共同性斜视，由于对双眼视觉功能影响较大，且和屈光度数的变化关系不大，在确定双眼的注视功能是正常的前提下，可尽早手术。先天性麻痹性斜视、限制性斜视，由于会造成患者有代偿头位，长此以往会影响患儿脸部、颈部甚至脊柱的发育，一旦诊断明确，也主张比较早手术。

（3）对发病年龄较晚的斜视的儿童，如果双眼视力正常，能够配合检查，可到 4～6 岁手术。如斜视同时伴有弱视，先行弱视治疗，待弱视治愈，或两眼视力接近，才考虑手术。

（4）后天性麻痹性斜视或限制性斜视，一般在原发病稳定后 6 个月以上，可以考虑手术。

（5）青少年和成年人斜视，为改善外观和减轻用眼疲劳，可行手术。

四、手术一般原则与注意事项

（一）斜视手术效果的影响因素

（1）术前斜视角度波动大，精神紧张等因素影响斜视角的测定，另外不同医师用不同检查方法，也可能有差异。

（2）发病年龄、双眼视力情况、屈光状态、双眼视状态会影响手术后效果。

（3）本身肌张力大小，肌肉止端位置差异。

（4）术中肌肉出血情况、术后肌肉粘连情况等。

（5）单位肌肉长度的手术量，斜视角度大则效果明显，角度小则矫正不明显。

（6）儿童由于异常反射形成的程度和肌肉继发性变化少，故手术效果比成人好，在无异常反射形成和肌肉继发性变化时充分发育的眼肌缩短术比后退术效果好。

（7）异常网膜对应手术效果较差，由于神经性因素所致的斜视矫正效果不如肌肉本身和解剖因素所致的斜视。

影响斜视手术量的效果的因素很多，所以必须根据个体差异，作个性化的手术设计。

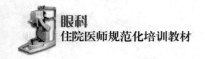

（二）一般原则

（1）手术效果不仅要在第 1 眼位保持正位，也应使在各注视眼位保持双眼运动的协调。

（2）交替性斜视，一般可将手术平均分配给两眼。

（3）恒定性斜视，可先行斜视眼的肌肉后徙与缩短，如尚有残余，可作健眼。

（4）斜度大，估计单眼不易矫正可考虑部分分配在另一眼，不应在一眼上作极限手术，这可引起眼球运动的限制与位置变化。

（5）网膜对应正常则效果较好，如对应异常未经必要的处置，术后可产生矛盾性复视或又恢复斜位，所以术前必须有估计。

（三）手术具体方案

1. 术前检查（详见斜视章节）

（1）询问病史，了解发病年龄、进展情况，视力情况、有无代偿头位、有无戴镜史等。

（2）屈光的检查：有屈光不正观察 1～3 个月，戴镜状态下斜视度完全矫正则不手术，如屈光矫正后远距斜视消失；戴镜仍有部分斜视，可矫正其残余部分；对屈光矫正后无效的非调节性斜视，应予全部手术矫正。有无弱视，如有弱视要先行弱视治疗。

（3）斜角检查（祥见斜视检查章节）：眼球运动检查、角膜映光法、同视机检查、马氏杆加三棱镜检查等，如自觉斜视角小于他觉斜视角，说明有异常网膜对应，不经训练做手术效果差。要测远近斜视角，对决定手术方案有助。要测各注视方向的斜视度，可查出麻痹肌，测屈光异常矫正前后的斜视度。

2. 手术方式 手术不外乎两种，减弱和加强。

（1）肌肉减弱术：肌肉止端后徙，肌腱或肌肉边缘切开，肌延伸术，断腱或肌腱切除，肌肉部分切除及后部固定缝线术等。

（2）肌肉加强术：肌肉缩短、折叠、前移、直肌移植及直肌联合术。对合并 A－V 征的斜视，常需要在肌肉减弱或加强的同时进行肌止端的垂直移位（水平肌肉）或水平移位（上下直肌）。而在旋转斜视常需要对斜肌的止端进行转位手术，如用于矫正外旋转的上斜肌止端转位术。

3. 手术眼选择

（1）对合适的患者行对称性手术，术后眼球运动协调，则恢复双眼单视功能最为理想。分开过强型和基本型的间歇性外斜视，斜视角≤40$^\triangle$，可行双眼外直肌后徙术。高 AC/A 比率的内斜视，常规评估斜视角不超过 40$^\triangle$，可行双侧内直肌对等后徙手术。

（2）非对称性手术：

1）垂直肌手术：在健眼为注视眼时，首先选择患眼的麻痹肌的直接拮抗肌的减弱及加强麻痹肌。若患眼为注视眼，首先减弱麻痹肌的配偶肌及麻痹肌的拮抗肌。

2）超过 60$^\triangle$ 者需做 3 条肌肉：一眼的肌肉的后退和缩短，同时行另一眼肌肉的后退或者缩短。

3）恒定性内斜\外斜：有明显主斜眼，或者单眼视力低下，不能注视的患者，手术选择以主斜眼或非注视眼为主。

4）超过 40$^\triangle$，而小于 60$^\triangle$ 的基本型内斜：也可行单眼一退一截手术。

4. 手术量的选择

（1）内直肌后徙量，我们的经验儿童＜6 mm，成人＜8 mm；下直肌后徙不超过5 mm，下直肌的后徙手术量一定要保守,以维护下方视野的功能;上直肌后徙不超过 6～7 mm,对DVD患者,后徙起点可增加。外直肌后徙不超过下斜肌止端,不超过 9～10 mm。

(2)手术量估计:一般认为眼外肌缩短与后退各 1 mm 可矫正 5°。赫氏认为内直肌后退每毫米可矫正 2.5～3.0°,外直肌缩短每毫米可矫正 2°,如缩短与后退同时做每毫米可矫正 2°～3°。

(3)垂直斜视手术量的估计:上下直肌 2.5 mm 后退或缩短,大约矫正 $8^\triangle$,最大量后退或缩短 5 mm 可矫正 $15^\triangle$,如一条直肌后退与一条肌肉缩短并用最少可矫正 $15^\triangle$,最大可矫正 $30^\triangle$。下直肌后退要注意引起下转受限,故后退与缩短最多不要超过 5 mm,而上直肌后退可能引起上睑下垂或缩短后睑裂缩小现象,故后退与缩短不要超过 5 mm。上斜肌减弱手术,一般先靠近滑车处肌腱切除术,肌腱切除 3～7 mm 可矫正 $20^\triangle$,单纯上斜肌切断可矫正 $10^\triangle$。上斜肌缩短术一般行折叠术,折叠 8 mm 可减少 10°。

五、斜视手术效果评价

1. 完全功能治愈 是指:①双眼视力正常。②眼位在任何情况下正位或少量隐斜。③黄斑中心凹融合。④正常视网膜对应。⑤中心凹立体视≤60″。⑥无自觉症状。

2. 不完全功能治愈 上述完全治愈项中存在一项或几项缺陷:①存在轻度弱视。②有小度数眼位偏斜。③有融合。④正常或异常网膜对应。⑤有黄斑或周边部立体视。⑥有自觉症状。

3. 临床治愈 无双眼单视功能,仅外观上的改善,眼位在 $\pm15^\triangle$ 以内,上下偏斜在 $\pm10^\triangle$ 以内。

六、斜视手术可能的并发症和处理

1. 复视 术后早期会出现复视,出现复视尤以双眼视力较好,斜视过矫有异常网膜对应者易发生。

(1)术后复视常见原因:异常视网膜对应是术后的复视原因之一,由于异常网膜对应的建立,当手术矫正斜视后而新建立的共同视觉方向受到破坏,必然又会发生复视。内斜矫正后常出现交叉性复视,外斜正位常为同侧性复视。

(2)处理:轻度复视,一般在术后数周即可消失,不必急于处理。矫正过多伴眼球运动受限,应立即进行手术探查。对内斜过矫的复视,如融合力差,可用底向内的三棱镜矫正。同时减少远视度数,待 3～6 个月,再考虑手术矫正。若原行双内直肌后退所发生的外斜,要考虑做双外直肌后退比双内直肌前移更好。外斜过矫的复视,先用远视镜、双焦点镜、或缩瞳治疗或用底向外的三棱镜治疗,内斜仍明显 6 个月后手术。

(3)预防:术前给患者进行详细检查,如牵拉试验、融合力和网膜对应的检查。术前制订好手术方案,按患者融合力情况,如有一定融合能力,则采取过矫少许,反之如无融合力,术后不可能得到双眼单视,为了美容以低矫正为好。

2. 矫正不足

(1)原因:缝线结扎后松解,顽固异常网膜对应,手术量估计不足等。

(2)处理:轻度的不足无须处理,明显不足在 3～6 个月后行第 2 次手术。术毕换药过程中发现明显不足,且越来越差,甚至同原来的斜视,应早作探查找出原因及时处理。如探查

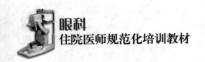

未发现异常,检查第1、第2斜视角相等时,则考虑为顽固性异常网膜对应所致,对此无须再次手术。

(3)预防:肌肉缝线要牢固,对肌腱附着点缝线扎紧要恰当。有异常网膜对应,术前要作矫正训练,交替遮一眼可使异常网膜对应不再加深,有可能使其消退。可做同视机训练,也可用压抑疗法,对无法矫正的顽固性异常网膜对应,手术价值不大。

3. 矫正过度

(1)原因:多为内斜,双眼单视不健全,融合力不好,即使手术恢复眼位,也很难长期保持正位,过久必趋外斜,尤以儿童随年龄增大,眶距逐渐增大,外斜日趋明显。

(2)处理:待斜视稳定后,可行手术矫正,其手术量仍按一般的斜视矫正规律进行,如仅轻度外斜,则作集合训练。原为近视,继续戴镜,如为中度远视,可不予戴镜。

(3)预防:术中不要过度矫正,小儿尤其。

4. 结膜瘢痕　细微组织处理,精确的闭合,切口的对合可减轻或避免。术后结膜囊肿须手术切除,可在局麻下进行。

5. 术中找不到肌肉

(1)原因:结膜切口位置不当,肌肉不在结膜切口暴露区之中;在分离筋膜层及肌腱膜时已误将肌肉断了;肌止点异常或肌肉菲薄而不易发现。

(2)处理:先查结膜位置(切口)是否妥善,如位置准确,则按附着点解剖位置寻找,如已给切断则应向后找到肌肉断端。

6. 损伤肌肉

(1)原因:找肌肉时盲目乱钩,造成肌肉纤维撕裂与血管损伤;剪肌鞘时太靠近肌肉而发生误伤。

(2)处理:钩肌肉如有撕裂即应退出斜视钩,再将全部肌肉钩住,出血可用肾上腺素棉片,有血肿应予剪开。

(3)预防:熟知解剖位置,在钩肌肉前,先在距肌附着点上下缘2 mm处的肌间膜各剪一小口,由斜视钩一侧切口伸入拉出一端切口穿出。

7. 肌肉预置缝线滑脱

(1)原因:预置缝线过近肌肉断端,稍拉即可滑脱;断肌腱时误将缝线剪断;缝线只穿过肌膜层,未穿肌肉全层而滑脱;过于用力牵拉缝线,导致断线。

(2)预防:预置缝线与肌肉断端有一定距离,剪肌肉时不要剪断缝线,操作要轻、细。

8. 球壁损伤

(1)原因:剪肌肉附着点时,误将巩膜剪破;缝合肌肉附着点时,误将缝针穿透球壁。

(2)处理:处理伤口处玻璃体及缝合伤口,防治感染。必要时局部予冷冻或视网膜激光处理。

(3)预防:剪刀伸入肌腱下稍倾斜,使刀刃离开巩膜,才开始剪断肌腱;剪肌腱时,禁一刀将肌腱全宽剪断,通常分次剪断;做肌止点缝合,用小圆针进针稍平,不能垂直到巩膜面,穿入巩膜的深度不超全厚的1/2,进针宽度约1 mm。

9. 眼前节缺血

(1)原因:术时切断眼外肌过多,造成眼前节供血不足,从而发生一系列病理改变。

(2)预防:一眼一次手术最多切断2条直肌肌肉,再次手术需3～6个月后。

10. 眼心反射　眼受机械性刺激引起迷走神经过度兴奋,导致心律失常,称眼心反射,甚至导致心跳停止。

（1）原因：牵拉肌肉、压迫眼球、眶内加压、剪开结膜分离结膜下组织、情绪紧张、贫血等。多见于儿童，小于 15 岁发生率约占 90%，老人极少发生。症状有胸闷心慌、恶心、呕吐、心前区紧迫感。心电图检查：主要系心动过缓，发生率占 58.7%。与眼外肌关系：下斜肌最高 64.7%，上直肌最少 37.5%。与麻醉关系：全麻高于局麻。

（2）处理：一旦出现立即停止手术，观察，恢复后再手术，或用阿托品。

11. 睑裂异常　最易发生在下直肌后徙，睑裂的增宽致眼球向下使巩膜暴露，外观上不对称。下直肌后徙术时与 lockwoods 韧带很好分离可减轻的下睑的后退。上睑也可由上直肌缩短或后徙而致狭窄或增宽。

12. 下斜肌粘连综合征　此由 Masslcall Parkes 首先描述认为是由下斜肌切除术后引起的。下斜肌手术中如并发脂肪脱出和出血明显，术后造成粘连。此综合征的特点包括在内收时上提受限伴在那方向被动转向限制。同时也可在内收时向下受限及在原位有垂直偏斜。

治疗：充分分离结合粘连。

（瞿小妹）

第十四节　弱视的诊断和处理

一、弱视的定义

视觉发育期由于单眼斜视、未矫正的屈光参差、高度屈光不正及形觉剥夺引起的单眼或双眼最佳矫正视力低于相应年龄的视力为弱视，或双眼视力相差 2 行及以上，视力较低眼为弱视（中华医学会眼科学分会斜视与小儿眼科学组定义，2011）。

（一）弱视的分类

1. 斜视性弱视　单眼性斜视形成的弱视，临床上以内斜引起的为多见。

2. 屈光参差性弱视　双眼远视性球镜屈光度数相差 1.50 DS，或柱镜屈光度数相差 1.00 DC，近视性球镜屈光度数相差 3.00 DS 以上，屈光度数较高眼形成的弱视。

3. 屈光不正性弱视　多发生于未佩戴屈光不正矫正眼镜的高度屈光不正患者。屈光不正主要为双眼高度远视或散光，且双眼最佳矫正视力相等或接近。远视性屈光度数 ⩾ 5.00 DS、散光屈光度数 ⩾ 2.00 DC、近视屈光度数 > −8.00 DS 被认为是发生弱视的危险因素。

4. 形觉剥夺性弱视　由于屈光间质混浊、上睑下垂等形觉剥夺性因素造成的弱视，可为单眼或双眼，单眼形觉剥夺性弱视较双眼弱视后果更为严重。

（二）弱视的发病机制

弱视发生的实质是在视觉发育的敏感期，由于屈光不正、斜视等原因，缺乏适合的视觉刺激而导致的视觉发育障碍，其发病机制主要有两个：形觉剥夺和双眼竞争。形觉剥夺是指因屈光不正或屈光介质混浊、遮盖等因素造成模糊的图像输入眼睛，导致相应皮质功能的降低。双眼竞争主要是由于双眼之间的不平衡，如屈光不平衡导致在未矫正状态下清晰度不

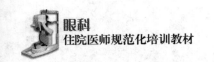

平衡（一眼清晰、一眼模糊），或眼位不平衡（一眼存在偏斜，内斜或者外斜）导致健眼对患眼主动性的抑制。对于只是形觉剥夺的因素，除严重的形觉剥夺，如先天性白内障、先天性上睑下垂，一般预后是比较良好的，大脑中也存在双眼驱动的视觉皮质细胞。而存在双眼竞争的，大脑中健眼驱动的细胞数量大大超过患眼，双眼驱动的视觉皮质细胞数量少，甚至没有，导致双眼视功能的缺陷，甚至是立体盲。

（三）弱视的流行病学特征

弱视的患病率和发病率依据诊断标准中使用的视力标准和被调查的人群的不同而不同，仅以视力作为诊断标准会造成弱视检出率的增高，应依据弱视的危险因素，年龄相关的视力标准等综合判断是否存在弱视。一般国际上认为弱视的患病率在一般人群中为 2％左右，发病率在每年 0.4％左右。在弱视人群中，以屈光参差性和或斜视性弱视为最多见，约占所有弱视的 90％，是最常见的病因。

（四）弱视的诊断

根据弱视的定义，结合弱视的诊断中要注意首先通过系统检查排除眼部器质性改变，同时应发现导致弱视的相关因素，不能仅凭视力 1 个指标就诊断弱视。另外，根据儿童视力发育规律，对于 3～7 岁儿童，诊断弱视时不宜以视力低于 0.9 作为依据，而应参考相应年龄的视力正常值下限。年龄在 3～5 岁儿童视力的正常值下限为 0.5，6 岁及以上儿童视力的正常值下限为 0.7。

二、病史

病史包括主诉、视觉和眼病史、一般健康史、发育和家族史及用药等。屈光参差性弱视往往没有特别主诉，通常是在视力筛查中发现有一眼视力低下，患者也可能发现从事需要双眼深度觉的任务时有困难。和斜视相关的弱视患者或患者家长会主诉外观上的问题，或者患者出现眨一眼或闭一眼。也有患者以单眼的畏光为主诉的。形觉剥夺性的弱视因发生的原因不同而表现出不同的主诉，如先天性上睑下垂表现出的生后的上睑下垂及抬下颌和皱眉的特殊表现，先天性白内障的瞳孔区的白色反光表现等。

三、眼部检查

1. 视力　在给婴幼儿和学前儿童检查视力时应当选用适合其年龄的检查方法。如婴幼儿检查视力所用的选择性观看卡、Cardiff 卡等，也可用客观的方法进行视力评估，如Sweep VEP；学前儿童用的各种图形视力表，如 Lea 卡等。一般 3 周岁以上可以用常用的视力表，如标准对数视力表进行检查。在需要注意的是视力的检查是一个主观的心理物理学的检查，不能仅凭视力检查作出弱视的诊断，双眼之间视力的差别，如相差两行以上比双眼同时的视力低常更有诊断价值。另外，在弱视的视力检查中，用单个视标检查视力会好于用成行视标或带边缘的单个视标的检查，被称为拥挤现象，这是弱视患者中比较明显的症状。

弱视患者伴震颤的检查视力时不适合用遮盖另一眼的方法，可以用高度的正镜片雾视另一眼的方法或在双眼情况下用向量卡或红绿卡进行测量。

2. 验光　患者的屈光状态应当在睫状肌麻痹下和非麻痹下（显然验光）都进行测量。根据年龄可以使用 1％阿托品、0.5％托吡卡胺、1％盐酸环喷托酯（环戊通）进行睫状肌的麻痹。验光结果用于判断弱视的分类，并判断患者的屈光状态和其弱视程度是否匹配，是否能成为其弱视的病因,同时也为屈光矫正提供依据。屈光矫正后测量矫正视力也有助于不要误诊弱视。验光时要注意主观和客观验光都需要。

客观的方法有自动验光仪、检影,主观的方法有综合验光仪验光或试镜架插片验光。

3. 单眼的注视性质　用校准的注视目标的检眼镜可以评估单眼的注视性质。如果发现有非中心性注视,要注明非中心注视的位置、幅度、稳定性。

4. 眼位检查　对于弱视患者,推荐用客观的检查方法,如 Hirschberg 角膜映光检查、Brückner 检查、单眼/交替遮盖检查。通过检查,检查者应当能判断患者是否存在斜视,如存在斜视,需判断斜视的方向、幅度、单侧还是交替性、恒定性还是间歇性。

5. 知觉运动融像　测量知觉运动融像可以在"自由空间"和"设备上"两种条件下进行。自由空间条件下的知觉运动融像测量特别适合非斜视性的弱视患者,如 Worth 四点检查、随机点立体视检查,用来判断是否存在抑制和立体视的水平。设备上的知觉运动融像测量适合存在斜视的弱视患者,同视机是该类检查中最常见的设备。通过设备上的设置可以减少集合需求(如内斜患者测量时同视机设在客观斜视角上)以确定患者是否存在知觉融像。如果没有同视机,偏斜的角度＜25 棱镜度,用 Brewster 立体镜(平面反光镜类型的立体镜)也能进行测量。

6. 调节　调节的测量包括单眼的调节测量:调节幅度,一般用推近法和负镜法,但负镜法更能测量出弱视患者中存在的调节幅度低下;单眼的调节灵活度,一般用正负球镜的翻转拍。如果患者没有斜视,可以用单眼估计法(MEM)测量调节的准确性,判断是否存在调节的滞后。

7. 眼动检查　眼动检查要评估注视维持的质量和扫视、追踪运动。其评估方法有观察法、NSUCO 评估法、发育性眼动检查或者通过特殊的眼动设备进行检查。

8. 眼部的健康评估　眼部的健康检查主要排除是否有和弱视同时存在的先天性异常或者器质性病变,包括瞳孔反射的检查、色觉检查、裂隙灯生物显微镜检查。一般推荐药物散大瞳孔后检查眼的屈光间质并检查眼后段。在没有明显屈光不正和双眼形觉剥夺性因素存在而双眼视力下降的患者,为了排除心理性或者功能性因素引起的视力下降,检查者还需要进行视野的检查。

9. 其他辅助检查和手段　要根据患者的具体情况来选用其他的检查来判断是否存在伴发的情况及是否有助于鉴别诊断。电生理检查可用于判断是否存在导致视力下降的视网膜因素和视神经因素。在低幼的弱视患儿中往往合并有先天性的异常和眼部的疾病,这些患者中存在的功能性的弱视通过治疗会得到改善,所以随访也是鉴别诊断的重要手段。

四、弱视的治疗

(一)弱视治疗原则和基础

弱视不仅仅是视力的下降,还导致调节、感知觉融像、眼动等多种视功能的障碍。特别是斜视性和屈光参差性弱视,如果不治疗,往往导致患者立体视觉的丧失,导致立体盲,所以未经治疗的弱视是重要的健康问题,弱视导致盲的风险也高于一般人群。在存在功能性弱视的患者中,那些累及双眼的疾病往往首先会累及健眼而导致视觉的丧失。双眼正常的视觉也有助于在一生中降低眼外伤和其他伤残导致的视觉丧失,从而避免因为法定盲引起的社会经济学成本。所以弱视的治疗不仅是提升患眼的视觉功能,也降低了健眼的致盲风险,

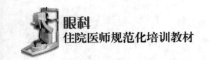

同时帮助双眼对称并建立立体视觉,而立体视觉对于精细的视觉任务是非常重要的。

弱视的治疗要针对弱视发病的两个机制:形觉剥夺和双眼竞争。要通过消除非中心性注视和促进视觉皮质的输入来恢复视觉功能。在促成立体视觉恢复之前,先要改善单眼的视功能,如单眼视力、单眼的注视性质、单眼的调节和眼动,然后在此基础上促进双眼视觉的发育和恢复。双眼视觉的建立有助于消除或显著降低双眼抑制,使得患眼经治疗提高单眼视力并得以保持(图 12-14-1)。

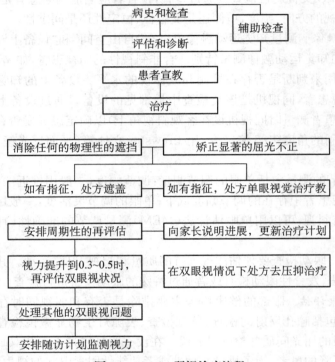

图 12-14-1 弱视治疗流程

(二)弱视治疗的具体手段

1. **光学矫正** 是指通过戴框架眼镜或角膜接触镜的方法来进行屈光矫正,以保证在视网膜上形成清晰的成像。具体用哪种手段要结合具体的病例,角膜接触镜在一些病例有更大的优势:减少屈光参差病例的不等像;更美观,也会增加患者光学矫正的依从性;消除框架眼镜带来的棱镜不平衡及重量、周边的变形和视野的限制。而框架眼镜具有如下的优点:对大多数患者来说比较经济,比较容易实现一些光学的特殊要求,如棱镜、双光等。

2. **遮盖** 遮盖是古老但有效的治疗方法,通过遮盖健眼来消除抑制,促进患眼视觉皮质的输入,从而恢复视觉功能。遮盖也是消除非中心注视的方法之一。遮盖的具体方案包括:类型(直接遮盖、逆遮盖和交替遮盖)、遮盖时间(全遮盖还是部分时间遮盖)、遮盖用具(眼贴、眼镜贴膜、遮盖型角膜接触镜、通过阿托品药物进行压抑)。遮盖主要用于双眼有差别的病例,对于各种类型的弱视都有效。使用遮盖疗法的时候要考虑可能产生的副反应:遮盖性弱视、诱发斜视和增加已有斜视的幅度、产生复视、美观的问题、眼贴引起的局部过敏、由于使用视力较差眼在学校和工作场所不能正常完成视觉任务而导致的依从性差。遮盖的依从性一直是一个影响弱视治疗效果的问题,特别是在大年龄孩子中,直接用眼贴等遮盖往往因为美观和功能的问题而不被遵循,所以可以用阿托品药物＋镜片矫正的方式(压抑治疗)。压抑治疗根据设计有全压抑、近压抑、远压抑和微压抑等。PEIDG 研究显示,压抑和遮盖(压抑可被广义认为也是遮盖的一种,但此处指的遮盖是指用眼贴直接遮蔽健眼的方法)在不同类型的弱视治疗中效果类似,但遮盖的治疗效果在早期更明显,但到 6 个月以上两者的差别并不大。所以要考虑患者具体的情况选择使用压抑或遮盖。比如一般大孩子会比较配合压抑治疗,如果传统的遮盖依从性差也可以选用压抑,眼贴导致的皮肤过敏者也可选用压抑治疗。

3. 主动性的视觉治疗 通过一系列计划的有序列的训练使患者的视觉技能和视觉要求相匹配,达到有效、舒适和持久。屈光矫正、遮盖和药物压抑可被认为是被动性的治疗,没有患者主观意识的参与,但在主动性的视觉治疗中强调患者主观意识的参与,通过患者主动参与一系列特定的视觉任务和步骤通过产生患者表现反馈来促进完成该项视觉任务,从而达到视觉功能的改善。在一个视觉任务完成后,会继续进行下一阶段视觉任务,从而最终改变整个视觉处理的机制。一般主动性的视觉训练主要在 4 个主要方面改善弱视的缺陷:眼动和注视、空间感知、调节和双眼视功能。

(薛　枫)

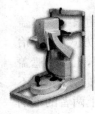

第十三章

眼外伤和急诊处理原则

第一节 眼外伤定义、分类、评分标准

一、定义

眼外伤(ocular trauma)是指眼球及其附属器因受外力或锐器(如刀、剪、针、竹片等)的损害,使其组织遭受破坏。眼组织结构精细而脆弱,眼外伤轻者只是浅表性伤害,重者可发生一眼或双眼不同程度的视力障碍,更甚者可致失明或毁坏眼球。

二、分类

$$\text{眼外伤} \begin{cases} \text{闭合性} \begin{cases} \text{挫伤} \\ \text{板层裂伤} \end{cases} \\ \text{开放性} \begin{cases} \text{破裂伤} \\ \text{裂伤} \begin{cases} \text{穿通伤} \\ \text{眼内异物} \\ \text{贯通伤} \end{cases} \end{cases} \end{cases}$$

图 13-1-1 眼外伤的分类

眼外伤分类小组根据伤后最初检查制定了眼机械性外伤的分类系统(图 13-1-1)。眼机械性外伤分为闭合性和开放性两大类,是因为两者在病理、生理及临床治疗上均有很大的不同。

1. **闭合性眼外伤(closed-globe injury)** 眼球壁无全层伤口(眼外伤临床实践的角度考虑眼球壁指角膜和巩膜)。

2. **开放性眼外伤(open-globe injury)** 眼球壁有全层伤口。

3. **挫伤(contusion)** 没有伤口。创伤由致伤物动能传递引起(如脉络膜破裂)或是眼球形状的改变(如房角后退)。

4. **板层裂伤(lamellar laceration)** 眼球壁部分损伤。

5. **破裂伤(rupture)** 由钝物引起的眼球壁全层伤口。钝物撞击使眼内压瞬间升高,眼球壁从薄弱点破裂。损伤是由内向外的机械力所造成的。

6. **裂伤(laceration)** 由锐物引起的眼球壁全层伤口。伤口是由外向内的机械力所造成的。

7. **穿通伤(penetrating injury)** 进入眼球伤。

8. **眼内异物(intraocular foreign body, IOFB)** 也属于穿通伤,但具有特别的临床意义,故单独列出。

9. **贯通伤(perforating injury)** 从一侧眼球穿入,从另侧穿出伤。入口和出口均由同一物体造成。

三、眼外伤分区

在开放性和闭合性眼外伤中有所不同。通常在手术探查伤口以后才能确定外伤的分区。

1. 开放性眼外伤的分区　Ⅰ区为局限于角膜和角巩膜缘；Ⅱ区为角巩膜缘后 5 mm 范围内（即没进入视网膜）；Ⅲ区为角巩膜缘后 5 mm 后的全层伤口。如果有贯通伤，则按最靠后面的创口定分区。

2. 闭合性眼外伤的分区　以位置最靠后的眼后节组织改变的证据来划分。Ⅰ区为局限于结膜、巩膜和角膜的浅表层；Ⅱ区为晶状体周围组织的损伤及眼前节结构的改变；Ⅲ区为视网膜、玻璃体、后葡萄膜及视神经的损伤。

四、眼外伤评分标准(OTS)

在眼外伤分类基础上，制定了一套简单的评估外伤预后的系统(ocular trauma score, OTS,表 13-1-1),OTS 值很容易计算。

表 13-1-1　OTS 的计算

步骤 1：变量和初始分数		使用的变量		初始分数	
A		最初视力			
		NLP		60	
		LP/HM		70	
		0.005～0.1		80	
		0.1～0.4		90	
		≥0.5		100	
B		眼球破裂伤		—23	
C		眼内炎		—17	
D		贯通伤		—14	
E		视网膜脱离		—11	
F		RAPD		—10	

步骤 2：计算初始分数的和：A＋B＋C＋D＋E＋F
步骤 3：把分数转变为 OTS,计算出相近的最终视力范围

初始分数之和	OTS	NLP	LP/HM	0.005～0.1	0.1～0.4	≥0.5
0～44	1	74％	15％	7％	3％	1％
45～65	2	27％	26％	18％	15％	15％
66～80	3	2％	11％	15％	31％	41％
81～91	4	1％	2％	3％	22％	73％
92～100	5	0	1％	1％	5％	94％

（干德康）

第二节　急诊处理原则

一、与患者及其家属的谈话

人类主要依赖视力来避免躯体的外伤，故如果眼睛本身受到伤害，对于患者精神上的打

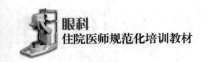

击是非常大的,使得与患者及其家属的谈话尤其重要。与患者交流时特别注意要镇静和严肃,不恰当的语言或是表情会马上对医患关系造成很大障碍。

现代的眼球重建术可以使在几年前认为失明的伤眼恢复一定的视力。眼外伤表观损伤的严重性及丧失光感并不意味着完全无救。医生与患者要保持良好的沟通,可以给予患者对预后有一定的自信和客观的期望,应该使患者不要放弃希望。

谈话面对的不是一只患眼而是一名患者,所以谈话是一门艺术。在严重的眼外伤处理中,医生与患者及其家属之间的和谐交流是非常重要的一部分。从手术前到整个手术后期,透彻和诚恳地相互讨论均很重要。

二、评估

首先必须对患者全身情况进行评估,记录重要的体征并分析精神状况。一些患者有多处创伤和复合性创伤(如胸部的创伤、骨折、闭合性颅脑损伤等),可能会威胁生命,必须首先处理。一旦患者病情平稳可以进行眼外伤的处理,采集病史,进行眼部检查。

眼部的评估包括如下内容:导致外伤的事件、机制(钝器、锐器等)、确切时间、地点、眼内异物的成分、化学物质的鉴定、眼的既往史。一份准确、记录详细的病历对于将来的法律程序是有用的。检查中心视力,现存的视力是一个关键的预后指标,对于严重的眼外伤患者或是躺在担架上不能移动的患者可使用近视力表。如果视力太差不能通过视力表测得视力,应该进行粗略估计(如指数、手动、光感、无光感)及光定位。全面的裂隙灯检查和相应的影像学检查(B超、CT、MRI、X线摄片)。如情况允许,拍摄照片是记录外伤临床过程的极好方法,有很强的教学和科研价值,也可以作为民事或刑事伤害的法律证据。只有恰当的评估才能给眼外伤患者提供完整和充分的治疗。

(干德康)

第三节 机械性眼外伤

一、结膜

结膜是最重要的眼表层和眼睑内层,提供重要的保护作用,眼外伤时最易受损。

1. 结膜下出血(subconjunctival hemorrhage)

(1) 临床表现和检查:

1) 结膜下边界清楚或模糊的一片红色斑。如果出血严重,全部球结膜可受累,呈紫红色隆起并从睑裂间脱出。

2) 结膜下出血伴色素沉着要高度怀疑隐藏的巩膜破裂。

(2) 治疗:

1) 如无更深的损伤,少量结膜下出血无须特殊处理,一般在1~2周吸收。

2) 出血量多时先冷敷,1~2 d后再作热敷。

2. 结膜异物(conjunctival foreign body)

(1) 临床表现和检查:

1）常见。结膜异物常黏附在上睑结膜,尤其是在睑板下沟的部位,必须翻转上睑检查。

2）较大的异物可附着于上穹隆部结膜内,检查时应充分暴露穹隆部。

（2）治疗:

1）大多数的异物可在表面麻醉下,用棉棒揩除、针头挑出或精细镊子取出。

2）如果异物嵌入很深,应打开异物处的结膜予取出。

3）一些小的、埋在结膜下、难以取出、无反应性的异物,如果没有感染迹象,可暂时不取;随时间的推移,异物会逐渐迁移到结膜表面而自行排出,或易于去除。

4）局部应用抗生素。

3. 结膜裂伤（conjunctival laceration）

（1）临床表现和检查:

1）结膜有撕裂、边缘翻卷,可见巩膜暴露。

2）表麻下仔细探查结膜撕裂区下方的巩膜,特别注意伴有结膜出血水肿者,排除巩膜裂伤、结膜下异物。由于结膜的活动性,检查范围尽可能的大,注意不要对眼球加压。

（2）治疗:

1）较小的裂伤（如无筋膜嵌顿或巩膜裂伤）,无须缝合,可用抗生素滴眼液、眼膏,每天 3 次,持续 4~7 d。

2）大的裂伤（直径>1 cm）或伴有筋膜脱出,需要缝合。结膜组织愈合快速,缝合时单纯地使伤口边缘对合即可,勿夹带 Tenon 囊,勿将半月皱劈或泪阜与结膜缝合。

3）如果高度怀疑巩膜裂伤,行伤口探查术。

二、角膜

角膜外伤是比较常见的,眼的屈光力大多由角膜提供,所以识别和治疗角膜损伤对于良好的视力至关重要。

1. 角膜擦伤（corneal abrasion）　最常见的眼球损伤之一是角膜擦伤。擦伤可为部分或全层上皮,只要前弹力层不受累,愈后一般不留瘢痕。

（1）临床表现和检查:

1）角膜上皮表面分布有密集的感觉神经,所以角膜擦伤会导致剧烈疼痛,伴有明显的畏光、流泪、异物感、频繁眨眼。但电光性眼炎是一个例外,典型症状通常发生在暴露后 8~12 h。

2）点 1 滴表麻药利于检查。荧光素染色确定角膜擦伤的范围,画图标出其位置。

3）观察前房反应,判断有无角膜浸润、角膜裂伤。

4）翻转上下眼睑检查有无异物。

（2）治疗:

1）角膜上皮是抵御入侵微生物的第一道防线,应用抗生素眼膏和滴眼液促进角膜上皮修复。健康的上皮表面完整性得到重建,不需继续使用抗生素,因为药物有潜在的上皮毒性。

2）任何情况下,都不应给患者开麻醉药处方或给予局部麻醉药。广泛使用局部麻醉药会导致角膜敏感性下降,干扰角膜的免疫性,会发生很难根除的感染。

3）清除松脱的角膜上皮,有助于促进伤口愈合。

4) 如果擦伤的范围很大、预后不良、患者极度不适,可给予绷带性软性角膜接触镜保护愈合中的角膜上皮。

5) 大多数的角膜擦伤愈合快,大的损伤需要几天的时间,糖尿病患者的愈合过程可能会慢一些。

6) 大多数角膜擦伤愈合不留后遗症,但在手指甲、纸张、植物划伤的患眼,易存在复发剥脱。

2. 角膜板层裂伤(corneal lamellar laceration)

(1) 临床表现和检查:

1) 角膜裂伤累及部分基质,前房仍然保持,有些可表现为瓣状撕裂,伤口斜行,一边可掀起。

2) Seidel 试验:将湿润的荧光素条将角膜着色后,在裂隙灯下用钴蓝色光观察,如果在暗橙色染料中出现绿色细流,称为 Seidel 试验阳性,应诊断为角膜全层裂伤。

(2) 治疗:

1) 抗生素眼膏和滴眼液。

2) 伤口水肿、翘起,可加压包扎,直至伤口闭合为止。

3) 中度至深层较大的角膜板层裂伤伴有伤口卷边,尤其是位于视轴的伤口,应行手术缝合伤口,以减少瘢痕过度形成和角膜不规则。

4) 污染伤口应注射破伤风抗毒素。

3. 角膜全层裂伤(corneal laceration)

(1) 临床表现和检查:

1) 有锐器外伤史。畏光、流泪、疼痛、视力有不同程度减退。

2) 裂隙灯下仔细检查,多数角膜伤口容易发现,但细小的伤口很难被察觉,Seidel 试验可显示是否伤口有渗漏。大的伤口常伴有眼内容物脱出。

3) 观察前房有无变浅或加深,浅前房提示伤口活动性渗漏或自行闭合,深前房提示眼球后部的破裂伤。

4) 瞳孔变形或偏位。虹膜透照缺损可预示隐匿性穿通伤。外伤性虹膜睫状体炎或葡萄膜炎。

5) 有无白内障或异物伤道,应高度怀疑眼内异物。

(2) 治疗:

1) 对于小而整齐、无虹膜组织嵌顿、能自行闭合,或缓慢渗漏的伤口,可不需缝合,使用抗生素滴眼液、散瞳剂、房水生成抑制剂、绷带性软性角膜接触镜,另外可加压包扎患眼。

2) 没有自行闭合、起翘不平,或有组织脱出的角膜裂伤需用 10-0 的尼龙线缝合,先恢复或剪除脱出的虹膜。缝合要足够紧密,尽一切努力仔细地达到原先的解剖复位。线结应埋入角膜内,以改善患者的舒服程度和降低角膜新生血管发生的危险性。

3) 大多数的角膜伤口愈合良好,积极治疗眼内炎症而使瘢痕最小化。

4) 伤口渗漏多发生在星形伤口术后,有几种选择:①如果伤口的渗漏很小,可给予降眼压药减少房水产生和绷带性软性角膜接触镜保守处理;②加密缝合,但将增加角膜变平和角膜结构扭曲的问题;③植片移植。

5) 术后使用局部和全身抗生素,睫状肌麻痹药和局部皮质激素有助于改善患者的舒服程度,减少眼内炎症和瘢痕。

4. 角膜异物(corneal foreign body)　角膜异物占眼外伤的第 2 位。金属性异物多见于工业性外伤,植物性异物常见于农业性外伤。治疗角膜异物重要方面之一是确保发现位于眼内的任何异物。

(1) 临床表现和检查:

1) 有异物入眼史。

2) 角膜异物导致的症状经常与损伤的严重程度不相称。角膜表面有异物存留时症状十分明显:异物感、流泪。相反,高速的物体嵌入角膜或完全穿透角膜可能不引起或仅引起很轻的症状。

3) 检查时可点 1 滴表面麻醉剂,以缓解眼睑痉挛和疼痛。裂隙灯检查确定异物的位置和深度,排查是否有自行闭合的角膜裂伤。铁屑在角膜表面停留数小时后,即可形成锈环或锈斑。

4) 异物周围可有细小的浸润包绕,通常是无菌的,确定浸润的范围、前房反应的程度。当浸润伴有明显的前房反应、脓性分泌物或结膜高度水肿,应做培养排除感染。

(2) 治疗:

1) 表浅的异物:很容易去除。表面麻醉下,在裂隙灯下用棉棒、小的锐利的器械(如针头、异物铲)轻巧地将异物从表面抬高,不可擦伤大片角膜上皮。

2) 角膜基质深层的异物:如果异物不大、无抗原性、无毒、无污染,不导致疼痛或视物模糊,可留在原位。植物性物质存在抗原反应(尤其是真菌)和感染的危险,需要取出。个别的可以在裂隙灯下取出。如果观察不清,不要尝试去除异物,错误地尝试会导致明显的角膜外伤和瘢痕,甚至可能会将异物送入前房。有些较复杂的情况应在手术室中进行,手术显微镜下操作便于异物的取出。但是手术显微镜缺乏切线方向的照明而立体感较差,所以加大了对异物深度判断的难度。因此,应在手术前仔细地绘图以确定角膜异物的深度、位置及异物的入口。深层固定的大的角膜异物的取出可能会造成房水的渗漏,必须及时处理。

3) 去除锈环:第 1 次尽可能去除干净。对位于角膜中央的深层锈环,不必急于刮除,经过一段时间后,锈环会逐渐迁移到角膜表面,此时更易去除。

三、角巩膜和巩膜外伤

外伤是导致青壮年患者角巩膜和巩膜缺损的常见原因,外伤性角巩膜病变表现有两种形式:①急性的角巩膜病变直接由闭合或开放的眼外伤引起;②另一类是外伤后的炎症及感染而导致的角巩膜组织坏死。

角巩膜外伤(corneoscleral injury)或巩膜外伤(scleral injury)处理目的包括:①恢复眼球壁的完整性;②避免眼组织的进一步损害;③预防角膜瘢痕及散光的形成。

(1) 临床表现和检查:

1) 巩膜破裂常见于巩膜壁较薄弱的部位,如角巩膜缘(上方多见)、眼外肌附着处(内、外直肌多见)及视神经穿入部位的巩膜。记录眼外伤的部位及范围。

2) 晶状体、葡萄膜及玻璃体等眼内容物大量脱出,前房变深。

3) 眼内大量出血,以致眼底检查看不见。

4) 眼压低,眼球可变形塌陷。

5) 视力急剧减退至光感或无光感。

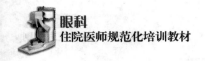

6）进行适宜的影像学检查，排除眼内异物。

7）巩膜破裂伤可能是潜在、迟发的，必须注意与巩膜破裂伤有关的征象：视力仅为光感或无光感、结膜水肿、360°结膜下浓密的出血、前房积血、低眼压、尖瞳孔（瞳孔的尖通常与伤口破裂的方向一致）、晶状体-虹膜隔的相对移位（前房深度的改变）。

（2）治疗：

1）如果可疑有隐蔽的巩膜伤口，及时进行手术探查。360°剪开结膜并分离 Tenon 囊以暴露巩膜，做直肌牵引线牵引直肌有利于直视观察。

2）小的、局限的巩膜裂伤不伴有色素膜脱出，可以观察及预防性应用抗生素等保守治疗。

3）伤口要从解剖标志处开始从前至后进行缝合，如角膜缘、伤口成角部位、伤口的边缘或顶点，有助于正确的解剖修复。先闭合角膜伤口，再闭合巩膜伤口，结膜伤口与巩膜伤口应分层缝合。如果巩膜伤口较大，必须将可见的伤口密闭好以便于进一步向后做伤口探查，这样保持了眼球的稳定性，使得后续处理更加安全。经深层巩膜的间断缝合，避免伤及突出伤口的色素膜组织。脱出的色素膜先用抗生素冲洗，还纳于眼球内，避免嵌顿于伤口处，术者在缝合时可让助手用虹膜恢复器恢复脱出的色素膜。如果玻璃体嵌于伤口处，应在巩膜平面予以剪除。脱出的视网膜应尽可能还纳。如果巩膜伤口延伸至直肌止点之下，受累的肌肉可暂时切断，在伤口闭合之后，直肌重新复位于正常的解剖位置。延伸到赤道的伤口应认真闭合，如果后部伤口不能完全地暴露，最好的处理方法是暂不缝合。

4）用巩膜植片进行修补：严重的眼外伤可能造成无法一期闭合的巩膜缺损；由钝物造成的陈旧眼外伤眼，在受伤部位可能产生巩膜葡萄肿或巩膜破裂；感染、炎症、高度近视的受伤眼巩膜壁变薄，适于用巩膜植片进行修补。同种异体巩膜是最常用的植片材料，可以储存很长时间而不需要特殊的方法，材料柔韧性好、使用方便、耐受性好。将裁剪好的供体巩膜放置于缺损部位，间断缝合有利于较好的对合伤口边缘，并使植片缝合得更紧。

5）预防性抗感染治疗。

四、虹膜

虹膜是前房与后房之间机械性屏障。外伤时虹膜连同睫状体和房角对钝挫伤尤为敏感。

1. 虹膜脱出（iris prolapse）

（1）临床表现和检查：①角膜伤口粘连。②虹膜缺血、坏死、萎缩。③前房角粘连和继发性青光眼。④表面上皮化。⑤单眼复视。⑥眼内感染。

（2）治疗：①使用黏弹剂复位虹膜。②如不能将虹膜复位及需要开放房角时可以进行虹膜周边切除。③如虹膜坏死和上皮化，应当进行虹膜切除。

2. 虹膜粘连（iris synechia）

（1）临床表现和检查：①虹膜前粘表现为虹膜与角膜或房角粘连，常见于外伤的部位。会影响视力，使瞳孔变形，甚至引起继发性青光眼。②虹膜后粘通常由炎症引起，虹膜与晶状体前囊黏附在一起，可导致瞳孔变形及不能散大，继发性青光眼的出现较虹膜前粘多见。

（2）治疗：

1）虹膜前粘连最好分开，可使用虹膜恢复器分离。牢固的粘连可用剪刀剪开或玻璃体切割头切除。要注意勿伤及角膜内皮及后弹力层。当存在广泛的外伤、瘢痕较大时,暂不处理虹膜粘连以免造成医源性的损伤。极少的情况下,可进行穿透性角膜移植术。

2)虹膜后粘分离时注意勿划破晶状体前囊。虹膜与晶状体前囊牢固的粘连最好在注入黏弹剂之后用虹膜恢复器将其分离。

3. **虹膜根部离断(iridodialysis)** 虹膜从巩膜突断裂,小梁网受损或虹膜周边前粘连导致眼压升高,常见于虹膜挫伤及牵拉伤。

(1)临床表现和检查:①通常为单眼发病。虹膜根部离断处呈半月形,离断侧瞳孔呈扁平形,称"D"瞳孔。②大范围的虹膜根部离断可造成单眼复视、眩光和畏光,与虹膜缺失的大小及位置有关。③可能进展为青光眼。

(2)治疗:①佩戴太阳镜、具有人工瞳孔的角膜接触镜。②如果虹膜根部离断范围大,出现双瞳孔、单眼复视,则行缝合术。③如果青光眼进展,治疗同原发性开角型青光眼。一线治疗通常是抑制房水生成的药物。

4. **虹膜缺失(iridosteresis)** 完全性虹膜缺失常在眼球破裂伤口靠近角膜边缘处发生。

(1)临床表现和检查:①部分或全部虹膜缺失可导致视力减退。②眩光。

(2)治疗:①具有人工瞳孔的角膜接触镜可显示虹膜形态,减少眩光。对于盲眼是最适合的。②角膜染色是非常有效的,包括相对应虹膜缺失的部分角膜基质的局部染色。副作用有感染、上皮不规则或间质血管形成。对于盲眼的美容性角膜染色是最好的选择。③可在白内障摘除术后植入染色的人工虹膜隔。在硅油填塞眼,人工虹膜隔可以防止角膜接触到硅油及发生角膜带状变性。

5. **外伤性虹膜炎(traumatic iritis)**

(1)临床表现和检查:①伤眼感觉迟钝、酸痛或搏动性疼痛、畏光、流泪。②前房出现细胞和房水闪辉,重者可有渗出物。眼压降低或升高、瞳孔缩小(开大困难)或瞳孔扩大(虹膜括约肌撕裂造成)、睫状充血、视力偶有下降。

(2)治疗:①局部用睫状肌麻痹剂。②局部滴用和口服皮质激素。

五、睫状体

正常睫状体功能对于维持外伤眼的远期功能有着十分重要的作用。睫状体功能紊乱可导致眼压的异常。评价手术或药物治疗外伤眼的成功或失败,通常是看治疗后眼压是否能保持正常水平。持续低眼压(<5 mmHg)会对眼组织造成有害的影响:前节和后节皱褶、显著的视力减退。过低的眼压会发生眼球痨,导致眼的美观和功能的丧失。

1. **睫状体分离(cyclodialysis)** 睫状体由巩膜突分离,为钝挫伤或穿通伤造成。睫状体分离使前房和脉络膜上腔间形成了一个自由通道,经葡萄膜巩膜引流增加造成低眼压,随后由于睫状体分离的复位造成眼压升高,导致青光眼。受过外伤的患眼引起的低眼压都应该考虑睫状体分离的存在,但是睫状体分离裂口的大小并不与低眼压的水平相关,甚至是很小的裂口也可使房水大量流失。

(1)临床表现和检查:①房角镜检查可以直接确定睫状体与巩膜突间的裂口。在眼压极低的情况下观察到裂口是十分困难的,因为房角镜检查可造成角膜变形。②非创伤的检查方法:超声生物显微镜(UBM)。

(2)治疗:①观察,裂口可能会自发性闭合。②可以直接使用氩激光光凝裂口,使裂口

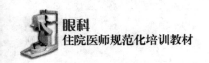

周围引起炎症反应,促进裂口的关闭。裂口成功封闭后眼压持续升高几天是很常见的。③睫状体缝合手术。用房角镜定位裂口,在巩膜面标记好裂口的准确位置,在裂口上做巩膜瓣,用10-0尼龙线穿过巩膜床将睫状体缝合在巩膜上,缝合巩膜瓣。

2. **睫状体脉络膜脱离**(ciliochoroidal detachment) 睫状体脉络膜脱离在眼压低的情况下很常见,但是两者的关系仍不完全清楚。葡萄膜巩膜外引流增加是睫状体脉络膜脱离的结果,也是睫状体水肿的促成因素。眼压过低可以导致一个恶性循环:增加经脉络膜血管的流出而减少了经巩膜的引流,脉络膜上腔液体滞留更促进了持续的低眼压。大多数睫状体脉络膜脱离的患者都能自发地吸收脉络膜上腔的液体,可能是通过脉络膜血管吸收或通过导水管流出。睫状体脉络膜脱离的治疗关键是恢复正常解剖,打破低眼压-脉络膜上腔液体渗出-睫状体炎症-房水低分泌-低眼压的恶性循环。

(1)临床表现和检查:①房水闪光,提示血-房水屏障破坏、房水低分泌。②直接观察到隆起的脉络膜,后节B超检查。③UBM检查前部睫状体脉络膜脱离。

(2)治疗:

1)非手术治疗:①睫状体麻痹剂,对于加深前房和防止角膜接触非常有用,尽管会增加葡萄膜巩膜引流和轻度降低眼压,但它可以维持组织的正常解剖结构;②局部皮质激素,可以减轻睫状体的炎症和恢复正常的房水产生,有时需要全身应用激素;③碳酸酐酶抑制剂,可以加速脉络膜上腔液体的吸收,尽管机制不很清楚。

2)如果出现前房浅合并角膜失代偿,或周边前粘连形成,需要手术引流脉络膜上腔液体,可改善低眼压状态。

3)在难治的浅前房或复发的病例中,前房注射黏弹剂或睫状体缝合。

六、前房与房角和青光眼

前房是眼最前部的空间,它以角膜、房角、虹膜和晶状体为界,其内充满着完全透明的液体。前房是外伤经常受伤的部位,尤其是剧烈的钝挫伤。前房结构受损最常见的临床表现是前房积血。

1. **前房积血**(hyphema) 在眼外伤中,出血可积聚于前房中,引起眼压升高、角膜血染、虹膜前后粘连形成、白内障及相关病理改变。由于外伤性前房积血会导致严重视力下降,必须及时做出诊断、评估和处理。根据前房积血的量进行分级:Ⅰ级(出血量<1/3)、Ⅱ级(出血量1/3~1/2)、Ⅲ级(1/2~近全部)、Ⅳ级(全部)、显微镜下仅见浮游红细胞(无血块)。在大多数病例中,积血清除后有无后遗症及视力预后都与其眼部结构的损伤程度相关联。

(1)临床表现和检查:

1)眼痛、视物模糊:通常受伤当时即出现视力损害,如果视力逐渐下降,表明有再出血或出血仍在继续。

2)少量出血时房水清晰度减低,虹膜面和角膜内面可见有血丝,前房少量积血。

3)大量出血时,肉眼即可见前房内积血或血凝块。前房完全性(100%)积血可呈黑色,称为"黑球"性前房积血。记录前房积血或血凝块,可用3种方法进行描述:高度(mm)、等级、出血范围(钟点数)。

4)测量眼压:眼压升高者,伴有头痛、恶心、呕吐、食欲缺乏、精神不振等症状。

5）钝挫伤伴有前房积血时多有后节组织的损伤,若无法窥清眼底,可行 B 超检查,估计后节损伤的性质和范围是至关重要的,注意勿压迫眼球。若疑有晶状体囊膜破裂、眼内异物或其他眼前节病变,但无法窥清时,可行 UBM 检查眼前节。

6）伴有外伤性前房积血的患者中 85% 发生房角后退（睫状体环形肌与纵行肌的分离）,早期或后期出现的青光眼与此有关。

7）是否有镰状细胞贫血或家族史,是否有凝血功能异常,是否抗凝治疗,是否妊娠和肝肾疾病,这些情况会影响前房积血的内科治疗。

（2）治疗：

1）镇静,抬高头部有利于积血下沉、不致遮盖瞳孔,便于后节的检查及视力的恢复。伤后或再出血 1 周内应避免剧烈活动,包括弯腰或堵鼻鼓气动作（Valsalva 动作）,1 周后可以恢复正常活动。如果前房内仍然有积血,限制剧烈活动的时间要延长。

2）眼罩全天遮盖患眼,不需包扎,便于及时发现再出血造成的视力丧失。

3）局部应用皮质激素治疗虹膜炎、晶状体前囊破裂、或当前房内有纤维蛋白或白细胞时。症状和体征好转后应减少点用激素的频率,以降低激素性青光眼的风险。瞳孔一般情况下不缩亦不扩。

4）眼压升高者,尤其是外伤后急性升高,可能只是暂时现象,常与房水通过小梁网流出的通道受损有关,其受损是由红细胞、纤维素和血小板的聚集及细胞降解产物堵塞流出口所致,抬高患者头部使红细胞下沉,可使眼压降低。早期可使用药物治疗,局部或口服碳酸酐酶抑制剂是主要的治疗方法,适当选择局部 α 受体激动剂、β 受体阻滞剂或静滴甘露醇。高眼压可随血液吸收而逐渐好转。

5）前房积血手术指征：①角膜基质血染；②视力严重恶化；③前房内大的血凝块 10 d 内未吸收,防止虹膜周边前粘连；④最大量药物治疗后眼压＞60 mmHg 持续 2 d 以上、＞50 mmHg 5 d、＞35 mmHg 7 d,防止视神经损伤（眼压及时间为日常经验,并非绝对的标准,临床应用时应灵活掌握）；⑤眼压＞25 mmHg 合并前房完全积血超过 5 d,避免角膜血染。前房穿刺冲洗术是最简单及安全的方法,它可以清除血细胞、易于操作、可重复性,不影响后期的滤过手术,可避免手术中的出血,可迅速降低眼压。

6）伤后前 3 d 每天复诊,检查视力、眼压和裂隙灯,观察是否有新鲜出血、眼压升高、角膜血染和积血吸收后是否有其他眼内异常。告知患者如果突然出现眼痛加重或视力下降,可能是再出血或继发青光眼,应立即就诊。

7）外伤性前房积血的主要治疗目的是避免再次出血,再出血发生的关键时间一般是在血凝块溶解吸收 2~5 d。再出血率高与如下情况有关：严重前房积血、伤后出血超过 24 h、年轻患者、黑种人患者、西班牙患者、服用阿司匹林。再出血患者常常伴有高眼压、角膜血染和比较差的视力预后。

8）前房积血后青光眼的发展通常是由于房角的退缩,血影细胞或者是周边前粘连形成所致。

9）角膜血染发生率≤5%。其发生与如下因素有关：严重的前房积血、再出血、血凝块长时间的存在、眼压的升高、内皮细胞功能失代偿。如果眼压升高,角膜血染则是手术清除积血的适应证,因为一旦血染出现将持续数月甚至是数年。

10）镰状细胞病患者的前房积血是一个独立的问题。这些细胞在前房的耐受性比较差,当眼压仍在正常值的高限时,镰状细胞仍可以损伤视神经。此时应进行密切的观察及相

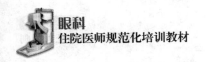

应的治疗。

11）年龄＜6 岁儿童的外伤性前房积血要比大一些的患者的预后要差一些。

2. 前房内的玻璃体

（1）临床表现和检查：

1）前房内大量的玻璃体存在会引起一系列的并发症，如慢性炎症、角膜内皮功能失代偿、虹膜和瞳孔变形、继发性青光眼、玻璃体牵拉视网膜。

2）视网膜并发症，如黄斑囊样水肿、出血、撕裂及脱离。

3）闭合性眼外伤玻璃体脱入前房时常伴随晶状体半脱位或移位。

（2）治疗：

1）推荐玻璃体切割术，由眼部条件来决定是前部还是后部进路。术中最重要的是维持眼压，前房内灌注或平坦部灌注，注意玻璃体切割头的注吸力和前房的容量。

2）通常选择 BSS 用于前房重建，最接近生理条件。粘弹剂可以达到同样的效果并可以保持一定的时间，但它可使眼压升高。

3. 青光眼（glaucoma）　眼外伤是引起青光眼的重要原因，通常可以预防。在年轻人，外伤是引起眼压升高的很常见病因。青光眼是引起与外伤相关的视力丧失的一个重要原因，因为它常常是在其他症状已经治疗或稳定后迟发的。开放性和闭合性眼外伤导致青光眼的机制和治疗是不同的。非机械性外伤因素也可能导致眼压升高。大部分患者的眼压升高是暂时的，可以通过局部用药控制，非常严重的患者需要手术治疗。严重眼外伤后即使眼压正常，但是患青光眼的危险性增加，需要定期随访观察。

（1）闭合性眼外伤引起的青光眼：眼外伤中有很大比例是挫伤，外力通过两个机制引起眼损伤：①能量的直接传递。当受到钝物打击时力从接触点放射状传递，力量很大则可能导致组织坏死。②在眼内的再次传递。当眼球由前向后受压时，眼球赤道部扩长，中央的晶状体-虹膜隔被压向后，而这些组织的附着点在球壁，这种垂直方向的运动能导致这些组织根部的撕裂。

1）临床表现和检查：

A. 小梁网阻塞：外伤后炎性细胞、红细胞和纤维蛋白阻塞小梁网，减少了房水外流。

B. 小梁网损伤：外伤导致的小梁网变化有 Schlemm 管内出血、小梁网全层断裂、色素堆积、小梁结构不清、膜样物遮盖、巩膜突处悬吊着小梁瓣、睫状体分离。

C. 前房积血。

D. 房角后退（angle recession）：睫状体的纵行肌和环形肌之间分离，称房角后退，使睫状体带增宽。房角后退的程度与发生青光眼的危险度相关，如果房角后退＞180°发生青光眼的危险增加。眼压升高并不是由于房角后退引起，而是同时伴发的小梁网损伤和瘢痕所导致慢性阻塞。患者可以在外伤后第 1 年或 10 年以后发病，通常在伤后数年发病。后退大于 270°的患者发病早。

E. 血影细胞性青光眼（ghost cell glaucoma）：红细胞在玻璃体中分解、进入房水，暂时阻塞房水流出，从出血到青光眼发作间隔 2 周到 3 个月。眼压升高的程度取决于前房内血影细胞数。可在玻璃体内和角膜内皮上见到特征性的黄褐色的细胞，房角镜检查常可见到正常开放的房角，抽取房水发现薄壁、中空、含有串状的血红蛋白细胞可以确定诊断。

F. 溶血性青光眼（hemolytic glaucoma）：眼压升高在出血后数天到数周内，红细胞碎片包括吞噬了血红蛋白的巨噬细胞阻塞了小梁网，导致眼压升高。房水中可见有红棕色的细胞,房水的细胞学检查发现含有棕色色素的巨噬细胞可以确定诊断。

G. 含铁血黄素性青光眼:见于长期持续的眼内出血。红细胞溶解后血红蛋白被小梁网的内皮细胞吞噬,铁离子从血红蛋白中释放,引起铁质沉着症,导致房水外流受阻。

H. 外伤导致的晶状体半脱位引起继发房角关闭。大于 25% 的悬韧带断裂会发生晶状体脱位:向前方脱位会引起瞳孔阻滞和房角关闭;偶尔向后方脱位时玻璃体阻塞瞳孔也会引起瞳孔阻滞和房角关闭。

I. 外伤性白内障的晶状体膨胀导致继发房角关闭。快速的晶状体膨胀能导致瞳孔阻滞和晶状体-虹膜隔前移,儿童中尤其常见。不对称浅前房对于确定诊断很重要,检查时可见严重的白内障和在 B 超下晶状体厚度增加。

J. 晶状体皮质释放引起的青光眼:外伤后数天至数年发生的继发性开角型青光眼。晶状体囊膜的破坏使晶状体皮质进入前房引起小梁网阻塞,房水中可见浮游细胞、闪光和白色颗粒。当治疗不及时可以出现虹膜周边前粘连和后粘连。

K. 晶状体溶解性青光眼(phacolytic glaucoma):伴随成熟白内障的开角型青光眼,被认为是晶状体蛋白漏出所致。大分子量的蛋白质被巨噬细胞吞噬,然后一起阻塞小梁网。疼痛、眼红、眼压高、弥漫的角膜水肿、前房不浅、前房闪光颗粒、成熟或过熟的白内障、前房水发现肿胀的巨噬细胞。

L. 晶状体过敏性青光眼(phacoanaphylactic glaucoma):外伤导致晶状体蛋白溢出,刺激形成肉芽肿性炎症(晶状体源性葡萄膜炎)。外伤性晶状体源性葡萄膜炎常出现在外伤后 1~14 d,时间从数小时到数月不等。角膜内皮上羊脂样 KP、偶尔出现前房积脓、周边后粘或前粘引起继发性青光眼。确定诊断需要组织病理标本。

2)治疗:

A. 密切观察,部分可自行恢复。

B. 眼压升高先用药物保守治疗,如不能控制,视功能受损害时,考虑手术治疗。

C. 房角后退治疗包括药物、激光(氩激光小梁成形术)和手术(滤过手术、青光眼阀)。成功率低。

D. 仅有不到一半的血影细胞性青光眼单用药物治疗能控制。顽固的病例行手术治疗,前房冲洗可能有效,大部分患者仍需要玻璃体切割术彻底清除分解的红细胞。

E. 溶血性青光眼是自限性疾病,可以用药物治疗。前房冲洗和玻璃体手术仅在顽固病例时考虑。

F. 晶状体半脱位引起青光眼:虹膜周边切除术或激光虹膜周边切开术,如果不成功可行晶状体摘除术。

G. 晶状体膨胀引起的青光眼:抑制房水生成,晶状体摘除。

H. 晶状体皮质释放引起的青光眼:房水生成抑制剂,适当地局部应用糖皮质激素,手术去除晶状体皮质。

I. 晶状体溶解性青光眼:应作为急症处理,药物治疗,晶状体摘除是最好的降低眼压的方法。

J. 晶状体过敏性青光眼:手术去除晶状体。

(2)开放性眼外伤引起的青光眼:

1)临床表现和检查:①开放性眼外伤时房水丢失可以致浅前房、周边前粘连和房角关闭。②急性期都有创伤性炎症,炎症细胞可以阻塞小梁网,形成前或后粘、瞳孔阻滞、房角关

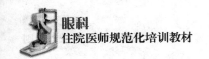

闭,引起眼压升高。③在开放性眼外伤出现球壁瘘的患者常发生上皮植入,上皮或纤维组织阻塞了小梁网,导致房水外流减少。④眼内出血。⑤眼内存留的铁质异物如果发生铁质沉着症会导致青光眼,游离的铁离子对上皮(包括小梁网的上皮细胞)具有毒性。存留的铜质异物发生氧化会导致严重的组织损害,铜质沉着症中发生青光眼的概率少于铁质沉着症。

2) 治疗:①仔细地关闭伤口后重建前房很重要,术后散瞳、局部应用皮质激素减轻炎症反应,可以减少粘连的形成。②如果瞳孔阻滞可以应用激光虹膜周边切除。③多数上皮植入的患者预后很差。氩激光能破坏植入的上皮,进一步处理是手术去除膜样组织。

(3) 非机械性外伤因素引起的青光眼:

1) 临床表现和检查:

A. 化学伤后具有特征的眼压变化:开始眼压快速上升,然后回到正常或低于正常,接下来是缓慢、持续的眼压升高。开始的眼压升高认为是继发于角膜、巩膜的收缩和前列腺素刺激的葡萄膜血流增加。前房的炎症反应、广泛的虹膜后粘、瞳孔阻滞也使眼压升高。在睫状体广泛受损的患者还可以见到低眼压。伤后数周到数月表现为修复、瘢痕化和炎症进展。晚期引起眼压高的因素为小梁网破坏和周边前粘。

B. 热烧伤通常局限在眼球表面,除了角膜表面烧伤外眼球是完整的。对严重热烧伤的患者大量的补液可以引起眼压升高,表现为明显的眼眶充血和眶周肿胀。

C. 事故和医源性电击伤后常引起眼压升高,常常伴有虹膜色素上皮脱失、静脉怒张、眼外肌收缩。

D. 外伤性球后出血,会引起急性眼压升高。

2) 治疗:

A. 化学伤后立即用大量的液体冲洗,去除角膜和结膜穹窿部的残留物质。控制眼压可用β受体阻滞剂、α受体激动剂、碳酸酐酶抑制剂、高渗脱水剂。开始的几天局部应用激素可以减轻炎症反应。充分应用睫状肌麻痹剂散瞳,减少粘连的形成。碱烧伤引起的迟发性青光眼治疗与慢性青光眼的治疗相同。

B. 热烧伤后补液引起的高眼压采用外眦切开术可以明显地降低眼压。

C. 电击伤引起的眼压升高是暂时的,一般不需要治疗。

D. 球后出血引起的高眼压需要紧急行外眦切开术。

七、晶状体

与外伤相关的两种基本的晶状体损伤是:①失去透明性(白内障);②失去正常位置(半脱位或全脱位)。两种损伤可能同时合并晶状体破裂和膨胀。引起白内障的非机械外伤因素有电、激光、微波、热量、光能和紫外线。开放性眼外伤中的致伤物可以穿破前囊或后囊;闭合性眼外伤也可以发生,钝挫伤的伤眼可以导致无囊膜损伤的白内障形成,悬韧带运动也可导致后囊的损伤。破裂伤后有时晶状体全部脱出或脱位至结膜下。在挫伤的眼中,晶状体可以移位至脉络膜上腔,向前或向后移位。治疗外伤性晶状体损伤比老年性白内障摘除术具有更大的挑战和不乐观的结果。在角膜外伤、水肿或前房有纤维蛋白和血液时,很难确定晶状体的透明度、位置、囊膜完整性,必须谨慎做术前评估。损伤晶状体摘除的适应证包括:视力进行性下降、损伤到邻近组织、晶状体悬韧带松弛、晶状体囊膜受损、有玻璃体脱出的表现或趋势。初期植入人工晶状体会诱发炎症反应,且为以后的玻璃体视网膜手术增加了难度,故而初期植入人工晶状体应该考虑在没有或尽可能小的后节损伤的情况下进行。最主要的适应证是:8 岁以下儿童预防弱视;患者不能返回进行第 2 次手术。

1. 白内障(cataract)

(1)临床表现和检查:①伴有晶状体损伤的患者较无晶状体损伤,易有玻璃体视网膜损伤。②晶状体诱导的炎症反应。

(2)治疗:

1)闭合伤中很少需要急诊处理晶状体。这种晶状体混浊发生较迟,发展缓慢,轻者前、后囊出现散在点状或片状混浊,重者混浊继续增加,导致全混。

2)如果晶状体破碎、膨胀、引起瞳孔阻滞,推荐一期晶状体摘除,不从原伤口做白内障摘除,避免进一步损伤角膜内皮。

3)如果没有大的后囊膜损伤和玻璃体脱出,可用超声乳化方法,但注意小的囊膜裂口可能会在手术过程中扩大。如果晶状体前囊膜破裂,用剪刀剪除囊膜比撕囊术更安全。

4)为了保存患眼的屈光力,尽量保留后囊以便于安装人工晶状体。

5)如用晶状体切除术,尽量多地保留前囊膜,仔细抛光前囊膜,囊膜浑浊的风险就会降低,前囊膜也可以为人工晶状体提供稳固的支撑。

6)儿童的后囊浑浊的概率很高,且激光后囊切开的成功率很低,所以一期切除后囊和前部玻璃体的远期效果较好。

7)手术并发症有:角膜失代偿、伤口漏、晶状体碎片掉进玻璃体中、眼压太低可致出血(前房、玻璃体、脉络膜)、沿玻璃体基底部的视网膜裂孔、视网膜脱离。

8)术后并发症有:前囊浑浊;在儿童因为后囊浑浊,需要手术或 YAG 激光切开高达100%;葡萄膜炎;虹膜前、后粘连;低眼压,因为晶状体囊膜收缩所致睫状体脱离,在年轻患者更加常见;玻璃体牵拉持续存在可致视网膜脱离和黄斑囊样水肿。

2. 晶状体半脱位(lens subluxation)

(1)临床表现和检查:①常发生在闭合性眼外伤,当眼球的水平径增加时,支持晶状体的悬韧带部分断裂,晶状体向侧方或上、下方倾斜,在悬韧带断裂的位置,玻璃体可能疝入前房。②视力降低、单眼复视、散光、眩光、近视性改变。③检查可见眼内炎症反应、前房深度不一致、虹膜和晶状体震颤、瞳孔领可见晶状体赤道部、玻璃体脱出、虹膜根部离断,有时眼压增高。

(2)治疗:①如果主诉症状很轻、无继发性青光眼,不必处理。②如果晶状体混浊进展不明显,可以采用保守疗法。如果存在明显白内障提倡手术治疗。③根据无悬韧带支持区的大小和玻璃体脱出决定手术方式,任何脱出的玻璃体必须切除。

3. 晶状体全脱位(lens dislocation)

(1)临床表现和检查:①晶状体悬韧带完全断裂,可脱位到前房、脉络膜上腔、玻璃体(最常见的类型)、球结膜下、眼球外,甚至完全丢失。②视力丧失。如晶状体脱位于玻璃体内,可见移动的实性暗点。③晶状体脱位于前房,变成球形,可引起角膜水肿和眼压升高。④晶状体脱位于玻璃体中,沉于眼球下方,前房变深、虹膜震颤、高度远视,可随体位改变而移动。可发生角膜水肿、炎症反应、眼压升高、玻璃体积血、黄斑囊样水肿,视网膜脱离。如果晶状体破裂则并发症的发生率和严重程度增加。

(2)治疗:①晶状体脱位于前房需立即手术摘除。②晶状体脱位于玻璃体的最初几天局部或全身使用皮质激素,若无虹睫炎或继发性青光眼等并发症者可不手术。反之,外伤后

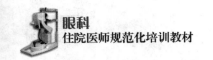

1周内进行玻璃体切割术,一并摘除晶状体,并发症的发生率可大大降低,且预后明显改善。在玻璃体内粉碎晶状体时,开始仅使用吸力,将晶状体碎片吸起到玻璃体腔中央使用超声去除。使用 PFCL 可以使晶状体远离视网膜。

4. 人工晶状体(intraocular lens,IOL)

(1)临床表现和检查:①人工晶状体半脱位。②外伤可以使人工晶状体完全脱位于前节、后节甚至结膜下,大多数是脱位到玻璃体。人工晶状体的脱位导致视力降低、单眼复视、晕轮现象、炎症反应、黄斑囊样水肿、视网膜损伤、视网膜脱离。

(2)治疗:①大部分人工晶状体半脱位可通过如下方式进行人工晶状体位置的调整和固定:简单地旋转;调整位于前囊膜前的 1 个襻;1 个或 2 个襻缝合至虹膜上;缝合 1 个襻至巩膜上。②全脱位人工晶状体要求手术摘除。

八、脉络膜

常见的累及后葡萄膜的损伤是脉络膜破裂和脉络膜上腔出血。

1. 外伤性脉络膜破裂(choroidal rupture)　脉络膜破裂可能是因为眼球前后径快速缩短而冠状面扩张引起。较硬的巩膜和可扩张的脉络膜毛细血管和视网膜感觉层相对于 Bruch 膜而言对破裂具有更强的抵抗力,所以较之 Bruch 膜破裂的可能性要小。间接的新月形的脉络膜破裂可能是因为视神经的限制所致。脉络膜破裂分类如下:①直接地发生在撞击的部位,最常见的是在前部和平行角膜缘的部位;②间接地发生在远离撞击的部位,通常集中在后极部视盘或在通过黄斑中心凹处。

(1)临床表现和检查:

1)视力下降或无症状。视力受损可以随着时间推移而发生变化,最初因为位于脉络膜前的视网膜下出血和玻璃体积血,视力可较差,当出血吸收后视力可有改善。

2)常发生在后极部,视盘与黄斑之间或黄斑颞侧的视网膜下黄色或灰白色新月状条纹,常与视盘呈同心圆,可单个或多发。由于为出血所掩盖,多于伤后数天或数周发现裂伤。裂伤极少呈放射状。晚期可出现脉络膜新生血管膜(choroidal neovascular membranes,CNV),可能是脉络膜毛细血管从破裂的 Bruch 膜生长形成,导致浆液性黄斑脱离。不是全部病例都会产生 CNV,但较长的脉络膜裂伤或破裂离黄斑中心凹越近,则以后发展形成 CNV 的危险性越大。

(2)治疗:①没有治疗方法。黄斑中心凹下的脉络膜破裂,视力预后很差;黄斑中心凹外的破裂,视力可以保存得很好,除非 CNV 形成。②CNV 通常可以自发性地回退或不进展,因为围绕在病变区的比较健康的色素上皮层(RPE)细胞可能起作用。黄斑中心凹外的 CNV 可以光凝。黄斑中心凹下的 CNV 可选择光动力学疗法、玻璃体腔内注射抗血管内皮生长因子(VEGF)药物。③脉络膜破裂如合并其他外伤相关的疾病,如黄斑裂孔等,不应该被认为是手术禁忌证。

2. 脉络膜上腔出血(suprachoroidal hemorrhage,SCH)　脉络膜上腔是一个存在于脉络膜和巩膜之间的潜在腔隙,在视盘边缘、锯齿缘和涡状静脉的壶腹部,脉络膜和巩膜黏着紧密。脉络膜的血液供应主要来自睫状后短动脉,睫状后长动脉在脉络膜上腔走行,和睫状后短动脉形成吻合。可能由于睫状后短或长动脉破裂,血液快速充填在脉络膜上腔形成。在开放性眼外伤中,SCH 可能和直接的血管外伤有关。挫伤可能通过剪切力引起血管破裂致 SCH。SCH 可以由眼压降低引起,可能最初脉络膜渗出,然后脉络膜上腔扩张,引起睫状动脉牵拉破裂所致。外伤性 SCH 发生的危险因素有:①全身因素,如年龄较大、抗凝药应用、动脉粥样硬化疾病、血液病、糖尿病、高血压。②眼部,如无晶状体或人工晶状体眼、脉络膜动脉粥样硬化、玻璃体切除史、眼轴长度增加。③围术期/术中,如眼内压(IOP)急性下降、全麻、高血压、术中心动过速、玻璃体脱出。④术后,如低眼压。

(1) 临床表现和检查:①术中急性 SCH,表现为前房变浅,眼球变硬,红光反射消失,眼内组织和晶状体前移,眼内组织脱出,新鲜出血。②迟发性 SCH,不如急性 SCH 严重,可类似于球后出血的症状和体征,引起严重的眼痛和视力丧失。IOP 可以高可以低,眼内容物的驱逐少见,可发生视网膜脱出。

(2) 治疗:

1) 处理术中 SCH 最关键的方面是早期诊断和立刻关闭伤口、恢复 IOP。在大量眼内出血的患者中还纳脱出的组织不是重点,组织的嵌塞反而有益。通常不提倡同期引流。

2) 控制 IOP、炎症和疼痛。全身应用皮质激素可以改善预后。

3) B 超检查确定 SCH 的范围和液化血的密度,鉴别视网膜脱离。

4) 随着时间推移血凝块可以液化,SCH 可以自发性吸收。

5) 如果发生药物无法控制的 IOP 升高、疼痛,通常在 7~14 d 时进行引流术,1 个或 2 个巩膜切开足以引流所有液化的血液。然而,即使最有效的努力也不可能完全去除 SCH。引流术中可能引起 SCH 的再次发生,恶化视力预后。成功的 SCH 引流并不一定能够带来好的结果。

6) 如有持续的玻璃体积血、视网膜嵌顿、视网膜脱离、晶状体碎片残留,进行玻璃体视网膜手术。

7) SCH 结果通常不良,出血后即刻发生的视网膜脱离是预后差的征兆。即刻闭合伤口、延期的引流和精细的二期修复手术,可以改善预后。

九、视网膜和玻璃体

视网膜和玻璃体是眼外伤中最常累及的眼组织,仅次于角膜。所以,严重眼外伤的后节表现是严重的、永久的视力受损的主要原因。

1. 视网膜震荡(commotio retinae) 钝挫伤比较常见的并发症。眼球钝挫伤产生的震荡波向后传递,导致光感受器的破坏。

(1) 临床表现和检查:

1) 视力下降或无症状。若仅周边视网膜受累则患者可能没有视力上的主诉,但若存在广泛的黄斑受损时则视力严重受损。

2) 视网膜出现境界不清的灰白色水肿混浊(视网膜变白),可能仅限于黄斑区(称为 Berlin 水肿)或者累及周边视网膜。当后极部受累时,黄斑中心凹可见类似视网膜中央动脉阻塞时的樱桃红。视网膜变白区内血管不受累。可能有其他征象如视网膜前、视网膜、视网膜下出血和脉络膜破裂。

3) 黄斑区早期水肿,后期可形成囊样变性和裂孔。

(2) 治疗:

1) 无有效治疗。大部分病例趋向自愈,不需要治疗,视网膜透明度自行恢复,视力恢复

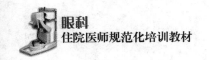
正常,并且在水肿吸收后没有可见的病变。

2)除了严重累及黄斑或其他相关的眼内损伤外,60%影响黄斑区视网膜震荡的患者在2周后恢复视力,40%有永久的黄斑损害和不同程度的视力降低。

3)视网膜震荡后水肿吸收,可能发生视网膜色素紊乱。

2. 弹伤性脉络膜视网膜病变(chorioretinopathy sclopetaria) 是指由钝器引起的一种不常见的外伤结果。弹伤性脉络膜视网膜病变是一个特殊的闭合性眼外伤,有高速飞行物击中眼眶的病史,由飞行物穿过眼眶且擦着巩膜,但没有直接接触眼球的高速冲击波引起的脉络膜视网膜损伤。在弹伤性脉络膜视网膜病变中有典型的两个不同的外伤部位:①第1个部位是飞行物通过的邻近区域(即伤道),损伤由冲击力直接产生,引起眼球的快速变形或冲击波引起巩膜、脉络膜、视网膜和后极部玻璃体皮质的压力突然增加。在这些部位产生的压力超过了组织的伸张力,引起组织破裂(在脉络膜、Bruch 膜和视网膜的全层破裂),并伴随着这些组织收缩使巩膜暴露。如果飞行物留在眶内深处,则脉络膜视网膜破裂呈放射状。②第2个损伤的部位是远离飞行物通过的区域,典型的是在黄斑。损伤可以由冲击波通过眼球壁间接传递引起。

(1)临床表现和检查:

1)外伤后即刻视力丧失,受累及的范围大小决定病情的严重程度。

2)巩膜通常是完整的,由于脉络膜视网膜裂伤和坏死导致巩膜暴露。

3)Bruch 膜和脉络膜毛细血管层呈现爪样破裂,视网膜下、视网膜内、视网膜前出血、脉络膜出血及玻璃体积血,常累及黄斑。

4)出血吸收后,病变随着白色的、周边色素围绕的纤维瘢痕组织的形成而愈合。在视网膜色素改变的区域,自然的"视网膜黏合固定"的结果,通常不可能出现视网膜脱离。

5)仔细检查视网膜周边部,寻找视网膜裂孔或视网膜劈裂。

(2)治疗:①无有效治疗。②急性视网膜脱离十分少见,首选观察。如有视网膜劈裂和视网膜脱离,需要采取相应的治疗。③不吸收的玻璃体积血可进行玻璃体切割术。④随访,直到出血由萎缩瘢痕替代。如果有严重的黄斑瘢痕,视力预后差。

3. 外伤性黄斑裂孔(traumatic macular hole) 是挫伤较常见的一个并发症,可以发生在外伤后数小时内。黄斑中心凹缺乏视网膜内层和血液供应,容易在挫伤后形成全层的裂孔。外伤性黄斑裂孔的患者一般比较年轻,且其外伤眼一般无玻璃体后脱离,表面的牵拉是黄斑裂孔的一个主要原因。视网膜内界膜的僵硬可能起了重要作用。

治疗:①没有有效治疗方法。一些病例自发性愈合,特别是年轻患者,伴或不伴视力的恢复。②大部分裂孔需进行玻璃体手术干预,术中剥离后极部玻璃体后界膜、黄斑部 ILM。玻璃体手术在大部分眼取得裂孔闭合和视力改善。

4. 视网膜截离 最常见的外伤性视网膜裂孔。视网膜截离多位于颞下象限,但它可以发生于任何象限。可能被定义为锯齿缘离断,不同于外伤的、继发于玻璃体后脱离的裂孔,玻璃体仍贴附于截离的后缘。由视网膜截离逐渐发展成视网膜脱离通常发展缓慢,可能与解剖因素有关,多在原发伤1年以后才被首诊。

(1)临床表现和检查:①视网膜截离,伴或不伴视网膜脱离。②细致的检查整个锯齿缘是十分重要。

(2)治疗:①不伴视网膜脱离的截离应行经巩膜的视网膜冷凝或视网膜光凝。早期发现视网膜截离是关键,可以避免过多的干预。②并非所有的视网膜截离将发展成视网膜脱离,脉络膜视网膜对损伤的反应可使截离自行愈合。可选择对视网膜截离不做处理,必须定期检查,并要征得患者的理解。

5. **周边视网膜裂孔** 外伤后视网膜脱离的常见原因。视网膜裂孔可以通过如下机制发生:①玻璃体基底部撕脱伤。玻璃体基底部极大的牵拉,可导致其前边界或者从视网膜或者从睫状体平坦部撕脱;②玻璃体视网膜黏附的异常位置(如格子样变性);③撞击伤。在巩膜撞击部位的外伤诱导直接的、震荡性的该处全层视网膜坏死;④诱导突然的后部玻璃体脱离。

(1)临床表现和检查:

1)眼前黑影,原发或继发玻璃体积血而视物模糊。

2)马蹄状裂孔:马蹄孔盖的典型外观证实其病因是玻璃体牵拉。马蹄状裂孔的病例发展成视网膜脱离的危险明显高于视网膜截离。

3)与玻璃体牵拉造成的裂孔相比,视网膜全层坏死裂孔通常发展缓慢。这些裂孔一般较大,较不规则,多位于直接伤侧。通常钝挫伤相关视网膜裂孔多位于颞下侧。

4)周边视网膜撕裂不伴有视网膜牵拉造成的一般是小圆孔。牵拉性视网膜撕裂多发生于眼球的水平部位,多位于赤道以前,可能发展成视网膜脱离或自行愈合。视网膜撕裂范围在 90°或大于 90°的巨大裂孔通常与挫伤有关。高度近视的男性患者在受挫伤后发生巨大裂孔的危险性更大。

(2)治疗:①外伤性视网膜撕裂应首选视网膜光凝治疗,其次是视网膜冷凝治疗。②视网膜脉络膜的愈合可使孔自行愈合,应严密随访,以防视网膜脱离的发生。③伴有中心凹以外的视网膜裂孔的挫伤眼发生视网膜脱离的危险高,对此类病例考虑做预防性处理。

6. **外伤性孔源性视网膜脱离**(traumatic rhegmatogenous retinal detachment) 外伤引起孔源性视网膜脱离的占 12%,在儿童中是最常见的引起视网膜脱离的原因。外伤性视网膜脱离可能继发于以下情况:视网膜截离、马蹄状裂孔、巨大视网膜裂孔、全层视网膜坏死、牵拉性裂孔。除巨大视网膜裂孔外,外伤性视网膜脱离发展缓慢,尤其是在玻璃体状况良好的情况下。继发于周边视网膜裂孔的视网膜脱离比视网膜截离造成的视网膜脱离发展更快。增殖性玻璃体视网膜病变(PVR)可发生于任何情况,尤其是多见于巨大视网膜裂孔。

(1)临床表现和检查:

1)术前及术中细致检查视网膜裂孔,不能发现所有的视网膜裂孔可能导致视网膜脱离复发。

2)后节损伤很少孤立发生,在处理玻璃体视网膜病变之前,排除眼前部结构的受损并进行手术处理。

(2)治疗:

1)手术目的是使视网膜复位,所有的视网膜裂孔要被识别并封闭,所有的玻璃体牵引必须得到松解。

2)不复杂的外伤性孔源性视网膜脱离可进行巩膜扣带术或眼内注气。

3)广泛的 PVR 和混浊的玻璃体需行玻璃体切割术,松解所有的视网膜牵拉,去除视网膜前和视网膜下膜,必要时可能需要切开视网膜和切除视网膜。

4)PVR 是手术失败最常见的原因,外伤性视网膜脱离中血-视网膜屏障的破坏尤其容易发展为 PVR。外伤后 PVR 的发生和外伤的类型有关,贯通伤发生率最高。前部 PVR 是引起玻切术后视网膜复位失败的主要原因,它影响的不仅是视力而且是整个眼球。

7. 玻璃体积血(vitreous hemorrhage) 开放性和闭合性眼外伤均可以发生玻璃体积血。挫伤后,玻璃体积血可以继发于视网膜撕裂或脱离、玻璃体后脱离、视神经撕脱、睫状体分离、虹膜撕裂或离断、脉络膜破裂、球壁伤口。玻璃体积血的后节评估很重要,如果积血很浓厚不能看清后节,就要做 B 超检查。

(1) 临床表现和检查:

1) 少量出血,视力模糊,眼底不清,裂隙灯检查可见漂浮的血细胞和混浊块。大量积血,眼底看不进,裂隙灯检查为一片红色或黄白色陈旧积血。大量积血迟迟不吸收,可导致 PVR 和继发性视网膜脱离。

2) 挫伤后密切观察玻璃体积血是否自发吸收。当后节不能看清时,连续做 B 超检查以排除是否有视网膜脱离。如果有视网膜撕裂或脱离,常常是在外伤后数周到数月出现,应立即处理。

3) 长期的玻璃体积血可导致血影细胞性青光眼。

4) 玻璃体积血较其他外伤的积血吸收慢,因为年轻患者玻璃体的状态较好。

(2) 治疗:

1) 玻璃体积血先采用药物治疗以促进吸收。

2) 玻璃体切割术的指征包括:视网膜脱离或大的视网膜裂孔、玻璃体积血不吸收、反复发生玻璃体积血、血影细胞性青光眼、单眼患者、双侧玻璃体积血、合并视网膜下出血。

3) 开放性眼外伤的玻璃体积血较闭合性眼外伤更凶险,容易引起 PVR,所以通常在形成明显的膜和视网膜脱离前就清除玻璃体积血。缝合术后 1～2 周进行玻璃体切割术,彻底清除基底部玻璃体。伴有眼球破裂的玻璃体积血,其预后与裂伤相比明显不好。

十、眼内异物

眼内异物(IOFB)需有一定的能量才能穿透眼球壁,异物入口的长度越短,穿通时的能量越小;穿透巩膜比穿透角膜的异物有更多的能量,更易从眼后节穿出,引起贯通伤。钝的眼内异物比锐利的毁坏性更大,眼内异物除造成眼内组织的机械性损伤外,尚可引起感染及化学性反应,导致视力严重减退。无论是患者还是医生,处理眼内异物的首要目标是取出异物,治疗和预防并发症(如眼内炎、视网膜脱离、金属沉着症),最终治疗目的是恢复视力。

1. 临床表现和检查

(1) 眼痛、视力下降或无症状,多数有敲击金属或石块等病史,或爆炸伤史,常有异物弹入眼睛的感觉。少数患者可无典型的外伤史,需详细询问受伤过程。

(2) 常可见眼球壁的穿孔伤口或瘢痕:角膜上的线状伤口或瘢痕应高度怀疑眼内异物存在的可能;局部结膜出血水肿怀疑巩膜伤口,应打开结膜进行探查;眼睑全层穿通伤口时,应注意相对部位的巩膜是否有穿孔伤。

(3) 异物穿入眼球时,所经路径的组织常受损伤,根据眼内组织病损部位常可找出异物的经路,并在其经路的尽端或其下方找到异物:如果角膜伤口相对部位的虹膜仅有局限性萎缩,或晶状体前囊有局限性混浊,则应考虑异物在前房内或虹膜表面,做裂隙灯或房角镜检查;如虹膜有穿孔,或晶状体前后层均有混浊,则应考虑异物已穿透晶状体而进入眼球后部,异物也有可能停留在晶状体内,散瞳和裂隙灯检查,有时可见到异物;若晶状体仅部分混浊,散瞳后尚可见眼底,发现玻璃体混浊、视网膜出血或水肿,异物很可能在玻璃体内或视网膜上。

（4）对于所有开放性眼外伤，都要怀疑眼内异物存在的可能性，影像学检查显示眼内异物。X线平片仍广泛使用，但已逐渐被 CT 取代。CT 是探测和定位眼内异物的最好工具。MRI 扫描可进行软组织分析，探测眼内异物非常敏感，但不适于金属异物。最重要的诊断问题是异物位于球内还是球外，当异物非常接近眼球壁时，放射性诊断边缘组织的错误率是最高的。B 超检查可发现相关组织损伤（如脉络膜和玻璃体积血、视网膜脱离），并能探测非金属异物。如果异物小、木质或植物性异物，回声可能出现假阴性；当存在气泡时可能出现假阳性。小的、非金属性、位于前节的眼内异物，UBM 优于 CT、MRI 和 B 超检查。

（5）如果是含铁的异物长期滞留于眼内能导致铁质沉着症（siderosis），最早可在损伤后数天出现，晚可在数年后发生。铁质异物在组织内逐渐被氧化产生氧化铁（铁锈），铁锈与组织蛋白结合成不溶性含铁蛋白质，沉着在组织内，组织对铁的反应起初为增生，以后发生变性。表现为瞳孔大小不等、虹膜呈棕色、角膜内皮和上皮沉着物、前囊下白内障（棕色颗粒沉着）、慢性开角型青光眼、晶状体脱位、玻璃体液化并呈弥漫的棕黄色、类似色素性视网膜变性和视神经萎缩。

（6）含铜量极高的铜质异物可引起快速、无菌性、类似眼内炎的反应，包括角膜和巩膜溶解、前房积脓、视网膜脱离。如不及时治疗，可在数小时内导致视力丧失，最终眼球痨。如果合金铜质异物存留眼内，会发生铜屑沉着病（chalcosis），在伤后数月或更久出现。表现为：角膜以周边部后弹力层受累最显著、房水和玻璃体中的铜颗粒、虹膜呈黄绿色、黄绿色或褐色的葵花状白内障伴轮辐状铜沉着、玻璃体液化可见铜质附着的金黄色纤维、视网膜表面黄绿色铜沉积。

（7）若发现有原因不明的单眼性白内障、瞳孔散大、反复发作的虹睫炎、继发性视网膜脱离、继发性青光眼、前房内孤立性肉芽肿、眼底内由机化组织包裹的病灶，合并铁、铜质沉着症，则应高度怀疑眼内异物存在的可能。

2. 治疗

（1）破伤风抗毒素预防注射。

（2）建议局部使用和静脉滴注或口服抗生素治疗。高风险的病例应该考虑玻璃体内使用抗生素。

（3）建议急症手术关闭伤口，及早、尽可能取出化学性眼内异物，预防眼内炎。铜或污染异物应紧急手术取出。

（4）前房及虹膜异物通常在修复时经角膜缘切口被取出，术前需缩瞳，以免术中虹膜脱出或损伤晶状体，切口不宜过小。如有粘连，可切除部分虹膜连同异物取出。

（5）一般认为晶状体内异物，如果晶状体尚透明，视力尚可，可不必急于手术。如晶状体已变混浊，并逐渐发展，或已产生铁质沉着症，则应考虑取出异物，也可在白内障手术的同时被取出。

（6）后节的 IOFB 需要仔细地分析利弊。对游离在玻璃体中的磁性 IOFB，可以经睫状体平坦部磁铁吸取出。如果 IOFB 很大或有广泛的眼内组织损伤、非磁性异物，建议行玻璃体切割术治疗，以防止继发的视网膜脱离，同时去除了玻璃体这一"培养基"，眼内炎的风险就会降低。取出的样本（如玻璃体）和 IOFB 都应该进行培养。如果中央角膜受伤的病例，水肿可能直接影响手术操作，可应用内镜辅助 IOFB 的取出，或 TKP 配合复杂的后节重建术，或应用大量的皮质激素使角膜病情改善，延迟手术，但不超过 14 d。

(7) 陈旧 IOFB,若合并严重的复发性炎症反应,或异物位于视轴上,或有机械性损伤的威胁(如玻璃体内的玻璃碎片),或导致铁质沉着症时,应手术取出。

(8) 如果手术者不能确定异物已经全部取出,术后复查影像学检查。定期复查数年,观察是否有迟发性炎症反应。

(9) 如果眼内异物残留,应尽早行视网膜电流图(ERG)检查,并定期复查 ERG,观察异物对视网膜的毒性,因为铁质沉着症的电生理特征可能早于临床体征的出现。异物取出后视网膜毒性可逆转。

(10) 加强安全生产宣传,遵守安全操作规程,加强劳动防护措施。

十一、眼内炎

任何开放性眼外伤都有可能把细菌带入眼内,引起感染。眼内炎(endophthalmitis)少见但破坏性很强,一般发生在受伤后 1～7 d 之内。外伤性眼内炎发生的危险因素包括:伤口闭合手术延迟>24 h、存在眼内异物、乡村环境(发生在乡村的开放性眼外伤中,土壤污染导致的眼内炎概率较大)、晶状体囊膜破裂。与其他原因造成的眼内炎(术后、内源性、滤泡相关性)相比,外伤性眼内炎的诊断和治疗是一个难题,对临床征象的早期识别和及时治疗将改善视力预后差的状况。

1. 临床表现和检查

(1) 畏光、与临床体征不相符的疼痛、视力急剧下降至光感,由于通常伴有严重眼外伤,伪象常会延误眼内炎的诊断。

(2) 眼睑肿胀、结膜充血显著、角膜水肿混浊、虹膜/晶状体或人工晶状体上絮状黄白色渗出物形成、前房明显混浊或积脓、玻璃体炎。必须排除隐匿性的或遗漏的眼内异物。

(3) 在以下外伤中常会有真菌感染:植物性眼内异物、土壤污染物。眼内真菌感染表现为:玻璃体白色雪球样混浊或串珠样、慢性玻璃体炎、原发伤口周围持续性白色浸润。

(4) 外伤性眼内炎常见多种病原菌感染,病原菌通常为致病性的。G^+ 球菌(通常链球菌和葡萄球菌)在成年人和儿童中均占主导地位。

(5) 杆菌的发生率也较高。杆菌性眼内炎起病快(<24 h)、高热、疼痛剧烈、前房积脓、结膜水肿、眼球突出和眼睑水肿进展迅速、环状角膜脓肿、视力急剧下降、很快进展为全眼球炎。

(6) 眼内炎如不积极治疗,感染可向眼外发展,侵入眶内组织,引起眼球突出和运动障碍,为全眼球炎。

2. 治疗

(1) 外伤性眼内炎为急症,需要立即处理。所有病例均应采取眼内标本培养,玻璃体标本比房水标本阳性率高。

(2) 全身应用抗生素,抗菌谱要覆盖引起外伤性眼内炎的大多数病原体。对于特殊病例,应请感染科医生制订治疗方案,肾功能不全的患者和儿童患者应注意调整用药剂量。

(3) 玻璃体腔内注射抗生素。万古霉素是最佳选择,可以有效对抗杆菌、链球菌和葡萄球菌族。头孢他啶可有效地抑制 G^- 菌,但对杆菌的杀菌力不及万古霉素有效。无临床及微生物证据表明真菌感染时,不推荐预防性使用抗真菌药物。

(4) 玻璃体切割术在所有患眼均可考虑,可以减少感染物质和毒素的堆积,去除增殖的支架,利于眼内抗生素的扩散,提供充足的标本用于诊断性培养和病理诊断。

(5)术后第 1 天即开始局部使用强效的抗生素和皮质激素点眼。

(6)开放性眼外伤引起眼内炎的可能性很大,对有高危因素者一期修复时可考虑玻璃体腔内注射抗生素。

(7)外伤真菌性眼内炎致病菌可能是酵母或丝状真菌,对玻璃体腔内注射两性霉素 B 敏感。征求内科医生意见后选用全身抗真菌治疗(如口服氟康唑、静滴两性霉素 B),静滴两性霉素 B 可能引起严重的全身并发症,使用时要求监测肾功能。

(8)大多数外伤性眼内炎在玻切术后和玻璃体腔内注射抗生素后都能成功治愈。某些病例强毒性微生物存在,炎症持续,甚至恶化时,可考虑再次玻切及玻璃体内给药(48~72 h 重复注射 1 次是安全可行的)。

十二、交感性眼炎

交感性眼炎(sympathetic ophthalmia, SO)较少见,是开放性眼外伤后发生的一种罕见的双眼弥散性肉芽肿性葡萄膜炎。伤眼被称为诱发眼,数周到数年后发生炎症的另一眼称为交感眼。随着外科手术技术的提高,SO 发生率有所减少。严重开放性眼外伤或葡萄膜脱出、年长者的发生率增加。最早伤后 5 d、最迟伤后 60 年发生交感性眼炎,大约 2/3 的病例发生在外伤后 2 周到 3 个月,90% 在第 1 年内被诊断。一旦 SO 发生,活动期可达 30 年之久。SO 病因不明,认为是对感染抗原或葡萄膜/RPE/视网膜组织高度敏感的迟发型自身免疫病,或两者兼有。

1. 临床表现和检查

(1)轻微疼痛、畏光、调节障碍、轻度视力下降。

(2)早期表现为:前房细胞闪辉、睫状充血、角膜内皮上的羊脂状 KP、虹膜增厚、虹膜结节、中到重度玻璃体炎、视盘水肿、视网膜水肿,偶尔有严重的视网膜脱离和血管周围炎。

(3)炎症迁延的病例中,虹膜后粘、周边视网膜的视网膜色素上皮的黄色结节(Dalen-fuchs 结节,仅在不到 40% 的眼中存在)。

(4)远期常见白内障、复发性葡萄膜炎、视网膜和视神经萎缩、脉络膜新生血管(少见且可能自愈)。

(5)如有以下情况发生,诊断困难:交感眼的葡萄膜炎很轻且是非肉芽肿性的;受伤眼已被剜除;患者正接受全身抗感染治疗。

2. 治疗

(1)首发症状出现时,必须给予局部、球周和全身皮质激素治疗[1~1.5 mg/(kg·d)]。减量要慢,小剂量治疗常需数月。

(2)对于大剂量激素无反应,或发生了严重的不良反应(如青光眼、白内障、高血压、糖尿病、骨质疏松症、无菌性骨坏死、脊柱塌陷),或多次复发,可使用免疫抑制剂治疗(苯丁酸氮芥、环孢素、咪唑嘌呤、环磷酰胺),但有严重的不良反应,应征求风湿科及其他相应的专家意见。

(3)开放性眼外伤后的 SO 极少发生,而且对激素治疗反应良好,所以严重眼外伤后不建议立即眼球摘除。伤后 2 周内摘除外伤眼不一定能有效避免 SO,即使不摘眼球 SO 可能也不发展。

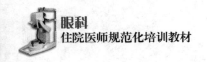

十三、儿童眼外伤

对儿童眼外伤,家庭(尤其是父母)和社会的敏感性较高,远远超过身体的痛苦和残疾。儿童高发生率的眼外伤是引起单眼盲的重要原因,要特别关心几个方面:①易遭受某些种类外伤,如鞭炮、玩具相关损伤;②孩子的叙述往往很含糊,获取病史的可信度低,检查不配合,造成诊断困难;③视觉系统的发育以及弱视的可能性;④眼眶发育不成熟;⑤眼外伤后恢复的潜能和成人不同,影响手术方案的制订。

1. 婴儿摇晃综合征(shaken baby syndrome) 定义为:颅内出血,由野蛮大力摇晃造成的骨折(如长骨或肋骨骨折)和视网膜浅层及深层出血,外伤的体表特征通常缺如。婴儿的头部相对于身体过大、过重、不成比例,仅靠颈部肌肉很难使其稳定,孩子越小,造成的加速-减速力量就越大。当婴儿被加速或减速多次摇晃时产生的剪切力中断了颅内和眼内血流,黏附在婴儿幼稚的视网膜上的玻璃体可能解释不仅出血而且是视网膜脱离和劈裂的形成原因。患儿通常<1岁,很少>3岁。症状和体征通常与病史不符。

(1)临床表现和检查:

1)精神状态异常,出现癫痫发作、进食差、易怒、嗜睡、侵袭或昏迷。

2)双侧为典型表现,约80%的病例表现为视网膜前、视网膜内和视网膜下出血,不超过20%的病例表现为单眼出血或显著不对称的出血。约2/3病例的出血较多,累及锯齿缘。视网膜内和视网膜前出血显著,视网膜下出血少见,常在后极部最厚(出血性黄斑囊肿)。可合并玻璃体积血、棉絮斑、视网膜劈裂、视网膜脱离、黄斑水肿、视盘水肿、视神经撕脱、视神经鞘出血、晚期视神经萎缩。眼内出血量与急性神经损伤的程度相关。

3)最常见的颅脑损伤为蛛网膜下腔出血或硬膜下出血。

4)CT或MRI扫描,以及骨扫描。

5)仔细询问婴儿照看者,或分别询问多个照看者,应警惕病史和伤情的不一致。请神经外科、儿科、精神病科协同治疗患儿。详细的诊疗记录是医疗文书的重要部分,有可能作为法律文书。

(2)治疗:

1)治疗全身并发症,眼科症状仅需观察。临床过程变化各异,眼部症状可完全消失,或至严重的视力丧失。

2)严重玻璃体积血和视网膜脱离可考虑手术,以防止产生弱视。由于大脑功能紊乱或黄斑损伤,视力常常严重受损。

3)病死率约30%,周边视网膜劈裂和高病死率相关。幸存者中20%患有认知障碍和视力丧失,通常是由视神经萎缩或颅脑损伤引起。

2. 白内障和视功能重建 8岁以下的孩子发生弱视的危险较大,眼外伤后眼球重建必须尽早、安全地实行。迅速使视轴透明;尽量减少伤眼修复时造成的散光;儿童角膜伤口的愈合比成人更快,尽早拆除角膜缝线,通常术后4~6周可拆线;尽快矫正视力;对侧眼实行部分时间遮盖,直到受伤眼视力达到稳定水平,并持续到患者超过弱视年龄。

治疗:①清创和闭合角膜、巩膜伤口。②如果晶状体囊膜破损,晶状体膨胀会导致感染和继发性青光眼,摘除晶状体。如果选择二期摘晶状体,应用大剂量局部皮质激素和睫状肌麻痹剂点眼。人工晶状体植入对重建儿童外伤性白内障的视觉系统具有非常重要的意义。

③如存在葡萄膜组织脱垂使其复位或切除。④视网膜脱离修复术后儿童体位的不配合影响了手术的选择。硅油对体位要求最低，不需要固定，但硅油和长效气体都可导致有晶状体眼的患儿常常发生白内障。玻璃体视网膜手术在没有玻璃体后脱离的儿童易残留玻璃体，在玻璃体视网膜表面提供了 PVR 的增殖支架，由 PVR 造成的外伤性视网膜脱离仍是儿童低视力的首要原因。⑤尽可能恢复伤眼的屈光力，治疗弱视。

（干德康）

第四节 非机械性眼外伤

一、化学性眼外伤

化学性眼外伤(congruous diplopia)是绝对的急症，理论上应争分夺秒，在排除眼球破裂伤之后，应立刻进行治疗，紧急治疗完成后再检查视力和病史询问。导致化学伤的物质包括：碱(如碱液、石灰、氨水)、酸(如硫酸、硝酸、盐酸)、溶剂、清洁剂和刺激剂(如催泪剂)。化学伤可能会对眼表产生广泛的损伤，进而影响视力。除了眼表损伤以外，碱可使组织蛋白凝固，并对组织中的类脂质起溶解作用，容易渗入眼内，破坏角膜基质和内皮以及眼前节结构(如虹膜、晶状体、睫状体)，伤势常较严重。大多数酸与组织接触后，仅使组织蛋白凝固，在一定程度上阻止酸性物质向深部组织渗透，有限制在眼表的趋势，灼伤病变一般比较局限。但强酸可能会像碱一样渗入眼内，产生同样严重的眼部损伤。

化学伤的严重程度与预后决定于下列因素：化学制剂的性质、浓度、接触的时间和面积、渗透的深度、角膜缘干细胞的损伤程度，浓度越高、接触时间越长，损伤亦越严重，预后越差。

1. 临床表现和检查 临床病程分 3 个阶段：急性期(0～7 d)、早期修复阶段(7～21 d)、晚期修复阶段(＞21 d)。各阶段发生的愈合方式与角膜缘干细胞最初损伤的程度有关。角膜缘局部缺血为该区域化学渗透和干细胞损伤的间接指征，因此有重要的诊断意义。

(1) 轻中度化学伤：角膜上皮缺损，角膜缘无明显缺血(结膜血管或表层巩膜血管无变白现象)，结膜局限性充血、水肿、出血，轻度前房反应，眼周围皮肤 1～2 度烧伤。

(2) 重度化学伤：球结膜高度水肿、苍白缺血，角膜混浊水肿，前房反应中度至重度(角膜混浊可导致窥不清前房)，眼周皮肤 2～3 度烧伤。

2. 治疗

(1) 现场抢救，紧急处理。化学制剂和眼的接触时间是决定化学伤后最终结果的主要因素之一，当给予及时、快速、大量的彻底冲洗时，损伤的深度及相关角膜缘干细胞的损伤是可逆的，之后的处理相对不那么紧急。0.9%氯化钠溶液或平衡盐溶液持续冲洗患眼至少 15～30 min，冲洗前局部滴用表面麻醉剂和应用静脉输液管冲洗可提供帮助。如果现场只有自来水、井水、河水均可，用来进行冲洗，也可以将整个面部浸入水中，连续做开眼闭眼动作，使化学物质充分稀释以致清除。不要用酸溶液来中和碱，反之亦然，防止产生有害物质。翻转上下睑，注意彻底冲洗上下穹窿部，并取出可能存留的固体物质。

(2) 使用湿棉棒或镊子彻底清除眼表残留的化学物质及坏死的角膜上皮和结膜组织，以利于邻近有再生能力的上皮顺利移行。

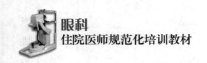

（3）频繁滴用不含防腐剂的人工泪液有利于上皮再生。

（4）局部和全身给予维生素 C（抗坏血酸，静脉用药、口服和局部滴眼）有利于胶原纤维的生长，早期应用可避免和减轻因胶原分解而发生角膜溃疡并发展。注意药物的潜在肾毒性可造成肾功能损害。

（5）应用皮质激素可以减轻初期角膜及虹膜睫状体炎症反应和刺激症状，减少炎症细胞的浸润，稳定多形核白细胞的细胞质和溶酶体膜，激素用量根据不同的病情，采用全身静脉滴入或口服，局部滴用激素可减轻角膜混浊及抑制新生血管长入。化学伤第 1 周及第 4～5 周激素应用较为安全，第 1 周内充分利用它们的抗炎功效。由于激素能促进角膜溶解，第 2～3 周为危险期，应禁用。

（6）睫状肌麻痹剂散瞳，每天 3 次，防止虹膜后粘，不要使用有收缩血管作用的药物。

（7）如无穿孔或有眼内感染时，局部滴用抗生素和眼膏。

（8）必要时口服止痛药物。

（9）如果眼压升高或无法判断眼压状态时，口服或局部用抗青光眼药物。

（10）对有眼球粘连或可能发生粘连的患者，每日换药时用玻璃棒插入上下穹隆部进行分离、擦净分泌物，多涂眼膏，或用亲水性软性角膜接触镜衬入睑球之间，防止粘连。

（11）若 2 周后角膜仍未痊愈，可佩戴治疗性软性角膜接触镜、羊膜移植或睑裂缝合。

（12）如果角膜溶解进展或出现角膜穿孔，必要时急症行修补术或角膜移植，但伤后 12 个月以后再进行手术的预后更好些。

二、高温灼伤

高温物质，如铁水、火焰、沸水、沸油等溅入眼内可引起眼部灼伤。

1. 临床表现和检查　基本同化学伤。

2. 治疗

（1）以防止感染，促进创面愈合，防止睑球粘连为原则（基本参考化学伤）。

（2）在金属冶炼等高温操作时，要注意安全，遵守操作规章，并应戴防护镜或面罩。

（3）加强安全宣教工作。工作场所就近设自来水装置或放置水盆，每日换水，以供急救之用。

三、非直接损伤的眼部临床表现

眼球的非直接创伤很少引起眼部损伤，如果发生，可能通过以下机制引起眼底改变：①血管内压突然升高，导致视网膜血管内皮细胞的损伤；②栓子（如气栓、血液产物栓、脂肪栓）导致的损伤；③流变学的改变；④组织缺氧；⑤作用于玻璃体视网膜界面机械力。

1. 远达性视网膜病变（purtscher 视网膜病变，purtscher retinopathy）

（1）临床表现和检查：

1）此为多种病因导致的视网膜病变，如严重的头部创伤、长骨骨折、胸部挤压，但无直接的眼部损伤。还有可能发生于：肝脏震荡伤、眼眶击伤、颈动脉手术或血管造影、胸或肾手术。可能是颅内压突然升高后视网膜血管的渗出；胸腔挤压综合征产生的静脉逆流震荡波；视盘周边的视网膜小动脉脂肪栓，静脉淤滞。

2）视力下降，通常是突然的、双眼受累，可以很严重，也可无症状或单眼发病。眼底表现包括:视盘周边视网膜表面的大量白色斑块,显著的黄斑水肿(浆液性黄斑脱离)和广泛的视网膜水肿(通常不累及周边视网膜),围绕视神经的浅表视网膜出血或视网膜下出血,血管迂曲扩张,视盘水肿(通常视盘表现正常)。

3)荧光造影:局部细小动脉阻塞,毛细血管片状无灌注区,视盘水肿,视网膜微小动脉、毛细血管、微小静脉的渗漏,急性期脉络膜灌注正常,可以伴脉络膜背景荧光部分缺损,后期静脉周有着染和部分静脉阻塞。

(2)治疗:

1)观察:如果有潜在病变则需要治疗,以防止病变进展。

2)典型的视网膜病变在伤后数周至数月就能消失,大多数病例的视力和视野都能恢复正常。可能会发生色素游离和视神经萎缩,视力可出现下降或永久丧失。

2. 甩鞭综合征(whiplash syndrome)

(1)临床表现和检查:

1)加速-减速的能量向头颈传递,导致各式各样的临床表现(甩鞭相关性紊乱),这种震荡伤可波及大脑。

2)颈部拉伸后立即产生的巨大扭曲力,能导致交感神经的机械性损伤。Horner 综合征可能是最常见的眼部表现。

3)视力下降,双侧多发,可能原因在于:颈动脉直接损伤或伴随 Purtscher 型损伤;可发生视网膜裂孔;黄斑病变可能与玻璃体黄斑牵拉有关。

4)黄斑中心凹灰白色肿胀,由于视网膜色素细胞紊乱可造成弹坑样凹陷。荧光造影正常或显示有很小的强荧光焦点区。

(2)治疗:尚无明确的治疗方法。数天后通常可恢复正常。

3. Terson 综合征(Terson syndrome)

(1)临床表现和检查:

1)与蛛网膜下隙和硬膜下隙出血相关发生的玻璃体积血。蛛网膜下隙出血来源于颅底动脉瘤,而硬膜下隙出血由创伤引起。大约 20% 的急性颅内出血患者发现有眼内出血,8% 蛛网膜下隙出血的患者有玻璃体积血。严重的玻璃体积血与颅内压升高的速度与高低直接相关,并且与全身情况的严重程度相关。

2)可看到大量的视网膜前、视网膜内和视网膜下出血。1/3 眼的黄斑部发生出血性囊肿。

(2)治疗:

1)观察:如果没有 PVR 的形成,视力预后通常是很好的。

2)如果玻璃体积血不能吸收,玻璃体切割术效果是很好的。早期玻璃体切割术可能加快视力恢复。

3)玻璃体切割术的过程并非易事,通常要行内界膜剥除,并发症也并不少见。

4. Valsalva 视网膜病变(Valsalva retinopathy)

(1)临床表现和检查:

1)急速屏气活动(Valsalva 活动,如举重、咳嗽、呕吐)、心脏以上的静脉血管没有静脉瓣、腹部压力的急剧升高会诱发眼压急剧升高,眼内外的各种血管可能破裂。

2)引起出血性视网膜病变,视力损伤程度取决于出血部位是否与中心凹有关,常可看到红色拱形内界膜下出血。

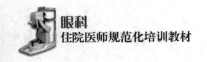

（2）治疗：

1）少量出血会自行吸收，不然会促使发生黄斑前膜。

2）如不吸收，2～3周内可考虑利用 Nd：YAG 激光引流。

3）玻璃体切割术是另一种选择，术中需剥除黄斑部内界膜。

四、光损伤

太阳光、激光及现代光学仪器的人工光源能够损伤视网膜。有3种机制导致了组织的光损伤：热损伤（如氩激光光凝）、机械性组织损伤（如 Nd：YAG）、光化学损伤（如光动力治疗）。光损伤的性质和严重性取决于光源和眼相关的多种因素。决定功能性损害的程度和持续时间的最主要因素是损伤视网膜的部位，即是否靠近黄斑中心凹：①黄斑中心凹的损伤立即引起视力的明显降低，降低程度与所破坏的光感受器细胞成正比。②旁黄斑中心凹的损伤引发的水肿和炎症可以暂时性地影响黄斑中心凹，影响的面积较受伤区扩大许多倍，但是在数天或数周后，这种影响就消退了。相反，旁中心凹损伤可通过直接损伤的神经元释放各种毒性因子，而间接造成中心凹细胞损害。这些炎性因子扩散到邻近的、并无原发性损伤的细胞，引起相当程度的功能丧失。③黄斑以外区域远离黄斑区不会造成明显和持久的功能损害，局部可以产生盲点，但是通常被忽略，可能完全没有症状。足够高的能量可能损伤神经纤维，可引起没有受到损伤的部位的形态和功能的损害。因为缺乏有效地治疗光损伤的手段，所以正确的预防成了唯一有效的解决方法。

1. 日光性视网膜病变（solar retinopathy）

（1）临床表现和检查：

1）日光性视网膜病变认为由光化学损伤引起，导致光感受器和视网膜色素上皮细胞的损伤。

2）根据注视阳光的不同方式，可以是双眼或单眼（通常是优势眼）视力降低、中心性暗点。

3）中心凹或其附近的小的黄灰色点，被黄斑水肿包围，水肿数天至数周后消失。黄斑表现正常或呈现轻微色素紊乱。可看到中心凹凹陷或假性裂孔。真性黄斑裂孔极为罕见。

4）荧光造影通常正常，极少的情况下可见到黄斑窗样缺损。

5）OCT 显示中心凹处感光细胞与色素上皮损伤。

（2）治疗：

1）没有确实的治疗方法。大多数病例的视力恢复较好，数周至数个月恢复。可能有中心或旁中心小暗点。在严重病例，由于视力降得很低，预后会不好。

2）可用皮质激素治疗，但是其疗效不确定。

3）预防日光性视网膜病变是非常重要的。据报道，通过太阳镜或胶片的介质直视太阳仅几秒钟还是造成了日光性视网膜病变。

2. 激光相关的眼损伤（laser damage）　激光器产生的光线是汇聚、单色、单向和极少量的散射，强度高，眼是人体对激光很敏感的部位。

（1）临床表现和检查：

1）角膜灼伤，轻者只影响角膜上皮，重者可引起角膜内皮混浊，基质水肿，更严重者可形成角膜溃疡，甚至穿孔，以及虹膜灼伤和穿孔。

2）视网膜激光伤主要影响 RPE 细胞和光感受器外段。受伤眼突然出现视力明显下降、视野缺损,之前常可见闪光或刺眼感,无疼痛。

3）早期可见伴有出血(视网膜下、玻璃体)的视网膜局限性灰白色水肿、灼伤或裂孔等单一或多个损伤,常影响黄斑部,12～48 h 内出现色素环。

4）后期出现脉络膜视网膜瘢痕、黄斑裂孔、黄斑前增殖或皱褶等并发症。

（2）治疗:

1）在损伤后数天或数周内,出血清除和损伤部位炎症反应消退,功能明显改善,视力维持稳定。后期出现并发症,视力可能恶化,需长期随访。

2）皮质激素可减轻损伤所致的细胞炎症,可能限制损伤程度,可适当应用。

3）手持式激光笔应用很广,它们对眼睛的潜在损害也值得关注,通过瞬目和防护反应可以避免。眼睛暴露于此装置下而导致永久性的视网膜损伤的可能性很小。儿童以激光笔作玩具损伤黄斑时有见到。

3. 紫外线眼外伤(ultraviolet ocular trauma)　紫外线照射眼部后,引起角膜和结膜浅层炎症反应,俗称电光性眼炎(electric ophthalmia)。

（1）临床表现和检查:

1）有一段潜伏期(8～12 h)后再出现症状,故白天工作后常于夜间发病。

2）先有异物感,然后发生剧烈刺痛、灼痛、畏光、流泪、眼睑痉挛,并伴头痛。

3）可见结膜充血、水肿,角膜上皮水肿,可伴有细小密集的上皮剥脱。

（2）治疗:

1）以止痛、防止感染、减轻眼睑痉挛、促进上皮恢复为原则。

2）急诊时可滴表面麻醉剂 1～2 次止痛,不宜过多,应用抗生素滴眼液或眼膏以防止感染,表皮生长因子或成纤维细胞生长因子滴用可有助角膜上皮的修复。

3）冷敷,避免光刺激。

4）必须预防为主,操作时需戴防护镜,避免反复发生。

（干德康）

第五节　非眼球外伤

一、眼睑和泪器损伤

眼睑和泪器损伤是钝器或锐器造成严重外伤的常见并发症,严重的裂伤常见于工业外伤。这些组织不必急诊修复,非专业的一期修复可导致明显而且持久的视力下降和美容副作用。精细的修复常会得到功能和美容的完全恢复。严重的眼睑外伤很可能掩盖了严重的眼球、眼眶和神经损伤。即使很小的眼睑裂伤,尤其是内侧睑裂伤,也可能损伤泪小管系统。眼睑裂伤时,需预防性注射破伤风类毒素,全身使用适当的抗生素和所有的预防措施。被动物咬伤者应注射狂犬疫苗。

1. 眼睑裂伤(eyelid injury)

（1）临床表现和检查:①眼睑部分或全层裂伤,累及皮肤及皮下组织。②确定伤口的深

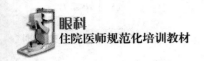
度,用有齿镊或棉棒轻轻牵拉伤口的一侧以确定深度。③确定无眼球、眼眶或视神经损伤,并排除异物。④如果伤口位于上下泪点鼻侧,即使没有明显穿过泪道系统,也应行泪道冲洗,排除泪道受累。

(2) 治疗:

1) 与睑缘及眶缘平行的小伤口,如对合良好,一般不做缝合,只需保持清洁,防止感染,可自行愈合。

2) 较大较深的伤口,应精细地分层对位缝合。上下睑缘和内外眦角的位置尽可能恢复正常,但不缝合结膜和眶隔。眼睑缝合的关键在于睑缘对位良好,有几个解剖结构有助于达到准确对位:睫毛线、灰线、睑板腺开口。在大多数严重撕裂伤中,创缘常不规则,眼睑残留血管蒂,在手术修复时可还原,绝不可以轻易剪除皮肤碎片。总体目标是重建眼睑的轮廓、功能和解剖。

3) 多数情况下存在异物碎片,只有当确定无眼球穿通伤或累及眶内时,予取出。

4) 如果裂伤累及上睑提肌,尽可能一起修复。

5) 当裂伤伴有组织缺损,基本目标是稳定眼睑和保护眼球,重建手术应向眼整形医生咨询。

6) 采用皮下浸润麻醉或局部阻滞麻醉(眶上或眶下神经阻滞麻醉)。直接局部麻醉会引起组织变形和出血。

2. 泪小管断裂(canalicular laceration)

(1) 临床表现和检查:

1) 内眦部眼睑裂伤,常可导致泪小管断裂(尤以下泪小管常见)。

2) 诊断泪小管断裂可能比较困难,可轻柔探查或灌注鼻泪管以明确诊断。

(2) 治疗:

1) 所有断裂的泪小管系统均需修复。在修复眼睑裂伤时,在手术显微镜下应细心寻找泪小管两端断端,予以缝合。若内眦韧带断离时,也应予缝合,以免造成溢泪及内眦皮肤加宽。

2) 泪小管修复的主要问题是不能还原小管的完整性,从而导致流泪。

3. 外伤性上睑下垂(traumatic ptosis)

(1) 临床表现和检查:

1) 常见的眼睑外伤结果。眼睑撕裂伤和挫伤均可有上睑下垂。

2) 观察上睑是否异位,评价提肌功能。提上睑功能是手术是否成功最准确的预测。

3) 如没有眼睑裂伤时,导致机械性上睑下垂的原因:眼睑肿胀、提上睑筋膜挫伤、神经损伤、提肌损伤。

(2) 治疗:

1) 外伤性上睑下垂的一期修复需要小心地将眼睑逐层缝合,如果可能,裂伤的提上睑肌腱膜应该一期修复。如果精细的眼睑缝合后出现上睑下垂,可观察,常在伤后 6 个月内自行好转。

2) 如没有裂伤,对上睑下垂进行一段时间的观察是既简便又明智的措施。

3) 提上睑功能正常的外伤患者,常会发现有提上睑筋膜裂开。外伤导致的肿胀可导致提上睑筋膜断裂,修补提上睑筋膜会获得令人满意的眼睑高度和外形。

4) 提上睑功能较差的患者常需要更广泛的上睑下垂手术,包括可能的悬吊术。

5) 眼睑瘢痕可产生瘢痕性上睑下垂并有眼睑移位,可手术松解所有眼睑瘢痕,特别注意眶隔。重建术后由于神经肌肉损伤导致的提上睑功能不全并不少见。

二、眼眶外伤

眼眶为容纳、保护和支持眼球的腔穴,由 7 块骨构成,环绕形成梨形区域。眼眶的上壁和外侧壁的骨质较坚硬,内侧壁和下壁的骨质在颅骨中是最菲薄而且脆弱的。很多血管和神经穿过眶骨,支持和营养眼球和眼眶。眼眶损伤常合并严重的危及生命的神经系统损伤,在眼眶治疗中应优先处理。眼眶急症包括:眼眶脓肿,视神经鞘血肿,进入眼眶的异物触及或压迫视神经,开放性眼外伤合并眼眶损伤。对于眼眶损伤患者视功能检查十分重要,一旦有视功能障碍必须紧急处理。视力丧失意味着视神经或眼球受到压迫或冲击,必须立即行影像学检查和处理。其他眼眶检查的要点包括:眼球突出度的测量、眼外肌运动评价、传入性瞳孔障碍、眶缘触诊等。

1. 眼眶爆裂性骨折(orbital blowout fracture)

(1) 临床表现和检查:

1) 最常见的眼眶外伤,经常累及眶下及内侧壁。有两种作用机制:①直接损伤机制,眼球受到突然的挤压后增加的眶压和眼压造成眶下壁骨折;②间接损伤机制,眶下缘受到力冲击,力沿眶骨传导,在骨质最薄弱的部位造成骨折。爆裂性骨折发生时可能两种因素同时存在。

2) 眶周淤血、眼球运动痛、局部压痛、眼球运动受限(尤其是向上或向外注视明显)、双眼复视、皮下或结膜气肿、眶下神经分布区(同侧面颊和上唇)感觉减退、眼球内陷(初期可被眼眶水肿掩盖)、可有视神经病变。其典型的三联征是:限制性斜视导致的复视、眶下神经损伤导致的眶下麻痹、眶周淤血。

3) 对疑有眼眶骨折的患者首先排除眼内损伤和视神经损伤。仔细检查眼球是否破裂,有无视网膜或脉络膜损伤,检查瞳孔和色觉有无异常以排除外伤性视神经病变。测量眼球运动和眼球移位的程度,受累侧与健侧面颊的感觉对比,触诊眼睑是否有捻发音,触诊眶缘是否有错位。

4) 必须行放射影像学检查以做充分的手术准备。眼眶 CT 轴位和冠状位检查可以明确损伤的定位、严重程度以及毗邻的解剖情况。

(2) 治疗:

1) 如果患者既往有鼻旁窦炎、糖尿病或免疫抑制病史,建议使用抗生素。

2) 告知患者不要擤鼻涕。

3) 伤后 24~48 h 内眶部冰块冷敷。

4) 对于单纯性爆裂性骨折,可观察,待损伤组织自行修复愈合、原发伤造成的淤血肿胀消退。如需手术,可在伤后 7~14 d 内处理。手术超过伤后 14 d 应警惕眼眶组织的过度瘢痕化。

5) 下列情况需要手术治疗:①急症手术(伤后 24~72 h 内)。CT 扫描显示肌肉扭曲或严重错位,同时伴有复视、肌肉内陷的临床表现、无法缓解的心动过缓、心脏传导阻滞、恶心、呕吐或晕厥;"白眼样爆裂性骨折",儿童的眶骨较成人质地柔韧,眶骨骨折后,当所受压力传过后又很快恢复原位,儿童患者有上述症状时球周可无异常表现,眼睑体征不明显,CT 片可能显示骨骼没有移位,但眶内容物很容易造成嵌顿,眼外肌运动显著受限导致限制性斜视,儿童患者通常会有严重的眼心反射(恶心或呕吐、心动过缓、晕厥、不能进食进水造成的脱水)。这些患者需急症行眶内探查,松解箝闭的肌肉,从而降低由于肌肉缺血和纤维化造成的永久性的限制性斜视的发病率,并缓解由于眼心反射造成的全身症状。②择期手术(伤后1~2周)。第1眼位或向下注视时出现的复视持续超过1周,CT扫描可显示骨折周围有肌肉扭曲或疝出,被动牵拉试验阳性;大面积眶底骨折(超过眶底的50%),或大面积内侧壁骨折合并眶底骨折,日久可导致影响美容的严重的眼球内陷。致伤伊始出现眼球内陷和(或)下移提示大面积骨折;复合性外伤,累及眶缘或眶外侧壁和(或)颧弓错位。面中部的复合性骨折,或颅底骨折。③晚期修复。患者伤后生命垂危,抢救生命优先于眼眶骨折修复;损伤急性期眼眶组织肿胀严重,无法行有效的修复。陈旧性眼眶爆裂性骨折已造成眼球内陷或下移可以在晚期的任何时间行手术治疗,也能收到满意的治疗效果。

6)爆裂性骨折手术后恢复需要数周至数月的时间。眶下神经分布区感觉麻痹最难恢复。

2. 外伤性球后出血(retrobulbar hemorrhage)

(1)临床表现和检查:

1)眶内出血可向前流到球结膜下呈弥漫性出血,量多或范围广者可扩散到眼睑皮下呈紫红色淤血状态,眼痛、眼睑紧张。

2)眼球可有不同程度的突出并球后抵抗感,眼球运动部分或完全受限。

3)视力一般不受影响,量多时可压迫视神经导致视力下降,检眼镜下可见由压迫性视神经病变造成的视盘肿胀。视网膜中央动脉搏动(通常先于视网膜中央动脉阻塞出现),脉络膜皱劈(严重的视神经拉长造成的眼球扭曲的体征),视网膜静脉阻塞的征象。

4)若双眼出血局限于穹窿结膜下时,应考虑颅底骨折的可能。

5)眼眶CT(轴位和冠状位扫描):一般看不到球后血肿。球后出血多表现为弥漫的、网状的肌锥内眶脂肪增加。"泪滴"或"隆起"征见于:视神经最大限度拉伸扭曲(隆起)眼球后部形成泪滴形状,是为球后出血的影像学体征。

(2)治疗:

1)可用绷带加压包扎,选用活血化瘀药物促进吸收。

2)无论出血时间为数小时或数天,如果表现为视神经病变,关键是及时、积极地减低眶压,立即采用外眦切开松解术。手术目的是把下眼睑与骨膜分离,以减低眶内软组织产生的压力。

3)如果无眼部缺血或视神经受压的表现,但出现眼压升高,应采用分段式方法降眼压。

4)静脉给以皮质激素以进一步减轻软组织水肿。球后出血如果由骨折引起,可适当使用抗生素,预防眶内感染。频繁冰敷。

5)视力下降的病例应密切观察直至病情稳定,通常伤后6个月后视功能基本稳定下来。如果有残余视神经病变,随诊观察视野变化。

3. 眼眶内异物(intraorbital foreign body)

(1)临床表现和检查:

1)有异物外伤史。常可见眼睑皮肤或眼球有穿通伤。贯通伤的眼球破坏常较严重,眼球有两个伤口,眼内出血严重。

2)视力减退、疼痛、眼球运动受限、复视、突眼、眼睑水肿、淤血、可触及的眼眶包块,或无症状。

3）根据病史（儿童可能描述不清），确定外伤和异物的性质。异物分类：①耐受性差的异物（通常造成炎症或感染），如有机物（如木头或植物）、某些金属异物（如铜质异物）；②耐受性较好的异物（常造成慢性轻度炎性反应），如铜合金（含铜量低于 85％，如黄铜、青铜）；③耐受性良好的异物（惰性物质），如石头、玻璃、塑料等。

4）注意瞳孔对光反应、眼压和视网膜，仔细检查伤口的入口，排除隐匿性眼球破裂伤。

5）眼眶 X 线片、CT、B 超检查确诊眶内异物。眼眶和颅脑 CT（眶扫描层厚 1 mm）是首选检查项目，用于排除金属异物。CT 扫描可能遗漏某些异物，如木质异物。所有的眶内透光影都应测量 CT 值，以鉴别是木屑还是空气。CT 检查结果阴性，行眶部 B 超检查。如果怀疑金属异物，禁行 MRI 检查。MRI 扫描对木质异物的显示优于 CT 扫描。根据影像学结果，确定眶内异物的位置，确定视神经或中枢神经系统是否受累。

（2）治疗：

1）在影像学检查确定之前，不要贸然取出异物，有可能造成颅内出血、脑脊液漏等。

2）眶内异物的处理原则取决于异物的性质及异物在眶内的具体位置。对于眶内的木质异物、含铜异物、植物性异物、异物过大导致眼球移位或妨碍眼球运动、异物过大压迫视神经引起视功能障碍、异物压迫三叉神经分支引起疼痛、异物引起眶内组织炎症、穿通毗邻组织如颅腔或鼻窦的异物，应尽可能地取出。木质异物在进入体内时很容易裂成碎片，完全清除需要耐心。有机异物常造成眶内感染、复发性感染及瘘管形成，需要长期抗感染治疗，以及手术探查取出异物。

3）位于眶后部的异物若为惰性金属异物，并且未压迫视神经、视功能较好，且无疼痛，可观察。手术勉强取出，反而对视功能带来损害。存留于眼眶内的非植物性异物通常非常稳定，多被机化组织所包围，不太可能造成感染或因移位引发问题。有些病例眶内异物可发生移位，移位方向有利于将异物排出眼眶。

4）异物取出后，应进行培养并用适当抗生素冲洗伤口。对于伤后晚期取出异物并伴有眼眶脓肿的病例必须进行引流或填塞，同时应用足量抗生素治疗。

5）注射破伤风抗毒素。

三、视神经损伤

外伤可对视觉通路的任何部位造成损伤，视神经损伤（optic nerve injury）在视路外伤中最为常见。视神经损伤分为 3 种类型：①视神经撕脱。视神经部分或完全从眼球撕脱。②直接损伤。由穿透性异物、移位的骨片或眶后血肿挤压或嵌塞视神经或视神经鞘导致的损伤。③间接损伤。因外力传导至视神经管所导致的视神经损伤。

不论何种类型的视神经外伤都有原发性和继发性损伤机制。这些机制相互作用，是同时或连续发生的。原发机制：①切力损伤。当一钝性物体撞击头部时（前额最常见），力可沿眶骨壁传导至视神经导致切力损伤，引发局部轴突运输障碍、功能性离断视神经，从而导致远端视神经变性。②撕裂。穿透性异物及移位骨片可导致视神经或神经鞘的部分或完全撕裂。③压迫。穿透性异物或移位的骨片可压迫视神经可能是神经损伤的主要机制，眶后或视神经鞘血肿压迫视神经是视神经损伤的次要原因。继发机制：①缺血。血供障碍可由以下因素引起：直接视神经损伤中的压迫或撕裂；间接视神经损伤中的剪切力对微血管造成

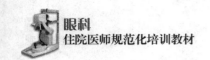

的牵拉,这可能是外伤后最重要的继发损伤机制。②压迫。视神经直接或间接损伤后可造成眶后和视神经鞘血肿,从而进一步损伤视神经。此外,鼻窦骨折造成的眼眶气肿为造成视神经压迫的罕见病因。对压迫性血肿的及时减压不仅可避免视功能进一步损害,甚至可以改善视功能。③再灌注损伤。当处理完原发损伤后,再灌注可产生氧自由基,氧自由基可通过脂质过氧化反应进一步损害神经轴突细胞膜及支持它们的胶质组织。④水肿。外伤和脑缺血导致缓激肽等相关物质释放,又激发了花生四烯酸的释放,这使得血管自动调节能力丧失并继发水肿,这在视神经损伤中可能产生视神经管内的闭舱综合征从而加重缺血损伤。管内水肿增高管内压,并进一步加重视神经损伤。⑤细胞内钙离子。在神经系统损伤或缺血后升高,可能进一步导致细胞死亡。⑥炎症。由原发损伤后炎症介质的释放引发的。首先,损伤1~2 d多形核细胞到达并释放广泛的毒性物质。随后在第1周内,巨噬细胞大规模地取代多形核细胞,并促进反应性胶质增生,从而限制了轴突再生。

1. 视神经撕脱(optic nerve avulsion)

(1) 临床表现和检查:

1) 视神经撕脱在视神经外伤中最少见,在闭合性眼外伤(即挫伤)尤其是眼眶严重钝伤出现视神经撕脱最常见。视神经完全撕脱发生在玻璃体和视网膜从视盘撕脱及巩膜筛板从脉络膜和巩膜撕脱的时候,视网膜血管可能部分或完全断裂。视神经部分撕脱指视盘部分断裂,伴有筛板巩膜连接的不完全破坏。

2) 视神经部分撕脱可造成患者不同程度视力下降,视神经完全撕脱后视力无光感。

3) 伤后即刻,因玻璃体积血视盘常看不清。随着出血的吸收,在完全视神经撕脱伤的患者可见撕裂的视盘轮廓,在巩膜管口可见视盘空虚。撕脱后的空洞由神经胶质填充,这些组织可能延伸入玻璃体。当外伤患者因玻璃体积血而无法行眼底检查时,眼超声或 CT 平扫较难鉴别视神经是否撕脱。伴随的眼部表现一般包括结膜下出血、眼球运动障碍、上睑下垂以及瞳孔散大和固定。

(2) 治疗:视力预后较差。完全视神经撕脱导致永久性致盲。不完全视神经撕脱伤最终视功能取决于视神经撕脱的部位及范围。可静脉滴注皮质激素,但到目前为止没有研究证明何种治疗有效。

2. 直接视神经损伤(direct optic nerve injury)

(1) 临床表现和检查:①如有眼锐器伤,应评估眼眶及眼睑伤口的深度、方位及范围。②影像学分析眼眶和颅内损伤或异物。

(2) 治疗:

1) 直接视神经损伤的处理一般是支持性治疗,与间接视神经损伤处理原则基本相似。对于治疗无反应或反而加重的患者,可根据经验静脉使用大剂量皮质激素,也可考虑手术减压。

2) 是否取出眼眶内或视神经管内异物应确立个性化原则,对于已经造成视神经损害且存留在眼眶较深部位的弹片最好不予取出。

3) 如影像学表现有明确的压迫性损伤(如骨折碎片、血肿)可考虑行视神经管减压术。

4) 对于视神经鞘膜血肿的患者,如果视神经病变进展和视网膜静脉阻塞病变,未发现其他病因,急性期可行视神经鞘减压术,视功能可得到改善。

5) 直接视神经损伤后视力立即完全丧失,通常是永久性、不可逆转的。然而,有时无光感的患者也会自然恢复,所以对于无光感的患者都应进行与残留视神经功能的患者相同的处理治疗。一般而言,比间接视神经损伤的患者视力预后要差。

3. 间接视神经损伤(indirect optic nerve injury)

(1) 临床表现和检查:

1) 视神经损伤中最常见的类型。钝器外伤中视神经管中的视神经最易受到损伤。视神经管内有视神经、脑膜、眼动脉及交感神经节后纤维。管内视神经接受了穿过软脑膜的血管分支的血供,并由硬脑膜包绕固定于外层的骨膜及视神经管骨壁上。有限的空间内滋养血管出现剪切作用可造成视神经水肿。由于眶内段视神经十分松懈,而且眶内脂肪组织包绕视神经,在外伤时可以使视神经得到有效的缓冲,所以很少发生视神经眶内段间接损伤。颅内视神经周围充满脑脊液,在外伤时颅内视神经得到了有效缓冲,所以颅内视神经也很少发生间接损伤。

2) 分为前段型及后段型:①前段间接视神经外伤发生在视网膜中央动脉进入视神经之前(包括视网膜中央动脉),表现为:视网膜中央动脉阻塞伴视网膜水肿、视盘苍白、线样微动脉、血流淤积、黄斑樱桃红;视网膜血管痉挛(可不伴血管完全阻塞);视盘弥散性肿胀;视盘边缘撕裂,通常伴有小于120°视盘出血,1~4周出血吸收,遗留盘缘色素瘢痕及苍白的视盘,视野缺损与视盘损伤部位相关。②后段间接视神经外伤通常造成不可逆转的瞬时视力丧失,表现为:视神经功能障碍症状,检眼镜检查未见异常。4~8周或以后视盘更加苍白。损伤部位可发生在视交叉和眼动脉进入视神经的部位之间。这在视神经间接损伤非常常见。

3) 头部外伤后视觉功能的检查非常困难,应尽最大努力评估患者视功能情况。对于外伤后清醒能言的患者,可在床边评估其视力。视力损害程度从轻度视力减退到无光感均可能出现。伤后立即出现无光感症状提示视功能永久的严重损害。瞳孔反射检查是评估视神经损伤的客观体征,在双眼、对称的视神经病变,相对性传入性瞳孔障碍可缺如。如果表现为相对性传入性瞳孔障碍,患者可以是单眼的视神经病变或双眼的非对称性视神经病变。

4) 眼底检查以排除视网膜病变或其他眼部病变引起的视功能丧失原因。对于后段视神经损伤,眼底可无异常表现。

5) 常规视野检查:通过对照法及视野计检查,视野缺损可分为两大类:中心暗点和弓形暗点。

6) 电生理检查尽管在头部外伤的情况下应用有限,但对于评价无应答患者是有帮助的。视觉诱发电位(VEP)检查可应用于昏迷的患者,最终视功能与早期VEP检查结果相关。

7) 颅脑和眼眶CT(冠状位及轴位扫描)以确定是否有颜面及视神经管骨折。注意可能有筛板、蝶窦和海绵窦内侧壁的骨折。视神经管骨折的诊断有利于指导治疗。

(2) 治疗:

1) 间接视神经损伤是由多种因素作用造成的,其视力预后很难判断,治疗困难,有很多患者未经治疗自然好转。迄今,对于间接视神经损伤的治疗没有达成统一的共识。

2) 合并闭合性颅脑损伤的患者如诊断间接视神经损伤,而且没有禁忌证时,可尽快静脉滴注皮质激素,通常应用3~5 d,经皮质激素治疗有效的患者可口服泼尼松2~4周,剂量逐渐递减。如果改为口服泼尼松,视功能发生减退,应重新恢复静脉滴注皮质激素。

3) 如患者行皮质激素治疗时病情恶化或病情先改善后恶化,应考虑做视神经管减压,手术目的是解除造成视神经管内段视神经压迫的因素。

4) 如果无意识的间接视神经损伤患者行其他颅脑或神经外科手术,可同时做视神经管

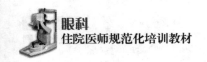
减压。

5）维生素 B_1、维生素 B_{12}、ATP、甲钴胺等口服或肌注,神经生长因子肌注对早期视神经损伤恢复可能有帮助。

6）无论是否治疗,间接视神经损伤预后都很难判定。如果伤后即无光感,则通常是不可逆的。

四、眼运动系统损伤

12 对脑神经中有 6 对支配眼球和眼眶:第Ⅱ对脑神经(视神经)、第Ⅲ对脑神经(动眼神经)、第Ⅳ对脑神经(滑车神经)、第Ⅴ对脑神经(三叉神经)、第Ⅵ对脑神经(展神经)、第Ⅶ对脑神经(面神经)。对眶部外伤患者,视力检查至关重要。视力和光定位检查可判断视神经是否受累,两眼是否对称。瞳孔检查是一个非常重要的神经检查。相对传入性瞳孔障碍提示视交叉以前某处视神经受损。对眼外肌运动功能的检查可判断第Ⅲ、第Ⅳ和第Ⅵ对脑神经的情况。如果外伤后眼外肌运动异常,应行进一步的放射影像学检查。

1. Bell 麻痹(Bell Palsy)

(1) 临床表现和检查:

1）因为面神经有大量的浅层分支丛,在外伤病例中常受到损伤。

2）面神经支配面部表情肌,受伤后表现为面瘫。

3）面神经支配眼轮匝肌,其功能异常导致 Bell 麻痹:睑外翻、兔眼症、眉下垂、角膜暴露综合征。

(2) 治疗:

1）对 Bell 麻痹眼部表现的初期处理是支持治疗。前 6 个月,治疗的目标是减轻不适及预防并发症。应用无防腐剂的人工泪液及遮蔽眼睑,可有效缓解症状,则没有必要行进一步的以美容为目的的治疗。Bell 麻痹常能自行缓解。

2）对慢性病例(发生 Bell 麻痹超过 6 个月),可考虑手术介入。可以尝试手术修复受损的面神经。重建手术需考虑功能及美容两个方面,首要目标是眼功能改善及减轻不适,其次是美容。通常分次手术矫治慢性 Bell 麻痹以避免过矫。

3）如果以上所述治疗后仍有症状,眼睑缝合术可以有效地减轻角膜暴露所致的疼痛。

2. 神经源性上睑下垂(neurogenic ptosis)　眼睑或眼眶外伤后发生上睑下垂很常见,如果第Ⅲ对脑神经上部分支受损,导致神经源性上睑下垂,常在伤后数周至数月自行缓解。诊断神经源性上睑下垂包括:眼睑上提功能缺乏;眼睑或眼眶外伤史;6 个月后眼睑功能无缓解。如果伤后 6 个月眼睑功能不恢复,可考虑重建手术。

3. 外伤性颈动脉海绵窦瘘(traumatic carotid cavernous fistula)　外伤可能使海绵窦和颈动脉之间形成交通。瘘导致眶静脉动脉血化。外伤性颈动脉海绵窦瘘的临床表现有搏动性眼球突出、复视、眼压升高、结膜血管扩张。外伤性颈动脉海绵窦瘘的自然病程常是自发性栓塞并缓解。持久的颈动脉海绵窦瘘因为高眼压可导致视力丧失。对外伤性颈动脉海绵窦瘘患者如果存在长期高眼压及进展性视野丢失应考虑给予治疗。

(于德康)

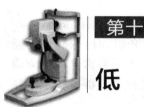

第十四章

低视力

第一节 盲和低视力的标准

视力残疾包括低视力(low vision)和盲,根据世界卫生组织(WHO)1972年制定的标准,低视力是指好眼最佳矫正视力低于0.3,好于或等于0.05。盲的标准是指好眼最佳矫正视力低于0.05,或最佳矫正视力好于0.05,但视野直径小于20°。WHO制定的低视力和盲的具体分级如表14-1-1所示。

表14-1-1 低视力和盲的分级标准(WHO, 1972)

类 别	级 别	最佳矫正视力	
		低于	好于或等于
低视力	1	0.3	0.1
	2	0.1	0.05(3 m指数)
盲	3	0.05	0.02(1 m指数)
	4	0.02	光感
	5	无光感	

注:如中心视力好而视野缩小,以注视点为中心,视野半径小于10°而大于5°者为3级盲,如半径小于5°者为4级盲

WHO于1992年对低视力进行了新的定义:低视力是指经过治疗和(或)标准屈光矫正后仍然有视功能障碍,其视力从光感到20/60或中心视野半径<10°,但仍能应用或有潜力应用残余视力去完成任务。新的定义更加强调低视力患者有能力去完成一定的任务。

(戴锦晖)

第二节 国内外防盲治盲现状

一、世界防盲治盲现状

WHO估计全世界有盲人4 000万～4 500万,低视力患者1.35亿～1.40亿,其中25%的低视力患者需要低视力康复。各个国家的患病率不尽相同,在美国70岁以上的人群中,视力障碍是居于关节炎和心脏病之后第3位最常见的、日常活动需要帮助的慢性疾病。年

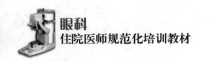

龄相关性黄斑变性(AMD)是美国最常见的视力障碍眼病,占低视力患者的45%,每年有20万的美国人因为AMD而出现明显的视力障碍,而需要康复帮助。青光眼和糖尿病视网膜病变是居于AMD之后引起视力障碍的最常见原因。白内障是发展中国家最常见视力障碍眼病。视力残疾严重影响患者的生活质量,随着社会老龄化的发展,低视力人群也将越来越多,对视力残疾的康复需求显得越发重要和迫切。

世界上第1个低视力门诊是美国于1953年开设,之后各国也逐渐开展了低视力门诊。北京同仁医院眼科于1983年建立了我国第1个低视力门诊。视力损害已是一个全球性的严重的公共卫生问题,以世界卫生组织为主导与包括国际防盲协会在内的许多从事防盲工作的非政府组织于1999年2月18日共同发起了"视觉2020享有看见的权利"这一全球性行动,目标是到2020年在全世界根除5种可避免盲,其中便包括了低视力。

二、我国防盲治盲现状

我国人口众多,视力残疾状况十分严重。1987年,全国残疾人抽样调查结果显示我国视力残疾患病率为1.01%,其中低视力患病率为0.58%,盲的患病率为0.43%。在此次流行病学调查中低视力患者的主要病因依次为:白内障为首要病因,约占49%,其次为角膜病、沙眼、屈光不正/弱视、视网膜脉络膜病变、青光眼及先天遗传性眼病。14岁以下儿童视力残疾病因则以先天遗传性眼病如先天性白内障、先天性青光眼及先天性眼球发育异常为最常见,约占全部致残眼病的46%。70%以上低视力患者为60岁以上的老年人。2006年全国第二次残疾人抽样调查显示,我国视力残疾患病率为1.31%,其中低视力为0.85%,盲患病率为0.46%。随着我国社会老龄化的发展,60岁以上的人口逐年增加,低视力人群也将越来越多,对低视力人群的康复也越来越重要。

北京同仁医院眼科在我国最早开展低视力康复治疗,我国在中国残疾人联合会的领导下于1988年开始制定全国性低视力康复规划。近几年,在低视力康复工作中取得了很大的成绩,包括在许多城市建立了低视力康复中心;建立了生产助视器的定点厂家,为广大低视力患者配用了助视器;举办不同层次的低视力培训班,培训低视力康复专业人员等。虽然低视力康复十分重要,但总的来看,开展低视力康复工作的重要性与迫切性仍未得到有关部门、专家及社会各界的充分重视,仍然有许多问题有待解决。视力残疾患者得到视觉康复者所占比例仍然较低,而且低视力康复专业人员十分匮乏。未来的发展应是政府部门加大对低视力康复的重视和投入,培训足够的低视力康复专业人员,扩大各种助视器生产规模以满足广大低视力患者的需求,以实现2020年人人享有看得见的权利的目标。

(戴锦晖)

第三节 低视力评估

一、视功能障碍分类

目前,低视力康复临床中比较常用的一个视功能障碍分类是Faye提出的,将眼病的病理过程和患者的功能状态联系起来,使我们能够更好地理解各种眼病对视功能的影响方式。

该分类将视功能障碍分为3类：中心视野缺损、周边视野缺损和屈光间质混浊。

1. 中心视野缺损　中心视野缺损患者的常见症状包括阅读困难、难以识别人的面孔或难以完成任何需要详细视觉的工作。对阅读困难常表现为视力模糊或视物变形、单词中字母缺失或需要更多的照明。中心视力障碍患者多有色觉障碍。由于周边视野未被累及，其行走等活动不受影响。虽然这些患者可能无法认出他们的朋友或阅读公共汽车号码，但是他们可以在自己的环境中自如行走，而不需要手杖。这类疾病包括所有累及黄斑的疾病，常见的有年龄相关性黄斑变性、黄斑裂孔、黄斑营养不良等。

2. 周边视野缺损　周边视野对移动和定位是至关重要的。视网膜、视神经和中枢神经系统疾病可导致各种类型的视野缺损，对患者功能的影响与其他两类缺陷大不相同，所以需要采取不同的康复策略。周边视野缺损引起的典型症状为容易碰撞到物体或人、在陌生的地方行走困难（特别是在照明不良时或晚上），对于只有管状视野者阅读也比较困难。视力直到晚期才会受影响，所以单纯视力测试可能会遗漏掉视野缩窄的表现。视野检查是明确周边视野缺损的必要检查。疾病的晚期中央对比敏感度也明显下降。常见疾病包括青光眼、视网膜色素变性、视网膜脱离、增殖性糖尿病视网膜病变、缺血性视神经病变、脑卒中（中风）、外伤和肿瘤等。全视网膜激光光凝也容易产生医源性周边视野缺损和对比敏感度功能降低，明显限制了患者的夜间活动。

3. 屈光间质混浊　屈光间质混浊通常会损害整体成像的清晰度，导致视力模糊、精细视觉降低和明显的眩光，对比敏感度通常在所有的空间频率均降低，光线太亮（眩光）或光线不足时患者的视觉功能均下降。常见眼病包括白内障、玻璃体积血、角膜混浊等。

二、低视力检查

低视力检查的目的是明确患者眼病的程度和残存的有用视力，帮助患者充分利于其有用视力，提高患者的生活质量，增强独立生活的能力。检查的内容包括以下方面。

1. 观察　观察患者在不熟悉环境中的视觉行为，如走动、取物等，可以给检查者提供非常重要的信息，有助于确定进一步检查和低视力重建策略。观察应从患者进入诊室时开始，持续到检查结束。

2. 病史　详细的病史可对患者的眼病、视力及治疗状况提供非常重要的信息。一份全面的低视力病史还应包括患者的生活状况、兴趣爱好和患者关心的问题等。

（1）一般信息：除了常规病史需要的一般信息外，低视力病史还应包括患者目前生活状况的特殊信息，如家庭成员、婚姻状况和最近生活上的改变。

（2）系统史：包括患者有无全身疾病，既往的手术史、用药史、过敏史和家族史。系统性疾病可直接影响患者完成视觉工作的功能。骨科疾病、关节炎、震颤或脑卒中（中风）瘫痪会损害患者拿住一本书或握住一个手持放大镜的能力，从而妨碍阅读。

（3）眼病史：包括诊断、起病和是否稳定，即往眼部手术史、用药史、过敏史和家族史。最近的视力状况及有无波动改变均应记录。

（4）教育状况：患者所受的教育状况有助于医师了解患者有无特殊的需要，了解患者所受的教育程度也有益于低视力康复医师辨别患者阅读困难是由于阅读水平差还是由于真正的视力障碍所至。

（5）职业/工作状况：了解患者从事的职业有助于知道患者特殊的需要。确定哪些工作

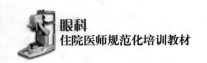

患者难以或无法完成。使患者能够完成这些工作是康复的目的。可以询问的问题有近距离工作(如阅读书籍、药物标签或报纸、拨打电话号码等)、中距离工作(如购物、烹饪、浏览电脑屏幕或剃须等)、远距离工作(如看到远处标记、看电视或体育节目等)。另外,询问患者已经适应的事情或工作和记录患者对照明的需求等一些常见问题很有用。

(6)视力目标:低视力病史中非常重要的一项是了解患者关心的事情和希望达到的目标。只有现实可行的目标才容易成功达到低视力康复的目的。

(7)活动能力:患者能否独立使用公共交通工具、横穿马路的自信心及在不熟悉的环境中的活动表现有助于了解患者和活动有关的问题,对确定活动时是否需要提供帮助十分重要。

(8)日常家务活动:清洗、煮饭烧菜、整理个人财务等均是重要的日常家务活动,是独立生活所必需的,应了解患者在从事以上事情时有无困难和困难程度。

(9)休闲娱乐:低视力患者并不因为其视力障碍就放弃所有的休闲娱乐活动,应鼓励患者说出其目前从事的休闲娱乐活动,和因视力障碍而放弃的娱乐活动。

3. 视力检查 视力检查是低视力检查中最重要和最基本的,它具有以下几方面作用。

(1)观察视力的变化,可反应患者眼病的发展变化。

(2)是计算助视器放大率的基础。

(3)可帮助患者了解自己残余的视力状况。

(4)视力状况决定了患者是否有权利得到特殊的帮助,享受特殊的福利,以及是否有驾驶的资格等。

视力检查有远视力和近视力检查,应包括裸眼视力和矫正视力、单眼视力和双眼视力。视力检查结果的记录应包括检查距离、使用的视力表和照度。近视力检查时先检查单个视标的视力,然后给患者连续成文的视标检查其视力,若患者有中心暗点,应尽量检测出其偏心注视点视力。测量的距离通常为 25 cm、30 cm 或 40 cm,或为患者视力最佳的距离。近距离测量时需要一定的调节力,尤其是对老年患者,他们的调节力往往减弱或丧失,应给予适当的正透镜以补偿其调节力的不足。在实际操作中常见的误差就是由于患者在测量距离处因调节不足而导致。在每一次检查中,患者的视力、使用的视力表及照度、偏心注视点位置等均应详细记录。医师还应记录下每一次检查是否相同位置的视标看不见。这些检查对确定进一步的低视力康复治疗策略和提供合适的助视器十分重要。

4. 验光 对于每一位患者均应进行仔细的验光,以明确其屈光不正性质和度数,这对于确定诊断和处方低视力助视器十分重要。对低视力患者验光的原理和正常人群一样,只是具体使用的方法有所改变。视网膜检影在低视力患者验光中十分重要。由于低视力患者视力较差,常不能告诉你非常详细的主观信息,而视网膜检影为客观检查,可检查出患者存在的实际屈光度数,受主观的影响较小。但进行视网膜检影时应注意到,检查时看到的影动常由于屈光间质不清而较淡,不易看清,检查时使用的注视视标应该大于患者能看到的最小视标。角膜曲率计和角膜地形图是了解角膜表面状况和散光的重要工具,对于发现严重散光、提高验光的精确度十分有用。

由于低视力患者常常视力较差,更常使用的是试镜架和镜片箱进行验光,使用综合验光仪进行验光时应注意以下几方面。

(1)综合验光仪的视孔较小,而普通眼镜架的视孔较大,若患者有中心暗点,大的视孔更有利于患者旁中心注视。

(2)若患者有眼球震颤,眼镜架较大的视孔较综合验光仪有利于验光师观察震颤眼移动中的影动。

（3）使用综合验光仪对于需要更换度数相差较大的两个镜片进行比较时十分不便。

（4）不能增加综合验光仪上没有的镜片进行辅助验光。

5. 视野检查　仔细和准确的视野检查对于明确低视力患者的诊断、功能评价和监测未来病情变化十分重要和必要;确定视野损害的程度和类型对于选择何种类型的助视器和确定视野扩大设备是否有益于患者也是十分重要。视野检查主要包括中心视野和周边视野。早期的周边视野缺损通常是无症状的,有周边视野缺损的患者通常在不熟悉的环境中会出现定向和行动困难。

6. 对比敏感度检查　低视力患者通常伴有不同程度的对比敏感度降低,进展的糖尿病性视网膜病变和青光眼患者往往有较明显的对比敏感度降低,严重的黄斑病变患者也常有对比敏感度降低。轻度对比敏感度降低患者在晴天或正常的照明下表现正常,但在阴天等照明较差时,辨认物体的反应时间将延长,反应速度减慢。中度对比敏感度降低患者辨认物体的反应时间延长。重度对比敏感度降低的患者大部分活动将严重受限。准确测量患者的对比敏感度十分重要。

7. 眩光检查　许多视功能降低的患者需要增加照明来弥补差的对比敏感度,所以判断患者是否有眩光很重要,眩光会妨碍他们在一定照明条件下的视觉性能。导致眩光的常见疾病有角膜水肿和瘢痕、虹膜缺损和畸形、后囊下白内障、视网膜疾病(如视网膜色素变性、视锥-视杆细胞营养不良和白化病)。评估眩光的最简单方法就是采集病史或在有或无光源直接指向患者的情况下进行视力和对比敏感度检查。

8. 色觉检查　视功能降低的患者可能会出现色觉缺陷。低视力患者的大部分获得性色觉缺陷为蓝-黄色缺陷。色觉不佳会影响工作、家庭或学校中涉及颜色识别或匹配的活动。询问患者是否有需要解决的任何颜色感知问题很重要。

9. 暗适应检查　有夜盲或有毯层视网膜变性的患者常常会抱怨在暗的环境中视力明显下降,不容易辨别物体,暗适应检查可以定量地检测患者从亮处进入暗处时的暗适应能力。

10. 激光扫描检眼镜(scanning laser ophthalmoscope,SLO)　黄斑变性或其他黄斑病变的患者由于其中心注视常不稳,采用普通视野计测量中心视野常不准确。SLO可较精确地检测黄斑部中心视野。SLO可将激光束直接投射到后极部视网膜上,它使视网膜和刺激呈现同时可视化,可非常精确地测量各点,对于很小的暗点也可检测出,明显优于传统的视野计。由于SLO可非常精确地描述黄斑病变患者最佳偏心注视点(PRL),对于康复医师能更有效地帮助患者进行偏心注视训练十分重要。

11. 眼部其他检查　应进行常规的裂隙灯和眼底镜检查,眼压测量,明确外眼有无病变,及是否影响以后的低视力助视器的应用。根据需要进行B超或电生理检查以辅助诊断,明确所患眼病的性质、程度及是否稳定等。

（戴锦晖）

第四节　低 视 力 康 复

低视力康复是指向患者提供合适的助视器,并通过适当的训练,使其能熟练掌握助视器的使用,使患者能最大限度地利用其残存的有用视力,提高独立生活的能力。为低视力患者

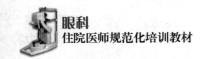
提供帮助最常用的方法为提供具有一定放大率的助视器,常用的助视器有:光学助视器、非光学辅助设备和电子助视器。光学助视器包括眼镜助视器、手持放大镜、立式放大镜、望远镜及视野扩大设备。非光学辅助设备包括大字体印刷读物、阅读架、改善照明系统设备、增强对比度设备和有声设备等。电子助视器的应用越来越广泛,对于严重视功能障碍患者,电子助视器可能是其唯一的选择。

一、如何处方低视力助视器

为患者处方低视力助视器的步骤为:①验光确定屈光不正度数,确定最佳矫正远视力及最佳近视力(应包括检查距离);②确定目标视力;③计算所需的放大率;④提供不同类型的助视器给患者试用;⑤确定最佳的助视器。

应该注意提供给患者的助视器的放大率在满足患者需要下应尽量小,因为放大率越大,则周边变形越明显,视野也越小,观察的运动物体移动越快,患者应用十分不便。

二、常用低视力助视器及低视力康复

1. 光学助视器

(1)眼镜助视器:一般指屈光度在+4 D以上的眼镜。眼镜本身产生的放大作用很小,不足以对低视力患者提供帮助,主要是将物体移近至其焦点处,通过相对距离放大作用达到放大目的。当物体移至眼前较近距离处时,需要使用较大的调节力方可看清物体,戴上眼镜助视器后,眼前的物体发出的发散光线经眼镜后成为平行光线,患者无须使用调节即可看清该物体。

1)优点:①最为患者所熟悉,易于使用;②戴镜时外观无特别之处,易于为患者所接受;③与其他近用助视器比较,具有最大的视野;④可双眼同时戴镜矫正,最高度数可超过+12 D;⑤可空出双手做其他事,有手抖不稳的患者尤其适合;⑥可持续长时间的阅读,有时也适合于书写;⑦镜片可矫正散光。

2)缺点:①工作距离短;②容易引起颈项、肩部和手臂的疲劳酸痛;③容易引起眼疲劳及前额和两侧头痛;④长时间使用可引起恶心和眩晕;⑤戴镜时不能运动。

3)应用指导:①使用眼镜助视器时应将阅读材料置于助视器的焦点处,保持正确的焦距十分重要。对低度数的助视器,可将阅读材料由远移近,直至清晰聚焦;对高度数的助视器,应先将阅读材料靠近鼻,逐渐移远直至清晰聚焦;②患者的视轴应和助视器透镜的表面垂直,并经过其光学中心,同时保持与阅读材料垂直;③阅读材料需平放,保持正确的焦距位置;阅读时尽量保持头和眼不动,只移动阅读材料,若移动头或眼,易致焦距改变,使阅读材料模糊不清或变形。

(2)手持放大镜:是有手柄的凸透镜,可置于眼前不同距离处,放大镜的焦点处是所视物体放置的较理想的位置,当物体处于放大镜的焦点处时,可产生最大的放大作用,且不需要额外的调节力或阅读附加镜,但要求患者的屈光不正应矫正。

1)优点:①为患者所熟悉,易于接受且使用方便;②有较长的工作距离,使用时头部可活动;③低度数和大直径的手持放大镜可允许双眼视;④可配有照明系统;⑤可用于快速地浏览;⑥在低度数时也可适用于书写;⑦容易购得且价格不贵,有多种形状和大小可供选择;⑧使用时也可加用阅读附加镜(此时的等效屈光度和未使用阅读附加镜时不同)。

2)缺点:①要求手要稳和协调性要好;②视野随工作距离的增大而缩小;③阅读速度慢

于相同等效屈光度的眼镜助视器；④若放大镜不能与阅读材料保持平行则变形会增大；⑤有照明系统的放大镜需定期更换电池和灯泡；⑥当放大镜离眼越远其周边的变形会加重。

3）应用指导：①手持放大镜和物体的距离需保持恒定，即物体位于放大镜的焦点处，也可将物体置于放大镜的焦点内，但此时的放大率将减少；②手持放大镜常需先矫正患者的屈光不正，即在佩戴矫正眼镜下使用；③放大镜需保持与阅读材料平行以减少变形，且患者佩戴的眼镜平面也应与放大镜平行，以使视线与放大镜垂直；④使用手持放大镜时应将较凸的一面朝向患者以减少周边变形；⑤应指导患者保持眼和放大镜一起移动；⑥将眼向放大镜靠拢，则视野增大。

（3）立式放大镜：是将凸透镜固定在一支架上，透镜与支架底座间的距离可固定不变也可调节（图14-4-1）。由于有了支架的支撑，患者可将放大镜放于阅读物上，不必用手握持，避免了长时间手持放大镜可造成的不适。根据透镜与支架底座间的距离是否可调节将立式放大镜分为两种：可调式立式放大镜和固定式立式放大镜。可调式立式放大镜的透镜与支架底座间的距离可以调节，改变透镜与阅读材料间的距离，可获得不同的放大倍数。当患者有屈光不正存在或患者需要一定的调节力时，可通过调节透镜与阅读材料间的距离，使患者不必戴矫正眼镜或阅读附加镜即可获得同样的放大倍数。固定式立式放大镜的透镜与支架底座间的距离保持不

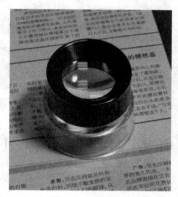

图 14-4-1　立式放大镜

变，实际应用中使用的固定式立式放大镜其透镜与支架底座间的距离常稍小于透镜的焦距，阅读材料位于透镜的焦点内时（即阅读材料与透镜的距离小于透镜的焦距），透镜产生的周边变形将减小。固定式立式放大镜产生一个位于透镜后方的直立虚像，患者常需使用一定的调节力或戴近用阅读镜帮助阅读。

1）优点：①有较长的工作距离；②具有稳固的支架，适合于有手抖的患者；③透镜至阅读物的距离保持恒定，其产生的物像较稳定；④轻便可随身携带，易于接受且使用方便；⑤价格不是非常贵，有多种的形状和大小可供选择；⑥部分类型可适合于书写；⑦可有照明系统，尤其适合于那些对比敏感度降低的患者。

2）缺点：①需要患者使用一定的调节力，对于老年患者常需要加戴老视镜；②视野常较小，且随工作距离的增大而缩小；③若视线不与透镜的光学平面垂直可产生变形；④部分类型的立式放大镜较重，尤其是带有照明系统的放大镜，有照明系统的放大镜需定期更换电池和灯泡；⑤无内部照明的放大镜较难保持最佳的照明，除非采用透明材料的支架。

3）应用指导：①有老视的患者在使用立式放大镜时需使用阅读附加镜；②患者将立式放大镜放在阅读材料上，并保持眼与放大镜的距离恒定不变；③在阅读时患者需保持眼和放大镜同时移动；④使用无内部照明的立式放大镜时，应将外部光源调整到最佳位置，避免放大镜支架影子的影响和避免放大镜表面的反光；⑤患者的视线应始终保持垂直于放大镜的光学平面以减少变形。

（4）望远镜：是用于将远处物体放大，使其能被患者看清。若用于看近处物体，可通过给望远镜增加辅助透镜或改变物镜和目镜的距离达到看近的目的。望远镜的优点主要是大多数都很轻便和易携带，并且在某些情况下可以安装在眼镜上使用。主要缺点是视野较小，且不适合于在运动中使用。

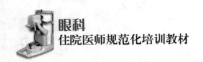

应用指导：①使用望远镜时应先不用望远镜看，然后再通过望远镜看，以逐渐适应使用望远镜产生的变化；②手握持望远镜应稳固；③开始使用时可将望远镜调节至看无限远，然后向内调节以看清近处物体；④由于通过望远镜看运动物体，物体运动的速度将成倍地增加，因此不应在运动中使用望远镜；⑤使用望远镜时应意识到通过望远镜看到的物体比其实际所处的距离要近。

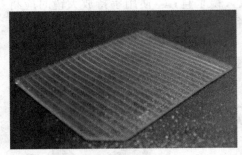

图 14-4-2　Fresnel 三棱镜

（5）视野扩大设备：视野的缺损和视力障碍一样可对患者的生活造成很大的影响，甚至更大。一个人的中心视力正常，但他的周边视野严重受损，他的日常活动将明显受限。若患者的右侧视野缺损或视野缺损严重无法看全完整一个字或一个词时，他的阅读也将明显受限。常用扩大视野设备有：Fresnel 三棱镜、反射镜、凹透镜、倒置望远镜等，主要用于提高患者的周边视野，改善患者活动能力。其中 Fresnel 三棱镜最为常用。它是一种压贴式三棱镜（图 14-4-2），其作用是将患者视野盲区内物体的影像移到靠近有功能的视网膜视野区。将 Fresnel 三棱镜放在患者的眼前，基底朝向视野缺损区，只需稍微的眼球或头部的移动即可看到旁边的物体，若不使用 Fresnel 三棱镜，则需要较大幅度地移动眼球或头才能看到前面的物体。Fresnel 三棱镜一般放在眼镜的后面，只需通过用手压即可贴于镜片上，因此其使用十分简便，可随时调整镜片的位置和更换镜片。

2. 非光学辅助设备　非光学辅助设备是不借助于光学放大作用，通过改变物体大小、照明度、对比度、颜色及姿势等达到帮助患者改善视功能的目的，对于提高低视力患者工作和生活的质量十分重要。非光学辅助设备在低视力中的应用远较光学助视器早，它不仅可单独使用帮助患者，也常用以辅助光学助视器，以提高其使用的成功率（图 14-4-3～14-4-5）。

常见的非光学辅助设备有：①大印刷字体和其他大号设备；②控制眩光、改善对比度和照明度的设备；③保持舒适姿势的设备；④辅助书写的设备；⑤定向、活动技能和设备；⑥其他感官替代设备。

（1）控制眩光、改善对比度和照明度：白内障和视网膜光凝后的患者常有对比敏感度的降低，后囊下混浊的白内障患者常有眩光，若为前皮质混浊，常有光线的散射。白化病、色

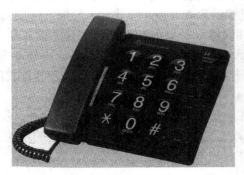

图 14-4-3　大数字扑克

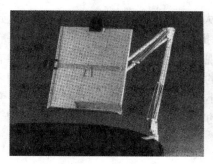

图14-4-4 阅读架

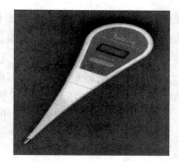

图14-4-5 语音体温计

盲、视锥细胞营养不良、视神经萎缩、无晶状体眼、青光眼和视网膜色素变性等患者常有眩光和畏光。大多数情况下,眩光引起对比度和视力的降低,且对前者的影响更大。

控制眩光和增加对比度对于改善低视力患者的活动能力十分重要,控制眩光同时也增进了对比度。以下是常见的减少眩光增进对比度的方法和设备。

1) 调节光源至最佳的照明度,即产生最小的眩光和获得最佳的对比度。测试患者使用的光源应包括无炽光和荧光灯,应分别测试从不同方向照射和使用其弥散光源时的效果,以确定最佳的照明度。患者喜欢的照明度可随其从事的工作和看到的物体不同而不同。

2) 改变环境以提高患者日常生活能力,如日常生活用品、家具、出口、电源开关和台阶均可作适当改变使其和周围物体对比明显,易为患者识别。

3) 在阅读时可使用电子助视器或相类似的计算机系统以提高字体的对比度。对于严重对比敏感度降低的患者,电子助视器是其阅读非常好的辅助设备,因为这些患者常需要较大的放大率,使用光学助视器常效果不佳。对于对比敏感度轻度和中度降低的患者,电子助视器也是很好的辅助设备。

4) 使用阅读卡片减少眩光和字体间的相互影响,阅读卡片是一张小的长方形卡片,其中央为一水平空隙可容纳 2～3 行字。

5) 使用滤光片以减少眩光,提高对比度。滤光片可滤除过多的光线和降低各种眩光,使患者感觉舒适,另外滤光片可选择性地通透患者更敏感的光线和吸收那些对患者有潜在危害的光线。滤光片通过减少眩光和散射可改变色觉及提高对比度,还可用来矫正屈光不正。

6) 光线通过每一透镜表面时有 3.87%～5.32% 丧失,在患者使用的光学助视器的透镜表面涂上抗反射的镀膜可提高光的通透率,相应提高对比度。

7) 使用较最初处方更大的放大率。

(2) 听觉、触觉等感官替代设备:随着视力障碍程度的加重,视觉康复辅助设备的有效性会降低,而"视觉替代技术"(如触觉和听觉辅助器)的重要性将增加。触觉辅助器从厨房拨号上的凸点到辅助行走的白手杖再到使用盲文阅读都有,将标准打印直接转换成盲文的扫描仪可供盲人学生使用。包含各种信息来源的有声设备有收音机和电视、有声读物和读者服务,还有有声手表和声音输出电脑等。光电字符识别器(OCR)和屏幕阅读软件外加一个语音合成器对帮助盲人或严重视力障碍者进行阅读十分有用。

3. 电子助视器 是一种电子放大系统,结合了投射放大率和相对距离放大率,是将阅读的文件、图片、观察的物体等通过摄像镜头,将影像传送到显示器上供使用者看。可以根

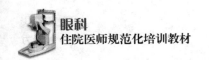
据使用者视力受损程度和需要来调整影像的大小、对比度、明暗度和色彩等,达到最佳使用效果。标准的电子助视器包括 3 个主要部件:摄像机、显示器和可活动的阅读平台。便携式电子助视器可随身携带,使用方便。青光眼、视网膜色素变性等患者眼病后期多有严重的视野缺损、视力下降和对比敏感度降低,其唯一的选择常常只能是电子助视器。随着放大率的增加光学助视器会面临许多问题,如视野较小、工作距离更近、对比度降低、畸变增加和照明、眩光等问题,而电子助视器在允许很高的放大倍数下可没有这些缺点(图 14 - 4 - 6、14 - 4 - 7)。

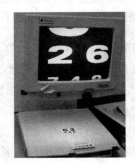
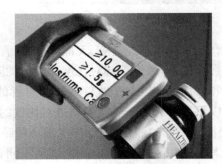

图 14 - 4 - 6　台式电子　　　　图 14 - 4 - 7　便携式电子助视器
　　　　　　　助视器

(1)优点:①放大倍数可以调节,在小的屏幕上可产生 4～45 倍的放大率,对于大的屏幕可产生高达 65 倍的放大率;②阅读距离可根据患者的需要而改变;③可通过改变电子助视器的极性选择喜欢的字体和背景颜色;④有照明系统且亮度和对比度可以调节;⑤通过改变放大率或屏幕的大小可以改变视野的大小;⑥在高放大率下可有双眼视;⑦阅读的持久性和效率均较其他助视器好;⑧对部分严重视力残疾患者,电子助视器是其唯一有效的助视器。

(2)缺点:①台式电子助视器常体积较大,携带不便;②需经过训练和练习才可熟练使用;③机器的维修不便;④价格昂贵;⑤在高倍数下视野较小,由于可获得的放大率范围广且可调节,许多患者喜欢使用过高的倍数。

4. 低视力康复中计算机的应用　多年前,视觉障碍的人使用计算机,如果不是不可能,也是很困难的。现在,不仅很容易使用计算机,而且计算机还可以使视觉障碍的人通过以前不可能的方法获取大量的信息。键盘使用方面的改进使信息输入更简单,这都归因于有大的反向对比文字的按键或键盘上的触摸键标记。另外,还有按键较大的键盘和替代输入设备,包括语音识别系统。

有几种方法可以提高屏幕访问:移近显示器、使用更大的显示器、在屏幕上装配一个光学放大镜或使用替代显示器。屏幕放大软件和将屏幕信息转换成可听语音的屏幕阅读器等对中度至严重功能障碍的人很有帮助。

电子放大系统和计算机技术正在进行合并,在不久的将来可能会提供更有用和更灵活的低视力助视器。然而,他们不会完全取代光学设备,因为光学设备便携、容易使用和便于短期阅读工作。

辅助阅读计算机是低视力患者十分有用的阅读装置,因为任何可以从光盘或互联网扫描、拍摄或检索的材料都可以在屏幕上放大或用大的深色字体显示。与电子助视器一样,颜色和对比度可以同时增强,转换成语音和盲文输出使那些严重视力丧失的人和盲人也能从中受益。辅助书写计算机也是一个十分有用的设备,可以用各种大小的字体记录信息供以后访问,并且没有写作和阅读手写文本的固有困难。

5. **低视力康复训练** 低视力康复医师根据患者的病情和对生活或工作的要求处方合适的助视器后,还应教会患者如何正确、有效地使用该助视器,不正确地使用助视器往往不能达到预期的效果,甚至产生副作用,因此训练患者成功使用各种助视器是低视力康复治疗不可缺少的步骤。对低视力患者康复训练和指导可以在医院内,也可在医院外进行。训练的目的是教会患者正确、有效地使用处方的助视器,结合其他辅助设施的帮助,充分使用其残存的有用视力,尽量过一种正常的独立生活。

低视力康复指导者应制定一套完整的训练计划,这套计划除了有详细的训练步骤外,还应有对患者训练效果的评价和指导。制定具体计划时应注意因人而异,应根据不同患者不同的需要制定不同的训练计划,整个计划可能需要多个阶段才能完成。训练过程和在训练中发生的各种情况均应记录在案,这对保证最后的成功十分重要,一份完整、有条理的记录表可增加训练的成功率,记录表中附有简短的评价则更好。

低视力康复训练基本要点如下。

(1)指导者应对患者使用的各种助视器或其他设备的光学特性、局限性和可变性非常熟悉。

(2)指导者应掌握患者视力障碍的生理和功能特点,熟悉患者学习使用助视器中可能遇到的挫折。

(3)指导者应知道患者的个性、动机、目的、自我认识及已获得的帮助等情况,因为这些情况可影响患者对助视器使用的接受;指导者还应对患者的目的要求进行分析,并和患者一起讨论以明确其是否实际可行。

(4)指导者根据患者的临床检查资料应知道使用助视器后患者可能达到的预期效果。

(5)患者参与的所有活动都应和患者的目的有关,且应让患者知道它们之间的关系。

(6)使用舒适的椅子、可调节的桌子、最佳的光源和令人愉快的训练环境可极大地促进训练的完成。

(7)训练的早期训练时间不宜太长,且要有选择性。

(8)训练任务应由简单到复杂,比较好的方法是开始时将和患者目标材料大小相类似或稍大的材料提供给患者训练,若成功则可提供患者希望阅读的材料或其他物体进行训练;若不成功则使用更大字体的材料训练1周。若成功完成,再提供患者需要的材料训练。

(9)训练应从静止到运动。

(10)训练中若患者使用高倍数的助视器完成某一任务有困难时,可降低该助视器放大倍数和降低任务的难度进行训练,在掌握低倍数助视器使用后,患者可更容易接受和适应高倍数助视器的使用。

(11)在训练中及时总结训练要点十分重要,这些要点最好用大字体写下,以备患者需要时参阅。

(12)在对患者进行指导时最好有患者家属或朋友参与,他们可以在家中帮助患者训练和正确使用助视器。

(13)在训练中经常给予休息可避免疲劳。

6. **儿童低视力康复** 大部分低视力的成年人是因为眼部疾病而导致视力丧失。因此,

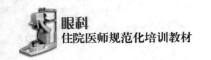

他们已经获得了许多视觉辅助技能(如阅读),这在社会功能中很重要。但是,低视力儿童需要学习这些技能,尽管他们的视力很差或没有视力。大多数的这些儿童有共同的生理和(或)心理障碍,这对他们成功融入社会构成了进一步的挑战。此外,技能获得与视觉发育相关联,因此在不同的年龄需要不同的干预措施。清楚每个年龄段的需求很重要,然后根据那些需求制定援助方案。婴儿和儿童的康复需要一个团队治疗组,包括职业和物理治疗师、特殊教育工作者和医生,他们尽可能从最早时期与孩子及他们的家人同心协力进行治疗。眼科医生是视障儿童父母最密切的联系,因此,需要了解和参与到康复过程中。

(1)婴儿:眼科医生在疑似低视力婴儿的检查和评估中起着关键作用。明确的诊断和实际的预后有助于指导康复计划。技术熟练的多学科团队的早期干预在这个发展阶段是至关重要的。视力是婴儿与他们的世界交流的主要方式,并且视力还驱动着运动发育。干预措施必须是个性化的,因为每个孩子的能力和挑战是不同的。

(2)学龄前儿童:对于学龄前儿童,更复杂的低视力测试和更精确的评估是可以进行的。近距离视觉助视器通常不是必需的,因为儿童的调节幅度高,且玩具相对较大和印刷书籍上的图像或文字较大。为了有效地使用调节,必须对高度散光、远视和屈光参差进行处理。随着儿童的成长,他们的兴趣和需求迅速变化,康复计划必须作相应调整。

(3)学龄儿童:应该为学龄儿童提供各种低视力助视器,根据视功能损伤情况和患儿自身特点选择合适的助视器。手持单目望远镜可以用于观看黑板。低视力儿童应该提早学会使用电脑,因为计算机将可能成为他获得外界信息的主要途径,并且通过计算机的使用,许多适应性变化都是可能的。随着儿童的成长,他将开始制定和表达个人的目标。父母和视觉康复医师需要对这些目标保持敏感,因为康复程序最终的成功取决于孩子的继续积极参与。

(4)青少年:随着年龄增大,青少年对各种助视器的使用操作较低年龄儿童更加容易。但青少年非常关注同龄人对他的接受情况,来自同龄人的压力(真实的或感觉到的)常会对他们产生很大的影响,而大多数助视器外观多为与众不同,所以他们常会排斥使用低视力助视器。低视力康复医师对此要有充分的了解,并要和他进行充分的沟通,这是保证低视力康复成功的重要基础。

(戴锦晖)

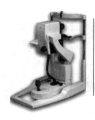

第十五章

眼科显微手术基本操作训练

手术是眼科医师必要的技能之一，对不少眼病来说，它是最主要的，也是最有效的治疗方法。

首先要强调：学习手术最好的方法是短期内大批量的练习，前一天白天的手术训练经过晚上自省复习后，次日再验证改进的方法，这样循环往复，是快速成长的最佳途径。

从对病患负责和医学伦理的角度来看，我们不允许没有任何手术操作基础的医生在患者身上直接"练刀"！必须经过严格的基础知识、基本技能训练，并达到考核标准后，方能在有经验的上级医生指导下逐步开始病患者的手术操作实践。此外，如果住院医师没有具备良好的手术技能、良好的医患沟通能力，要在目前患者自我保护意识很强的大环境下说服患者接受住院医师的主刀操作是十分困难的事情。因此，唯有练就过硬的手术操作技能，拥有能成功完成手术的自信，并通过良好的人文沟通及关爱体贴的服务，才能获取病患者的信任。

条件许可的话，住院医师要学习掌握任何有创诊疗操作技能，都应该先从实验室教学开始。相对于其他二级学科需要用的手术练习材料较难获得来说，眼科使用的动物眼球容易获得，可谓价廉物美，为眼显微手术操作的学习提供了良好的基本条件，所以眼科的手术操作训练更应该从实验室手术练习开始。为了住院医师如何能借助实验室设施，更好更快地学习眼科显微手术技能，并为上临床后能很快地顺利开展工作奠定基础，结合我们的实践体会，编写了本章内容。

第一节 眼科显微手术操作的学习路径

推荐住院医师学习眼科显微手术操作的学习路径应该循序渐进："基本动作"阶段，在实验室学习掌握眼科显微手术基本动作（握持显微器械、使用显微镜）；"基本操作"阶段，在实验室学习掌握眼科手术基本操作（基本缝合操则，规则角膜、巩膜伤口的缝合操作）；"主要步骤"阶段，在实验室学习掌握各种手术的主要步骤（注：只有部分手术步骤可以在实验室内学习，而且实验室里的模拟状况与临床实际病情会有不同，日后进入临床手术时需要注意个体化调整）。

（1）全层穿透性角膜移植（掌握各个方向的、规则伤口的角膜缝合）。

（2）各种不规则角膜、巩膜全层伤口缝合（掌握如何设计不规则伤口缝合手术，并能熟练运用学到的各种角膜缝合操作手法去完成）。

（3）青光眼小梁切除术中"剥制巩膜瓣""小梁切除""巩膜瓣缝合"3个步骤（掌握如何使用显微手术刀）。

（4）小切口白内障 Mini-nuc 手术中"安置前房成形器"、"做口袋状角巩膜隧道长切口"、"撕囊或截囊"、"水分离水分层"、"娩核"（掌握手术刀使用方法，做巩膜隧道切口，并学习撕囊等白内障手术技术）。

（5）临床上在有经验的上级医师指导下，利用已经掌握的缝合清创等手术操作技能，实践眼外伤的角膜、巩膜伤口缝合，直至能熟练完成眼外伤眼球修补术。

（6）临床上在有经验的上级医师指导下，从青光眼剥制巩膜瓣等步骤开始，逐步实践有关的青光眼和白内障手术分解步骤操作，直至掌握并能熟练完成。

整条路径[（1）～（6）]的前一步为后一步的基础，应在前一步熟练掌握后才进行下一步练习，不应该跳跃式学习，这是一个循序渐进的学习过程。

完成以上路径后，即能熟练掌握基本眼科手术操作，掌握眼外伤、青光眼白内障等眼前段常规手术。

然后学习其他眼科手术的方法是：①知道手术的设计的原理和目的；②知道该用哪些步骤来达到这个目的，知道每一个步骤所要达成的阶段性目标；③知道该用哪些基本操作组合起来，来完成每一个步骤（这些操作大部分是通过完成前期学习而已经熟练掌握的，所欠缺的只是知道如何设计和运用）；④观察各种手术录像和 Live 手术演示，熟记每个步骤和操作，领会理论与实践之间的转换；⑤在有经验的上级医师指导下，从手术最安全的步骤开始，逐步学习掌握部分乃至整个手术的操作、处理。

一、熟练掌握基本操作的标准

无论多复杂的手术，都是由基本操作组合完成的，所以说"基本操作"是一切手术的基础。而绝大部分的显微手术基本操作都能在实验室里学习并熟练掌握的。所以说，认真的实验室学习能为眼科显微手术奠定良好的基础，也是高质量完成临床工作的最好保障，更是对病患的安全和自己职业生涯的负责。

这里所指"熟练掌握"基本操作的标准，不是指能够完成该手术操作即可，而是要求熟练到：将操作从学习最初的，需要全神贯注才能完成（类似大脑皮质处的高级神经反射），变为不假思索的便能准确地、稳定地完成（类似延髓呼吸中枢等处的低级神经反射）。只有当基本操作已经能像呼吸、吞咽一般自然顺畅的时候，操作者的大脑才能解放出来，专注于观察手术视野中的细节变化，思考为达到手术目的，这一步、下一步、下几步应该选择哪些手术基本操作，以及对可能出现的意外情况处理。只有基本操作练习到这样的熟练程度后，才可以开始在实验室练习各个手术的主要步骤。

之所以要这样苛刻的要求熟练掌握基本操作，是因为成功的手术，最重要的基础并不是手术的有效性，而是手术的安全性和稳定性。手术不是游戏，游戏可以存档，如果出了问题可以读档从头再来。手术时一刀下去，就"落子无悔"了。你的操作是能恰到好处地达到所要达到的目的，还是操作不到位需要重复同一操作，甚至是操作过度而造成不必要的医源性损伤，这都需要通过基本手术操作的高稳定性来保障的。同一个动作，做 100 次，99 次标准，却有 1 次走样，就可能搞砸一次手术，从而对病患者、对医生自己都会造成很大的，而且是不必要的伤害。

所以说，手术操作的稳定性是第 1 位的，是手术安全的最大保障。不要错误认为在达到能将基本手术操作顺利完成的阶段就觉得自己达标了，可以"马放南山"不继续反复练习基本操作了,就可以跳跃式地进行下一阶段的学习了。而要把每个基本动作都练到如呼吸运动一般自然可靠,才是真正的达标,才能进入下一步实验室手术步骤练习的阶段。

同理,只有将实验室能练习的手术"基本步骤"也熟练到可以轻易地顺利完成时,才可以申请实际临床工作中,在上级医师指导下尝试临床上主刀进行这些主要步骤。学习初期在一个安全的实验室环境里的话,不用担心医患纠纷和手术并发症,能使住院医师放松的进行学习,可以最大限度地缩短手术学习曲线,提高手术操作技能学习。而在这样充分的前期准备下,从熟悉的手术基本步骤开始进入正式临床手术,可以最大限度地减少术中出现意外的可能性和危险性。这样不仅是对于病患者权益的保护,也能培养住院医师对自己手术操作的自信心。

二、完美完成实验室手术训练是过渡到临床操作的前提

如果不按照上述这个过程学习的话,则很可能欲速而不达。试想如果握持器械的手法都不正确,那么操作的时候手术器械就不容易稳定。哪怕你"拔苗助长"地完成了某些手术操作甚至手术步骤,但每次发挥的稳定性是不能保障的,特别是到了临床上,心理紧张,手会发抖,镊子都拿不稳的话,怎么能发挥应有的技能实力呢?

如果实验室里规则的角膜移植伤口都无法熟练定位缝合并打结,那么难度更高的不规则角膜伤口又怎能正确缝合?同理,如果直视下小梁切除术的巩膜瓣都剥制得不平整的话,小切口白内障手术的角巩膜长隧道切口又怎么做得好?万一过早地进入前房造成前房塌陷,甚至隧道不标准造成娩核不顺利等问题,上级医师的补救也会变得困难。

在既往的教学过程中,笔者特别注意到一个普遍的、容易发生的问题:很多住院医师能熟练完成缝合操作,但其运针落点控制略有偏差,心里想着要从某点进针,从另一点出针,但实质上总与预期位点有约 0.1 mm 级别的偏差。这样的缝合水平直接上临床手术,有可能都下不了手术台(在很多不规则伤口缝合时,要闭合的关键点差数十微米缝不到位的话,伤口就会一直渗漏,无法结束手术),这样对自己信心的打击是巨大的,更别提手术效果了。因为眼外伤角膜缝合是实验室最容易训练的项目,而眼外伤也往往是住院医师上临床在上级医师指导下接触的第 1 个手术项目。因此,提请大家千万记住这点:务必要能做到缝合时完全控制一切,才是进入临床被指导手术的合适时机。

三、注意从实验室训练到临床实践的差异

下面指出实验室和临床的不同,住院医师请仔细阅读,为从实验室转到临床手术时要做好哪些认识、哪些准备工作,以及需要做好哪些相应调整。

1. 实验室与临床的差异　在实验室用的是猪眼球和眼座模型,虽然与临床上的人类眼球和面部结构基本一致,但仍然是有差别的。故实验室学习到的显微手术技巧和习惯,在日后正式上临床手术时,要警醒其与真正临床上的不同点,并有意识地在手术中加以修正,才能适应临床并顺利完成手术。

例如,实验室里猪眼球的角膜比人眼厚,故照"缝针深达角膜厚度的 3/4"这一原则进行"猪"角膜缝合练习后,到实际临床手术时要注意角膜缝合的深度应该为"人"角膜的 3/4 深度,而不能按照实验室练习猪角膜的经验直接缝合,不然可能造成缝针穿透角膜,变成全层缝合角膜。

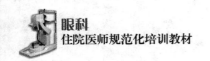

又例如,眼座模型上眼球是固定的,不会疼痛、不会出血、不会自己转动,也无法术中按医嘱主动自行转动调节眼位。而实际临床操作中,患者会出现上述情况,届时不要措手不及,不知所措,可以用麻醉、双手操作配合、冲洗烧灼止血等各种实验室里无法学习的方法进行处理,并且随时同指导的上级医师轻声沟通咨询,接受指导。

2. **手术对象及环境的改变**　无论在实验室准备的多充分,正式进入临床手术初期一定会紧张,甚至出现手抖、动作变形,头脑空白等现象。这不仅出现在已经在实验室熟练掌握基本手术操作的住院医师第 1 次上手术台手术时,也出现在已经能较熟练地在临床上完成眼外伤等手术的住院医师第 1 次做青光眼、白内障等常规手术时。这是因为从实验室到正式临床手术室出现环境的改变,对新手术的陌生感,也因为住院医师面对真实的患者时所承担的重大责任和压力。推荐的解决方法如下。

(1) 手术选择从易到难:一般推荐初进临床的第 1 个手术选择眼外伤,且不必完整完成,而是选择部分容易操作的步骤开始,在上级医师指导下完成。例如,第 1 次手术建议选择眼外伤手术,在上级医师完成主要的外伤修复操作后,留下最后的结膜缝合或者末了 1~2 针的角膜缝合指导住院医师来操作,并且最后由上级医师检查并收尾。这样保障了患者的手术安全,同时也降低了住院医师学习手术的压力和风险。等住院医师熟悉了临床环境并克服了心理压力等非技术性问题后,再着手投入接手同一手术的其他步骤,直至能够在指导下甚至独立完成整个手术,然后开始学习难度更高的复杂手术。

在这一阶段常见的错误是,部分住院医师会在初步学习了简单手术(尚未熟练掌握)后就立即开始学习复杂手术,似乎为了满足自己可以宣布"我能完成某某手术"的自豪。但其实这样的跳跃式学习会导致手术操作的基础不稳,并在日后的学习过程中事倍功半,手术时造成不顺利并打击自己的自信。

(2) 手术时要时刻从整个手术进行考虑和谋划:临床手术时主刀医师并不能只考虑当前这一步手术操作,而应该在指导正在进行的手术动作之余,根据患者的个体化情况,进行或调整常规手术操作,以更好地实现该步骤希望达到的目的。同时预判接下来可能会出现什么可能的并发症,思考下一步甚至几步具体该怎么做,是按照常规步骤进行手术?还是解决本次操作引发的一些问题,又或者是预先做些特别操作来减少预判将会出现的并发症……

简单地说,手术中主刀医师在进行手术操作的同时,大脑应一直在观察分析现状,预判将会出现的问题,设计后续的手术方案。这样对手术的高度熟练和理解状态,才是能真正胜任临床手术的标准。

(3)"心"手一致:如何通过各种操作来达到希望的变化。例如,通过脚控制踏板来调节显微镜的手术视野等操作,应该是自然而然的反应,是不需要思考的。所以住院医师无论是在实验室,还是在初进临床的阶段,第一件事情都是尽快将基本手术操作练习熟练到像呼吸一样作为自然而然的神经反射程度,才能算为进入下一步学习阶段奠定扎实基础。

(4) 事先指导:住院医师初上正式手术台,往往会动作僵硬、心情紧张,甚至头脑中的知识无法完全运用出来,发挥不出实验室练就的技能。因此,上级医师应该在术前进行指导,需要注意哪些问题,及如何预防并处理并发症的发生。例如,缝合应该从哪个点进针、哪个点出针,如何避开伤口中嵌顿的眼内容组织,缝线打结时要注意什么情况等。这样的临场前指导有助于住院医师解除紧张心态,做出正确的判断,执行适宜的操作并顺利完成手术。

毕竟人的本能是对未知会感到害怕,住院医师初期因为经验不足,对手术的进程把握不力,不知道会发生些什么,也不知道会出现些什么并发症,要怎么预防或者出现了并发症该怎么处理。而当上级医师详细解释明白后,当未知变成已知后,当被提醒有上级医师这样坚强的后盾在旁边支持后,就做到了有备而来,往往就会放松下来,开始正确的操作。

四、保持"观察＋思考＋改进"的学习状态

应对临床特有的各种问题,处理方法其实也并不复杂。但是因为之前在实验室没有接触过这些问题,加上临床手术不像实验室一样没有负担,所以一开始肯定会有一段适应期。住院医师遇到这类问题最常见的困难是经验不足,有时难以发现问题的根结在哪,从而无法对因解决。例如,笔者曾见到一位住院医师剥制巩膜瓣怎么都不顺利,手势无论如何都摆不对,经提醒后才发现是患者头位后仰造成的,调节患者头位后问题即顺利解决。因此,做助手时要时时、事事留心观察主刀医师的每一个动作,体会其中的奥妙,不明白之处多思考、多询问,临床经验就会逐步积累起来。

无论是在实验室,还是在临床,住院医师手术的最终目的还是学习手术,并希望在保证学习质量的前提下,学得更快、更有效率。实际工作中,经常可以看到很多"有天分"、"有感觉"的同学,能仅用几次手术机会,就掌握别的同学需要十几次甚至几十次手术机会才能掌握的手术技巧。其实说明白了很简单,他们更加"用心"在做这件事情,如何"用心"其实包括以下几点。

1. **正确的态度** 首先不能用"我这个月到过几次实验室了,练习了几个眼球了,临床上上了几次手术台了……"这样的按件计数方法来评价自己的用心程度和进步。同样一次实验室练习、一次临床手术机会,有的人可以发现自己的问题,改良自己的技巧,取得很大的进步;有的人只是重复了自己已有的操作,提高了熟练度;甚至有的人只巩固了自己的错误操作,使之在以后更加难改正,甚至不良术后结果会打击自己的信心……所以学习过程中是否"用心"会有明显不同。

正确的态度是在每一次手术,甚至每一次操作完成后都要回顾和总结本次的得失:取得多少进步,解决多少过往操作的错误或问题,是否发现了新的问题,并得到解决方案……作为本次练习进步的标准衡量自己,督促自己。

(1) 有无发现新的问题。例如,发现自己在哪个操作环节特别容易出现不顺利或不良后果,这样带着问题去思考改进方法,去观摩上级医师的同一操作,甚至直接邀请上级医师进行该操作的一对一观摩指导,往往可以最快速度得到解决方案,并在下一次操作时进行验证。验证效果的确好的,操作中也适合自己掌握的,就可以将之作为自己手术技巧的一部分予以固化并练习。

(2) 有无某些改良会对手术有利:有时候某个手术中经常出现的问题会突然变得非常顺利地过关,这时应该停下来仔细分析刚刚手术的每一个细节,因为很可能是某个细节发生改变而造成新的结果(如缝合时镊子夹线是从哪个角度进行的,错误的角度会对打结造成影响)。很多时候一个细微的改变就可能造成很大的不同。找出这个点,在下一次手术中予以复制,观察其是否能再次改良手术的效果,判断其是否就是解决之前存在问题的方法。确认有效的话,将之作为自己手术技巧的一部分予以固化并练习。

(3) 善于发现问题并努力解决问题:手术中特别是在即将进入关键环节的时候,要注意两点:①操作尽量缓慢,一定要放慢动作,切记! 切记! ②一定要放大显微镜倍数,仔细看

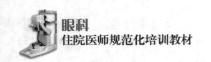

清楚手术区的各种细节。这样有助于观察问题的起因,对操作进行各种微调并观察效果。西医是一个所见即所得的专业,手术视野如果太小看不清楚,动作太快来不及反应,都会进入"成功了不知道是怎么回事,失败了也不知道是怎么回事"的窘境,那样发现问题,汲取教训,加以改良就无从谈起了。

以上 3 点内容都要求住院医师对自己的操作有良好的记忆,无论是失败的还是成功的经验,不记住每个细节就无法分析问题,也无法找到亮点,就无法达到提高的目的。

2. 刻苦训练　住院医师规范化培训期间,住院医师不可以强调自己的上下班时间,完成了每天的门诊、病房、手术室工作就结束了。住院医师规范化培训是一个学习的时期,是从书本知识转到临床实践的一个过程,是把读书考试这样的应试教育思维改变为临床诊断治疗思维的一个转变过程,特别是从无到有的学习掌握眼科显微手术技术的阶段,更加需要投入大量的精力,占用下班后的休息时间是常见的事情。

规范化培训基地是学习的课堂,也不是挣工资的场所。我国住院医师规范化培训的时间目前是 2～3 年,相对于美国 4 年眼科住院医师培训,其实是非常紧张的。而相比日后 30 年的临床工作来说,这用来为你的整个职业生涯奠基的 2～3 年显得极为短暂,需要你时刻督促自己充分利用每一分每一秒来学习,每一天都要取得进步,这样在日后几十年的职业生涯里,才能走得更远。很多同学在入学时踌躇满志,计划满满,但很快就被繁重的临床工作所疲惫,懈怠了学习任务,本末倒置。在此建议一定要时刻给自己压力来督促自己刻苦学习。

3. 思考中进步　对初学者来说,手术是一个模仿的过程,模仿上级医师或教学视频的动作进行各种手术操作。这样的好处是能很快上手,依样画葫芦地完成手术,但不能就此满足。这样做的缺点是,很多时候你不知道你在做什么,要达到什么目的,为什么要这么做。这样知其所以不知其所以然,会造成出了问题不懂得怎么处理,有了想法也不知道怎么改良,限制了向上进步的空间。所以学习手术不仅要掌握正确的基本动作和操作技巧,背熟每一个手术步骤是由哪些操作所组成的,而且要知道每个手术步骤要达到的目的,每一刀、每一针下去会有什么样的组织病理反应,为什么要这样设计的原理……也就是要思考。唯有这样我们才能根据手术目的来更好的理解手术设计为什么要用这些操作来组成这个手术步骤,其中每个操作起到的作用是什么。在这个基础上,我们也就能够根据实际手术中的各种具体情况来选择相同或不同的手术操作进行组合,个体化的微调设计出适合每个病患者的手术操作。当然,日积月累也就会知道现行手术可能的不足或缺陷,是技术问题还是其他原因达不到更好的效果,关注以后什么方面有进展可以解决这些个问题,及时改良手术,得到更好的效果。

在临床上做助手时,不仅要协助上级医师完成手术,还要用心观察上级医师手术的全过程,注意他们是用什么器械、怎样操作来解决一些临床问题的,特别注意那些自己遇到但解决不好的问题。把这些方法经验积累下来作为自己的知识储备。当积累到一定程度后,做助手时可以开始思考:假设自己就是主刀医师,问自己应该用什么样的角度、手势、双手协调……来完成这一步手术操作,而下一步需要做什么,应该选择什么样的手术器械和手术动作来完成下一步的操作。而为完成该操作,主刀医师会希望助手做什么来协助。然后助手即根据自己的预判行动,主动递给主刀医师需要的器械,并协助主刀医师进行操作。

这样时刻从主刀医师视角去思考手术的方法,一是有助于自己理解手术做好助手,并为自己将来主刀做思想上的准备。同时上级主刀医师也会注意到这一点,知道你已经对手术有了一定的了解。如果你每步都能正确预判下一步的行动,上级医师会知道你已经掌握了这个手术步骤乃至整个手术,这样在条件许可下就会放手指导你进行部分的手术,一直渴望的手术操作机会也就来临。

4. 不断反思分析　住院医师早期被指导手术的过程中,在操作前可以先向指导老师请示下一步手术操作的安排。例如,显微镜下指着伤口说下一步缝合我想从这里进针,经过这里,从那里出针。如果取得首肯则可以增加对自己的判断力信心,如果得到另外的建议,则可以自己或术后与上级医师一起探讨不同选择的因由,为下一次类似情况做分析选择积累经验。如同每次术后主刀医师要写手术记录一样,建议住院医师在手术结束后也写自己的手术日记,并就手术情况绘图。这样可以凭借回忆整个手术的过程,检讨从中学到的经验。而不是手术结束就放松,转眼就将大部分手术细节都忘记了。带有这样的任务去做助手,也不会觉得无聊和累了。

此外,建议次日要亲自复查自己参加做助手的患者(门急诊手术患者也可以约患者术后复查,以示关心)。观察手术效果,有无短期并发症,结合手术记录来做出适当的评价,有助于再次类似手术的调整和改进,以及避免可能的术后短期并发症发生。

(余晓波　邵婷婷)

第二节　眼科显微手术的实验室基市操作训练

本节将以实验室的手术操作练习为主线,介绍眼科显微手术学习路径中实验室部分的基本手术操作、步骤练习的原则和实践方法。

住院医师请在实验室内按照本节介绍方法练习基本操作和部分手术步骤进行练习,直至熟练掌握实验室能完成的学习任务,达到熟能生巧的水平。进入临床时请牢记本节介绍的临床与实验室的不同点及修正关键点,及时微调修正自己的操作。度过实验室与临床操作技巧的修正磨合期后,将实验室训练成熟的手术步骤应用于临床手术实践操作,直至完成手术。

一、实验室准备工作

1. 放置眼球的眼座模型　训练的眼座有很多种,其主要效果是模仿人脸部、眼眶表面+固定眼球、暴露眼表,能达到这个目的眼座都可以。这里介绍 Alcon 公司实验室配备的眼座模型。

(1) 模型的使用:

1) 安放底盘(图 15-2-1):练习开始时,将底盘安放于凹槽内。在操作训练过程中底盘的作用是收集练习过程中积聚的各种液体,练习结束后直接端去清洗,维护桌面的清洁。

2) 安放眼球(图 15-2-2):将眼球置于底座的凹槽内。一般情况下将动物眼球的角膜直径长轴位于横位与人眼球的解剖特点相一致。为了符合临床手术中眼位的暴露:切记将猪眼球角膜的长轴在左右水平方向,短轴在上下垂直方向,保持与临床手术时人眼球一致。练习角膜缝合、白内障手术时,将角膜朝向正上方;练习小梁切除术时,将角膜朝 6 点钟方位,暴露 12 点钟区域的巩膜。

3) 固定眼球(图 15-2-3):当眼球安放到位后,将帽子套下,并与卡槽对合,可以起到固定眼球的作用。

4) 安放脸部模型(图 15-2-4):眼球安放固定好后,继续将脸模型安放好,可以模拟对右眼进行手术的临床现场,开始使用。

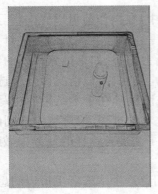

图 15-2-1　安放底盘

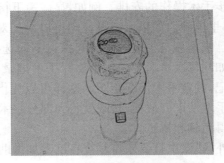

图 15-2-2　安放眼球

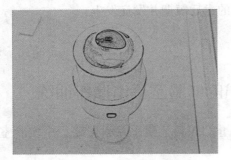

图 15-2-3　固定眼球

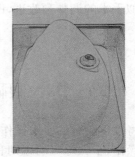

图 15-2-4　安放脸部模型

5) 开始使用后,当需要转动眼位时,需要拆下脸模型和帽子,改变眼位后再安放好帽子和脸模型,继续使用。

(2) 底座的清洁:

1) 练习完毕后提起底盘,将整个模型拿到清洁区进行清洗。

2) 残留组织应首先放入污物袋,丢弃时注意检查保证无器械(曾有插入角膜的前房成型器金属部分被丢弃的事件)遗忘在残留组织上。

3) 用清水清洗各部分,用酒精棉球擦拭消毒。

4) 切记清洁后底盘置于桌面远离显微镜的位置晾干(如置于显微镜附近,会导致挥发的水汽积聚在手术显微镜上,造成后者生锈)(图 15-2-5)。

5) 底座、脸部模型斜置在底盘内(平放会造成底座等与底盘大面积密切接触,导致底座下方的积水无法挥发)。

(3) 实验室模型与临床的区别:

1) 实验室内眼座模型的眼位与临床上并不相同,实验室内过度"突眼",即相对于脸部和眶骨来说,眼球明显前突(图 15-2-6)。这种眼位手术时暴露效果佳,对手术是有利的。但临床上经常会遇到眼球相对内陷的患者,眶骨会妨碍术者的操作和器械与眼球的接触角度。所以住院医师在临床检查患者时要注意手术患者眼球与眼眶的关系,如果眼球相对内陷,则建议在熟练掌握该手术前,不要轻易主刀。初学者应该首先选择相对突眼的患者开始自己的首次临床手术。

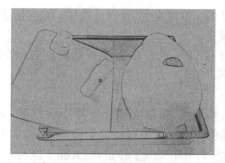

图 15-2-5　练习完成后晾干

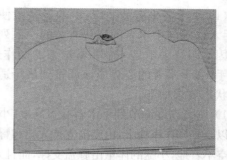

图 15-2-6　实验室练习时为方便学习,猪眼球相对脸部模型为"突眼"位

2) 实验室脸模型无眼睑存在,故练习时缺乏开睑器的使用经历,也无法体验对小睑裂患者手术的情况。临床上开睑器的使用是为了更好地暴露眼球手术区,建议尽量选用能用螺丝固定张开度的强力开睑器。

3) 实验室脸模型暴露的患眼位置为右眼,且模型的鼻梁相对较平。临床上会遇到较高的鼻梁影响一侧手术器械操作空间的问题,建议临床上可以使用诸如将眼位适度转向颞侧来为鼻侧眼组织手术腾出空间等方法处理该问题。

4) 实验室练习时动物眼球的眼位始终保持固定,但临床上患者可能因为敏感、过久手术等原因,无法坚持长时间维持同一眼位,经常会出现眼球上转(Bell 征)或眼球震颤等情况,严重时可以使手术无法进行。遇到这种情况,可以预先通过球后+球周神经阻滞麻醉来松弛眼外肌的运动。但该麻醉方式会升高眶压,在遇到穿孔伤特别是球后破裂伤情况不明时应慎用。否则过高的眶压有可能压迫眼球造成眼内容脱出,造成医源性损害。

建议:在开睑时就发现患者有眼位容易不受控制的眼球上转时,可以选择第 1 针利多卡因注射在上方球结膜下,麻醉剂积聚使上方结膜隆起,会机械性地抑制眼球上转,保证手术顺利进行;术前检查患者是留意患者眼位能否自主配合检查,如怀疑术中眼位无法自制且破裂伤较大,则考虑全麻手术。技术熟练者可以在手术开始时结膜下注射少量利多卡因,然后快速探查暴露伤口,快速蛙跳式间断缝合伤口。初步关闭伤口后,予以球后球周神经阻滞麻醉,再完整缝合伤口,这样可以避免麻醉升高眶内压后眼内容从敞开的伤口排出。

5) 实验室练习时不会出现患者因为疼痛等原因屏气(眼压、眶压、血压升高),甚至无法耐受手术而要求中断手术。所以在临床上要事先评估患者对疼痛的忍耐程度,对既往有麻醉史、酗酒(可能对麻醉剂不敏感),眼部激惹明显(表现为炎症明显、充血严重、体检时疼痛敏感),手术可能累及睫状体、眼外肌等易疼痛部位的,酌情予以神经阻滞麻醉,甚至按全麻术前准备,以备术中患者不能耐受立即转全麻手术。不要强行局麻下手术,不然容易出现脉络膜上腔出血等意外,严重的甚至出现脑出血等全身意外。

2. **手术显微镜**　针对病变的手术必须对要处理的某一手术步骤所涉及的人体组织看得足够清楚,才能够做出准确的判断、正确的处理和及时的应变。手术显微镜能扩展手术者的视野,提高细节的分辨率,对现代眼科手术贡献巨大。熟练掌握手术显微镜的使用是眼科手术中最重要的基本技能之一。

各个医院的实验室和手术室用的手术显微镜品牌不同,技术参数各有差异,下文介绍显微镜中有共性的部分。

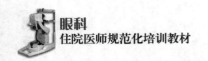

（1）手术者坐姿的适应：手术显微镜使用的第1步，不完全是调节显微镜，还包括手术床、手术椅等与手术者的姿势有关的一系列手术室设备。

因为眼科手术是一个非常精细的操作过程，为了保证手术者在手术开始后能长时间专注于手术，手术者的姿势应该调整到最舒适的状态下，使得体力和精力尽量地减少耗费。舒适的状态要求如下。

1）座椅高度调节到手术者膝盖高度：小腿可以自然地垂下，踏在地面支撑小腿重量，而大腿可以正好搁在座椅上，由座椅支持大腿和臀部以上部位体重。如果座椅高于膝盖，则脚掌小腿会悬空不着地，小腿的体重由膝盖支撑，而且人会坐不稳；如果座椅低于膝盖，则大腿下缘将悬空，大腿体重由膝盖和臀部共同支撑，增加了膝盖的负担，而且长时间蜷缩的体位会增加身体的不适。

2）座椅调节完成后，手术者自然挺直背部和颈部，将显微镜目镜正对手术者双眼水平，使得手术者在术中能维持一个端正的坐姿。任何驼背、缩颈或吊颈的姿势都会增加身体的负担。

3）显微镜大致高度确定后，调节手术床的高度，使得床上患者的手术区能落在显微镜的工作焦距内。用手术床来迎合显微镜焦点，是保证手术者坐姿舒适的关键。而术中显微镜上下方向焦点的微小调节，对手术者坐姿的影响可以忽略。

4）完成显微镜等的位置调节后，将座椅前推，显微镜及其他设备的脚踏安放在适当部位。这样手术前设备位置的准备即完成。

（2）调节瞳距：每个手术者在手术消毒前必须调节自己的瞳距，不仅按照自己熟悉的参数调节瞳距参数，而且最好用显微镜观察某个参照物（如自己的手放在显微镜焦点处）来对瞳距进行微调，直至出现立体视觉感。

（3）主刀镜和助手镜的焦点协调：一般来说，主刀医师和助手的屈光状态往往是不同的。这点会造成两者显微镜下焦点不一致，表现为主刀医师将显微镜下的手术区视野调到清晰的时候，助手的焦点处在另一平面，其镜下视野不清晰，这会影响手术时助手的配合。解决方法是手术消毒前，主刀医师和助手共同观察显微镜下某一参照物，调节两者显微镜的焦点达到一致。通常是先参考术者的近视或远视度数来调节显微镜目镜附带的屈光度数，然后根据观察参考物与焦点的差距来进行细调（"－"是近视，当参照物所在的焦点平面在现有的焦点平面下时，将目镜度数向"－"方向调节，会见到焦点下移，直至参照物清晰为止；反之亦然）。

而部分高端手术显微镜在助手镜处有"焦点微调"钮，旋转此按钮也可以调整助手镜焦点。特别是在术中出现助手镜焦点与主刀医师不一致时，可以请护士帮忙旋转此旋钮。通常先向任意方向旋转，如果手术视野愈加模糊则反向旋转，直至视野清晰为止。

（4）手术显微镜脚踏的操作：手术显微镜脚踏，一般有4个主要脚踏点和一个 $X-Y$ 轴控制柄。脚踏点分别为显微镜倍数（放大/缩小）和显微镜焦点（上升/下降）。

使用时请首先将脚踏安放在左脚或右脚（根据自己习惯）自然踩地的位置，将足弓踏在中央横行的凸起，作为支撑体重的支点。侧移足尖或足跟轻踩脚踏以调节显微镜。由于不同型号的显微镜的各位点脚踏功能设置不统一，故每次手术消毒前应该先熟悉显微镜脚踏设置。

足尖对应的是 $X-Y$ 轴控制柄，当手术部位偏移到视野周边时，请及时用足尖调节视野，重新把手术区归位到视野中央。临床上也有可能是患者头部转动造成手术区移位，事先确认是否患者头位原因，如果是的话应该手工调节患者头位，而不是调节显微镜。

部分手术显微镜有入射光亮度的调节脚踏点，一般在脚踏的最前端。临床上一般在术前调节好亮度后，很少需要在术中进行调整。

切记，在手术前先要按下显微镜的"复位键"，将各种调节结构恢复到原始位置。这样术中可调节余地最大。术中显微镜调控原则如下。

1）Zoom-In（视野放大）和Zoom-out（视野缩小）：

A．Zoom-In视野倍数放大可以更清楚地观察手术区的细节，特别是在进行剪切、撕囊、剥膜等损伤性操作时，应该尽量放大视野，这样不仅能清楚地观察细节再操作，也能在第1时间发现异常情况及时应变，从而可以避免错误操作造成误伤，减少不必要的医源性损伤。

Zoom-In视野倍数放大时，会有缩小视野范围和减少景深的副作用（景深是指光学焦点对准的平面前后，有一定区间内的影像仍然能被清晰看到，这个区间就是景深）。视野范围缩小会导致稍大些的伤口和操作就会跨出视野范围内；而景深减少会导致手术视野中最清晰的组织焦点平面外，稍浅层或深层的组织就不清晰了。这点对于需要同时观察不同平面的组织（如深部巩膜破裂伤、玻璃体切除等），和缝线打结等上下幅度较大的操作会产生不利影响。

手术时主刀医师往往需要在手术平面发生变化时用脚踏改变焦点，保持对当前手术部位的清晰观察。故将Zoom调节在某一个平衡点，既能保证手术视野细节足够清晰，也能兼顾手术视野景深区间方便手术操作，能明显方便手术。但这个平衡点的确定，需要医师经过一定的实践后才能熟练掌握。请记住，原则是优先保证手术区需要关注到的细节足够清晰，从而保证手术的安全和顺利完成。

B．Zoom-Out视野倍数缩小，扩大视野范围，加大景深。一般在手术进行到不需要观察组织细节，而手术区位于不在同一个水平面的阶段（如缝线打结等操作）时，可以Zoom-Out。

2）Up（焦点上移）和Down（焦点下移）：

A．手术显微镜有光学焦点，在光学焦点位置的手术区组织在视野中最清楚。在手术中要时刻关注手术区是否落在焦点上，如果出现问题，应及时移动焦点保证对焦准确。因为人眼有一定的调节能力，故有时手术区偏离焦点平面，仍然可以看清楚。

B．在Zoom改变时会导致焦点变化，造成手术区对焦不准确而造成视物模糊。一般Zoom-in放大倍数后，原先与手术区对焦准确的显微镜焦点会落在手术区平面下方，需要立即上移焦点，恢复准确对焦。而Zoom-out倍数缩小后需要立即下移焦点，以保证对焦准确，保持手术视野的清晰。

3）亮度调节：

A．显微镜的亮度保持在能看清手术区即可，过亮会造成不适感，且有可能损伤患者和术者的黄斑。

B．在白内障手术中，适当提高亮度有助于看清楚透明的囊膜组织。

关闭显微镜时应该将照明系统亮度调到最小，以避免开下次开机时突然的高压冲击损坏光源。

4）X-Y轴：在手术开始前，将X-Y轴归零；手术开始时，由护士将显微镜光斑中心移到手术区正中，从而保证了手术区尽可能在显微镜视野范围内，减少术中因手术区超过显微镜视野而需要再次移动显微镜的次数。手术中切记时刻调节X-Y轴脚踏，将手术区保持在显微镜视野的正中。

（5）显微镜光斑效果：显微镜光源经过滤光片的处理，可以在手术区有不同的效果，适用于不同的手术。

1）常规泛光：适用于各种手术。

2）黄斑保护：适用于长时间手术，可以保护患者黄斑避免灼伤。

3）红光反射：适用于白内障手术，有助于看清透明的晶状体前后囊膜。

3. **手术器械及耗品的安放**　以右利手为例，实验室里，一般右手边放置持针器和显微

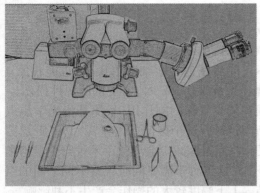

图 15 - 2 - 7 手术开始时, 手术器械请如图安放

小梁剪刀;左手边放置有齿镊、无齿镊和打结镊;右上角区放置水杯等较少使用的器械或辅助器械(图 15 - 2 - 7)。

耗品准备一般需要:10 - 0 尼龙线(角膜缝合)、8 - 0 可吸收缝线(结膜巩膜缝合)、透明质酸钠(眼外伤、白内障手术时前房成形)。

二、手术操作的基本功

1. 持器械原则(以右利手为例子) 右手持械主要是持针器和显微剪刀等,左手主要是各种镊子等。

(1) 右手持显微持针器或小梁剪刀的手势(图 15 - 2 - 8)。

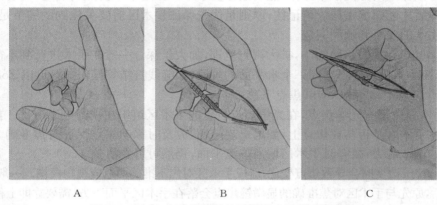

图 15 - 2 - 8 右手持显微持针器或小梁剪刀的手势
A. 将右手大拇指和示指张开,其余 3 指弯曲; B. 将持针器或显微小梁剪置于虎口和中指第 1 指节之上;
C. 大拇指和示指水平方向内收,按在器械两侧有纹路的部位。可以开合器械,并起到辅助固定作用

(2) 左手持显微镊子的姿势(图 15 - 2 - 9):中指和虎口两点的作用是作为托起显微手

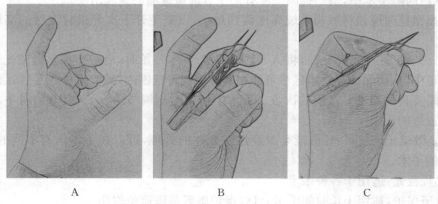

图 15 - 2 - 9 左手持显微镊子的姿势
A. 将左手大拇指和示指张开,其余 3 指弯曲; B. 将显微镊置于虎口和中指第 1 指节之上; C. 大拇指和食指水平方向内收,按在镊子两侧,可以开合镊子,并起到辅助固定作用

术器械的平台,示指和拇指的作用主要是开合器械,辅助固定。这样共有 4 个点固定器械,而一般固定的点越多,器械就越稳定,使器械能更加稳定地与手成为一体。而除了大拇指和示指控制器械的开合动作外,器械的其他运动和器械的方向位置则主要通过手腕的屈伸转动等动作来完成。过多运用手指来控制后者,会影响器械的稳定性。

(3) 右手持显微持刀器等的手势(图 15-2-10):

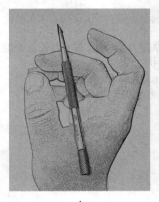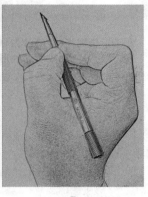

A   B

图 15-2-10 右手持显微持刀器等的手势
A. 首先保持图 15-2-8 的手势,然后将持刀器(血管钳或一次性手术刀)
置于虎口和中指第 1 指节之上;B. 示指和大拇指内收,与中指指节一起从
三面固定器械。这样加上虎口,共有 4 个点固定持刀器,能更加稳定

制作刮胡刀片的方法为:显微手术刀具包括各种一次性刀具,甚至宝石刀,但成本较高。如果为了降低成本而反复使用刀具,则容易因刀片变钝而影响手术效果。故初学者在实验室学习时,仍推荐一般国内常用的用血管钳或显微持刀器来钳夹刮胡刀片的方法(图 15-2-11~15-2-13)。其优点是节约成本而且刀片锋利,缺点是每次刀片的角度和锋利度略有不同,无法准确标准化,故制作刮胡刀片的方法也有仔细学习的必要。而夹持刀片的方向在不同情况下也有所不同(图 15-2-14、15-2-15)。

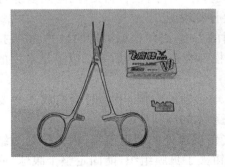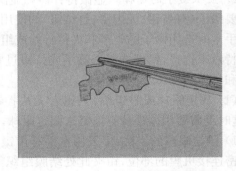

图 15-2-11 制作刮胡刀片
注意:需要用对合良好的直血管钳(对合不齐容易使制作的刀片扭曲)、1/4 的刮胡刀片(建议选择锋利且脆的刀片如飞鹰刀片。韧性好的刀片不易折断,或者在折断时会出现刀尖刃口卷曲的现象)

图 15-2-12 用血管钳夹住刀片
注意:血管钳的末梢超出刀片刃部,这样可以保证折断时的刀片特别是刀尖的完整

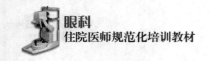
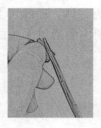
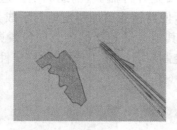
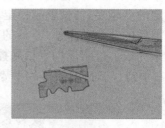

图 15-2-13　左手示指拇指(或垫纱布)拿住刀片一侧,右手血管钳干脆利落的向外侧折断刀片,即成所需的形状

注意:折断时向外侧折,以保证可能飞溅出来的刀片碎屑不飞向操作者

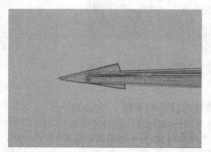

图 15-2-14　需要穿刺的(如白内障手术做角膜缘侧切口)

注意:如图夹持刀片,形状类似1/2的穿刺刀

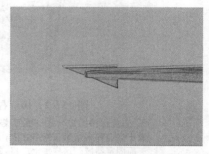

图 15-2-15　需要切割的(如小梁切除术剥巩膜瓣)

注意:请如图夹持刀片,保持持刀器长轴与刀片刃部平行

　　显微持刀器手柄为圆形,可以通过旋转手中的持刀器来微调刀片的方向,这点相对非圆形的血管钳手柄有优势;而后者想微调方向,则需要转动手腕才行,增加了很大的不便。故前者较后者更为方便易学。

　　2. 显微镊子的选择　　显微持针器和显微小梁剪刀的作用顾名思义,无需太多说明,但3种主要镊子(有齿镊、无齿镊、打结镊)的使用需要仔细说明。

　　手术时选用镊子的类型和夹持针线或组织时的力度,必须根据夹持的目的、被夹持物的性质特点来选择,错误选择了镊子或持镊过紧过松都会造成不利后果。以下是常用的一些原则和具体的操作。

　　(1)固定眼球或眼组织:当患者无法控制眼球运动的时候,手术时会造成不必要的损伤,这时就需要用左手持有齿镊来固定眼球,保证手术的顺利完成。

　　1)固定眼球的手法:多采用左手有齿镊钳夹角巩缘处的结膜组织(因为该处为结膜组织紧密连接巩膜的部位,钳夹此处结膜组织等于钳夹了巩膜组织,能固定整个眼球)或直接钳夹伤口。当角巩膜有伤口需要缝合时,可以采用以下方法。

　　A. 直接钳夹伤口来固定眼球:当角膜伤口为不规则伤口,或角膜伤口内有虹膜等眼内容物嵌顿,或伤口累及角巩膜缘及巩膜时,应该用有齿镊钳夹伤口来固定,以方便缝合(图15-2-16)。钳夹时注意有齿镊末端两个齿的一侧应该在伤口断面内,一个齿的一侧在眼组织伤口外角膜表面。这是因为两个齿那侧相对一个齿的那侧对眼组织的损伤较小,所以用在断面里。故用有齿镊钳夹伤口时,请记得钳夹不同断面时有齿镊也请调换一下方向,保证有齿镊末梢两个齿的那侧始终在伤口断面。另外当眼内容如虹膜等组织嵌顿在伤口内时,在用伸入断面处的有齿镊末梢将眼内容组织推压在断面以下,保证缝针穿刺出入断面的时候不带到眼内容组织,特别是透明的眼内容组织如玻璃体。否则缝线缝合后眼内容组织会嵌顿在伤口内,出现伤口愈合不良,或者虹膜前粘于伤口,继发角膜前粘白斑及青光眼等并发症。

B. 钳夹角巩缘来固定眼球:前提是角膜伤口为直线,左手有齿镊夹持其延长线与角巩缘的交点部位时可起到固定眼球作用。同时可附带一个离角膜中心方向的力,起到牵引伤口自闭的作用,有利于右手持针缝合角膜。如果右手缝合角膜时缝针穿刺角膜不力,左手固定角巩缘的有齿镊可添加一个与右手缝针穿刺方向相反的力,以配合缝针顺利缝合角膜(图15-2-17)。

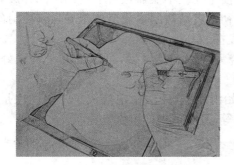

图 15-2-16　左手有齿镊钳夹角巩缘固定眼球,右手持针器进行缝合

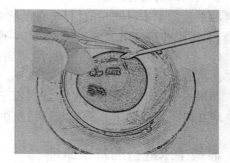

图 15-2-17　安置前房成形器(ACM)前
注:用20 G穿刺点角膜时,左手有齿镊钳夹7点钟处角巩缘,并对眼球施以穿刺方向的力,以协助穿刺到穿刺角膜。特别当穿刺刀不锋利时,这点特别有帮助

(2)当进行前房穿刺、角膜切口等操作时,左手有齿镊应钳夹住最接近穿刺切口部位的角巩缘,同时添加一个与穿刺切口方向相反的力,以配合穿刺切口的进行(图15-2-17)。

(3)暴露手术视野:手术部位可能被其他眼部组织遮盖,需要用镊子暴露需要手术的手术区。

1)被浅层眼组织遮盖的手术区:例如,眼外伤术中巩膜伤口被结膜遮盖,小梁切除术中巩膜瓣遮盖小梁切除部位等,需要用左手镊子提起浅层的组织。原则是用有齿镊提起较厚的组织(如巩膜瓣或较肥厚的筋膜),用无齿镊提起较薄易损伤的组织(如较菲薄的球结膜)。如果用无齿镊钳夹较厚的组织,不仅容易滑脱,而且无齿镊容易受损,导致闭合不全;如果用有齿镊夹持较菲薄的组织,容易造成该组织医源性损伤。

2)需要暴露深层或后部的手术区:当遇到深层巩膜裂伤等眼球后部手术区时,除了牵引其浅层组织暴露手术区外,也可以用有齿镊或牵引缝线牵引眼球向相反方向转动,以将深层、后部的手术区转动到前面来完成手术。但这一操作的前提是该牵引不会导致伤口哆开,不会促进眼内容外涌,不会导致不必要的医源性损伤。

(4)缝合打结:缝线是一种柔软的材质,用较大的力度或较暴力的器械进行钳夹,容易损伤缝线,可以直接导致钳夹部位即时断裂,或者部分损伤(即所谓"暗伤",显微镜下表现为

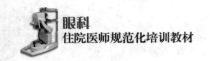

缝线局部丧失柔顺特质,出现折角)。可导致术后早期伤口裂开等并发症。所以如果发现缝线有"暗伤"的存在,则该损伤部位必须在缝合过程中将其留在要剪去的线尾中来舍弃,不可以留在线结以内。

打结时必须用损伤较小的打结镊或无齿镊进行打结。如果手术时用的是损伤较大的有齿镊,在打结时换掉,不要嫌麻烦,不然用有齿镊打结,容易造成断线。设计打结镊时其末端的折角可以使左手以最自然顺手的斜向角度持镊时,打结镊的末梢平台以水平的角度进入手术区,不遮挡视野,也方便进行环绕打结等动作。而且打结镊的平台设计成适于夹持缝线的形状,能稳定持线且不损伤缝线。

实际临床上,经常可以看到上级医师用有齿镊打结,也没有出现上述的问题。那是因为上级医师有丰富的经验,对持线的力度有恰当的控制,故很少造成上述问题。但对于住院医师来说,初学阶段要严格按照规范进行学习,否则虽然能节约换器械的几秒钟时间,但术中术后会屡屡出现各种问题。例如,一次断线就可以使十几次不换器械所节约的时间作废,反而拖延更长的手术时间,并且打击自己的自信。故初学者请按照本规范的指导,正确选择有齿镊、无齿镊和打结镊来完成每个操作,不要自由发挥。

(5) 镊子使用中的注意事项:用适当的力闭合无齿镊和持针镊,可保证其平台正好闭合。而过度用力反而会使平台末端哆开。

如果术中发现本来能夹持稳定的镊子突然开始滑线了,无法稳定持线了。则往往是有异物附在镊子平台面了。例如,线头、血块、玻璃体等,及时清理即可恢复原状。

三、显微手术缝合的基本原理

缝合技术是基本显微操作中最重要的内容。这里主要帮助大家从学习过程中了解如何将手术操作细分为各个动作的原则,通过调节各个动作的角度、力度、方向、顺序等细节来达到手术操作的稳定性和有效性。

缝合主要分为两个步骤:一是运针;二是打结。不同的组织(角膜、巩膜、结膜、眼睑等)的运针原则基本相同,而具体操作和缝针的选择略有区别;打结的原则基本一致。

1. 缝合角膜伤口的运针原则(10-0尼龙线)　实验室准备:将猪眼球角膜长轴放置在左右水平方向,角膜面正对上方,用刀片任意切穿角膜制造角膜穿孔伤模型。

选择10-0尼龙缝线缝合角膜,是因为角膜为透明无血管组织,尼龙线的组织反应最轻。10-0尼龙缝线的缝针弧度就是为了缝合角膜而设计的。当将缝针垂直于角膜面穿刺进入角膜,并沿着针的设计弧度"送"进角膜,就能在角膜基质中划出一个符合缝针设计弧度的、标准的半圆形隧道;隧道进出角膜表面的点之间的宽度是恒定的,为半圆形的直径;隧道的底部位于整个隧道长度的1/2处,最深处约为3/4角膜厚度。同理,如果正确操作的话,缝线进出角膜这两点间的距离是恒定的(图15-2-18)。那么,只要控制好进针点的位置和运针的方向,那么就等于控制了出针点。

(1) 选择进针位置:以进针点与角膜伤口的距离正好是10-0线缝针标准进出角膜宽度的1/2,这样其出针点也在角膜伤口另一侧的缝针标准宽度1/2处,保证针距两端与角膜伤口的跨距相等。

(2) 选择进针方向:针与角膜面垂直,一般情况下垂直于所经过的伤口(如果伤口为不规则型,则原则上运针方向于经过伤口位点的切线方向垂直,同时兼顾进出点的位置与周边缝线的关系进行微调,详见后文)。

(3) 进针手法:将缝针垂直刺入角膜组织,沿着针的固定弧线将针"送"进角膜并运针;一般在约 3/4 深处达到运针隧道的最低点(也应该是伤口断面),穿过伤口断面进入对侧角膜,保持用针尖沿弧度向前"穿刺",直至缝针从另一侧角膜表面近垂直出针,按照这样的原理运针穿过整个角膜才是完美的过程。一般在眼压不太低的情况下,运针时如果始终保持"锐性穿刺",显微镜下可见入针侧的伤口不会出现明显的上抬或下陷现象。如果运针时角膜出现上抬或下陷现象,则提示运针时并未完全沿着缝针弧度运针并保持"锐性穿刺",而是附带一定的上抬或下压的动作,后者会导致运针阻力增加(即"钝性穿刺")和伤口一侧角膜变形的状况(图 15-2-19)。故缝合时如果发现这一现象,应及时进行反向调节角膜平面,并调整运针方向。

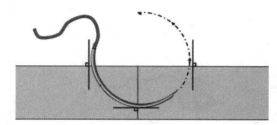

图 15-2-18　完美运针缝合时针在角膜断面中走行

注:10-0 缝针垂直进针并按照缝针固有弧度在人角膜内运针,可保证运针隧道的进针出针点均垂直于角膜表面,且两点之间宽度恒定,最低点为角膜 3/4 厚度。如果运针时能控制进针点与伤口的距离为进出针恒定宽度的 1/2,则间接保证了伤口两侧进出针位点的距离相等

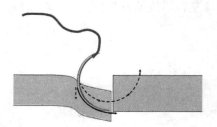

图 15-2-19　未按照针的弧度运针时针在角膜内走行

注:当运针方向不完全按照缝针弧度,而是有向下压的动作,则会导致角膜下陷,造成缝合不良,甚至失败

(4) 穿越伤口断面:在缝针穿越角膜伤口断面处(请注意通过控制进针点和运针方向,来将整个运针隧道的最深处 3/4 角膜厚度定位在角膜伤口断面。注意这里的角膜伤口指垂直于角膜表面的伤口,而斜行的伤口缝合下文另行讨论)时,即从角膜伤口一侧断面穿出并刺入到另外一侧断面时,要保证使两侧伤口在同一平面,这样缝合的伤口对合整齐,否则会出现错层。推荐方法:运针从一侧断面即将进入另一侧断面时,要在显微镜下确认伤口两侧的角膜表面处于同一水平再继续运针。如果显微镜下见伤口两侧表面有错位,则右手适当上提或下压缝针所在侧断端,使伤口两侧恢复一平面后再运针,以纠正伤口错位闭合(图 15-2-20)。

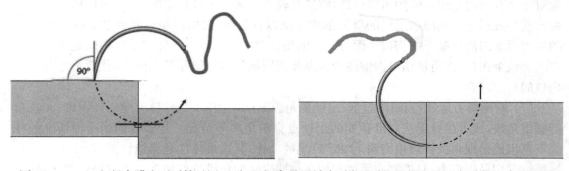

图 15-2-20　如果角膜表面不处于同一平面时,盲目运针穿过伤口断面两侧,则缝合后伤口会出现错层。需要在这时将缝针下压或上抬,将角膜恢复同一平面,然后继续运针,保证对合准确

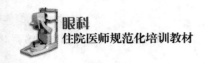

（5）对位缝合：缝合时还要注意伤口两侧是有无左右错位。如果缝合左右错位会造成伤口扭曲对合，出现渗漏或术后严重散光等并发症。一般较短的、整齐的伤口容易对合整齐，而较长的、不规则的伤口，对合往往会左右错位。故在实际操作时，应该首先缝合伤口中有提示定位标记作用的位点。例如，角巩缘交界或不规则伤口的折角处。缝合时首先将角巩缘对齐进行缝合，或者将一侧断面的凸角伤口对合到另一侧对应的凹角伤口处进行缝合。切记缝合时，从伤口凸面侧进针（深度 3/4 角膜厚度），缝针带着凸面侧角膜向凹面侧断面的最凹处（相同深度 3/4 角膜厚度）进针，则稳定的凹面会使得操作变得相对容易。而如果从凹面进针并穿刺凸面断面顶角，则操作就困难得多，容易出现左右错位。

如果是较长整齐伤口，也建议先将中间先对位缝合，再分段向两侧缝合，也有助于避免伤口左右错位的发生（图 15 - 2 - 21）。

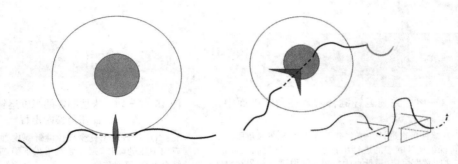

图 15 - 2 - 21　为保证伤口对位整齐，应首先缝合有解剖定位结构的伤口位点
注：如左侧伤口应先缝合角巩缘，对齐角膜边缘；右侧伤口应先缝合伤口顶角位点，而且从伤口凸面进针，穿过断面，从凹面一侧出针

（6）避免伤口眼内组织嵌顿：从一侧断面进入另一侧断面时，要切记运针时不能带入眼内组织（主要是虹膜），否则会引起该眼内容前粘，造成角膜白斑等并发症。解决的方法是：①右手运针针时，左手用有齿镊或用助手虹膜恢复器向下按摩伤口内的眼内组织，避开断面之间的运针线路；②如眼内组织很难压回，在一侧伤口断面出针后先拔出缝针，重新右手持针并避开眼内组织，再在另一侧伤口内断面上定位到正确位置进针。注意运针通过断面两侧的位点必须左右上下对合准确；③除以上两个方法外，还能在缝合伤口顺序上进行考虑。面对一个有眼内组织嵌顿的角膜伤口，特别是较长的敞开伤口的情况下，任何机械压迫或黏弹剂前房成形等回纳眼内组织的努力都往往难以见效的，眼内组织或黏弹剂会随着压迫物的撤出而立即涌出敞开的伤口。面对这样的伤口，往往先用 1～2 针在伤口中间处缝合以初步闭合整个伤口，然后从伤口内推注少量黏弹剂回纳眼内组织并形成前房，然后再进行其余伤口的对位缝合。

（7）避免暴力运针：当眼压过低、出针侧角膜断面未固定时，容易出现运针困难、无法自行刺出角膜，或者缝针无法对准预期的出针点穿出角膜等情况。初学者遇到这种情况往往会下意识地出现将持针器用力向上"扳"针尾的动作，其后果往往是将缝针扳直、变形。遇见这类情况切忌用蛮力，只需要左手的器械在预期出针的角膜位点稍远端予以轻轻顶压，施以一个反向的压力，右手配合继续沿缝针弧线正向运针，两侧一配合，即可完成出针（图 15 -

2－22）。

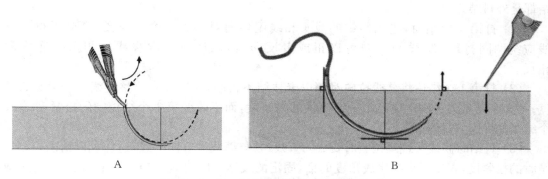

图 15－2－22　斜行角膜伤口的运针缝合要点

A.运针不顺利时,切忌向上扳缝针,不然会导致缝针变形;B.应继续向缝针弧度方向运针,左手有齿镊可以适当压迫远端角膜,辅助运针出针

（8）沿着缝针弧度出针：针尖出对侧角膜后,右手持针器松开针尾,轻轻钳夹住露出的针尖部分,仍然沿着缝针的弧度旋转地拔出缝针（图 15－2－23）。部分初学者在这一时刻会出现精神松懈,直接沿直线外拔缝针,结果有弧度的针尾被暴力拔出角膜时,往往会使角膜出现变形,伤口一过性哆开,眼内组织外涌,造成不必要的损伤。切记整个角膜缝合的运针过程应该按照 10－0 缝针的固有弧度进行运针,顺势拔针而不应有阻力。

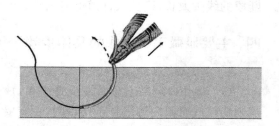

图 15－2－23　镊子持线的要点

注:缝针穿出角膜后,持针器钳夹针尖,继续沿着缝针固有弧度旋转出针,而不能直线出针

要注意临床上缝合角膜伤口与实验室操练不同的是:无论是角膜、角巩膜,还是巩膜破裂伤,任何增加眼内压的行为都会促进玻璃体从敞开的伤口排出,过快或过多的玻璃体排出可能牵引视网膜脱离,甚至视网膜一同被排出眼球,导致完全失明。因此,缝合角膜伤口手术操作时不能压迫眼球,并嘱患者放松,不能咳嗽屏气,避免眶压增高。手术前还要特别注意麻醉,避免患者因术中疼痛而屏气升高眶压,甚至不配合手术。术前患者如有情绪激动、哭吵、智能障碍等不能配合手术情况者,应果断进行全身麻醉。

手术的目的不仅是角膜伤口维持对合,以利于其愈合,而且要求尽可能减少角膜内的瘢痕产生,将对视力的影响降到最低。尼龙缝线的线结应该尽量拉入针道内以减少眼部的刺激,其不可降解性会避免可吸收缝线吸收时引起的组织反应,后者会加重角膜内瘢痕的形成。另外,无血管的角膜伤口愈合时间要长于有血管的其他眼部组织,用可吸收线缝合的话很可能在角膜牢固愈合前就已经降解松弛,伤口可能再度裂开。

一般角膜伤口在缝合术后 1～3 个月拆线,较大的、不规则的伤口可分多次间断拆线,以避免伤口未完全愈合而裂开;而较小的角膜伤口可在术后 1 个月拆线。

2. 显微缝合的打结原则　伤口缝合后缝线的打结也很关键。正确的线结可以促进伤

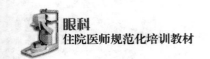

口愈合,而线结过紧、过松或方向等错误均不利于伤口的修复愈合,还容易带来相关并发症。因此,练就熟练的打结手法和完成高质量的线结,是最重要的基本功。眼科显微手术缝线打结都是外科结。

(1)打第1个结时,进出组织的线头和线尾均向对侧方向牵拉收紧,高分子材料缝线应绕两圈打结,绕线的方向可以正或者反向,但以后每一次绕线均与上一次方向相反。

(2)打第1个结后将缝线拉向对侧以卡住结不松脱,并以此来调整缝线的松紧是否适度;第2个结是为了固定住第1个结确认的松紧度,而不改变第1个结控制的松紧度;第3个结是加保险,以防松脱。

(3)打结时候线头线尾拉紧时要成一直线,并与缝线的方向一致,这样可以精确控制打结时的松紧度,否则线头线尾成角度的话,固定的线结实际松紧度会有一定的下降,将造成线结偏松。

(4)线结完成后,用显微结膜剪刀贴近线结处剪断,保留线结断段的线头0.5~1.0 mm,以防脱结。再用打结镊将线结拉入针道内,以避免线结对眼部的刺激。如果线结断段的线头太长,则拉入针道可能困难。

四、主要显微手术操作的具体步骤

1. 角膜缝合的具体操作

(1)将伤口调节至显微镜视野中央,放大显微倍数,到能清晰看见伤口,特别是缝合不规则伤口或有眼内容嵌顿于伤口时,一定要尽量放大显微倍数,保证能清晰看见伤口细节及缝针有无触及眼内组织。

(2)左手持有齿镊,右手持持针器,用后者持10-0缝针。

显微持针器持针方法:持针位置为针的前2/3与后1/3交界处,持针器与针体接触部位相垂直,这样持针最为稳定,对运针时的方向掌控最好;而针前部2/3足以穿出绝大部分需缝合的组织,否则容易在运针到一半,针尖还没有突破出针前,持针器就已经受到进针点组织的阻碍而无法继续运针,需接力(图15-2-24)。

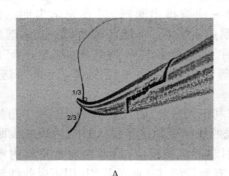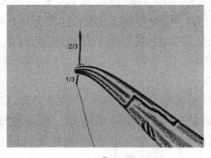

A B

图15-2-24 正向(A)和反向(B)持针方法

注:钳夹缝针的前2/3和后1/3交界处,缝针垂直于持针器切线方向

（3）左手有齿镊从视野左侧进入视野，开始固定眼球——钳夹角巩缘或角膜伤口断面（图 15-2-25）。

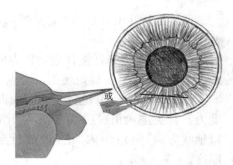

图 15-2-25　双手操作：左手固定眼球
注：左手有齿镊固定眼球：直接钳夹伤口或钳夹伤口延长线与角巩缘的交界点

（4）右手持持针器的手势前文已经介绍过。在整个手术过程中，持针的手指和虎口与持针器的相对位置应该基本固定不变，手指仅在开合持针器的时候进行动作（同理，显微剪刀操作时手指也仅在剪线时行开合动作），这样可以保证持针器在手中的稳定性。而选择运针方向、运针动作等操作主要是通过手腕关节的屈伸和旋转来完成。

（5）右手持针从视野的运针针尾侧进入视野，即如果计划缝针从角膜 6 点钟向 12 点钟运针缝合，则右手缝针从 6 点钟方向进入视野；如果计划缝针从角膜 8 点钟向 1 点钟运针缝合，则右手缝针从 8 点钟方向进入视野。这样做的好处是：缝针尾部的缝线将保持在视野外，不会留在视野内影响操作。如果右手应该从 6 点钟进入却改为从其他角度（如 12 点钟）进入视野，则缝合开始时会见到缝线就躺在视野内伤口表面，严重影响运针和打结的进行（图 15-2-26）。

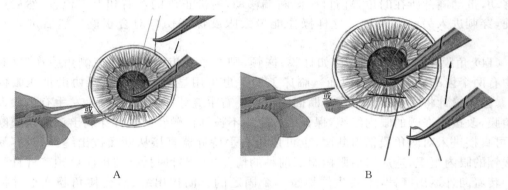

A　　　　　　　　　　　　　　B

图 15-2-26　运针时请将尾端缝线置于进针方向远端，避免干扰
A. 缝合是 7 点钟向 1 点钟方向运针缝针应从视野外 7 点钟方向进入，保持缝线位于视野外；B. 缝针从 11 点钟方向进入视野，则缝线会留在视野中，影响手术操作

（6）缝合开始前，首先将缝针悬置在伤口表面，屈伸手腕关节来选择运针的方向。一般情况下，运针方向与伤口轴线垂直。在确定运针方向后，手腕的屈伸角度即固定不变，以保证运针方向的稳定。

（7）然后尝试旋转手腕关节，在伤口上空凌空完成运针动做预试验，以检测自己是否能在保持手腕屈伸度（即稳定运针方向）下完成运针动作。

（8）当角膜伤口处于近垂直的角度时，操作者会发现手腕为迎合伤口角度而过伸或过屈，使得手腕旋转受限，从而无法顺利完成运针。临床上有 3 种方法可以解决这种情况：①最常用的是左手钳夹角巩缘的有齿镊略施加一个顺时针或逆时针旋转的力，旋转眼球 20°～30°，即可改变运针方向到顺手的角度。但实验室练习时眼球是固定的，无法采用本方法；②请护士旋转显微镜 20°～30°，手术者相应移动座位，也可以改变运针方向。实验室的显微镜如果具有这一功能可以尝试；③持针器反持缝针，反向缝合。这点操作者自己在实验室可以尝试。

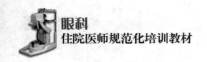

（9）调节好位置后，可重复（5）、（6）两个步骤，再次确认右手持针器和手腕活动，准备就绪。

（10）再次将缝针按计划运针方向横置于角膜伤口上表面，预测缝针进出角膜伤口两侧表面的位点（进出点与角膜伤口交点之间距离应为1/2标准缝线宽度）。

（11）垂直10-0缝针于角膜表面，刺入角膜，穿刺时左手有齿镊可向穿刺相反方向予以助力。针尖进入角膜后，手腕沿缝针弧度旋转运针，向原定运针方向（主要是垂直于角膜伤口轴线方向）向角膜内"送"进缝针至角膜伤口断面。一般断面为最低点，深约3/4角膜厚度。

（12）这时观察伤口内有无眼内组织嵌顿，如果无，进入步骤（13）；如果有，进入步骤（14）（实验室采用的是离体的猪眼球，其虹膜往往已经萎缩固定，很难嵌顿于角膜伤口，故实验室无法锻炼有眼内容嵌顿的角膜伤口的缝合）。

（13）角膜伤口无眼内组织嵌顿，这时缝针从伤口一侧断面进入另一侧断面，要求穿刺入另一断面的点是和原断面穿刺出的点在原结构上对应的点，这样可以避免角膜伤口在缝合后出现左右错位或上下错层。具体在显微镜下操作时：观察伤口两侧的表面是否保持在一个平面（有无上下错层）；观察伤口两侧断面有无左右错位。如果有，右手缝针相应移动，带动缝针所在的角膜伤口一侧断端移动，对准正确的左右和上下位置，然后运针向前，穿刺进入另一侧断面。这样操作能最大限度保证伤口对合正确。然后进入步骤（17）。

（14）角膜伤口有眼内组织（如虹膜）嵌顿，则左手有齿镊应夹住该侧角膜伤口（有齿镊中有两个齿的一端夹伤口内面），临床上助手也可用显微虹膜恢复器协助推压眼内组织，暴露出缝针将穿刺出角膜伤口断面的位点。右手缝针穿刺出断面后，左手有齿镊即松开角膜，改按压嵌顿的眼内组织，保证眼内组织不被缝针触及。缝针穿刺出该侧角膜断面后，可直接进入对侧角膜伤口断面，也可以用右手持针器直接从断面拔出缝针（对容易穿过嵌顿的眼内组织，造成术后眼内组织前粘的情况）。出针时持针器也应该顺着缝针弧度而旋转着向外运出缝针，不要生硬地按一个固定的方向拔出缝针，会使角膜变形并损伤缝针。

（15）右手持针器重新持针：显微镜下持针方法很多，推荐先用左手镊子轻轻夹住并提起缝针后1cm的缝线，将缝针悬在角膜上方，右手持针器即可钳夹缝针的中后1/3处，左手镊子再协助调整缝针的方向即可。此处不必将大部缝线拉出原断面，只需要拉出小段，足够另一侧进针即可。过多的缝线会影响操作视野并增加另一侧进针时的麻烦。

（16）然后穿刺入对侧角膜伤口断面。要先判断伤口两侧左右的对合，找到对侧断面进针的左右交点，然后有齿镊夹住对侧伤口预期进针位点旁的断面，暴露伤口断面3/4深度的对应进针位点，右手缝针垂直断面穿刺该点进入对侧伤口断面［注意只有当角膜伤口为垂直角膜表面时，需垂直断面进针，斜性角膜伤口处理见（17）］。

（17）缝合斜行角膜伤口的时候，以（仍是角膜3/4厚度水平）伤口深部的位点作为为缝线底部所在（显微镜下见深层伤口位点两侧的角膜缝线宽度相等，而不是角膜表面伤口两侧缝线宽度相等），这样缝合的伤口对合好，不易滑动（图15-2-27）。另外注意缝线穿过伤口断面时应该在伤口两侧断面的同一平面，显微镜下见当时角膜伤口两侧表面位于同一平面。

（18）缝针进入对侧角膜伤口后，左手有齿镊仍钳夹角膜伤口，右手按照缝针的弧度向前运针,直至缝针穿出角膜表面预期的出针点(出针点和进针点与伤口的距离应一致,为预期出针点,可用左手有齿镊按压预期出针点稍远端处,协助准确定位出针)。

(19)出针后右手持针器夹住伸出的针尖,沿缝针弧度旋转运出缝针。再将左手有齿镊松开。这样有利于伤口闭合的稳定。

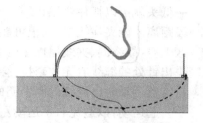

图 15 - 2 - 27　伤口断面倾斜时的运针方法

注:斜行与角膜表面的角膜伤口缝合时,运针隧道的最低点应设定在 3/4 角膜厚度的伤口断面处。实际操作时,进针点应选择距离该点 1/2 标准缝线宽度的位点,而不是选择距离角膜表面伤口 1/2 标准宽度的位点。临床上有时伤口非常倾斜,强行按照 1/2 标准宽度设定进针点可能无法达到角膜表面伤口位置。这时可紧贴伤口一侧进针,而运针的弧度可适当变化,保证伤口最低点(3/4 角膜厚度处)于进出针位点距离相等

2. 缝线打结部分的具体操作

(1)右手持针器钳夹着取出缝针后继续向视野的左上方(角膜 1～2 点钟方向)牵拉缝线。这里注意 3 点:①右手拉线向显微镜视野的左上方(角膜 1～2 点钟方向),是由于将会用左手打结镊夹着近针头侧的缝线进行打结,便于从显微镜视野的左上方(角膜 1～2 点钟方向)进入视野的左手操作。只有当不参与打结的缝针和缝线位于左手器械的远端外围,才能不影响打结区域的操作。②在右手拉线的同时,左手的有齿镊换成打结镊,打结镊钳夹缝线不容易损伤缝线,且打结时不容易打滑,其末梢的角度平行于角膜表面,也方便夹住缝线。③不要立即用左手的打结镊接过缝线,而要用右手持续拉线直至在视野内角膜进针处看见线尾时才用左手的打结镊接过缝线。这样会提高工作效率。

(2)右手将缝线拉到位(角膜进针处看见线尾,线尾与进针处的距离 1～2 cm),正好方便打结。初学者线尾可以稍留长些,以防打结绕线时不注意时牵拉缝线,使线尾完全进入角膜,无法继续打结而必须原位重复整个缝合过程)。这时左手的打结镊应从视野左上方进入,夹住缝线,注意点有:①从缝针侧的缝线上方向下夹缝线(不要从下方夹缝线,否则打结的时候远端缝针侧的缝线会在打结区上方,影响视野和操作);②打结镊与远端缝线的角度成锐角(这样打结时视野里打结的缝线部分就在镊子的前端,方便打结);③左手夹缝线的位点与出针点之间的长度(约 2.0 cm)应适合完成接下来要打的 3 个结(角膜缝合打结正反共绕 4 圈)(图 15 - 2 - 28)。只要带着这个意识,多尝试几次就能确定自己应该夹的缝线长度。打完 3 个结左手打结镊不需要松开换位,节约很多时间和操作。

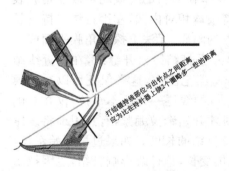

打结镊持线部位与出针点之间距离应为比左持针器上绕 2 个圈略多一些的距离

图 15 - 2 - 28　左手打结镊持线的要点

注:右手持续牵拉缝线至线尾可见;左手更换打结镊从缝线上方钳夹缝线,切忌从上图中错误的角度钳夹,否则会严重影响打结时的容易度

(3)右手持针器悬在线尾的上方不动,左手打结镊夹着缝线,从出针点左侧回旋进入打结区至其上空(图 15 - 2 - 29)。这样出针处的缝线已经自然成了一个圈,直接套到持针器上,然后同向再绕一个圈。此时注意点:①应该是右手持针器不动,左手运动将缝线套上右手持针器绕圈(如果左手不动,右手持针器触动缝线绕圈,则很容易带动缝线从出针口外拉,造成进针口的线尾被牵拉进入角膜,甚至脱出伤口外)。②右手持针器应该在线尾的正上方,这样绕圈完成后,只需要

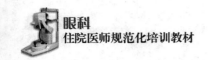

一低头就可以抓住线尾打结。而如果持针器在远离线尾的部位,绕圈完成后还需要移动一段距离才能夹住线尾,则很可能带动缝线,将线尾拉进角膜进针口。③因为持针器位于打结区上空,故绕圈、夹线尾操作的下方就是进针和出针点,操作者打结时要注意观察其下角膜进出针处的缝线有无被牵拉,会不会出现缝线牵拉将线尾拉入角膜的意外。④为了保证在持针器运动时已经绕的两个圈的缝线不脱落,左手打结镊在绕完圈后,紧贴持针器一侧,双手一起运动,以避免右手运动左手不动而导致绕圈的缝线滑脱持针器(图15-2-30)。⑤为了方便持针器钳夹线尾,建议事先将线尾翘在空中,不要紧贴角膜表面,如果已经紧贴角膜表面很难翘起,建议持针器长轴转到与线尾长轴一致的方向再下探夹线尾,或者缝线绕圈前就反执持针器(弓弧端向上),这样持针器头端下探夹线会更加方便。

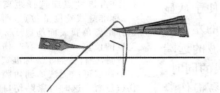

图15-2-29 右手持针器先置于线尾上方再绕线
注:将右手持针器悬空在线尾上方,以便一下探就能轻松钳夹线尾。左手打结镊控制缝线从视野左侧绕上持针器,进行打结

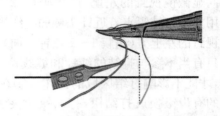

图15-2-30 左手打结镊主动绕线
注:第1个结缝线应该环绕持针器两圈,然后打结镊持缝线向持针器靠拢,并随持针器一起运动。否则持针器运动而打结镊不动,可能导致环绕好的线圈脱落

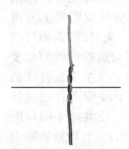

图15-2-31 打结时缝线牵引方向的要点
注:打第1个结时,钳夹视野下方缝线的打结镊向视野上方牵引,而持针器则反向牵引,两侧缝线成一直线

(4) 打第1个结:左手打结镊夹住线头,右手持针器夹住线尾,开始打结。双手牵引的方向应该:①线头和线尾均向对方方向牵拉;②牵拉方向长轴与进出针口的连线保持一致;③线头线尾与角膜伤口成切线方向,两者牵拉时成一直线(图15-2-31)。④实验室里因为眼座固定的眼球突眼明显,打结时无论牵拉多长的缝线均可以在角膜表面平面内完成。但临床上很多患者眼球相对内凹,左手打结镊持过长的缝线打结时器械会受到眼睑眼眶的阻碍,无法下探到角膜平面成一直线。遇到这种情况,解决方法是左手打结镊松开缝线,在靠近线结的位置重新夹缝线,使得打结在开睑器范围内,这样保证可以在角膜表面平面进行打结;⑤打结时右手持的线尾一开始不牵拉,仅在对侧线头侧的缝线被牵拉到位后绷紧时才开始牵拉绷紧,有意识地将线尾的长度维持在刚刚能被持针器夹持打结的长度。如果过早开始牵拉,会将部分缝线拉出进针口,使得线尾变长,这样既影响打结,也因拉出的缝线最终被剪而造成浪费。

(5) 确定线结松紧度:线头线尾成一直线绷紧牵拉时,应仔细观察角膜伤口闭合的松紧度,当闭合到合适的松紧时,就停止拉紧缝线,而改为维持同样的松紧度。然后根据具体情况,将绷紧着的线头或线尾从线结上方转到对侧(这一步特别要注意,转的过程中角膜会受到一定的向对侧的力而变形,造成对侧的线尾或线头松弛,出现线结变松的情况。故夹住对侧缝线的器械要有意识地增加一些牵拉,维持对侧缝线的绷紧度不变）。转向完成后，线尾、线头及伤口内的缝线成"Y"形并绷紧，这样即卡住了线结（图 15 - 2 - 32），然后放开线头或线尾而线结往往能维持不松开，这样就能确定好此线结的松紧。如果因为伤口哆开的张力过大，第 1 个线结无法卡住，可重复刚刚步骤，一般第 2 次即能卡住线结，或者请助手用无齿镊夹住线结，打第 2 个结时完成固定。

（6）第 1 个结确定线结松紧度，第 2 个结则将这个松紧度固定。左手打结镊夹住线头侧的缝线，夹线点与第 1 个结之间预留绕一个圈的缝线长度，然后与第 1 个结"相反"的方向绕 1 个圈到稳定在线尾上空的持针器上，持针器下探夹住线尾（图 15 - 2 - 33）。这时推荐先绕圈前将持针器反向握持，方便夹住较短的线尾。然后向第 1 个结拉紧方向"相反"的方向拉紧缝线打结。

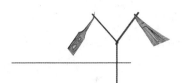

图 15 - 2 - 32　第 1 个线结初步固定线结松紧

注：当上一步把缝线松紧度牵引到满足要求的时候（伤口对合好，不过松也不过紧），则右手持针器向视野上方（7 点钟方向）牵引，同时左手打结镊向 5 点钟方向牵引，双手力量相等然后同时放松，可以"卡"住线结，临时稳定住线结的松紧度

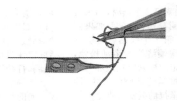

图 15 - 2 - 33　第 2 个结的绕线和牵引方向均与第 1 个结相反

注：将缝线反向环绕持针器 1 圈后，持针器下探钳夹住线尾，再相相反方向抽紧缝线。切记无论是环绕持针器还是抽紧缝线，其方向均与前一针时所用的方向相反

（7）拉紧固定第 2 个结的时候，特别要注意，两个线结之间，左手线头侧的缝线长度远远长于右手线尾侧。如果两者同时牵拉，则线尾侧会提前绷紧，这样一侧绷紧而另一侧未绷紧，会导致第 1 个线结被拉松。正确的做法是，右手夹住线尾后，不仅不牵拉，反而向第 1 个结方向靠近些许，显微镜下可见线尾缝线弯曲松弛，以避免左手拉线时右手下意识地拉线而误牵动线尾和线结打结。左手缓慢的牵拉收紧线头侧的缝线，当第 2 个结与第 1 个结之间的两根缝线长度相同时，双手才开始反向运动打结（图 15 - 2 - 34），收紧打第 2 个结，双手收紧的速度一致，保证最后线结收紧的一刹那，两侧缝线同时收到尽头固定（15 - 2 - 35），也避免改变第 1 个线结所确认的线结松紧度。另外建议打第 2 个结时稍慢些，以便在显微镜下观察第 1 个线结有无被牵动，两侧的缝线牵拉的速度及方向等细节是否正确。而过快的动作往往令操作者在还没反应过来前就已经犯错（如牵动了第 1 个线结，改变了松紧度等）。

（8）第 2 个结固定好本线结的松紧度后，继续按照刚才的方法打第 3 个结（图 15 - 2 - 36），第 3 个结的作用是对固定好松紧度的线结做一个保险，避免一些牵拉等外力作用影响线结。打结时仍然仿照之前的原则：①绕圈方向及牵拉收紧缝线方向与之前一个线结相反；②在角膜表面平面内牵拉缝线成一直线，两侧的线同时收紧成第 3 个结。

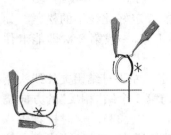

图 15 - 2 - 34 打第 2 个结时，先只抽紧左手（较长）缝线

注:刚开始抽紧第 2 个结时,因为线尾端的缝线明显短,故双手如果同时牵拉的话,第 1 个线结就会被提前抽紧的线尾端缝线所牵动松弛,导致之前确定的松紧度被破坏。故一开始应只抽紧缝针侧的缝线（即左手打结镊牵拉的缝线）,直至两侧缝线与线结之间的长度相同

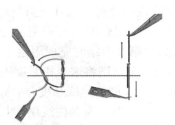

图 15 - 2 - 35 当双手缝线等长才双手一起缓慢抽紧

注:当两侧缝线与线结之间距离相等时,双手开始同时牵引抽紧缝线。两侧缝线仍一直线进行牵拉。最后固定住线结的松紧度（请注意持针器和打结镊在图中的位置,及代表缝针侧缝线用的是灰色,代表线尾方向的是黑色线）

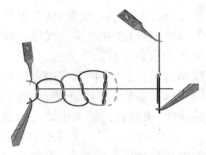

图 15 - 2 - 36 打第 3 个结

注:要点与前相同

（9）剪线：①用显微剪刀剪线时,左手将线头线尾轻轻向上方牵拉,但不能把线结提到离开角膜表面,否则线结容易在剪线时被剪断；②提线要向侧上方,保证自己或助手剪线时能看到线结；③初学者可将剪刀打开置于角膜表面,将线结置于剪刀中间并保持同一平面,侧过剪刀与角膜表面成 45°角,然后闭合剪刀剪线。这样剪线能确保在线结上方剪断,保证剪线时既不伤及线结,又残留适当的缝线断端 0.5～1.0 mm。这种方法切忌过度提起线结至离开角膜表面,可能导致误剪断线结。

（10）打结剪线完毕后,应该将线结拉入角膜针道基质内,以免线结刺激。注意：①线结拉入时注意不可带入角膜上皮、细棉纤、滑石粉、血凝块等物,以免引起伤口愈合不良、继发感染及缝线隧道瘢痕等；②线结应保留在远离角膜光学区的部位,减少对光学区的影响；③线结不可留在角膜伤口断面处,避免影响愈合；④线结拉入角膜后应该有一个回拉动作,这样可以使线结"顺"向角膜表面,减少日后拆线拉出线结的难度；⑤尽量大段地夹持缝线来拉线结。例如,用持针器长轴沿着缝线方向夹住大段缝线进行拉线结,这样受力均匀分散,减少拉断缝线的可能；⑥一般从进针口拉入线结比较方便,如果尝试几次无法拉入（往往因为线结较大）,可转到另一方向到出针口拉入线结。⑦拉线结的阻力如果实在很大,无法拉入,左手换有齿镊夹角巩缘给予一个与拉线结相反的力,可帮助线结拉入角膜基质。

作为初学者,应严格按照上述的方法开始学习如何进行角膜缝合,建议每一个细节和步骤都模仿并掌握（以后熟练后可以根据自己的习惯进行各种改良,只要能完成缝合操作即可,但初学期间请务必严格按照教程进行学习）。如果尚未能熟练掌握基本的缝合操作,结果不稳定,每一针缝的效果都不一样,那怎么协调统一很多针缝合的结果呢？千里之行,始于足下。先掌握好基本操作,再研究如何运用这些操作,最后汇总成完成整个手术。

3. **如何循序渐进地缝合各种角膜伤口** 角膜缝合的基本操作学习完成后,则开始学习缝合不同的角膜伤口。在缝合不同的角膜伤口时,用多少针,每一针的位置如何,各针之间关系如何,各次缝合的先后次序,各缝线的松紧等都是需要注意的。

整齐划一的伤口处理相对容易,但临床实际情况不然。在实验室练习不同类型的伤口处理,是提高应对实战本领的需要,这样才不至于面对复杂眼外伤眼球伤口处理时无从下手。

(1)水平位的板层角膜伤口:锻炼基本的缝合动作。因为是板层伤口,不会有伤口左后错位和上下错层、眼内组织脱嵌等问题存在。而且水平位的伤口运针较为容易,适合初学者学习运针和打结操作的基础。

(2)水平的全层角膜短伤口:在掌握运针和打结的技巧后,开始练习全层伤口。缝合时就需要关注伤口左后错位和上下错层等问题,并且打结的松紧度也需要予以关注。

(3)水平位全层角膜伤长口:熟练掌握缝合全层角膜伤口后,就可以开始进阶熟悉多针缝合的设计和操作了。一个较长的伤口,如何选择关键位点(如折角、角巩缘等有解剖标志的位点)先间断缝合数针,达到大致闭合整个伤口的作用,然后再补充缝合完成整个伤口的修复。

(4)板层角膜移植伤口:用环钻在角膜上做圆形板层伤口,按照角膜移植缝合规则进行缝合,可以锻炼规则伤口下各向运针和打结的技巧。

(5)全层角膜移植伤口:掌握各向运针和打结技巧后,练习缝合360°全层伤口,增加了各缝线之间松紧度协调的问题,并且伤口有无渗漏也是检验缝合质量的"金标准"。

(6)不规则伤口:在前面的基础上,制造不规则的角膜全层伤口,锻炼伤口的对位缝合与设计,提高应对复杂伤口处理的能力。

如果伤口为带棱角的不规则图形,进针口和出针口排列所组成的虚线仍然应该是两条平行于不规则伤口的线,有一样的棱角。而首先缝合的是虚线棱角之间的连线,缝针从伤口的锐角方向的虚线棱角点进针,经过伤口棱角(一般经过伤口棱角的连线,为该棱角角度的等分线),然后从对侧虚线的菱角处出针,打结时即将伤口的棱角紧贴住对侧的角膜缺口断面,避免伤口的渗漏产生。缝完棱角后,再继续再缝针之间补缝针。后续缝针时依然根据原则,取分段伤口的中点(图15-2-37)。有时不规则伤口的曲率半径很小,就以平行于伤口的虚线为起点进针,向伤口放射状地运针,出针点也形成平行于伤口的虚线。这样的放射状缝线,将闭合伤口的力分散在各个缝线上,并相互抵消不必要的其他方向的力,最终仍能达到闭合伤口、减少散光的作用。

有时候不规则伤口的棱角角度过小成楔形,无法取其角度的等分线进行缝合,则只能以垂直于伤口棱角等分线的方向横向间断缝合,将伤口棱角压在缝线的跨位下。而缝针从凹形断面进入楔形断面时,应特意向楔形的基底部偏移运针,这样打结后,缝线有将楔形断面向凹形断面方向牵拉,减少伤口渗漏的可能。

4. 巩膜及结膜的缝合 巩膜缝合、结膜缝合与角膜缝合,三者大致相同,特别是打结部分。掌握了角膜缝合,略加修改就可以完成巩膜和结膜缝合。再次强调一下,实验室里使用的猪眼球,其巩膜和角膜均厚于正常人,所以缝熟悉了猪的3/4角膜巩膜厚度,到临床上一定要有所警惕,要缝得深度相对变浅,缝线进出针点的距离相对变

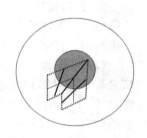

图15-2-37 "L"形伤口缝线布局

注:"L"形角膜伤口完美缝合的话,进针、出针点的连线应与伤口形状相似。这种伤口第1针先缝2条虚线顶点,避免左右错位,基本封闭伤口;而剩余的缝线不能完全按照规则伤口的基本原则进行缝合,特别是缝线垂直于伤口切线这一点,往往需要做一定的调整,即缝线与伤口的交点不变,缝线方向为垂直伤口切线方向与相邻缝线方向之间的中间值,进、出针的位点则为虚线与缝线方向上的交点,然后进行缝合

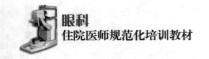

小,才能适合临床上正常人的参数。

(1) 巩膜缝合:巩膜是有血管组织,愈合速度一般较快,且巩膜并不像角膜一样要保持透明。因此,可以用可吸收线进行缝合。一般伤口愈合后局部仍然较未损伤前的巩膜来得脆弱,容易在再次外伤时裂开,故较短(<3 mm)的巩膜伤口可以仅用可吸收线缝合,伤口较长(>3 mm)应该加用不可吸收线(8-0、10-0、5-0尼龙线均可),因为缝线表面有结膜覆盖,不容易引起异物反应。

缝合巩膜前需要清理巩膜伤口嵌顿的眼内容物,主要是玻璃体和葡萄膜,否则伤口难以愈合。凝胶状的玻璃体很容易在剪去后继续不断涌出,需要用显微剪刀紧贴伤口表面一点一点地剪除,直至不再流出或流出玻璃体转为液态。这个过程可能时间较长,要有耐心,直至其不再涌出,才开始缝合。嵌顿在伤口内的葡萄膜一般尽量回纳,除非有明显污染。否则眼内容物嵌顿在巩膜两侧伤口之间,会造成伤口愈合不良,且容易再次裂开,甚至葡萄膜组织嵌顿可能引起交感性眼炎。

巩膜缝合所用的缝线型号不同,缝针的弧度就各不相同,一般越小的型号缝线的弧度越平。巩膜缝线进针时应距离伤口0.5 mm,进针角度与巩膜平面成一定的角度(20°~30°),向垂直于伤口切线方向运针。显微镜下见巩膜伤口的断面的2/3~3/4深度出出针,然后进入伤口对侧断面的对应位置(伤口深浅和左右均应对应),再从对侧伤口外0.5 mm出针。同角膜缝合一样,伤口较长时,先在伤口中间或有定位标识的位点进行缝合(如角巩缘、不规则伤口中折角的位置),保证整个伤口的基本闭合和对位准确,避免错位缝合或眼内容因眼球受压迫而进一步脱出。打结时第1个结绕2圈,第2、第3个结正反正绕1圈,同角膜缝合打结操作。

(2) 结膜缝合:因结膜的愈合能力较强(结膜伤口一般1周即可愈合),且其在眼表,线结会有一定异物刺激感,通常使用8-0可吸收缝线。可吸收缝线一般在术后2~4周内松解,1个月开始降解并逐步脱落,这就保证了结膜伤口的愈合,且避免术后拆线的麻烦。如果条件有限,可以用5-0丝线,需在术后10 d到2周拆线,以避免缝线的长期刺激。

球结膜菲薄时容易出现针眼孔,特别当伤口有张力时不宜用10-0尼龙线缝合,而应采用多股绞合的8-0可吸收线或5-0丝线缝合。因为其与针道组织的摩擦力大,不容易造成结膜组织切割,也容易刺激伤口愈合。但如果真出现针眼孔,则用10-0尼龙线从垂直于张力方向的角度进针缝合。

结膜伤口缝合不同于角膜和巩膜组织的是:结膜移动性较大,且伤口两侧结膜容易形成内卷,一定要将内卷的结膜组织展平再对位缝合,伤口两侧结膜进针处以0.5 mm为宜(如果张力大、容易切割处可以放宽到1.0 mm),否则容易将结膜上皮面内卷在伤口内影响愈合。另外,结膜伤口缝合时容易发生将下方的球筋膜嵌顿在伤口内,避免此种情况的方法有:一是上提球结膜与球筋膜分离后缝合;二是先将球筋膜缝合后再缝球结膜。结膜缝好后缝线打结的第1个结一般绕1个环就可,如果伤口没有张力,打两个结就可以固定好线结了,可不需要打3个结。如果伤口有张力,应同角膜和巩膜的缝合打结。结膜伤口缝线吸收或拆线后裂开,往往是由于缝合时将结膜伤口两侧的组织内卷了,形成结膜伤口内实质为上皮表面对上皮表面,而不易愈合;另一种情况是结膜伤口内嵌有球筋膜组织,也妨碍了结膜伤口的正常愈合。因此,结膜伤口的处理更应该细心操作!

五、初学者常见的问题

(1) "手里有什么器械就用什么器械":有齿镊、无齿镊混用,打结镊基本不用,直到必须换器械了才换……这样就经常会出现用齿镊夹断缝线、撕裂眼组织之类的问题。

（2）"视野里的杂乱非迫不得已不清理"：操作已经偏到显微镜视野的周边了，视野里缝线、缝针都乱作一团了还在手术，非到无法做下去了才移动下显微镜，调节下患者头位眼位，清理下视野内的杂乱……这样则经常会遇到打结时候针头侧的缝线缠绕到打结区域等问题。

（3）"做到哪里算哪里，做完不记得刚刚是怎么做的"：这个是初学者进步缓慢的最关键的问题。笔者教学时曾遇到这样的问题：住院医师做某个操作时（如缝线打结的某个步骤）总是不顺，但也偶尔会有一次非常顺利，却也不知道为什么。于是让她操作 1 次，就会发现术中某个动作用的不合理，所以造成不顺利。估计她偶尔的那次顺利，是在这一步换用了正确的手法，所以就很顺利地完成了。但因为她已经习惯了错误的方法，绝大部分操作时用的都是错误的方法，而她也没有仔细回忆和反省偶尔的顺利和一贯的不顺利之间操作时的区别，故一直没有发现自己的问题根由所在。

因此，建议每次操作后都能反省自己刚刚的动作，如同电影一般在脑海里过一遍，对照做好的结果好还是坏，那么就容易总结出某个操作是否正确，并考虑下一次操作做哪些微调来改良效果（如"我这次进针的角度是某某度，结果缝线偏浅了，下次我要加大进针的角度到某某度试试"）。这样的话，进步就会很快。如果每次进实验室后都仔细回忆思考一遍，下次改进，那么进步就是按次计算的；如果每做一步操作后就回忆思考并改进，那么进步就是按分钟计算的……如果完成了就不回忆、不思考，那么除非别人指出你的错误，否则就一直不进步了。

谨记：操作-反省-设计改良方法-再操作验证设计，反复循环，可以快速提高。如果练习的时候不加思考，仅仅在操作刚刚达到能做完手术目的，却未曾检讨过每个手术动作是否正确完善前，就会重复练习的错误动作，则非常可能最终养成了一套包含错误的手术操作方法。

（余晓波　邵婷婷）

第三节　常见眼病眼科显微手术的实验室操作训练

主要就 3 个常见的眼前段手术——角膜移植术、青光眼小梁切除术和小切口白内障摘除术的实验室操作训练做简单介绍。

一、实验室穿透性角膜移植（PKP）

基本手术规则如下。

（1）眼球固定于眼座，角膜面向上。

（2）环钻钻角膜中央植床。初学 PKP 者仅钻角膜板层练习板层缝合，等到熟练各向角膜缝合操作后，钻通植床全层并剪下病变角膜，进行全层缝合。在后者缝合时要额外注意避免角膜植床和植片之间的错位。

（3）植片放置在移植床上，10 - 0 尼龙缝线先按照在 12、6、3、9 点钟顺序间断缝合；然后在 1:30、7:30、4:30、10:30 位置间断缝合，最后在所有缝线之间各补充一针间断缝合。缝合时要注意缝线与角膜伤口切线方向垂直，伤口两侧的缝线长度相等，各缝线之间的松紧度、间距、缝线长度均相等，形成 1 个双同心圆放射状缝线环。

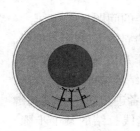

图15-3-1 弧形角膜伤口的缝合规则

注:弧形伤口的缝合:在距离伤口1/2标准缝线宽度的位置做与伤口平行的虚线作为进出针位点,以垂直于伤口切线的方向进行缝合

（4）缝合完成后检查缝线的进出针位点、方向、之间的距离是否相等,是否呈放射状……对于有问题的地方进行重新缝合。特别注意初学者请勿先拆错误的缝线后再做新的缝合,而是预先确定正确的进出针位点,以错误的缝线为背景参照物进行缝合,这样往往能更容易进行准确定位,完成缝合。以后熟练了可以先拆线再缝合。

穿透性角膜移植术主要训练角膜伤口的缝合,因其是圆弧形的切口,因此伤口的缝合处理不同于一般的角膜外伤性伤口。弧线伤口的进针口和出针口排列所组成的虚线也应为两条平行于弧形伤口的弧线,而缝线呈放射状,其与伤口线方向的关系也基本为垂直关系(图15-3-1)。

掌握了缝合等基本手术操作的实验室学习后,可开始在上级医师指导下进行临床眼外伤的手术了。

同时可以继续进行青光眼及白内障阶段的手术学习了。鉴于已经有很多青光眼白内障方面的手术教材提供,故本章主要讲述实验室里可以锻炼的手术技巧和细节。因为青光眼小梁切除术和随后的小切口白内障手术在临床上有实际操作的机会,故这两段写作时附带一些临床手术介绍信息,希望有利于临床工作时的练习。

二、实验室青光眼小梁切除术

在实验室练习小梁切除术,主要是练习剥制巩膜瓣及小梁切除这两个步骤。实验室里可以在一个象限完成剥瓣练习后,旋转眼球暴露邻近完整的角巩膜区,再次固定,继续剥瓣。只要巩膜没有在练习过程中全层穿孔,一个猪眼球全周可以剥6~8个巩膜瓣。熟练剥瓣或完成全周剥瓣后,可练习小梁切除。

离体的动物眼球眼压往往偏低,给剥制巩膜瓣造成一定困难。为了维持眼球的眼内压,可借助小切口白内障 Mini-nuc 手术操作的第1步——在实验室术前准备时进行"安放前房成型器(ACM)"。简单地说,就是在角膜上用 20 G 的穿刺刀的穿刺全层角膜切口,植入前房成形器(ACM),接上灌注液来维持眼内压。实验室可用自来水灌注(方便廉价,且离体死亡动物的眼球不会引起角膜的进一步水肿),改变灌注瓶高度可以模拟不同程度的眼压,体会在不同程度眼压下剥制巩膜瓣的感觉。

1. 安放前房成型器(ACM) 用塑料 500 ml 瓶,灌满自来水,悬挂于 50~100 cm 高度,以输液管引流到眼球边,插上 20 G 的 ACM,用后者穿刺 6 点处的周边角膜插进前房,即完成前房灌注。可以通过安放 ACM 和提高灌注瓶高度,来模拟高眼压青光眼状态。具体操作方法如下。

（1）右手持 20 G 的穿刺刀,从 6 点位置角膜缘横向、45°角方向穿刺进入前房,切记 20 G 刀最宽处要通过内切口进入前房(这样才能保证整个角膜隧道为 20 G 的宽度)。一般需要左手有齿镊钳夹 5 点处的角巩缘,提供一个反向穿刺方向的力,以协助穿刺(图 15-3-2)。另外,穿刺刀的方向远端应对准虹膜,而非晶状体,以防用力过度刺破晶状体造成医源性白内障。

（2）部分打开输液管阀门,保持 ACM 开口缓慢液体滴注。

（3）右手如图持 ACM 头部(必须隔着硅胶管持 20 G 金属管,保证在进入角膜穿刺隧道时,金属管不会因为来自隧道的阻力而内缩进硅胶管),ACM 斜面向上下压角膜穿刺口后唇进入角膜隧道。进入隧道后略略左右旋转 ACM,直至开口部分完全进入前房,将开口斜面转向虹膜面。ACM 金属管部经磨砂处理,可自行留置在角膜隧道中而不会滑出。

(4) 完全打开输液管阀门,保持灌注通畅,通过改变灌注瓶高度改变眼内压(图 15-3-2~15-3-4)。

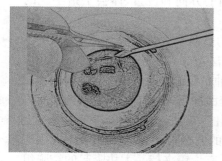

图 15-3-2　20G 前房隧道穿刺侧切口以供植入 ACM

注:在 6 点钟近角膜缘区进行穿刺,采用 20 G 穿刺刀,与角膜成 30°~45°进行穿刺,直至穿刺刀刃的最宽部进入前房(保证隧道内外口均为 20 G 宽)。注意穿刺方向远端应对虹膜,避免用力过度伤及眼内重要组织,如晶体

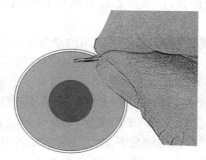

图 15-3-3　安放 ACM

注:右手持硅胶管(同时隔硅胶管捏住金属头部),旋转着将金属头部放入角膜隧道,直至末端斜面完全进入前房,转动并将斜面向下

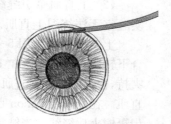

图 15-3-4　ACM 安放完成

注:20 G 的 ACM 可持续向眼内灌注液体,以保持前房和眼内压。其灌注量与管径和液压有关。如果眼内房水流出速度小于灌注速度,则前房将保持稳定,并且眼内压稳定

2. **眼位固定**　青光眼小梁切除术部位一般首选 12 点钟方位,术后复发再次手术可以选择颞上、鼻上等方位。为了保障手术顺利进行,在术中需将眼球稳定保持下转位。实验室练习固定眼球时,将猪眼球用底座和帽子即可下转固定:将眼球长轴横向放置(仿正常眼球横径大于纵径),并将角膜向 6 点钟方向下转,暴露上方巩膜即为手术区,盖上帽子固定眼球。

临床局麻手术时,患者的眼球是可以转动的(结膜下麻醉,不是非常到位的球后、球周麻醉没有麻痹眼外肌的运动)。有的患者术中能配合好,保持始终眼位下转,但很大一部分患者无法做到。所以临床上对局麻患者常规用牵引缝线固定眼球。有两种方式:角膜缘缝线牵引,上直肌缝线牵引,实验室可以练习。

(1) 角膜缘牵引缝线:通常用 8-0 缝线,离开角巩缘 1~2 mm 的透明角膜处(过于接近角巩缘的话,万一巩膜瓣分离时巩膜瓣要前移进透明角膜时,就会受到限制),缝针穿刺深度约为 75% 角膜厚度,宽度 3~4 mm。缝角膜牵引线的手法如下。

显微镜下进针时,左手持镊 1 点方位的角巩缘固定眼球,右手持针以较大角度进针,目测达到 60%~70% 角膜深度时,手腕开始转向水平方向运针,使针尖部位平行于角膜表面后,沿角膜表面水平向前运针,当针道宽度达到足以支持牵引张力强度(3~4 mm)后,旋转手腕出针即可。缝线用血管钳固定在 6 点方向的铺巾上,钳夹时小心不要夹到铺巾下的皮肤。

做此牵引缝线需避免过深穿孔角膜和过浅缝线牵引时切割角膜组织。为避免这一并发症,建议左手稳定固定眼球保持水平眼位,提高显微镜倍数,清晰观察运针时角膜和缝线的细节,当角膜运行在角膜内,可见缝针尖旁边原透明的角膜组织因变形而出现光线折射。万一过深针尖穿入前房,则会发现针尖旁的光线折射现象消失(房水不会变形而产生折射),应及时原路退出缝针,换位重新穿刺缝线。如果缝线深度太浅,或牵引张力相对太大,牵引缝

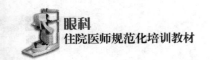
线会撕裂其上方的角膜组织而脱出。遇到这种情况,可考虑旁边再做一次角膜牵引缝线(这次缝线的深度和宽度要大于上一次的牵引缝线)。如发生角膜穿孔或难以继续角膜缝线牵引,建议转换为上直肌牵引缝线。

在实验室仅练习角膜牵引缝线的运针手法,练习时应该用角膜面向正上方的眼位练习(与临床做角膜牵引缝线时的眼位一致),而不是眼球向 6 点钟下转的眼位。切记进针、运针、出针时要提高显微镜倍数,仔细观察运针时针在角膜内的方向和位置,体会手指手腕的动作和双手的配合。

(2)上直肌牵引缝线:因在实验室中使用的动物眼球的直肌和大部结膜均已剪去,所以实验室无法练习上直肌。下面简述临床上直肌牵引缝线手法:

上直肌缝合常用 5-0 缝线。先右手用有齿镊夹 6 点钟角膜缘位置下转(同时嘱患者配合下转),左手有齿镊在 12 点钟角膜缘后 8 mm,垂直于巩膜面探下,隔着结膜,紧贴巩膜面再夹持,往往能夹住上直肌前端。这一步很关键,如果未能夹住上直肌,接下来自然无法缝过上直肌。在结膜及 Tenon 膜较薄的情况下,能直接看到结膜下的上直肌,也就容易直视下左手有齿镊钳夹后缝线。当结膜及 Tenon 膜较肥厚的情况下,左手有齿镊夹持一大块隆起的结膜组织,轻轻左右上下移动钳夹组织,如果眼球也能同步转动,就抓住了上直肌;如果眼球不完全同步转动,往往是只夹住了结缔组织,需要重新钳夹。如果上方结膜下浸润麻醉后再做上直肌牵引缝线,往往使结膜下组织更难识别,并增加钳夹上直肌的难度。应在充分表麻后进行。

左手有齿镊钳夹住上直肌后,右手换持针器(助手这时要接过右手原先用的有齿镊,倒递过已经夹好缝针的持针器。要顺着主刀的手递过去,免得主刀单手还要调节持针器到正确握持位置)。将缝针对着目测的直肌近止点部位,贴着巩膜表面穿过钳夹的组织,拉动缝线旋转眼球,验证是否的确牵引到上直肌。然后用血管钳将线固定在上方铺巾上,牵引保持眼球下转。如果发现眼球没有下转,说明没有缝到上直肌,重复上一步骤。缝针时的并发症有上直肌出血,如发生直接压迫止血。此外,在敏感病患者有可能发生眼心反射导致心率减缓、眼胃肠反射等,应该注意操作的轻柔性,不要强拉。

3. 结膜下浸润麻醉　实验室离体眼球不需要,因大部分球结膜已经除去,无法练习结膜下麻醉。

临床上是在消毒、开睑、清洗眼表、牵引缝线后进行。麻醉前先检查结膜下巩膜和其表面血管的情况,预制巩膜瓣的位置和形状,然后再麻醉(如果先进行结膜下麻醉,则水肿的结膜会影响巩膜表面的观察)。

左手有齿镊在 11 点钟方向的预制结膜瓣边缘外提起球结膜,右手将注射针头穿刺提起的球结膜到 Tenon 膜下/巩膜上(提起结膜有助于固定结膜,同时增加结膜 Tenon 膜与巩膜之间的潜在空隙,也减少针尖损伤巩膜并发出血的可能),然后将针尖平行巩膜表面潜行至预计巩膜瓣位置,注入利多卡因 0.5~1 ml。拔针后可用虹膜恢复器推按隆起的球结膜使利多卡因弥散,不仅扩大麻醉面积,减少结膜水肿程度,而且更重要的是可以顺便用利多卡因钝性分离 Tenon 膜与巩膜(所以之前要强调将利多卡因注射入 Tenon 膜和巩膜之间的间隙)。

4. 结膜瓣的制作　这部分因实验室离体眼球大部分球结膜已经除去,操作训练有限。主要基于临床手术操作。

本步骤的主要原则是将结膜组织及 Tenons 膜与巩膜表面分离,暴露出做巩膜瓣所需的巩膜表面。结膜瓣有以穹窿为基底的和以角巩缘为基底的两种。两种结膜瓣的远期手术成功率没有差别,主要依据个人手术习惯选择。建议初学者两种方式都尝试一下。也有一些特殊情况限制了结膜瓣的选择,将来在临床上慢慢体会。

以钝性分离球结膜与巩膜为主要手法,推荐可先用组织剪(组织剪的刃尖较显微剪钝,不容易划破巩膜表面血管;组织剪较大,钝性分离效率高,减少多次分离可能造成的血管损伤),熟悉后再用显微结膜剪做结膜瓣分离。

(1)穹窿为基底:先左手镊子提起预期结膜瓣近角膜缘11点位置的球结膜,右手显微剪垂直巩膜向下(垂直向下有利于剪开结膜切口直达预期的底部—巩膜表面),剪出垂直角巩缘的1~2 mm切口;如尚未暴露巩膜,则左手提起结膜切口中央已经暴露出来的Tenon膜,右手再剪开提起的Tenon膜。开始贴巩膜面进行钝性分离结膜与巩膜(如未暴露巩膜即开始钝性分离,则会在Tenon膜内进行分离,分离后会发现巩膜表面仍有一层Tenon膜,还需再次分离)。用剪刀沿平行角巩缘的弧度,剪开11~1点钟的全层球结膜(预期的结膜瓣中近角巩缘一侧的切口)。在角巩缘一边留下1 mm宽度的结膜(术毕时缝合结膜瓣时,将结膜瓣与角巩缘残留的1 mm结膜对合缝合,如果没有预留这1 mm结膜,则结膜瓣要直接缝合在角巩缘上,或者不缝)。然后左手有齿镊提起残留的角巩缘1 mm结膜,右手显微剪贴巩膜表面剪开球结膜与巩膜表面附着的结缔组织,直至角巩缘结膜上皮附着处(距离角巩缘1 mm部位为结膜反折与巩膜相连的结缔组织,因随后的巩膜瓣切口要到这一部位,所以要提前剪开,但结膜上皮与角巩缘附着带不可剪开切口,否则术后会渗漏)。

左手有齿镊提起结膜瓣上方切口,右手持组织剪探入巩膜与Tenon膜之间的潜在间隙,进行钝性分离,将预期结膜瓣范围内的筋膜与巩膜完全分离。操作中尽量避免锐性分离,特别是12点区域如果进行锐性分离,有损伤上直肌的危险。钝性分离完成后提起结膜瓣,直视下贴巩膜表面用显微剪刀剪断可能残留的Tenon膜与巩膜之间的粘连,彻底分离结膜瓣。这时将结膜瓣向穹窿方向揭开平放,可以轻易暴露预定的巩膜瓣手术区,即完成以穹窿为基底的结膜瓣这一手术步骤。

(2)角巩缘为基底:在预期的结膜瓣近穹窿部一侧(12点钟方向,角巩缘后8~10 mm),左手有齿镊提起结膜及Tenon膜组织,右手显微剪垂直向巩膜面剪去(每次剪的深度必须有限,局限于能高高提起的结膜筋膜组织,否则可能伤及深层的上直肌)。每次剪开局部的深层组织后,左手有齿镊提起该切口,确认未剪到上直肌,再向两侧扩大切口,暴露出切口深层组织。左手有齿镊再次提起深层组织,右手显微镊剪开小切口……循环直至完整暴露巩膜面以及上直肌止点。如果发现误伤上直肌,需要缝线修补。然后左手有齿镊提起结膜瓣切口,暴露下方巩膜表面和结膜瓣内面,显微剪刀贴巩膜表面向前分离Tenon膜与巩膜之间的粘连,以钝性分离为主,直视下可采用部分锐性分离,直至角巩缘方向分离到结膜附着巩膜止点处,两侧分离到预期结膜瓣边缘。

止血:临床手术较实验室训练有一个最大的区别就是术中出血问题。实验室用的是离体猪眼球,练习过程中不会出血,所以请注意术中遇到出血不要慌乱。

注意有时出血点的出血量大而且快速,造成结膜下大量积血,无法找到出血点准确位置。应对方法是用0.9%氯化钠溶液冲洗出血区,积血被冲走后可见透明0.9%氯化钠溶液下正在出血的巩膜出血点准确位置。然后用纺锤形棉球压迫出血点(同时吸尽局部积液),然后对出血点烧灼止血。止血时左手持三角海绵签,右手持烧灼止血物,左手吸尽积血后移开,右手立即烧灼出血点凝固止血。如采用棉签和棉球协助止血,要特别注意棉花丝絮可能会残留在手术区,所以术中和术毕关闭伤口前,务必随时清理伤口,以免异物残留。水下电凝止血更好,可以减少组织的热灼伤。

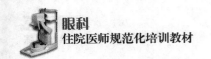

5. 剥制巩膜瓣　　巩膜瓣位置和范围的选择原则：①首选12点钟方位，该处结膜与巩膜黏着较轻，而1:30和10:30方位区域黏着相对比较紧密；12点钟方位有上眼睑遮盖，可以减少术后滤过泡的暴露和虹膜周切可能所致的眩光。②预计的巩膜瓣位置尽量避开粗大血管，如无法完全将之安排在巩膜瓣范围外，则将巩膜瓣边缘避开该类血管，否则手术中烧灼该处止血时容易导致巩膜瓣边缘收缩，造成术后滤过过畅浅前房。③巩膜瓣形状可为梯形、方形、三角形，远期疗效没有差异，按照个人习惯选择。建议初学者从梯形巩膜瓣开始练习。

在结膜瓣完成后到开始剥瓣前，需要进行巩膜瓣手术区预防性止血。可以选择用（干燥环境下）烧灼（电热笔、酒精灯斜视钩）或（水下）双极电凝。临床上，青光眼手术时多采用前者，而后者需要双极电凝器。对已经选好的巩膜瓣区域进行预防性烧灼止血，其范围要超过预期的巩膜瓣边缘外2 mm，以免随后巩膜瓣剥制过程手术仍然不时出血。烧灼使巩膜表面血管闭合发白即可，如果出现黑色焦灼就过度了。可以通过控制温度（斜视钩在酒精灯上烧灼时间延长、斜视钩发红则烧灼温度更好）和烧灼时间来控制。电热笔的电热丝表面可有组织烧灼残渣积聚，需要及时清除，否则会隔绝电热丝的温度，出现烧灼不力现象。剥制巩膜瓣过程中如有小出血点，可用小棉签条滚动、压迫出血点止血。如果压迫不止，则换烧灼止血。尤其是巩膜床上的房水静脉被切断时会有出血，需要烧灼止血。巩膜床上的任何渗血都要彻底止住，同时也尽量减少巩膜床的烧灼损伤，最大限度保障滤过通道不瘢痕化。

巩膜瓣的作用主要是覆盖于小梁切口上起到控制房水流出阻力，避免术后短期引流过畅、浅前房的作用。所以巩膜瓣的厚度要适当，过薄的巩膜瓣会造成术后滤过过畅和浅前房，而过厚的巩膜瓣会影响房水外流易度，达不到理想的降眼压效果。

剥制巩膜瓣可用月牙刀或刮胡刀，也可以换用圆头刀片。月牙刀的优点是刀刃锋利，刀的平面也规范，较容易观察月牙刀平面与巩膜床平面是否一致，保证运刀方向角度的正确，但成本较高；圆头刀片的成本低，刀刃平面也规范且容易观察是否与巩膜床平面一致，缺点是缺乏锐利的尖端，不适合用于做巩膜瓣切缘和小梁切除，但较适合用于巩膜瓣的分离推进；刮胡刀成本低，有锋利的尖端，但因需要在术中将刮胡刀手工制作成合适手术的三角形，所以每次的刀刃平面形状不一，不符合标准化手术的原则，这点增加了手术的难度；刀刃尖端锐角过小，可能在术中出现断裂。

剥制巩膜瓣操作手法如下。

（1）巩膜瓣切缘：左手有齿镊钳夹球结膜筋膜固定眼球，右手持锐利的手术刀垂直运刀，按照左侧边、右侧边、底边的顺序预切巩膜瓣切缘，三边相连即为巩膜瓣的切缘（注意巩膜瓣选择时切缘避开血管出巩膜点，或者将其安排于巩膜瓣中央）。注意左右侧边前端达巩膜不透明区和半透明区的交界，不伤及角巩缘处的结膜组织。如果球结膜切穿，则术后会有难以自愈的滤泡漏，往往需要手术修补，否则房水渗漏引流过畅容易引起低眼压浅前房等严重并发症。

巩膜瓣3条边每一点的深度应该均相等，达巩膜厚的50%。初学者没有经验，可以先切一道相对较浅的切口例如20%深度，然后用手术刀垂直在同一切口从起点到止点，逐步加深切口（切忌运刀位点不一而切出平行或交错的切口，造成巩膜瓣切缘不整齐，呈犬啮状）。做切口忌过于鲁莽容易一下子切穿巩膜全层（例如，高度近视患者巩膜较薄，容易切穿巩膜）。而每次运刀都把切口加深一个安全的深度，然后用手术刀向两侧拨开切缘，观察切口深度及切口底部的颜色。当见到切口底部透见巩膜深层的葡萄膜颜色，即切口底部隐隐见深蓝色时,提示切开的巩膜厚度已经够深了。如果见到切口的底部是黑色,说明已经太深了,此时剥瓣应从切口的中间某一点(而非切口底部)开始,从而避免过深(厚)的巩膜瓣。过薄的巩膜瓣在手术剥制过程中会出现皱缩现象。

(2)剥制巩膜瓣:左手有齿镊提起巩膜瓣右上边角(11点钟方向),右手手术刀平行巩膜面向左运刀,开始剥巩膜瓣的第1步。这一步特别注意左手有齿镊提起巩膜瓣一角时要有向对角翻转的动作,这样可以暴露切口巩膜瓣一侧的切面。根据经验判断从切面哪一点切进去剥制巩膜瓣能达到理想的厚度,然后右手持手术刀尖刀从这个点以平行于巩膜面的角度从右向左横行切过底边,直达巩膜瓣左侧边(图15-3-5),切开巩膜瓣底边进入巩膜床约0.5 mm。观察巩膜瓣底边各处的厚度(厚度是否均匀一致,厚度是否合适),如果没有达到设定的厚度要求可以再次调整瓣的厚度(图15-3-6)。如果已经剥制的巩膜瓣厚度合适,且均匀一致,右手手术刀则按照这个深度沿着平行于巩膜弧度的方向,继续向前平剥可以得到一个等厚的巩膜瓣。

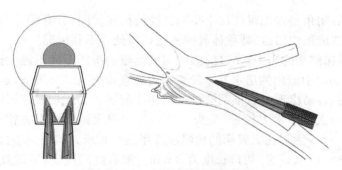

图 15-3-5　剥巩膜瓣(手术视野)

注:如果巩膜瓣厚度适中,则刀片对准巩膜瓣根部向前剥瓣。运刀时将刮胡刀片平面平行于巩膜床,以保证后续巩膜瓣维持同一厚度;运刀方向从中央向两侧,这样可以避免万一运刀方向有误而造成过大的损伤

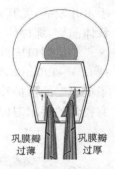

图 15-3-6　剥瓣时调整巩膜瓣厚度(手术视野)

注:当巩膜瓣过薄时,刀片应对准巩膜瓣根部偏巩膜床位置进刀,可以将后续巩膜瓣剥得更厚;而当巩膜瓣过厚时,刀片应对准巩膜瓣根部偏巩膜瓣位置进刀,可以将后续巩膜瓣剥得更薄

如果已剥部分的巩膜瓣偏厚,巩膜床明显透见其深层葡萄膜的颜色(巩膜瓣下巩膜组织很薄,容易出现巩膜全层穿孔),则要调整至巩膜瓣与巩膜床交界线偏浅(较前巩膜瓣薄)的平面进行剥瓣(图15-3-7)。如果已剥部分的巩膜瓣偏薄,特别是出现收缩,则要调整至巩膜瓣和巩膜床交界线偏深平面进行剥瓣(图15-3-8)。

当巩膜瓣从巩膜不透明区到达半透明区时,手术刀的刀尖应该依顺角巩膜板层平面继续向前约2 mm就可以了。此时在巩膜瓣下的巩膜床能看到3个区带:不透明区(呈巩膜的白色)、半透明区(角巩缘组织)、透明区(透明角膜)。

6. 小梁切除　可将显微镜倍数适当放大些,以便看清小梁切除的细节。先要提及小梁切口的位置及要切的大小选择。其实小梁切除术只是切除一小块角膜缘组织,起到滤过作用即可,并非一定要切到小梁网。既然小梁切除术主要是靠外引流来降眼压,那么只要切口沟通了前房和巩膜瓣下空间,就能达到滤过手术的外引流功能。鉴于传统习惯,学界仍然采用"小梁切除术"和"小梁切口"的称谓。因此,推荐小梁切口尽量靠前,建议初学者在透明角膜区内或半透明区,因为半透明区的深部对应的是小梁网位置。如果切口位置偏后易于发生

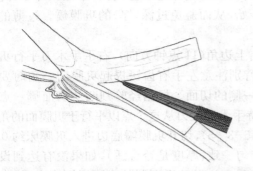

图 15 - 3 - 7　巩膜瓣太厚时的处理断面示意图

注:当巩膜瓣偏厚时,将刀片向巩膜瓣根部偏上(偏巩膜瓣)位置进刀

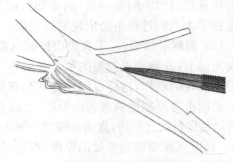

图 15 - 3 - 8　巩膜瓣偏薄

注:将刀片对准巩膜瓣根部偏下(偏巩膜床)位置进刀

手术并发症,尤其是临床上的闭角型青光眼往往小梁网已经被粘连关闭,且有部分患者的睫状体前旋,那样切下去容易造成组织出血、睫状体外翻嵌在切口处等不利情况。

小梁切口应该位于巩膜床前端的当中,切口的侧缘与巩膜瓣边缘的距离不能太近,应保持 0.5~1.0 mm,否则小梁切口引流出的房水基本没有阻力地直接流到结膜瓣下,也就失去了巩膜瓣的保护和限流作用,容易出现术后早期滤过过畅和浅前房。小梁切口使用锋利的、有锐角的手术刀(刮胡刀或一次性手术刀较好,圆头刀片和月牙刀无锐角较不适宜)。用手术刀在巩膜床的角巩膜缘半透明带或其前作一垂直切口进入前房,切口长度为 3 mm。如有虹膜脱出,应做虹膜根部剪开使后房房水流出以缓解压力,再稍加整复,使虹膜回退眼内。由助手提起巩膜瓣,再用小梁剪刀(也可用刀片)自切口向前房方向插入,分别在两端向前做两侧的纵行切口长 1~1.5 mm。显微细齿镊持小梁组织一角,再用小梁剪刀将(1~1.5)mm×(2.5~3)mm 的一小块角巩膜缘组织(即小梁组织)全部剪下。也可以用刀片先切开小梁切口两侧边,然后切开切口后侧边(这时可能有虹膜脱嵌顿于切口,按照上述方法处理)。再由助手提起巩膜瓣,左手有齿镊提起三边切开的小梁,右手显微小梁剪刀垂直于角巩膜床平面完全剪开小梁切口上侧边以完成小梁组织的剪除。此时见滤过口呈规则的长方形组织缺损区(图 15 - 3 - 9)。

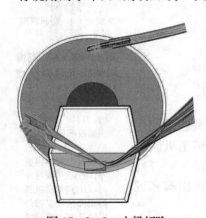

图 15 - 3 - 9　小梁切除

注:切开小梁切口后缘后,左手有齿镊提起小梁,右手显微剪刀剪去小梁网

为了保证切口内口(角膜内皮面)和外口(角巩膜床面)开口一致,右手手术刀运刀时要垂直于角巩缘组织(在显微镜视野下,主刀的左手提起巩膜瓣,右手的手术刀垂直于巩膜床平面成一条线而看不到刀的侧面)。同理,用显微小梁剪剪切小梁组织时也要使剪刀刀刃与角巩膜床呈垂直角度,这样剪下来小梁组织块是一个长方形的立方体,而不应该是个梯形的立方体。注意小梁切除时使用剪刀的时候需要将剪刀一侧刃探入小梁切口内,紧贴被切除的小梁下方才能进行剪除动作,这个动作如果剪刀伸入前房太多有可能伤及前房内的晶状体等眼内组织(特别是前房消失,眼内容物可能紧贴小梁内口)。为此,虽然切口下方有

虹膜保护眼内组织,但剪刀刃仍不可探入前房太多太深,以免损伤眼内组织(特别是晶状体)。

7. **虹膜周切**　实验室所用眼球虹膜已萎缩僵化,小梁切除后通常无法自行脱出,这点与临床不同。

助手提起巩膜瓣,主刀左手镊子(有齿或无齿)轻轻镊夹提起小梁切口处的虹膜到适当量(通过观察瞳孔形状),右手显微虹膜剪或小梁剪剪除部分周边虹膜。如果瞳孔轻度上移,则小梁剪刀紧贴小梁切口处的角巩膜床平面剪除;如果瞳孔明显上移,则小梁剪刀一侧刃紧贴小梁切口后唇,另一侧刃倾斜,剪除小梁切口处的虹膜后半部分;如果瞳孔缘上移到小梁切口,则暂停虹膜周切步骤,先用虹膜恢复器将虹膜复位再做虹膜周切。

虹膜周切时应该注意:用虹膜剪或小梁剪平行角膜缘方向做一宽基底的周边虹膜剪除,缺损边缘应等于或超过滤口范围(避免虹膜阻塞小梁切口)即可。过大的虹膜周切,容易造成双瞳症,引起患者术后眩光。虹周切后用虹膜恢复器隔着巩膜瓣和结膜瓣按摩角膜缘将瞳孔复位居中,见到周边虹膜缺损区呈半月形是为理想状况。如果剪刀没有平行角膜缘方向去剪除周边虹膜,则复位后的虹膜周边缺损是尖三角形的。如果按摩后发现瞳孔不圆或呈角样上移,说明小梁切口处(多为切口左右两侧边处)有虹膜组织嵌顿。要提起巩膜瓣检查,如残余较多周边虹膜,就用显微剪刀修剪去除。

虹膜如果已经萎缩无弹性,按摩瞳孔很难复位,则虹膜周切应该明显扩大(甚至上方虹膜全切),否则术后如果出现滤过过畅、眼球被压迫等情况,瞳孔容易上移,剩余虹膜可能阻塞小梁切口,使滤过手术失败。

正常虹膜血管有自闭性,一般虹膜周切后不会出血。但如果虹膜有微小新生血管、患者长期糖尿病史(虹膜血管硬化)等情况下,虹切后前房压力明显下降(血管外压力下降),可见少量出血。这种情况可以0.9%氯化钠溶液小梁切口冲洗来明确,大部分可自行凝血。如有持续出血,可用小棉签按压在虹膜周切根部1 min,绝大部分的出血会凝住。

8. **缝合巩膜瓣**　再次检查小梁切口处没有组织残留(角巩膜组织、虹膜组织等),开始缝合巩膜瓣。巩膜瓣缝合时的松紧度是保持适合的张力以控制小梁切口处的房水外引流、促进前房形成的重要步骤。建议初学者缝合巩膜瓣可偏紧些,以保证前房的及时形成。尤其是患眼前房极浅、眼轴<20 mm、有恶性青光眼可能时,缝合更应该较紧,避免术后早期出现棘手的Ⅲ度浅前房,甚至恶性青光眼。如术后短期滤过不够、眼压偏高,可以通过按摩眼球、激光断线、松解可调节缝线等方法来弥补。

用10-0尼龙线缝合巩膜瓣左右两个后角各1针。缝合前先注意巩膜瓣外巩膜区将被缝针穿过的部位有无血管,如有建议先烧灼止血,然后再缝针。可以避免缝针穿破血管造成针眼处出血,这时再烧灼止血容易烧断缝线。缝针先穿透巩膜瓣一后角(离巩膜瓣边缘1.0 mm),然后贴巩膜床平行穿入巩膜瓣附近的巩膜层间约2 mm,再出巩膜面,打外科结。打第1个结时可初步判断卡住的缝线张力是否适中,如果缝线收紧陷入巩膜组织,往往缝合过紧张力过大,术后滤过可能不畅;如果缝线打结后显得松弛,巩膜瓣与巩膜床的边缘缝隙较宽,往往缝合过松,术后易滤过过畅、浅前房。结完成后,用无齿镊或持针器将缝线线结从巩膜瓣表面拉至巩膜瓣下或巩膜组织内,以避免未来线结断段戳破结膜滤过泡带来的一系列问题。

缝合好巩膜瓣后,应该检测房水外流的情况,以判断房水流出速率是否适当。如果有

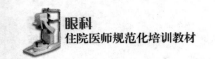
引流过畅或引流不畅的情况，应重新调整缝合巩膜瓣来达到预期目的。通常用干棉签吸尽巩膜瓣切缘附近的液体，观察眼内房水引流出切缘的速率。如见到切缘处房水缓慢渗出（1～3 s）即可认为流出阻力适当。如擦干后即可房水流出，说明引流过畅，应该在房水渗流明显处加固缝合巩膜瓣。如果长时间不见房水渗出，一是说明缝合太紧，应该调整原来的缝合；二是有可能前房没有房水，这种情况可经原先预制的周边角膜穿刺口向前房注入 0.9%氯化钠溶液或平衡盐溶液（BSS）形成前房来检验巩膜瓣切缘的房水渗溢是否正常。

9. 缝合结膜瓣　穹窿部为基底的结膜瓣缝合有两种方法：

（1）在角巩缘结膜瓣切口起止两端用 8-0 可吸收线带表层巩膜缝合两针，缝针时绷紧切口中央区的球结膜，使之紧密贴附角巩缘，抑制房水渗漏（非紧密缝合），术后早期可能有少量房水渗漏，但如果巩膜瓣限制引流速率效果良好的话，少量渗漏不会引起低眼压浅前房，且绝大部分情况下可在 1 周左右自行愈合。如果选择这种缝合方法，手术开始做结膜切口时，可以紧贴角巩缘表面剪开结膜附着处，不必在角巩缘残留部分结膜。

（2）保险起见可以选择结膜瓣切口处紧密缝合，这需要手术开始做结膜切口时，在角巩缘表面残留 1 mm 的结膜组织，以供与结膜瓣边缘对合缝合，否则缝线要直接缝在角巩缘组织上。缝合时先在"L"形切口转角处用 8-0 可吸收缝线带表层巩膜缝合 1 针，然后沿角巩缘侧切口连续缝合至一侧止端，再间断缝合另一侧切口，全程紧密缝合。

穹窿部为基底的结膜瓣缝合：用 8-0 吸收缝线分别将球筋膜和球结膜对位连续缝合；或用 10-0 尼龙线缝合球筋膜，用 5-0 丝线缝合球结膜。方法和注意事项同前面的结膜缝合基本操作。

三、实验室小切口白内障摘除手术

通过显微缝合和全层角膜移植术（PKP）手术，我们掌握了眼科基本动作，熟练了缝合等基本操作，娴熟了双手协调操作；通过小梁切除术，我们掌握了如何运用手术刀的基本操作，现在可以开始学习小切口白内障（Mini-nuc）手术。

在实验室小切口白内障手术主要能够学习下列内容："安置前房成形器"在学习青光眼手术时已经介绍；"隧道主切口"是青光眼手术中剥制巩膜瓣的运刀技术延伸；"撕囊或截囊""水分离水分层""娩核"技术是白内障手术特有的内容。不过因为猪眼球的囊膜与人类的不同，且一般得到的猪眼球均无白内障，故这 3 个练习旨在掌握白内障的手术原则。

1. 前房成型器 ACM　所起的前房灌注在小切口白内障手术中作用很重要：保持眼内正压（持续补充切口渗漏、吸引出的液体），保持瞳孔扩大（进前房灌注液向后冲洗虹膜，造成前房压力高于后房，出现瞳孔逆阻滞，维持瞳孔扩大），防止前房塌陷和虹膜损伤（保持眼压稳定），防止驱逐性出血（因眼压稳定，减少高度轴性近视、高血压、高眼压易发的驱逐出血风险），有助于分离晶状体核（后囊向下压，减少绕到晶状体后娩核时损伤后囊的风险），有助于吸晶状体皮质（吸皮质过程中一直将后囊向下压，单套管吸皮质），减少黏弹剂的使用（经济因素），冲洗出前房内的出血、色素和炎性介质，维持角膜透明（眼压稳定，可减少低眼压引起的后弹力层皱褶）和减少散光（缝合时眼压仍稳定正常，缝线的松紧容易掌握。如果缝合时眼压低,则缝线容易偏紧,造成散光),减少感染概率(入眼的所有物品均经过冲洗,眼内正压抵制切口外物质返流入眼)。此外,BSS灌注液内可以添加各种药物(肾上腺素、激素、抗生素、麻药)。

其实在超声乳化手术时植入ACM也能有助于手术的安全进行,ACM前房灌注作用可以朴素地理解为实时补充前房失去的液体(伤口渗漏、器械吸引),与I/A不同的是它持续不断的、不会随着器械移出前房而停止,故前房更为稳定。

2. 隧道主切口　长角巩膜隧道、反弓的外切口有助于主切口的自闭和术后散光的减少。隧道两侧的弧线结构形似口袋,有助于将被眼内压"赶入"隧道的晶状体核"持住",避免眼压波动时核返回前房。内口长度8~10 mm,保证晶状体核顺利进入隧道。建议内切口越过散大的瞳孔缘,减少眼内压将虹膜压入角巩膜隧道的危险(图15-3-10)。

具体手术操作方法如下。

(1) 反持月牙刀,在12点方位角巩缘后1.5~2 mm施行50%巩膜厚度的反弓形切口(图15-3-11)。

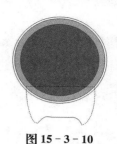

图 15-3-10

注:小切口白内障的关键是主切口能娩出核并自闭。一般外口为反弓形(6 mm),内口为直线(10 mm左右),长隧道有助于伤口自闭,隧道两侧呈口袋状(当核从前房娩入隧道后,口袋型的隧道在前房灌注的帮助下能"含"住核,避免其返回前房)

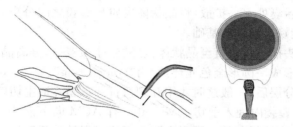

图 15-3-11　白内障三段式隧道切口第 1 步

(2) 正持月牙刀,以平行于巩膜表面的平面,向两侧以小转圈的手法,施行角巩膜长隧道(图15-3-12)。

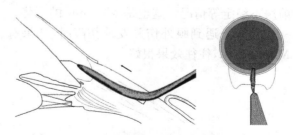

图 15-3-12　白内障三段式隧道切口第 2 步

(3) 从侧切口完成撕囊、水分离、水分层后,换穿刺刀,先在隧道内口中央以向下30°的角度穿刺进入前房。刀尖进入前房后立即改以平行于虹膜表面的方向向前运刀,直至刀刃最宽处切开内口进入前房(图15-3-13)。缩回穿刺刀,向两侧移动半个刀宽,反复以一侧的刀刃向前运刀切开,以扩大内切口。切记不可用回拖运刀的方式切开内口,那样容易导致内口不在一条直线,影响核娩入隧道,也影响隧道自闭。

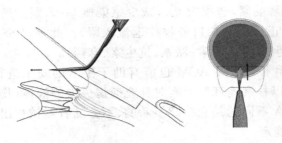

图 15 - 3 - 13　白内障三段式隧道切口第 3 步

3. **撕囊**　在巩膜长隧道完成，尚未穿刺进入前房前，进行 10 点(右眼)位的角巩缘侧切口(最好为两段式)，并进行撕囊。

撕囊可以用针撕、撕囊镊撕，可以为连续环状撕囊或者截囊。但一般撕囊镊需要侧切口较大，容易排出多量的眼内液体，造成眼内压不稳定，前房波动。建议先从针撕开始学起。熟练地学会截囊、针撕连续环形撕囊(CCC)后再进行撕囊镊 CCC 学习(撕囊镊需要黏弹剂填充前房)。

4. **水分离、水分层**　水分离技术的要点是将冲洗针头探入囊膜与晶状体皮质之间的空隙，脉冲式的注入少量液体，见后囊处水幕扩散，将晶状体皮质与囊膜之间分离开，使得晶状体能在囊袋内转动，是晶状体能娩出囊袋的基础。

水分层技术是指将冲洗针头插进皮质直至晶状体核外层，注入液体，分离晶状体核与皮质之间的联系。可见晶状体核形成一圆形金色光环，称为"golden ring"。

完成晶状体的水分离和水分层后，一般这时才用穿刺刀打开巩膜隧道主切口。

5. **娩核**　先将晶状体核从囊袋内娩入前房。Mini-nuc 有 ACM 向下灌注，故可直接将针头绕过核探及后囊与核之间，直接托起核。后囊会因为灌注而保持向后膨胀，因此正常情况下不易伤及后囊。此时可以用圈套器等将晶状体核从主隧道切口娩出。当核进入口袋状主隧道后，ACM 灌注的压力会从内向外促进其排出眼外。

6. **皮质**　残留的晶状体皮质一般用特制的单套管从侧切口吸出。因为 ACM 的持续灌注作用，故很少会出现前房不稳定等情况。这也是 Mini-nuc 的优势。

最后特别要提醒一点，临床上遇到眼外伤并发外伤障时，如果有急诊白内障手术指征的，可以在 ACM 下行 Mini-nuc 术，往往效果很好。

(余晓波　邵婷婷)

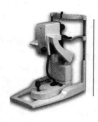

主要参考文献

1. 张承芬. 眼底病学. 第 2 版. 北京：人民卫生出版社，2010.

2. Agarwal A. Gass's atlas of macular diseases. 5th eds. Saunders：Elsevier，2012.

3. Behrens A，Doyle JJ，Stern L，et al. Dysfunctional tear syndrome. A Delphi approach to treatment recommendations. Cornea，2006，25：90 - 97.

4. Binns AM，Bunce C，Dickinson C，et al. How effective is low vision service provision? A systematic review. Surv Ophthalmol，2012，57(1)：34 - 65.

5. Chan CC，Sen HN. Current concepts in diagnosing and managing primary vitreoretinal（intraocular）lymphoma. Discov Med，2013，15(81)：93 - 100.

6. Chew EY. A simplified diabetic retinopathy scale. Ophthalmology. 2003，110(9)：1675 - 1676.

7. Cibis GW，Fitzgerald KM. The negative ERG is not synonymous with nightblindness. Trans Am Ophthalmol Soc，2001，99：171 - 176

8. Foster CS，Vitale AT. Diagnosis and treatment of uveitis. Philadelphia，PA：WB Saunders，2002.

9. Imamura Y，Engelbert M，Iida T，et al. Polypoidal choroidal vasculopathy：a review. Surv Ophthalmol，2010，55：501 - 515.

10. International Dry Eye WorkShop Study Group. The definition and classification of dry eye disease：report of the Definition and Classification Subcommittee of the International Dry Eye WorkShop（2007）. Ocul Surf，2007，5(2)：75 - 92.

11. Kador PF，Wyman M. Asteroid hyalosis：pathogenesis and prospects for prevention. Eye（Lond）. 2008，22(10)：1278 - 1285.

12. Schurink J，Cox RFA，Cillessen AHN，et al. Low vision aids for visually impaired children：A perception-action perspective. Res Devel Disabilities，2011，32：871 - 882.

13. Spaide RF，Wong D，Fisher Y，et al. Correlation of vitreous attachment and foveal deformation in early macular hole states. Am J Ophthalmol，2002，133：226 - 229.

14. Spencer WH. Ophthalmol pathology：an atlas and textbook. 4 vols. 4th eds. Philadelphia：Saunders，1996.

15. The Eye Disease Case-Control Study Group. Risk factor for central retinal vein occlusion. Arch Ophthalmol，1996，114：545 - 554.

16. Weleber RG，Gregory-Evans K. Retinitis pigmentosa and allied disorders. //Ryan SJ，Hinton DR，Schachat AP，et al，eds. Retina. Vol 1. 4th eds. Philadelphia：Elsevier/Mosby，2006.

图书在版编目(CIP)数据

眼科住院医师规范化培训教材/孙兴怀,卢奕主编.—上海:复旦大学出版社,2017.6
ISBN 978-7-309-12897-0

Ⅰ.眼…　Ⅱ.①孙…②卢…　Ⅲ.眼科学-岗位培训-教材　Ⅳ.R77

中国版本图书馆 CIP 数据核字(2017)第 054989 号

眼科住院医师规范化培训教材
孙兴怀　卢　奕　主编
责任编辑/魏　岚

复旦大学出版社有限公司出版发行
上海市国权路 579 号　邮编:200433
网址:fupnet@ fudanpress.com　http://www.fudanpress.com
门市零售:86-21-65642857　团体订购:86-21-65118853
外埠邮购:86-21-65109143　出版部电话:86-21-65642845
江苏省南通印刷总厂有限公司

开本 787×1092　1/16　印张 40.5　字数 996 千
2017 年 6 月第 1 版第 1 次印刷

ISBN 978-7-309-12897-0/R·1606
定价:120.00 元

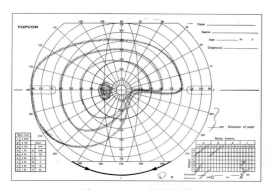

图 1-4-3　鼻侧阶梯

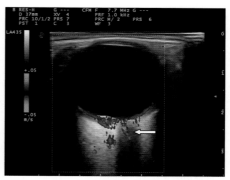

图 1-5-20　眼球多普勒超声血流图

注:箭头示伴行的视网膜中央动、静脉

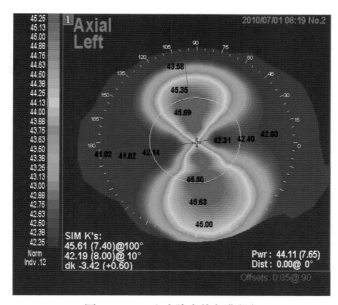

图 1-6-1　白内障术前角膜激光

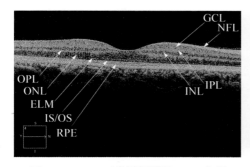

图 1-10-1　正常视网膜的 OCT 表现

注:神经纤维层(NFL)、内丛状层(IPL)、外丛状层
(OPL)、光感受器内外节连接(IS/OS)、视网膜色素
上皮层(RPE)呈高反射;呈中低反射的层次包括节
细胞层(GCL)、内核层(INL)和外核层(ONL);呈中
等反射的层次为外界膜(ELM);脉络膜血管层表现
为大小不等的中低反射管腔

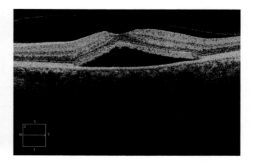

图 1-10-2　浆液性神经上皮脱离

注:表现为神经上皮与 RPE 间存在低反射暗区

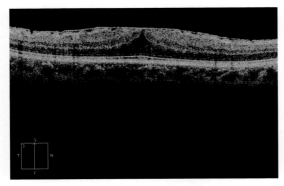

图1-10-3 视网膜前膜

注:表现为紧贴 NFL 内表面的高反射光带,其下的神经上皮水肿增厚

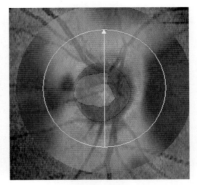

图1-10-6 将测量后的 RNFL 厚度和视盘轮廓叠加在红外扫描眼底照片上

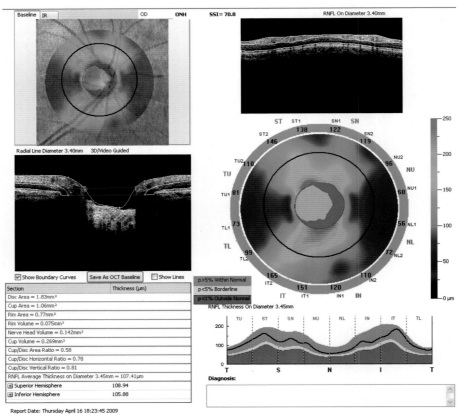

图1-10-9 单眼视盘扫描(ONH)报告

注:RNFL 厚度图显示在右侧中部,RNFL 厚度用不同色阶显示,RNFL 越厚颜色越亮,越薄颜色越暗。视盘内部的视杯区域显示为浅灰色,盘沿区域显示为深灰色。RNFL 厚度图周围分为 16 个部分,代表每一区域 RNFL 的厚度。这些部分依照与正常数据库的比较结果用不同颜色标示。绿色代表在正常范围之内,黄色代表临界值或可疑异常,红色代表在正常范围之外。右下方显示了 TSNIT 图,表示围绕视盘从视盘颞侧(temporally,T)开始,依次从上方(superiorly,S)、鼻侧(nasally,N)、下方(inferiorly,I),再回到颞侧(temporally,T)的 RNFL 厚度变化。RNFL 厚度变化用黑色线条显示,并被叠加在正常数据库数据上(绿色为正常值范围以内,红色为超出正常值范围)。RNFL 和视盘参数表显示在其左侧

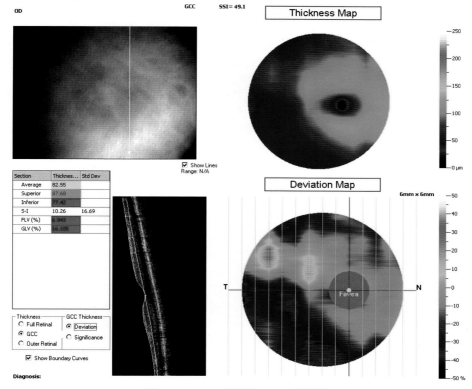

图 1 - 10 - 10　单眼的 GCC 扫描报告

注:GCC 厚度图在报告上方,偏离图在报告下方。偏离图反映了与正常相比 GCC 丢失的百分数(见标尺),颜色越深,表示 GCC 丢失越多。GCC 参数表在报告的左侧

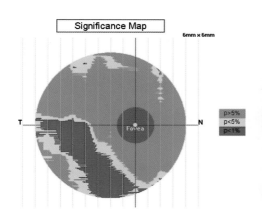

图 1 - 10 - 11　GCC 概率图

注:绿色部分表示正常区域,黄色部分表示可疑 GCC 丢失,红色部分表示明显 GCC 丢失。在图中黄斑中心凹被标示出来,并用灰色加以掩盖,因为该区域的神经节细胞复合体太薄,很难进行可靠评价

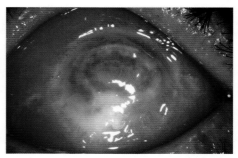

图 2 - 3 - 1　铜绿假单胞菌角膜溃疡

注:溃疡近乎累及全角膜,中央角膜溶解变薄,下方病变累及巩膜

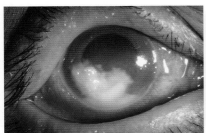

图 2-3-2 真菌性角膜炎(一)

注:角膜基质黄白色脓肿,病灶边缘毛刺样伪足,前房积脓

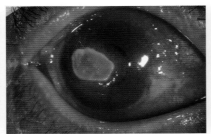

图 2-3-3 真菌性角膜炎(二)

注:可见菌丝苔被

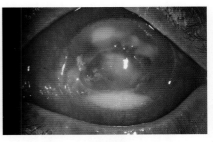

图 2-3-4 真菌性角膜炎(三)

注:中央角膜上皮大片状剥脱,基质黄白色浸润,中周角膜基质见卫星灶,前房黏稠积脓

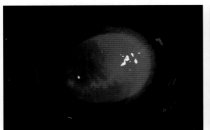

图 2-3-5 树枝状角膜染色阳性

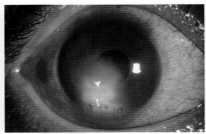

图 2-3-6 单纯疱疹病毒性角膜炎基质型

注:中央偏鼻下角膜基质灰白色混浊水肿,病灶下部上皮缺损伴基质浓密浸润

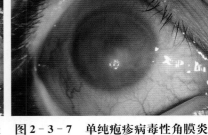

图 2-3-7 单纯疱疹病毒性角膜炎内皮型

注:整个角膜灰白色混浊水肿,后弹力层皱褶

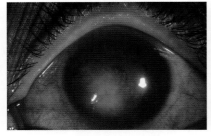

图 2-3-8 盘状角膜炎

注:中央角膜基质盘状混浊水肿,鼻下方新生血管长入,内皮面粗大羊脂状 Kp

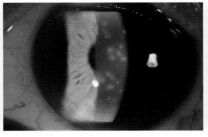

图 2-3-9 腺病毒感染性角膜炎

注:上皮下圆形浸润灶,角膜上皮完整

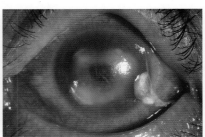

图 2-3-10 棘阿米巴角膜炎基质环形浸润

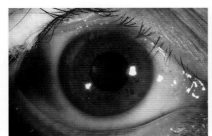

图 2-4-1 浅层点状角膜炎

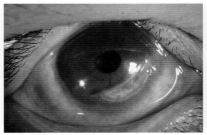

图 2-4-2 蚕蚀性角膜溃疡

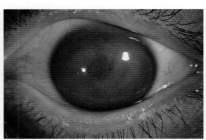

图 2-8-1 Reis-Bücklers 角膜营养不良

注:上皮下网状、环状混浊

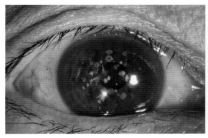
图 2 - 8 - 2　颗粒状角膜营养不良

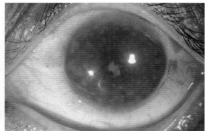
图 2 - 8 - 3　斑块状角膜营养不良

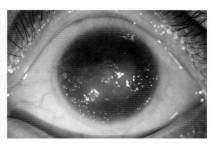
图 2 - 8 - 4　胶滴状角膜营养不良

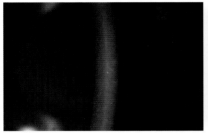
图 2 - 8 - 5　Fuchs 角膜内皮营养不良

注:角膜后表面 guttata 和细小色素颗粒沉积

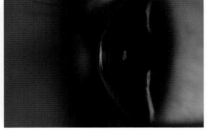
图 2 - 9 - 1　圆锥角膜

注:中央角膜明显变薄、前突

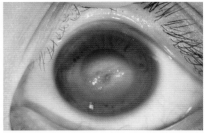
图 2 - 9 - 2　急性圆锥角膜

注:中央角膜蜂窝状高度水肿增厚

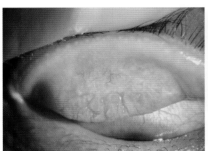
图 4 - 2 - 1　睑结膜型春季角结膜炎

注:可见上睑乳头多发巨乳头

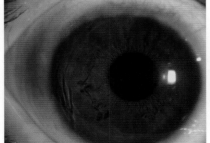
图 4 - 2 - 2　角膜缘型春季角结膜炎

注:可见外侧角膜缘部黄色隆起,伴局部充血

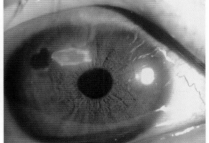
图 4 - 2 - 3　春季角结膜炎伴发无菌性角膜溃疡

注:多位于中上部位

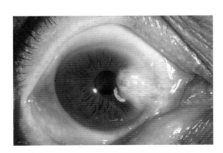
图 4 - 9 - 1　右眼鼻侧翼状胬肉

注:可见其已累至瞳孔边缘;头部深层可见钙化灶

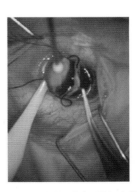
图 5 - 4 - 4　冷冻探针牵引的晶状体摘除

引自:Basic and Clinical Science Course, BCSC 2012 - 2013,section 11

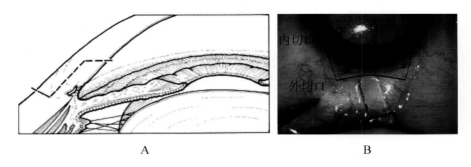

A   B

图 5 - 4 - 12　三平面、两阶梯的自闭性角巩膜隧道

引自:《白内障手术学》第 3 版,Roger F 著,刘奕志译

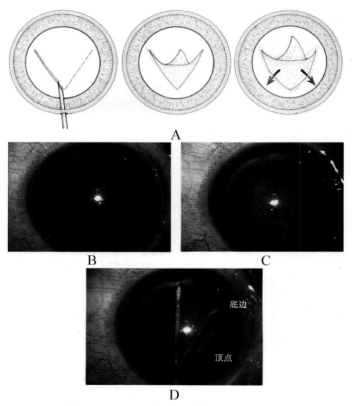

图 5 - 4 - 13　三角形晶状体囊膜切开技术

引自:《白内障手术学》第 3 版,Roger F 著,刘奕志译

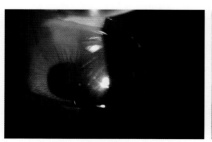

图 5 - 5 - 1　剥脱综合征青光眼白内障联合手术后条纹状角膜病变

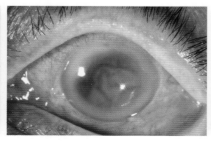

图 5 - 5 - 2　青光眼术后白内障超乳 IOL 植入术后角膜斑块状水肿

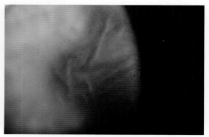

图 5 - 5 - 3　硬核白内障超乳 IOL 术后角膜小囊样水肿

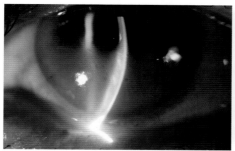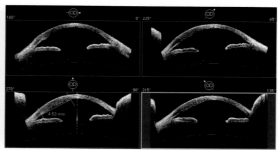

图 5-5-4　下方角膜后弹力膜脱离眼前节裂隙灯及 OCT 扫描照片

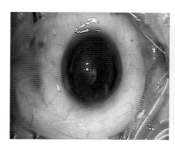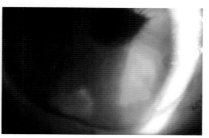

图 5-5-5　白内障超乳术中　　图 5-5-6　白内障术后晶状体碎块
　　　　　结膜如水泡样全　　　　　　　　残留在下方房角内
　　　　　周隆起膨胀

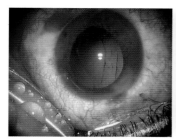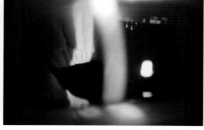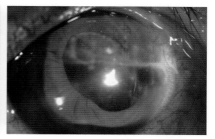

图 5-5-7　白内障术中后囊　图 5-5-8　白内障术中后囊膜破裂　图 5-5-9　外伤性白内障患者白内
　　　　　膜破裂　　　　　　　　　　玻璃体脱出术后一束玻　　　　　　　障摘除 IOL 植入术后
　　　　　　　　　　　　　　　　　璃体仍与切口粘连致瞳　　　　　　　IOL 瞳孔夹持
　　　　　　　　　　　　　　　　　孔变形

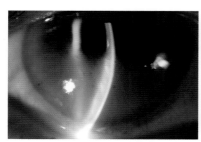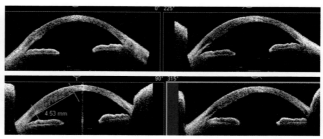

图 5-5-10　晚期晶状体囊袋阻滞综合征 IOL 和后囊膜之间存在一间隙,后囊膜切开术后间隙消失

注:图示眼前节及 OCT 扫描所见

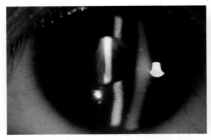

图 5-5-11　白内障术后后囊膜纤维
化型混浊

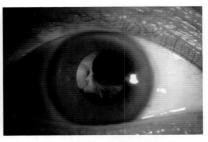

图 5-5-12　白内障术后前囊膜纤维
化及包裹

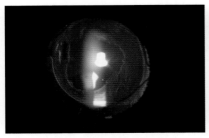

图 5-5-13　白内障术后后囊膜混浊
Nd:YAG 激光后囊膜切
开术后

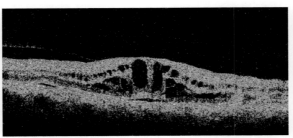

图 5-5-14　白内障术后黄斑囊样水肿 OCT 所见

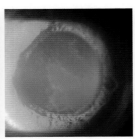

图 6-1-2　急性大发作
的瞳孔扩大
固定及青光
眼斑

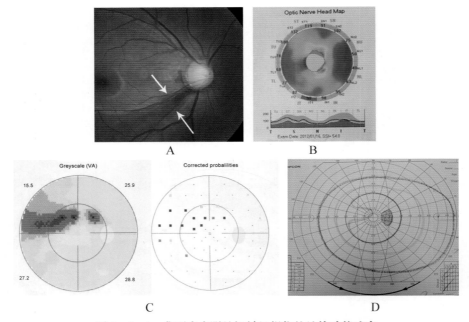

图 6-2-1　典型青光眼性视神经损伤的结构功能改变

A. 一位 POAG 患者右眼的视盘照,显示视盘颞下方的 RNFL 缺损(箭头之间),相应方位的盘沿变
窄;B. RTVue OCT 的检测显示在相应位置出现了 RNFL 的厚度变薄;C. Octopus自动静态视野的
检查结果显示该患者右眼中心视野的上方出现了弓形暗点;D. Goldmann周边视野的检查结果中也
出现了相应位置的视野缺损

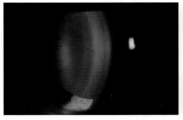
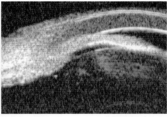

图 6-3-1 恶性青光眼的前房裂隙灯照及 UBM 表现

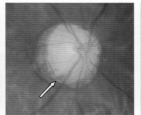
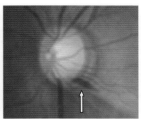

图 6-3-2 2 例 NTG 患眼的视盘照片

注:箭头所指为不同形态的盘沿出血

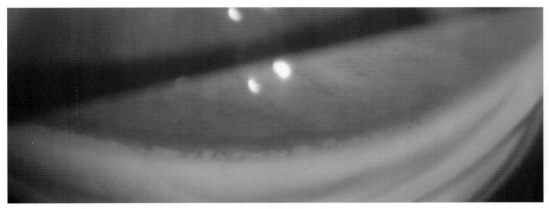

图 6-5-2 发育性青光眼房角的中胚叶组织残留

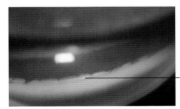

图 6-5-3 Axenfeld-Rieger 异常的房角

注:可见后胚胎环

后胚胎环

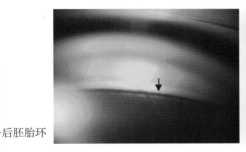
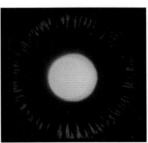

A   B

图 6-6-1 色素播散综合征

A. 放射状、裂隙样虹膜透照缺损;B. 小梁网色素致密沉着

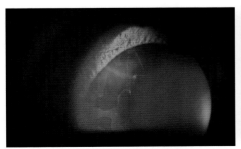

图 6-6-2 假性剥脱综合征

注:晶状体前表面剥脱物质

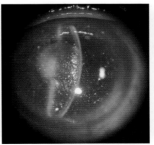

图 6-6-3 晶体溶解性青光眼、过熟期白内障

注:房水中彩虹颗粒及白色物质

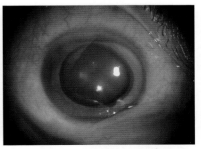

图 6-6-4 虹膜表面新生血管及瞳孔领色素外翻

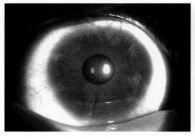
A

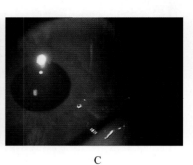
B

C

图 6-6-5 虹膜角膜内皮综合征

A. 进行性虹膜萎缩；B. 虹膜色素痣综合征多发性虹膜结节；C. Chandler 综合征角膜水肿

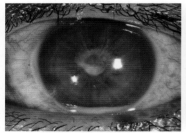

图 6-6-6 瞳孔膜闭继发青光眼

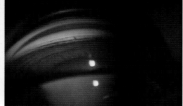

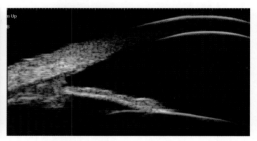

图 6-6-8 房角后退的房角镜及 UBM 表现

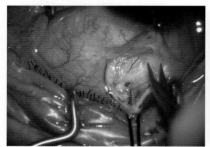

图 6-8-1 角膜缘为基底的结膜切口

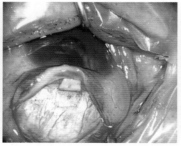

图 6-8-2 巩膜瓣

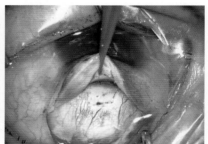

图 6-8-3 小梁切除

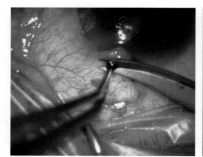

图 6-8-4 周边虹膜切除

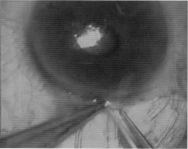

图 6-8-5 青光眼引流阀植入术

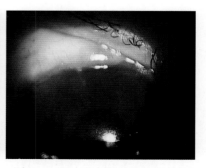

图 6-8-6 青光眼引流钉植入术

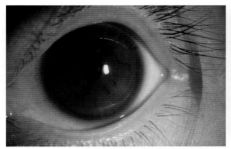

图 6 - 8 - 7　颞上方虹膜周切孔

注:全周周边虹膜可见激光虹膜周边成形激
光斑

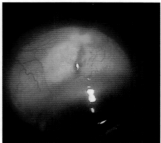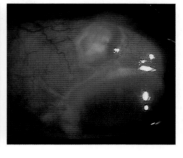

图 6 - 9 - 1　滤过泡渗漏

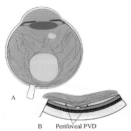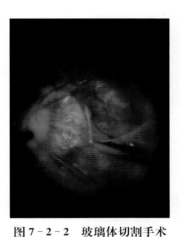

图 7 - 2 - 1　玻璃体黄斑牵拉综合征的发病机制和典型 OCT 表现

A. 在 PVD 的发展中,中心凹周围的玻璃体经常首先发生后脱离;B.
黄斑中心凹部玻璃体的附着导致中心凹结构的紊乱;C. OCT 三维重
建,显示玻璃体黄斑牵拉综合征。引自:BCSC, the vitreous disease.
Chapter12

**图 7 - 2 - 2　玻璃体切割手术
中利用 TA 可见
视网膜表面薄层
的玻璃体后皮质**

注:图中显示用钩子提起玻璃体
皮质

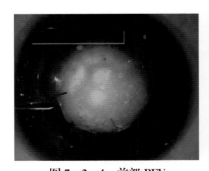

图 7 - 2 - 4　前部 PFV

注:可见晶状体后纤维膜所致白内障,
晶体周围拉长的睫状突。引自:BCSC,
the vitreous disease. Chapter12

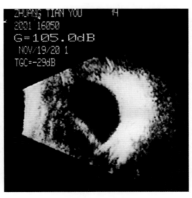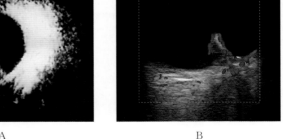

A　　　　　　　　　　　　　　B

图 7 - 2 - 5　PFV 的典型 B 超表现

A. 灰度超声显示一条索样结构从视盘延伸至晶状体后;B. 彩色超声多普勒
显示条索样结构的基底部有血流存在

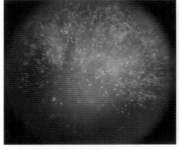

图 7 - 2 - 6　星形玻璃体变性

引自：BCSC，the vitreous disease. Chapter12

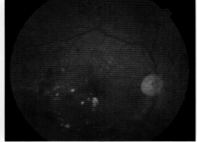

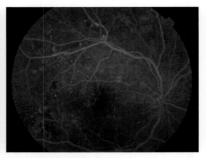

图 7 - 3 - 1　非增生期糖尿病视网膜病变

注：图示出血、微血管瘤、硬性渗出、静脉串珠样改变、毛细血管无灌注区

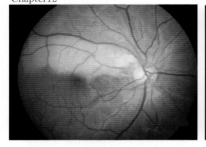

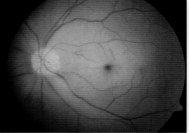

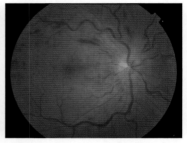

图 7 - 3 - 2　视网膜分支动脉阻塞眼底图像

注：颞上支动脉节段样变细，供应区域视网膜灰白色水肿、混浊

图 7 - 3 - 4　视网膜中央动脉阻塞眼底图像

注：动脉变细，视网膜灰白色水肿、混浊，后极部为甚，黄斑中心凹呈樱桃红斑

图 7 - 3 - 5　非缺血型视网膜中央静脉阻塞眼底图像

注：中央静脉所有分支轻度扩张迂曲，4个象限视网膜少量出血，轻微视盘水肿

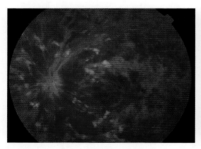

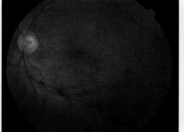

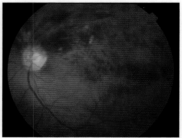

图 7 - 3 - 7　缺血型视网膜中央静脉阻塞眼底图像

注：广泛的各象限出血，多数棉绒斑，视盘显著水肿

图 7 - 3 - 9　视网膜分支静脉阻塞眼底图像

注：颞下分支静脉轻度扩张迂曲，引流区域视网膜少量出血

图 7 - 3 - 11　视网膜分支静脉阻塞眼底图像

注：颞上象限出血，散在棉绒斑

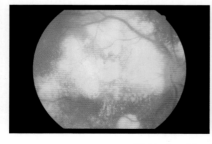

图 7 - 3 - 13　Coat 病眼底表现

注：男性患儿，5 岁。黄斑下大量黄白色渗出，颞侧中周部可见动脉扩张、微动脉瘤、静脉扩张和梭型毛细血管扩张

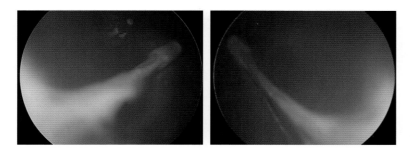

图 7 - 3 - 15　FEVR 典型眼底表现

注:患儿 1 岁,双眼自视盘至周边的镰状视网膜皱襞

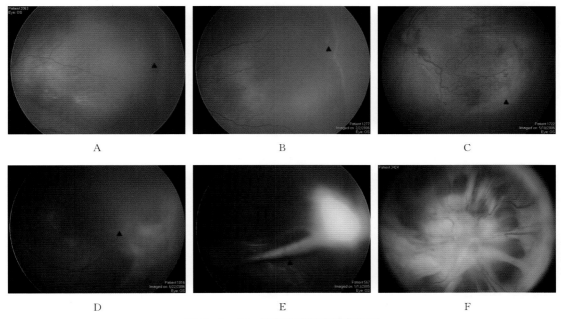

图 7 - 3 - 18　早产儿视网膜病变分期

A. 1 期 ROP,左眼颞侧视网膜出现分界线样病变(黑色箭头所示,下同);B. 2 期 ROP,左眼颞侧视网膜出现嵴样病变;
C. 3 期 ROP,左眼颞下方视网膜出现嵴样病变伴新生血管;D. 4A 期 ROP,左眼颞侧出现局限视网膜脱离,未累及黄斑;
E. 4B 期 ROP,左眼颞侧出现局限视网膜脱离,累及黄斑;F. 5 期 ROP,右眼出现完全视网膜脱离

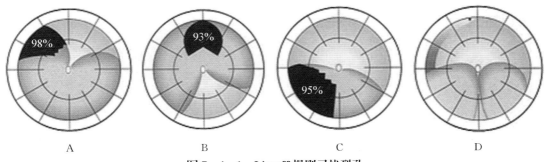

图 7 - 4 - 1　Lincoff 规则寻找裂孔

A. 鼻上方或颞上方的视网膜脱离,98%的患者主要裂孔位于网脱范围最高处 1.5 个钟点范围内;B. 全网脱或上方的视
网膜脱离如以 12:00 位为中心,93%患者裂孔位于 12:00 或以此为中心的三角形内,顶点朝向锯齿缘,两边位于鼻侧或颞
侧 1.5 个钟点内;C. 下方的视网膜脱离 95%患者裂孔位于网脱位置相对较高的一侧的边缘;D. 下方视网膜的多个球形
脱离,提示裂孔可能是位于上方的小圆孔

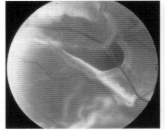
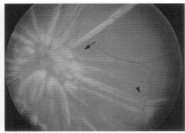
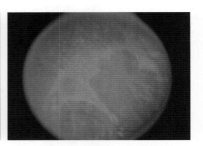

图7-4-2 视网膜马蹄孔伴有周围视网膜脱离

注:裂孔处可见完整的视网膜血管

图7-4-3 伴有增殖性玻璃体视网膜病变的视网膜脱离

注:CP-12,可见弥散的视网膜收缩,中周部可见视网膜星状皱襞

图7-4-4 视网膜劈裂伴有外层网膜裂孔和内层视网膜黄色斑点沉着

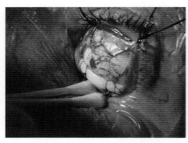
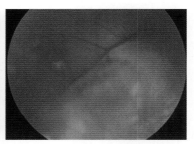

A   B

图7-4-5 巩膜扣带术

A. 巩膜扣带术,平行于赤道后18.75 mm;B. 术中间接检眼镜所见

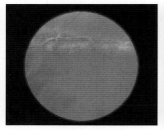
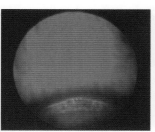
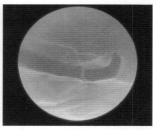
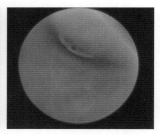

A   B   C   D

图7-4-6 视网膜格子样变性

A. 视网膜格子样变性图;B. 视网膜格子样变性伴有巩膜裸露;C. 视网膜格子样变性伴有马蹄孔图;D. 视网膜格子样变性伴有萎缩孔

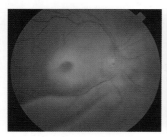
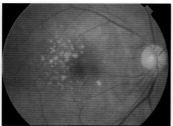
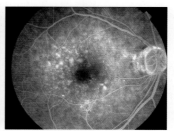

图7-4-7 由乳腺癌转移所导致的渗出性视网膜脱离

A   B

图7-5-1 干性AMD

A. AMD中软性和融合性drusen;B. 荧光造影显示drusen强荧光染色

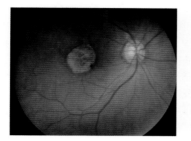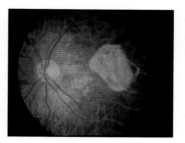

图 7 - 5 - 2　边界清晰地图样
　　　　　　　萎缩灶

图 7 - 5 - 3　后期 AMD 呈盘状
　　　　　　　瘢痕

注:脉络膜大血管透见

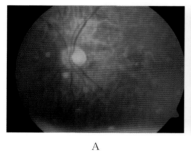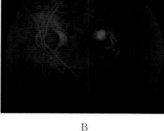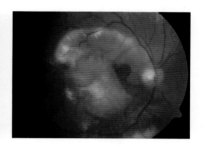

A　　　　　　　　　　　　　　　B

图 7 - 5 - 4　AMD 眼底改变

图 7 - 5 - 5　息肉样脉络膜血管病变
　　　　　　　眼底图像

A. 彩色眼底图像见灰绿色病灶,附近伴有出血;B. 荧光血管见 AMD 中典型 CNV 早期呈边界清晰强荧光并很快出现渗漏,边界稍模糊(大箭头处);隐匿性 CNV 早期无明显荧光显示,后期荧光渗漏(小箭头处)。CNV 边缘有出血遮蔽荧光

注:后极部大片视网膜下出血和渗出,黄斑区视网膜下橘红色病灶

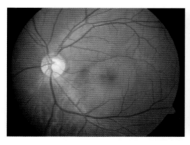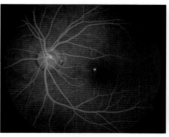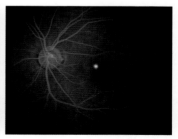

A　　　　　　　　　　　B　　　　　　　　　　　C

图 7 - 5 - 8　中心性浆液性视网膜病变的眼底和点状扩大型荧光造影改变

A. 中心性浆液性脉络膜视网膜病变眼底图像显示黄斑部水肿晕;B. 早期荧光造影图像显示中心性浆液性脉络膜视网膜病变呈针尖样强荧光渗漏;C. 晚期点状强荧光渗漏扩大

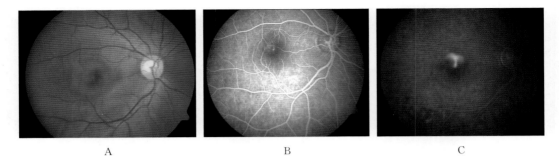

A   B   C

图 7 - 5 - 9　中心性浆液性视网膜病变的眼底和冒烟型荧光造影改变

A. 中心性浆液性脉络膜视网膜病变眼底彩色图像显示黄斑部水肿晕；B. 早期荧光造影图像显示中心性浆液性脉络膜视网膜病变呈针尖样强荧光渗漏；C. 晚期呈冒烟状渗漏

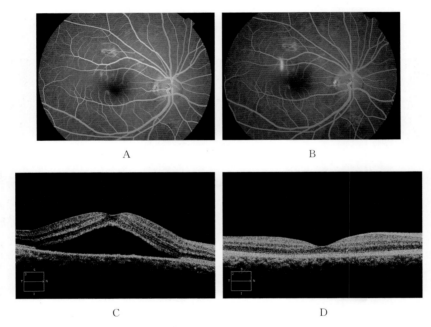

A   B

C   D

图 7 - 5 - 10　中心性浆液性脉络膜视网膜病变

注：治疗前视力 0.5，激光治疗 4 周后，中心凹下积液完全吸收，视力 0.8。A. 早期荧光造影图像显示中心性浆液性脉络膜视网膜病变呈针尖样强荧光渗漏；B. 中期显示荧光呈垂直方向渗漏；C. 治疗前，OCT 检查显示中心凹下视网膜积液；D. 治疗后 4 周，OCT 检查显示中心凹下视网膜积液吸收

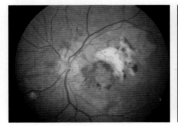

图 7 - 5 - 11　眼底血管样条纹眼底图像

注：条纹以视盘为中心向外放射状延伸，增殖性改变沿着条纹发展到黄斑区

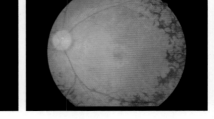

图 7 - 6 - 1　视网膜色素变性

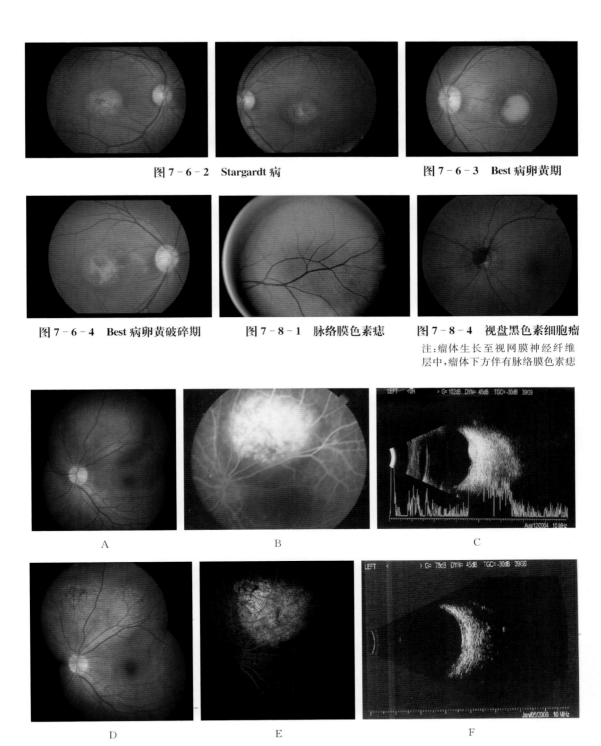

图 7 - 6 - 2　Stargardt 病　　　　图 7 - 6 - 3　Best 病卵黄期

图 7 - 6 - 4　Best 病卵黄破碎期　　图 7 - 8 - 1　脉络膜色素痣　　图 7 - 8 - 4　视盘黑色素细胞瘤

注:瘤体生长至视网膜神经纤维层中,瘤体下方伴有脉络膜色素痣

A　　　　　　　　B　　　　　　　　C

D　　　　　　　　E　　　　　　　　F

图 7 - 8 - 7　脉络膜血管瘤光动力治疗前视力 0.1,治疗后 3 个月视力 0.8

A. 治疗前典型橘红色边界清晰隆起孤立型脉络膜血管瘤；B. 治疗前 FFA 后期荧光渗漏明显；C. 治疗前超声波呈中高回声、边界清晰拱形肿块,伴有局部视网膜浅脱离；D. 治疗后病灶色素沉着,橘红色病灶不明显；E. 治疗后晚期 FFA 后期病灶荧光渗漏不明显；F. 治疗前超声波未探及明显肿块

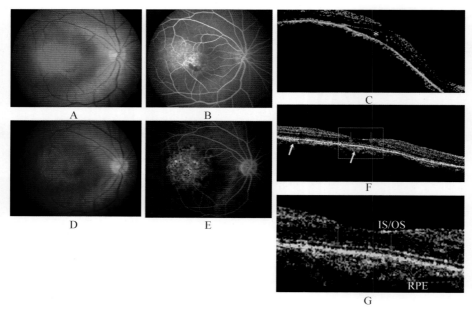

图 7 - 8 - 8　黄斑部脉络膜血管瘤光动力疗法治疗前视力 0.1,治疗后视力后 1.0

A. 治疗前橘红色病灶累及黄斑部及中心凹；B. 治疗前 FFA 显示晚期有荧光素渗漏；C. 治疗前 OCT 见 RPE 层隆起,中心凹下神经上皮下积液；D. 治疗后眼底色素沉着,橘红色病灶不明显；E. 治疗后荧光造影晚期轻度染色；F. 治疗后 OCT 显示 RPE 层无明显隆起,IS/OS 光带连续；G. 中心凹区放大图像

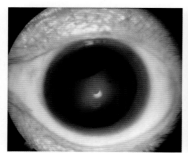

图 7 - 8 - 9　视网膜母细胞瘤导致的白瞳症

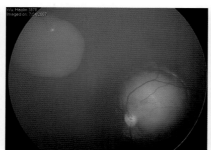

图 7 - 8 - 10　视网膜母细胞瘤白色团块状外观

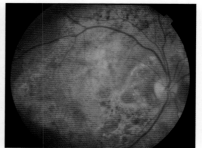

图 7 - 8 - 12　脉络膜骨瘤主要分布在视盘周围区域

注:表面凹凸不平伴有斑点样色素沉着

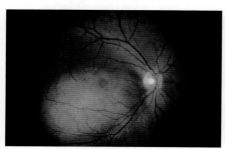

图 7 - 8 - 16　脉络膜转移性肿瘤表现为无色素的脉络膜占位

注:患者 2 年前确诊为乳腺癌并治疗

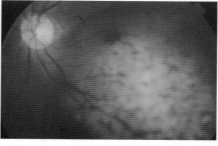

图 7 - 8 - 17　乳腺癌脉络膜转移灶呈多发性

注:瘤体表面色素上皮改变,呈豹斑样表现

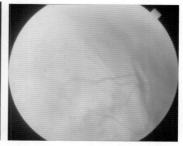

图 7 - 8 - 18　乳腺癌脉络膜转移

注:伴渗出性视网膜脱离

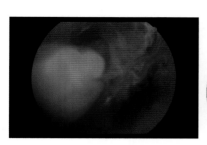

图7-8-21　视网膜毛细血管瘤

注:瘤体附近伴有渗出,继发视网膜神经上皮脱离。可见粗大的滋养动脉与引流静脉

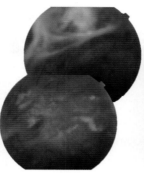

图7-8-22　视网膜毛细血管瘤

注:黄斑区及瘤体附近渗出伴有机化。附近可见多发的瘤体

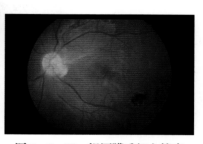

图7-8-23　视网膜毛细血管瘤

注:可见位于视盘的瘤体缺乏明确的滋养血管,颞下方小瘤体经激光治疗后萎缩

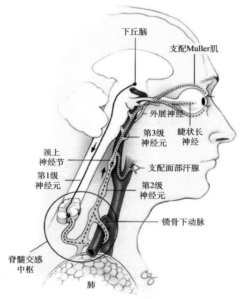

图10-7-2　交感神经通路的解剖

引自:BCSC 2011-2012版

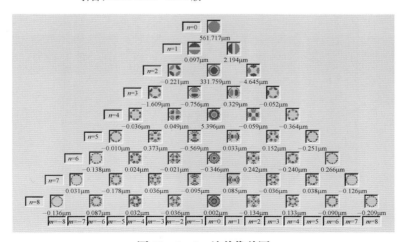

图11-6-1　波前像差图

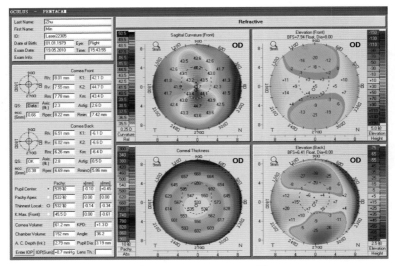

图 11 - 6 - 2　Pentacam 图

注:可显示角膜前后表面形状和高度、角膜厚度

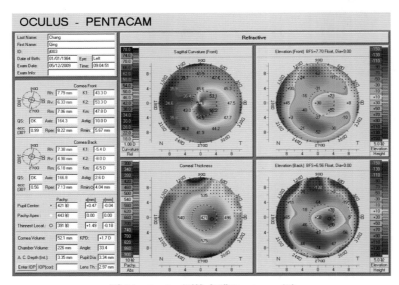

图 11 - 6 - 3　圆锥角膜 Pentacam 图

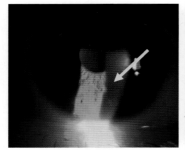

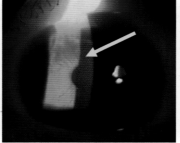

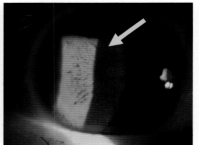

A　　　　　　　　　　　　　B　　　　　　　　　　　　　C

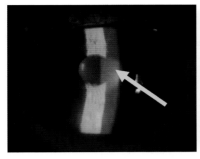
D

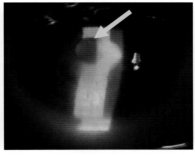
E

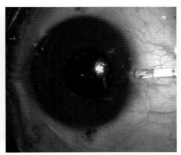
图 11-9-13　做辅助切口

图 11-8-1　DLK 分级

A. ⅠC级；B. ⅠA级；C. ⅡA级；D. ⅢA级；E. ⅣA级

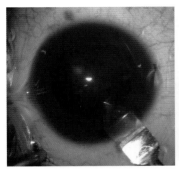
图 11-9-14　颞侧做主切口

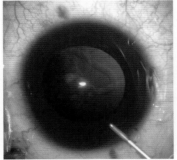
图 11-9-15　向前房注入黏弹剂

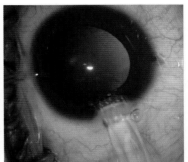
图 11-9-16　将晶状体舱前段插入透明角膜切口，开始将晶状体推入前房

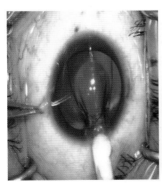
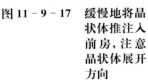
图 11-9-17　缓慢地将晶状体推注入前房，注意晶状体展开方向

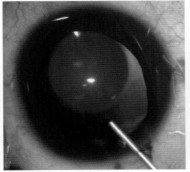
图 11-9-18　在已经植入的晶状体上方注入少量黏弹剂，加深前房，便于操作

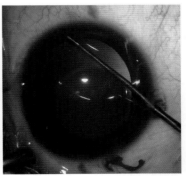
图 11-9-19　用调位钩将晶状体的 4 个脚板依次移入虹膜后

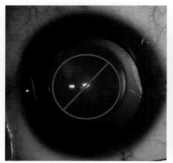

图 11 - 9 - 20　不要接触晶状体的光学部，只在光学部周边操作

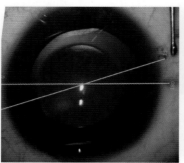

图 11 - 9 - 21　术中按照定位指示图 TICL 旋转的度数及方向

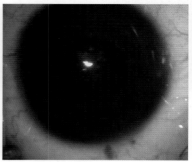

图 11 - 9 - 23　注入缩瞳剂后瞳孔缩小，并可见虹膜根切孔(2 个)开放

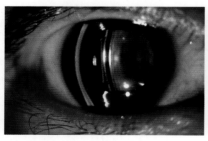

图 11 - 9 - 24　术后观察人工晶体与正常晶状体之间的距离(拱高)大小

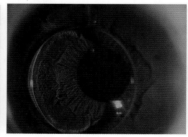

A

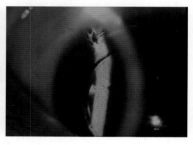

B

图 11 - 9 - 26　人工晶体偏位

A. 人工晶体偏位,可见上方襻伸入周切孔；B. 红色箭头显示为襻伸入上方周切孔

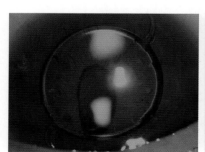

图 11 - 9 - 27　IOL 襻牵拉引起瞳孔变形

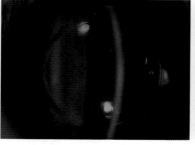

A

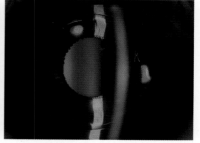

B

图 11 - 9 - 28　虹膜松弛综合征

A. 术后第 1 天瞳孔扩大,且无对光反射；B. 术后 2 个月瞳孔大小恢复,对光反射灵敏

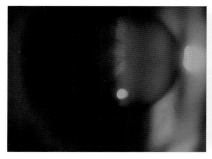

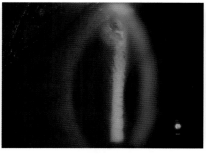

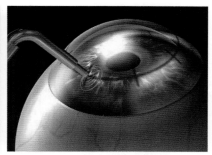

A   B   **图 11-10-8   CK 手术原理**

图 11-9-29   激光能量过大导致的医源性白内障

A. 后囊放射状混浊；B. 激光虹膜周切孔（由于能量过大，损伤了后面的晶状体）

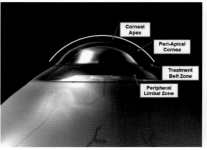

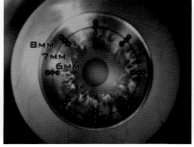

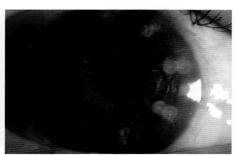

图 11-10-9   CK 对角膜的生物学作用   **图 11-10-10   CK 治疗点**

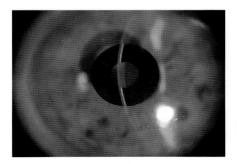

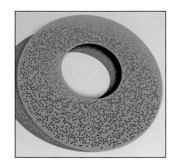

图 11-10-16   KAMRA 角膜内嵌

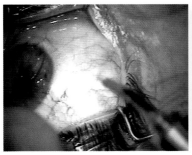

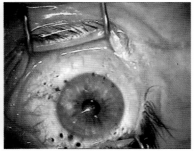

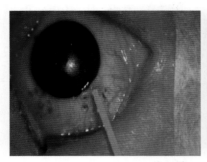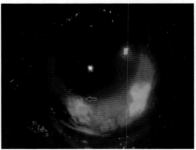

图 11－10－17　激光老视逆转术

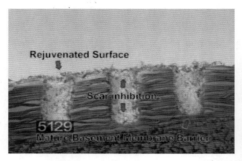

图 11－10－18　生物胶膜渗入巩膜裂隙，
抑制瘢痕形成

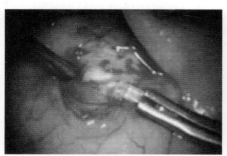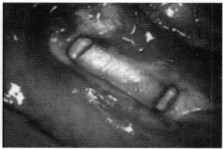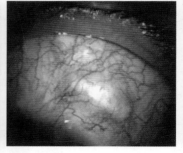

图 11－10－19　植入巩膜扩张带向外扩张前部巩膜(Courtesy of Refocus Group)

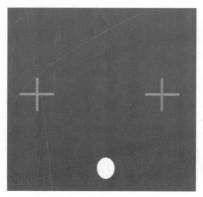

图 12－11－1　Worth 四点法